B. Hein

Krankenpflegehilfe Altenpflegehilfe

Bernd Hein

Krankenpflegehilfe Altenpflegehilfe

Lehrbuch für die Pflegeassistenz

4. Auflage

ELSEVIER

Elsevier GmbH, Hackerbrücke 6, 80335 München, Deutschland
Wir freuen uns über Ihr Feedback und Ihre Anregungen an books.cs.muc@elsevier.com

ISBN 978-3-437-27943-0
eISBN 978-3-437-09626-6

Wichtiger Hinweis für den Benutzer
Ärzte/Praktiker und Forscher müssen sich bei der Bewertung und Anwendung aller hier beschriebenen Informationen, Methoden, Wirkstoffe oder Experimente stets auf ihre eigenen Erfahrungen und Kenntnisse verlassen. Bedingt durch den schnellen Wissenszuwachs insbesondere in den medizinischen Wissenschaften sollte eine unabhängige Überprüfung von Diagnosen und Arzneimitteldosierungen erfolgen. Im größtmöglichen Umfang des Gesetzes wird von Elsevier, den Autoren, Redakteuren oder Beitragenden keinerlei Haftung in Bezug auf jegliche Verletzung und/oder Schäden an Personen oder Eigentum, im Rahmen von Produkthaftung, Fahrlässigkeit oder anderweitig, übernommen. Dies gilt gleichermaßen für jegliche Anwendung oder Bedienung der in diesem Werk aufgeführten Methoden, Produkte, Anweisungen oder Konzepte.

Für die Vollständigkeit und Auswahl der aufgeführten Medikamente übernimmt der Verlag keine Gewähr.
Geschützte Warennamen (Warenzeichen) werden in der Regel besonders kenntlich gemacht (®). Aus dem Fehlen eines solchen Hinweises kann jedoch nicht automatisch geschlossen werden, dass es sich um einen freien Warennamen handelt.

Bibliografische Information der Deutschen Nationalbibliothek
Die Deutsche Nationalbibliothek verzeichnet diese Publikation in der Deutschen Nationalbibliografie; detaillierte bibliografische Daten sind im Internet über http://www.d-nb.de/ abrufbar.

24 25 26 27 8 7 6 5

Um den Textfluss nicht zu stören, wurde bei Patienten und Berufsbezeichnungen die grammatikalisch maskuline Form gewählt. Selbstverständlich sind in diesen Fällen immer alle Geschlechter gemeint.

Planung: Regina Papadopoulos, München
Projektmanagement: Cornelia von Saint Paul, München
Redaktion: Isabella de la Rosée, Höhenkirchen-Siegertsbrunn
Bildredaktion: Petra Taint, München
Satz: abavo GmbH, Buchloe/Deutschland; TnQ, Chennai/Indien
Druck und Bindung: Drukarnia Dimograf Sp. z o. o., Bielsko-Biała/Polen
Umschlaggestaltung: SpieszDesign, Neu-Ulm
Titelfotografie: colourbox.de (links), istockphoto.de (Mitte, rechts)

Aktuelle Informationen finden Sie im Internet unter **www.elsevier.de**

Vorwort zur 4. Auflage

Seit der letzten Aktualisierung dieses Buches haben sich die Regeln für Pflegeberufe in Deutschland gewandelt. Eine oberflächliche Betrachtung der Aktivitäten in den gesetzgebenden Gremien des Bundes ließ fast vermuten, die seit Jahren prekäre Situation der Pflegenden sei endlich in vollem Umfang zum Bewusstsein des politischen Personals in Berlin vorgedrungen.

So führte man zum ersten Mal eine tragfähige Strategie zur Entbürokratisierung der Pflege ein. Die mit der Konzeption betraute Arbeitsgruppe ging umsichtig vor, indem sie von Anfang an die Grenzen des Berufsstandes überschritt und alle wesentlichen Entscheidungsträger und Interessengruppen einbezog. Der am weitesten nach vorn gedachte Schachzug war, den Medizinischen Dienst der Krankenversicherung an der Erarbeitung zu beteiligen. Die Arbeitsgruppe vergaß keinen der einflussreichen Mitspieler, und am Ende vermittelte der Bundesbeauftragte für die Belange der Patientinnen und Patienten (der damals zugleich für die Pflege zuständig war) den Eindruck, die Verbreitung des Modells der Strukturierten Informationssammlung (SIS®) sei seine persönliche und damit hoheitliche Aufgabe. Die SIS® setzte sich sehr schnell durch, auch weil sie sich wie selbstverständlich an die Änderungen im Zusammenhang mit dem Verständnis von Pflegebedürftigkeit sowie den Übergang von Pflegestufen zu Pflegegraden schmiegte. Dies ist ein echter Erfolg, denn Pflegende haben mit dem Instrument schlagartig viel weniger Dokumentationsaufwand zu bewältigen. Zugleich betont das Modell die Fachkompetenz Pflegender, indem ihrer professionellen Einschätzung größere Bedeutung für die Gestaltung des Pflegeprozesses zukommt.

Der Erlass des Pflegeberufegesetzes bringt die integrierte Ausbildung auf den Weg. Für Assistenzberufe der Pflege bietet es den Vorteil, dass deren Ausbildungszeit voll auf jene für das staatliche Examen als Pflegefachfrau oder -mann (so die künftige Berufsbezeichnung) anzurechnen ist. Ob das Gesetz allerdings sein vorrangiges Ziel erreicht, mehr fähige Menschen in Pflegeberufe zu locken, bleibt umstritten. Kritiker argwöhnen, die Altenpflege werde unter seinem Einfluss ihre Kontur verlieren und am Ende ausbluten.

Also bleibt das Thema Pflege spannend, auch weil es abwechslungsreiche und gesellschaftlich bedeutsame Aufgaben bereithält. Sie engagiert anzugehen ist auch die Sache künftiger Pflegeassistenten. Deshalb rate ich Ihnen: Bleiben Sie interessiert und kritisch, nehmen Sie die Herausforderungen einer zugewandten Beschäftigung mit hilfebedürftigen Menschen an, setzen Sie die Idee der Menschenfreundlichkeit in tägliche Praxis um und arbeiten Sie im Bewusstsein Ihrer Verantwortung.

Wenn Ihnen dieses Buch dabei eine Hilfe sein kann, ist sein Zweck erreicht.

Bernd Hein
Tannenhof, Buch am Buchrain, im April 2019

Benutzerhinweise

Folgende Symbole heben einzelne Textbestandteile hervor:

DEFINITION
Prägnante und grundlegende Begriffserklärungen.

BEACHTE
Hier finden sich wichtige Inhalte, die Aufmerksamkeit verdienen.

TIPPS & TRICKS
Dieses Symbol weist auf wertvolle Informationen für den praktischen Alltag hin.

INTERNET
Kontakte und Internetadressen zur vertiefenden Recherche.

LITERATUR
Literaturtipps zum Weiterlesen.

NOTFALL
Erstmaßnahmen und Verhaltensregeln für die Pflegenden.

Abbildungsnachweis

Der Verweis auf die jeweilige Abbildungsquelle befindet sich bei allen Abbildungen im Werk am Ende des Legendentextes in eckigen Klammern. Alle nicht besonders gekennzeichneten Grafiken und Abbildungen © Elsevier GmbH, München.

A300	Reihe Klinik- und Praxisleitfaden, Elsevier GmbH, Urban & Fischer Verlag, München
A400	Reihe Pflege konkret, Elsevier/Urban & Fischer
E173	Verlagsgruppe Jehle Rehm
E301	James, D.: Obstetrics in focus. Elsevier/Churchill Livingstone, 1. Aulf. 2004
E842	Gary A. Shankman, Robert C. Manske: Fundamental Orthopedic Management for the Physical Therapist Assistant, Mosby, 2011, p. 401–424
E846	Rothrock, J. C.: Alexander's Care of the Patient in Surgery. Elsevier/Mosby, 14. Aufl. 2011
E949	William D. James, Timothy Berger, Dirk MD Elston: Andrews' Diseases of the Skin. Clinical Dermatology, Saunders W B Co, 2011, p. 287–321
E991	Keyvan Nouri, Susana Leal-Khouri, Nouri: "Surgical complications and emergencies". In: Techniques in Dermatologic Surgery.,Mosby, 2003, p. 1–352
F781-003	Perkins, G., Handley, A., Koster, R. et al. in: Notfall und Rettungsmedizin, Springer, Dec 2015, Vol.18, Issue 8 p. 748–769
G274	Payel Madero, Deborah Proctor e.a.: "Assisting in Dermatology". In: Kinn's the Medical Assistant. An Applied Learning Approach, Saunders, 13. Aufl., 2017
G276	Sue Ann Sisto, Erica Druin, Martha Macht Sliwinski: Spinal Cord Injuries. Management and Rehabilitation,Elsevier Mosby, 1. Aufl., 2011
G277	Ferri, F. Fred: Ferri's Fast Facts in Dermatology: A Practical Guide to Skin Diseases and Disorders. Saunders W B Co. 1. Aufl., 2011
G278	Parasitic Diseases in: Equine Dermatology, Elsevier/Saunders 2003
J751-043	arlindo71, istock.com
J787	Colourbox
K115	A. Walle, Hamburg
K151	T. Oberheitmann, Witten
K155	O. Ungerer, Kirchheim
K157	W. Krüper, Bielefeld
K183	E. Weimer, Würselen
K313	S. Vavra, München
L106	H. Rintelen, Velbert
L119	K. Wurlitzer, Greifswald
L138	M. Kosthorst, Borken
L157	S. Adler, Lübeck
L190	G. Raichle, Ulm
L215	S. Weinert-Spieß, Neu-Ulm
L231	S. Dangl, München
M119	P. Bergen, Hildesheim
M123	Prof. Dr. med. T. Dirschka, Wuppertal
M148	C. Ravenschlag, Münster
M161	M. Zimmer, Bammental
M217	I. Heyen, Hopfen am See
M270	W. Schädle, Babenhausen
M291	K. Protz, Hamburg
M294	B. Hein, Buch am Buchrain
M297	M. Deschner, Berlin
O148	K. Skodda, Hannover
O166	M. Asmussen-Clausen, DK-Tinglev
O440	S. Hohlbaum, München
O593	Dr. med. R. Hartwig, Cuxhaven
O910	S. Kassumeh, München
O915	J. Hein, Buch am Buchrain
R114	H. Thiel, M. Jensen: Psychiatrie für Pflegeberufe, 3.A., Urban & Fischer Verlag, München, 2001
T127	P. Scriba, München
T195	R. Bühler, Giengen/Brenz
T197	Dr. med. B. Danz, Ulm
T352	C. Bienstein, Leitung Institut Pflegewissenschaft, Universität Witten-Herdecke

T409	Fotosammlung des Dr. von Haunerschen Kinderspitals, München
U107	Novo Nordisk Pharma GmbH, Mainz
U117	Sanofi-Aventis Deutschland GmbH, Frankfurt am Main
U118	Rölke Pharma GmbH & Co. KG, Hamburg
U136	Hoffmann-La Roche AG, Basel
U143	Hollister Inc., Niederlassung Deutschland
U241	BerlinChemie AG, Berlin
V096	Tomed Dr. Toussaint GmbH, Bensheim
V130	Coloplast GmbH, Hamburg
V137	Siemens Medical Solutions, Erlangen
V143	Thomas Hilfen für Körperbehinderte GmbH & Co. Medico KG
V161	Optiplan GmbH, Düsseldorf
V164	© by Ottobock
V220	Paul Hartmann AG, Heidenheim
V417	Speedy Reha Technik, Delbrück
V421	Rehavista GmBH, Bremen
V430	GODO Systems GmbH, Neuss
V486	Seniorenland GmbH, Bad Reichenhall
W187	Deutsche Gesellschaft für Schmerztherapie (DGS), Oberursel
W197	Presse- und Informationsamt der Bundesregierung
W233	Bundeszentrale für gesundheitliche Aufklärung (BZgA), Köln, „Mit freundlicher Genehmigung und Unterstützung der Bundeszentrale für gesundheitliche Aufklärung“
W263	DRK-GS, Bildarchiv, Berlin
W264	5 am Tag e. V., Mannheim
W265	Bundesvereinigung Prävention und Gesundheitsförderung e. V. (BVPG), Bonn
W266	Bundesministerium für Gesundheit (BMG), Berlin
W267	DBfK-Bundesverband, Berlin
W322	Diakonie Deutschland
W792	Deutsches Rotes Kreuz e. V.
W809	Arbeiterwohlfahrt Bundesverband e. V.
W810	Deutscher Paritätischer Wohlfahrtsverband Gesamtverband e. V.
W811	Deutscher Caritasverband e. V.
W813	Zentralwohlfahrtsstelle (ZWST) der Juden in Deutschland
W838	Landeswahlleiter des Freistaates, Bayerisches Landesamt für Statiatik und Datenverarbeitung
W1071	ERC – European Resusciation Council, Guidelines 2017
X224	Hildegard-Statue vor der Abtei St. Hildegard, Rüdesheim-Eibingen (Karlheinz Oswald 1998) Foto: Abtei St. Hildegard
X227	Tiefbauamt Stadt Münster, 2009
X229	Kaiserswerther Diakonie, Düsseldorf

Inhaltsverzeichnis

KAPITEL

1 Grundlagen der Alten- und Krankenpflegehilfe

1.1 Das Menschenbild in der Pflege

Die Arbeit in der **Alten- und Krankenpflegehilfe** geschieht in ständigem Kontakt zu Menschen. Mehr noch – Pflegende überschreiten mit vielen Tätigkeiten die Grenzen der Intimsphäre, die Menschen zum Selbstschutz im Alltag benötigen. Um mit den vielfältigen Situationen und den damit verbundenen Problemen angemessen umgehen zu können, brauchen Pflegende sehr spezielles Wissen. Darüber hinaus verschafft ein auf die Krankenpflegehilfe zugeschnittenes Welt- und Menschenbild den Rahmen für die personenzentrierte und professionelle Ausübung des Berufs.

Im Zentrum aller pflegerischen Tätigkeiten steht die **Menschenwürde.** Jeder Mensch hat das absolute Recht, in allen Lebenslagen mit Respekt und Rücksicht behandelt zu werden. Pflegende übernehmen die Aufgabe, stellvertretend für Menschen zu sprechen, die selbst nicht in der Lage sind, ihre Würde einzufordern.

Die Gründer der Bundesrepublik Deutschland haben die Menschenwürde so hoch eingeschätzt, dass sie sie an die erste Stelle der Verfassung (➤ Kap. 7.6.1) stellten. In den ersten zwei Absätzen des ersten Artikels im **Grundgesetz** (GG) heißt es:

- Die Würde des Menschen ist unantastbar. Sie zu achten und zu schützen ist Verpflichtung aller staatlichen Gewalt
- Das Deutsche Volk bekennt sich darum zu unverletzlichen und unveräußerlichen Menschenrechten als Grundlage jeder menschlichen Gemeinschaft, des Friedens und der Gerechtigkeit in der Welt.

Ethikkodex der Pflegenden

DEFINITION

Kodex *(lateinisch Gesetzesbuch, Gesetzessammlung):* Verhaltensregeln, mit der eine Institution die Ziele ihres Handelns festlegt; meist in Form einer Selbstverpflichtung.

Um die in den Verfassungen der demokratischen Staaten sehr allgemein gehaltenen Forderungen genauer auf die Bedingungen in der Krankenpflege zu beziehen, haben die Pflegenden sich eine eigene Richtlinie gegeben. Der **Weltbund der Krankenschwestern und Krankenpfleger** *(International Council of Nurses, ICN)* verabschiedete 1953 erstmals einen **Ethikkodex,** der auf dem Prinzip der **Wahrung der Menschenwürde** basiert, aber viele weitere Aspekte umfasst (➤ Tab. 1.1). Die aktuelle Fassung des Kodex stammt aus dem Jahr 2005.

Die Verfassung des Pflegeberufs schreibt die Haltung fest, die professionell Pflegende den Patienten gegenüber einnehmen. Sie verweist auch auf Instrumente, die die Berufsausübung näher beschreiben und vor allem der Qualitätssicherung dienen. Dazu zählen:

- Pflegestandards (➤ Kap. 1.2)
- Pflegemanagement
- Pflegeforschung *(Pflegewissenschaft)*
- Pflegebildung.

Die Inhalte des internationalen Ethikkodex berücksichtigen die Vielfalt der Einsatzmöglichkeiten für Pflegende und die kulturellen Unterschiede in den Ländern der Verbände, die an seiner Entstehung beteiligt waren. Deshalb bleiben die einzelnen Artikel relativ abstrakt.

Pflegeleitbilder

DEFINITION

Pflegeleitbild: Von einem Verband oder einer Einrichtung verfasste Aufstellung der Grundsätze, an denen sich die Versorgung der Patienten orientiert. Berücksichtigt die weltanschauliche Ausrichtung sowie die speziellen Strukturen der beschriebenen Institution. Gilt als Selbstverpflichtung aller Mitarbeiter.

Deutlich konkreter als der Kodex sind die Handlungsrichtlinien für Pflegende in **Leitbildern** von Wohlfahrtsverbänden und Institutionen formuliert (➤ Tab. 1.2). Das System der Leitbilder lässt sich mit ineinander gesteckten Schachteln vergleichen. Auf den Ethikkodex folgt das Leitbild eines Einzelverbandes oder eines anderen Trägers, und darauf folgt das Leitbild der jeweiligen Einrichtung. Alle Leitbilder basieren aufeinander. Sie verfeinern mit jedem

Tab. 1.1 Ethikkodex des Weltbundes der Krankenschwestern und Krankenpfleger (ICN). Diese Fassung wurde im Jahr 2005 verabschiedet.

Präambel
Pflegende haben vier grundlegende Aufgaben: • Gesundheit zu fördern, Krankheit zu verhüten, Gesundheit wiederherzustellen, Leiden zu lindern. Es besteht ein universeller Bedarf an Pflege. • Untrennbar von Pflege ist die Achtung der Menschenrechte, einschließlich des Rechts auf Leben, auf Würde und auf respektvolle Behandlung. Pflege wird mit Respekt und ohne Wertung des Alters, der Hautfarbe, des Glaubens, der Kultur, einer Behinderung oder Krankheit, des Geschlechts, der sexuellen Orientierung, der Nationalität, der politischen Einstellung, der ethnischen Zugehörigkeit oder des sozialen Status ausgeübt. • Die Pflegende übt ihre berufliche Tätigkeit zum Wohle des Einzelnen, der Familie und der sozialen Gemeinschaft aus; sie koordiniert ihre Dienstleistungen mit denen anderer beteiligter Gruppen.
Der Kodex
Der ICN-Ethikkodex für Pflegende hat vier Grundelemente, die den Standard ethischer Verhaltensweise bestimmen.
Elemente des Ethikkodex
1. Pflegende und ihre Mitmenschen
Die grundlegende berufliche Verantwortung der Pflegenden (*) gilt dem pflegebedürftigen Menschen. Bei ihrer beruflichen Tätigkeit fördert die Pflegende ein Umfeld, in dem die Menschenrechte, die Wertvorstellungen, die Sitten und Gewohnheiten sowie der Glaube des Einzelnen, der Familie und der sozialen Gemeinschaft respektiert werden. Die Pflegende gewährleistet, dass die pflegebedürftige Person ausreichende Informationen erhält, auf die er seine Zustimmung zu seiner pflegerischen Versorgung und Behandlung gründen kann. Die Pflegende behandelt jede persönliche Information vertraulich und geht verantwortungsvoll mit der Informationsweitergabe um. Die Pflegende teilt mit der Gesellschaft die Verantwortung, Maßnahmen zugunsten der gesundheitlichen und sozialen Bedürfnisse der Bevölkerung, besonders der von benachteiligten Gruppen, zu veranlassen und zu unterstützen. Die Pflegende ist auch mitverantwortlich für die Erhaltung und den Schutz der natürlichen Umwelt vor Ausbeutung, Verschmutzung, Missachtung und Zerstörung.
2. Pflegende und die Berufsausübung
Die Pflegende ist persönlich verantwortlich und rechenschaftspflichtig für die Ausübung der Pflege sowie für die Wahrung ihrer fachlichen Kompetenz durch kontinuierliche Fortbildung. Die Pflegende achtet auf ihre eigene Gesundheit, um ihre Fähigkeit zur Berufsausübung nicht zu beeinträchtigen. Die Pflegende beurteilt die Fachkompetenzen der Mitarbeitenden, wenn sie Verantwortung delegiert. Die Pflegende achtet in ihrem persönlichen Verhalten jederzeit darauf, das Ansehen des Berufs hochzuhalten und das Vertrauen der Bevölkerung in die Pflege zu stärken. Die Pflegende gewährleistet bei der Ausübung ihrer beruflichen Tätigkeit, dass der Einsatz von Technologie und die Anwendung neuer wissenschaftlicher Erkenntnisse vereinbar sind mit der Sicherheit, der Würde und den Rechten der Menschen.
3. Pflegende und die Profession
Die Pflegende übernimmt die Hauptrolle bei der Festlegung und Umsetzung von Standards für die Pflegepraxis, das Pflegemanagement, die Pflegeforschung und Pflegebildung. Die Pflegende beteiligt sich an der Entwicklung beruflicher Kenntnisse, die auf Forschungsergebnissen basieren. Über ihren Berufsverband setzt sich die Pflegende dafür ein, dass sichere, sozial gerechte und wirtschaftliche Arbeitsbedingungen in der Pflege geschaffen und erhalten werden.
4. Pflegende und ihre Kolleginnen
Die Pflegende sorgt für eine gute Zusammenarbeit mit ihren Kolleginnen und mit den Mitarbeitenden anderer Bereiche. Die Pflegende greift zum Schutz des Einzelnen, der Familie und der sozialen Gemeinschaft ein, wenn deren Wohl durch eine Pflegende oder eine andere Person gefährdet ist. (*) Pflegende sind Personen, die eine Pflegeausbildung abgeschlossen haben. Sie sind berechtigt, in ihrem Land den Pflegeberuf auszuüben. Zugunsten einer besseren Lesbarkeit des Textes wurde durchgehend die weibliche Form verwendet.

Tab. 1.2 Leitbild des Paritätischen Wohlfahrtsverbandes, verabschiedet von der Mitgliederversammlung des Gesamtverbandes am 27. Oktober 1989.

Der PARITÄTISCHE ist ein Wohlfahrtsverband von eigenständigen Organisationen, Einrichtungen und Gruppierungen der Wohlfahrtspflege, die soziale Arbeit für andere oder als Selbsthilfe leisten. Getragen von der Idee der Parität, das heißt der Gleichheit aller in ihrem Ansehen und ihren Möglichkeiten, getragen von Prinzipien der Toleranz, Offenheit und Vielfalt, will der PARITÄTISCHE Mittler sein zwischen Generationen uns zwischen Weltanschauungen, zwischen Ansätzen und Methoden sozialer Arbeit, auch zwischen seinen Mitgliedsorganisationen.
Der PARITÄTISCHE ist der Idee sozialer Gerechtigkeit verpflichtet, verstanden als das Recht eines jeden Menschen auf gleiche Chancen zur Verwirklichung seines Lebens in Würde und der Entfaltung seiner Persönlichkeit.
Der PARITÄTISCHE fördert das soziale Engagement für den anderen und den Einsatz für die eigenen sozialen Belange. Er hilft den Betroffenen, ihre Interessen zu formulieren, vorzutragen und durchzusetzen.
Der PARITÄTISCHE vertritt mit seinen Mitgliedsorganisationen insbesondere die Belange der sozial Benachteiligten und der von Ungleichheit und Ausgrenzung Betroffenen oder Bedrohten.
Der PARITÄTISCHE wirkt auf eine Sozial- und Gesellschaftspolitik hin, die die Ursachen von Benachteiligung beseitigen, ein selbstbestimmendes Leben ermöglichen und sachgerechte Rahmenbedingungen für eine zeitgemäße soziale Arbeit schaffen.

Schritt die Handlungsanweisungen für die Pflegenden. Das Leitbild einer Einrichtung bezieht sich auf die ganz **konkrete Situation** (➤ Tab. 1.3). Es berücksichtigt die Charakteristika der Pflegebedürftigen, die hier zu betreuen sind (➤ Abb. 1.1). Außerdem kann es auch die Ausbildungsstruktur der Mitarbeiter sowie die Hierarchie und die Weltanschauung umfassen. Auch die Angehörigen anderer Berufsgruppen sowie der Träger selbst, meist repräsentiert durch leitende Mitarbeiter, sind gehalten, die darin formulierten Ziele umzusetzen.

Tab. 1.3 Pflegeleitbild des Albert-Schweitzer-Seniorenstifts in Nürnberg. Das Heim gehört zum Paritätischen Wohlfahrtsverband.

Ein Zuhause bieten Ziel unserer Pflege ist es, dass die uns anvertrauten Menschen sich angenommen und geborgen fühlen – so wie daheim. • Wir pflegen bedürftige und ältere Menschen liebevoll. • Wir begleiten die uns anvertrauten Menschen auf ihrem Lebensweg. • Wir verhalten uns den von uns betreuten Menschen und deren Angehörigen gegenüber zuvorkommend und offen.
Individualität pflegen Jeder soll so leben können, wie er es möchte und die Gesundheit es zulässt – mit weitgehend selbstbestimmter Lebensgestaltung. • Wir akzeptieren alle uns anvertrauten Persönlichkeiten. • Wir stellen die Bedürfnisse jedes Einzelnen in den Mittelpunkt. • Wir versuchen stets, ein Leben mit Selbstbestimmung und liebgewonnenen Gewohnheiten zu ermöglichen.
Wertschätzender Umgang Gute Pflege und Betreuung gelingt nur im Miteinander. Dies geschieht in gegenseitiger Wertschätzung, gegenüber den Bedürftigen, deren Angehörigen und den Mitarbeitenden im Team. • Wir behandeln in der Pflege und Betreuung alle Menschen mit Respekt. • Wir arbeiten wertschätzend und achtsam mit den Kollegen aller Arbeitsbereiche zusammen. • Wir kommunizieren positiv – ob im Lob oder in kostruktiver Kritik.
Professionell arbeiten Eine gute Versorgung braucht professionelle Rahmenbedingungen. Diese Grundlagen ergänzen wir mit individuellen Kompetenzen und Fähigkeiten. • Wir arbeiten nach den neuesten Erkenntnissen in allen Arbeitsbereichen und bilden uns stetig weiter. • Wir halten uns an gesetzliche Rahmenbedingungen. • Wir sichern unsere Versorgungsqualität durch ein QM-System und Weiterentwicklung unserer Dienstleistungen.
Wirtschaftlich handeln Unsere Einrichtungen und Dienste sind gemeinnützig. Wirtschaftliches Handeln sichert jedoch gute Mitarbeitende, intakte Gebäude und Investitionen, die den Pflege-bedürftigen zu Gute kommen. • Wir setzen unsere finanziellen Mittel sinnvoll ein. • Wir handeln wirtschaftlich, um unsere Mitarbeitenden angemessen entlohnen zu können. • Wir halten unsere Gebäude und Ausstattung instand und investieren in das Wohl der Pflegebedürftigen und Mitarbeitenden.

Tab. 1.3 Pflegeleitbild des Albert-Schweitzer-Seniorenstifts in Nürnberg. Das Heim gehört zum Paritätischen Wohlfahrtsverband. *(Forts.)*

Gesundheit fördern Die Paritätische Altenhilfe bietet ein Betriebsklima, das den Mitarbeitenden ermöglicht, eine gute Versorgung zu leisten und körperliche wie seelische Belastungen meistern zu können. • Wir sorgen für ein ausgewogenes Verhältnis zwischen Beruf und Freizeit. • Wir schaffen mit Lebensfreude und Humor ein positives Arbeitsklima. • Wir identifizieren uns mit unserem Träger und sind gerne für diesen tätig.

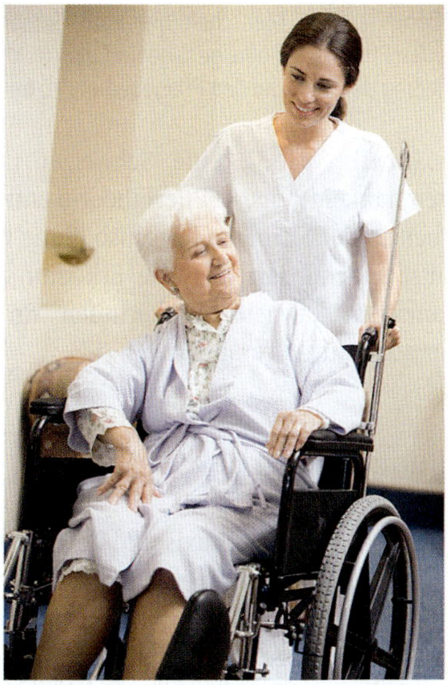

Abb. 1.1 Echtes Interesse und die Berücksichtigung der Bedürfnisse der Patienten kennzeichnen die professionelle Ausübung des Pflegeberufs. [J787]

1.1.1 Einführung in Pflegetheorien und -modelle

DEFINITION

Theorie: Wissenschaftlich begründete und nachvollziehbar strukturierte Darstellung der Wirklichkeit, in diesem Fall zum Thema Pflege. Mit ihrer Hilfe lassen sich z. B. Gesetzmäßigkeiten in der Beziehung zwischen allen an der Pflege beteiligten Menschen erklären.

Modell: Vereinfachte Darstellung komplizierter Zusammenhänge. In der Pflege sind die Begriffe „Theorie" und „Modell" häufig gleichbedeutend.

Pflegeprozess: Aufeinander aufbauendes Arbeitsmuster. Es beschreibt, dass Pflegende zunächst Fähigkeiten und Schwächen eines Patienten einschätzen, dann die Pflege planen und durchführen. Am Ende des Pflegeprozesses steht die Qualitätskontrolle. Der Patient ist ein gleichwertiger Partner im Pflegeprozess.

Achtung der Menschenwürde bedeutet für Pflegende auch, den Patienten als ganzen Menschen mit allen seinen Bedürfnissen wahrzunehmen. Pflegetheoretikerinnen haben sich mit der Aufgabe befasst, die menschlichen Lebensäußerungen zu systematisieren. Die Benennung der einzelnen Bereiche ermöglicht es den Pflegenden, ihr Handeln daraufhin zu überprüfen, ob es dem Patienten in seiner Gesamtheit gerecht wird. Im englischsprachigen Raum hat die Entwicklung von **Pflegetheorien** eine mehr als hundertjährige Tradition.

Die englische Krankenschwester **Florence Nightingale** *(1820–1910)* veröffentlichte im Jahr 1859 ihr Buch „Notes on Nursing". Sie legte damit den Grundstein für die spätere Entwicklung zahlreicher Pflegetheorien. Nightingale stellte zwar noch kein detailliertes Pflegemodell vor, doch sie zeigte eindrucksvoll die Wechselwirkung zwischen der Umgebung und dem Menschen, der in ihr lebt. Besonderes Gewicht legte sie in ihren Schriften und der Arbeit als Krankenpflegelehrerin auf die **Gesundheitsförderung** (➤ Kap. 1.7). Der Verdienst von Nightingale besteht vor allem darin, dass sie dem Krankenpflegeberuf **gesellschaftliche Anerkennung** verschafft hat.

Geschichte der Pflegewissenschaft

Von England aus verbreitete sich die Idee, Krankenpflege zu einem eigenständigen Beruf zu entwickeln, zunächst in die USA. Doch es dauerte fast 100 Jahre, bis die ersten Pflegewissenschaftlerinnen umfassende Theorien und Modelle vorlegten. 1952 veröffentlichte **Hildegard E. Peplau** *(1909–1999)* eine Arbeit, in der sie ihre Idee der **psychodynamischen Krankenpflege** vorstellte. Nach Peplaus Auffassung haben Pflegende vor allem die Aufgabe, die Persönlichkeit des Patienten zu entwickeln und auf diese Weise die Voraussetzungen für Gesundheit zu schaffen.

Virginia Henderson *(1897–1996)* führte diesen Ansatz ab 1955 in ihren „Grundprinzipien der Krankenpflege“ weiter und stellte fest, das Ziel aller Pflege sei es, den Patienten möglichst schnell zurück zur Unabhängigkeit zu bringen. Sie geht davon aus, dass jeder Mensch bestrebt ist, seine Grundbedürfnisse selbstständig zu befriedigen. Henderson versuchte, diese Bedürfnisse genau zu beschreiben und teilte sie in 14 Kategorien ein. Nach ihrer Definition ist ein Mensch gesund, wenn er seinen Bedürfnissen vollständig und ohne Hilfe nachkommen kann.

Im Laufe der Jahre publizierten zahlreiche Autorinnen zu diesem Thema und trieben so die Ausweitung der theoretischen Basis für die Krankenpflege voran. Einen entscheidenden Fortschritt erzielte die Schottin **Nancy Roper** *(1918–2004)*, die gemeinsam mit ihren Kolleginnen **Alison Tierney** und **Winifried Logan** 1980 das „Modell des Lebens“ vorstellte.

Darin ersetzten die Wissenschaftlerinnen die bislang gebräuchliche Systematik der Grundbedürfnisse durch die **Lebensaktivitäten** *(LA)*. Diese Einteilung wurde inzwischen zwar vielfach überarbeitet, ist jedoch im Kern noch immer gültig. Roper und ihre Mitarbeiterinnen formulierten folgende Lebensaktivitäten:

- Für eine sichere Umgebung sorgen
- Kommunizieren
- Atmen
- Essen und trinken
- Ausscheiden
- Sich sauber halten und kleiden
- Die Körpertemperatur regulieren
- Sich bewegen
- Arbeiten und spielen
- Sich als Mann oder Frau fühlen und verhalten
- Schlafen
- Sterben.

Auch dem **Pflegeprozess** widmeten die Forscherinnen ihr Augenmerk (> Kap. 1.3). Sie beschrieben vier aufeinander folgende Stufen, die sich ebenfalls im Wesentlichen bis heute erhalten haben:

- Einschätzung der Situation des Patienten unter Berücksichtigung seiner Fähigkeiten
- Planung der Pflege in Zusammenarbeit mit betroffenen Personen
- Umsetzung des Pflegeplanes
- Auswertung.

BEACHTE

Nancy Roper forderte, **Hilfeleistungen** bewusst einzusetzen. Der Patient erhält jeweils so viel Unterstützung wie nötig aber so wenig wie möglich, damit seine **Eigenständigkeit** gewahrt bleibt.

1.1.2 Aktivitäten des täglichen Lebens

DEFINITION

Aktivitäten des täglichen Lebens *(ATL)*: Zwölf Kategorien, mit denen Liliane Juchli sämtliche Lebensäußerungen des Menschen umfasste. Sie ermöglichen es den Pflegenden, eine genaue und gut strukturierte Einschätzung des individuellen Pflegebedarfs zu erheben.

Liliane Juchli *(*1933)*, eine Schweizer Ordensschwester, hat keine eigene Pflegetheorie entwickelt. Ihre Arbeit in der Krankenpflegeausbildung trug jedoch entscheidend dazu bei, die Erkenntnisse der amerikanischen Pflegetheoretikerinnen im deutschen Sprachraum zu verankern.

Einteilung der ATL

Juchlis „Krankenpflege – Praxis und Theorie der Gesundheitsförderung und Pflege Kranker“ erschien 1971 zum ersten Mal. Neu daran war die konsequente Einteilung der Pflegethemen nach **Aktivitäten des täglichen Lebens** *(ATL)*. Die Autorin lehnte sich damit an die Erkenntnisse von Henderson an. Im Gegensatz zu der Amerikanerin stellte sie jedoch die Erfahrung des Sterbens innerhalb der ATL „Sinn finden“ als zentrales Element dar.

Die ATL in der von Liliane Juchli geprägten Form sind die berufliche Basis der meisten Pflegenden, die schon lange tätig sind. Außerdem finden sie sich in vielen Dokumentationssystemen und standardisierten Pflegeplanungen:

- Ruhen und schlafen
- Sich bewegen
- Sich waschen und kleiden
- Essen und trinken
- Ausscheiden
- Regulieren der Körpertemperatur
- Atmen

- Für Sicherheit sorgen
- Raum und Zeit gestalten – sich beschäftigen
- Kommunizieren
- Sinn finden
- Sich als Mann oder Frau fühlen und verhalten.

Wegweisend war auch Juchlis Gliederung der Unterrichtsinhalte nach dem Prinzip der Lernfelder, wie es erst mit der jüngsten Neufassung der Ausbildungs- und Prüfungsverordnung (➤ Kap. 7.2) für die Berufe in der Krankenpflege für Deutschland gesetzlich festgeschrieben worden ist. Bereits 1974 nahm Liliane Juchli das Instrument der **Pflegeplanung** (➤ Kap. 1.4) in ihr Lehrbuch auf.

Ausgehend von den Werken Liliane Juchlis setzte sich die Pflegeplanung in den folgenden Jahren durch und wurde ein zentrales Mittel zur Qualitätssicherung.

1.1.3 Aktivitäten und existenzielle Erfahrungen des Lebens

> **DEFINITION**
> **Aktivitäten und existenzielle Erfahrungen des Lebens** *(AEDL):* Auf der Grundlage der ATL von Liliane Juchli (➤ Kap. 1.1.2) erarbeitete Einteilung der menschlichen Lebensbedürfnisse in 13 Bereiche.

Die deutsche Pflegewissenschaftlerin **Monika Krohwinkel** *(*1941)* teilte Juchlis Kategorie „Sinn finden" in „Soziale Bereiche des Lebens sichern" und „Mit existentiellen Erfahrungen des Lebens umgehen". Sie trennte die ATL „Sich waschen und kleiden" in „Sich pflegen" und „Sich kleiden". Die Bereiche „Regulieren der Körpertemperatur" und „Atmen" fasste Krohwinkel jedoch in dem erweiterten Begriff „Vitale Funktionen des Lebens aufrecht erhalten" zusammen.

Krohwinkel entwarf 1988 das „Rahmenmodell ganzheitlich fördernder Prozesspflege" und nutzte es als Basis für eine Studie, in der sie den Pflegeprozess am Beispiel von Patienten nach einem Schlaganfall untersuchte.

Von der Wissenschaftlerin stammt auch eine **Gesundheitsdefinition.** Sie beschreibt Gesundheit und Krankheit als Prozesse. Pflegende haben die Aufgabe, nicht nur die **Schwächen,** sondern auch die **Fähigkeiten** des Pflegebedürftigen zu sehen. Auch ein chronisch kranker oder alter Mensch kann innerhalb seiner Verhältnisse Wohlbefinden spüren und unabhängig sein (➤ Abb. 1.2).

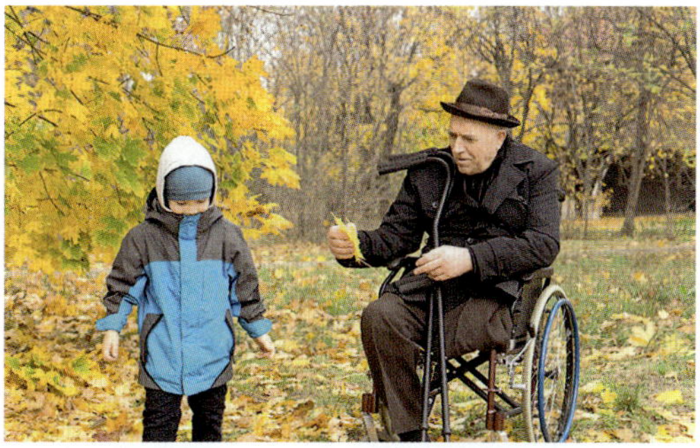

Abb. 1.2 Auch Menschen mit eingeschränkten körperlichen Fähigkeiten können ein zufriedenes Leben führen. [J787]

Nach Krohwinkel sind Pflegende vor allem zur **Förderung der Patienten** verpflichtet. Sie nehmen den Menschen ganzheitlich wahr und teilen seine Bedürfnisse nicht in wichtigere und unwichtigere Bereiche ein. Alle Bedürfnisse stehen untereinander in Verbindung.

Einteilung der AEDL

Das **AEDL-Modell** hat sich vor allem deshalb verbreitet, weil es ein besonderes Gewicht auf die sozialen Beziehungen und die existenziellen Erfahrungen eines Menschen legt. Die zentrale Bedeutung der Förderung, auch der Gesundheitsförderung, macht es besonders geeignet für die ambulante Krankenpflege und die Altenpflege.

Die **Kategorien** heißen:

- Kommunizieren
- Sich bewegen
- Vitale Funktionen des Lebens aufrechterhalten
- Sich pflegen
- Essen und trinken
- Ausscheiden
- Sich kleiden
- Ruhen und schlafen
- Sich beschäftigen
- Sich als Mann oder Frau fühlen und verhalten
- Für eine sichere Umgebung sorgen
- Soziale Bereiche des Lebens sichern
- Mit existentiellen Erfahrungen des Lebens umgehen.

Tab. 1.4 Pflegemodelle im Vergleich. Die Tabelle ist ein Versuch, die traditionellen Modelle im Sinne des Strukturmodells zu gliedern. Dabei kommt es notwendigerweise zu Überschneidungen; manche Zuordnungen sind nicht eindeutig zu treffen.

LA nach Roper (siehe Text)	ATL nach Juchli (➤ Kap. 1.1.2)	Strukturmodell (➤ Kap. 1.1.4)	ABEDL nach Krohwinkel (➤ Kap. 1.1.3)	In diesem Lehrbuch verwendete Kategorien
Für eine sichere Umgebung sorgen	Für Sicherheit sorgen	Kognition und Kommunikation **oder** Haushaltsführung	**Lebensaktivitäten realisieren können** • Für sichere und fördernde Umgebung sorgen • Kommunizieren • Essen und trinken • Ausscheiden • Sich pflegen • Sich kleiden • Vitale Funktionen aufrechterhalten • Sich bewegen • Sich beschäftigen, lernen, sich entwickeln • Die eigene Sexualität leben • Ruhen, schlafen, sich entspannen	Sicherheit im Alltag (➤ Kap. 3.14)
Kommunizieren	Kommunizieren			Kommunikation und soziale Kontakte (➤ Kap. 3.10)
Essen und trinken	Essen und trinken	Selbstversorgung **oder** Haushaltsführung		Ernährung (➤ Kap. 3.5)
Ausscheiden	Ausscheiden			Ausscheidung (➤ Kap. 3.6)
Sich sauber halten und kleiden	Sich waschen und kleiden			Körperpflege und Kleidung (➤ Kap. 3.7)
Schlafen	Ruhen und schlafen			Schlaf (➤ Kap. 3.12)
Die Körpertemperatur regulieren	Regulieren der Körpertemperatur	Krankheitsbezogene Anforderungen und Belastungen	**Mit existenziellen Erfahrungen des Lebens umgehen und sich dabei entwickeln können** • Fördernde Erfahrungen machen • Mit belastenden Erfahrungen umgehen • Erfahrungen, welche die Existenz fördern oder gefährden, unterscheiden • Lebensgeschichtliche Erfahrungen einbeziehen	Herzaktivität (➤ Kap. 3.3) Körpertemperatur (➤ Kap. 3.4)
Atmen	Atmen			Atmung (➤ Kap. 3.2)
Sterben	Sinn finden			Lebenssinn und Religiosität (➤ Kap. 3.11)
Sich bewegen	Sich bewegen	Mobilität und Bewegung	Lebensaktivitäten realisieren können (siehe oben)	Bewegung (➤ Kap. 3.8)
Arbeiten und spielen	Raum und Zeit gestalten – sich beschäftigen	Leben in sozialen Beziehungen	**Soziale Kontakte und Beziehungen aufrechterhalten können** • In Kontakt sein und bleiben • Mit belastenden Beziehungen umgehen • Unterstützende Beziehungen erhalten, erlangen, wiedererlangen Lebensaktivitäten realisieren können (siehe oben)	Beschäftigung (➤ Kap. 3.13)
Sich als Mann oder Frau fühlen und verhalten	Sich als Mann oder Frau fühlen und verhalten			Sexualität und Geschlechterrolle (➤ Kap. 3.9)

Entwicklung der ABEDL

Monika Krohwinkel entwickelte 1999 ihr ursprüngliches AEDL-Konzept weiter, um die Aspekte der „sozialen Kontakte und Beziehungen" sowie die „existenziellen Erfahrungen" stärker zu betonen. Entsprechend dieser Absicht ist in ihrem Modell nicht mehr von AEDL, sondern von **Aktivitäten, Beziehungen und Existenziellen Erfahrungen des Lebens** *(ABEDL)* die Rede.

Im Wesentlichen hat Krohwinkel mit diesem Schritt zunächst die hauptsächlich auf körperliche Vorgänge bezogenen **Aktivitäten** in einer Kategorie zusammengefasst (➤ Tab. 1.4).

Beziehungen, die zweite Kategorie, unterteilte sie noch einmal in:

- In Kontakt sein und bleiben
- Mit belastenden Beziehungen umgehen
- Unterstützende Beziehungen erhalten, erlangen und wiedererlangen.

Mit dieser Differenzierung bildet das Modell alle Qualitäten möglicher zwischenmenschlicher Kontakte ab und richtet die Aufmerksamkeit der Pflegenden darauf, dass das soziale Miteinander nicht nur positive Wirkungen hat, sondern Konflikte selbstverständlich zu den Erfahrungen des Menschen zählen.

Unter demselben Gesichtspunkt ist die dritte Kategorie, **existenzielle Erfahrungen des Lebens,** in drei nachgeordnete Bereiche geteilt:

- Existenzgefährdende Erfahrungen (sämtliche negativen Gefühle, z. B. Angst, Schmerz, Isolation, Hoffnungslosigkeit)
- Existenzfördernde Erfahrungen (sämtliche positiven Gefühle, z. B. Hoffnung, Vertrauen, Sicherheit, Freude)
- Erfahrungen, die die Existenz fördern oder gefährden können (sämtliche Erfahrungen, die aus der unmittelbaren Lebensumwelt des Patienten stammen, z. B. religiöse Überzeugungen, Weltanschauung).

Das ABEDL-Modell besticht durch seine sehr personenzentrierte Ausrichtung und stellt plastisch dar, dass die körperlichen Anteile des Menschen untrennbar mit seinen geistigen und sozialen Bedürfnissen und Fähigkeiten verknüpft sind.

1.1.4 Strukturmodell

DEFINITION

Strukturmodell und Strukturierte Informationssammlung *(SIS®):* Kombinierte Strategie zur Entbürokratisierung der Pflege, die sich vor allem auf eine Reduzierung der Dokumentation richtet und zu diesem Zweck die Kompetenzbereiche der bisher geltenden Pflegemodelle radikal zusammengefasst hat (➤ Tab. 1.4), die Dokumentationspflicht auf Veränderungen der Pflegesituation beschränkt, die schriftliche Fixierung der pflegerischen Anamnese auf einem einzigen DINA-4-Formular vorsieht und vor allem die Wünsche des Patienten zum Maßstab pflegerischer Intervention macht. Insofern stärkt sie die Autonomie pflegebedürftiger Menschen.

Elisabeth Beikirch hat als Ombudsfrau der Bundesregierung mit ihrem **Strukturmodell zur Entbürokratisierung der Pflege** im Jahr 2013 zum ersten Mal ein wirklich tragfähiges Konzept zur Verringerung der zuletzt ausufernden Dokumentationspflichten der Pflegenden vorgelegt.

Die zuvor entwickelten Versuche, dieses Ziel zu erreichen, waren jeweils an mangelnder Akzeptanz gescheitert.

Beikirch erzielte ihren Erfolg – der sich darin zeigt, dass die SIS® innerhalb weniger Jahre von etwa der Hälfte aller stationären und ambulanten Pflegeeinrichtungen in Deutschland eingeführt worden ist (Stand 2017) –, weil sie alle für die Pflege und ihre Bewertung maßgeblichen Instanzen von Beginn an in ihre Planungen einbezog. Ihre Arbeitsgruppe verfolgte nicht nur einen Auftrag der Bundesregierung, sondern beteiligte sehr schnell den Medizinischen Dienst der Krankenversicherungen (➤ Kap. 1.5.3), der für die Beurteilung der Pflegequalität zuständig ist und die verpflichtenden Überprüfungen der Einrichtungen vornimmt. Außerdem berücksichtigte man sämtliche juristischen Bedingungen für die Pflegedokumentation und kombinierte die Strategie mit den anderen Neuerungen, die sich aus den inzwischen in Kraft getretenen Gesetzen rund um die Pflege ergeben hatten. Eine zentrale Rolle spielt der neu gefasste Begriff der Pflegebedürftigkeit, der sich vor allem an den Fähigkeiten (anstatt den jeweils vorliegenden Defiziten) pflegebedürftiger Menschen orientiert.

Der attraktivste Aspekt des Strukturmodells liegt aber sicher darin, dass die Wünsche und Lebenseinstellungen der pflegebedürftigen Menschen allein den Umfang der vereinbarten Pflegedienstleistungen bestimmen, unabhängig von der professionellen Einschätzung Pflegender. Die Pflegenden ihrerseits gewinnen, weil der gesamte Pflegeprozess viel stärker an ihre berufliche Kompetenz (Expertise) geknüpft ist. Das heißt: Die pflegebedürftigen Menschen entscheiden, welche Hilfe sie in Anspruch nehmen wollen, und die Pflegenden erhalten die Möglichkeit, die notwendigen Maßnahmen selbstständig mit den

Pflegebedürftigen zu verhandeln und deren Wirkungen aufgrund ihrer Erfahrungen zu beurteilen.

Diese Tendenz fügt sich nahtlos in die Entwicklung der Nationalen Expertenstandards, in denen z. B. zunehmend die Verwendung von Assessment-Instrumenten nicht mehr empfohlen wird. Stattdessen gilt die pflegefachliche Einschätzung als Maßstab für die Beurteilung von Krankheitsrisiken. Als Beispiel können die Skalen zur Abschätzung eines Dekubitus dienen. Weder die Version von Braden noch die von Norton sollten als Entscheidungsgrundlage verwendet werden.

Angesichts dieser zahlreichen Vorteile für pflegebedürftige Menschen und Pflegende scheint es unerheblich, dass manche Pflegewissenschaftler kritisieren, bei diesem Konzept handle es sich nicht um ein Modell im eigentlichen Sinne, weil es ihm an einer durch Studien nachgewiesenen Belastungsfähigkeit fehlt.

INTERNET

Initiative zur Neuausrichtung der Dokumentationspraxis in der Pflege (Projektbüro EinSTEP): www.ein-step.de

EinSTEP bedeutet „Einführung des Strukturmodells zur Entbürokratisierung der Pflegedokumentation". Die Internetpräsenz des dazugehörigen Projektbüros vermittelt alle aktuellen Informationen über das Strukturmodell, die bisherigen Ergebnisse der Einführung sowie Hinweise zur Umsetzung.

Nach dem Strukturmodell bestimmt eine personenzentrierte Haltung die Pflegeplanung – die Wünsche und der Lebenshorizont des pflegebedürftigen Menschen sind maßgeblich für das Maß der pflegerischen Unterstützung. Ganz praktisch: Wenn ein pflegebedürftiger Mensch entscheidet, dass er keine Hilfe bei der Nahrungszubereitung benötigt, respektieren Pflegende diese Haltung, auch wenn sie aus professioneller Sicht zu einem anderen Ergebnis kommen. Die Unterschiede in der Sicht auf das Problem sollten dann allerdings Gegenstand einer Verhandlung sein, bei der die fachliche Einschätzung der Pflegenden deutlich zum Ausdruck kommt.

In Abstimmung mit dem **Begutachtungsassessment** *(BA)*, das von den Mitarbeitern des MDK zur Feststellung eines Pflegegrads zu verwenden ist, sind im Strukturmodell sechs Kategorien angelegt (sie ersetzen die bisher weithin verwendeten ABEDL):

- **Kognition und Kommunikation.** Beschreibt die Fähigkeiten einer Person, sich zu orientieren, Gefahren einzuschätzen sowie sich mit anderen Menschen sinnvoll auszutauschen.
- **Mobilität und Bewegung.** Beschreibt die Fähigkeiten einer Person, sich innerhalb und außerhalb des unmittelbaren Wohnumfelds eigenständig zu bewegen. Der Aspekt der Sicherheit ist zu beachten.
- **Krankheitsbezogene Anforderungen und Belastungen.** Beschreibt die Fähigkeiten einer Person, mit den Folgen einer Erkrankung, z.B. einer Wunde, sachgerecht umzugehen. Dazu gehört auch die Fähigkeit, sich an ärztlicherseits vorgeschlagenen Therapien zu orientieren und sie umzusetzen (Adhärenz).
- **Selbstversorgung.** Beschreibt die Fähigkeiten einer Person, sich angemessen um z. B. Körperpflege, Kleidung, Essen und Trinken, Ausscheidung sowie andere Erfordernisse der Lebensführung zu kümmern.
- **Leben in sozialen Beziehungen.** Beschreibt die Fähigkeit einer Person, sich sinnvoll im sozialen Umfeld zu verhalten.
- **Haushaltsführung (ambulant)** und **Wohnen/Häuslichkeit (stationär).** Beschreibt die Fähigkeiten einer Person, entweder den eigenen Haushalt in Ordnung zu halten (ambulante Pflegesituation) oder unter den reduzierten Bedingungen einer stationären Einrichtung die persönlichen Vorstellungen der unmittelbaren Wohnumgebung umzusetzen.

Für die Umsetzung des Strukturmodells gilt ein Pflegeprozess in vier Schritten, der zwar an die Vorgabe der WHO angelehnt ist, sich jedoch in entscheidenden Details von ihm unterscheidet.

- **Schritt 1.** Entspricht der **strukturierten Informationssammlung** *(SIS®)* und der **ersten Einschätzung** *(initiale Einschätzung)* pflegerischer Risiken. Dabei ist es entscheidend, die pflegebedürftige Person zu fragen, welche Unterstützung sie wünscht. Der Umfang dieser Anforderungen ist mit der pflegefachlichen Einschätzung abzugleichen. Auf diese Weise kann eine Übereinkunft entstehen.
- **Schritt 2.** Entspricht der **Planung der Maßnahmen.** Im Sinne des Strukturmodells ist es nicht notwendig, Pflegeziele schriftlich festzulegen. Stattdessen erfolgt eine Aufstellung der Tagesstrukturierung, in der die jeweils zu leistenden

Pflegehandlungen vermerkt sind. Die Anordnung dieser Dienstleistung ergibt sich aus den fünf bzw. sechs Kompetenzkategorien, die im Strukturmodell vorgegeben sind (➤ Tab. 1.4).

- **Schritt 3.** Entspricht dem **Pflegebericht.** Er ist im Sinne des Strukturmodells besonders wichtig, enthält aber keine Bestätigung der bereits bekannten oder zu erwartenden Umstände, sondern bezieht sich ausschließlich auf ungeplante Maßnahmen. Darunter sind alle Abweichungen von der festgelegten Tagesstruktur (Immer-So-Routine) zu verstehen. Sie können sich aus einer akuten Veränderung des Pflegebedarfs oder aus einer aktuellen Änderung der Wünsche der pflegebedürftigen Person ergeben. Die geplante Tagesroutine ist lediglich einmal pro Schicht abzuzeichnen und erscheint im Pflegebericht nicht.
- **Schritt 4.** Entspricht der **Evaluation.** Die verantwortlichen Pflegenden legen die regelmäßigen Abstände aufgrund ihrer pflegefachlichen Einschätzung fest. Eine Evaluation ist bei einer erheblichen Änderung des Pflegebedarfs – gleich aus welchem Grund – immer zeitnah erforderlich.

1.2 Arbeitsbereiche der Pflegehelfer

Examinierte **Pflegehelfer** sind in Krankenhäusern sowie ambulanten und stationären Pflegeeinrichtungen eingesetzt. Sie assistieren den Pflegefachkräften und übernehmen die Grundpflege sowie die hauswirtschaftliche Versorgung.

Die Betreuungsaufgaben konzentrieren sich überwiegend auf Menschen im fortgeschrittenen Alter mit chronischen und leichteren Leiden sowie Behinderte aller Altersstufen. Krankenpflegehelfer sind jedoch auch bei Patienten mit schweren und schwersten Erkrankungen im Einsatz und arbeiten hier zumeist zusammen mit Pflegefachkräften.

Eine enge Eingrenzung der Tätigkeitsbereiche ist kaum möglich, da viele Einrichtungen eigene Stellenbeschreibungen entwickelt haben, in denen sie unterschiedliche Schwerpunkte setzen (➤ Tab. 1.5).

Tab. 1.5 Aufgaben für Krankenpflegehelfer.

Eigenständige Aufgaben	
Pflege	• Tätigkeiten der Grundpflege: Waschen, Duschen, Baden, Intimpflege, Inkontinenzversorgung, Mundpflege, Zahnpflege, Augen- und Nasenpflege, Haarpflege, Rasur, Nagelpflege, An- und Auskleiden • Lagerungen und Auswahl geeigneter Hilfsmittel • Unterstützung bei der Benutzung von Prothesen und anderen Hilfsmitteln • Mobilisation: Unterstützung beim Aufstehen und Zu-Bett-Gehen, Transfer auf den Roll- oder Duschstuhl, Unterstützung bei Spaziergängen oder -fahrten (im Rollstuhl) • Unterstützung bei der Nahrungsaufnahme und beim Trinken inkl. aller vor- und nachbereitenden Tätigkeiten, Überwachung der Nahrungsaufnahme und Trinkmenge • Kontrolle der Vitalzeichen • Verabreichung angeordneter Arzneimittel inkl. Kontrolle der Einnahme und Wirkung • Kommunikation mit den Patienten während aller Kontakte • Motivation zu sinnvoller Tagesgestaltung sowie entsprechende Unterstützung • Beratung des Patienten bezüglich gesundheitsfördernder und krankheitsvermeidender Maßnahmen • Kontaktpflege mit den Angehörigen der Patienten • Dokumentation aller wichtigen Beobachtungen bezüglich des Patienten • Einleitung von lebensrettenden Maßnahmen im Notfall und Absetzen des Notrufs
Hauswirtschaft	• Besorgungsgänge: Einkauf von Lebensmitteln, Bedarf des täglichen Lebens, Arzneimitteln, Behördengänge • Pflege von Kleidung und Textilien • Reinigung und Pflege der Arbeitsräume sowie Einrichtungsgegenstände; z. B. in der ambulanten Pflege sind auch Wohnräume der Patienten zu reinigen • Zubereitung und Herrichten von Nahrung

Tab. 1.5 Aufgaben für Krankenpflegehelfer. *(Forts.)*

Eigenständige Aufgaben	
Zusammenarbeit mit Kollegen und anderen Berufsgruppen	• Lückenlose Informationsweitergabe in angemessener Frist, fachgerechte Dienstübergabe • Konstruktive Mitarbeit bei der Verbesserung der Arbeitsbedingungen • Teilnahme an Dienstbesprechungen und Fortbildungen • Unterstützung aller Bedingungen, die ein gutes Arbeitsklima erhalten
Sonstige Aufgaben	• Sorgfältige Einhaltung von Hygiene- und Unfallverhütungsvorschriften • Wirtschaftlicher Umgang mit Pflegehilfsmitteln und anderen Ressourcen
Aufgaben nach Anweisung oder in Zusammenarbeit mit Pflegefachkräften	
Pflege	• Erstellen einer angemessenen Pflegedokumentation und -planung • Durchführung prophylaktischer Maßnahmen, die über die grundpflegerischen Tätigkeiten hinausgehen • Anwendung pflegetherapeutischer Maßnahmen, z. B. Wickel, Packungen, Einreibungen • Pflege sterbender Patienten und Versorgung Verstorbener • Information und Beratung Angehöriger über Belange des Patienten • Verabreichung von subkutanen Injektionen
Zusammenarbeit mit Kollegen und anderen Berufsgruppen	• Anleitung, Einarbeitung und Beurteilung neuer Kollegen • Dienst- und Urlaubsplanung • Informationsaustausch mit Ärzten, Therapeuten verschiedener Berufsrichtungen und Seelsorgern
Sonstige Aufgaben	• Bestellung von Bedarfsgütern für eine Station oder einen Wohnbereich

Persönliche Voraussetzungen

Die Arbeit in der Krankenpflegehilfe erfordert ein hohes Maß an Verantwortungsbewusstsein und die Fähigkeit, mit Menschen unterschiedlicher Herkunft und sozialem Status zu kommunizieren. Als Zugangsvoraussetzung zur Ausbildung sind in den meisten Bundesländern per Gesetz lediglich ein Mindestalter von 17 Jahren, ein entsprechender Schulabschluss und körperliche Gesundheit genannt (➤ Abb. 1.3).

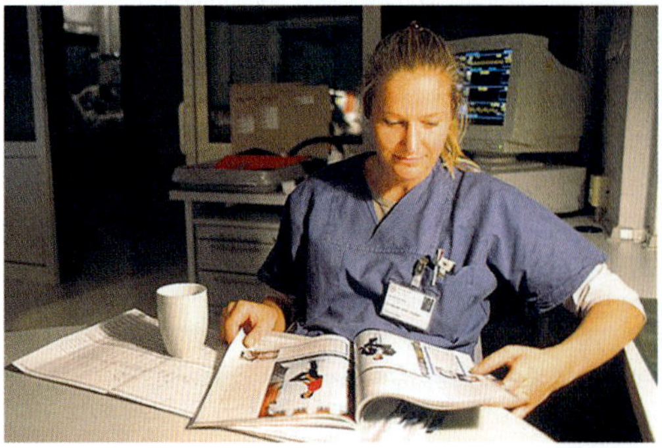

Abb. 1.3 Persönliche Gesundheit ist eine der Voraussetzungen, damit Pflegende den Belastungen des Berufes standhalten. Besonders der Nachtdienst, hier im Bild, kann sehr anstrengend sein. [K115]

Da die Krankenpflegehilfe ein sozialer Berufszweig ist, der einen ständigen professionellen Kontakt mit Menschen in besonderen Lebenslagen mit sich bringt, sind weitere **persönliche Voraussetzungen** unabdingbar. Sie erst ermöglichen eine patientenzentrierte Arbeit und schaffen die Basis für die Zufriedenheit im Beruf:

- **Belastungsfähigkeit.** Krankenpflegehilfe findet meist im Dreischichtsystem statt. Vor allem die Nachtarbeit ist kräfteraubend. Außerdem gibt es nur wenige Einsatzgebiete, in denen der Arbeitsanfall gleichmäßig über den Tag verteilt ist. Krankenpflegehelfer sind in der Lage, schnelle Entscheidungen zu treffen, den Überblick zu behalten und Aufgaben nach der Dringlichkeit zu ordnen. Gleichzeitig treten sie auch in Zeiten hoher Belastung den Patienten gegenüber ausgeglichen auf
- **Teamfähigkeit.** Um die Zusammenarbeit mit Kollegen und anderen Berufsgruppen konstruktiv umsetzen zu können, kennen Krankenpflegehelfer ihre Grenzen und wissen, wann sie Hilfe benötigen. Sie bieten ihrerseits den Kollegen unaufgefordert Hilfe an, wenn sie sehen, dass sie benötigt wird
- **Konfliktfähigkeit.** Krankenpflegehelfer beurteilen sich selbst mit kritischer Distanz, lassen Einwände zu und arbeiten an der konstruktiven Problemlösung mit

- **Beobachtungsfähigkeit.** Krankenpflegehilfe fordert alle Sinne. Krankenpflegehelfer setzen im Umgang mit Patienten ihre gesamte Beobachtungsgabe ein. Sie hilft ihnen, die Bedürfnisse der betreuten Menschen zu erkennen, auch wenn diese sich nicht mit Worten ausdrücken können
- **Kommunikationsfähigkeit.** In der Krankenpflegehilfe findet Kommunikation beinahe ständig und in sehr verschiedene Richtungen statt. Für den Erfolg der Arbeit ist ein ungestörter Informationsfluss zwischen verschiedenen Berufsgruppen, mit Patienten, Angehörigen und weiteren beteiligten Personen notwendig
- **Lernfähigkeit.** Qualität in der Pflege ist direkt abhängig von dem Wissen, über das die Pflegenden verfügen. Die Ausbildung vermittelt lediglich Grundkenntnisse. Krankenpflegehelfer nehmen deshalb regelmäßig an internen oder externen Fortbildungen teil, um den Anschluss an den aktuellen Stand der Wissenschaft zu halten. Sie überprüfen die Ergebnisse ihrer Arbeit und bemühen sich um die Verbesserung von Schwachpunkten.

1.3 Beobachtung pflegebedürftiger Menschen

Pflegehelfer sind Gesprächspartner, Berater, Assistenten – und immer auch eine kritische Instanz. Die professionelle **Beobachtung** der zu versorgenden Menschen gehört zu den pflegerischen **Kernaufgaben.** Das Befinden eines Menschen lässt sich zu einem großen Teil an seinem äußeren Erscheinungsbild ablesen.

Beispiel:

Bei der morgendlichen Körperpflege entdeckt die Krankenpflegehelferin eine etwa scheckkartengroße, gerötete und überwärmte Hautpartie am Unterschenkel ihres Patienten. Darauf angesprochen, berichtet der Patient, er sei vor zwei Tagen von einer Mücke gestochen worden und habe sich dort gekratzt, um den Juckreiz zu lindern. Seit dem vergangenen Abend habe er an der Stelle Schmerzen. Die Krankenpflegehelferin dokumentiert die Beobachtung und informiert den behandelnden Arzt. Der verordnet ein Antibiotikum, um die Infektion in den Griff zu bekommen.

Zielgerichtete und objektive Beobachtung

Für die **professionelle Beobachtung** eines Patienten stehen den Pflegenden ausschließlich ihre Sinne zur Verfügung. Alle Hilfsmittel, z. B. Stethoskop, Thermometer, Uhr, dienen nur dazu, die Wahrnehmungsfähigkeit zu erweitern oder die Wahrnehmung zu objektivieren – also für einen anderen Menschen nachvollziehbar zu machen.

BEACHTE

Die ausführliche Behandlung pflegerischer Beobachtung von Patienten findet sich in Kap. 3. Dort sind die entsprechenden Techniken den jeweiligen Alltagsaktivitäten zugeordnet.

Professionell Pflegende haben die Aufgabe, ihre Wahrnehmung zu schulen, da von ihrer Fähigkeit, Veränderungen im Zustand des Patienten zu erkennen, nicht selten der Erfolg einer Behandlung oder sogar das Leben abhängt.

Alle Menschen, nicht nur Pflegende, sind ständig einer Flut von Reizen ausgesetzt, die aus der Umgebung und dem eigenen Körper auf die Sinnesorgane wirken. Ohne die Filterfunktion des Gehirns wäre es nicht möglich, die Reize sinnvoll einzuordnen und zwischen wichtigen und unwichtigen Informationen zu unterscheiden.

Das Gehirn reagiert nicht nur auf aktuelle Gegebenheiten, sondern archiviert die Eindrücke auch für mehr oder minder lange Zeit. Deshalb ist es in der Lage, blitzschnell zwischen den Kategorien „bekannt“ und „unbekannt“ zu wählen.

Diese Fähigkeit macht es möglich, dass Menschen ihre Aufmerksamkeit trainieren können. Je bewusster sie sich ihre Wahrnehmungen machen, das heißt, je öfter sie die entsprechenden Empfangskanäle benutzen, desto genauer nehmen sie wahr.

Struktur der Beobachtung

Professionelle Beobachtung unterscheidet sich von absichtsloser Wahrnehmung, weil sie bewusst auf ein Ziel gerichtet ist und ein Ergebnis bringen soll. Pflegende beobachten ihre Patienten, weil sie herausfinden wollen, welche Wirkung eine Therapie zeigt, in welchem Zustand die Patienten sich befinden, ob sie Bedürfnisse haben, die sie auf direktem Weg nicht äußern können (➤ Abb. 1.4).

Damit aus der Wahrnehmung eine strukturierte Beobachtung wird, ist folgender Ablauf nachzuvollziehen:

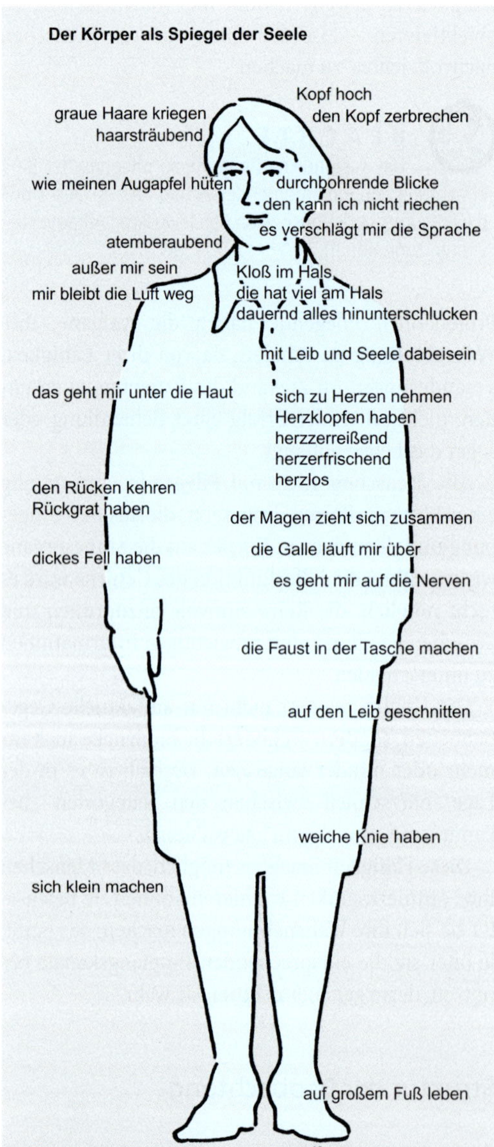

Abb. 1.4 Der Körper als Spiegel der Seele. An der äußeren Erscheinung des Menschen lassen sich nicht nur Stimmungsschwankungen, sondern auch das körperliche Befinden ablesen (modifiziert nach Schneider). [L119]

- **Eindrücke sammeln.** Dabei bedenken Pflegende, dass jede Wahrnehmung persönlich gefärbt ist und nicht unbedingt die Realität abbildet. Sie orientieren sich an möglichst objektiven Kriterien und halten ihr Urteil zurück, bis sie die Beobachtung überprüft haben. Also nicht: „Der Patient friert", sondern zunächst „Der Patient zittert". Erst nachdem weitere Fragen beantwortet sind (z. B. Raumtemperatur? Hauttemperatur? Art der Erkrankung? Zustand des Patienten?) folgt der nächste Schritt
- **Beobachtung bewerten.** Nach Abwägung der Umstände entscheiden Pflegende, ob ihre Beobachtung
  - **Richtig** ist, also den Tatsachen entspricht
  - **Wesentlich** ist, also einen Umstand betrifft, auf den eine Reaktion folgen sollte
- **Maßnahmen ergreifen.** Gehört zwar nicht mehr unmittelbar zur Beobachtung, ist jedoch ihre direkte Folge. Zu den Maßnahmen, die sich aus den gewonnenen Eindrücken ergeben, können unmittelbare Hilfeleistungen für den Patienten oder eine Ausweitung der Beobachtung gehören. Die sachgerechte Dokumentation macht die Beobachtungen auch anderen Mitgliedern des Behandlungsteams zugänglich.

Besonders in Notfallsituationen muss dieser Prozess sehr schnell ablaufen. Entsprechendes Wissen verhindert, dass Pflegende eine ernste Komplikation übersehen und ebenso, dass sie Situationen überbewerten.

Das Wissen lenkt die Beobachtungsfähigkeit. Pflegende kennen die Zeichen einer Krankheit. Sie haben gelernt, wie diese Zeichen entstehen und in welchen Beziehungen sie stehen.

Beispiel:

Frau A. ist 75 Jahre alt, lebt seit dem Tod ihres Mannes allein in ihrem kleinen Häuschen. Vor ein paar Tagen ist sie über die Stufen der Kellertreppe gestolpert und gestürzt. Dabei hat sie sich glücklicherweise keinen Knochenbruch zugezogen, aber die Hüfte ist stark geprellt und verursacht große Schmerzen. Frau A. konnte sich allein zum Telefon schleppen und rief ihren Hausarzt an. Der kam vorbei und empfahl Bettruhe, bis die Prellung zurückgegangen sei. Er verordnete Schmerztabletten, eine schmerzlindernde Salbe und Heparinspritzen zur Verhinderung einer Thrombose. Außerdem schaltete der Arzt den örtlichen Pflegedienst ein, um Frau A. während der Bettlägerigkeit betreuen zu lassen. Krankenpflegehelferin Z. kommt täglich zweimal ins Haus. Eines Morgens bemerkt sie bei der Körperpflege, dass Frau A. hustet. Auf Nachfrage erfährt sie, dass die Patientin sonst niemals erkältet ist. Die Krankenpflegehelferin ruft den Hausarzt an und teilt ihre Beobachtung mit. Noch am gleichen Tag kommt er zu einem Hausbesuch und diagnostiziert eine beginnende Lungenentzündung. Er verordnet Antibiotika und ein Gerät zum Atemtraining. Unter Anleitung der Krankenpflegehelferin benutzt Frau A. das Gerät konsequent. Nach anderthalb Wochen sind die Schmerzen in der Hüfte bereits viel geringer geworden und Frau A. kann das Bett selbstständig verlassen. Auch die Zeichen der Lungenentzündung haben sich vollständig zurückgebildet.

Einflüsse auf die Beobachtung

Auch eine geschulte und möglichst auf Objektivität ausgerichtete Beobachtung unterliegt zahlreichen Einflüssen, die das Ergebnis verzerren können. Sie liegen zunächst im Betrachter selbst. Die Realitätseinschätzung eines Pflegenden muss nicht zwangsläufig vollständig mit denen anderer Menschen übereinstimmen. Das gilt insbesondere, weil in der Pflege oft zwischenmenschliche Situationen zu berücksichtigen sind, über die nur selten ein eindeutiges Urteil zu fällen ist. Die Psychologie nennt überdies mehrere Einflussfaktoren und Effekte, die den Beobachter in die Irre leiten können:

- **Der erste Blick.** Menschen nehmen ihre Umgebung – und vor allem andere Menschen – nicht nur mithilfe rational nachvollziehbarer Informationen wahr. Sympathien und Antipathien entstehen oft bereits in den ersten Sekunden eines Kontakts und können die weitere Interaktion einseitig verzerren
- **Beeinflussung von außen.** Meinungen, die andere Menschen äußern, können Eindrücke färben. Problematisch ist dies, weil oft nicht klar ersichtlich ist, welche Motive ein Dritter für seine Haltung hat
- **Korrekturfehler.** Wahrnehmung und Beobachtung sind zusammenhängende Prozesse. Beobachtungen bauen aufeinander auf. Ein gewonnener Eindruck kann die nachfolgenden Eindrücke überlagern. Wenn z. B. ein Pflegender einen Patienten zunächst als unfreundlich erlebt hat, wird er im weiteren Verlauf dessen Reaktionen eher unter diesem Blickwinkel betrachten
- **Halo-Effekt.** Die Umgebung nimmt Eigenschaften eines Menschen nicht als gleichbedeutend wahr, sondern stellt Hierarchien auf. So kann es sein, dass ein Aspekt alle anderen überlagert und der Beobachtende zu einem falschen Gesamteindruck kommt
- **Projektion.** Da der Beobachter mit seinen eigenen Wünschen, Ansichten und Defiziten stets an der Beobachtung beteiligt ist, kann es sein, dass sie das Urteil beeinflussen. Das zeigt sich z. B. in der Einschätzung der Reaktion anderer Menschen – wenn die Gründe nicht eindeutig sichtbar sind, neigen Beobachter dazu, dem Handelnden Motive zu unterstellen, die sie selbst unter den (vermuteten) Umständen haben würden.

Pflegende sind sich dieser Dinge bewusst und versuchen, sie so weit wie möglich auszuschalten, bzw. ihr Urteil unter diesen Gesichtspunkten zu bewerten.

Sinne und Beobachtung

Für die Beobachtung der Patienten setzen Pflegende **fast alle Sinne** ein. So nehmen sie ganz unterschiedliche Eindrücke auf, die sie aufgrund ihrer Erfahrung und der Kenntnis über die körperlichen Funktionen sowie die Krankheitsverläufe zu einem Bild zusammensetzen, das den Menschen mit allen Bedürfnissen und Eigenschaften umfasst (➤ Abb. 1.5).

Diese Fähigkeit ist unverzichtbar, da keine andere Berufsgruppe so nahen und so häufigen Kontakt zu den Patienten hat wie die Pflegenden. Sie machen ihre Beobachtung zu unterschiedlichen Gelegenheiten, z. B. während:

- Der Körperpflege
- Der Bewegung
- Des Essens
- Der Ausscheidung
- Des Schlafens.

In all diesen Situationen stellen Pflegende sich die Frage, ob das Verhalten, das Aussehen, die Reaktionen der Patienten mit ihrem Krankheitsbild übereinstimmen, ob sie Fähigkeiten verlieren oder zurück gewinnen, wie ihre Stimmungslage ist oder ob die Motivation sinkt, sich aktiv an der Behandlung zu beteiligen.

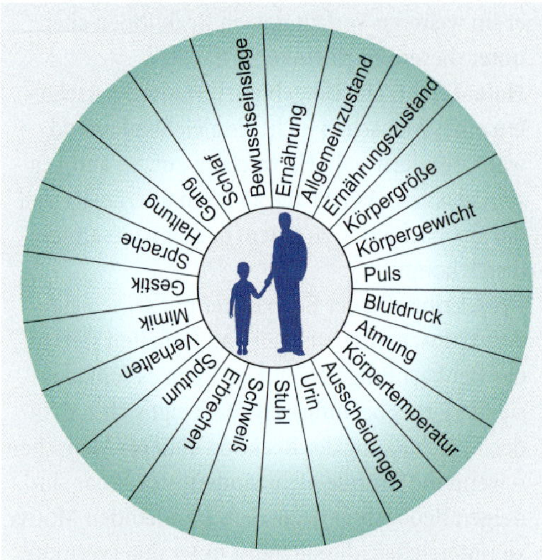

Abb. 1.5 Beobachtungen, die Pflegende an ihren Patienten machen, beziehen sich auf viele Lebensaktivitäten. [L138]

Beispiele für die Bedeutung der Sinne in der Pflege:

- **Sehsinn.** Mit den Augen beurteilen Pflegende Hautfarbe und -veränderungen, Mimik, Bewegungsmuster, Körperhaltung, Allgemeinzustand, Wunden, Pflegezustand
- **Hörsinn.** Mit den Ohren beurteilen Pflegende Sprache und ihre Störungen, Darmgeräusche, Atemgeräusche und Husten
- **Tastsinn.** Mit den Händen beurteilen Pflegende Hautzustand, Muskelspannung, Herzaktivität, warme bzw. kühle Körperteile
- **Geruchssinn.** Mit der Nase beurteilen Pflegende Atemluft, Körpergeruch, Ausscheidungen.

BEACHTE
Das vollständige Bild ergibt sich erst durch die Zusammenführung aller Sinneseindrücke.

1.4 Pflegeprozess

DEFINITION
Pflegeprozess: Beziehung zwischen Pflegenden und Patienten, die durch eine fortlaufende Anpassung der pflegerischen Maßnahmen an die sich wandelnden Bedürfnisse der Patienten gekennzeichnet ist.

Der **Pflegeprozess** lässt sich in sechs große Bereiche gliedern:

- **Informationssammlung**
- **Feststellung des Hilfebedarfs** eines Patienten durch sorgfältige Abschätzung seiner Fähigkeiten und Defizite
- **Festlegung der Pflegeziele,** die anzustreben sind
- **Planung der Pflege**
- **Umsetzung der Pflegemaßnahmen** und ihre kontinuierliche Anpassung an die veränderlichen Bedürfnisse des Patienten
- **Auswertung und Überprüfung** der Pflegemaßnahmen und ihrer Wirkungen.

Die Aufteilung macht deutlich, dass der Pflegeprozess eine erhebliche Kommunikationsarbeit zwischen dem Patienten und den Pflegenden voraussetzt. Hier nehmen Pflegende die Rolle von **Beratern** ein. Sie berücksichtigen auf jeder Stufe des Prozesses die Bedürfnisse und Wünsche des Patienten.

BEACHTE
Die Gewohnheiten eines Patienten gestalten den **Pflegeprozess** entscheidend. Ein Mensch, der sich Zeit seines Lebens täglich am Waschbecken gewaschen hat und nur einmal pro Woche badete oder duschte, sollte nicht zu einer Aufgabe dieser Gewohnheiten überredet werden, sofern nicht ernsthafte pflegerische Gründe eine Verhaltensänderung notwendig machen. Auf keinen Fall entscheiden Pflegende solche Dinge über den Kopf des Patienten hinweg.

Pflege bestimmt häufig für Wochen, Monate oder gar Jahre einen erheblichen Lebensteil des Patienten. Diese Zeiträume sind nur zu überblicken, wenn man Pflege als einen sich ständig verändernden und verfeinernden Prozess begreift. Einzelne Maßnahmen, mit denen Pflegende auf kurzfristig auftretende Probleme reagieren, spielen für das gesamte Konzept nur eine untergeordnete Rolle. Deshalb unterscheidet man in der Pflegeplanung zwischen **Nahzielen** und **Fernzielen.**

BEACHTE
Der Pflegeprozess befähigt Pflegende zu zielgerichtetem Handeln über einen längeren Zeitraum. Dadurch unterscheidet sich die professionelle Pflege von der Pflege durch ungelernte Kräfte.

Informationssammlung

Pflegende gewinnen aus unterschiedlichen Quellen einen Eindruck vom Pflegebedarf eines Menschen. Je umfassender die **Informationssammlung** angelegt ist, desto genauer lassen sich die Maßnahmen dem tatsächlichen Zustand des Patienten anpassen. Auf diese Weise verringert sich die Gefahr, an den Bedürfnissen vorbeizuplanen.

BEACHTE

In manchen stationären und ambulanten Einrichtungen wurden Fragebögen erarbeitet, die den Pflegenden als Hilfe bei der Informationssammlung, z. B. beim Aufnahme- oder Übernahmegespräch, dienen. Da es sich dabei um eine Form der Standardisierung handelt, achten Pflegende darauf, die Individualität des Patienten nicht aus dem Auge zu verlieren.

Zu den Quellen, aus denen Pflegende ihre Informationen beziehen, gehören unter anderem:

- **Der Patient.** Er erzählt nicht nur beim ersten Kontakt, sondern während des gesamten Pflegeprozesses, wie er sich fühlt, wie er seine Fähigkeiten und Defizite wahrnimmt, über seinen Eindruck vom Verlauf der Erkrankung und die Wirkung der ärztlichen und pflegerischen Therapie, über seine Erfahrungen und Einstellungen zum Leben, seine Erwartungen und die Bedingungen seines sozialen Umfelds
- **Angehörige und Freunde.** Sie vermitteln aus ihrer Kenntnis des Patienten ein Außenbild seiner Persönlichkeit, seiner Fähigkeiten und Defizite
- **Arzt- und Pflegeberichte.** Sie geben je nach dem Schwerpunkt der Betrachtung ein objektives Bild von der Erkrankung, dem körperlichen und geistigen Zustand sowie den Fähigkeiten und Defiziten des Betroffenen
- **Berichte von anderen Therapeuten.** Grenzen je nach dem Schwerpunkt die Art der Pflegebedürftigkeit stärker ein
- **Eigene Beobachtungen und Eindrücke von Mitgliedern des Pflegeteams.** Eignen sich vor allem zur Überprüfung der eingeleiteten Pflegemaßnahmen.

Pflegende beachten bei der Bewertung der gesammelten Informationen die jeweilige Quelle. Durch einen Vergleich gewinnen sie ein realistisches Bild der Situation.

TIPPS & TRICKS

Die Tatsache, dass die persönlichen Eindrücke des Patienten oder seiner Angehörigen und Freunde meist nicht fachlich fundiert wirken, darf nicht dazu verleiten, ihre Bedeutung zu unterschätzen. Häufig hat dieser Personenkreis **langjährige Erfahrungen** mit dem beschriebenen Problem gesammelt und kann sehr genau einschätzen, wie damit am besten umzugehen ist. Pflegende übernehmen diese vertrauten Maßnahmen in die Pflegeplanung.

Feststellung des Hilfebedarfs

DEFINITION

Pflegeproblem: Beeinträchtigung der Selbstständigkeit oder des körperlichen Wohlbefindens eines Patienten, für deren Ausgleich eine pflegerische Maßnahme notwendig ist.
Ressource *(französisch Quelle):* Fähigkeit, mit deren Hilfe ein Patient den Verlauf oder die Ausprägung eines Pflegeproblems oder einer Erkrankung günstig beeinflussen kann.

Aus der Informationssammlung leiten Pflegende die **Feststellung des Hilfebedarfs** ab (entspricht dem **Pflegeproblem** ➤ Abb. 1.6). Dazu übertragen sie alle Aspekte, die sich direkt auf die pflegerische Versorgung beziehen, in das Dokumentationssystem. Meist ist die Dokumentation nach ATL (➤ Kap. 1.1.2), AEDL/ABEDL (➤ Kap. 1.1.3) oder der SIS® (➤ Kap. 1.1.4) gegliedert, um ein ganzheitliches Bild des Patienten zu vermitteln. In diesem Schritt konzentrieren Pflegende sich nicht ausschließlich auf die Defizite, sondern nehmen auch die Fähigkeiten des

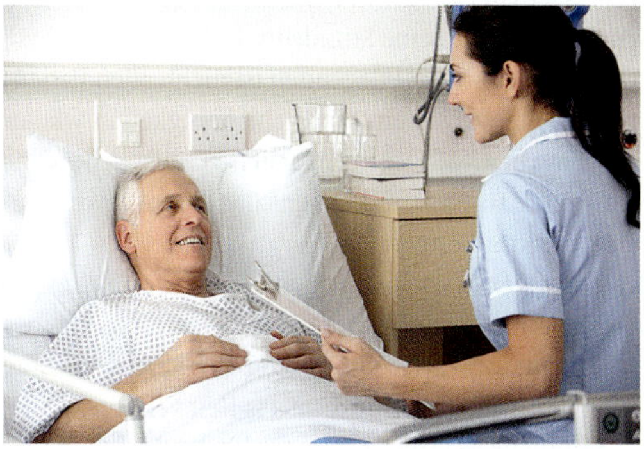

Abb. 1.6 Der Hilfebedarf von Patienten ist individuell unterschiedlich. Eine sorgfältige Informationssammlung ist die Voraussetzung für die personenzentrierte Arbeit der Pflegenden. [J787]

Betroffenen auf, z. B.: „kann seinen Oberkörper und den Intimbereich selbstständig waschen“ (entspricht den **Ressourcen**).

Ein Teil des Hilfebedarfs entsteht bei allen Patienten, die an einer bestimmten Erkrankung leiden. Andere Bedürfnisse ergeben sich durch die körperliche Verfassung des jeweiligen Menschen.

Ein bettlägeriger Patient mit eingeschränkter Bewegungsfähigkeit benötigt z. B. immer umfassende Vorsorgemaßnahmen, die ein **Druckgeschwür** *(Dekubitus)* verhindern. Ist er außerdem besonders **mager** *(kachektisch)* oder besteht eine Zuckererkrankung (**Diabetes mellitus** ➤ Kap. 2.10.3), ist erheblich mehr Betreuungsaufwand notwendig.

Pflegeziel

DEFINITION

Pflegeziel: Beschreibt den Zustand oder die Fähigkeiten, die ein Patient durch die getroffenen Maßnahmen und seine eigenen Ressourcen erreichen soll. Pflegende unterscheiden **Nahziele,** die sich innerhalb einer kürzeren Zeit verwirklichen lassen und **Fernziele,** die das Optimum unter den gegebenen Umständen darstellen, aber nur durch längerfristige Arbeit zu erreichen sind.

Pflegende formulieren die **Pflegeziele** unter Berücksichtigung der Fähigkeiten des jeweiligen Patienten. Sie orientieren sich dabei an Tatsachen. Es ist nicht günstig, die Ziele zu hoch zu stecken. So kann es z. B. ausreichend sein, für eine 90-jährige Patientin nach einem Oberschenkelhalsbruch folgendes Ziel zu setzen: „Ist in der Lage, mit Hilfe der Pflegenden ihr Bett zu verlassen und eine Stunde im Rollstuhl zu sitzen.“

Die Aufgabe von Pflegenden ist nicht, allen Patienten dazu zu verhelfen, sämtliche Fähigkeiten wieder zu erwerben. Manchmal schließen dies schon die Umstände aus, z. B. das Lebensalter oder schwer wiegende Erkrankungen.

Wichtiger ist es, die Ziele mit konkreten Zeitangaben zu verbinden, z. B. für einen Patienten nach einer Hüftoperation: „Ist schmerzfrei und kann am Tag nach der Operation mit Hilfe das Bett verlassen.“

Sämtliche Maßnahmen einer Pflegeplanung benötigen ein **konkretes Ziel.**

Anhand von vier Merkmalen lässt sich überprüfen, ob ein Pflegeziel sinnvoll aufgestellt ist:

- Das Ziel ist **problembezogen,** das heißt, die Formulierung trifft genau auf die jeweilige Situation des Patienten zu
- Das Ziel ist **erreichbar,** das heißt, es berücksichtigt die Fähigkeiten des Patienten, er kann es tatsächlich in der angegebenen Zeit verwirklichen
- Das Ziel ist **positiv formuliert,** das heißt, es legt den Schwerpunkt darauf, was der Patient kann, nicht darauf, was er nicht kann
- Das Ziel ist **überprüfbar,** das heißt, es ist nicht schwammig formuliert, z. B.: „fühlt sich wohl“ oder „pflegt sich weitgehend allein“. Stattdessen sind präzise Beschreibungen gefordert, z. B.: „lernt innerhalb einer Woche, seinen linken Arm, Brust und Bauch allein zu waschen“.

BEACHTE

Wenn eine Einrichtung nach den Maßgaben des Strukturmodells (➤ Kap. 1.1.4) arbeitet, ist die Formulierung von Pflegezielen unnötig.

Pflegeplanung

Krankenpflege ist auch in Deutschland auf dem Weg zur Professionalisierung. Das bedeutet, dass alle pflegerischen Handlungen ständig einer **kritischen Überprüfung** zu unterziehen sind. Folgende Fragen geben darüber Aufschluss:

- Entsprechen die Maßnahmen dem Bedarf des Patienten?
- Erzielen die Maßnahmen das gewünschte Ergebnis?
- Sind weitere Maßnahmen erforderlich?
- Wie empfindet der Patient die Maßnahmen?

Die Pflicht der Pflegenden, ihre Maßnahmen zu planen und in regelmäßigen Abständen zu überprüfen, leitet sich aus dem Krankenpflegegesetz (➤ Kap. 7.2) ab.

Unter **Pflegeplanung** verstehen Pflegende einerseits den Arbeitsablauf zwischen Informationserhebung und Überprüfung der pflegerischen Maßnahmen, wie er sich im **Pflegeprozess** spiegelt. Andrerseits bezeichnen sie damit auch den Teil der Dokumentation (➤ Kap. 1.6), in dem die pflegerischen Handlungen samt ihrer Begründung und der angestrebten Wirkung schriftlich niedergelegt sind.

Aufbau einer Pflegeplanung

In den meisten Einrichtungen existieren für die Pflegeplanung Formulare, die nach dem System der ATL (➤ Kap. 1.1.2), AEDL/ABEDL (➤ Kap. 1.1.3) oder SIS® (➤ Kap. 1.1.4) aufgebaut sind. Sie stellen eine Hilfe für Pflegende dar, weil sie die Schreibarbeit verringern und verhindern, dass wesentliche Gesichtspunkte unbeachtet bleiben (➤ Abb. 1.7). Einige Einrichtungen sind auch in diesem Bereich bereits auf EDV umgestiegen, um den Informationsfluss zwischen den Mitarbeitern verschiedener Abteilungen und die Archivierung der Akten zu erleichtern.

In den Formularen ist die Pflegeplanung in drei Spalten gegliedert:

- Pflegeproblem
- Pflegemaßnahme
- Pflegeziel (nicht bei der Orientierung am Strukturmodell ➤ Kap. 1.1.4).

Diese drei Spalten sind jeweils den ATL oder AEDL/ABEDL zugeordnet, sodass die Pflegenden die Möglichkeit haben, zu jedem Lebensbereich die entsprechenden Maßnahmen aufzuführen. Häufig ist die Kategorie „Pflegeziel" zusätzlich in „Nahziel" und „Fernziel" eingeteilt. Dies dient der zusätzlichen Strukturierung und bildet den Pflegeprozess genauer ab.

Beispiel:

Die pflegerische Versorgung eines Menschen nach einem Schlaganfall erstreckt sich häufig über einen langen Zeitraum. Für die ABEDL „Sich kleiden" könnten Pflegende, je nach der körperlichen Verfassung des Patienten, als Fernziel formulieren: „Ist in der Lage, sich selbstständig an- und auszuziehen". Da dem Patienten jedoch nur eine bewegliche Hand zur Verfügung steht und er zunächst nicht in der Lage ist, sich aus seinem Stuhl zu erheben, muss er zahlreiche Techniken erlernen, um dieses Ziel zu erreichen. Um seine Motivation zu erhalten und ihm Erfolgserlebnisse zu ermöglichen, ist es günstig, die große Aufgabe in kleine Schritte zu teilen. Als Nahziel eignet sich z. B. folgende Formulierung: „Lernt innerhalb einer

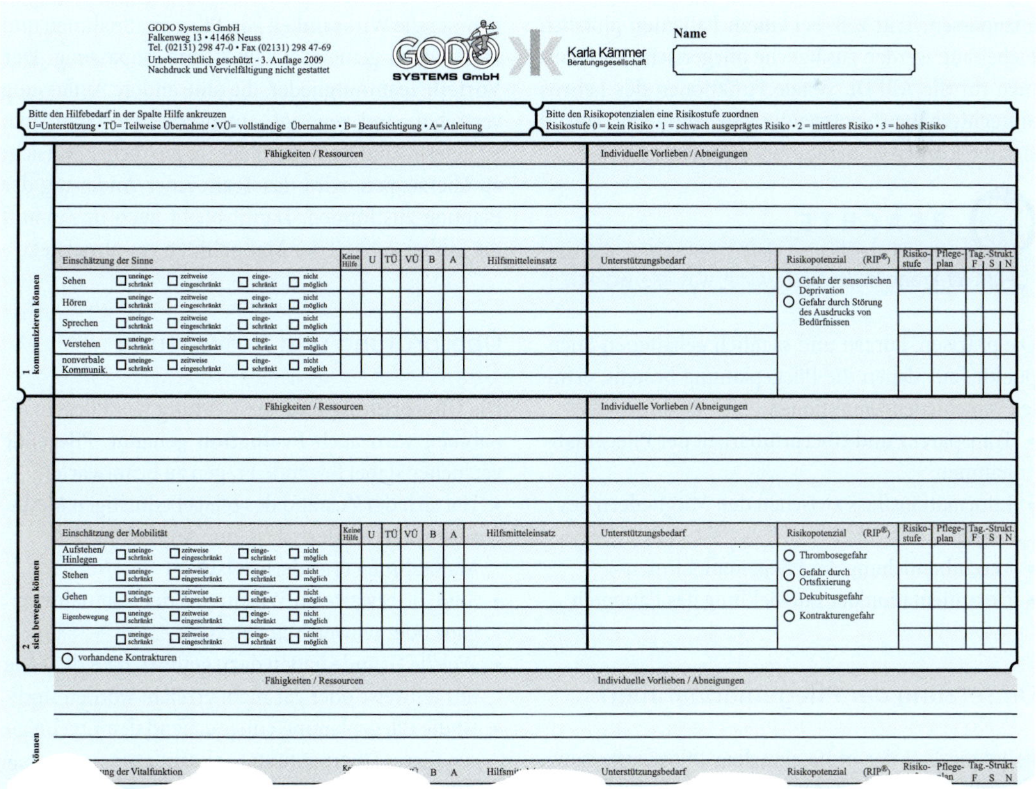

GODO Systems GmbH
Falkenweg 13 • 41468 Neuss
Tel. (02131) 298 47-0 • Fax (02131) 298 47-69
Urheberrechtlich geschützt - 3. Auflage 2009
Nachdruck und Vervielfältigung nicht gestattet

GODO SYSTEMS GmbH

Karla Kämmer Beratungsgesellschaft

Name

Bitte den Hilfebedarf in der Spalte Hilfe ankreuzen
U=Unterstützung • TÜ= Teilweise Übernahme • VÜ= vollständige Übernahme • B= Beaufsichtigung • A= Anleitung

Bitte den Risikopotenzialen eine Risikostufe zuordnen
Risikostufe 0 = kein Risiko • 1 = schwach ausgeprägtes Risiko • 2 = mittleres Risiko • 3 = hohes Risiko

1 kommunizieren können

Fähigkeiten / Ressourcen	Individuelle Vorlieben / Abneigungen

Einschätzung der Sinne					Keine Hilfe	U	TÜ	VÜ	B	A	Hilfsmitteleinsatz	Unterstützungsbedarf	Risikopotenzial (RIP®)	Risikostufe	Pflegeplan	Tag.-Strukt. F	S	N
Sehen	☐ uneingeschränkt	☐ zeitweise eingeschränkt	☐ eingeschränkt	☐ nicht möglich									○ Gefahr der sensorischen Deprivation					
Hören	☐ uneingeschränkt	☐ zeitweise eingeschränkt	☐ eingeschränkt	☐ nicht möglich									○ Gefahr durch Störung des Ausdrucks von Bedürfnissen					
Sprechen	☐ uneingeschränkt	☐ zeitweise eingeschränkt	☐ eingeschränkt	☐ nicht möglich														
Verstehen	☐ uneingeschränkt	☐ zeitweise eingeschränkt	☐ eingeschränkt	☐ nicht möglich														
nonverbale Kommunik.	☐ uneingeschränkt	☐ zeitweise eingeschränkt	☐ eingeschränkt	☐ nicht möglich														

2 sich bewegen können

Fähigkeiten / Ressourcen	Individuelle Vorlieben / Abneigungen

Einschätzung der Mobilität					Keine Hilfe	U	TÜ	VÜ	B	A	Hilfsmitteleinsatz	Unterstützungsbedarf	Risikopotenzial (RIP®)	Risikostufe	Pflegeplan	Tag.-Strukt. F	S	N
Aufstehen/ Hinlegen	☐ uneingeschränkt	☐ zeitweise eingeschränkt	☐ eingeschränkt	☐ nicht möglich									○ Thrombosegefahr					
Stehen	☐ uneingeschränkt	☐ zeitweise eingeschränkt	☐ eingeschränkt	☐ nicht möglich									○ Gefahr durch Ortsfixierung					
Gehen	☐ uneingeschränkt	☐ zeitweise eingeschränkt	☐ eingeschränkt	☐ nicht möglich									○ Dekubitusgefahr					
Eigenbewegung	☐ uneingeschränkt	☐ zeitweise eingeschränkt	☐ eingeschränkt	☐ nicht möglich									○ Kontrakturengefahr					
	☐ uneingeschränkt	☐ zeitweise eingeschränkt	☐ eingeschränkt	☐ nicht möglich														

○ vorhandene Kontrakturen

Fähigkeiten / Ressourcen	Individuelle Vorlieben / Abneigungen

…können

…ung der Vitalfunktion … B A Hilfsmi… Unterstützungsbedarf Risikopotenzial (RIP®) Risiko- Pflege- …lan Tag.-Strukt. F S N

Abb. 1.7 Beispiel eines Formulars für die Pflegeplanung. [V430]

Woche, angereichte Oberbekleidung selbstständig anzuziehen und kann sie auch allein ausziehen."

Anwendung der Pflegeplanung

Pflegende legen die Planung ihrer Arbeit grundsätzlich möglichst sofort nach dem **Aufnahme- oder Übernahmegespräch** an, in dem sie alle notwendigen Informationen über den Patienten gesammelt haben. Sie bemühen sich, die Pflegeplanung so **vollständig** wie möglich auszufüllen. Manchmal ist es jedoch nicht möglich, die Fähigkeiten eines Patienten bereits beim ersten Kontakt in allen Einzelheiten festzustellen. Daraus ergibt sich kein wesentliches Problem, weil die Pflegeplanung ebenso wie der gesamte Pflegeprozess regelmäßig der Entwicklung des Patienten anzupassen ist. Informationslücken sind ein Teil der Pflegeplanung und die Aufgabe der Pflegenden besteht darin, sie im Lauf der Zeit zu schließen.

Die Pflegeplanung ist regelmäßig, bei Bedarf sogar täglich, an die aktuellen Bedürfnisse des Patienten anzupassen. Tritt z. B. bei einem Patienten plötzlich Fieber auf, werden zusätzliche pflegerische Maßnahmen für die ABEDL „Vitale Funktionen des Lebens aufrechterhalten" notwendig. Sie entfallen, sobald sich die Körpertemperatur normalisiert.

BEACHTE
Die Pflegeplanung liefert Antworten auf die **„Fünf-W-Frage":** Wer macht wann, was, wie, womit?

Die präzisen, kurzen und sachlich gehaltenen Stichpunkte, aus denen die Pflegeplanung besteht, erfüllen verschiedene Funktionen:

- Transparenz und Überprüfbarkeit der Pflegemaßnahmen
- Informationsfluss zwischen den Mitgliedern des Teams
- Vereinheitlichung der Pflegemaßnahmen
- Dokumentation der Entwicklung des Patienten.

Umsetzung der Pflegemaßnahmen

Es ist ein Teil der professionellen Pflegeauffassung, dass **alle** Mitglieder des Pflegeteams sich an die Pflegeplanung halten. Nur unter dieser Voraussetzung lässt sich die Wirksamkeit von **Pflegemaßnahmen** tatsächlich bewerten.

Beispiel:
In der Pflegeplanung ist festgelegt, das Druckgeschwür eines Patienten mit Alginatverbänden zu versorgen, die jeweils einmal pro Woche zu wechseln sind. Einige Teammitglieder vertreten die Ansicht, diese Verbandform sei ungeeignet und verwenden stattdessen gerbende Präparate. In der darauf folgenden Schicht hat erneut ein Pflegender Dienst, der sich an die Pflegeplanung hält und wieder einen Alginatverband auf die Wunde legt. In diesem Fall verhindert die fehlende Disziplin eine Wirksamkeitsprüfung, weil sich Ergebnisse bei der Versorgung chronischer Wunden erst nach einem längeren Zeitraum einstellen.

Das bedeutet natürlich nicht, dass eine einmal gewählte Maßnahme nicht mehr geändert werden kann. Die Änderung bedarf jedoch der **Rücksprache** mit dem Team. Als geeignetes Instrument hat sich eine regelmäßige **Pflegevisite** erwiesen.

Im Laufe einer solchen Visite beurteilen die Teilnehmer die Wirksamkeit von Pflegemaßnahmen und entscheiden gemeinsam über eine Anpassung. **Der Vorteil:** Teammitglieder, die eine andere Auffassung vertreten, sind genötigt, entsprechende Argumente zu liefern. Sind sie in der Lage, in fachlicher Hinsicht zu überzeugen, wird das Team einer Änderung der Planung zustimmen. Damit bleibt auch in Zukunft die Einheitlichkeit der Maßnahmen gewährleistet.

Überprüfung und Auswertung

Die **Überprüfung und Auswertung** von Pflegemaßnahmen wird auch **Evaluation** genannt. Pflegende versuchen dabei folgende Fragen zu beantworten:

- Hat sich der Zustand des pflegebedürftigen Menschen so verändert, dass eine Anpassung der Maßnahmen erforderlich ist?
- Sind die erwarteten Wirkungen der Maßnahmen ganz oder teilweise eingetreten?
- Welche Gründe haben dazu geführt, dass die Ziele nur teilweise oder gar nicht erreicht worden sind?
- Ist die Pflegeplanung entsprechend den Ergebnissen dieser Überprüfung zu verändern?

Es ist notwendig, alle Maßnahmen regelmäßig kritisch zu bewerten. Dazu eignen sich vor allem Gelegenheiten, zu denen dienstliche Besprechungen im Tages- oder Wochenablauf vorgesehen sind, z. B. die tägliche Dienstübergabe zwischen Früh- und Spätschicht sowie Pflegevisiten. Besonders wichtig ist die Auswertung der geleisteten Pflege zum Abschluss eines Behandlungsabschnitts oder zum Zeitpunkt der Verlegung des Patienten in eine andere Einrichtung. Die Ergebnisse der Prüfung dienen den Kollegen, die an der Weiterversorgung beteiligt sind, als Basis ihrer Arbeit.

Der Verantwortung des einzelnen Pflegenden kommt in diesem System erhebliche Bedeutung zu. Schon während der Pflegehandlungen beginnt die Überprüfung. An der Reaktion des Patienten können Pflegende oft unmittelbar ablesen, ob die geplante Maßnahme geeignet ist, ihr Ziel zu erreichen. Der Patient äußert z. B. Behagen oder Unbehagen, zeigt sich bereit zur Mitarbeit oder lehnt die Maßnahme ab, der körperliche Zustand verändert sich unter dem Einfluss der Maßnahme günstig oder ungünstig. Die ständige Rückmeldung fördert die schnelle Anpassung der Pflegeplanung und optimiert den Pflegeprozess.

BEACHTE

Der Pflegeprozess wiederholt sich während der gesamten Zeit der pflegerischen Versorgung fortwährend. Die einzelnen Schritte müssen nicht in der beschriebenen Reihenfolge stattfinden, sondern können sich durchaus überkreuzen. Der hier dargestellte Prozess zeichnet lediglich nach, wie die einzelnen Bereiche aufeinander aufbauen.

Rolle der Krankenpflegehelfer

Krankenpflegehelfer sind durch ihren täglichen Kontakt mit Patienten besonders gut befähigt, sämtliche Veränderungen der Bedürfnisse genau zu registrieren. Dazu ist es notwendig, die festgelegten Maßnahmen nicht einfach nur durchzuführen, sondern bei der Arbeit die Reaktionen des Patienten aufzunehmen und zu bewerten. Pflegende legen diese Beobachtungen in der fortlaufenden **Dokumentation** nieder und tragen Sorge dafür, dass die Pflegeplanung an die veränderte Situation angepasst wird.

1.5 Pflegestandards

DEFINITION

Pflegestandard: Konkrete und einheitliche Tätigkeitsbeschreibung für Pflegende, die auf spezielle Situationen anzuwenden ist. Die Weltgesundheitsorganisation (WHO) definierte den Begriff 1983 als ein vereinbartes Maß an Pflege, das zur Erreichung eines bestimmten Zweckes nötig ist.

Zahlreiche Einrichtungen haben **Pflegestandards** festgelegt, die als Dienstanweisung gelten. Damit verpflichten sie die Pflegenden, in den beschriebenen Situationen stets dieselben Pflegehandlungen und -therapien auszuführen. Die Standards sollen sich an den aktuellen Erkenntnissen der Wissenschaft orientieren und können zwei wesentliche Ziele erreichen:

- **Vereinheitlichung der pflegerischen Maßnahmen** in standardmäßig erfassbaren Situationen, z. B. kann der Standard festschreiben, welches Positionierungsschema für Patienten gilt, die aufgrund ihrer Erkrankung für längere Zeit im Bett liegen müssen und sich allein nicht bewegen können
- **Qualitätssicherung,** weil die im Standard geforderten pflegerischen Maßnahmen von allen Mitarbeitern einer Pflegeeinheit (z. B. Station oder Wohnbereich) in der beschriebenen Häufigkeit und Weise durchzuführen und damit überprüfbar und nachvollziehbar sind.

BEACHTE

Ein Standard erhält erst dann die Eigenschaft einer Dienstanweisung, wenn er von der jeweiligen Pflegedienstleitung oder Einrichtungsleitung zu diesem Zweck freigegeben worden ist.

1.5.1 Aufbau eines Pflegestandards

Um seine Funktion in der Qualitätssicherung erfüllen zu können, entspricht ein Pflegestandard (> Abb. 1.8) verschiedenen Kriterien:

- **Schriftliche Form,** die eindeutig und unmissverständlich Auskunft über Art und Umfang der pflegerischen Handlungen in bestimmten Situationen gibt
- Aussagen zu dem **Patienten,** bei dem die geforderten Handlungen anzuwenden sind

Beispielhafter Auszug aus einem Pflegestandard „Pneumonieprophylaxe“

Datum: ____________

Erforderliche Hilfsmittel

- *Inhalationsgerät (nach Standard gereinigt und aufbereitet)*
- *Physiologische Kochsalzlösung in 10-ml-Fläschchen*
- *Angeordnete Arzneimittel (z. B. schleimlösende Präparate)*
- *Zellstoff/Papiertaschentücher, Nierenschale sowie Abfallbehältnis zur hygienischen Entsorgung des abgehusteten Sekrets in Reichweite des Patienten*
- *Ausreichende Getränkemenge (ausgewählt nach den Vorlieben des Patienten)*

Dat.	Nr.	Pflegeprobleme	Pflegeziele	Pflegemaßnahmen	Hz.	Kontrolldat.
	1.	*Erkrankung der Atemwege mit zähem Atemwegssekret und Hustenreiz*	*Atembeschwerden des Patienten sind bestmöglich gelindert* *Eine angemessene Atmung ist möglich* *Die Nachtruhe ist ungestört*	*Tägliche Beobachtung und Befragung des Patienten bezüglich seiner Beschwerden (bei jedem pflegerischen Kontakt)* *Dokumentation der erhobenen Informationen (mindestens einmal pro Schicht)* *Sorgfältige Einhaltung der Verabreichungszeiten angeordneter Arzneimittel (z. B. keine Sekretlöser zur Nacht)*		
	2.	*Eingeschränkte Fähigkeit, Atemsekrete abzuhusten/Sekrete sind zäh*	*Atemwegssekrete sind angemessen verflüssigt* *Patient hustet die Atemwegssekrete ab*	*Inhalation mit physiologischer Kochsalzlösung über 15 – 20 Minuten in den verordneten Zeitabständen* *Zusätzlich: Inhalationen mit den verordneten Arzneimitteln in den vorgesehenen Zeitabständen* *Motivation, das Atemwegssekret auszuhusten und auszuspucken; bei Bedarf Unterstützung bei der Entsorgung leisten (Vorsicht: das Sekret gilt grundsätzlich als infektiös); bei Bedarf Hustenreiz auslösen, z. B. durch Vibrationsmassagen, sekretfördernde Lagerungen* *Beobachtung und Dokumentation der erhobenen Informationen in individueller Häufigkeit aber mindestens einmal pro Schicht* *Motivation, mindestens 1,5 Liter pro Tag zu trinken; bei Bedarf Assistenz beim Trinken leisten; bei Bedarf Flüssigkeitsbilanz führen; Auswahl der Getränke nach dem Geschmack des Patienten; bei Bedarf Begleiterkrankungen bezüglich Flüssigkeitsreduktion beachten*		
	3.	*Gefahr einer Atemwegsinfektion ist erhöht*	*Der Entstehung einer Atemwegsinfektion ist vorgebeugt*	*Information des Patienten über die Verringerung von Risiken (z. B. Menschenansammlungen meiden)* *Tägliche Beobachtung des Patienten auf Zeichen einer Infektion (z. B. erhöhte Temperatur, Veränderung der Beschaffenheit des Auswurfs)* *Bei Auffälligkeiten: Unmittelbare Weitergabe der Informationen an den Arzt* *Information des Patienten über die Bedeutung einer ausgewogenen, bedarfsgerechten und vitaminreichen Ernährung; ggf. Unterstützung bei der Umstellung des Ernährungsplans (auch nach Rücksprache mit dem Arzt)* *Einhaltung aller hygienischen Richtlinien (ggf. entsprechende Standards umsetzen)*		
	4.	*Fähigkeit zur selbständigen Durchführung der Inhalation ist eingeschränkt*	*Inhalationen erfolgen zu den angeordneten Zeiten* *Inhalationen erfolgen korrekt* *Der Patient beteiligt sich im Rahmen seiner Möglichkeiten an den Maßnahmen*	*Verordnete Verabreichungszeiten einhalten* *Patienten in eine Körperposition bringen, die maximale Selbständigkeit ermöglicht* *Assistenz bei allen Vorbereitungen, die der Patient selbst nicht ausführen kann* *Anleitung zur korrekten Durchführung der Inhalationen (ggf. täglich und häufiger bei Bedarf)* *Information des Patienten über den Sinn und die Bedeutung der Maßnahmen* *Tägliche Motivation des Patienten, sich an den Maßnahmen aktiv zu beteiligen* *Überprüfung der durchgeführten Maßnahmen auf Korrektheit*		

Dokumentation (immer mit Handzeichen und unmittelbar nach Durchführung der Maßnahme)

- *Verordnungsbogen/Fieberkurve (nach Arzneimittelgabe)*
- *Pflegeplanung (in regelmäßigen Abständen aktualisieren)*
- *Pflegebericht*

Qualifikation der ausführenden Pflegekraft

- *Altenpfleger(in)*
- *Gesundheits- und Krankenpfleger(in)*
- *Alten- und Krankenpflegehelfer(in)*
- *Auszubildende der Pflegeberufe (nach entsprechender theoretischer und praktischer Anleitung)*

Abb. 1.8 Ausschnitt aus einem Pflegestandard „Pneumonieprophylaxe“. [M294]

- Aussagen zu dem **Ziel** der genannten Maßnahmen
- Aussagen zu den **benötigten Hilfsmitteln**
- Exakte Beschreibung des korrekten und gewünschten **Handlungsablaufs**
- **Literaturangaben,** die auf die Herkunft der im Standard festgeschriebenen Richtlinien verweisen
- Benennung der **Qualifikation der Mitarbeiter,** die die Pflegehandlungen übernehmen, z. B. ist die Verabreichung von subkutanen Injektionen in manchen Einrichtungen ausschließlich Pflegefachkräften und Krankenpflegeschülern nach entsprechender Anleitung vorbehalten.

Standards und ihre Qualitätsmerkmale

Der amerikanische Qualitätsforscher **Avedis Donabedian** *(1919–2000)* hat 1966 drei **Qualitätsmerkmale** für Einrichtungen des Gesundheitssystems benannt. Diese Merkmale dienen auch als Messlatte für Pflegestandards:

- **Strukturqualität** beschreibt alle Voraussetzungen, die notwendig sind, um eine angemessene Pflege möglich zu machen. Dazu gehören: Organisation und Hierarchie der Einrichtung, Qualifikation und kontinuierliche Fort- und Weiterbildung des Personals, Kommunikationswege, bauliche Voraussetzungen, Versorgung mit Materialien und Hilfsmitteln

- **Prozessqualität** beschreibt einzelne Pflegehandlungen im Detail. Sie umfasst alle pflegerischen Aufgaben, z. B. Hygiene, Vorsorgemaßnahmen, Achtung der Menschenwürde
- **Ergebnisqualität** gibt Auskunft über das erreichte Ziel. Zwei wesentliche Aspekte sind die Zufriedenheit und das Befinden des Patienten.

Alle drei Qualitätsmerkmale bedürfen einer regelmäßigen Überprüfung, damit die Bedingungen, unter denen die Pflege stattfindet, bei Bedarf an veränderte Situationen angepasst und verbessert werden können.

Prozessstandard

Standards, die sich auf Pflegehandlungen beziehen, heißen **Prozessstandards.** Im Mittelpunkt stehen Maßnahmen, die notwendig sind, um die Ziele der Pflege bei einem Patienten zu erreichen.

Qualitätsstandard

Qualitätsstandards benennen die Voraussetzungen und die Umgebung, die für die Ausübung pflegerischer Arbeit erforderlich sind. Diese Form der Standards entzieht sich dem Zugriff von Pflegenden, die nicht in Leitungsfunktionen tätig sind. Trotzdem nehmen sie direkten Einfluss auf ihren Arbeitsalltag, weil darin z. B. der Stellenplan samt dem Qualifikationsprofil der Mitarbeiter einer Pflegeeinheit enthalten sein kann.

Eine besondere Gruppe bilden die **Nationalen Expertenstandards.** Seit einem Beschluss der Gesundheitsministerkonferenz aus dem Jahr 1999 war zunächst ausschließlich das **Deutsche Netzwerk für Qualitätsentwicklung in der Pflege** (*DNQP*) mit der Entwicklung von Expertenstandards beauftragt. Da jeder Standard eine mehrjährige Phase der Vorarbeit erforderte, lagen bis zur Mitte des Jahres 2018 zehn dieser umfangreichen Arbeiten vor. Sie beziehen sich auf:

- Dekubitusprophylaxe
- Entlassungsmanagement
- Schmerzmanagement bei akuten Schmerzen
- Schmerzmanagement bei chronischen Schmerzen
- Sturzprophylaxe
- Förderung der Harnkontinenz
- Pflege von Menschen mit chronischen Wunden
- Ernährungsmanagement zur Sicherung und Förderung der oralen Ernährung
- Erhaltung und Förderung der Mobilität
- Förderung der physiologischen Geburt.

Der Expertenstandard zur Beziehungsgestaltung in der Pflege von Menschen mit Demenz lag zum Redaktionsschluss dieses Buches nicht in seiner endgültigen Fassung vor, sondern befand sich noch im Diskussionsprozess.

Kurzfassungen der genannten Expertenstandards sind im Internet frei zugänglich (siehe Internetkasten).

Expertenstandards liefern Pflegenden keine unmittelbaren Handlungsanweisungen. Sie sind vielmehr darauf ausgerichtet, den Rahmen festzulegen, in dem eine angemessene Pflege möglich ist.

Mit dem **Pflegeweiterentwicklungsgesetz** *(PfWG),* das im Juli 2008 in Kraft trat, wurde die Verwendung von Expertenstandards verpflichtend für ambulante und stationäre Einrichtungen. Außerdem hat der Gesetzgeber dem DNQP die Alleinstellung bei der Standardentwicklung genommen. Seither sollen Pflegekassen, Sozialhilfeträger und Einrichtungsverbände die Standards verabschieden (§ 113a SGB XI). Dies kann zu einem erhöhten Einfluss finanzieller Erwägungen bei der Festlegung von Pflegequalität führen. Bisher sind alle Expertenstandards vom DNQP ausgearbeitet worden.

INTERNET

Deutsches Netzwerk für Qualitätsentwicklung in der Pflege (DNQP): www.dnqp.de

1.5.2 Anwendung eines Pflegestandards

Jeder Standard formuliert das **Mindestmaß der Qualität** in häufig auftretenden pflegerischen Situationen. Er kann jedoch nicht auf individuelle Unterschiede zwischen den Patienten Rücksicht nehmen. Pflegende überprüfen deshalb, ob sich der jeweilige Standard in der vorliegenden Situation und unter Berücksichtigung des gesundheitlichen Zustands des Patienten anwenden lässt (➤ Abb. 1.9). Sie stellen folgende Fragen:

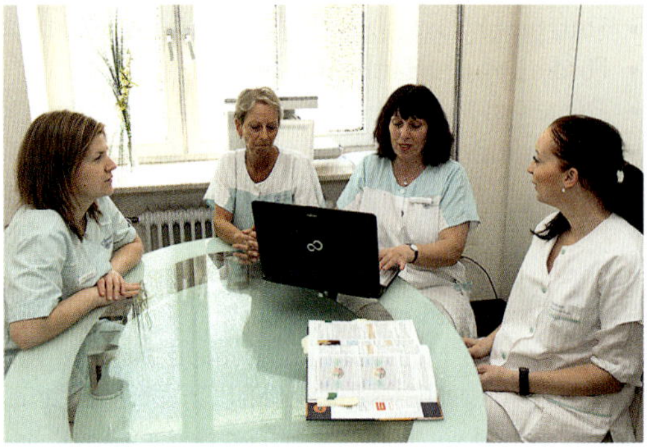

Abb. 1.9 Standardisierte Pflege heißt auch, die Ergebnisse der Arbeit kontinuierlich zu überprüfen. Das setzt eine intensive Kommunikation im Pflegeteam voraus. Als Gelegenheiten zum Informationsaustausch eignen sich Dienstübergabegespräche. [K313]

- Entspricht das Pflegeproblem bei diesem Patienten dem Pflegeproblem, das im Standard formuliert ist?
- Genügen die im Standard vorgegebenen Maßnahmen?
- Ist der Patient (soweit er sich im Vollbesitz seiner Entscheidungsfähigkeit befindet) mit den im Standard festgelegten Maßnahmen einverstanden?

Lassen sich diese Fragen mit „Ja" beantworten, kommt der Standard zur Anwendung. Die standardgemäße Pflege ist im Dokumentationssystem zu vermerken.

BEACHTE

Es genügt nicht, dass in einer Einrichtung zahlreiche Standards vorhanden sind, wenn diese Dokumente unbenutzt in Aktenordnern verwahrt bleiben. Sie entfalten ihre Wirkung erst, sobald sie ein Teil der täglichen Arbeit der Pflegenden werden. Neue Erkenntnisse der Wissenschaft sollten so schnell wie möglich in die Standards eingearbeitet werden.

Kritik an standardisierten Pflegeplänen

Kritiker standardisierter Pflege führen häufig an, dass eine zu detaillierte Beschreibung der Pflegehandlungen die Mitarbeiter zu **schematischer Pflege** verleitet und damit den kreativen Prozess und die Betrachtung des Einzelfalls erschwert. Tatsächlich verstehen professionell Pflegende einen standardisierten Pflegeplan jedoch als Richtlinie, die einen Handlungsrahmen vorgibt. Sie analysieren die Bedürfnisse jedes Patienten und passen ihre Maßnahmen individuell an. Es ist ihre Verantwortung, die Qualität der pflegerischen Arbeit nicht unter das im Standard geforderte Niveau sinken zu lassen.

BEACHTE

Pflegende begründen **Abweichungen** von gültigen Standardpflegeplänen schriftlich im Dokumentationssystem. Die Entscheidung für ein alternatives Vorgehen ist im Team zu besprechen, sodass auch hierbei eine einheitliche Anwendung der pflegerischen Maßnahmen sichergestellt ist. Ein geeignetes Instrument für solche Absprachen ist die Pflegevisite, bei der die Pflegenden sich zu festgelegten Zeiten mit dem Patienten (und ggf. dessen Angehörigen) über Ziele und Maßnahmen der Pflege austauschen und die Strategien für die Folgezeit festlegen (➤ Abb. 1.10).

Abweichungen sind nicht möglich bei Standards, die sich auf die Umsetzung der Hygiene beziehen. Die Aufbereitung von z. B. Fieberthermometern, Steckbecken oder Sterilgut ist nicht situationsabhängig, sondern muss allgemein gültigen Kriterien genügen. Auch von Standards, die für organisatorische oder rechtliche Themen entwickelt wurden, z. B. Vorbereitung eines Patienten für eine Operation, Umgang mit Medikamenten, dürfen Pflegende nicht abweichen, weil sich z. B. Alltagssituationen ändern.

Pflegehandlungen, die nicht direkt auf einen Patienten gerichtet sind, z. B. das Beziehen eines Bettes, sind mithilfe eines Standards ebenfalls effektiver umzusetzen. Auch in diesen Fällen lässt sich die Abweichung von einem Standard nicht begründen. Außerdem vereinfacht das standardisierte Vorgehen die Einarbeitung von Auszubildenden und neuen Kollegen.

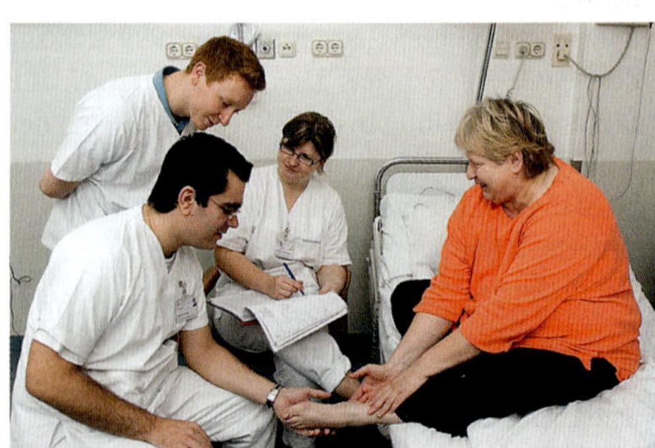

Abb. 1.10 Pflegevisite. [K115]

1.5.3 Qualitätssicherung und Qualitätsmanagement

DEFINITION

Qualität: Übereinstimmung eines Produkts oder einer Dienstleistung mit den Anforderungen, die u. a. seitens der Nutzer (Empfänger) sowie der Anbieter daran gestellt werden.

Das Thema **Qualität** erlangt in allen Bereichen der Pflege immer stärkere Bedeutung. Der Begriff wurde bereits Mitte des 20. Jahrhunderts umfassend beschrieben. Noch immer greift man auf die Arbeiten des palästinensischen Arztes und Qualitätspioniers **Avedis Donabedian** zurück, der 1968 eine Definition von **(Pflege-)Qualität** entwickelte: Die Qualität ist hoch, wenn eine große Übereinstimmung zwischen den Zielen des Leistungsempfängers, der Pflegenden und der tatsächlich erbrachten Pflegeleistung besteht. Donabedian unterschied drei Dimensionen der Qualität (➤ Tab. 1.6).

Bei der Erhaltung und Verbesserung der Qualität handelt es sich nicht nur um eine Selbstverpflichtung der Dienstleister, sondern auch um eine gesetzlich festgelegte Forderung. Sie findet sich in den **Sozialgesetzbüchern** *(SGB)* V (§§ 135–140) und XI (§§ 27; 112; 113).

Grundsätzlich erfolgt die **Qualitätssicherung** auf zwei Wegen, die sich ergänzen:

- **Extern.** Dazu werden Einrichtungen von Fachleuten analysiert und bewertet, die unabhängig arbeiten und nicht beim betreffenden Träger angestellt sind. Diese Prüfer erstellen einen Qualitätsbericht und erteilen ggf. ein Zertifikat
- **Intern.** Entspricht dem permanenten Prozess der Selbstkontrolle und kann sich auf alle Strukturen und Abläufe einer Einrichtung beziehen. Oft bildet man zu diesem Zweck Arbeitsgruppen, an denen Angehörige der verschiedenen Berufe und Hierarchieebenen beteiligt sein können (z. B. Qualitätszirkel).

Medizinischer Dienst der Krankenversicherung

DEFINITION

Medizinischer Dienst der Krankenversicherung *(MDK)*: Medizinischer und pflegerischer Beratungs- und Prüfdienst, der von den gesetzlichen Krankenkassen unterhalten wird und u. a. regelmäßige Begutachtungen von Pflegeeinrichtungen vornimmt. Er ist u. a. für die Zuerkennung von Pflegegraden an hilfebedürftige Menschen zuständig.

Die Prüfungen von Pflegeeinrichtungen durch den **MDK** erfolgen einmal jährlich. In stationären Einrichtungen erscheinen die Prüfer unangemeldet, ambulante Pflegedienste erhalten einen Tag vorher eine Ankündigung. Die Begutachtung orientiert sich an einem einheitlichen Katalog und mündet in eine Beurteilung, die zur Information von Pflegebedürftigen und deren Angehörigen veröffentlicht wird (Pflegenoten).

Diese Überprüfungen sollen die Dienstleistung transparenter machen und eine Motivation zum fortlaufenden internen Qualitätsmanagement geben.

Grundlagen und Instrumente des Qualitätsmanagements

Nach der **Europäischen Norm ISO 15224:2017** für Dienstleistungen in der Gesundheitsversorgung umfasst das Qualitätsmanagement:

- Angemessene, richtige, evidenzbasierte und kontinuierliche Versorgung
- Verfügbarkeit
- Wirksamkeit und Effizienz
- Gleichheit
- Patientenorientierte Versorgung
- Einbeziehung und Sicherung des Patienten
- Rechtzeitigkeit und Zugänglichkeit
- Mitarbeiterzufriedenheit.

Tab. 1.6 Qualitätsdimensionen nach Avedis Donabedian.

Strukturqualität	Prozessqualität	Ergebnisqualität
• Betrifft die Bedingungen, unter denen Leistungen erbracht werden	• Beschreibt die Abläufe einzelner Arbeitsprozesse des Betriebs, an denen meist mehrere Berufsgruppen und Abteilungen beteiligt sind	• Beschreibt die Leistung einer Einrichtung in Form von quantitativen und qualitativen Ergebnissen, in Abhängigkeit von der Struktur- und Prozessqualität

Qualitätsmanagementsysteme

Qualitätsmanagementsysteme sind umfangreiche Instrumente, mit denen Unternehmen ihre Struktur und Dienstleistung nach geprüften und standardisierten Verfahren beurteilen können. Solche Systeme sind in vielen Branchen üblich und unterscheiden sich dann in ihrer Ausrichtung. Im Gesundheitswesen sind u. a. folgende Versionen im Einsatz:

- **ISO-Normen** (*International Organization for Standardization*). Der Zusatz **EN** sagt, dass die Norm für den europäischen Raum gilt. **DIN** steht für *Deutsches Institut für Normung*. Sie erfordern von den Dienstleistern die Erstellung eines Qualitätshandbuchs, in dem Verfahren und Prozesse sowie ihre jeweiligen Wechselbeziehungen festgehalten sind
- **EFQM** (*European Foundation for Quality Management*). Dieses Modell hat eine offene Struktur, in der fünf „Befähiger"-Kriterien eine Aussage darüber zulassen, wie ein Unternehmen sein Qualitätsmanagement betreibt und vier „Ergebnis"-Kriterien zeigen, was in diesem Prozess erreicht (bzw. nicht erreicht) worden ist
- **KTQ** (*Kooperation für Transparenz und Qualität im Krankenhaus*). Ein auf Krankenhäuser spezialisiertes Verfahren, mit dessen Hilfe die Einrichtungen sich selbst bewerten oder an einer Zertifizierung teilnehmen, die von einrichtungsfremden Prüfern (Visitoren) durchgeführt wird. Daraus entsteht eine für drei Jahre gültige Beurteilung, die oft zu Werbezwecken ins Internet gestellt wird.

Das **TQM** (*Total Quality Management*) bildet die Basis der genannten Systeme.

Instrumente des internen Qualitätsmanagements

In der Pflege zielen viele Maßnahmen auf die Sicherung und Erhöhung der Qualität. Sie beziehen sich vor allem auf die Transparenz der Arbeitsabläufe, ihre Ausrichtung an den Erfordernissen sowie den Abgleich mit dem gültigen Stand der Wissenschaft. Auch ein Vergleich mit ähnlichen Institutionen kann nützlich sein.

Es dient der Effizienz, wenn der Einsatz der folgenden Instrumente standardisiert ist und als selbstverständlicher Bestandteil der Arbeitsprozesse erfolgt:

- Benchmarking (Bewertung bestimmter Aspekte der Struktur oder Dienstleistung eines Unternehmens anhand eines Vergleichs mit einem anderen Unternehmen)
- Qualitätszirkel
- Fallbesprechungen
- Pflegeprozess (➤ Kap. 1.4)
- Pflegedokumentation (➤ Kap. 1.6)
- Pflegevisite
- Pflegestandards
- Beschwerdemanagement
- Pflege-/Unternehmensleitbild (➤ Kap. 1.1)
- Ausrichtung an einem Pflegemodell
- Ausrichtung an den Ergebnissen der Pflegeforschung.

1.6 Pflegedokumentation

DEFINITION

Dokumentation *(von „documantum", lateinisch Lehre, Beweis):* Schriftliche Zusammenstellung von Informationen zum Zweck der Beweissicherung.

An der Betreuung eines Patienten in einer stationären oder ambulanten Einrichtung sind viele Personen beteiligt, die unterschiedlichen Berufen angehören. Die schriftliche **Dokumentation** von Informationen über den jeweiligen Betroffenen ermöglicht die Kommunikation, ohne dass die Person, die die Information gesammelt hat, eigens gefragt werden müsste.

Beispiel:

Ein Patient hat am Vormittag Fieber entwickelt. Die betreuende Pflegende dokumentiert die gemessenen Temperaturwerte, die getroffenen Maßnahmen und deren Wirkung. Stellt sich am späten Abend eine Verschlechterung des Befindens ein, kann der im Nachtdienst arbeitende Kollege durch einen Blick in das Dokumentationssystem Aufschluss über den Verlauf am Tag gewinnen und entsprechend handeln.

BEACHTE

Voraussetzung für den problemlosen Informationsfluss ist ein Dokumentationssystem, das einfach zu bedienen und innerhalb einer Einrichtung einheitlich gestaltet ist.

Die **Dokumentation** muss folgenden Anforderungen genügen:

- **Authentizität.** Alle Eintragungen entsprechen der Wirklichkeit. Pflegende dokumentieren nur Werte und Beobachtungen, die sie tatsächlich erhoben haben. Sie dokumentieren zeitnah und ausschließlich, nachdem sie die Beobachtungen gemacht oder die pflegerischen Maßnahmen durchgeführt haben
- **Eindeutigkeit.** Die Eintragungen dürfen keinen Spielraum für Spekulationen oder Unklarheiten lassen. Deshalb bedienen Pflegende sich einer sachlichen Sprache und dokumentieren alle Informationen stets an derselben, im Team allgemein bekannten Stelle. Es sind nur die üblichen Formulare zu verwenden. Eingelegte Zettel haben in professionell geführten Dokumentationssystemen keinen Platz
- **Diskretion.** Der Patient hat ein gesetzlich verbrieftes Recht auf den Schutz seiner Daten vor dem Zugriff durch Unbefugte (➤ Kap. 7.5.3). Die Dokumentationssysteme sind deshalb so zu verwahren, dass ausschließlich berechtigte Personen Einblick nehmen können.

Nicht zuletzt ermöglicht die exakt geführte Dokumentation einen **Tätigkeitsnachweis** und damit die Abrechnung der erbrachten Leistungen bei den Kostenträgern, z. B. Kranken- oder Pflegekassen.

1.6.1 Rechtliche Grundlagen

Aus **juristischer Sicht** gelten nur jene Pflegemaßnahmen als erbracht, die im Dokumentationssystem erfasst sind. Schon in den 1970er-Jahren verlangte das Sozialgesetzbuch von Pflegenden die Führung einer Dokumentation. Diese Aufgabe ist auch im Krankenpflegegesetz (➤ Kap. 7.2) eindeutig formuliert. Deshalb handelt es sich hierbei nicht um eine Kann-Bestimmung, sondern um eine **berufliche Pflicht.** Um die Eindeutigkeit der dokumentierten Informationen zu gewährleisten, zeichnen Pflegende alle Eintragungen namentlich ab. Dazu ist es nicht notwendig, dass sie ihren vollen Namen hinter jeden Blutdruckwert setzen. Im Alltag hat sich die Benutzung eines Handzeichens durchgesetzt, das in der Regel aus den Anfangsbuchstaben von Vor- und Nachnamen *(Initialen)* besteht. Bei Initialengleichheit zweier Mitglieder eines Teams ist es notwendig, sich auf unterschiedliche Handzeichen zu verständigen. Ein Verzeichnis der Handzeichen sollte an zentraler Stelle hinterlegt sein, sodass es im Fall einer juristischen Aufarbeitung von Streitfällen möglich ist, Pflegende anhand ihrer Einträge zu identifizieren.

Dokumentation als Dokument

Die Pflegedokumentation gilt als **Dokument.** Jede Einrichtung des Gesundheitswesens, in der Patienten betreut werden, ist verpflichtet, sämtliche Bestandteile für mindestens zehn Jahre zu archivieren, um während dieser Frist den Nachweis über die geleistete Arbeit führen zu können. Die rechtliche Stellung der Dokumentation stellt zusätzliche Anforderungen an ihr äußeres Erscheinungsbild. Die Einträge müssen **gut lesbar** und **dokumentenecht** erfolgen, das heißt, sie dürfen weder mit Bleistift noch mit anderen Schreibgeräten, deren Schriftbild problemlos zu löschen ist, z. B. Füllfederhalter, geschrieben sein. Die Verwendung von Korrekturflüssigkeit (z. B. Tipp-ex®) ist ausdrücklich untersagt. Korrekturen fehlerhafter Einträge sind so vorzunehmen, dass die geschriebene Information darunter sichtbar bleibt, z. B. mittels Durchstreichung. Am besten verwenden Pflegende zur Führung der Dokumentation auf Papier einen Kugelschreiber. Verschiedene Farben für unterschiedliche Einträge verbessern die Übersichtlichkeit.

TIPPS & TRICKS

In vielen Einrichtungen hat es sich durchgesetzt, dass Pflegende wegen der besseren Übersicht verschiedene Farben im Dokumentationssystem verwenden: Einträge des Nachtdienstes sind in Schwarz ausgeführt, der Frühdienst schreibt grün und der Spätdienst verwendet blaue Kugelschreiber.

Unabhängig von den Schichten benutzen Pflegende für Werte, die die Herzaktivität eines Patienten betreffen (z. B. Blutdruck und Puls), rote Farbe.

Beweislast

Bei juristischen Auseinandersetzungen über die Qualität der Versorgung hat der Patient zunächst die Pflicht, den Beweis für einen Verstoß gegen die beruflichen Regeln zu führen. Weist die Pflegedokumentation jedoch Lücken auf, die nicht nachvollziehbar sind, kann sich die **Beweislast** umkehren. In diesem Fall muss der Pflegende den Nachweis führen, trotz mangelhafter Dokumentation den Pflichten gewissenhaft nachgekommen zu sein. Das kann sich im Einzelfall als sehr schwierig erweisen. Da in den vergangenen Jahren die Zahl der Klagen gegen Pflegende zugenommen hat, ist dringend geraten, die Dokumentation sorgfältig zu führen.

1.6.2 Bestandteile einer Pflegedokumentation

In den meisten Einrichtungen finden industriell hergestellte **Dokumentationssysteme** Verwendung (➤ Abb. 1.11, ➤ Abb. 1.12). Sie sind im Baukastensystem aufgebaut und lassen sich deshalb relativ exakt auf die Bedürfnisse der Pflegebedürftigen anwenden. Einige Bestandteile sind für jeden Pflegebedürftigen notwendig. Einlegeblätter ermöglichen die Ausweitung der Dokumentation, sofern es das Krankheitsbild oder der Pflegeaufwand notwendig machen. Einrichtungen, die sich auf eine Klientel mit

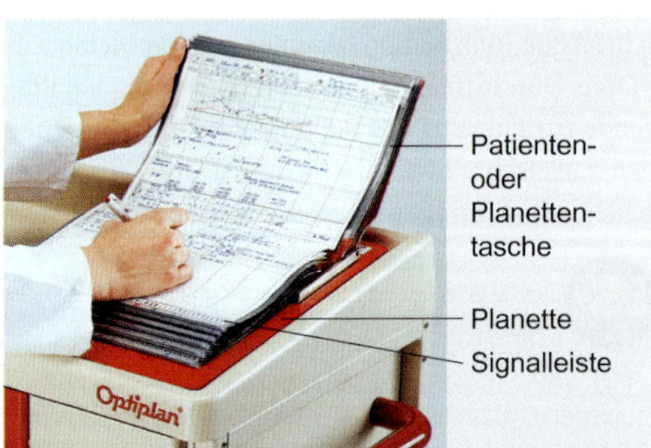

Abb. 1.11 Auf einer Station sind die Dokumentationsmappe einer Patientengruppe in einer Planette zusammengefasst, um die Übersicht zu gewährleisten. [V161]

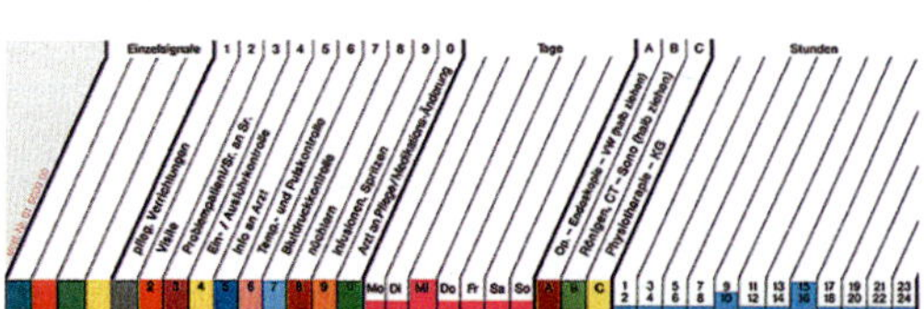

Abb. 1.12 Das Reitersystem ermöglicht die Einschätzung des Pflegeaufwands ohne langwierige Überprüfung der Dokumentation. Außerdem hat es Signalwirkung und erinnert Pflegende an dringliche Aufgaben. [V161]

speziellen Krankheitsbildern ausgerichtet haben, verwenden häufig selbst entwickelte Dokumentationssysteme.

Basisdokumentation

Unabhängig von der Art der pflegerischen Dienstleistung sind wesentliche Bestandteile der Dokumentation für jeden Patienten anzulegen. Zur **Basisdokumentation** gehören:

- **Stammblatt.** Darin sind Name, Adresse, Telefonnummer und Versicherungsdaten des Patienten verzeichnet. Sofern gewünscht und vorhanden, sollte hier auch die Adresse der nächsten Angehörigen zu finden sein, die im Notfall zu benachrichtigen wären. Die medizinische Diagnose, Name und Adresse des Hausarztes, Angaben zu den individuellen Lebensumständen (z. B. soziales Umfeld, religiöse Bedürfnisse, Hilfsmittel, gewohnter Tagesablauf) finden hier ebenfalls Platz
- **Fieberkurve.** Ist nach Tagen gegliedert und bietet Raum zur Dokumentation aller Vitalzeichen (➤ Abb. 1.13) und wesentlicher Körperfunktionen und -maße (z. B. Stuhlgang, Körpergröße und -gewicht), Verabreichung von Medikamenten sowie ärztlicher Maßnahmen
- **Pflegebericht.** Enthält die Pflegeplanung (➤ Kap. 1.4) sowie den Nachweis für alle durchgeführten Maßnahmen
- **Ärztliche Anordnungen.** Dieser Bogen ist für die schriftliche Fixierung der medikamentösen und anderweitigen ärztlichen Therapie reserviert. Aus diesen Anordnungen können sich erhebliche Folgen für die pflegerischen Tätigkeiten ergeben
- **Befundmappe.** Hier heften Pflegende sämtliche Laborwerte und die Befunde ärztlicher Diagnostik ab.

Die Bögen der Basisdokumentation sind in einer Mappe zusammengefasst, die entweder in einer **Planette** oder einem **Hängeordner** Platz finden (➤ Abb. 1.11). Zur schnelleren Bearbeitung der regelmäßig anfallenden Tätigkeiten wurde ein **Reitersystem** entwickelt (➤ Abb. 1.12). Diese Signalleiste ist an der dem Blick des Betrachters zugewandten Seite der Patientenmappe angebracht. Darin lassen sich kleine, unterschiedlich gefärbte Plastiktäfelchen auf ein Sichtfeld ziehen. Jede Farbe steht für eine be-

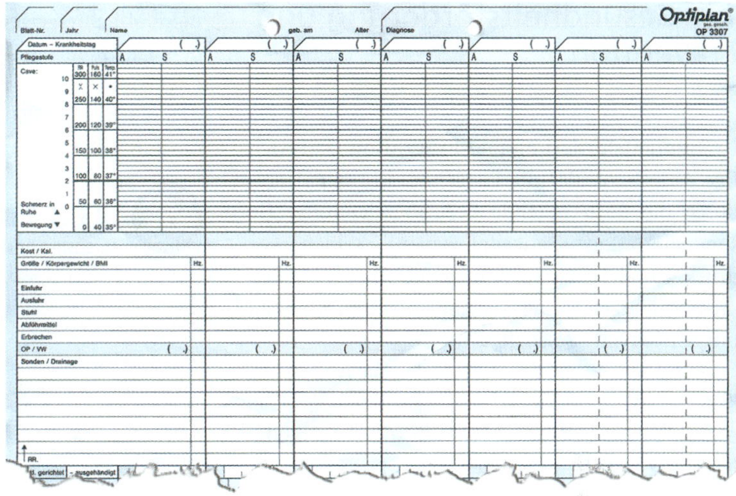

Abb. 1.13 Dokumentationsblatt für Vitalzeichen. [V161]

stimmte Tätigkeit. Die Reiter ermöglichen eine Einschätzung des Arbeitsaufwandes für eine Gruppe von Patienten, ohne dass es notwendig wäre, jede einzelne Dokumentation intensiv zu studieren.

Spezielle Dokumentation

Die individuelle Krankengeschichte oder ein außergewöhnlicher Hilfebedarf kann die Anlage **zusätzlicher Dokumentationsbögen** notwendig machen. Sie liegen meist standardisiert für die jeweilige Einrichtung vor oder sind ebenfalls innerhalb des industriell gefertigten Dokumentationssystems erhältlich:

- **Flüssigkeitsbilanz.** Bei Patienten, die an Nierenerkrankungen leiden oder aus anderen Gründen einer Überwachung der Ein- und Ausfuhr bedürfen, ist es notwendig, über jeweils 24 Stunden die Milliliterzahl der zugeführten Flüssigkeit mit der Milliliterzahl der ausgeschiedenen Flüssigkeit zu vergleichen (➤ Kap. 3.5.2)
- **Blutdruck- und Pulskurve.** Patienten benötigen nach Operationen oder bei einigen Erkrankungen eine häufigere Kontrolle der Vitalzeichen. Da der Platz in der Basisdokumentation nicht ausreicht, ist es zu besseren Übersicht ratsam, gesonderte Kurven zu verwenden
- **Schlafprotokoll.** Bei Schlafstörungen ermöglicht die genaue Erhebung der Schlafzeiten im Zusammenhang mit den verordneten Arzneimitteln und den pflegerischen Methoden zur Schlafförderung eine Anpassung der Therapie (➤ Kap. 3.12.1)
- **Schmerz-Tagebuch.** Patienten mit chronischen Schmerzen erhalten über das Protokoll die Möglichkeit, die Stärke der Schmerzen und die Wirksamkeit der Medikamente zu beschreiben (➤ Kap. 2.4.2)
- **Anfallsprotokoll.** Ist für Patienten mit Epilepsie gedacht. Darin sind Art und Länge der Krampfanfälle zu dokumentieren.

Zusätzlich sind, je nach Bedarf, der Dokumentation weitere Kurven und Protokolle hinzuzufügen.

Dokumentationspflichten der Krankenpflegehelfer

Krankenpflegehelfer verrichten selbstständig Arbeit an und mit den Patienten. Deshalb unterliegen sie, ebenso wie alle anderen Angehörigen der Pflegeberufe der **Dokumentationspflicht.** Sie haben grundsätzlich Zugang zu allen Teilen der Dokumentation. In der täglichen Arbeit geben sie, auch auf schriftlichem Wege, ihre Beobachtungen an das pflegerische Team weiter.

Sie dokumentieren **sämtliche Maßnahmen,** die sie mit dem Patienten durchführen und die nach dem jeweilig verwendeten System dokumentationswürdig sind. Dabei beachten sie die gesetzlich geforderte Form und markieren alle Eintragungen mit ihrem **Handzeichen.**

1.7 Gesundheitsförderung und Prävention

Gesundheitsförderung und **Prävention** sind wichtige Aufgabenfelder für Pflegende. Die findet auch durch die noch geltende Berufsbezeichnung „Gesundheits- und Krankenpfleger(in)" seinen Ausdruck. Parallel dazu wurde in einigen Bundesländern die Berufsbezeichnung „Gesundheits- und Krankenpflegehelfer(in)" geschaffen.

Damit unterstützt der Gesetzgeber die Auffassung, dass die Verhinderung von Erkrankungen einen ebenso hohen Stellenwert besitzen sollte wie die Behandlung bestehender Leiden.

TIPPS & TRICKS

Gesundheitsförderung und Prävention beziehen sich auf **nahezu alle Lebensbereiche.** Oft betreffen sie lieb gewonnene Gewohnheiten, die Patienten nicht gern freiwillig ablegen. Krankenpflegehelfer beachten, dass die Patienten eigenverantwortliche Persönlichkeiten sind, die ein Recht auf **selbstbestimmte Lebensführung** haben. Jeden Vorschlag zur Änderung einer Angewohnheit unterbreiten sie in angemessenem Ton und zu einem geeigneten Zeitpunkt. Lehnt der Patient die Hinweise kategorisch ab, bestehen Krankenpflegehelfer nicht darauf und nehmen die Reaktion nicht persönlich. Möglicherweise ergibt sich nach einiger Zeit erneut die Gelegenheit, das Problem anzusprechen.

Gesundheitsförderung und Prävention beziehen sich auch auf die Krankenpflegehelfer selbst. Sie achten auf die Bedürfnisse ihres Körpers und auf seine Signale. Mit ihrer eigenen Lebensführung können sie den Patienten ein Beispiel geben: Ein rauchender Pflegender wirkt nicht sehr glaubwürdig, wenn er einen rauchenden Patienten auf die Schäden hinweist, die durch Tabakgenuss entstehen (➤ Abb. 1.14).

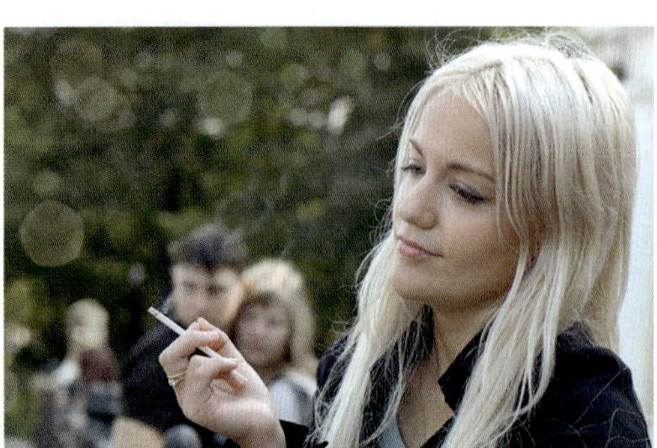

Abb. 1.14 Pflegende, die selbst rauchen, wirken nicht sehr glaubwürdig, wenn sie den Patienten Ratschläge für eine gesunde Lebensführung geben. [J787]

BEACHTE

Gesundheitsförderung beschäftigt sich definitionsgemäß mit Maßnahmen, die der Erhaltung der Gesundheit dienen. Im Hintergrund steht die Frage: „Was erhält den Menschen gesund und wie lassen sich diese Faktoren stärken?"

Prävention zielt dagegen auf die Verhinderung von Krankheiten sowie die Linderung von Krankheitsfolgen. Im Hintergrund steht die Frage: „Was macht den Menschen krank und wie lassen sich diese Faktoren vermeiden?"

Ebenen der Prävention

Grundsätzlich lässt sich die Prävention in **Ebenen** gliedern. Sie zielen auf den gesunden sowie den erkrankten Menschen:

- **Primäre Prävention.** Umfasst Maßnahmen, die das Auftreten von Erkrankungen verhindern können. Dazu gehören auch Aufklärungskampagnen, die Umsetzung des Arbeitsschutzes zur Verhinderung von berufsbedingten Erkrankungen, Impfprogramme oder die direkte Einflussnahme über beratende Gespräche z. B. durch den Arzt oder Pflegende. Verantwortungsbewusst lebende Bürger betreiben primäre Prävention, indem sie z. B.:
  - Nach den Mahlzeiten die Zähne putzen (Kariesvorsorge)
  - Sich regelmäßig bewegen (u. a. Vermeidung von Herz-Kreislauf-Erkrankungen, Erkrankungen des Bewegungsapparats)
  - Nicht rauchen (u. a. Vermeidung von Krebserkrankungen)
  - Alkohol nur mäßig zu sich nehmen (Vermeidung von Suchterkrankungen)
- **Sekundäre Prävention.** Umfasst Maßnahmen, die sich auf die **Früherkennung von Krankheiten** beziehen. Zu diesem Bereich gehören z. B. Kinderuntersuchungsprogramme (U1–U9), Krebsvorsorgeuntersuchungen, Raucherentwöhnungsprogramme und Drogenberatung
- **Tertiäre Prävention.** Umfasst Maßnahmen, die der **Verhinderung von schwerwiegenden Fol-**

gen einer Krankheit oder **Rückfällen** sowie der **Anpassung des Lebensstils an die Erfordernisse einer chronischen Erkrankung** dienen. Dazu gehören z. B. Diabetikerberatungen, spezielle Sportprogramme (z. B. für herzkranke oder fettleibige Menschen) sowie Kuren.

BEACHTE
Der Begriff **quartäre Prävention** bezieht sich nicht auf den erkrankten Menschen direkt, sondern auf die Form der medizinischen Behandlung. Der belgische Arzt **Marc Jamoulle** hat dieses Konzept entwickelt. Es wendet sich gegen die übermäßige Anwendung von diagnostischen Maßnahmen, Arzneimitteln und anderen Therapien, die dem Patienten mehr schaden als nützen. Als geeignete Strategien gegen eine ungezielte und deshalb potenziell gefährliche Medizin gelten eine vertrauensvolle und starke Beziehung zwischen Arzt und Patienten sowie die Orientierung der Behandlung an der nachweislichen Wirksamkeit *(evidenzbasierte Medizin)*.

1.7.1 Gesundheit als politisches Programm

Die erste **Internationale Konferenz zur Gesundheitsförderung** verabschiedete im November 1986 in Ottawa eine Charta, in der die Ziele festgelegt sind.

BEACHTE
Obwohl die **Weltgesundheitsorganisation** *(WHO)* inzwischen weitere Konferenzen einberief, gilt die „Ottawa-Charta" im Kern noch immer. Sie enthält eine Definition der Gesundheitsförderung:
„Gesundheitsförderung zielt auf einen Prozess, allen Menschen ein höheres Maß an Selbstbestimmung über ihre Gesundheit zu ermöglichen und sie damit zur Stärkung ihrer Gesundheit zu befähigen.
Um ein umfassendes körperliches, seelisches und soziales Wohlbefinden zu erlangen, ist es notwendig, dass sowohl einzelne als auch Gruppen ihre Bedürfnisse befriedigen, ihre Wünsche und Hoffnungen wahrnehmen und verwirklichen sowie ihre Umwelt meistern bzw. sie verändern können.
In diesem Sinne ist die Gesundheit als ein wesentlicher Bestandteil des alltäglichen Lebens zu verstehen und nicht als vorrangiges Lebensziel. Gesundheit steht für ein positives Konzept, das die Bedeutung sozialer und individueller Ressourcen für die Gesundheit ebenso betont wie die körperlichen Fähigkeiten.
Die Verantwortung für Gesundheitsförderung liegt deshalb nicht nur bei dem Gesundheitssektor, sondern bei allen Politikbereichen und zielt über die Entwicklung gesünderer Lebensweisen hinaus auf die Förderung von umfassendem Wohlbefinden."

Auch die Bundesregierung unternimmt seit vielen Jahren Anstrengungen zur Gesundheitsförderung. Die **Bundeszentrale für gesundheitliche Aufklärung** *(BZgA)* gibt zahlreiche Schriften heraus und startet Kampagnen, die der Erziehung der Bevölkerung zu gesundheitsbewusstem Handeln dienen. Besonders bekannt ist der Slogan „Gib AIDS keine Chance", unter dem sich verschiedene Initiativen mit dem Ziel der Eindämmung sexuell übertragbarer Erkrankungen bündeln. Aber auch andere Themen stehen im Fokus: Übergewicht, Sucht sowie Organ- und Blutspende.

INTERNET
Bundeszentrale für gesundheitliche Aufklärung *(BZgA)*: www.bzga.de

Gesundheit ist eine staatsübergreifende Aufgabe. Die europäischen Mitgliedsstaaten der WHO haben 1998 ein Programm verabschiedet, in dem sie die drängenden Forderungen unter dem Titel **Gesundheit 21** (Gesundheit im 21. Jahrhundert) zusammengefasst haben. Passend zum Titel formulierten sie 21 Ziele:

- Solidarität für die Gesundheit in der europäischen Region
- Gesundheitliche Chancengleichheit
- Ein gesunder Lebensanfang
- Gesundheit junger Menschen
- Altern in Gesundheit
- Verbesserung der psychischen Gesundheit
- Verringerung übertragbarer Krankheiten
- Verringerung nichtübertragbarer Krankheiten
- Verringerung von auf Gewalteinwirkung und Unfälle zurückzuführenden Verletzungen
- Eine gesunde und sichere natürliche Umwelt
- Gesünder leben
- Verringerung der durch Alkohol, Drogen und Tabak verursachten Schäden
- Settings zur Förderung der Gesundheit
- Multisektorale Verantwortung für die Gesundheit
- Ein integrierter Gesundheitssektor
- Qualitätsbewusstes Management der Versorgung
- Finanzierung des Gesundheitswesens und Ressourcenzuweisung

- Qualifizierung von Fachkräften für gesundheitliche Aufgaben
- Forschung und Wissen zur Förderung der Gesundheit
- Mobilisierung von Partnern für gesundheitliche Belange
- Konzepte und Strategien zur „Gesundheit für alle“.

Die Regierungen haben eingesehen, dass Gesundheit und Krankheit ihrer Bürger Kostenfaktoren sind, die sich beeinflussen lassen (➤ Abb. 1.15). Gesunde Menschen sind leistungsfähiger und können besser zu den Aufgaben der Gemeinschaft beitragen. Die Finanzierung von Programmen zur Förderung der Gesundheit ist eine Investition in die Zukunft.

BEACHTE

Die Ziele von **Gesundheit 21** sind als Vorgaben für nationale Bemühungen formuliert und entsprechend abstrakt. Ein Appell wie „Gesünder leben" erhält seinen Sinn erst durch konkrete Aktionen, die zu den Bürgern durchdringen und sie überzeugen.

In diesem System haben Krankenpflegehelfer einen wichtigen Platz, weil sie Wissen über den Aufbau und die Funktion des menschlichen Körpers erworben haben und in ihrem Beruf als Multiplikatoren für gesundheitsbewusstes Leben wirken können. In einigen der in den Zielen angesprochenen Bereichen können Krankenpflegehelfer während ihres Berufsalltags aktiv werden.

Schritte der Gesundheitsförderung

Die Gesundheitsförderung zielt auf **eigenverantwortliches Verhalten** der Menschen. Um zu wissen, welche Lebensführung positive Effekte auf die Erhaltung der Gesundheit hat, ist es notwendig, Wissen über die Ursachen von Krankheit und Gesundheit zu besitzen. In diesem Sinne ist Gesundheitsförderung ein Prozess, in dem jeder Schritt die Grundlage für

bvpg | Bundesvereinigung Prävention und Gesundheitsförderung e.V.

Abb. 1.15 Die Bundesvereinigung Prävention und Gesundheitsförderung e.V. (BVPG) engagiert sich in allen Fragen der Gesundheitsförderung und Prävention. Sie ist ein Zusammenschluss von 130 Gesundheitsorganisationen (www.bvpraevention.de). [W265]

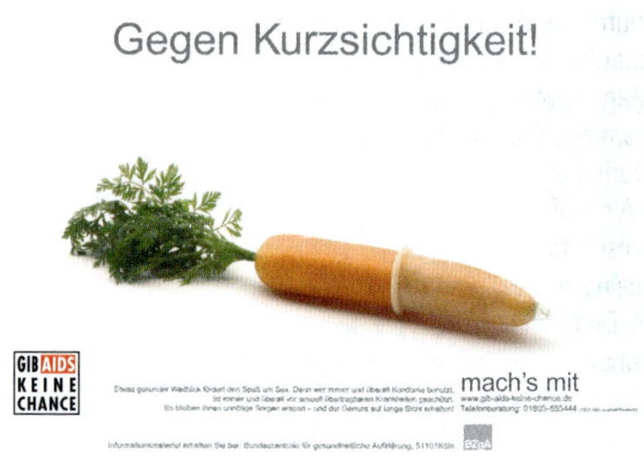

Abb. 1.16 Plakat der AIDS-Aufklärungsaktion „Mach's mit". [W233]

den nächsten bildet. Er lässt sich in einem dreistufigen Modell nachvollziehen:

- **Information.** Aufklärung der Menschen über grundlegende und aktuelle Gesundheitsthemen. **Beispiel AIDS:** Information über Infektionswege, Art und Auswirkung der Erkrankung
- **Motivation.** Vermittlung der Notwendigkeit, sich persönlich um die eigene Gesundheit zu kümmern. **Beispiel AIDS:** Praktiken des „Safer Sex“ vorstellen und auf deren Wirksamkeit hinweisen (➤ Abb. 1.16)
- **Kompetenzförderung.** Wege nennen, auf denen das persönliche Verhalten und Handeln in Einklang mit den Forderungen der Gesundheitsförderung zu bringen ist; Eigenverantwortung stärken. **Beispiel AIDS:** Unterstützung bei der Umsetzung von „Safer Sex“ leisten, vorzugsweise mit lebensnahen Beispielen oder der kostenlosen Verteilung von Kondomen, wie es z. B. die Kampagne „Mach's mit“ (www.machsmit.de) vorführt.

1.7.2 Aufgaben der Pflegehelfer

BEACHTE

Die Verantwortung Pflegender in Sachen Gesundheitsförderung und Prävention ist exemplarisch beschrieben in der **Berliner Charta für Gesundheit,** die im Jahre 2001 auf der Gründungsversammlung des **Gesundheitsparlaments** verabschiedet worden ist. Dieser Verein ist ein Forum von nicht regierungsgebundenen Organisationen (NRO) aus dem Gesundheitsbereich. Dazu gehören z. B. Selbsthilfegruppen, Pro Familia und der Paritätische Wohlfahrtsverband. Das Gesundheitsparlament

wurde von Patienten, Ärzten und Mitgliedern anderer Gesundheitsberufe gegründet. Der Entwurf der Charta stammt vom ehemaligen Vorsitzenden der Berliner Ärztekammer, **Ellis Huber.**
Darin heißt es:
„Als professionelle Helferinnen und Helfer im Gesundheitswesen tragen wir mit unserem Beruf individuell und gemeinsam Verantwortung für die Gesundheit der Menschen in Deutschland. Wir erfahren in unserer Tätigkeit die gesundheitliche Not von Menschen und können dadurch die gesundheitlichen Interessen der Bevölkerung unmittelbar artikulieren. Diese Gesundheitsinteressen müssen wir nachhaltig gegen andere politische Interessen durchsetzen. Als berufstätige Ärztinnen und Ärzte, Krankenschwestern und Pfleger, Psychotherapeuten oder Sozialarbeiter sind wir Anwalt für das Wohlbefinden unserer Patienten und Klienten, fachkundige und menschliche Begleiter in Leid und Not und dies zu Beginn, während und am Ende des Lebens sowie Teil eines Gesundheitssystems, das für alle Bürgerinnen und Bürger möglichst gute Gesundheit sichern und allen Kranken wirksam helfen will.
Wir praktizieren und helfen nach bestem Wissen und Gewissen entsprechend dem aktuellen Stand der ärztlichen, pflegerischen oder helfenden Kunst. Die Qualität und Integrität, die Beweggründe und die Folgen unseres Handelns verantworten wir vor uns selbst, vor unseren Fachkolleginnen oder Fachkollegen und vor allem vor den Menschen, die wir betreuen und behandeln."
Weitere Informationen unter: www.gesundheitsparlament.net

Altern in Gesundheit

Die WHO legte als Ziel fest, die Lebenserwartung der Menschen zu steigern und ihnen zu helfen, bis ins hohe Alter selbstständig im angestammten häuslichen Umfeld zu leben.

Sie stellte die Forderung an die Entscheidungsträger, dafür geeignete politische und soziale Bedingungen zu schaffen. Besondere Verantwortung kommt den Gesundheits- und Sozialdiensten – und damit letztlich den Pflegenden zu. Sie haben die Aufgabe, alte Menschen zuhause zu besuchen und sie bei den Verrichtungen des täglichen Lebens zu unterstützen. Was Pflegende konkret leisten können:

- Pflege als Assistenz für ein selbstbestimmtes Leben verstehen
- Umfassende Pflegeplanung (➤ Kap. 1.4), die den gesamten Menschen mit allen Stärken und Schwächen betrachtet
- Beratung zu Hilfsmitteln anbieten, mit denen sich körperliche Defizite ausgleichen lassen, z. B. Gehhilfen, Badelifter
- Motivation, diese Hilfsmittel nicht nur zu erwerben, sondern auch zu benutzen, ggf. Schulung im korrekten Umgang mit diesen Hilfsmitteln
- Kontakte herstellen zu sozialen Einrichtungen (z. B. Seniorenzentren, ehrenamtlichen Helfern), um Einsamkeit zu verhindern und soziale Kontakte zu ermöglichen
- Motivation, regelmäßige Gesundheits-Checks beim Hausarzt durchführen zu lassen, um rechtzeitig auf körperliche Defizite reagieren zu können (z. B. Nachlassen der Seh- und Hörfähigkeit)
- Für eine angemessene und würdige Sterbebegleitung sorgen.

Gesünder leben

Unter diesem Schlagwort fasste die WHO verschiedene Bereiche des menschlichen Lebens zusammen, vor allem Ernährung, körperliche Betätigung, Sexualität. Es spricht Menschen aller Altersgruppen an und umfasst die Forderung, Angehörigen aller Gesellschaftsschichten Zugang zu Informationen über eine gesunde Lebensführung zu verschaffen. Obwohl man sich inzwischen, z. B. über das Internet und andere Medien, leichter informieren kann als jemals zuvor in der Menschheitsgeschichte und auch die Schulen einen erheblichen Beitrag zur Gesundheitserziehung leisten, besteht in vielen Bereichen Unkenntnis über elementare Zusammenhänge und Bedürfnisse des menschlichen Körpers. Was Pflegende konkret leisten können:

- Beratung zu Hygienemaßnahmen
- Auf Info-Kampagnen hinweisen, in denen die wichtigsten Ernährungsregeln leicht verständlich dargestellt sind, z. B. „5-am-Tag" (www.5amtag.de ➤ Abb. 1.17)
- Allgemeine Beratung zur Ernährung, z. B. Verwendung von jodiertem Speisesalz, ausgewogener Speiseplan
- Beratung zur Bedeutung angemessener körperlicher Bewegung, ggf. Vermittlung in eine geeignete Sportgruppe (➤ Abb. 1.18).

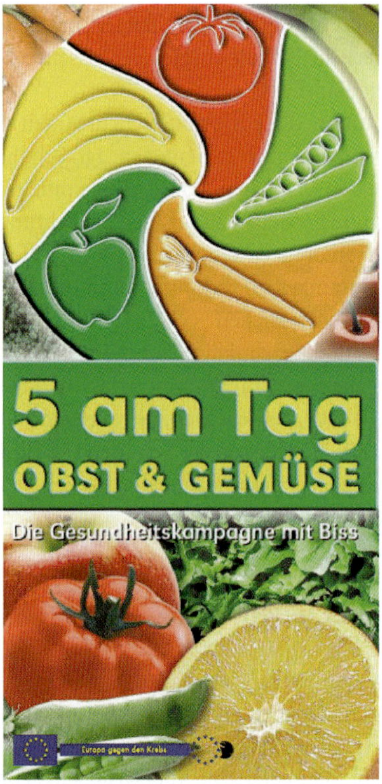
5 am Tag
OBST & GEMÜSE
Die Gesundheitskampagne mit Biss
Europa gegen den Krebs

Abb. 1.17 Die Kampagne „5 am Tag" ist auf gesunde Ernährung ausgerichtet. [W264]

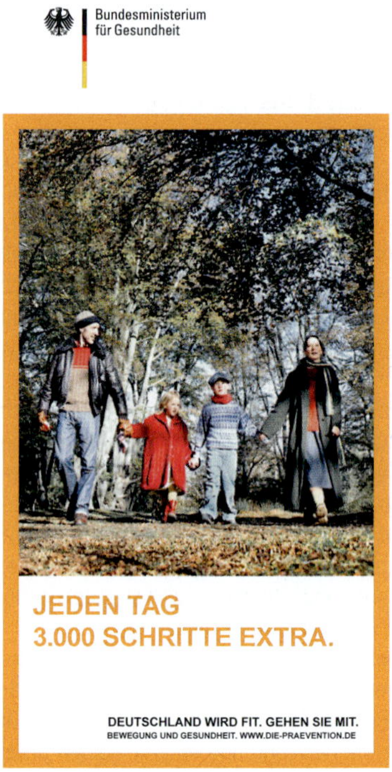
Bundesministerium
für Gesundheit
JEDEN TAG
3.000 SCHRITTE EXTRA.
DEUTSCHLAND WIRD FIT. GEHEN SIE MIT.
BEWEGUNG UND GESUNDHEIT. WWW.DIE-PRAEVENTION.DE

Abb. 1.18 Initiative des Bundesgesundheitsministeriums zur Gesundheitsförderung. [W266]

Verringerung der durch Alkohol, Drogen und Tabak verursachten Schäden

Etwa 140 000 Menschen sterben in Deutschland jedes Jahr an den Folgen des **Rauchens,** rund 3 000 sterben, weil sie dem Qualm als Passivraucher ausgesetzt waren. Auch auf Betreiben der WHO wurden in den meisten europäischen Ländern ausgedehnte **Rauchverbote** verhängt. Der Konsum von Alkohol und anderen Rauschdrogen nimmt zu. Für Cannabis (z. B. Marihuana) berichtet die Bundesregierung, dass etwa 7,3 % der 12- bis 17-jährigen Jugendlichen die Droge mindestens einmal konsumiert haben. Die Tendenz des Missbrauchs steigt (Stand März 2018).

Was Pflegende konkret leisten können:

- Selbst **nicht** rauchen, keine Drogen konsumieren und Alkohol allenfalls mäßig trinken
- Beratung zur Verwendung von Schlaf- und Schmerzmitteln
- Vermittlung von Drogenberatung bei Suchtproblemen.

Qualifizierung von Fachkräften für gesundheitsfördernde Aufgaben

Diese Forderung der WHO richtet sich vor allem an Staaten. Sie sollen Bedingungen schaffen, unter denen alle Gesundheitseinrichtungen über entsprechend ausgebildetes Personal verfügen. Auch Pflegende sollen so ausgebildet sein, dass sie nicht nur die Betreuung von Kranken übernehmen können, sondern auch kompetente Gesprächspartner zu wichtigen Fragen von Gesundheit und Krankheit sind.

Was Pflegende konkret leisten können:

- Teilnahme an Fort- und Weiterbildungen
- Teilnahme an der Ausgestaltung berufspolitischer Ziele (z. B. in Berufsverbänden, Gewerkschaften).

1.7.3 Persönliche Gesundheitsvorsorge

Psychohygiene ➤ Kap. 4.3.2

Körperliche Belastungen im Beruf

Neben den psychischen spielen auch die körperlichen Belastungen in den Pflegeberufen eine erhebliche Rolle. Ein zentrales Thema ist die **rückengerechte Arbeitsweise** (➤ Abb. 1.19)
Bandscheibenschäden sind als Berufskrankheit bei Pflegenden anerkannt und bilden eine häufige Ursache für ein vorzeitiges Ausscheiden aus dem Beruf. Pflegende haben verschiedene Möglichkeiten, ihre Bewegungsfähigkeit und sonstige Gesundheit sowie Leistungsfähigkeit langfristig zu erhalten:

- Anwendung von Hilfsmitteln. Die Arbeitgeber sind verpflichtet, angemessene Hilfsmittel zur Verfügung zu stellen, mit denen sich pflegebedürftige Menschen leichter mobilisieren lassen. Dazu zählen Lifter, Rutschbretter, Rampen, Rollstühle. Es liegt in der Verantwortung der Pflegenden, diese Hilfsmittel stets und bestimmungsgemäß einzusetzen
- Ergonomische Ausstattung des Arbeitsplatzes. Die Arbeitgeber sind ebenfalls verpflichtet, die Arbeitsräume so auszustatten, dass sie der Gesunderhaltung der Mitarbeiter dienen. Zu den entsprechenden Gegenständen gehören ergonomische Bürostuhle, Arbeitsflächen in angemessener Höhe, höhenverstellbare Betten, ausreichend große Bewegungsflächen, angemessene Beleuchtung und Zufuhr von Frischluft
- Sachgerechte Berufskleidung. Dazu zählen Kleidungsstücke, die uneingeschränkte Bewegungsfreiheit gewährleisten sowie Schuhe, die einen sicheren Stand ermöglichen – also mit einer rutschfesten, flachen Sohle sowie einem Fersenschutz ausgestattet sind. Vor allem in der ambulanten Pflege ist es möglich, dass die Mitarbeiter ihre Berufskleidung selbst erwerben und instand halten müssen
- Rückengerechte Bewegungsmuster ausführen (➤ Kap. 4.3.1). Grundsätzlich sollen Pflegende mit geradem Rücken arbeiten und die Kraft aus der unteren Extremität entwickeln. In diesem Zusammenhang ist es sinnvoll, entsprechende Techniken in einem Kurs zur **Rückenschule** zu erlernen und danach konsequent umzusetzen. Pflegende achten darauf, für die Bewegung von Lasten über 15 kg (Männer) und 10 kg (Frauen) grundsätzlich Hilfsmittel einzusetzen
- Anwendung von physiologisch sinnvollen Pflegetechniken. Bobath- und Kinästhetik-Konzept vermitteln Pflegenden nicht nur Kenntnisse über einen schonenden Umgang mit bewegungseingeschränkten Menschen, sondern führen auch unmittelbar zur Rücksicht auf den eigenen Körper. Durch den Besuch von Fort- und Weiterbildungen können Pflegende nicht nur die Qualität ihrer Arbeit steigern – sie erwerben auch Kenntnisse, die ihrer persönlichen Gesundheit dienen
- Bewegungsausgleich schaffen. Pflegende sollten jenseits der beruflichen Verpflichtungen um eine Kräftigung ihrer Muskulatur bemüht sein. Am besten gelingt dies durch ein (moderates) Sportprogramm. Körperliche Fitness schützt vor berufsbedingten Schäden

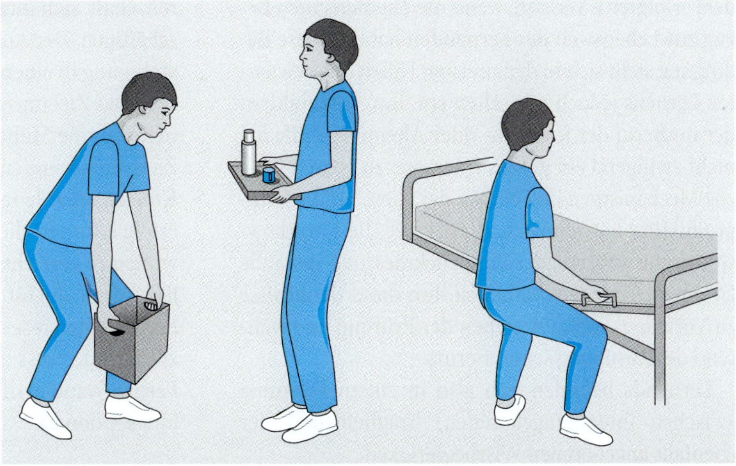

Abb. 1.19 Beim rückengerechten Arbeiten halten Pflegende die Wirbelsäule möglichst gerade. [L157]

- Beachtung der Hygiene. Vor allem in Krankenhäusern kommen Pflegende mit einer hohen Dichte von Krankheitserregern in Kontakt. Das korrekte und durchgängige Einhalten der in jeder Einrichtung zwingend vorhandenen Hygienestandards schützt vor Infektionen und einer Verbreitung von Erkrankungen. Besonders wichtig sind die Händedesinfektion sowie der ausnahmslose Einsatz der persönlichen Schutzausrüstung in entsprechenden Situationen. Der Arbeitgeber muss die Ausrüstung zur Verfügung stellen (➤ Kap. 4).

1.7.4 Lernstrategien

DEFINITION

Lernen: Willentlich gesteuerter (oder unabsichtlicher) Prozess des Erwerbs von Kenntnissen, Wissen, Erfahrungen und Fähigkeiten, die alle Bereiche des menschlichen Seins betreffen können.

Das Gehirn ist aufs **Lernen** ausgerichtet. Bereits vor der Geburt nimmt der Mensch Reize auf und verleibt sie seinem Erfahrungsschatz ein. Dieser Vorgang bleibt lebenslang erhalten.

Das Lernen ist aber nicht nur ein beiläufiger Effekt der Aufnahmefähigkeit des zentralen Nervensystems, sondern umfasst auch die bewusst unternommene Anstrengung, willkürlich gewählte, meist relativ abstrakte Inhalte so im Gedächtnis zu verankern, dass sie jederzeit abrufbar sind.

Grundsätzlich gilt, dass der Lernprozess besonders erfolgreich verläuft, wenn die Themen einen Bezug zur Lebenswelt des Lernenden haben. Diese Bedingung stellt sich in den meisten Fällen des bewussten Lernens jedoch nur selten ein. Ein Auszubildender im Beruf der Kranken- oder Altenpflegehilfe hat nicht zwingend ein großes Interesse, zu wissen, welche Mechanismen im Feinbau der Niere für die Urinproduktion notwendig sind oder wie die Korotkow-Geräusche während der Blutdruckmessung zustande kommen. Trotzdem verhelfen ihm diese Kenntnisse zu Vorteilen – beim Bestehen der Prüfung und während der Ausübung seines Berufs.

Lernende befinden sich also in einem Dilemma zwischen ihrer (angeborenen) Trägheit und der ebenfalls angeborenen Wissbegierigkeit.

Lernen bedeutet Anstrengung – und das ist eine Empfindung, die Menschen so weit wie möglich vermeiden möchten. Es geht bei den Lernstrategien vor allem darum, die grundsätzlich vorhandene Abneigung gegen die Konzentration auf ein willkürlich verordnetes Thema zu überwinden, sich selbst zu begeistern, obwohl es keinen lebenswichtigen Grund gibt, die Aufmerksamkeit und Leistungsfähigkeit ausgerechnet auf den jeweils anstehenden Lerninhalt zu richten.

Verschiedene Faktoren können dabei hilfreich sein. Zunächst ergibt es einen großen Unterschied, ob der Lehrende in der Lage ist, bei seinen Schülern Begeisterung für den Unterricht zu wecken. In der persönlichen Bindung zwischen Lehrer und Schüler steckt erhebliches Potenzial für die erreichbaren Lernfortschritte. Auch die Anbindung der Themen an die erlebbare Praxis im Berufsalltag trägt dazu bei, dass sich theoretische Hintergründe leichter im Gehirn des Auszubildenden verankern.

Innere Lernbedingungen

- **Motivation.** Damit ist die Ausrichtung auf den Nutzen des Wissenserwerbs gemeint. Der Auszubildende hält sich vor Augen, welche Vorteile daraus entstehen, dass er die Mühe des Lernens unternimmt. Oft hilft es, sich die Aussichten auf eine Anstellung, das Lob für eine erfolgreich absolvierte Prüfung oder die Genugtuung, ein Ziel erreicht zu haben, vorzustellen
- **Konzentration.** Darunter versteht man die Bereitschaft, sich intensiv mit einem Inhalt zu beschäftigen. Der Auszubildende setzt seine Anstrengung in einen Bezug zu dem erreichbaren Ziel. Das Ziel muss einen höheren Wert repräsentieren als die Mühe, die zum Erreichen dieses Ziels aufzuwenden ist
- **Konsequenz.** Jeder willentlich angestrebte Lernerfolg erfordert die Bereitschaft, auf andere Aktivitäten zu verzichten, die während der Zeit möglich wären, die für die Beschäftigung mit den Lerninhalten reserviert ist. Das bedeutet, der Auszubildende muss sich davon überzeugen, dass der Lernaufwand in diesem Moment die beste Handlungsoption ist

- **Gesundheitsbewusstsein.** Das Gehirn funktioniert am besten, wenn seine Bedürfnisse optimal befriedigt sind. Deshalb sollen Auszubildende sich gesund und bedarfsorientiert ernähren, genügend (alkoholfreie) Flüssigkeit zu sich nehmen, für Bewegungsausgleich sorgen und sinnvolle Pausen einlegen.

Äußere Lernbedingungen

- **Arbeitsplatz.** Er sollte so gestaltet sein, dass der Lernende möglichst wenig abgelenkt ist. Dazu gehören vor allem ein ausreichender Bewegungsraum, ein ergonomisch angepasstes Umfeld mit einer individuell passenden Höhe der Arbeitsfläche und einem bequemen Stuhl sowie guter Beleuchtung
- **Arbeitsmaterialien.** Es ist nicht förderlich, wenn man während der Arbeit einen Mangel an erforderlichem Material bemerkt. Andrerseits sollten alle Gerätschaften, die eine Ablenkung darstellen könnten, aus dem unmittelbaren Zugriff entfernt sein. Dazu gehören vor allem Smartphones und alle anderen Computer mit einer unmittelbaren Anbindung an soziale Netze. Die Töne eingehender Nachrichten lenken den Lernenden ab und wecken den schwer zu unterdrückenden Wunsch, eine Beschäftigungsalternative zu ergreifen. Es ist unmöglich, sich mit Menschen auszutauschen, die sich an einem anderen Ort befinden, und gleichzeitig konzentriert beim Lerninhalt zu bleiben
- **Rituale.** Manchen Menschen hilft es, sich Gewohnheiten zuzulegen, die geeignet sind, Lernphasen einzuleiten. Lernende können Entspannungstechniken anwenden oder zunächst einen kurzen Spaziergang unternehmen. Wichtig ist, dass das gewählte Ritual am Ende tatsächlich in das Lernen mündet
- **Ruhe.** Die Beschäftigung mit intellektuell anspruchsvollen Inhalten benötigt, wenn am Ende der Wissenserwerb stehen soll, eine ungestörte Atmosphäre, die gleichzeitig so gestaltet ist, dass der Lernende sich wohl fühlt. Je nach den persönlichen Lebensumständen kann es sinnvoll sein, das Telefon auszustecken oder stumm zu stellen, die Fenster zu schließen und das Handy auszuschalten. Die Ungestörtheit kann erhebliche Steigerungen der Merk- und Denkfähigkeit hervorbringen.

Lerntechniken

Zunächst liegen die Lerninhalte nahezu ungeordnet vor. Zwar sind sie meist nach pädagogischen Regeln zusammengestellt, doch diese entsprechen nur selten den individuellen Lernbedürfnissen. Das heißt, es ist sinnvoll, den Themen eine eigene Struktur zu geben, damit sie leichter fassbar sind:

- **Oberbegriffe finden.** Damit fasst man Themen zusammen, die einander ähneln. Im Extremfall entsteht während des Lernens eine eigene Struktur, die es dem Lernenden leichter macht, sich an Details zu erinnern und sie in einen Zusammenhang zu bringen
- **(Handlungs)blöcke bilden.** In praxisorientierten Tätigkeitsbereichen wie dem Pflegeberuf kann es nützlich sein, einzelne Maßnahmen in einen übergeordneten Zusammenhang zu stellen. So lassen sich z. B. aus den allgemeinen Regeln der Hygiene sowie des Arbeitsschutzes verschiedene Erfordernisse ableiten, die als wiederkehrende Muster die Durchführung der jeweiligen Tätigkeiten bestimmen. Wer das Prinzip verstanden hat, kann die grundsätzlichen Regeln auf den Einzelfall anwenden
- **Eselsbrücken bauen.** Zu vielen Detailfragen lassen sich Merkhilfen finden. Manche sind sprichwörtlich geworden und ihr Sinn erschließt sich nahezu automatisch: „Sitzen und Stehen sind schlecht; Laufen und Liegen lobenswert“ – als Verhaltensregel für Menschen mit Venenschwäche. Dasselbe Prinzip gilt für Faustregeln, die meist einen Schätzwert symbolisieren und so z. B. abstrakte Zahlen leichter fassbar machen
- **Assoziationen nutzen.** Viele Begriffe oder andere Inhalte wecken in Menschen persönliche Erinnerungen. Dieser Reflex lässt sich nutzen, um das Lernen in eine eigene Systematik zu bringen und damit zu erleichtern
- **Geschichten ausdenken.** Bezeichnet ebenfalls eine assoziative Technik, die sich die Phantasie des Lernenden zunutze macht. Man kann schwer verständliche oder scheinbar ungeordnete Fakten in einen willkürlichen (am besten mit persönlichen Erinnerungen verbundenen) Zusammenhang stellen und sie auf diese Weise leichter fassbar machen. Ein einfaches Beispiel: Wenn man sich die Bewegungsfreiheit der verschiedenen Gelenke ins

Bewusstsein rufen möchte, ist es am leichtesten, die jeweiligen Körperteile selbst zu bewegen

- **Mind-maps und Cluster zusammenstellen.** Diese Techniken eignen sich vor allem, wenn es darum geht, Ideen zu entwickeln oder große Themen zu strukturieren. Mit einem Cluster lassen sich Begriffe sammeln (➤ Abb. 1.20). Dabei ist es wichtig, zunächst alle Worte aufzuschreiben, die einem selbst (oder den Mitgliedern einer Gruppe) zu einem Überbegriff einfallen. Dabei gelten zunächst keine Denkverbote. Die Auswahl erfolgt in einem späteren Schritt der Bearbeitung. Beim Mind-Mapping geht man ähnlich vor, verwendet aber auch grafische Darstellungen, um z. B. Abstufungen oder Bedeutungsebenen klarer hervorzuheben
- **Karteikarten schreiben.** Dabei beschriftet der Lernende Kärtchen, indem er auf eine Seite die Aufgabe und auf der anderen die Lösung notiert. Die Karten sind in einen Kasten mit mehreren Fächern (z. B. fünf) zu sortieren. Je nachdem, ob es gelingt, die Antwort korrekt zu geben, legt der Lernende die jeweilige Karte in einem bestimmten Fach ab. Nach entsprechend häufigen Wiederholungen sind die Inhalte im Langzeitgedächtnis fixiert. Diese gezielte Übung eignet sich für nahezu alle Themen, bei denen es vor allem um das Rekapitulieren abstrakter Fakten geht

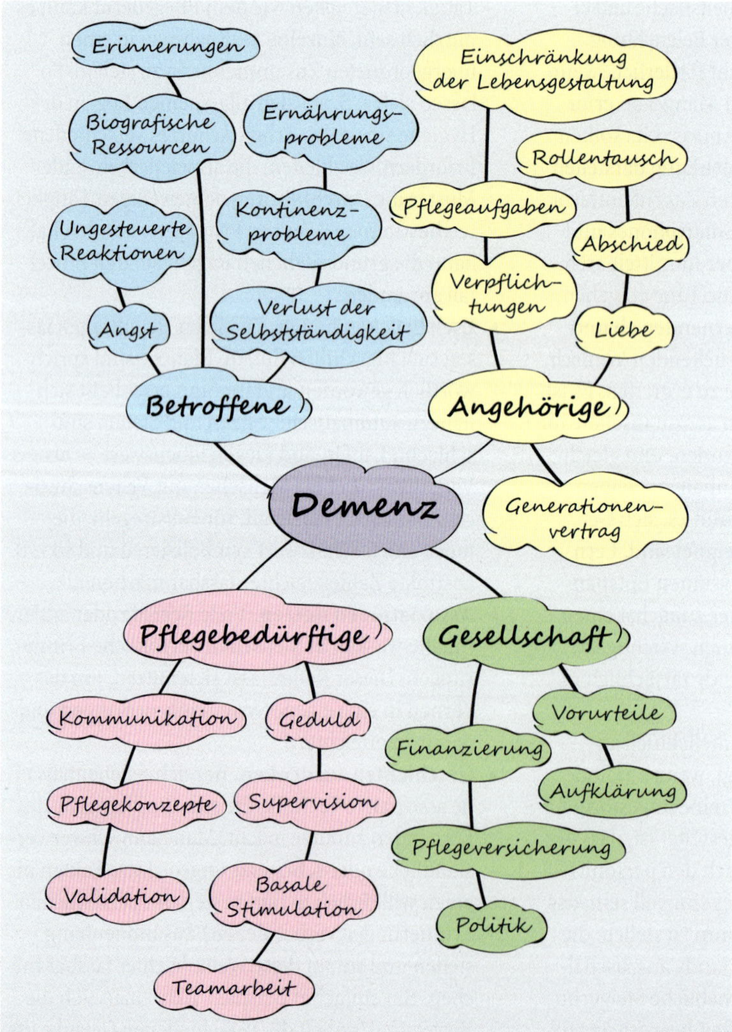

Abb. 1.20 Cluster mit Assoziationen zur Demenz. [L138]

- **Unterricht ausnutzen.** Auch das berufliche Lernen nimmt seinen Anfang zumeist in einem Klassenzimmer. Dort gibt es einen Lehrer, der mit mehr oder minder großem pädagogischen Geschick durch die zunächst unübersichtlich wirkende Vielfalt der Themen führt. Lernende können die dort angebotene Struktur des Lernstoffs nutzen, indem sie dem Unterricht nicht nur passiv folgen, sondern bereits bei der Präsentation weiter entwickeln und für sich leichter verständlich machen:
  - *Zuhören und Weiterdenken.* Es ist sinnvoll, die präsentierten Fakten sofort mit dem bestehenden Wissen abzugleichen und in eine Beziehung dazu zu setzen. Daraus ergeben sich Zusammenhänge, die möglicherweise nur individuell nutzbar sind – dafür aber den Vorteil haben, besonders gut im Gedächtnis zu bleiben
  - *Notizen erstellen.* Lernende sollten Stichpunkte notieren und ggf. bereits während des Zuhörens an bestimmten Stellen markieren, wo sie zusätzlichen Informationsbedarf haben. Damit erreichen sie in einem Arbeitsgang mehrere Ziele. Die Notizen gliedern den Unterrichtsstoff und zu zusätzlichen Anmerkungen gliedern das nachbereitende Lernen
  - *Fragen stellen.* Lernende sollten dem Unterricht nicht nur still folgen, sondern ihn durch gezielte Fragen mitgestalten. Damit erreichen sie zwei wichtige Ziele: Sie schließen ihre Verständnislücken und entheben sich der Pflicht, diese zuhause durch eigene Recherchen zu bereinigen. Genauso wichtig ist die Interaktion mit dem Lehrenden, der durch die Mitarbeit seiner Hörer genauer einschätzen kann, an welchen Stellen er tiefer in die Erklärungen einsteigen muss, um den zu vermittelnden Stoff sicher anzubringen.

Wiederholungsfragen

1. Nennen Sie die vier grundlegenden Aufgaben Pflegender, wie sie im Ethikkodex des Weltbundes der Krankenschwestern und Krankenpfleger genannt sind (➤ Tab. 1.1)
2. Erklären Sie den Begriff „Pflegeleitbild". (➤ Kap. 1.1)
3. Zählen Sie die zwölf Aktivitäten des täglichen Lebens (ATL) nach Juchli auf. (➤ Kap. 1.1.2)
4. Warum dient ein Pflegestandard der Vereinheitlichung von Pflegemaßnahmen? Welche Bedingungen müssen erfüllt sein, damit dieses Ziel zu erreichen ist? (➤ Kap. 1.2)
5. Nennen Sie die sechs Schritte des Pflegeprozesses und erläutern Sie deren Inhalte (➤ Kap. 1.4)
6. Aus welchen Quellen erhalten Pflegende Informationen über einen Patienten? Nennen Sie drei Beispiele und bewerten Sie die Art der jeweiligen Informationen. (➤ Kap. 1.4)
7. Definieren Sie den Begriff „Pflegeproblem". (➤ Kap. 1.4)
8. Nennen Sie zwei Regeln für die Formulierung von Pflegezielen und begründen Sie deren Sinn. (➤ Kap. 1.4)
9. Warum ist es sinnvoll, Pflegemaßnahmen zu überprüfen (evaluieren)? (➤ Kap. 1.4)
10. Was bedeutet Authentizität im Zusammenhang mit der Pflegedokumentation? (➤ Kap. 1.6)
11. Welche Angaben sind auf dem Stammblatt des Patienten schriftlich fixiert? (➤ Kap. 1.6.2)
12. Welche Maßnahmen sind in der „primären Gesundheitsförderung" zusammengefasst? (➤ Kap. 1.7.1)

KAPITEL

2 Aufbau und Funktion des Körpers sowie Gesundheits- und Krankheitslehre

Alle Fachbereiche der Medizin beschäftigen sich auch mit dem **Aufbau** *(Anatomie)* und der **Funktion** *(Physiologie)* des menschlichen Körpers. Im Laufe der Jahrhunderte sammelten die Forscher immer mehr Wissen. Mittlerweile ist es so umfangreich, dass ein Einzelner nicht mehr in der Lage ist, sämtliche Bereiche vollständig zu überblicken. Die logische Folge war die Trennung in medizinische Fachrichtungen, die sich auch in der Einteilung der Krankenhäuser spiegelt. Grundsätzlich sind Innere Medizin und Chirurgie getrennt. Spezialkliniken oder Krankenhäuser höherer Versorgungsstufen (z. B. Universitätskliniken) sind in noch stärker spezialisierte Bereiche geteilt, die sich meist an zusammenhängenden Organsystemen orientieren (z. B. Nervenheilkunde = Neurologie, Heilkunde der weiblichen Geschlechtsorgane = Gynäkologie, Heilkunde des Blutes und der blutbildenden Organe = Hämatologie).

BEACHTE

Bereits in der Antike verfügten griechische Ärzte über großes Wissen bezüglich der inneren Beschaffenheit des Menschen (➤ Abb. 2.1). Während des Mittelalters allerdings war es den Medizinern aus religiösen Gründen verboten, Leichen zu sezieren, also aufzuschneiden, um zu untersuchen, aus welchen Strukturen der Körper besteht und wie er aufgebaut ist. Deshalb war die Heilkunst mehr als 1 000 Jahre lang von Irrlehren geprägt. Erst in der Zeit der Renaissance (etwa von 1350–1550 n. Chr.) machten sich die Wissenschaftler von diesem Diktat frei und begannen, den Körper zu studieren. Inzwischen sind längst alle Organe und Funktionseinheiten bekannt. Obwohl aus anatomischer Sicht kaum noch offene Fragen bestehen, sind viele Zusammenhänge im physiologischen und biochemischen Bereich weiterhin ungeklärt.

Aus der langen Tradition der Anatomie erklärt sich die griechische oder lateinische Benennung der Körperstrukturen. Die beiden Sprachen beherrschten über Jahrhunderte die Wissenschaft, und die Ärzte sind ihnen bis heute treu geblieben.

Zunächst wirken die anatomischen Namen der einzelnen Körperstrukturen verwirrend, weil sie meist sehr lang sind und ihre Bedeutung sich nicht sofort erschließt. Doch bei näherem Hinsehen lassen sich durchaus Ähnlichkeiten zu Worten erkennen, die auch im deutschen Sprachraum geläufig sind.

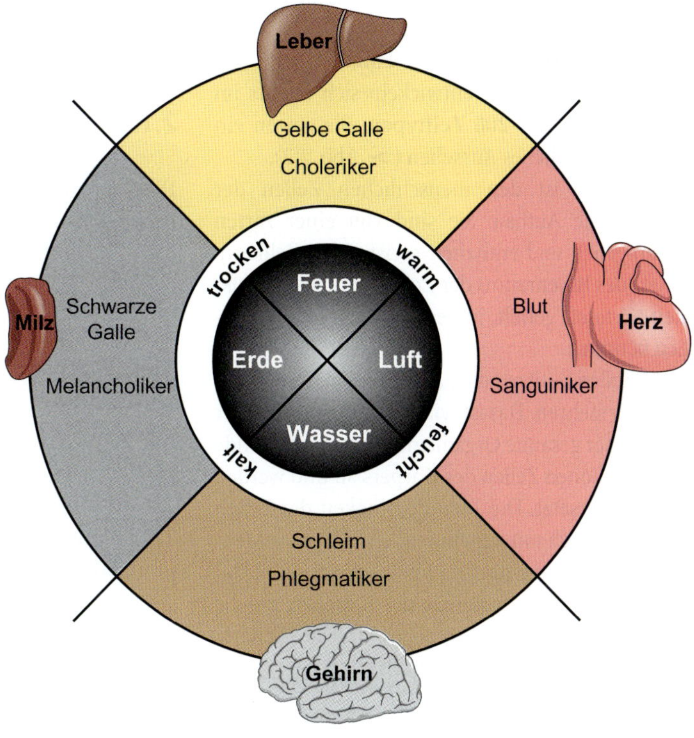

Abb. 2.1 Der griechische Arzt **Galen** *(129–216)* formulierte die Säftelehre (Humoralpathologie). In dieser (den heutigen wissenschaftlichen Erkenntnissen nicht entsprechenden) Anschauung ordnete er den vier in der Antike als Elemente geltenden Kategorien Feuer, Wasser, Luft und Erde jeweils Organe und Charaktereigenschaften zu. Dieses System zeigt, dass die Forschung im Laufe von etwa 2 000 Jahren zu Erkenntnissen gekommen ist, die oft im Gegensatz zu früheren Überzeugungen stehen. [L157]

Die Ausbildung zu Krankenpflegehelfern eröffnet die Möglichkeit, in nahezu allen Bereichen der pflegerischen und medizinischen Versorgung tätig zu sein. Deshalb sind grundlegende Kenntnisse über die Funktion und den Aufbau des menschlichen Körpers und seiner Organsysteme notwendig. Die folgenden Kapitel sollen ein Verständnis der Zusammenhänge schaffen, die das Leben und Überleben des Menschen ermöglichen.

2.1 Zellen

DEFINITION

Zelle: Kleinster lebensfähiger Baustein der Lebewesen.

Alle Gewebe des Menschen bestehen aus **Zellen.** Sie besitzen einen eigenen Stoffwechsel, mit dessen Hilfe sie ihre Ernährung steuern aber auch an Prozessen im Zellverband teilnehmen können.

Insgesamt ist der Körper aus etwa 100 000 Milliarden Zellen zusammengesetzt, von denen die meisten so klein sind, dass sie mit bloßem Auge nicht sichtbar sind. Für die sehr spezialisierten Funktionen in den verschiedenen Geweben entwickeln sich bereits im Mutterleib mehr als **200 Zelltypen.** Sie zeigen ein sehr unterschiedliches Aussehen (➤ Abb. 2.2).

Gemeinsam ist den menschlichen Zellen der grundsätzliche Aufbau. Sie sind von einer zarten Haut umgeben und enthalten meist einen Zellkern. Der Rest des Innenraums der Zelle ist von einer Flüssigkeit *(Zytosol)* gefüllt, in der sich weitere Zellorganellen befinden.

Viele Zellen besitzen die Fähigkeit, sich durch Teilung zu vermehren. Das ist wichtig, weil sie schneller altern, als der gesamte Organismus. In jeder Sekunde sterben Millionen Zellen des Körpers ab und werden durch neue ersetzt. Die Teilungsfähigkeit der Zellen schwindet jedoch mit zunehmendem Alter des Menschen und führt zu typischen Veränderungen im Gewebe. So nimmt die Stabilität der Knochen ab, die Haut verliert ihr straffes Aussehen und die Schärfe der Sinneswahrnehmung lässt nach.

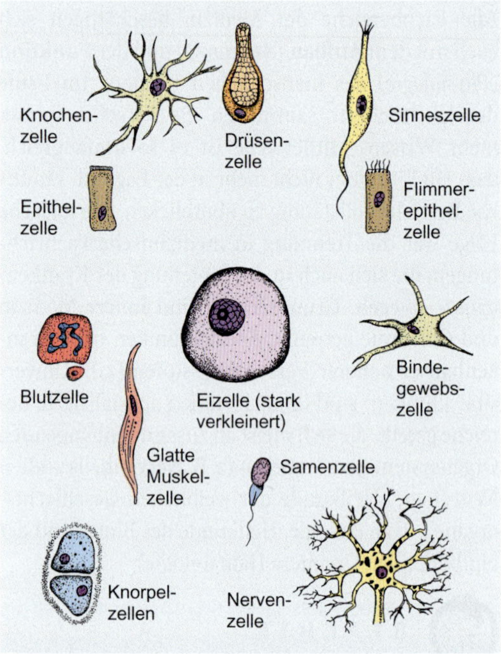

Abb. 2.2 Die Zellen des menschlichen Körpers unterscheiden sich besonders stark hinsichtlich ihrer äußeren Form. Die in der Mitte dieser Abbildung gezeigte Eizelle ist stark verkleinert dargestellt. Um ihre tatsächliche Größe im Vergleich zur Samenzelle wiederzugeben, müsste sie mindestens so groß sein wie die gesamte Abbildung. [L190]

2.1.1 Zellaufbau

Der Bauplan nahezu aller Zellen folgt einem einheitlichen Schema. Deshalb lassen sich ihre grundsätzlichen Bestandteile einheitlich beschreiben (➤ Abb. 2.3).

Zellwand

Die **Zellwand** besteht aus einer halbdurchlässigen Membran. Sie lässt verschiedene Moleküle passieren, vor allem Wasser und Sauerstoff. Die Wand hält die Zelle zusammen und dient ihrem Schutz. Der Transport durch die Zellwand erfolgt im Sinne der Osmose (➤ Abb. 2.97) für größere Teilchen gibt es spezielle Transportmechanismen.

Zellorganellen

Die Flüssigkeit *(Zytosol)* in der Zelle nimmt etwa 50 % des Raums ein. Sie besteht aus Wasser (70–95 %), in dem Salze, Eiweiße, Fette und Zucker gelöst sind. Die andere Hälfte des Raums belegen die **Zellorganellen,** deren Zahl und Form sich bei den einzelnen Zelltypen stark unterscheiden.

Zellkern

Die meisten Zellen besitzen mindestens einen **Zellkern.** Er ist das größte Zellorgan und enthält unter anderem die **Erbinformation** *(Chromosomen).* Sie liegt als DNS (*Desoxyribonukleinsäure,* englisch auch DNA = deoxyribonucleic acid) in Form gewundener Fäden vor. Der Mensch besitzt insgesamt 46 Chromosomen. Die Hälfte davon stammt vom Vater und die andere Hälfte von der Mutter. Diese Chromosomen sind zu 23 Paaren geordnet. Eines davon, das Paar der **Geschlechtschromosomen** *(Gonosomen),* unterscheidet sich von allen anderen. Während 22 Paare aus zwei nahezu gleich aufgebauten Chromosomen bestehen, die als **Autosomen** bezeichnet werden, zeigt das Geschlechtschromosomen-Paar einen ungleichen Aufbau. Zwar hat die Frau zwei gleich geformte X-Chromosomen, doch beim Mann gesellt sich zu einem X- ein viel kleineres Y-Chromosom. In diesem Unterschied der Erbinformation liegt die Ursache für den Unterschied der Geschlechter.

Der Zellkern ist von einer doppelten Hülle umgeben. Sie ist von zahlreichen Öffnungen durchbrochen, die als Transportwege dienen.

Ribosomen

Die **Ribosomen** sind winzige Zellorgane, die in den Zellen zahlreich vorhanden sind. Sie produzieren Eiweißmoleküle.

Endoplasmatisches Retikulum

Das **endoplasmatische Retikulum** *(ER)* besteht aus eng gefalteten Häutchen, die ein geschlossenes Kammersystem bilden (➤ Abb. 2.4). Es geht in die Hülle des Zellkerns über. Auf einem Teil sitzen Ribosomen *(raues endoplasmatisches Retikulum).* Die glatten Anteile (ohne Ribosomen) übernehmen u. a. Aufgaben bei der Produktion von Fetten und Steuerungssubstanzen *(Hormone).*

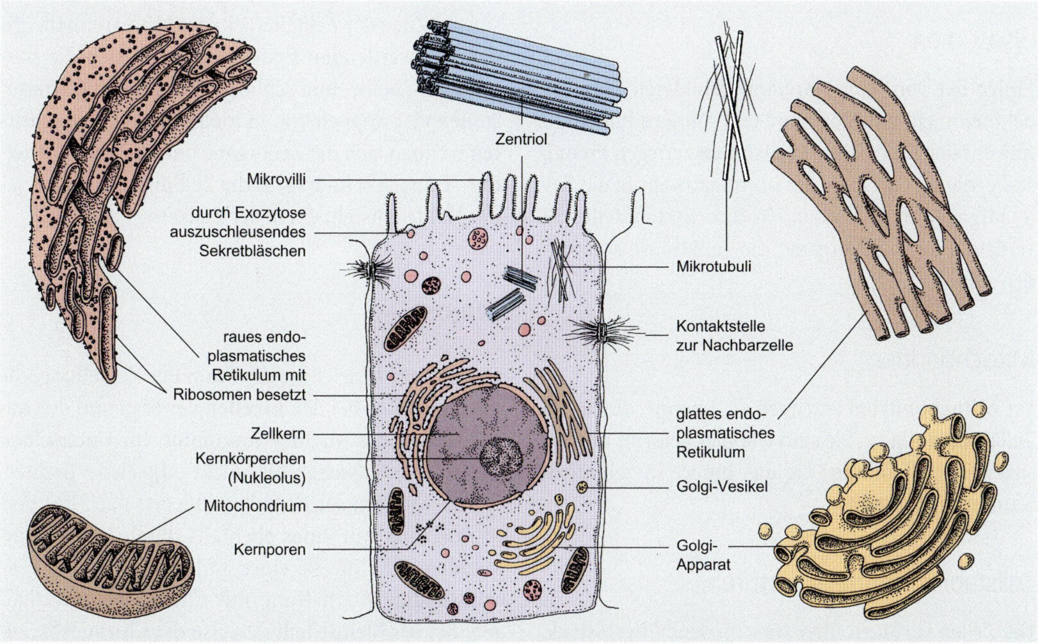

Abb. 2.3 Der Schnitt durch eine Zelle zeigt Kern, Membran und die verschiedenen Zellorgane. [L190]

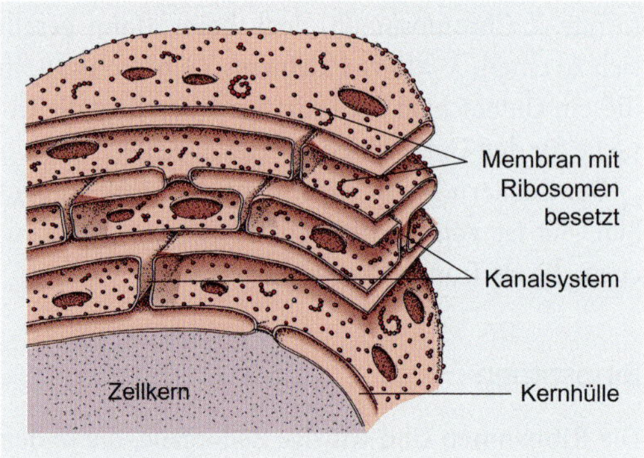

Abb. 2.4 Ausschnitt des Zellinneren. Das raue endoplasmatische Retikulum liegt vielfach gefältelt auf dem Zellkern. [L190]

Golgi-Apparat

Der **Golgi-Apparat** hat den Namen seines Entdeckers *(Camillo Golgi)* erhalten. Es handelt sich, ähnlich wie beim endoplasmatischen Retikulum, um eine vielfach gefaltete Membran. Der Golgi-Apparat sammelt die im endoplasmatischen Retikulum gebildeten Substanzen (z. B. Hormone), umschließt sie mit einem Bläschen und stößt sie ab. Die Wand dieser Blasen ist in der Lage, sich mit der Zellwand zu vereinigen. So werden die Zellprodukte u. a. nach außen transportiert.

Lysosomen

Einige der vom Golgi-Apparat gebildeten Bläschen nehmen nicht am Transport teil, sondern bilden die Abwehr der Zelle. Diese **Lysosomen** zerlegen Fremdstoffe, die z. B. im Zuge der Immunabwehr in die Zelle aufgenommen wurden, in ihre Bestandteile. Sie verdauen auch Zellorgane, die funktionslos geworden sind.

Mitochondrien

Die **Mitochondrien** erzeugen die Energie, die für die Zellarbeit nötig ist. Sie sind wie Eier geformt und besitzen eine Membran, die das Innere in zahlreiche Kammern unterteilt.

Zellstabilisierende Strukturen

Die Zellen verfügen über verschiedene Eiweißstrukturen, die unter anderem eine stützende Funktion ausüben. Besonders wichtig sind die fadenförmigen **Mikrofilamente,** die für den Transport innerhalb der Zelle zuständig sind und bei Muskelzellen das Zusammenziehen ermöglichen sowie die **Mikrotubuli,** die vor allem die Form der Zelle stützen.

2.1.2 Zellteilung

Im Körper findet fortwährend ein Prozess der Erneuerung statt, der ausschließlich über die Teilung bestehender Zellen gesichert werden kann. Einige Zellformen (z. B. Nervenzellen), sind nur eingeschränkt oder gar nicht teilungsfähig.

Die **Zellteilung** kommt im menschlichen Körper in zwei Formen vor.

Mitose

Bei der **Mitose,** der häufigsten Fortpflanzungsform der Zellen, entstehen zwei Tochterzellen, die exakt dieselbe Erbinformation enthalten wie die Ursprungszelle. Die Mitose (> Abb. 2.5) beginnt vor dem eigentlichen Teilungsprozess mit der **Verdoppelung des Chromosomensatzes** (> Kap. 2.1.1). Die DNS ist wie eine Leiter aufgebaut, deren Sprossen sich im Zuge der Zellteilung in der Mitte trennen. Mit den frei werdenden Enden verbinden sich die passenden Bauteile, und schließlich liegt jedes Chromosomenpaar doppelt vor. In mehreren Teilungsschritten trennen sich die Zellorgane und die Erbinformation. Danach schnürt sich die Zellhülle ein und in jeder Hälfte entsteht ein neuer Zellkern.

Meiose

Die **Meiose** bezeichnet die Form der Zellteilung, die ausschließlich bei den **Eizellen** der Frau und den **Samenfäden** des Mannes vorkommt. Im Unterschied zur Mitose entstehen hier nicht erbgleiche Tochterzellen, sondern solche Zellen, die erst nach der Verschmelzung mit einer ebenfalls durch Meiose entstandenen Keimzelle eines anderen Menschen eine vollständige Ausstattung mit Chromosomen erhalten. Bei der Meiose teilt sich also der Chromosomensatz.

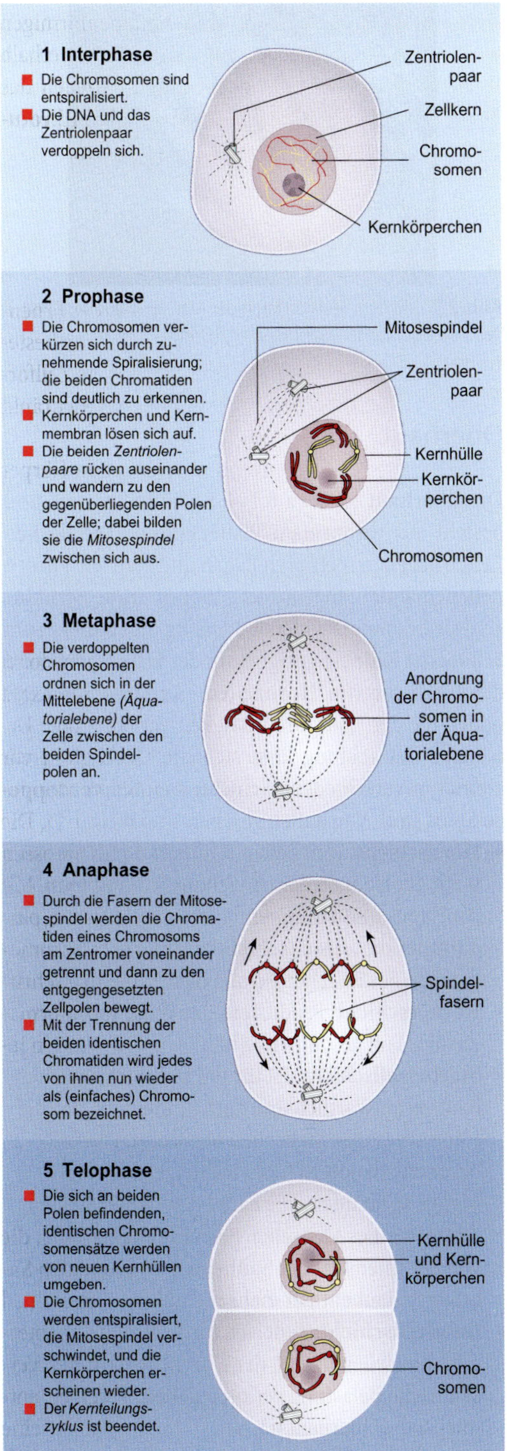

Abb. 2.5 Die Phasen der Mitose. „Interphase" bezeichnet die Zeit zwischen den Zellteilungen. [L190]

2.2 Haut und Anhangsgebilde

Die **Haut** bildet die äußere Begrenzung des menschlichen Körpers und schützt ihn gegen Bedrohungen aus der Umwelt. Dazu zählen:

- Physikalische Einflüsse, z. B. Temperatur- und Feuchtigkeitsschwankungen, Strahlung
- Chemische Einflüsse, z. B. Säuren, Laugen, Gifte
- Biologische Einflüsse, z. B. Bakterien, Viren, Parasiten und andere Krankheitserreger.

Der Mensch nimmt über die Haut viele Informationen aus seiner Umgebung wahr. Sie empfindet z. B. die Wärmestrahlung, die von einem Feuer ausgeht und verhindert so, dass der Mensch in die Flammen greift und sich auf diese Weise verletzt. Zahlreiche Nervenenden sind für den Tastsinn der Haut verantwortlich. Sie sind unterschiedlich dicht über die Körperoberfläche verteilt. Besonders viele sensible Fasern finden sich an Händen, Füßen, Gesicht und Geschlechtsteilen (➤ Kap. 2.9). Mit ihrer Hilfe gewinnt der Mensch eine sehr genaue Vorstellung von der Beschaffenheit der Gegenstände, die ihn umgeben. Er kann glatte, raue, weiche, harte, feuchte oder trockene Oberflächen erkennen und unangenehme von angenehmen Berührungen unterscheiden. Außerdem vermittelt die Haut Informationen über das Gefühlsleben.

Auch der Gesundheitszustand spiegelt sich in der Hautfarbe. Ein Mensch, dem es rundum gut geht, hat einen rosigen Teint. Chronisch Kranke sehen oft fahl aus. Manchmal signalisiert die Haut sogar ein spezielles Krankheitsbild. So zeigen Nierenkranke meist eine gräuliche Hautfarbe, während sich bei Patienten mit einer Lebererkrankung die Haut gelblich verfärbt.

Auch für die Balance des Wasserhaushalts und der Körpertemperatur ist die Haut von großer Bedeutung.

Die Anhangsgebilde, Haare (➤ Kap. 2.2.3) und Nägel (➤ Kap. 2.2.4), unterstützen die Haut in ihrer Empfindung oder ihrer Schutzfunktion.

BEACHTE

Die Haut ist das größte Organ des Menschen. Abhängig von der Statur des Körpers umfasst sie eine Fläche von 1,5–2 Quadratmeter und wiegt zwischen 3,5–10 Kilogramm.

2.2.1 Hautschichten

Die Haut besteht aus drei Schichten (➤ Abb. 2.6). Außen liegt die **Oberhaut** *(Epidermis)*, die zum Schutz vor mechanischer Beschädigung von einer Hornschicht bedeckt ist. Die mittlere Schicht wird als **Lederhaut** *(Korium)* bezeichnet. Darunter befindet sich die **Unterhaut** *(Subkutis)*. Dieser Aufbau ist an der gesamten Körperoberfläche gleich.

Abhängig von der jeweiligen Körperpartie finden sich zwei verschiedene Hauttypen: Leistenhaut und Felderhaut.

Handflächen und Fußsohlen sind einer besonders starken Belastung durch Bewegung, Berührung und Druck ausgesetzt (➤ Abb. 2.7). Um ihre Aufgaben erfüllen zu können, bestehen diese Areale aus **Leistenhaut,** die weder Talgdrüsen noch Haarwurzeln, sondern lediglich **Schweißdrüsen** enthält. Ihre Oberfläche ist von parallel angeordneten Furchen durchzogen.

Alle anderen Teile der Körperfläche sind von **Felderhaut** bedeckt. Der Name stammt von der Anordnung der Furchen, die die Haut in kleine Felder teilt. Auf diesem Hauttyp wachsen Haare, deren Form und Dichte je nach Areal unterschiedlich sind. Felderhaut enthält außerdem **Schweiß- und Talgdrüsen.**

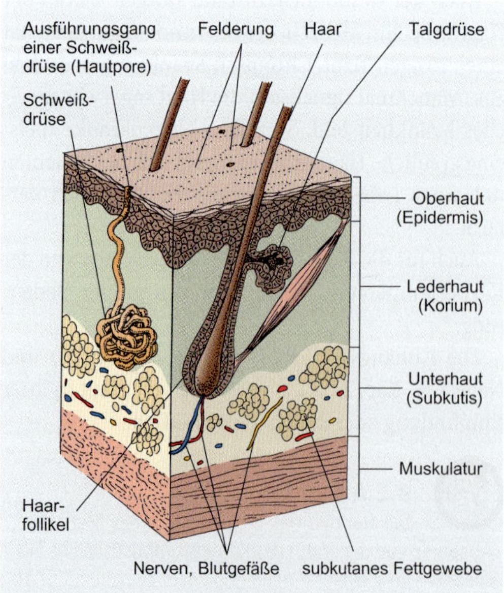

Abb. 2.6 Ein Querschnitt durch die Haut. [L190]

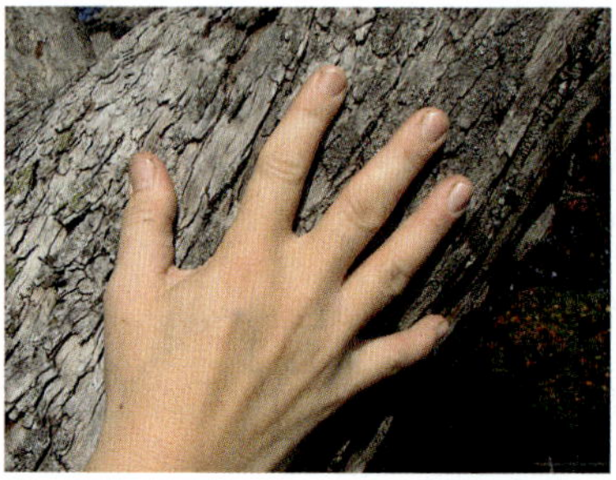

Abb. 2.7 Mit dem Tastsinn kann der Mensch die Beschaffenheit von Oberflächen wahrnehmen. [O440]

Oberhaut

Die **Oberhaut** ist etwa 0,1–1,5 Millimeter dick und besteht aus verhorntem Plattenepithel. Die flachen Zellen liegen in mehreren Lagen und sind wie Fliesen nebeneinander angeordnet. Wegen ihrer Struktur sind sie besonders widerstandsfähig und perfekt zum Schutz des Körpers geeignet. In der Hauptsache wird diese Schicht von **Hornzellen** *(Keratinozyten)* gebildet, die der Haut ihre Festigkeit verleihen. Bei genauerer Betrachtung lässt sich die Oberhaut noch einmal in verschiedene Schichten einteilen, die alle gefäßlos sind. Von außen gesehen sind dies:

- **Hornschicht.** Ihre Zellen schilfern durch die Reibung der Haut an der Umgebung fortlaufend ab. An Hand- und Fußinnenflächen findet sich direkt darunter die **„Glanzschicht“** *(Stratum lucidum)*, die dem zusätzlichen Schutz dient
- **Körnerschicht.** Produziert eine ölige Substanz, die die Haut geschmeidig hält
- **Stachelzellschicht.** Ist für die Stabilität der Oberhaut verantwortlich und enthält Melanin, das die Hautfarbe eines Menschen bestimmt. Dieser braune Farbstoff ist nicht immer in derselben Menge vorhanden. Die Farbe der Haut ist von den Anlagen eines Menschen ebenso abhängig wie von der Intensität der Sonneneinstrahlung. Gebräunte Haut enthält mehr Melanin
- **Basalzellschicht.** Teilt sich fortwährend und ersetzt die Zellen, die an der Hornschicht durch mechanische Belastung verloren gehen. Von hier aus wächst die Oberhaut nach.

Lederhaut

Die **Lederhaut** *(Korium)* ist zwischen 0,3 und 2,4 Millimeter dick. Sie besteht aus elastischem Gewebe und hat zwei Schichten:

- **Papillarschicht** *(Stratum papillare).* Hier verlaufen sehr kleine Blutgefäße *(Kapillaren),* aus denen auch die Oberhaut mit Nährstoffen versorgt wird. Außerdem liegen in dieser Hautschicht die feinen Nervenenden, mit deren Hilfe Menschen Berührungen wahrnehmen. Besonders viele dieser *Mechanorezeptoren* (➤ Tab. 2.6) sind z. B. an den Fingerspitzen und an den Lippen zu finden
- **Geflechtschicht** *(Stratum reticulare).* Besteht vor allem aus festem Bindegewebe und enthält Haarwurzeln, Talg- und Schweißdrüsen, Blutgefäße, Nerven sowie Fettgewebe.

Unterhaut

In der **Unterhaut** *(Subkutis)* lagern **Fettzellen.** Sie sind in Haufen angeordnet und je nach Körperstelle unterschiedlich stark ausgeprägt. Der Fettgehalt der Unterhaut dient der Temperaturregulation („Fett wärmt."), erfüllt jedoch auch eine Schutzfunktion für die darunter liegenden Körperstrukturen. Darüber hinaus befindet sich hier ein großer Teil der **Energiereserve** des Körpers. Ein schwergewichtiger Mensch besitzt nicht unbedingt mehr Fettzellen als ein schlanker Mensch, denn diese Zellen haben die Fähigkeit, ihre Größe zu vervielfachen (➤ Abb. 2.8).

BEACHTE

Bei einer Gewichtsreduktion verschwinden die Fettzellen nicht, sie werden lediglich kleiner. Dieser Mechanismus war vor allem in der Frühzeit der Menschheit von großer Bedeutung. Damals wechselten nahrungsreiche Monate und Hungerzeiten ab. Die Fähigkeit, Reserven anzulegen (in bereits vorhandenen Fettzellen), sicherte das Überleben.

Außerdem liegen in der Unterhaut Schweißdrüsen und Haarwurzeln. Das Gewebe ist sehr locker aufgebaut und ermöglicht ein hohes Maß an Bewegung zwischen der Haut und den Knochen und Muskeln.

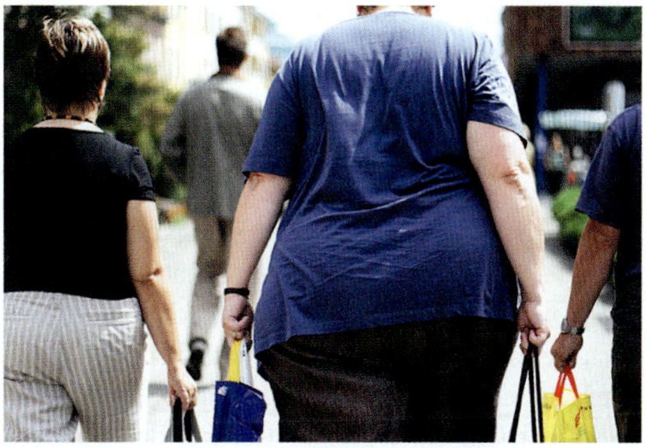

Abb. 2.8 Normalgewichtiger und übergewichtiger Mensch. [J787]

2.2.2 Hautdrüsen

Die Haut enthält **Drüsen,** die verschiedene Funktionen übernehmen und in unterschiedlicher Dichte auf der Körperoberfläche verteilt sind.

Schweißdrüsen

Die **Schweißdrüsen** liegen in der Leder- und Unterhaut und verteilen sich über die gesamte Haut. Besonders viele Schweißdrüsen sind an den Hand- und Fußflächen zu finden. Ihre Ausführungsgänge ziehen sich bis an die Körperoberfläche und enden dort in einer **Pore.** Diese Drüsen produzieren den Schweiß, ein wässriges Sekret, das Salze, Abbauprodukte des Stoffwechsels und Säuren enthält. Der Schweiß hat mehrere Aufgaben.

Temperaturregulation

Arbeitende Muskeln produzieren Wärme. Um während einer körperlichen Belastung die Temperatur stabil zu halten, beginnen die Drüsen mit der Produktion von Schweiß, der sich auf der Haut verteilt. Dort verdunstet er. Dieser Prozess erzeugt eine Kühlung. Den **Kühlungseffekt** nutzt der Körper auch unabhängig von Anstrengung, sobald die Umgebungstemperatur steigt. Im Sommer oder in heißen Regionen der Welt schwitzt ein Mensch leichter. Bei Fieber greift das Schwitzen ebenfalls regulierend ein und ist in der Lage, die Körpertemperatur zu senken.

Säureschutzmantel

Durch seinen Gehalt an Säuren erreicht Schweiß einen pH-Wert von etwa 4,5 und schafft damit ein Milieu, in dem Krankheitserreger nicht gut wachsen können. Dies ist eine **Selbstreinigungsfunktion** des Körpers. Die meisten Menschen schätzen sie allerdings nicht besonders, denn der Schweiß enthält auch Bestandteile, die von den natürlicherweise auf der Haut lebenden Bakterien gespalten werden. Dadurch entsteht ein typischer Geruch, den man zumeist mit mangelhafter Pflege gleichsetzt. Die meisten Menschen versuchen, ihm mit regelmäßiger Körperreinigung zuvorzukommen.

TIPPS & TRICKS

Seifen beseitigen nicht nur den Geruch, sondern auch alle anderen Sekrete, die dem Hautschutz dienen. Zu häufiges Waschen laugt die Haut aus und nimmt ihr die Elastizität. Deshalb verwenden Pflegende, die sich aus hygienischen Gründen oft die Hände waschen, regelmäßig rückfettende Cremes.

Talgdrüsen

Die **Talgdrüsen** befinden sich meist in unmittelbarer Nähe der Haarwurzeln und sind in die Lederhaut eingebettet. Ihre Ausführungsgänge enden im Haarfollikel. Die Drüsen produzieren ein fett- und salzhaltiges Sekret, den Talg. Er bildet einen feinen Film und hält Haar und Haut geschmeidig. Die Konsistenz des Sekrets kann zu einer Verstopfung der Drüsenausgänge führen. Auf diese Weise bilden sich **Mitesser** *(Komedonen),* die durch den Hautfarbstoff Melanin oft dunkel gefärbt sind. Besonders während der Geschlechtsreife *(Pubertät)* kann die Talgproduktion erhöht sein (➤ Abb. 2.9). Dann entzünden sich die Mitesser leicht und verursachen Pickel, die als **Akne** bezeichnet werden. Sie treten vor allem an Gesicht, Rücken, Nacken und Brust auf, den Hautpartien, an denen sehr viele Talgdrüsen vorkommen. Im Alter verringert sich die Aktivität der Talgdrüsen. Die Haut wird trockener und schuppig.
In den äußeren Gehörgängen sitzen spezielle Talgdrüsen, die ein sehr zähes, meist gelb-bräunlich gefärbtes Sekret absondern (➤ Kap. 2.4.4). Das Ohrenschmalz *(Zerumen)* dient der Reinigung der Ohren.

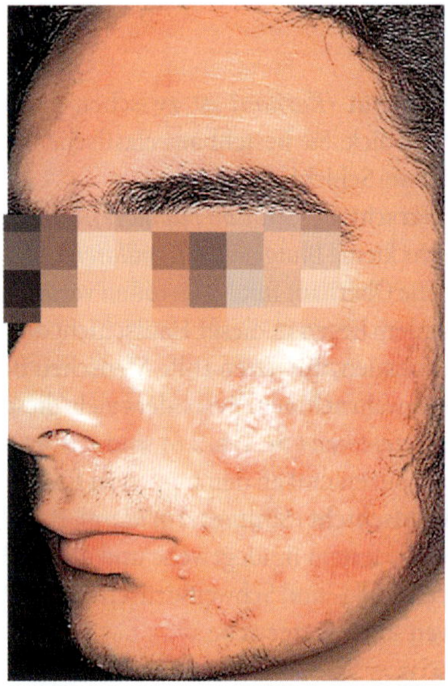

Abb. 2.9 Die erhöhte Talgproduktion während der Pubertät ist die Ursache für Akne. [G274]

Duftdrüsen

Die **Duftdrüsen** liegen in der Unterhaut und befinden sich vor allem im Bereich der Achseln, am Schambein, den großen Schamlippen, Hodensack, Damm und After. Sie gehören zu den Schweißdrüsen. Ihr Sekret lässt den unverwechselbaren Körpergeruch des Menschen entstehen. Er spielt eine wichtige Rolle für die zwischenmenschlichen Beziehungen. Babys können z. B. ihre Mütter am Körpergeruch eindeutig erkennen.

2.2.3 Haare

Haare haben die Form von geflochtenen Fäden und bestehen aus ineinander verdrehten, hornhaltigen Zellen. Sie lassen sich grob in zwei Teile gliedern:
- Der **Haarschaft** befindet sich außerhalb des Körpers
- Die **Haarwurzel** ist in der Haut verankert.

Die Haarwurzel hat in etwa die Form einer Tulpenzwiebel und steckt in einer Scheide, die mit zwei Schichten flacher Hautzellen ausgekleidet ist. Dieser Haarfollikel reicht bis in die Lederhaut oder sogar in die Unterhaut. Zu jeder Haarwurzel gehört ein winziges Muskelbündel, das von der Spitze der Haarwurzel schräg in Richtung Körperoberfläche, zur Oberhaut, verläuft. Starke Gefühle (Angst) oder andere Reize führen zu einer Aktivierung dieser Muskeln. Sie richten die Haare auf und lassen die Haarfollikel nach außen treten, sodass die Haut aussieht, als sei sie mit kleinen Pickeln übersät (Gänsehaut).

Haare haben eine Lebensdauer von bis zu acht Jahren und wachsen in dieser Zeit mit etwa einem Zentimeter pro Monat (➤ Abb. 2.10). Anschließend sterben sie ab und fallen aus. Im Haarfollikel reift nach einer kurzen Ruhephase ein neues Haar nach. Ein gesunder Mensch verliert täglich etwa 100 Haare.

Haarfarbe

Die Haarfarbe (meist braun, blond, rötlich oder schwarz) ist vom Gehalt des Farbstoffs Melanin im Haar abhängig. Weil er sich im Alter verringert und bei der Produktion vermehrt Luftbläschen in das Haar eingeschlossen werden, werden viele Menschen grau- oder weißhaarig.

Haarausfall

Die Haarwurzeln reagieren empfindlich auf männliche Geschlechtshormone. Deshalb ist bei vielen Männern mit steigendem Alter eine zunehmende Glatzenbildung zu beobachten. Sie beginnt meist im Schläfenbereich.

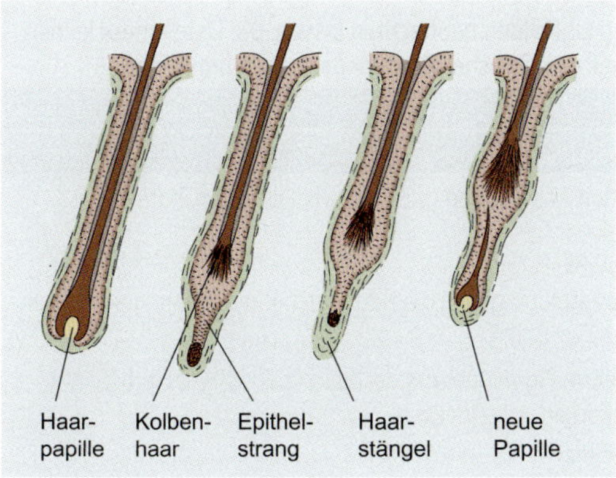

Abb. 2.10 Die Wachstumsperiode eines Haares dauert etwa drei bis sechs Jahre. Danach fällt es aus und an derselben Stelle entsteht ein neues Haar. [L190]

Haarfunktionen

Auf dem Kopf schützen Haare den Menschen vor allem vor Sonnenstrahlung. Die Haare der Augenbrauen, Wimpern und in der Nase verhindern das Eindringen von Fremdkörpern in die empfindlichen Organe. Da die Haarwurzeln von einem Geflecht feiner Nerven umgeben sind, die sehr empfindlich auf Berührungen reagieren, unterstützen die Haare den Tastsinn. Die bei den Tieren wesentliche Aufgabe als Kälteschutz ist beim Menschen wegen der geringen Haardichte fast verloren gegangen.

2.2.4 Nägel

Zehen- und Fingerspitzen sind mit **Nägeln** versehen. Sie bestehen aus einer derben Schicht von Hornzellen. Ein gesunder Nagel weist eine leichte Längsstruktur auf und ist ansonsten glatt und transparent. Das Nagelbett liegt wie ein U über dem Endglied der Finger und Zehen. Von hier aus wächst der Nagel in quergewölbter Form nach (➤ Abb. 2.11).
Die Nägel haben vor allem zwei Funktionen:
- Schutz der empfindlichen Finger- und Zehenspitzen vor Verletzungen
- Als Widerlager verbessern sie Greiffähigkeit und Sensibilität von Fingern und Zehen.

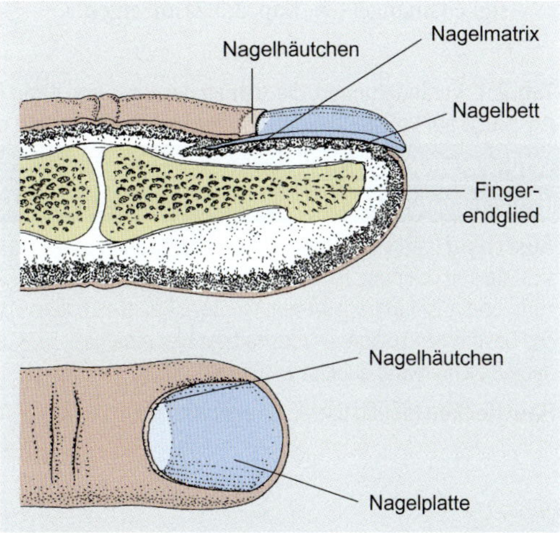

Abb. 2.11 Längsschnitt durch die Fingerspitze und Sicht von oben auf einen Nagel. [L190]

TIPPS & TRICKS
Die Farbe der Fingernägel ermöglicht Pflegenden, mit einem einzigen Blick eine Aussage über den körperlichen Zustand von Patienten zu treffen. Rosige Nägel zeigen eine ausreichende Sauerstoffversorgung des Gewebes an, während bläuliche oder auffallend blasse Nägel auf einen Sauerstoffmangel hinweisen.

2.2.5 Erkrankungen der Haut

Das medizinische Fachgebiet, das sich hauptsächlich mit den Erkrankungen der Haut befasst, heißt **Dermatologie** *(griechisch dermatologia = Hautkunde).* Es umfasst auch die Geschlechtskrankheiten. Allerdings können Erkrankungen anderer Organe ebenfalls auf die Haut wirken und deshalb spielt sie für alle medizinischen Bereiche eine wichtige Rolle.

Fast noch wichtiger ist die Haut für die Arbeit der Pflegenden. Sie bildet:

- Den Teil des Körpers, an dem Pflegende den direkten Kontakt zum Patienten aufnehmen
- Ein wichtiges Kriterium zur Beurteilung des körperlichen und seelischen Zustands des Patienten, vor allem, wenn der Betroffene nicht in der Lage ist, sich mit Worten oder Gesten ausreichend mitzuteilen, z. B. können
  - Rötungen an Steiß, Fersen oder anderen gefährdeten Körperstellen auf die Gefahr des Wundliegens (Druckgeschwür) hinweisen
  - Trockene Haut mit stehenden Falten kann Flüssigkeitsmangel (➤ Kap. 3.5.2) anzeigen
  - Überwärmte Hautpartien können Entzündungen signalisieren
  - Starkes Schwitzen kann durch Fieber (➤ Kap. 3.4.2) hervorgerufen sein.

Beobachtung der Haut

Viele pflegerische Handlungen beziehen sich direkt auf die Haut. Pflegende haben Gelegenheit – zumindest bei Patienten, die auch in der Körperpflege zu unterstützen sind – einmal täglich alle Hautpartien in Augenschein zu nehmen und sie auf Veränderungen zu überprüfen (➤ Tab. 2.1). Pflegende führen diese Beobachtungen sorgfältig durch, sie beachten und schützen dabei die Intimsphäre des Patienten. Anschließend dokumentieren sie ihren Befund und geben ihren Eindruck an den behandelnden Arzt weiter, sofern es sich um eine Veränderung handelt, die eine Therapie erfordert. Wenn Krankenpflegehelfer unsicher sind, wie sie die Zeichen bewerten sollen, ziehen sie eine Pflegefachkraft zu Rate.
Patienten, die unter Erkrankungen der Haut leiden, klagen häufig auch über **Juckreiz.** Krankenpflegehelfer nehmen diese Beschwerden ernst und leiten die entsprechenden Informationen sofort an den behandelnden Arzt oder die zuständige Pflegefachkraft weiter. Juckreiz kann sehr quälend sein, vor allem für Menschen, die sich nur ungenügend bewegen können. Er lässt sich mit entsprechenden Arzneimitteln meist gut lindern.

Tab. 2.1 Veränderungen, die sich an der Haut und ihren Anhangsgebilden beobachten lassen. Die Liste erhebt keinen Anspruch auf Vollständigkeit, sondern soll vielmehr auf die Vielfalt möglicher Krankheitszeichen hinweisen.

Veränderungen der Haut	
Hautveränderung (Auswahl)	Mögliche Ursachen
Ausschlag (kann sehr unterschiedlich aussehen und sich auf verschiedene Teile des Körpers erstrecken; Form und Ausmaß trägt wesentlich dazu bei, die Ursache bestimmen zu können, deshalb ist hier eine genaue Beschreibung äußerst wichtig)	• Infektionskrankheiten (z. B. Masern, Scharlach, Röteln) • Allergie • Übermäßiges Schwitzen • Kleine Einblutungen in die Haut durch Blutgerinnungsstörungen
Hautflecken (häufig braun, gelegentlich rot)	• Vermehrte Pigmentierung der Haut (z. B. Sommersprossen, Leberflecken, Altersflecken) • Feuermal oder Blutschwamm • Hautkrebs (kann aussehen wie ein dunkler, unscharf begrenzter Leberfleck, blutet leicht bei unsanfter Berührung)

Tab. 2.1 Veränderungen, die sich an der Haut und ihren Anhangsgebilden beobachten lassen. Die Liste erhebt keinen Anspruch auf Vollständigkeit, sondern soll vielmehr auf die Vielfalt möglicher Krankheitszeichen hinweisen. *(Forts.)*

Veränderungen der Haut	
Hautveränderung (Auswahl)	Mögliche Ursachen
Bläschen (können mit Eiter oder wasserklarer Flüssigkeit gefüllt sein)	• Infektionskrankheiten (z. B. Windpocken) • Allergien
Knötchen	• Warzen (z. B. aufgrund einer Virusinfektion) • Hauttumoren
Rötungen	• Zu starke Sonneneinstrahlung (Sonnenbrand) • Thermische Verletzung (z. B. Verbrühung) • Hautpilz • Allergie
Blaue Flecken (Hämatom: Einblutung in die Haut)	• Bagatellverletzungen (bei Kindern und vollständig pflegebedürftigen Erwachsenen können vermehrt auftretende blaue Flecken ein Hinweis auf Misshandlung sein, deshalb sind sie besonders sorgfältig zu beobachten) • Verminderte Blutgerinnungsfähigkeit
Schuppen	• Neurodermitis (meist sind die betroffenen Körperstellen gerötet) • Schuppenflechte • Austrocknung (➤ Kap. 3.5.2)
Pickel	• Akne (v. a. im Gesicht, am Nacken und am Rücken) • Haarbalgentzündung *(Furunkel),* als *Karbunkel* wird eine Verschmelzung mehrerer Haarbalgentzündungen bezeichnet
Krusten	• Oberflächliche Hautverletzung, z. B. durch Kratzen bei juckenden Hauterkrankungen • Befall mit Parasiten (z. B. Milben) • Infektionen
Wunden	• Verletzungen aufgrund mechanischer Einwirkungen (z. B. Schnitt, Stich, Quetschung, Riss) • Ärztlicher Eingriff (z. B. Operation) • Zuckerkrankheit (kann u. U. schlecht heilende Wunden an Händen, Füßen und Beinen hervorrufen) • Druckgeschwür
Veränderungen der Hautanhangsgebilde	
Veränderungen der Nägel (Auswahl)	Mögliche Ursachen
Gelbliche Verfärbung und Brüchigkeit	Pilzerkrankung
Formveränderung	• Riffelung durch Durchblutungsmangel im Alter • Stark aufgetriebene Fingerendglieder mit gewölbtem Nagel durch Herz- oder Lungenerkrankungen
Ablösung	Gewalteinwirkung auf das Fingerendglied (oft mit Bluterguss, unter dem Nagel als dunkler Fleck sichtbar)
Veränderungen der Haare (Auswahl)	Mögliche Ursachen
Haarausfall	• Einwirkung von männlichen Geschlechtshormonen (kommt bei Männern und Frauen vor) • Zerstörung der Haarwurzeln durch Verbrennungen oder Verätzungen
Brüchige Struktur	• Zu häufige Haarwäsche • Ernährungsfehler

Infektionen und Allergien

Zahlreiche **Infektionskrankheiten und Allergien** verändern auch die Haut. Hier bestehen die Aufgaben der Krankenpflegehelfer zunächst darin, eine schonende Körperpflege zu empfehlen und bei Bedarf auch anzuwenden sowie auf die Verwendung geeigneter Kleidung zu achten (➤ Kap. 3.7).

Darüber hinaus sind die für die zuverlässige und korrekte Anwendung der ärztlich verordneten Therapie zuständig (➤ Tab. 5.3). Sie besteht häufig aus juckreizstillenden Salben, rückfettenden Cremes oder Tinkturen, die ganz unterschiedliche Wirkungen besitzen können.

Druckgeschwür

Dekubitusprophylaxe ➤ Kap. 3.8.3

DEFINITION

Druckgeschwür *(Dekubitus)*: Verletzung der Haut und darunter liegender Schichten durch lang dauernden Druck.

Das **Druckgeschwür** ist ein Krankheitsbild, das sich durch eine sachgerechte Pflege des Patienten häufig vermeiden lässt. Es kommt bei Patienten vor, die erheblich in ihrer Bewegung eingeschränkt sind und entsteht bevorzugt an Körperstellen, an denen Knochen nicht von Muskelschichten, sondern lediglich von Haut bedeckt sind (z. B. Hinterkopf, großer Rollhügel an den Hüften, Steiß, Ellenbogen, Schulterblätter, ➤ Abb. 2.12).

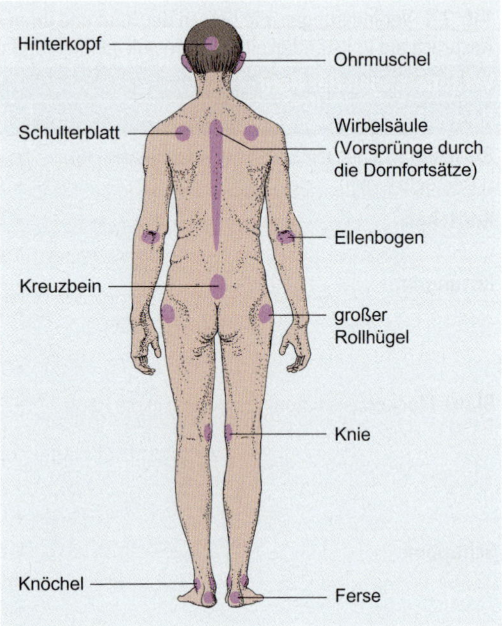

Abb. 2.12 Körperstellen, an denen das Risiko der Entstehung eines Druckgeschwürs besonders hoch ist. [L190]

Der Entstehung eines Druckgeschwürs liegen überwiegend drei Faktoren zugrunde, die einander wechselseitig verstärken:

- **Druck.** Beschreibt die Belastung einer umschriebenen Körperstelle durch das Körpergewicht, das z. B. im Liegen auf ihr lastet. Kann verstärkt werden durch Scherkräfte, die u. a. entstehen, wenn ein Patient langsam im Bett zum Fußende rutscht. Durch den Reibungswiderstand der Haut auf dem Bettlaken, verschieben sich die Schichten der Haut gegen das tiefer liegende Gewebe und sind dadurch erheblich belastet. Der Druck auf umschriebene Hautregionen steigt durch mangelhafte Pflege, z. B. wenn der Patient auf einem faltigen Bettlaken liegt, oder sich in einem Bett Krümel befinden. Auch künstliche Zugänge, etwa Sonden, können Druck ausüben, wenn sie unter den Patienten geraten und dort längere Zeit liegen bleiben. Ein besonderes Risiko besteht, wenn eine Körperregion dauerhaft einem zu hohen Druck ausgesetzt ist. Davon sind vor allem bettlägerige oder anderweitig bewegungseingeschränkte Menschen betroffen, wenn sie nicht zuverlässig (z. B. durch angemessene Lagerungswechsel) entlastet werden
- **Dauer und Stärke des Drucks.** Je länger der Druck dauert und je stärker er ist, desto größer ist die Gefahr eines Druckgeschwürs. Im Extremfall kann das Gewebe absterben *(Nekrose)*. Diese Faktoren sind durch Lagerungswechsel sowie die Wahl der Lagerungshilfsmittel und Matratze zu beeinflussen
- **Empfindlichkeit der betroffenen Körperstelle.** Ein junger Mensch mit guter Durchblutung hat ein geringeres Risiko, sich ein Druckgeschwür zuzuziehen, als ein älterer Mensch, dessen Gewebe möglicherweise aufgrund langer Erkrankungen weniger gut durchblutet ist. Feuchtigkeit greift die Haut ebenfalls an und vergrößert die Gefahr des Wundliegens.

INTERNET

Institut für Innovationen im Gesundheitswesen und angewandte Pflegeforschung e.V.: www.dekubitus.de
Die Seite vermittelt umfangreiche Informationen über Druckgeschwüre und geeignete pflegerische Maßnahmen zur Vorbeugung sowie Behandlung.

Dekubituskategorien/-stadien

Druckgeschwüre können in unterschiedlicher Ausprägung vorliegen. In der Krankenpflege hat sich eine **Kategorien-/Stadieneinteilung** durchgesetzt, mit deren Hilfe sich das Ausmaß des Druckgeschwürs dokumentieren lässt und die Entscheidung für eine geeignete Behandlung leichter möglich wird (➤ Tab. 2.2).

Ein Druckgeschwür lässt sich durch fachkundige pflegerische Arbeit in vielen Fällen verhindern oder günstig beeinflussen. Die entsprechenden Maßnahmen sind im Kapitel „Bewegung" (➤ Kap. 3.8) umfassend dargestellt.

Tab. 2.2 Einteilung für Druckgeschwüre. [Fotos: M291]

Ausprägung		Zeichen
Kategorie/Stadium I	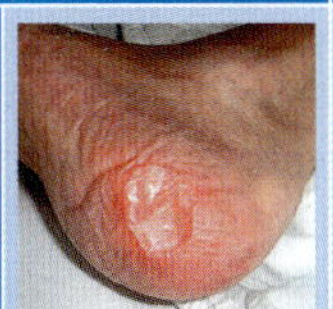	• Scharf begrenzte Hautrötung, die mit dem Finger nicht wegzudrücken ist
Kategorie/Stadium II	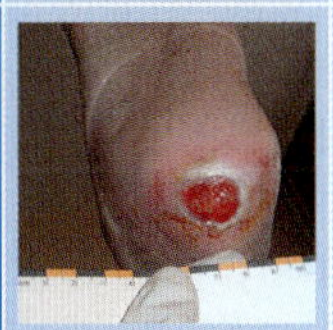	• Oberfläche der Haut ist geschädigt, es zeigt sich eine Abschürfung oder eine Blase • Risiko: durch diese Wunde können Krankheitserreger eindringen
Kategorie/Stadium III	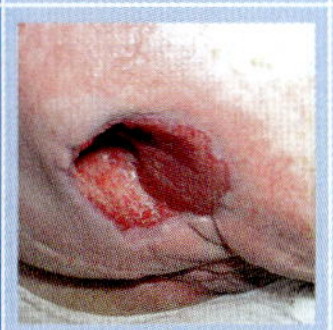	• Alle drei Hautschichten (➤ Kap. 2.2.1) sind unwiederbringlich zerstört • Häufig zeigt sich eine scharf begrenzte dunkle Verfärbung (hervorgerufen durch Einblutungen in die abgestorbenen Hautzellen) • Bricht das Areal auf, entsteht eine Wunde, die bereits recht tief reichen kann, Muskeln und Knochen sind noch nicht beteiligt
Kategorie/Stadium IV	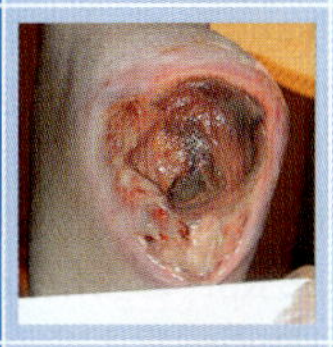	• Vollständige Zerstörung der Haut unter Mitbeteiligung von Muskeln und Knochen
Nicht klassifizierbar (1)	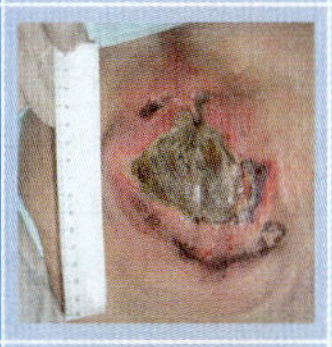	• Vollständiger Haut- und Gewebeverlust mit unbekannter Tiefe
Nicht klassifizierbar (2)	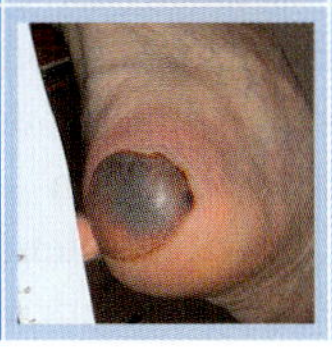	• Vermutete tiefe Gewebeschädigung mit unbekannter Tiefe

Wunden

DEFINITION

Wunde: Jede Verletzung der Körperoberfläche, unabhängig von der Art ihrer Entstehung, Ausdehnung oder Tiefe.

Die Bandbreite der **Wunden,** die die Haut betreffen können, ist enorm. In ihrer Eigenschaft als Körperhülle ist die Haut äußeren Einflüssen meist unmittelbar ausgesetzt.

Die Behandlungsstrategie richtet sich nach der Größe und der Ursache der jeweiligen Verletzung. Folgende Typen sind zu unterscheiden:

- **Mechanische Wunden.** Entstehen durch Gewalteinwirkung, wobei ganz unterschiedliche Verletzungen des Gewebes entstehen können
  - **Schnitt- und Stichwunden.** Das Gewebe ist durch einen scharfen Gegenstand zerteilt, die Wundränder sind glatt (zu dieser Kategorie gehören auch **Operationswunden**)
  - **Risswunden.** Zeigen unregelmäßige Wundränder
  - **Quetschwunden.** Hautoberfläche kann geschlossen sein, tiefere Gewebeschichten durch Druck zerstört
  - **Kratz- und Schürfwunden.** Haut ist oberflächlich verletzt
  - **Platzwunden.** Meist durch einen stumpfen Gegenstand verursachte, oberflächliche Wunde

mit unregelmäßigen Rändern und Quetschung des benachbarten Gewebes
  - **Schuss- und Pfählungswunden.** Haben meist einen geringen Durchmesser und reichen tief in den Körper, unregelmäßige Wundränder
  - **Bisswunden.** Verursacht durch den Biss eines Tieres oder eines Menschen, können sehr groß sein, zeigen unregelmäßige Wundränder, benachbartes Gewebe durch Quetschung betroffen
- **Thermische Wunden.** Entstehen durch Temperatureinflüsse
  - **Brandwunden.** Können je nach Tiefe, Schwere und Ausdehnung zu den Bagatellverletzungen zählen oder ein lebensbedrohliches Krankheitsbild hervorrufen. Schwer brandverletzte Patienten sind in spezialisierten Intensivstationen zu behandeln
  - **Verbrühungen.** Heiße Flüssigkeiten rufen Wunden hervor, die je nach Ausdehnung ggf. ebenfalls eine Intensivbehandlung notwendig machen
  - **Erfrierungen.** Betreffen meist Körperpartien, die zentrumsfern gelegen sind (Finger, Zehen), erfordern je nach Schweregrad die Entfernung des betroffenen Körperteils *(Amputation)*
- **Chemisch verursachte Wunden.** Ihr Ausmaß ist von der jeweiligen Substanz und der Dauer ihrer Einwirkung auf die Haut abhängig. Besonders häufig sind Verletzungen durch Säuren und Laugen (➤ Kap. 6.4.5)
- **Strahlenbedingte Wunden.** Verschiedene Strahlen können das getroffene Körpergewebe unwiederbringlich zerstören. Häufig sind Wunden, die durch ionisierende Strahlen ausgelöst wurden, z. B. nach Bestrahlungen in der Krebstherapie. Außerhalb des Krankenhauses stellt der **„Sonnenbrand“** die häufigste Form der strahlenbedingten Verletzung *(UV-Strahlen)* dar. Er kann sich in Form einer schmerzhaften Rötung zeigen oder sogar zu einer Blasenbildung mit der Ablösung der obersten Hautschicht führen
- **Künstlich geschaffene Eintrittsstellen** für Zu- oder Ableitungen. Bilden eine besondere Form der Wunden, da sie so lange nicht verheilen, wie die Zuleitung (z. B. Venenkatheter, Beatmungskanüle) oder Ableitung (z. B. Harnableitung durch die Bauchdecke, künstlicher Darmausgang) bestehen bleiben.

BEACHTE

Faustregel für die Beurteilung von Wunden: Saubere Wunden mit glatten Rändern, die innerhalb von sechs bis acht Stunden einer ärztlichen Behandlung zugeführt werden, gelten als „nicht infiziert". Das heißt, sie sind noch nicht von Krankheitserregern besiedelt und verheilen meist problemlos.
Wunden mit unregelmäßigen Rändern, einer großen Oberfläche oder geringem Durchmesser und großer Tiefe gelten prinzipiell als „infiziert". Sie werden nicht verschlossen, sondern heilen aus der Tiefe, u. U. mit erheblicher Narbenbildung.

Für den Alltag der Krankenpflegehelfer ist vor allem die Unterscheidung in „infizierte“ und „nicht infizierte“ Wunden von Bedeutung, weil sich daraus die jeweilige Behandlung ergibt. Zunächst begutachtet ein Arzt die Wunde und legt die jeweilige Therapie fest. Die sorgfältige Durchführung der verordneten Maßnahmen sowie die Kontrolle und Dokumentation des Heilungsverlaufs obliegen den Pflegenden.

Heilung nicht infizierter Wunden

Die **Heilung nicht infizierter Wunden** *(primäre Wundheilung)* ist nur möglich, wenn die Verletzung glatte, gut durchblutete Wundränder sowie keine (oder nur geringe) Besiedelung mit Krankheitserregern aufweist (➤ Abb. 2.13).

BEACHTE

Zum Beispiel wird der Arzt einen glatten Schnitt, der von einem Fleischermesser stammt, nicht vernähen, weil er davon ausgehen muss, dass das Messer eine Vielzahl von Keimen in den Körper transportiert hat. Würde er die Wunde schließen, wäre das Risiko sehr hoch, dass sich im darunter liegenden Verletzungsspalt die Bakterien vermehren und zu einer Eiteransammlung, im schlimmsten Fall zu einer **Blutvergiftung** *(Sepsis)* führen.

Typischerweise verheilen **Operationswunden** primär (➤ Abb. 2.14). Bei Verletzungen, die sich der Patient außerhalb des Krankenhauses zuzieht, wird der Arzt in jedem Fall das Risiko sehr genau abwägen. Es besteht die Möglichkeit, unregelmäßige Wundränder mit dem Skalpell bis in die Tiefe auszuschneiden, um so eine Wunde zu schaffen, die primär heilen kann.

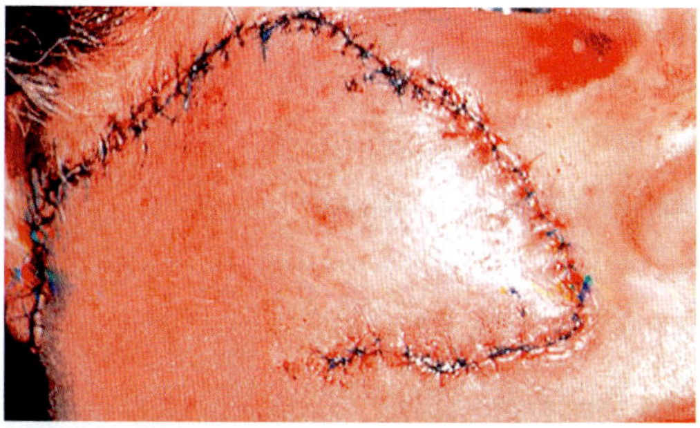

Abb. 2.13 Wunden, die durch eine Operation entstehen, heilen bei sachgerechter Versorgung primär. [E991]

Die Heilung nicht infizierter Wunden endet mit einer mäßigen Narbenbildung und vollzieht sich in drei Schritten:

- **Absonderungsphase** *(Exsudation).* Aufgrund der Gerinnungsneigung (➤ Kap. 2.5.3) des Blutes verklebt die Wunde innerhalb weniger Stunden. Aus den umliegenden Blutgefäßen wandern Abwehrzellen in den Spalt und vernichten die eingedrungenen Krankheitserreger sowie zerstörte Zellen. Im Wundgebiet sammelt sich Wasser, es schwillt an
- **Sprossphase** *(Proliferation).* Ab dem fünften Tag wachsen Bindegewebszellen und Haargefäße in den Wundspalt. Später ziehen die neuen Zellen die Wände der Wunde näher zueinander
- **Wiederherstellungsphase** *(Reparation).* Bis etwa zum 21. Tag festigt sich das Narbengewebe, die Wunde ist sicher verschlossen.

Heilung infizierter Wunden

Im Grunde durchläuft eine **infizierte Wunde** dieselben Heilungsphasen wie eine nicht infizierte Wunde (➤ Abb. 2.15). Allerdings dauern die einzelnen Schritte sehr viel länger (u. U. mehrere Monate) und enden mit einer sehr viel breiteren Narbe, die an allgemein sichtbaren Körperstellen (z. B. im Gesicht, an den Armen) ein kosmetisches Problem darstellen kann.

Im Gegensatz zum Vorgehen bei der nicht infizierten Wunde wird der Arzt hier keinen Wundverschluss vornehmen, sondern im Gegenteil dafür sorgen, dass sich die Hautoberfläche nicht vor der Zeit verschließt. Die Wunde muss von ihrer Basis her zuwachsen, um das Einschließen von Krankheitserregern zu verhindern.

Verbandswechsel

Die Aufgaben der Krankenpflegehelfer in der Wundversorgung umfassen neben der Beobachtung des Heilungsverlaufs auch den **Verbandswechsel.** Er erfolgt stets unter sorgfältiger Beachtung aller hygienischen Maßgaben (➤ Tab. 2.3).

Der Ablauf von Verbandwechseln an infizierten und nicht infizierten Wunden unterscheidet sich nur unwesentlich. Betreuen Pflegende jedoch mehrere Patienten, achten sie darauf, die Verbandswechsel an keimbelasteten Wunden erst dann durchzuführen, wenn sie die nicht infizierten Wunden bereits versorgt haben, um das Risiko der Übertragung von Krankheitserregern zu verringern.

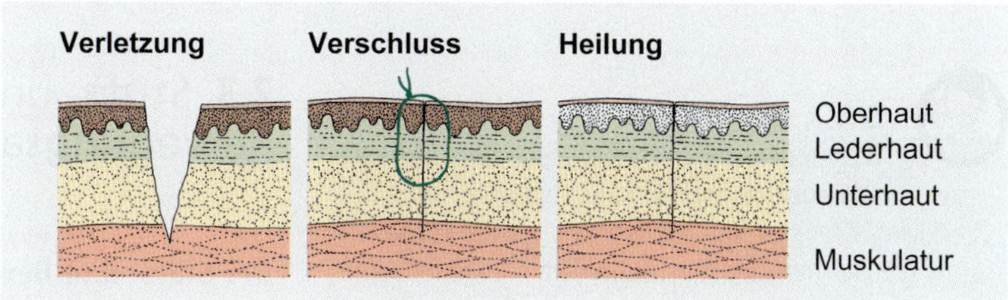

Abb. 2.14 Das Prinzip der Heilung nicht infizierter Wunden verlangt eine rasche ärztliche Behandlung und hinterlässt eine gering ausgeprägte Narbe. [L190]

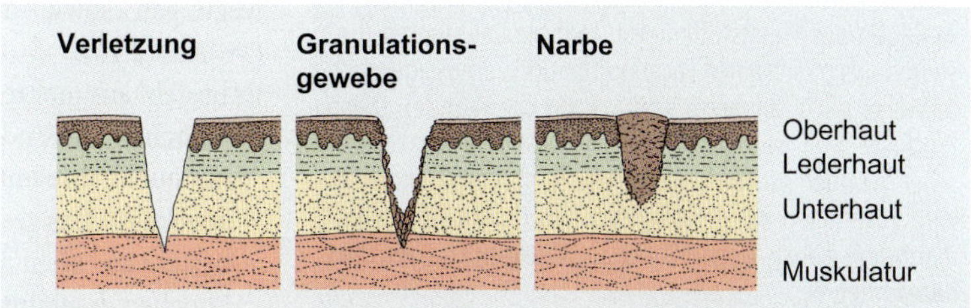

Abb. 2.15 Das Prinzip der Heilung infizierter Wunden erfordert einen allmählichen Verschluss aus der Tiefe und hinterlässt eine ausgeprägte Narbe. [L190]

Tab. 2.3 Checkliste „Verbandswechsel".

Benötigtes Material	• Zwei Paar Handschuhe (je nach Art der Wunde steril oder unsteril) • Die für die jeweilige Wunde erforderlichen Verbandmaterialien (z. B. sterile Kompressen, Binden, Pflaster) in ausreichender Menge • Instrumente, z. B. Scheren, Pinzetten, Klemmen, Knopfkanüle, Spritzen (je nach Bedarf auch steril) • Hautdesinfektionsmittel • Gegebenenfalls sterile Spüllösung • Mülleimer für das Einmalmaterial • Händedesinfektionsmittel
Vorbereitung	• Falls notwendig: einen Kollegen bitten, die Assistenz zu übernehmen • Patienten über die beabsichtigte Maßnahme informieren und nach seinem Befinden fragen • Sofern möglich und nötig: fremde Personen aus dem Krankenzimmer bitten (oder Sichtschutz aufstellen) • Für ausreichende Beleuchtung sorgen • Zu verbindenden Körperteil entkleiden (lassen) • Patienten (sofern nötig) in eine bequeme Lage bringen • Hände desinfizieren
Durchführung	• Unsterile Handschuhe anziehen • Wunde vom alten Verband befreien • Handschuhe wechseln, jetzt bei Bedarf sterile Handschuhe anziehen • Wundgebiet mit Hautdesinfektionsmittel benetzen und mit sterilen Kompressen abwischen (bei infizierten Wunden wischen Pflegende in konzentrischen Kreisen von außen zur Wunde hin, bei sauberen Wunden wischen sie in konzentrischen Kreisen von innen nach außen); darauf achten, die Wunde keinesfalls mit unsterilen Gegenständen zu berühren (die sterile Behandlung größerer Wunden erfordert in der Regel immer die Assistenz durch einen anreichenden Kollegen) • Bei Bedarf: Wunde mit der verordneten sterilen Lösung spülen • Bei Bedarf: verordnete Arzneimittel auftragen • Wunde steril abdecken • Wundabdeckung mit Binden oder Pflaster fixieren • Unterstützung beim Ankleiden, ggf. Patienten in die ursprüngliche Position bringen und nach dem Befinden befragen
Nachbereitung	• Benutztes Einmalmaterial verwerfen • Sonstiges Material aufräumen • Hände desinfizieren • Maßnahme und Beobachtungen sorgfältig dokumentieren

BEACHTE

Wegen der großen Unterschiede zwischen den einzelnen Wundtypen ist es kaum möglich, in einer Checkliste sämtliche Verhaltensregeln für die Wundversorgung zusammenzufassen. Außerdem hat die Industrie in den vergangenen Jahren eine große Zahl moderner Verbandmittel entwickelt. Dazu gehören unter anderem Auflagen aus Kunststoffen oder Hydrokolloidplatten (bestehen aus pflanzlichen Faserstoffen und verflüssigen sich teilweise nach längerem Kontakt mit der Wunde). Diese Produkte sind besonders geeignet, die Heilung chronischer Wunden zu fördern. Die moderne Verbandtechnik wird zusammen mit der pflegerischen Diagnostik, Dokumentation sowie Behandlung als **Wundmanagement** bezeichnet.

2.3 Stütz- und Bewegungsapparat

Der **Stütz- und Bewegungsapparat** des Menschen schafft die Voraussetzung für zielgerichtete Bewegungen sowie die Körperhaltung und -form (➤ Abb. 2.16).

Er besteht aus mehreren Teilen:

- **Knochen.** Sie sind verschieden geformt und damit gut an ihre unterschiedlichen Funktionen angepasst. Das gesamte Körpergerüst *(Skelett)* besteht aus mehr als 200 Knochen. Der Schädelknochen dient unter anderem dem Schutz des Ge-

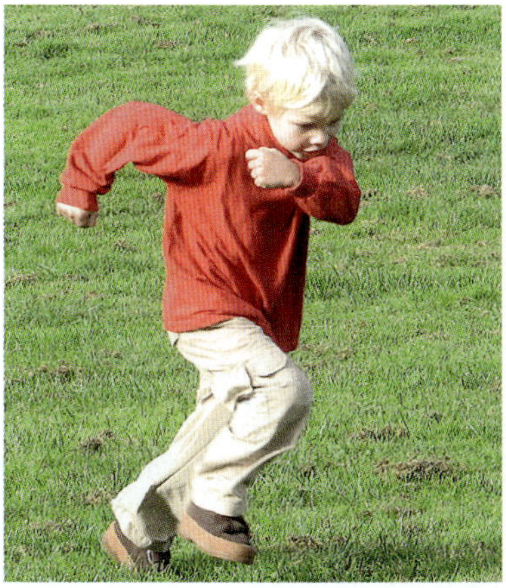

Abb. 2.16 Das reibungslose Zusammenspiel aller Teile des Stütz- und Bewegungsapparats ermöglicht die Beweglichkeit des Menschen. Bewegung ist ein Ausdruck von Lebensfreude. [O440]

hirns und die beweglich angeordneten Wirbelknochen ermöglichen die Beweglichkeit des Rumpfs

- **Gelenke.** Kontaktstellen zwischen mindestens zwei Knochen. Die hier aufeinander treffenden Enden der Knochen sind mit einer Knorpelschicht überzogen. Sie ist die Voraussetzung für schmerzfreie Bewegungen
- **Muskeln.** Bündel von spezialisierten Zellen die in der Lage sind, ihre Länge durch Zusammenziehung *(Kontraktion)* erheblich zu verkürzen. Für den Stütz- und Bewegungsapparat spielen die Skelettmuskeln eine wichtige Rolle. Sie verlaufen meist von einem unbeweglicheren zu einem beweglicheren Körperteil, z. B. von der Schulter zum Unterarm
- **Bänder und Sehnen.** Ein **Band** *(Ligamentum)* besteht aus derbem Bindegewebe und verbindet bewegliche Körperteile. Eine **Sehne** *(Tendo)* besteht aus sehr reißfestem Bindegewebe und bildet das Endstück eines Muskels. Das Muskelgewebe verjüngt sich zur Sehne hin, die direkt an den Knochen ansetzt und die Kraft des Muskels auf ihn überträgt.

2.3.1 Knochen und Gelenke

Knochen

Knochen sind sehr hart. Das lässt sich an Körperstellen, wo sie dicht unter der Hautoberfläche liegen, gut tasten (z. B. am Knöchel oder am Schienbein). Allerdings bestehen sie nicht durchgängig aus dichtem Gewebe, weil sie sonst viel zu schwer wären. Das menschliche Skelett (➤ Abb. 2.17) wiegt durchschnittlich etwa sieben Kilogramm, wobei die Knochen einer Frau meist leichter sind, als die eines Mannes.
Die Redewendung „ich habe halt schwere Knochen", mit der manche Menschen ein zu hohes Körpergewicht entschuldigen, beruht auf einem Irrtum. Die individuellen Unterschiede im Skelettgewicht erwachsener Menschen betragen praktisch nie mehr als ein Kilogramm.

Knochen sind aus zwei wesentlichen Schichten aufgebaut:

- Die **Außenschicht** *(Kortikalis, Kompakta)* gibt dem Knochen seine Form und Stabilität. Besteht aus dicht gepackten Knochenzellen, die ihre Festigkeit aus einem hohen Mineralgehalt beziehen. Diese Außenschicht ist über die Länge eines Röhrenknochens (z. B. Oberschenkelknochen) unterschiedlich ausgeprägt und im Bereich des Schafts wesentlich dicker als an den Enden. Durch winzige Kanäle in der Außenschicht ziehen Blutgefäße, die bis in das Innere des Knochens dringen
- Das **Innere** ist von einem lockeren Geflecht von Knochenzellen durchzogen, das im Aussehen an einen Schwamm erinnert *(Spongiosa)*. Allerdings sind diese feinen Knochenbälkchen nicht elastisch, sondern ebenso fest wie die Zellen der Außenschicht. Sie bilden die Verstrebungen des Knochens und steigern seine Stabilität. In den Zwischenräumen findet ein lebenswichtiges Organ Platz, das blutbildende Knochenmark (➤ Abb. 2.96). Es ist vor allem in den flachen Knochen (z. B. Becken) vorhanden. Beim Erwachsenen sind die meisten langen Röhrenknochen mit Fettmark gefüllt, das für die Blutbildung keine Rolle spielt.

Die Außenschicht der Knochen ist von einer dünnen **Knochenhaut** *(Periost)* umhüllt. Durch sie verlaufen zahlreiche Blutgefäße. Außerdem durchziehen Nerven diese Haut. Das Knochengewebe selbst ist völlig unempfindlich. Da aber bei einem Bruch stets auch

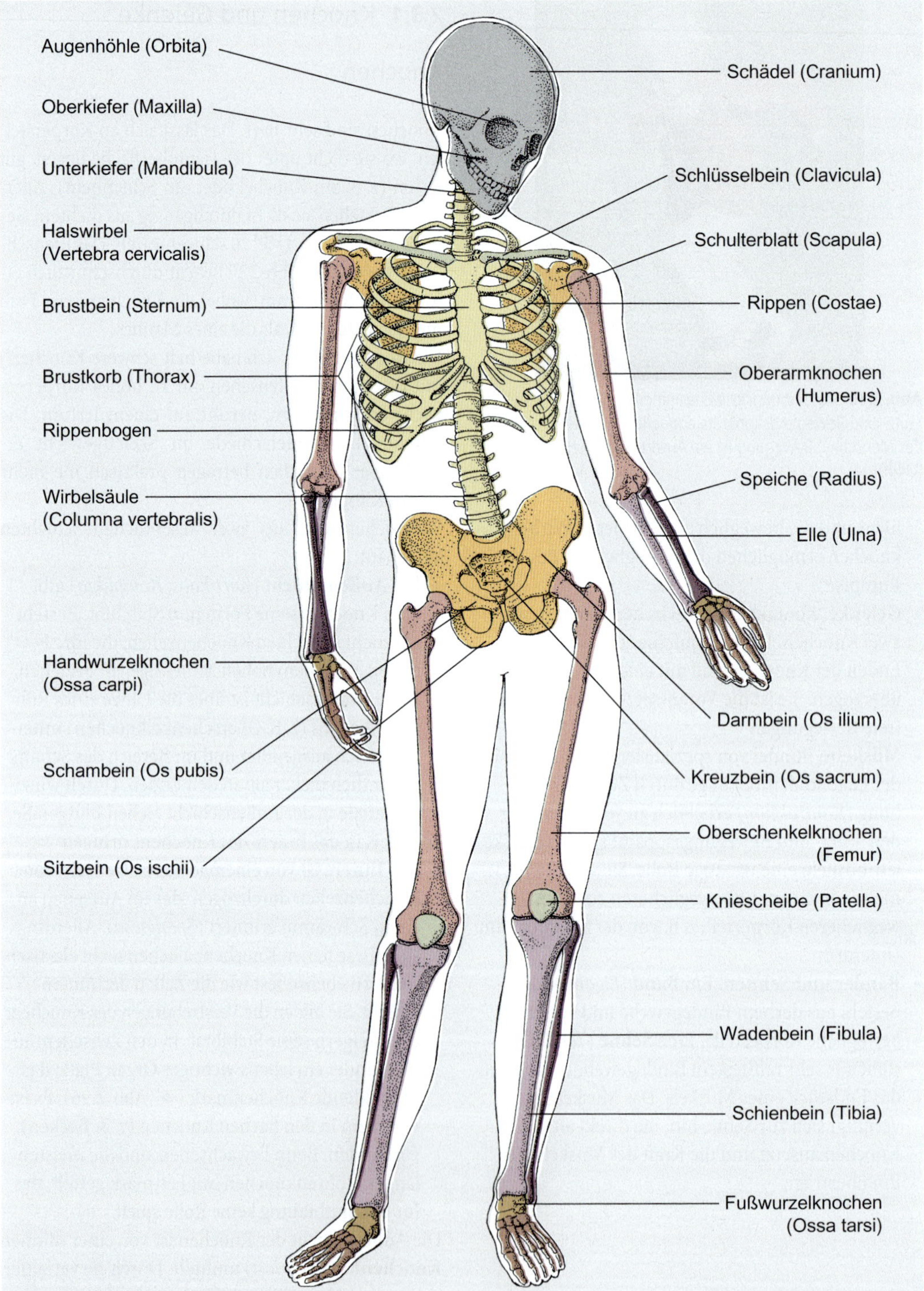

Abb. 2.17 Das menschliche Skelett im Überblick. [L190]

die Knochenhaut einreißt, ist er von sehr starken Schmerzen begleitet.

Knochenformen

Allein nach ihrer Gestalt lassen sich vier verschiedene Knochentypen unterscheiden:

- **Röhrenknochen.** Sind vor allem an den Extremitäten zu finden und haben in etwa die Form einer Hantel (➤ Abb. 2.18). Der rohrförmige Schaft verdickt sich an beiden Enden. Diese Knochen sind wegen ihrer stabil ausgeprägten Außenschicht sehr gut geeignet, Druck in Längsrichtung auszuhalten, wie er z. B. beim Gehen auf den Oberschenkelknochen wirkt
- **Kurze Knochen.** Ähneln im Aussehen einem Würfel oder einem Vieleck, z. B. Hand- oder Fußwurzelknochen. Ermöglichen kaum Bewegungen

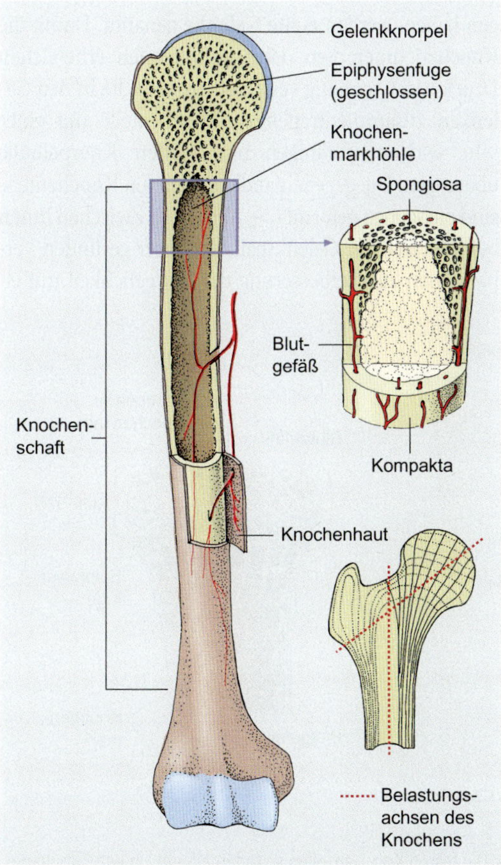

Abb. 2.18 Längsschnitt durch einen Knochen. [L190]

- **Platte Knochen.** Flach gebaute und entsprechend der Körperform gewölbte Knochen, in denen sich zwischen zwei Blättern der Außenschicht ein Markraum befindet, z. B. Schädel, Beckenschaufeln, Rippen und Brustbein. Dienen vor allem dem Schutz innerer Organe
- **Sesamknochen.** Sind in Muskelsehnen eingebettet, um die Kraftverteilung zu lenken. Die Zahl kann individuell schwanken. Die zwei größten Sesambeine, die **Kniescheiben,** sind allerdings bei jedem Menschen vorhanden.

Außerdem verfügt der Mensch über weitere Knochentypen, die jeweils so speziell geformt sind, dass sie sich keiner Gruppe zuordnen lassen. Dazu gehören unter anderem die Wirbel.

Knochenbildung

Wie alle anderen Teile des Körpers entstehen auch die Knochen bereits vor der Geburt. Sie bilden sich allerdings noch nicht vollständig aus. Der Prozess der Verknöcherung endet erst jenseits der Pubertät und schließt das Wachstum ab. Auch deshalb sind die Knochen von Kleinkindern deutlich biegsamer als bei Erwachsenen. Das verschafft ihnen einen erheblichen Schutz vor Knochenbrüchen. Die Biegsamkeit erleichtert auch den Weg des Kindes durch den Geburtskanal seiner Mutter (➤ Kap. 2.9.3). Diese Funktion lässt sich besonders gut am Kopf eines Neugeborenen darstellen. Der Schädelknochen eines Erwachsenen bildet einen festen Hohlraum. Beim Baby hingegen sind die einzelnen Schädelknochen, aus denen der Schädel besteht, noch nicht miteinander verwachsen (➤ Abb. 2.19). Die Geburtskräfte drücken sie zusammen und schieben sie teilweise sogar

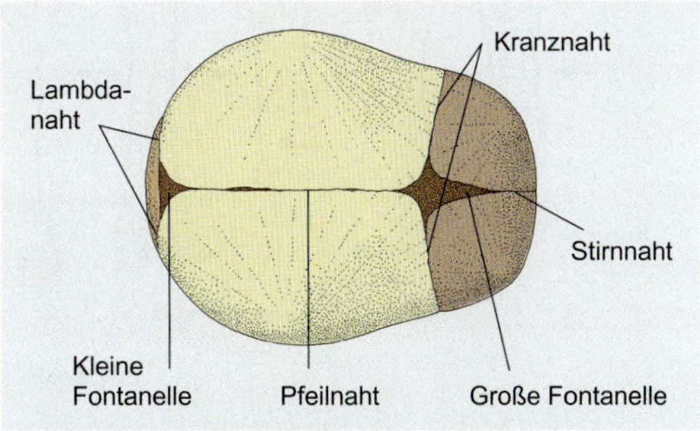

Abb. 2.19 Die Teile des Kopfschädels sind beim Säugling nicht miteinander verbunden. [L190]

übereinander, sodass sich der Kopfumfang verkleinert und das Kind leichter durch das Becken gleitet. An den Stellen, wo mehrere Schädelknochen aneinander grenzen, befinden sich beim Säugling knochenfreie Bereiche *(Fontanellen)*, die durch die Haut leicht zu tasten sind.

Im Jugendalter speichert der Körper zunehmend Mineralien, z. B. Kalzium, im Knochengewebe, das dadurch zunehmend härter wird.

Grundsätzlich gibt es beim Menschen zwei Formen der **Knochenbildung.** Die direkte Form betrifft vor allem Teile der Schädelknochen. Hier lagert der Körper schon während der vorgeburtlichen Entwicklung Knochenzellen an. Fast alle anderen Knochen bilden sich über den Umweg des Knorpels. Hierbei handelt es sich um ein sehr widerstandsfähiges und biegsames Gewebe. Es bildet sozusagen einen Platzhalter und wird erst nach und nach von Knochenzellen durchsetzt. Dabei wachsen Röhrenknochen vom Mittelteil zum Ende hin. Sobald die **Wachstumszone** *(Epiphysenfuge)*, in der Nähe der Gelenke gelegen, vollständig verknöchert ist, stoppt auch das Längenwachstum des Körpers (➤ Abb. 2.20). An der Form und Weite der Epiphysenfuge können Ärzte das Ausmaß des weiteren Wachstums abschätzen. Damit können sie die Notwendigkeit einer eventuellen Behandlung bei sehr großen oder sehr kleinen Jugendlichen abschätzen.

Gelenke

Gelenke bilden die Verbindung von mindestens zwei Knochen. In ihnen finden die Bewegungen der Gliedmaßen und des gesamten Körpers statt. Ihre Form ist sehr unterschiedlich und vor allem davon abhängig, an welcher Körperstelle sie sich befinden. Einige, z. B. das Ellenbogengelenk, drehen sich nur um eine Achse. Andere, z. B. das Schultergelenk, erlauben Bewegungen in nahezu alle Richtungen.

Manche Verbindungen, z. B. am Becken, nimmt der Mensch normalerweise überhaupt nicht als Gelenk wahr, weil sie die beteiligten Knochen straff zusammenhalten und nur wenig oder gar keine Bewegung zulassen. Deshalb heißen diese bindegewebigen Strukturen auch **unechte Gelenke.**

Freie Gelenke

Gelenke, die sich in mindestens eine Richtung gut bewegen lassen, werden **echte Gelenke** genannt. Damit die Knochen unter dem dabei auftretenden erheblichen Druck nicht vorzeitig verschleißen, sind die in den Gelenken zusammentreffenden Knochenteile mit einer sehr widerstandsfähigen und glatten Knorpelhülle überzogen. Die gegeneinander stehenden Knochenteile sind passgenau geformt (➤ Abb. 2.21). Zwischen Ihnen befindet sich der Gelenkspalt, der unter gesunden Verhältnissen zur Verbesserung der Beweglichkeit mit ei-

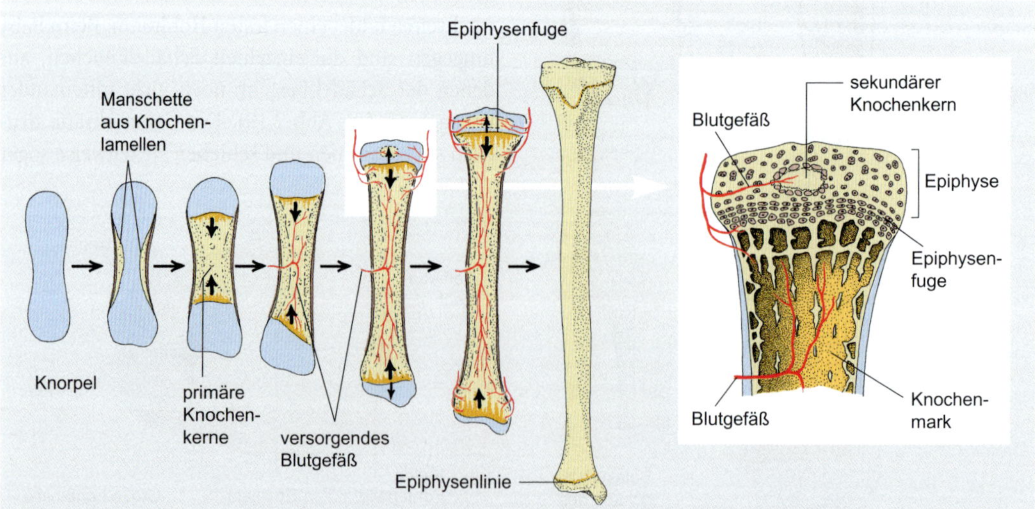

Abb. 2.20 Viele Knochen bilden sich auf dem Umweg des Knorpels. Die festen Knochenzellen sprießen allmählich ein. Sobald die Wachstumszone (Epiphyse) geschlossen ist, endet das Längenwachstum des Körpers. [L190]

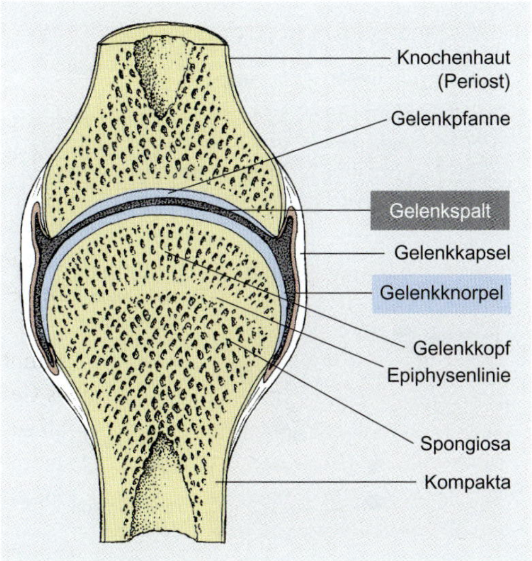

Abb. 2.21 Längsschnitt durch ein Gelenk. [L190]

ner wasserklaren, schleimartigen Flüssigkeit *(Synovia)* gefüllt ist. Dieser Spalt ist ein Teil der Gelenkhöhle. Die Gelenkhöhle ist von der **Gelenkkapsel** umgeben, die sich wie ein Strumpf um die Knochenenden herumzieht. Die feste Hülle aus Bindegewebe hat die Aufgabe, das Eindringen von Krankheitserregern zu verhindern. Außerdem stützt die Kapsel die Knochenverbindung und schützt vor Verrenkungen. Gelenke, die besonders starker Belastung ausgesetzt sind, wie etwa das Knie, verfügen über ring- oder scheibenförmige Knorpel *(Meniskus)*, die im Gelenkspalt liegen. Sie federn Stöße ab und schonen auf diese Weise die Gelenkflächen.

Gelenkformen

Die Art der Beweglichkeit eines Gelenks ist direkt von seiner Bauweise abhängig. Insgesamt sind drei Freiheitsgrade möglich, wobei jeweils zwischen einer Hin- und Zurückbewegung zu unterscheiden ist:

- **Beugung** *(Flexion)* und **Streckung** *(Extension)*
- **Heranführen** der Gliedmaße an die Körperachse *(Adduktion)* und seitliches **Wegführen** der Gliedmaße von der Körperachse *(Abduktion)*
- **Einwärtsdrehung** *(Innenrotation)* und **Auswärtsdrehung** *(Außenrotation)*.

Der menschliche Körper verfügt über folgende Gelenkformen (➤ Abb. 2.22):

- **Plane Gelenke.** Ihre Flächen sind nahezu eben. Sie sind meist von sehr festem Bindegewebe eingefasst, das die Bewegung auf ein geringgradiges Gleiten beschränkt. Beispiel: Zwischenwirbelgelenke
- **Scharniergelenke.** Gestatten Bewegungen um eine Achse. Beispiel: Fingermittelgelenke
- **Sattelgelenke.** Ähnlich wie Scharniergelenke aufgebaut. Eine Rundung der beiden hier zusammenstoßenden Knochenenden erlaubt jedoch eine zusätzliche Bewegungsrichtung. Beispiel: Grundgelenk des Daumens
- **Radgelenke.** Ermöglichen die Drehung eines Knochens um einen anderen. Beispiel: Gelenk zwischen Speiche und Elle am Unterarm
- **Eigelenke.** Ein abgeflachter Gelenkkopf sitzt in einer passenden Gelenkpfanne. Sie erlauben Be-

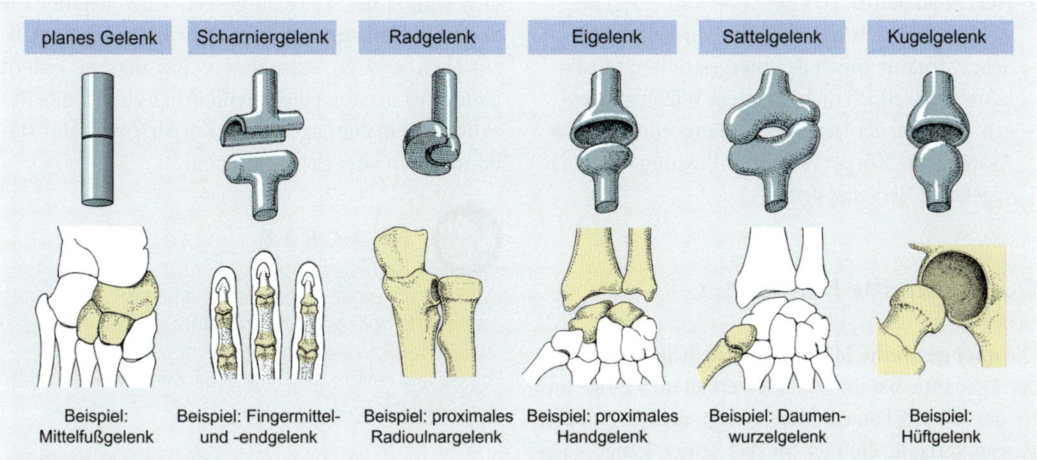

Abb. 2.22 Gelenkformen. [L190]

wegungen im Wesentlichen in zwei Ebenen. Beispiel: Gelenk zwischen Speiche/Elle und den Handwurzelknochen
- **Kugelgelenke.** Hier stößt ein nahezu kugelförmig gestalteter Gelenkkopf auf eine Gelenkpfanne und gestattet deshalb Bewegungen in allen drei Ebenen. Beispiel: Hüfte.

2.3.2 Muskulatur

Die **Muskulatur** ermöglicht bewusst gesteuerte, aber auch unwillkürliche Bewegungen. Man unterscheidet drei Formen des Muskelgewebes:
- **Quer gestreifte Muskulatur.** Hierzu zählen sämtliche Muskeln, die das Skelett bewegen. Sie ist mit wenigen Ausnahmen durch den Willen beeinflussbar. Das Gehirn löst Erregungen *(Aktionspotenziale)* aus, die über Nerven zu den jeweiligen Muskeln geleitet werden. Daraufhin ziehen sich die entsprechenden Muskelfasern zusammen und die Bewegung erfolgt. Diese Art der zielgerichteten Bewegungsfähigkeit ist nicht angeboren. Der Mensch lernt sie erst im Laufe seiner Entwicklung. Ein Neugeborenes bewegt sich noch völlig unkontrolliert
- **Glatte Muskulatur.** Glatte Muskulatur ist in den Wänden der meisten Hohlorgane und Gefäße vorhanden und bewegt sie in einem Rhythmus, der an die jeweiligen Erfordernisse angepasst ist. Ihre Aktion ist nicht bewusst zu steuern. Die Bewegung findet in Wellen statt
- **Herzmuskulatur.** Das Herz (➤ Kap. 2.5.1) besteht aus sehr leistungsfähigem Muskelgewebe. Seine Struktur ähnelt der quergestreiften Muskulatur, es ist jedoch nicht mit dem Willen zu steuern. Die Zahl der Herzschläge hängt auch von der Aktivität des Körpers ab (Beeinflussung durch das vegetative Nervensystem).

Quer gestreifte Muskulatur

Die **quer gestreifte Muskulatur,** auch Skelettmuskulatur genannt, hat ihren Namen erhalten, weil sie unter dem Mikroskop ein Muster zeigt, das quer zu den Fasern verläuft, die den Muskel seiner Länge nach durchziehen (➤ Abb. 2.23). Die Zellen besitzen Eigenschaften, die sie besonders beweglich machen. Sie können auf die elektrischen Reize der Nerven reagieren, sich zusammenziehen und ausdehnen. Nachdem sie sich zusammengezogen haben, kehren sie in eine Ruhestellung zurück.

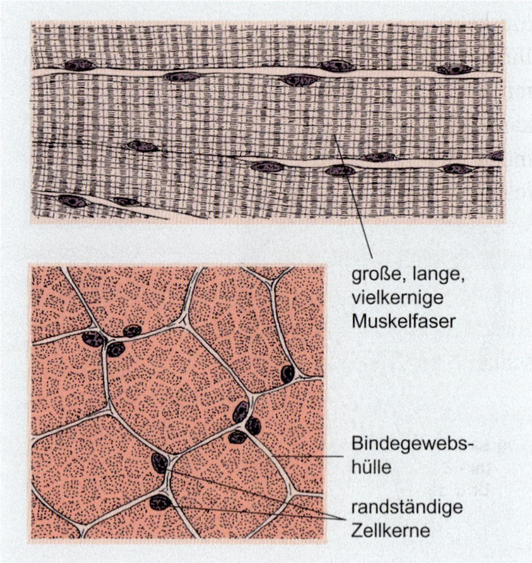

Abb. 2.23 Längs- und Querschnitt durch den Skelettmuskel. [L190]

Neben der Fähigkeit, die Körperteile zu bewegen und eine aufrechte Haltung des Menschen zu ermöglichen, übernehmen die Muskeln eine wichtige Funktion als **Wärmeproduzenten.** Selbst unter optimalen Bedingungen setzen sie nur knapp die Hälfte der aufgewendeten Energie in Bewegung um. Der andere Teil fließt in die Wärmeproduktion. Wenn der Körper ungeschützt der Kälte ausgesetzt wird, beginnt die Skelettmuskulatur, sich in rascher Folge zusammenzuziehen und zu entspannen. Bei diesem Zittern handelt es sich um eine unwillkürlich ablaufende Reaktion, die in der Lage ist, die Körpertemperatur stabil zu halten oder gar anzuheben.

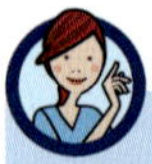

BEACHTE
Die Muskelmasse des Körpers ist auch vom Geschlecht abhängig. Männliche Geschlechtshormone tragen zum verstärkten Aufbau von Muskeln bei. Im Durchschnitt verfügt eine Frau über deutlich weniger Muskelmasse und erreicht damit nur etwa zwei Drittel der Kraft eines Mannes.

Muskeln bestehen nicht aus einheitlichem Gewebe. Ihr Aufbau gleicht stattdessen einem mächtigen Telefonkabel (> Abb. 2.24). Eine einzelne Muskelfaser kann bis zu 10 Zentimeter lang und ein Zehntel Millimeter dick sein. Um dem Bild des Telefonkabels zu folgen, würde sie dem Kupferdraht gleichen. Sie ist von einem feinen Häutchen aus Bindegewebe umhüllt, das der Kunststoffisolierung des Drahtes entspricht. Jedes Faserbündel ist seinerseits von einer stärkeren Hülle umgeben. Den gesamten Muskel umschließt ein bindegewebiger Mantel *(Epimysium)*, über den eine recht feste Schicht, die **Faszie,** gespannt ist. Sie hält den Muskel in seiner Form.

Um die Bewegungsarbeit leisten zu können, benötigt der Muskel eine permanente Energieversorgung. Deshalb ist er von einem dichten Geflecht von Blutgefäßen *(Kapillaren)* durchzogen, das ihm Energie liefert und seine charakteristische rote „Fleisch"-Farbe verleiht. Die Kapillaren umwinden jede einzelne Faser, führen den Sauerstoff und die Nährstoffe zu und transportieren die Substanzen ab, die bei dem Arbeitsprozess anfallen. Wenn zwischen dem Ange-

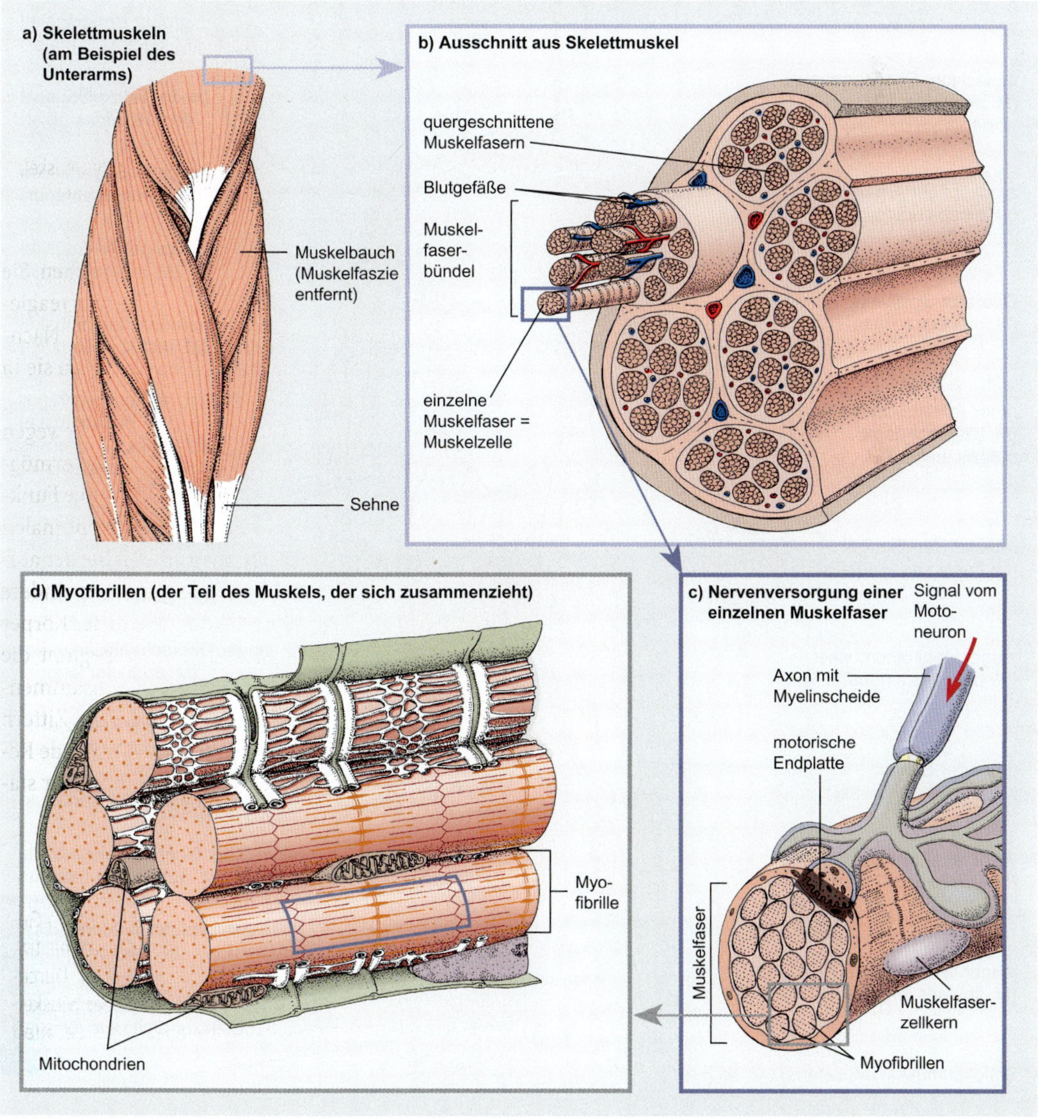

Abb. 2.24 Der Feinbau der Muskulatur erinnert an ein Telefonkabel. Zwischen den Muskelfasern liegen Bindegewebshüllen. [L190]

bot und der Nachfrage ein Missverhältnis entsteht, wie es z.B. bei einer Überanstrengung untrainierter Muskeln leicht vorkommt, macht sich das in Schmerzen bemerkbar. Der **Muskelkater** ist eine Folge von winzigen Faserrissen und der Anreicherung von Stoffwechselprodukten im Gewebe.

Die Nerven folgen den Blutgefäßen und umschlingen die Muskelfasern ebenfalls. An speziell ausgebildeten Stellen befinden sich die Kontakte, an denen die nervalen Impulse auf die Muskelzellen übertragen werden. Die Signale bewirken, dass sich die Fasern gleichzeitig zusammenziehen oder ausdehnen. Eine einheitliche Bewegung entsteht.

Bewegung ist jedoch nur eine Aufgabe der Muskeln. Auch bei körperlicher Ruhe findet beständig Muskelarbeit statt. Sie erfüllt eine Haltefunktion, die

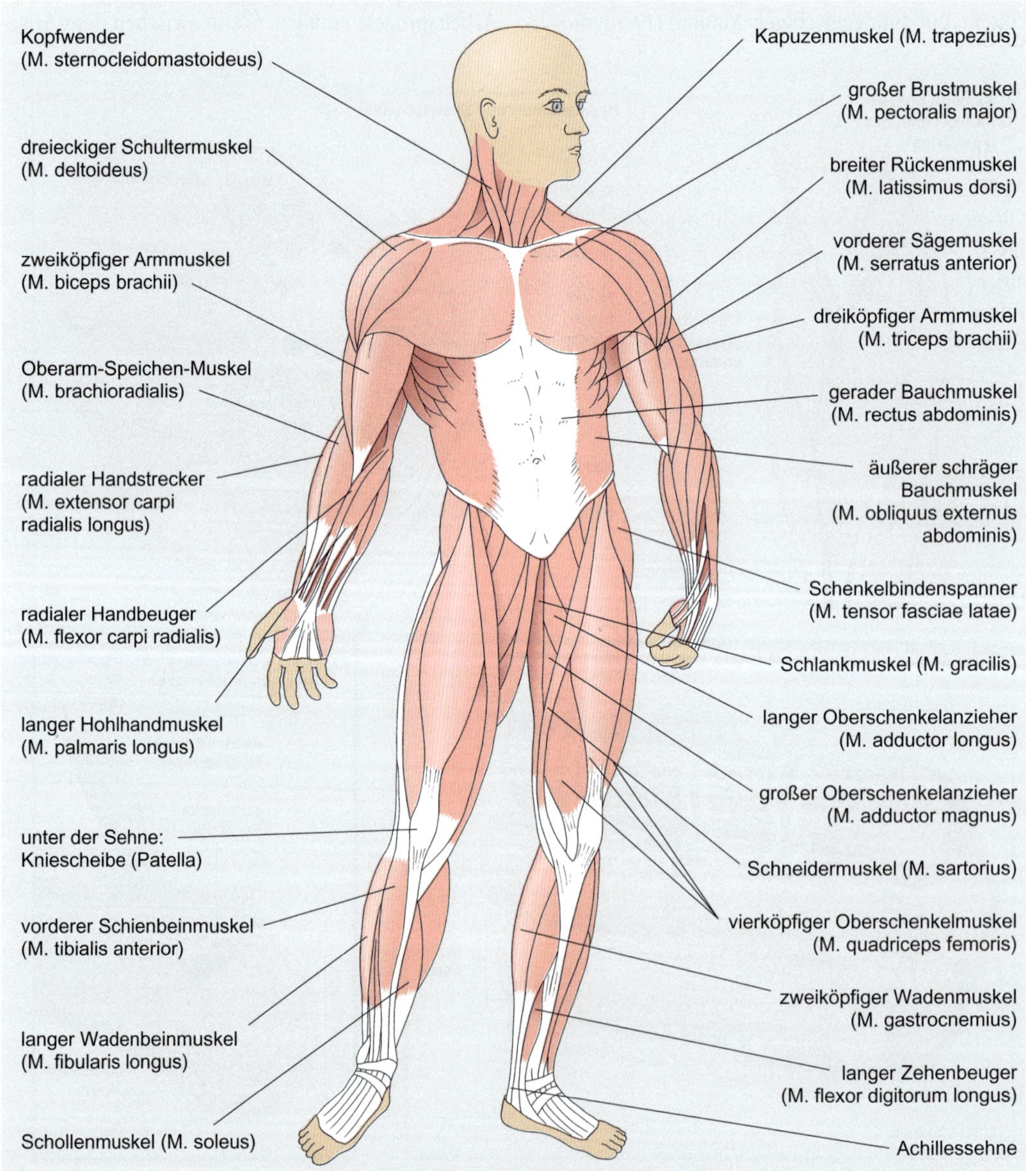

Abb. 2.25 Übersicht der Skelettmuskulatur. In diesem Bild sind die unterschiedlichen Formen der Muskeln gut zu erkennen. [L190]

z. B. dafür sorgt, dass der Kopf eines stehenden Menschen nicht zur Seite hängt. Um die Balance halten zu können, befinden sich stets einige Teile der Muskulatur in Anspannung, während andere entspannt sind. Da eine Muskelfaser nur kurze Zeit angespannt bleiben kann, wechseln sie einander in schneller Folge ab. Das äußerliche Bild von Ruhe ist also in Wirklichkeit von vielen kleinen Bewegungen hervorgerufen. Diese ständige Muskelspannung nennt man **Tonus.**

Aufbau der Skelettmuskeln

Die **Skelettmuskeln** besitzen, je nach ihrer Funktion und Lage, ein sehr unterschiedliches Aussehen (➤ Abb. 2.25). Sie können flach, manschetten- oder trapezförmig sein sowie die Form einer Spindel haben. Auch ihre Größe variiert erheblich. Während einige Gesichtsmuskeln nur wenige Zentimeter lang sind, zieht sich z. B. der Schneidermuskel vom oberen Ende des Beckens über den Oberschenkel bis zum Schienbein.

Unabhängig von ihrer Form ist der grundsätzliche Aufbau der Skelettmuskeln stets derselbe. Sie verlaufen immer zwischen Knochen, die sie zueinander in Bewegung setzen können (➤ Abb. 2.26). In der Lehre vom Aufbau des menschlichen Körpers *(Anatomie)* bezeichnet man das Muskelende, das am weniger bewegten Skelettteil angeheftet ist, als **Ursprung.** Das entgegengesetzte Ende am stärker bewegten Skelettteil heißt **Ansatz.** Manche Muskeln besitzen mehrere Ursprünge und Ansätze.

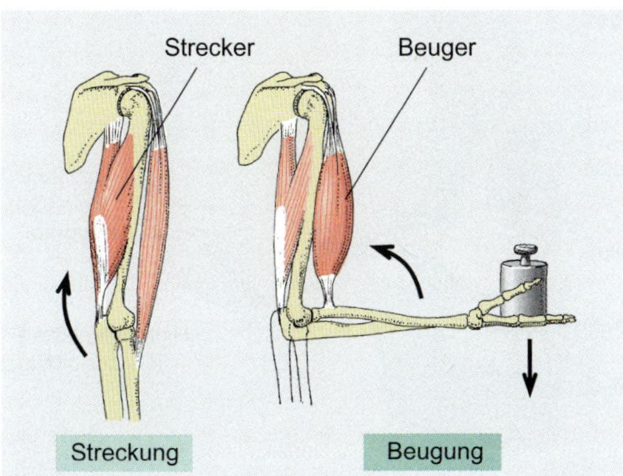

Abb. 2.26 Die Skelettmuskeln verlaufen stets zwischen benachbarten Knochen. Sie können sich zusammenziehen und so Körperteile bewegen. [L190]

TIPPS & TRICKS

Die über 400 Skelettmuskeln des menschlichen Körpers sind vorwiegend lateinisch benannt.

Die Namen der Muskeln richten sich oft nach folgenden Merkmalen:

- **Form,** z. B. viereckiger Muskel *(Musculus quadratus)*, sägeförmiger Muskel *(Musculus serratus)*
- **Funktion,** z. B. Hebermuskel *(Musculus levator)*, Beugemuskel *(Musculus flexor)*
- **Größe oder Länge,** z. B. langer Muskel *(Musculus longus)*
- **Lage,** z. B. *Halsmuskel (Musculus colli)*
- **Zahl der Ursprünge,** z. B. zwei-, drei- oder vierköpfiger Muskel *(Musculus biceps, triceps oder quadriceps).*

Sehnen und Bänder

Die **Sehnen** bilden die Verbindung zwischen dem roten, fleischigen Muskelbauch und den Knochen. Sie bestehen aus sehr festem Bindegewebe, das besonders gut geeignet ist, starken Zug auszuhalten. Das Ende einer Sehne ist mit dem Knochen verwachsen, der an dieser Stelle besonders stabil ausgeprägt ist. Der Knochen weist an den Anhaftungsstellen meist einen Vorsprung oder eine Leiste auf. Sie verhindern, dass die Muskelkraft die knöcherne Struktur beschädigt.

TIPPS & TRICKS

Pflegende können an ihrem eigenen Körper Sehnen tasten, um einen Eindruck von ihrer Form und Stabilität zu erhalten. Besonders gut ist dafür die **Achillessehne** geeignet, die von der Ferse zu den Muskeln des Unterschenkels zieht (➤ Abb. 2.27).

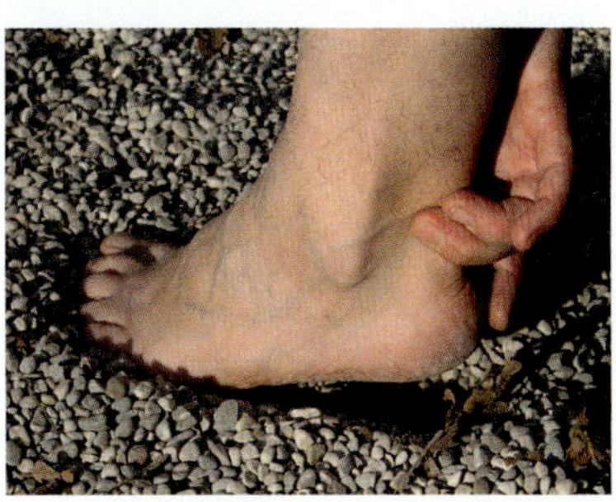

Abb. 2.27 An der Rückseite des Unterschenkels lässt sich oberhalb der Ferse die sehr stabile Achillessehne gut tasten. [O440]

Bänder bestehen aus einem ganz ähnlichen Gewebe wie Sehnen. Sie verbinden bewegliche Skelettteile direkt miteinander und verleihen so z. B. einem Gelenk Stabilität.

2.3.3 Aufbau des Stütz- und Bewegungsapparates

Der **Bewegungs- und Stützapparat** kann die Aufgaben zur Wahrung der Form, Haltung und Aktivität des menschlichen Körpers nur erfüllen, weil alle seine Teile in einem ausgewogenen und passenden Verhältnis zueinander stehen. Das bedeutet, dass große Knochen von kräftigen Muskeln und Sehnen bewegt werden, während an kleinen Körperpartien kleine Muskeln ihre Arbeit verrichten.

Kopf

Der **Kopf** bildet das obere Ende des Körpers. Er beherbergt verschiedene Sinnesorgane und das Gehirn. Evolutionsbiologen sagen, dass der Sitz der Augen an dieser Stelle einen wesentlichen Beitrag zum aufrechten Gang des Menschen geleistet hat. Indem sich der Mensch auf zwei Beine erhob, brachte er auch seine Augen in eine höhere Position, erlangte damit einen besseren Überblick über die Umgebung und einen Vorteil gegenüber seinen (tierischen) Feinden.

Die Sinnesorgane sind sehr anfällig für Verletzungen und deshalb von den Schädelknochen fast komplett umschlossen.

Schädelknochen

Das Skelett des Schädels (➤ Abb. 2.28) wird in den **Hirnschädel** *(Neurocranium)* und den **Gesichtsschädel** *(Viscerocranium)* eingeteilt.

Der **Hirnschädel** bildet die knöcherne Einfassung des Gehirns und ist wie ein längsovaler Ball geformt, dessen Durchmesser von vorn nach hinten größer ist als die seitliche Ausdehnung. Er besteht aus acht gewölbten Knochenplatten, die durch Nähte deutlich sichtbar voneinander getrennt sind. Diese Nähte verändern sich im Laufe des Lebens. Bei einem Neugeborenen sind sie noch relativ breit und weisen Lücken *(Fontanellen)* auf, die sich bis zum Ende des zweiten Lebensjahres schließen und dann eine stabile Verbindung bilden. Die zunächst bestehende Elastizität ermöglicht ein Größenwachstum des Gehirns beim Säugling.

Die Teile des Hirnschädels:

- **Stirnbein** *(Os frontale)*. Zieht sich von der oberen Wölbung der **Augenhöhle** *(Orbita)* bis fast zur Mitte des Schädeldachs

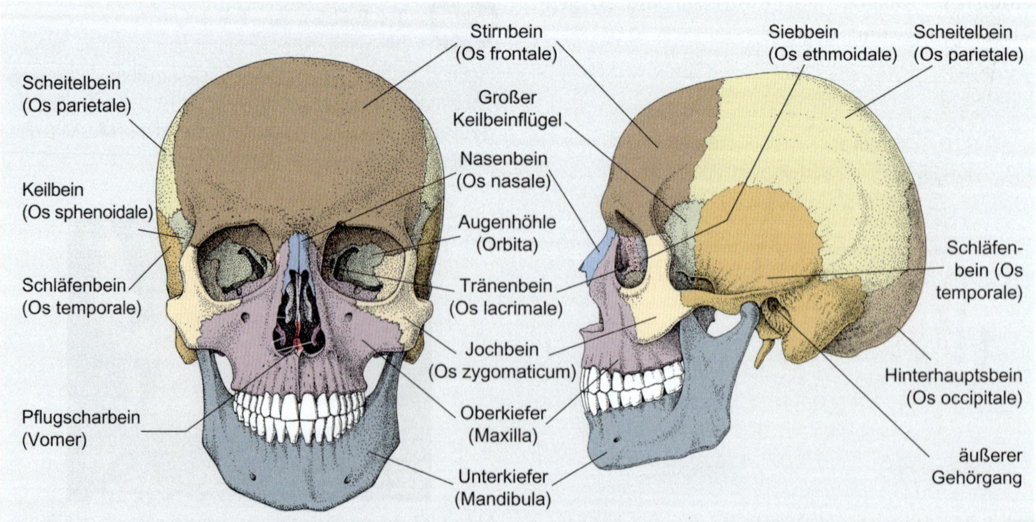

Abb. 2.28 Der knöcherne Schädel bildet beim erwachsenen Menschen einen festen Hohlraum, besteht jedoch aus verschiedenen Knochen, die sich erst im Kleinkindalter miteinander verbinden. [L190]

- **Scheitelbein** *(Os parietale)*. Der Schädel besitzt zwei Scheitelbeine, die sich an seiner Längsachse treffen, einen großen Teil der Seitenwände sowie das restliche Schädeldach bilden
- **Schläfenbein** *(Os temporale)*. Ist ebenfalls doppelt vorhanden und setzt beidseits unter dem Scheitelbein an. Durch diese Knochen treten die **Gehörgänge.** Außerdem bilden sie den oberen Teil der Kiefergelenke
- **Hinterhauptsbein** *(Os occipitale)*. Bildet die hintere Wölbung des Schädels und zieht hinunter zur Schädelbasis. Öffnet sich an der unteren Seite zum **großen Hinterhauptsloch** *(Foramen magnum)*, durch das der Rückenmarksstrang die Schädelhöhle Richtung Wirbelsäule verlässt. Mit diesem Knochen liegt der Kopf auf dem ersten Wirbel *(Atlas)* auf
- **Keilbein** *(Os sphenoidale)*. Schließt die Lücke, die zwischen dem Hinterhauptsbein, den Schläfenbeinen und dem Stirnbein an der Schädelbasis bleibt
- **Siebbein** *(Os ethmoidale)*. Ist der kleinste Knochen des Hirnschädels und liegt in einem Spalt

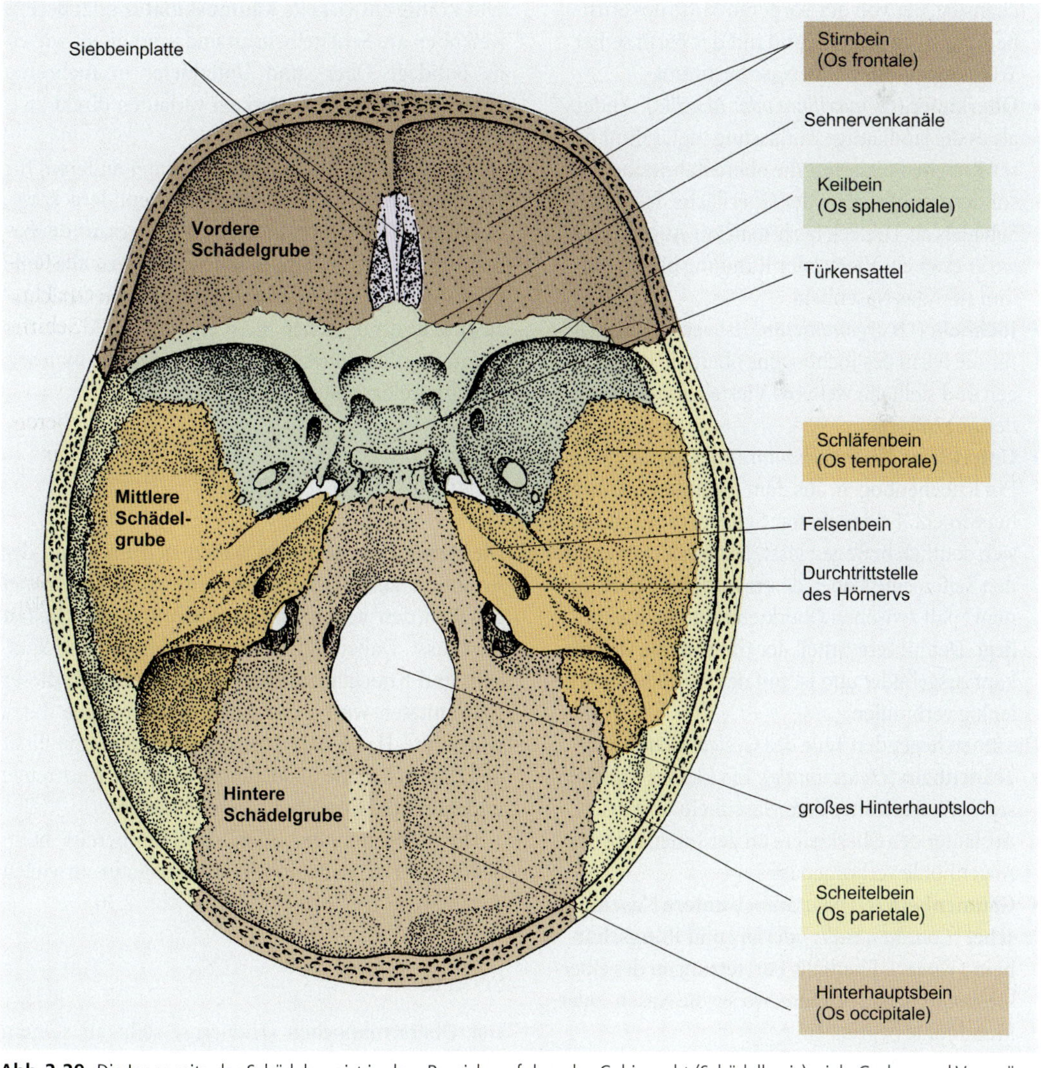

Abb. 2.29 Die Innenseite des Schädels weist in dem Bereich, auf dem das Gehirn ruht (Schädelbasis), viele Gruben und Vorsprünge auf. Im hinteren Teil befindet sich das große Hinterhauptsloch *(Foramen magnum)*, durch das das Rückenmark den Schädel verlässt. [L190]

des Stirnbeins an der Schädelbasis. Hat den Namen wegen seiner vielen winzigen Löcher erhalten, durch die die Fasern der Riechnerven vom Gehirn zur Nasenhöhle ziehen.

Der **Gesichtsschädel** bildet die Fassade des Kopfes und ist die Basis für die Eigenschaften, die man mit den Begriffen „Aussehen" und „Gesichtszüge" eines Menschen umschreibt. Einige der Knochen formen jedoch Strukturen im Inneren des Schädels und sind von außen nicht sichtbar (➤ Abb. 2.29).

Die äußeren Teile des Gesichtsschädels:

- **Nasenbein** *(Os nasale).* Ein zweigeteilter Knochensteg, der von der vorderen Mitte des Stirnbeins nach außen ragt und mit der Form seiner Wölbung das Profil der Nase bestimmt
- **Oberkiefer** *(Os maxillare oder Maxilla).* Anders als es die landläufige Auffassung sagt, rahmt dieser Knochen nicht nur die obere Zahnreihe ein, sondern zieht sich an der Oberfläche des vorderen Schädels als Dreieck bis hinauf zur Augenhöhle, wo er etwa ein Viertel der Rundung bildet. Auf ihm ruht das Nasenbein
- **Jochbein** *(Os zygomaticum).* Ist verantwortlich für die Form des Jochbogens oberhalb der Wangen und stellt ein weiteres Viertel der Rundung der Augenhöhle
- **Unterkiefer** *(Os mandibulare oder Mandibula).* Ein Knochenbogen, aus dem die untere Zahnreihe hervorgeht. Ist der einzige Schädelknochen, der sich deutlich bewegen lässt. Dazu bildet er an beiden Seiten eine Gabel, deren vorderer Teil in einem Spalt zwischen Oberkiefer und Jochbein liegt. Der hintere Anteil der Gabel ist als Gelenkkopf ausgebildet und ist mit dem Schläfenbein gelenkig verbunden.

Die innen liegenden Teile des Gesichtsschädels:

- **Tränenbein** *(Os lacrimale).* Ein kleines Knochensegment, das hinter dem Nasenbein und dem Ausläufer des Oberkiefers an der Innenseite der Augenhöhle verborgen ist
- **Gaumenbein** *(Os palatinum),* **untere Nasenmuschel** *(Concha nasalis inferior)* und **Pflugscharbein** *(Vomer).* Ebenfalls Fortsetzungen des Oberkiefers ins Schädelinnere, wo sie die Nasen- oder Mundhöhle begrenzen.

Der Innenraum des Hirnschädels ist besonders an seiner Basis (der Auflagefläche des Gehirns) stark strukturiert. Er ist unterteilt in die vordere, mittlere und hintere **Schädelgrube.** Die beteiligten Knochen weisen meist paarig angelegte Öffnungen auf, die Blutgefäßen und den Hirnnerven (➤ Kap. 2.4.1) als Durchtrittspforten dienen.

Schädel- und Halsmuskulatur

Abgesehen von den starken Muskelsträngen, die über den Hals vom Rumpf zum Kopf heraufreichen (Halsmuskulatur), ist der Schädel mit einer Vielzahl von kleinen Muskeln versehen, die entweder der Bewegung des Unterkiefers oder der Mimik dienen. Die sehr kräftig entwickelte **Kaumuskulatur** setzt bereits weit oben am Scheitelbein an und umschließt wie eine Bandage Ober- und Unterkiefer in mehreren Schichten. Einige Kaumuskeln verlaufen direkt zwischen beiden Kiefern.

Die **mimische Muskulatur,** die unter anderem für die Bewegung von Lippen und Augenlidern sorgt, überzieht in dünnen Schichten fast die gesamte Schädelfront. Mit ihrer Hilfe lassen sich nahezu alle Teile des Gesichts bewegen. Die so entstehenden Gesichtsausdrücke ermöglichen meist ein klares Bild von der Stimmungslage eines Menschen, auch wenn man seine unmittelbare Situation nicht kennt.

Arm

Die **Arme** des Menschen haben sich im Laufe der Evolution aus Vorderbeinen entwickelt und dabei gänzlich den neuen Aufgaben **Greifen** und **Tasten** angepasst. Dabei bildete sich der Umfang der Muskeln und Knochen zurück. Die Beweglichkeit dieser Extremitäten wuchs und aus der ehemaligen Tatze wurde die Hand. Die Form der Finger ermöglicht dem Menschen die Benutzung vielfältiger Werkzeuge und damit die Gestaltung seiner Umwelt.

Die Körpereinheit „Arm" beginnt bereits beim Schultergürtel, der mit seiner Muskulatur an vielen Armbewegungen beteiligt ist (➤ Abb. 2.30).

Schulter

Der Oberarmknochen *(Humerus)* steht an seinem oberen Ende im Bezug zu dem **Schulterblatt** *(Scapula)* und dem **Schlüsselbein** *(Clavicula).* Die Form des Schultergelenks ermöglicht einen großen Bewe-

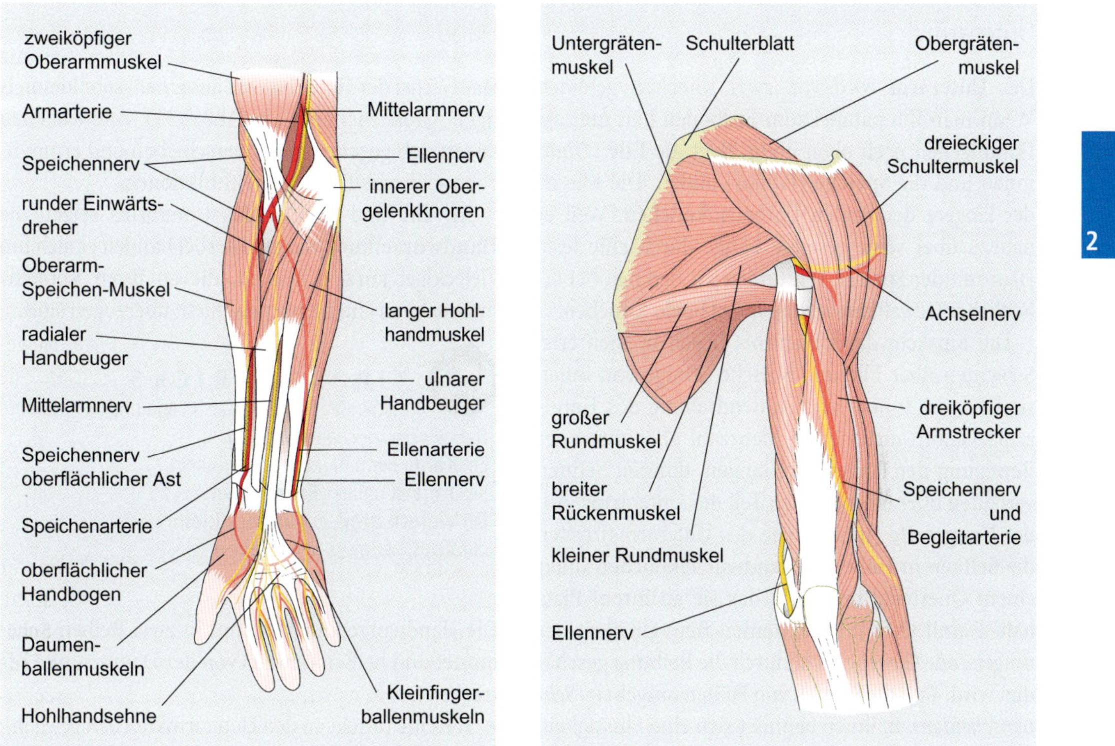

Abb. 2.30 Die Anordnung der Knochen und Muskeln des Armes. [L190]

gungsspielraum. Allerdings bezahlt der Mensch diese Fähigkeit mit einem Mangel an Stabilität, obwohl Muskelhüllen und Sehnenplatten das Gelenk umspannen und für eine sehr flexible Sicherung sorgen.

Die Gelenkpfanne, ein Teil des Schulterblatts, umschließt den Kopf des **Oberarmknochens** *(Humerus)* nur teilweise, und ist nicht in der Lage, ihn zu fixieren. Deshalb sind an dieser Stelle **Verrenkungen** *(Luxation),* bei denen der Gelenkkopf aus der Pfanne springt, sehr häufig.

Oberarm

Der **Oberarmknochen** bildet den tragenden Teil des **Oberarms.** Er ist der längste und kräftigste Knochen der oberen Extremitäten. Es ist vor allem der *Musculus supraspinatus,* der den Oberarmknochen in seiner Position hält. Dieser Muskel entspringt am Schulterblatt, verläuft unter dem Schlüsselbein und setzt an der Außenkante des Oberarmkopfs an. Die anderen Muskeln sind in mehreren Lagen darüber angeordnet und sichern das Schultergelenk in alle Richtungen.

An der Rückseite des Oberarmknochens verlaufen die Muskeln, die vor allem für die Streckung des Unterarms verantwortlich sind. An der Vorderseite des Oberarmknochens liegt einer der bekanntesten Muskeln, der *M. biceps brachii.* Er wölbt sich im angespannten Zustand deutlich nach außen. Seine Größe gilt allgemein als Zeichen von Körperkraft.

Die Muskeln um den Oberarm dienen jedoch nicht nur der Streckung und Beugung im Ellenbogengelenk. Weil sie sich z. T. um den Knochen winden, ermöglichen sie ebenfalls eine Drehbewegung des Unterarms.

Am Ende des Oberarmknochens befindet sich in der Nähe des Ellenbogens an der Außenseite ein Knochenfortsatz *(Epicondylus lateralis).* In seiner Nähe verläuft ein Nerv *(N. ulnaris),* und deshalb ist diese Körperstelle sehr stoßempfindlich. Umgangssprachlich wird dieser Knochenvorsprung auch als „Musikknochen" bezeichnet.

Unterarm

Der **Unterarm** wird von zwei Knochen gebildet. Wenn man ihn parallel zum Erdboden hält und die Handflächen nach oben dreht, liegt die **Elle** *(Ulna)* innen und die **Speiche** *(Radius)* außen. Die Elle ist der längere der beiden Unterarmknochen. Weil er nahezu über seine gesamte Länge durch eine feste Haut mit der Speiche verbunden ist, brechen bei erheblicher Gewalteinwirkung meist beide Knochen.

Die Muskeln des Unterarms liegen in mehreren Schichten über Elle und Speiche. Einige von ihnen sind für die Innen- und Außendrehung des Unterarms verantwortlich. Die Mehrzahl aber dient der Bewegung der Finger. Ihre langen, dünnen Sehnen verlaufen über einen großen Teil des Unterarms. Auf der **Beugeseite** (Innenfläche des Unterarms) treten die Sehnen in Höhe der Handwurzelknochen unter einem Querband hindurch, das sie an ihrem Platz hält. Damit trotz ihrer extremen Beweglichkeit das umgebende Gewebe nicht durch die Reibung geschädigt wird, sind die Sehnen von Hüllen umgeben *(Sehnenscheiden).* In ihnen befindet sich eine Flüssigkeit, die den Reibungswiderstand verringert und das Gleiten verbessert.

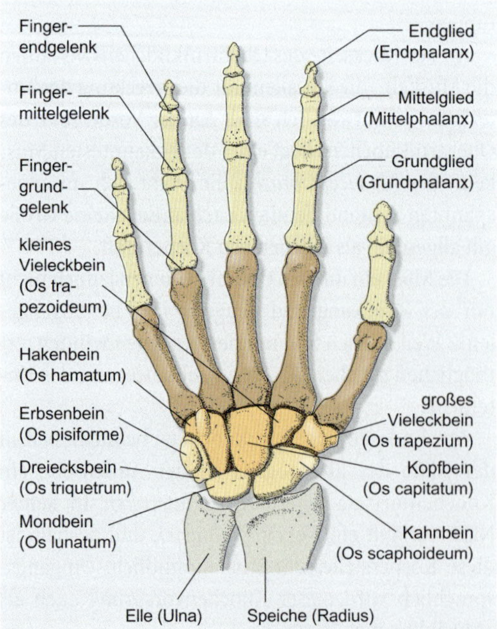

Abb. 2.31 Die Knochen der Hand. [L190]

Hand

Das Gerüst der **Hand** besteht aus einem sehr kleinteiligen Knochensystem (➤ Abb. 2.31). Alle Knochen lassen sich gegeneinander verschieben und ermöglichen so die vielfältigen Greiffunktionen.

An Elle und Speiche des Unterarms setzen die **Handwurzelknochen** an. Hierbei handelt es sich um vieleckige, kurze Knochen, die an ihren Kontaktpunkten von einer Knorpelschicht überzogen sind.

TIPPS & TRICKS

Folgender Reim hilft, sich Lage und Namen der Handwurzelknochen einzuprägen:
Ein **Kahn,** der fuhr im **Mond**enschein
im **Dreieck** um das **Erbsenbein.**
Ein **Vieleck groß,** ein **Vieleck klein,**
der **Kopf,** der muss beim **Haken** sein.

Die Handwurzelknochen sind in zwei Reihen angeordnet und heißen (jeweils von der Daumenseite betrachtet):

- **1. Reihe** (direkt an den Unterarmknochen gelegen): Kahnbein, Mondbein, Dreiecksbein, Erbsenbein
- **2. Reihe:** großes Vieleckbein, kleines Vieleckbein, Kopfbein, Hakenbein.

Richtung Fingerspitzen schließen sich die **Mittelhandknochen** an. Sie liegen in der vorderen Hälfte des Handtellers. Vier Gelenke zwischen Handwurzel und Mittelhandknochen sind durch Sehnen nahezu unbeweglich verbunden. Der Mittelhandknochen des Daumens hingegen reitet mit Hilfe eines Sattelgelenks relativ frei beweglich auf dem großen Vieleckbein. Auf diese Weise wirkt der **Daumen** als Gegenspieler der anderen Finger und bildet die Vorausset-

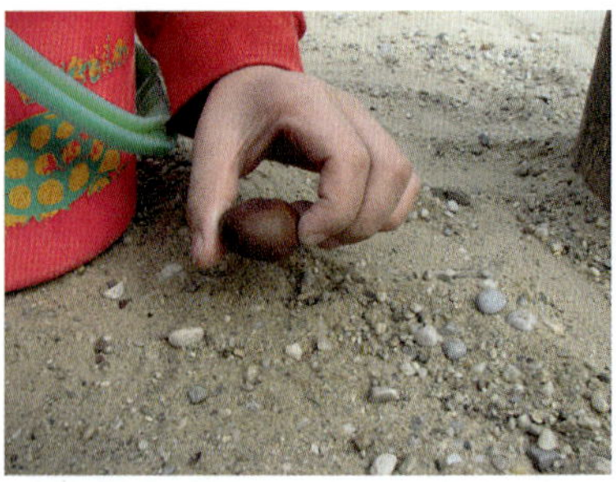

Abb. 2.32 Der Daumen steht den anderen Fingern gegenüber und ermöglicht es, Dinge festzuhalten. [O440]

zung, dass der Mensch Dinge mit sicherem Griff festhalten kann (➤ Abb. 2.32).

Zeige-, Mittel-, Ring- und kleiner Finger bestehen aus jeweils drei Gliedern und entsprechend vielen Fingerknochen (Grund-, Mittel- und Endglied). Der Daumen besitzt lediglich ein Grund- und ein Endglied.

Die Bewegung der Hand im Handgelenk wird von Muskeln ermöglicht, die ihren Ursprung z. T. bereits am Oberarm haben. Die Fingerbeweglichkeit geht auf Muskeln zurück, die entweder am Unterarm oder an der Hand entspringen. Sie werden deshalb in lange und kurze Fingermuskeln unterschieden.

Körperstamm

Der **Körperstamm** umfasst den Rumpf (Brust-, Bauch- und Rückenbereich) sowie den Hals. Seine Muskeln unterstützen mit ihrer Bewegung oft die Funktion innerer Organe, die z. T. durch knöcherne Strukturen (v. a. im Brustkorb) geschützt sind.

Hals

Der **Hals** (➤ Abb. 2.33) verbindet den Kopf mit dem Schultergürtel, der den oberen Abschluss des Rumpfs bildet. Sein Grundgerüst besteht aus sieben **Wirbelknochen.** Ihr Aussehen und ihre Funktion sind unter der Überschrift „Wirbelsäule" näher beschrieben. Durch den Hals verlaufen neben dem Rückenmark (➤ Kap. 2.4.1), **Luft- und Speiseröhre** *(Trachea und Ösophagus)* auch große Blutgefäße, die das Herz mit dem sehr gut durchbluteten Gehirn verbinden.

Die Halsmuskulatur dient vor allem der Bewegung des Kopfes, in dem viele Sinnesorgane angesiedelt sind und die bei Bedarf auf einen Reiz ausgerichtet werden müssen.

Andere Muskeln des Halses unterstützen die Atmung, weil sie die oberen Rippen heben oder sind an der Ausformung des **Gesichtsausdrucks** *(Mimik)* beteiligt.

Außerdem findet sich an der Vorderseite des Halses das **Zungenbein.** Bei gerade ausgerichteter Kopfhaltung liegt es in Höhe der Kinnspitze unter dem Zungengrund. Es sieht aus wie ein abgeflachtes U, dessen geschlossene Seite nach vorn zeigt. An dieser Knochenspange setzen Muskeln an, die sowohl zum Kopf, als auch Richtung Schlüsselbein ziehen. Sie stellen die große Beweglichkeit des Zungenbeines und des **Kehlkopfes** sicher.

Wirbelsäule

Ihre unverwechselbare Mischung aus Beweglichkeit und gleichzeitiger Stabilität erhält die **Wirbelsäule** durch ihren Aufbau. Sie wird von 24 **Wirbelknochen** gebildet, die straff durch Bänder, elastische Band-

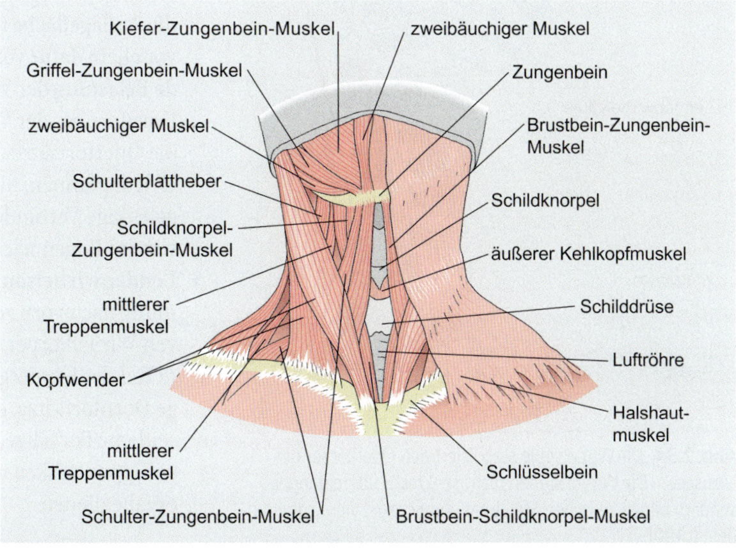

Abb. 2.33 Anschnitt der Halsstrukturen. [L190]

scheiben und Gelenke verbunden sind (➤ Abb. 2.34). Jeder einzelne Wirbel (➤ Abb. 2.35) ist beweglich gelagert. Die Wirbelsäule trägt den Kopf und den Brustkorb und sorgt wesentlich für die aufrechte Haltung des Menschen. Außerdem bildet sie eine extrem sichere Hülle für das Rückenmark, den zentralen Nervenstrang.

Die Wirbelsäule ist nicht gerade wie ein Besenstiel, sondern weist vier Bögen auf, die vom Schädel ausgehend abwechselnd nach vorn *(Lordose)* und nach hinten *(Kyphose)* gekrümmt sind. Diese **Krümmungen** dienen der zusätzlichen Federung von Stößen bei

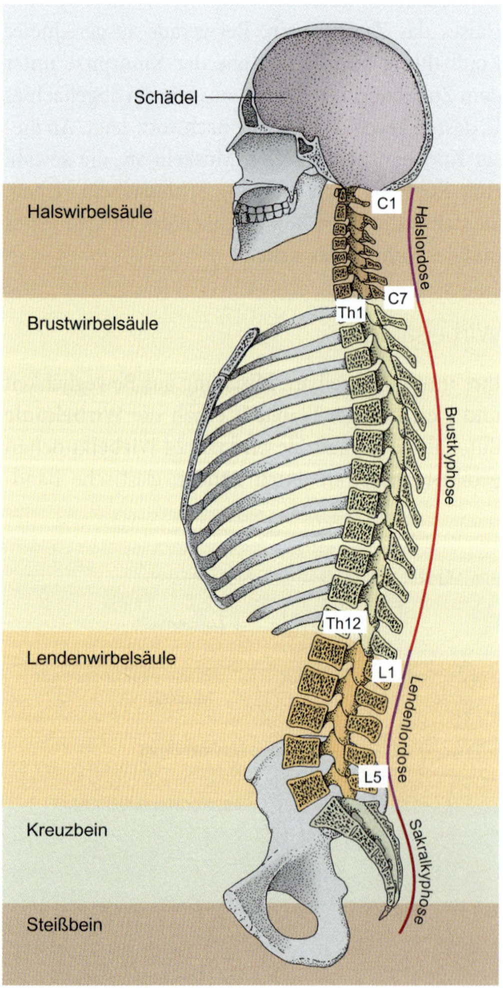

Abb. 2.34 Die Wirbelsäule stabilisiert den Oberkörper des Menschen. Die Wirbel stehen nicht senkrecht übereinander, sondern bilden zwischen Steißbein und Schädel vier Krümmungen. [L190]

der Fortbewegung. Sie funktionieren etwa so wie die Federn eines Automobils.

Am unteren Ende der Wirbelsäule befinden sich zwei weitere Knochen: Das **Kreuzbein** und das **Steißbein,** in denen mehrere Wirbel derart miteinander verwachsen sind, dass zwischen ihnen kaum noch Bewegung möglich ist.

Folgende Bereiche der Wirbelsäule lassen sich voneinander unterscheiden:

- **Halswirbelsäule.** Sieben Wirbel, die einen leichten Bogen nach vorn beschreiben. Der erste und zweite Wirbel (gezählt wird stets vom Kopf aus) unterscheiden sich in ihrer Form deutlich von den anderen, die ganz ähnlich aufgebaut sind wie die weiteren Knochen der Wirbelsäule. Der erste Wirbel, auf dem die Schädelbasis aufliegt, heißt *Atlas.* Er wurde nach einem Göttersohn aus den griechischen Sagen benannt, der die Weltkugel auf seinen Schultern trägt. Dieser Knochen bildet einen unregelmäßigen Ring und nimmt innen, an der Mitte seiner Vorderseite, einen nach oben ragenden Fortsatz des zweiten Halswirbels *(Axis)* auf. Diese gelenkige Verbindung der ersten zwei Halswirbel ermöglicht die Drehbewegungen des Kopfes. Der Fortsatz *(Dens axis)* wird durch ein Band an seinem Ort gehalten
- **Brustwirbelsäule.** Zwölf Wirbel, die einen recht deutlichen Bogen nach hinten beschreiben. Sie zeigen an ihrem bauchwärts gelegenen Ende einen ausgeprägten Wirbelkörper. Dieser Knochenteil hat einen fast runden Querschnitt und bildet die Auflagefläche für die **Bandscheiben,** ist also vor allem dafür vorgesehen, die senkrecht wirkende Belastung der Wirbelsäule aufzunehmen. Der Dornfortsatz der Wirbel weist nach hinten, und die Querfortsätze der Brustwirbel besitzen kleine Gelenkpfannen, in denen sie mit den Rippen eine gelenkige Verbindung haben. Die Rippen wölben sich im Bogen nach vorn zum **Brustbein**
- **Lendenwirbelsäule.** Fünf Wirbel, die eine Krümmung nach vorn zeigen. Sie sind mit einem massiven Wirbelkörper ausgestattet, weil hier der größte Teil des Körpergewichts lastet. Sie besitzen lange Dornfortsätze, die nach hinten deuten sowie seitliche Fortsätze, die wie mangelhaft ausgebildete Rippen wirken und u. a. dem Schutz der Bauchorgane dienen

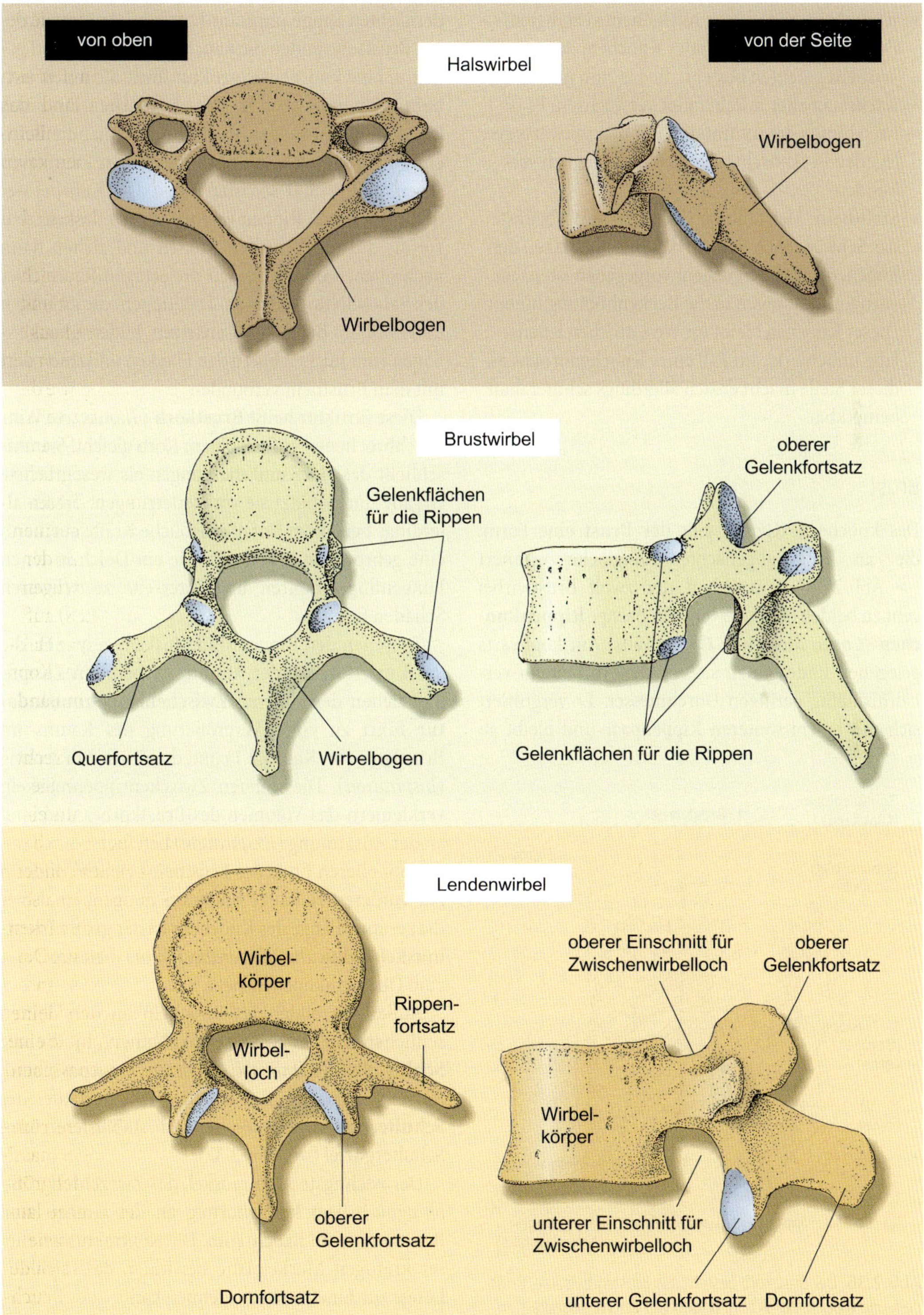

Abb. 2.35 Die Wirbelknochen sind im Verlauf der Wirbelsäule unterschiedlich geformt. Je weiter beckenwärts sie liegen, desto massiver ist der Wirbelkörper ausgeprägt, auf dem das Körpergewicht lastet. [L190]

- **Kreuzbein.** Ein platter, mit seinem verjüngten Ende nach unten weisender Knochen, der aus fünf Wirbelsegmenten besteht, die bis zum jungen Erwachsenenalter miteinander verwachsen. Es ist nach hinten gekrümmt und mit den seitwärts gelegenen Beckenschaufeln fast unbeweglich verbunden
- **Steißbein.** Meist bilden vier winzige Wirbelreste das Schwänzchen der Wirbelsäule. Sie setzen den Bogen, der vom Kreuzbein vorgegeben ist, nach vorn fort und ragen in die Beckenhöhlung hinein. Dieser Knochen bleibt im Wesentlichen lebenslang unbemerkt. Im Fall eines Knochenbruchs an dieser Stelle macht er sich allerdings schmerzhaft bemerkbar.

Brust

Das knöcherne Gerüst gibt der **Brust** eine Form, die an eine abgeflachte Kuhglocke erinnert (➤ Abb. 2.36). Von jedem der zwölf Brustwirbel geht zu beiden Seiten jeweils ein flacher **Rippenknochen** *(Costa, Mehrzahl: Costae)* aus. Am kopfwärts gelegenen Ende bilden sie ein Oval mit einem verhältnismäßig geringen Durchmesser. Er vergrößert sich mit jedem weiteren Rippenpaar und bleibt ab der siebten Rippe ungefähr konstant. An der vorderen Brustseite enden die knöchernen Rippen und gehen in eine knorpelige Struktur über, die am **Brustbein** *(Sternum)* ansetzt. Dieser Knochen lässt sich leicht an der Mitte der Brust tasten. Er hat die Form einer Lanzenspitze und reicht bis in den Raum zwischen fünfter und sechster Rippe. Die Knorpel der tiefer gelegenen Rippen vereinigen sich deshalb, bevor sie auf das Brustbein stoßen und ziehen dann nach oben, wobei sie einen dreieckigen Raum über der Bauchhöhle freilassen. Die Rippen, die am elften und zwölften Brustwirbel ansetzen, bilden Knochenbögen vom Rücken bis zu den Flanken und sind nicht mit dem Brustbein verbunden.

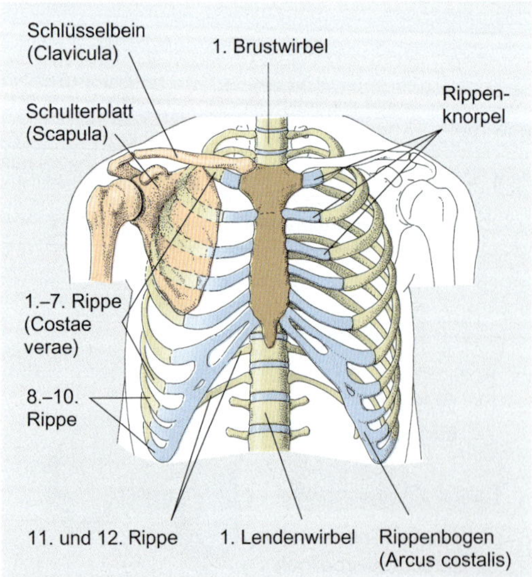

Abb. 2.36 Der Brustkorb besteht aus Brustwirbelsäule, Brustbein und Rippen, die sich im Bogen von der Wirbelsäule zum Brustbein ziehen und dem Schutz der Brustorgane dienen. [L190]

Diese Struktur heißt **Brustkorb** *(Thorax),* weil ihr durchbrochener Aufbau einem Korb gleicht. Sie umschließt das Herz und die Lungen als wesentlichste Organe und schützt sie vor Verletzungen. Treten allerdings bei einem Unfall erhebliche Kräfte auf, kann eine gebrochene Rippe sich wie ein Dolch in einen Lungenflügel bohren und ihrerseits zu schweren Schäden führen.

Zwischen den Rippen sind Muskeln gespannt, die der Unterstützung der Atmung dienen. Ein Zusammenziehen der äußeren **Zwischenrippenmuskulatur** führt zu einer Vergrößerung des Raums im Brustkorb (➤ Kap. 3.2.1) und damit zur Einatmung *(Inspiration).* Die inneren Zwischenrippenmuskeln verkleinern das Volumen des Brustkorbes und sind an der Ausatmung *(Exspiration)* beteiligt.

Vom oberen Ende des Brustbeins ziehen Muskeln zur vorderen Halsseite und zum Zungenbein. Über die gesamte Länge des Knochens ist der **große Brustmuskel** *(Musculus pectoralis major)* befestigt, der zum Oberarmknochen zieht.

Außerdem bildet das Brustbein an den oberen seitlichen Ecken zwei Gelenkpfannen, in die die **Schlüsselbeine** *(Einzahl: Clavicula)* eingepasst sind. Sie reichen nach außen bis zu einem Ausläufer des **Schulterblatts** *(Akromion)* und stabilisieren den Schultergürtel (➤ Abb. 2.37).

Der wichtigste Atemmuskel, das **Zwerchfell** *(Diaphragma),* liegt kuppelförmig an der Grenze vom Brustraum zum Bauchraum. Die Kontraktionen dieser kräftigen Muskelplatte bewirken, dass sich die Lunge zur Einatmung ausdehnen kann.

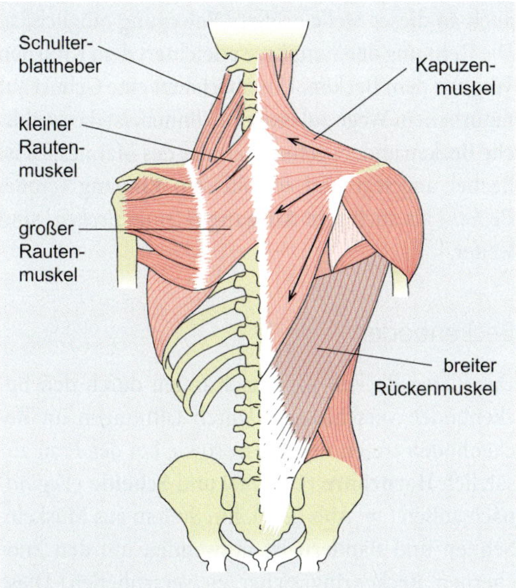

Abb. 2.37 Die Schultergürtelmuskulatur verbindet überwiegend die Wirbelsäule mit den Armen. Die Faserverläufe der unterschiedlichen Muskelschichten kreuzen einander. [L190]

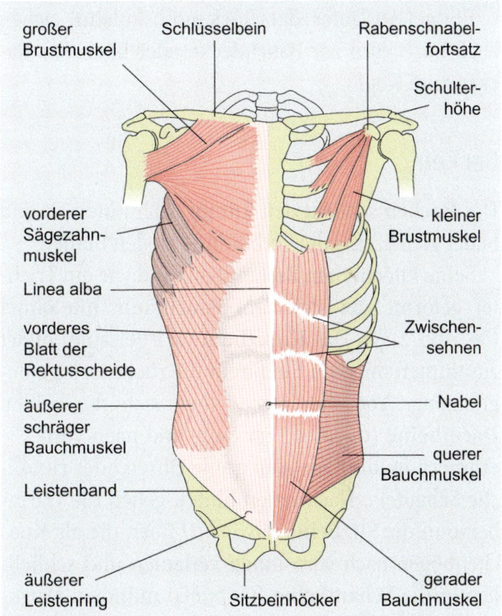

Abb. 2.38 Die Vorderseite des Oberkörpers ist von flachen Muskeln durchzogen, deren Faserverlauf sich überkreuzt. [L190]

Bauch

Der **Bauch** enthält vor allem Verdauungsorgane. Sie sind nach hinten von den Wirbeln geschützt. Vorn fehlt eine knöcherne Hülle. Stattdessen schließen **mehrere Muskelschichten** die Bauchhöhle ab (➤ Abb. 2.38). Sie verbinden die Rippenbögen mit dem Becken. Die Fasern dieser Muskelschichten verlaufen nicht alle in dieselbe Richtung, sondern kreuzen einander, um eine größere Stabilität zu erzielen. Die äußerste Muskelschicht besteht aus dem **geraden Bauchmuskel** *(Musculus rectus abdominis)*, der ab der Höhe der Brustbeinspitze bis zum Sitzbein zieht. Er ist von quer verlaufenden Sehnenbändern geteilt und erzeugt bei gut trainierten Menschen den berühmten „Waschbrettbauch".

An den Seiten des gerade verlaufenden Muskels ziehen zwei Muskelplatten schräg von oben außen nach unten innen, die Fasern einer weiteren Schicht verlaufen fächerförmig. Der unterste Muskel zieht nahezu waagerecht von den Seiten zur vorderen Seite des Bauches.

Der **Leistenkanal,** durch den beim Mann der Samenstrang auf dem Weg vom Hoden zur **Vorsteherdrüse** *(Prostata)* verläuft, bildet eine Schwachstelle in der Bauchwand. Bei entsprechender Veranlagung oder nach übermäßiger Belastung kann sich die Lücke weiten. Dann treten Teile von inneren Organen nach außen und sind in der Leistenfalte als Schwellung sichtbar *(Leistenbruch, Hernie).*

Rücken

Über den **Rücken** sind kräftige, breite Muskeln gespannt, die die Wirbelsäule mit den Schultern und Armen verbinden, die Schultergürtelmuskulatur. Meist setzen sie auf einer sehr langen Strecke an den Wirbeln an und werden zu den Flanken hin schmaler, sodass sie eine dreieckige Form haben. Vom unteren Teil der Brustwirbelsäule und den Lendenwirbeln ziehen mehrere Muskelbündel beidseits zu den Beinen hinunter, die Hüftmuskulatur.

Die tiefer liegende Muskulatur des Rückens, die Rückenmuskulatur, stabilisiert die Wirbelsäule und sorgt für ihre Beweglichkeit. Sie besteht aus einem mehrfach übereinander geschichteten System aus Faserzügen, die dem Verlauf der Wirbelsäule folgen. Ihre Sehnen setzen an den Fortsätzen sämtlicher Wirbelknochen an. Ein sehr stabiler Bandapparat unterstützt diese Funktion.

Einige Ausläufer der Rückenmuskulatur ziehen auch nach vorn zur Bauchdecke oder über den Nacken zum Kopf.

Becken

Das **Becken** schließt den Rumpf nach unten ab und bildet gleichzeitig die Verbindung zu den Beinen.

Seine knöchernen Bestandteile sind wie ein Trichter geformt, der sich zum Bauchraum hin öffnet (➤ Abb. 2.39). Das **Kreuzbein** (Wirbelsäule) bildet zusammen mit dem **Steißbein** die rückenseitige Begrenzung. Von ihm aus wölben sich die beiden **Darmbeine** *(Os ilium)* zur Seite und nach vorn. Sie erinnern in ihrer Form an große Ohren oder rundliche Schaufeln. Nach unten hinten gehen die Darmbeine in die **Sitzbeine** *(Os ischii)* über, die als Knochenbögen nach vorn innen verlaufen und schließlich in die **Schambeine** *(Os pubis)* münden. Darmbein, Sitzbein und Schambein sind miteinander verwachsen und bilden gemeinsam das Hüftbein. An der Vorderseite des Beckens befindet sich zwischen den Schambeinhöckern ein Spalt, die **Symphyse.** Sie ist vollständig mit Bindegewebsfasern ausgefüllt, die die Knochenenden sehr fest zusammenhalten.

Während einer Schwangerschaft wird das gesamte Bindegewebe des Körpers nachgiebiger, wodurch auch an dieser Stelle größere Bewegung möglich ist. Die Dehnung der Symphyse erleichtert dem Kind den Weg aus dem Becken. Um überhaupt eine Geburt auf natürlichem Wege zulassen zu können, ist das weibliche Becken anders geformt als das des Mannes. Es ist flacher angelegt und sowohl sein **Eingang** *(großes Becken)* als auch sein **Ausgang** *(kleines Becken)* sind weiter.

Beckenboden

Das kleine Becken wird nach unten durch den Beckenboden verschlossen. Durch Öffnungen im Beckenboden treten der **Darm** sowie bei der Frau zusätzlich **Harnröhre** *(Urethra)* und **Scheide** *(Vagina)* nach außen (➤ Abb. 2.40). Ein System aus Muskeln, Sehnen und Bändern ist notwendig, um den knöchernen Beckenring sicher zu verschließen. Diese Platte heißt **Beckenboden.**

Die Fasern der mehrlagigen Muskeln, die daran beteiligt sind, durchziehen das Areal in verschiedene Richtungen. Sie sind unter anderem auch am sicheren Verschluss des Enddarms und der Harnröhre und damit für die kontrollierte Entleerung des Stuhlgangs und am Wasserlassen beteiligt.

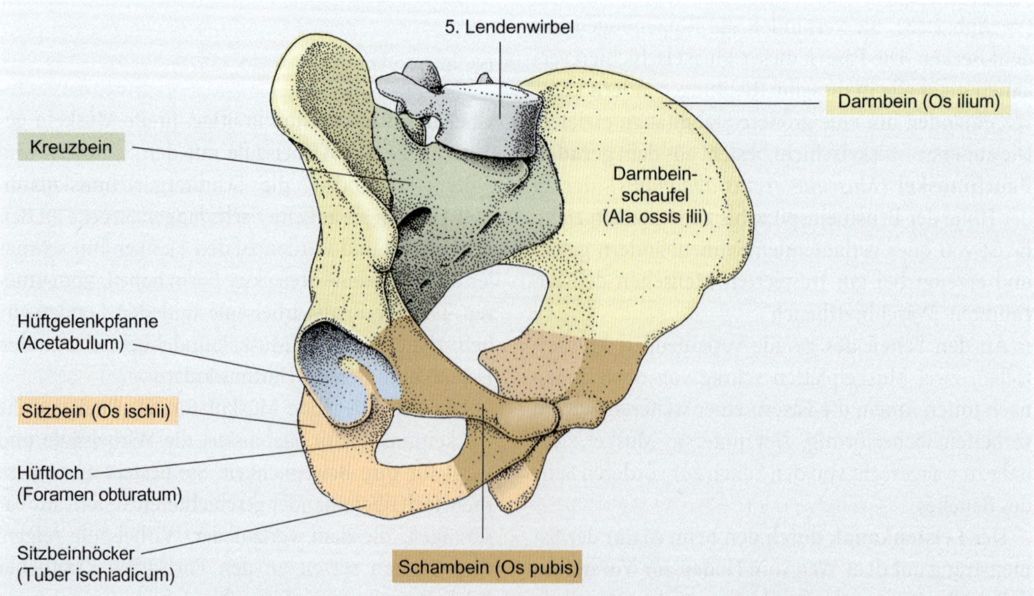

Abb. 2.39 Das knöcherne Becken ist wie ein Trichter geformt, der sich zum Bauchraum hin öffnet. [L190]

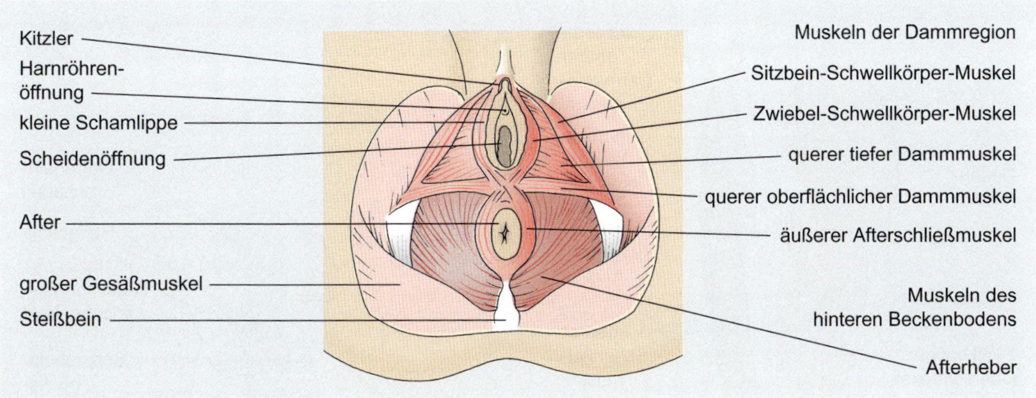

Abb. 2.40 Beckenboden der Frau von unten betrachtet. [L190]

TIPPS & TRICKS

Durch Geburten, die auf natürlichem Wege stattfinden, wird der Beckenboden der Frauen sehr stark belastet. Da die Muskeln mit zunehmendem Alter ohnehin einen Teil ihrer Elastizität einbüßen, kann es nach mehreren Geburten in späteren Lebensjahren zu unwillkürlichem Harnabgang *(Inkontinenz)* kommen. Bei schwerer **Beckenbodenschwäche** können außerdem Scheide und Gebärmutter sinken. Gelegentlich stülpen sie sich gar schlauchförmig nach außen *(Prolaps)*. Konsequente Beckenbodengymnastik, die gezielt die Muskeln dieses Bereichs trainiert, ist vor allem nach einer Geburt geeignet, die Rückbildung der Muskeln, Sehnen und Bänder zu verbessern und ihre Kraft zu stärken. Auf diese Weise lassen sich die Folgen der Überdehnung verhindern oder zumindest mildern. Viele Krankenhäuser und niedergelassene Hebammen bieten Frauen nach der Geburt entsprechende Rückbildungskurse an, deren Kosten die Krankenkassen tragen.

Bein

Die **Beine** des Menschen sind sehr stabil gebaut und mit mächtigen Muskeln versehen, weil sie das gesamte Körpergewicht tragen (➤ Abb. 2.41). Zusätzlich ist eine große Beweglichkeit der Beine nötig, damit die Fortbewegung möglich wird.

Oberschenkel

Der **Oberschenkel** ist mit dem Becken durch das größte Kugelgelenk des menschlichen Körpers verbunden. Im Hüftgelenk trifft sich die Beckenschaufel (bestehend aus Darm-, Sitz- und Schambein), die an ihrer seitlichen, unteren Kante eine Gelenkpfanne bildet, mit dem **Oberschenkelknochen** *(Femur)*. Der Oberschenkelknochen ist der längste und dickste Röhrenknochen des Menschen. Um die für das Gehen notwendige Beweglichkeit zu schaffen, ist sein oberes Ende, der Gelenkkopf, nahezu perfekt als Kugel ausgebildet. Außerdem verläuft der Knochen nicht gerade. Sein Schaft verdickt sich oben zum **großen Rollhügel** *(Trochanter major)* der sich beim stehenden oder liegenden Menschen an den Seiten der Hüften leicht tasten lässt. Von dort aus zweigt etwa in einem 130°-Winkel der **Oberschenkelhals** ab, der den Oberschenkelschaft mit dem Oberschenkelkopf verbindet.

Die Muskeln, mit deren Hilfe sich der Oberschenkel in alle Richtungen (Beugung, Streckung, Abspreizung, Heranziehung, Innendrehung und Außendrehung) bewegen lässt, setzen in der Mehrzahl am Becken an. Einige entspringen auch an der Wirbelsäule.

BEACHTE

Besonders alte Menschen sind gefährdet, einen Bruch *(Fraktur)* des **Oberschenkelhalses** zu erleiden. Weil im Alter die Stabilität der Knochen durch den Abbau ihrer Masse (Osteoporose ➤ Kap. 2.3.2) sinkt, genügt oft ein verhältnismäßig leichter Sturz auf die Hüfte, wie er im Winter auf eisigen Gehsteigen leicht vorkommen kann. Oberschenkelhalsbrüche sind gefürchtet, weil sie oft eine Bettlägerigkeit erzwingen und damit das Risiko erhöhen, an einer **Lungenentzündung** (➤ Kap. 2.6.4) zu erkranken, die nicht selten tödlich endet.

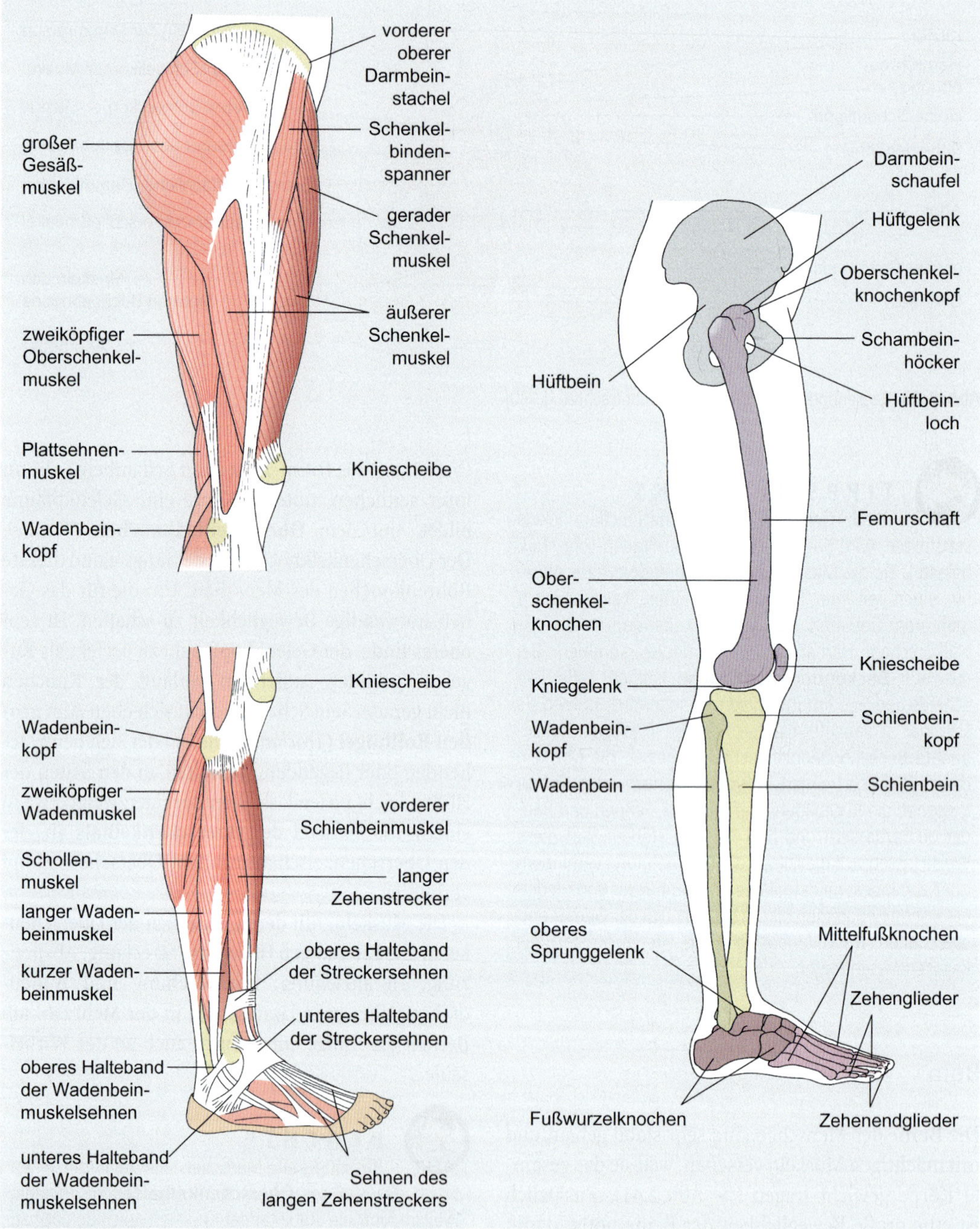

Abb. 2.41 Die Knochen und Muskeln des Beines. [L190]

Kniegelenk

An seinem unteren Ende läuft der Oberschenkelknochen im inneren und äußeren Gelenkknorren aus, deren Flächen sich wie überbreite Schlittenkufen auf den Gelenkflächen des **Schienbeins** *(Tibia)* hin und her bewegen.

Das **Knie** ist das größte Gelenk im menschlichen Körper. Es ermöglicht Beugung und Streckung. Lediglich, wenn es gebeugt ist (Ferse zum Oberschenkel), sind auch leichte Rotationsbewegungen nach innen und außen möglich. Oberschenkelknochen und Schienbein treffen allerdings nicht direkt aufeinander. Im Gelenkspalt befinden sich zwei zusätzliche Knorpelspangen, die wie flache Halbringe geformt und zur Gelenkmitte hin geöffnet sind *(Menisken, Einzahl: Meniskus).* Sie sind elastisch und puffern den Druck, der vom Köpergewicht verursacht ist.

Das Kniegelenk (➤ Abb. 2.42) ist nahezu auf allen Seiten von sehr widerstandsfähigen Sehnen und Bändern umgeben, die stabilisierend wirken und häufig bei Sportunfällen verletzt werden. Die **Kreuzbänder** verlaufen im Inneren des Gelenks von außen unten nach innen oben (hinteres Kreuzband) und von außen oben nach innen unten (vorderes Kreuzband). Äußeres und inneres **Seitenband** verbinden den Oberschenkelknochen und die Unterschenkelknochen zu beiden Seiten des Gelenks.

Von vorn gesehen liegt die **Kniescheibe** *(Patella),* ein Sesambein, über dem unteren Ende des Oberschenkelknochens.

Unterschenkel

Der **Unterschenkel** besitzt zwei Knochen, von denen das **Schienbein** *(Tibia),* der größere ist. Das kleinere **Wadenbein** *(Fibula)* hat an seinem oberen Ende eine Verbindung mit dem Bandapparat des Knies, endet jedoch außen am Schienbein unterhalb der Gelenk-

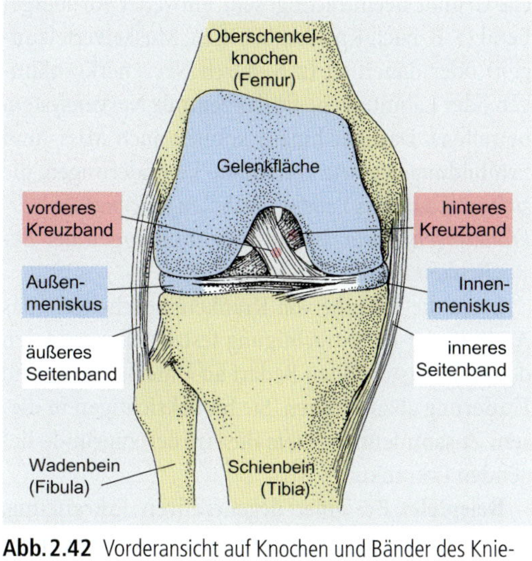

Abb. 2.42 Vorderansicht auf Knochen und Bänder des Kniegelenks. Die Kniescheibe fehlt. [L190]

flächen. Die beiden Knochen sind durch eine feste Haut miteinander verbunden.

Der am Übergang zum Fuß an der Innenseite zu tastende Knochenvorsprung *(Innenknöchel)* gehört zum Schienbein. Der Außenknöchel ist eine Verbreiterung des Wadenbeins. Sie beide sind an dem Gelenk zwischen Unterschenkel und Fußwurzelknochen beteiligt. Es heißt **oberes Sprunggelenk** und steht in engem Zusammenhang mit dem **unteren Sprunggelenk** (Fuß).

Für die äußere Form des Unterschenkels sind im Wesentlichen die Muskeln verantwortlich, die hinter den Knochen verlaufen. Sie wölben sich an seinem oberen Ende und verjüngen sich Richtung Fuß, um schließlich in Sehnen auszulaufen.

Fuß

Am **Fuß** zentriert sich das Körpergewicht des Menschen.

In seiner knöchernen Struktur ist der Fuß ganz ähnlich aufgebaut wie die Hand (➤ Abb. 2.43). Das hintere Ende bildet das **Fersenbein,** der größte Fußknochen. Über ihm sitzt das **Sprungbein,** mit dem es durch das untere Sprunggelenk verbunden ist. Es bildet eine funktionelle Einheit mit dem oberen Sprunggelenk, das den Kontaktpunkt zu den Knochen des Unterschenkels darstellt. An der Großzehenseite folgt in Richtung Zehen das **Kahnbein** und außen daneben liegt das **Würfelbein.**

Nach innen folgen in dieser Reihe äußeres, mittleres und inneres **Keilbein** aufeinander. Zehenwärts betrachtet liegen fünf Mittelfußknochen, an die sich die Zehenknochen anschließen. Die Großzehe besitzt lediglich ein Zehengrund- und Zehenendglied, während die anderen vier Zehen zusätzlich über ein Mittelglied verfügen, also aus drei Teilen bestehen.

Bereits der knöcherne Aufbau des Fußes zeigt die **doppelte Wölbung** in Quer- und Längsrichtung, mit deren Hilfe sich die Last des Körpers besser abfedern lässt. Das Längsgewölbe ist an der Innenseite wesentlich stärker ausgeprägt. Deshalb ähnelt der Abdruck eines nackten Fußes einem unregelmäßig ausgeprägten Halbbogen, der an seinem oberen Ende strahlenförmig von den fünf Zehen begleitet ist. Daran ist auch zu sehen, dass die Hauptlast des Körpers auf Ferse und Vorderfuß liegt. Diese Partien sind an ihrer Unterseite deshalb mit einer Fettschicht gepolstert.

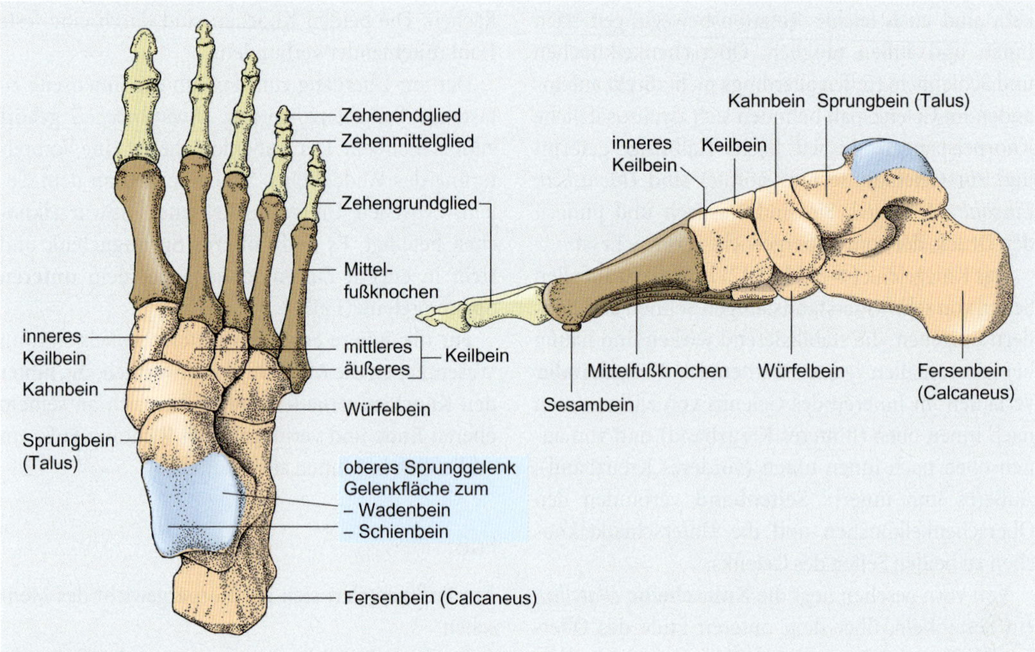

Abb. 2.43 Der knöcherne Aufbau des Fußes erinnert an das Handskelett. Mithilfe seines Gewölbes federt der Fuß das Körpergewicht ab. [L190]

Im Laufe des Lebens entsteht hier außerdem derbe Hornhaut.

Die Fußwölbung wird durch Bänder und Sehnen in Form gehalten. Kleine Muskeln erhöhen die Flexibilität.

2.3.4 Erkrankungen des Stütz- und Bewegungsapparates

Mehrere Fachgebiete der Medizin befassen sich mit dem **Stütz- und Bewegungsapparat.** Die **Orthopädie** (*griechisch orthos: gerade und paideia: Erziehung*) ist auf die konservative *(nicht operative)* und operative Behandlung von angeborenen oder im Laufe des Lebens erworbenen Funktionseinschränkungen spezialisiert. Ihr Aufgabenfeld überschneidet sich teilweise mit der **Unfallchirurgie,** von der Patienten nach Verletzungen versorgt werden. Die **Rheumatologie** ist auf die Behandlung von entzündlichen Veränderungen des Bewegungs- und Stützapparats ausgerichtet.

Beobachtung von Veränderungen am Stütz- und Bewegungsapparat

Die Funktionstüchtigkeit des Stütz- und Bewegungsapparats eines Menschen entscheidet über seine Selbstständigkeit. Er kann durch sehr unterschiedliche Gründe beeinträchtigt sein, entweder vorübergehend (z. B. nach Knochenbrüchen, Muskelverletzungen) oder dauerhaft (z. B. durch Nervenerkrankungen oder Lähmungen, die das zentrale Nervensystem betreffen). Darüber hinaus können auch Miss- und Fehlbildungen sowie krankhafte Veränderungen, die sich im Laufe des Lebens einstellen *(degenerative Erkrankungen)* zu massiven Einschränkungen der Beweglichkeit führen.

Es ist die Aufgabe von Krankenpflegehelfern, das Ausmaß der Beeinträchtigung festzustellen und den dadurch entstehenden Bedarf an Unterstützung und Förderung abzuschätzen. Sie berücksichtigen in diesem Zusammenhang stets die Art der zugrunde liegenden Erkrankung.

Beispiele: Bei einer degenerativen Erkrankung, z. B. Abnutzungserscheinungen an den Gelenkflächen *(Arthrose),* ist die Pflegeplanung darauf ausgerichtet, mit dem Patienten Techniken zu erarbeiten, die ihm trotz der möglicherweise dauerhaften Bewegungseinschränkung ein Höchstmaß an Selbstständigkeit ermöglichen. Sofern der sonstige körperliche Zustand es zulässt, arbeiten sie hier also mit dem Schwerpunkt der **Förderung.** Bei Patienten, die für einen festgelegten Zeitraum das Bett nicht verlassen dürfen (z. B. nach einer Operation), liegt der Schwerpunkt auf der **Assistenz.** Dabei vernachlässigen Krankenpflegehelfer nicht, den Patienten zu selbstständigen Bewegungs- und Atemübungen zu motivieren, die geeignet sind, die Gefahr von Muskelabbau oder Lungenentzündungen zu verringern.

Knochenbrüche

Erstmaßnahmen bei Knochenbrüchen ➤ Kap. 6.4.2

> **DEFINITION**
> **Knochenbruch** *(Fraktur):* Zerteilung eines Knochens in mindestens zwei Bruchstücke aufgrund von Gewalteinwirkung.

Der **Knochenbruch** ist eine relativ häufige Verletzung, die nahezu sämtliche Knochen des menschlichen Körpers betreffen kann. Die ärztliche Behandlung richtet sich nach der Art des Bruches, die mit Hilfe von Röntgenaufnahmen oder der Computertomografie festzustellen ist. Bei der konservativen Therapie kommen stützende Verbände zum Einsatz. Ist eine Operation notwendig, eröffnet der Arzt den Körper in unmittelbarer Nähe zum Knochenbruch, fügt die getrennten Teile aneinander und verbindet sie mit Schrauben, Nägeln, Platten, Drähten oder einer aufwändigen Haltekonstruktion, die außerhalb des Körpers angebracht ist *(Fixateur externe).*

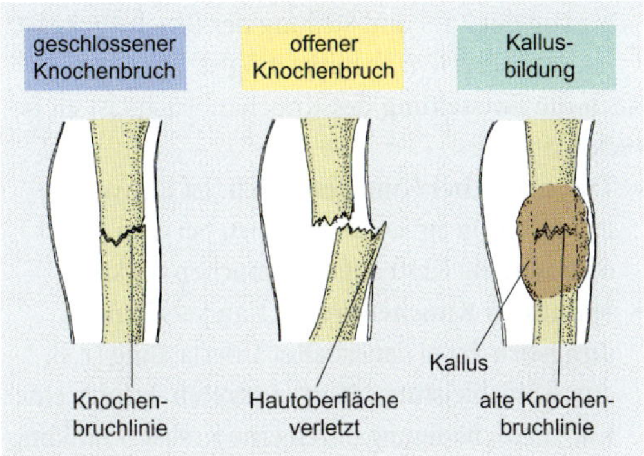

Abb. 2.44 Diese vereinfachte Schemazeichnung zeigt einen geschlossenen und einen offenen Knochenbruch. Der Kallus bezeichnet die feste Struktur, die der Knochen zur Stabilisierung des Bruchs bildet. [L190]

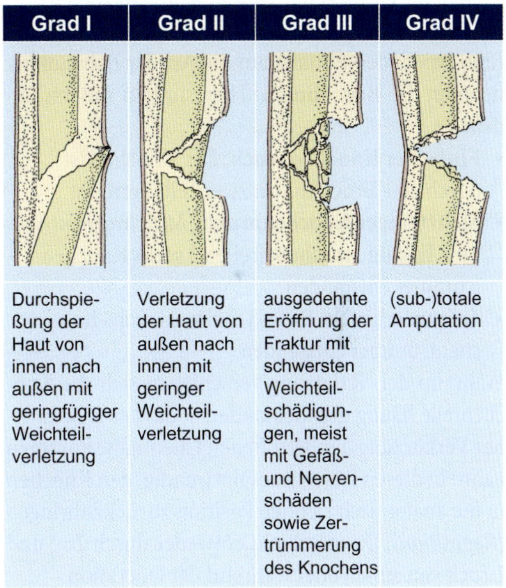

Abb. 2.45 Das Ausmaß der Verletzung des umliegenden Gewebes bestimmt die Gradeinteilung offener Knochenbrüche. [L190]

Formen

Um die **Formen der Knochenbrüche** zu unterscheiden, ist es notwendig, verschiedene Eigenschaften zu beurteilen.

Die **Einordnung** eines Knochenbruchs erfolgt zunächst danach, ob sich bei der Verletzung eine äußere Wunde ergeben hat (➤ Abb. 2.44):

- **Offener Knochenbruch.** Der gebrochene Knochen hat die Haut an mindestens einer Stelle durchstoßen (➤ Abb. 2.45). Die Verbindung zur Außenwelt birgt ein großes Infektionsrisiko, besonders, weil im Zuge der Gewalteinwirkung häufig Schmutz in die Wunde gelangt und das umgebende Gewebe unregelmäßig verletzt ist. Offene Frakturen verlangen stets eine operative Therapie und heilen praktisch nie primär (➤ Kap. 2.2.5)
- **Geschlossener Knochenbruch.** Der gebrochene Knochen hat die Haut nicht durchstoßen, abhän-

gig von der Zahl und Stellung der Bruchstücke ist eine konservative Therapie möglich.

Auch die **Entstehung** des Knochenbruchs ist zu berücksichtigen:

- **Traumatischer Knochenbruch.** Ist hervorgerufen durch ein einzelnes Ereignis, bei dem direkt oder indirekt Kraft auf den Knochen wirkte
- **Spontaner Knochenbruch.** Kann als **Ermüdungsbruch** bei dauerhafter Überlastung (z. B. durch Hochleistungssport) auftreten. Infolge einer Knochenschädigung durch eine Krebserkrankung *(z. B. Tochtergeschwulst = Metastase)* oder einer Schädigung der Knochenstruktur (z. B. Entkalkung bei Osteoporose) entsteht ein krankhafter *(pathologischer)* Knochenbruch. In diesen Fällen steht die einwirkende Gewalt häufig in keinem Verhältnis zum eingetretenen Schaden.

Entscheidenden Einfluss auf die Art der Behandlung nehmen die **Bruchlinien.** Hier sind zu unterscheiden:

- **Einfacher Knochenbruch.** Der Knochen ist durch eine Bruchlinie in zwei Teile getrennt
- **Mehrteiliger Knochenbruch** *(Mehrfragmentfraktur).* Es sind zwischen drei und sechs Knochentrümmer entstanden
- **Trümmerbruch.** Es sind mehr als sechs Knochentrümmer entstanden.

Während der Verletzung verschieben sich die Knochenteile häufig gegeneinander, sodass es z. B. zu einer Verkürzung der betroffenen Gliedmaße kommen kann. In diesen Fällen ist es notwendig, den Knochen in die anatomisch richtige Position zurückzubringen *(Reposition).* Das geschieht entweder durch Zug und Druck von außen oder während der Operation.

BEACHTE

Es existieren zahlreiche weitere Unterscheidungskriterien, die jedoch vor allem für die ärztliche Behandlung bedeutsam sind.

Zeichen eines Knochenbruches

Die **Zeichen eines Knochenbruchs** *(Frakturzeichen)* hängen stark von der betroffenen Stelle ab. Liegt z. B. ein Bruch des Schädels vor, kann das einzige äußere Zeichen in einer Bewusstlosigkeit bestehen. Bei dem Bruch eines Handwurzelknochens geben Patienten häufig nur starke Schmerzen an. Weitere Hinweise können fehlen.

BEACHTE

Pflegende beachten, dass ein Knochenbruch sich nur mit **Röntgenaufnahmen** (oder einem anderen bildgebenden Verfahren) sicher ausschließen lässt. In Verdachtsfällen veranlassen sie umgehend eine ärztliche Untersuchung oder den Transport des Patienten in ein Krankenhaus.

Einige Zeichen deuten sicher auf einen Knochenbruch hin:

- Bruchstellen eines Knochens sind von außen zu sehen
- Gliedmaßen sind an einer Stelle beweglich, an der sich kein Gelenk befindet, z. B. befindet sich ein Fuß, eine Hand, Bein oder Arm in einer Stellung, die sie natürlicherweise nicht einnehmen können
- Knirschende Geräusche an der betroffenen Körperstelle.

BEACHTE

Pflegende hüten sich, Körperteile, an denen sie einen Knochenbruch vermuten, unnötig zu bewegen. Sie wirken auf den Patienten ein, sich möglichst ruhig zu verhalten. Lässt sich ein Transport nicht vermeiden, z. B. weil der Verunfallte aus einem Gefahrenbereich entfernt werden muss, unterstützen sie den betroffenen Körperteil so, dass sich die Bruchkanten des Knochens möglichst nicht gegeneinander verschieben.

Unsichere Zeichen, bei denen jedoch ein Knochenbruch zu vermuten ist:

- Sehr starke Schmerzen
- Schwellung
- Rotfärbung der betroffenen Region durch Bluterguss
- Eingeschränkte Funktion des betroffenen Körperteils.

Pflegerische Maßnahmen

Die Behandlung von Knochenbrüchen (➤ Abb. 2.46) ist ausschließlich Ärzten vorbehalten. Nur sie verfügen über die notwendige Sachkenntnis, die Art der Verletzung einzuschätzen und daraus die notwendigen Maßnahmen abzuleiten. Die Aufgaben von Krankenpflegehelfern beschränken sich auf die Erst-

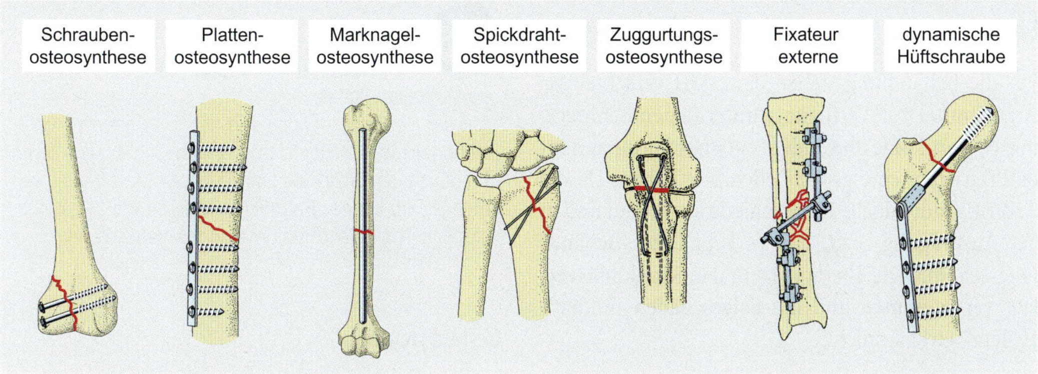

Abb. 2.46 Für die operative Behandlung eines Knochenbruchs stehen dem Arzt verschiedene Materialien zur Verfügung. [L190]

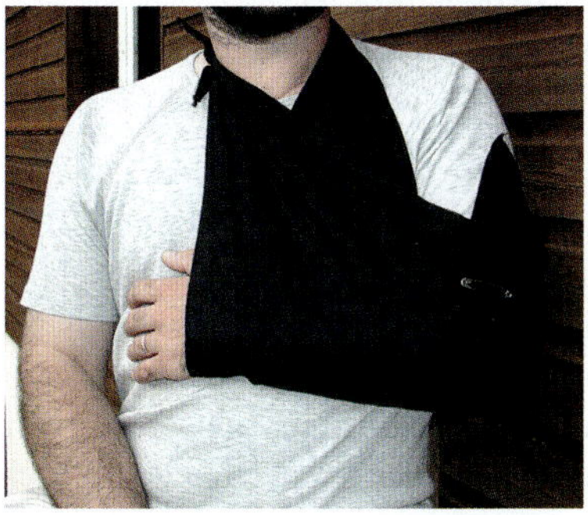

Abb. 2.47 Noch am Ort des Geschehens kann ein gebrochener Arm mit einem Dreieckstuch am Oberkörper des Betroffenen befestigt werden. [M294]

versorgung (➤ Kap. 6.4.2, ➤ Abb. 2.47) und ggf. die Assistenz bei den Maßnahmen, die im Krankenhaus durchgeführt werden.

BEACHTE

Sofern der Betroffene bewusstlos ist und weder Atmung noch Herzaktivität zeigt, beginnen Pflegende unverzüglich mit der Wiederbelebung nach den ERC-Richtlinien 2015 (➤ Kap. 6.3).

Entzündlich-rheumatische Erkrankungen

DEFINITION

Entzündlich-rheumatische Erkrankungen: Gruppe chronischer Erkrankungen des Stütz- und Bewegungsapparats, die häufig auf eine Fehlfunktion des Autoimmunsystems zurückzuführen ist. Die dabei entstehenden Entzündungsprozesse führen zu Schmerzen und Bewegungseinschränkungen.

Die **rheumatoide Arthritis** *(auch Polyarthritis)* ist die häufigste der entzündlich-rheumatischen Erkrankungen und betrifft in Deutschland knapp eine Million Menschen. Frauen erkranken dreimal häufiger als Männer. Da eine familiäre Häufung zu beobachten ist, vermuten Forscher, dass bei der Entstehung auch die Erbanlagen eine Rolle spielen.

Die Krankheit beginnt typischerweise an den kleinen Gelenken der Zehen und Finger. Zunächst klagen die Patienten über **Morgensteifigkeit** und Schmerzen. Sie benötigen nach dem Aufstehen häufig eine Stunde, bis sie die Hände frei bewegen können. Im weiteren Verlauf sondern die Häute, mit denen die Gelenke überzogen sind *(Synovia)*, Flüssigkeit ab. Dadurch schwellen die Gelenke an. Die Entzündung zerstört auf Dauer ihre Strukturen und behindert die Bewegungen. Im Endstadium sind die Gelenke unbeweglich und besonders die Hände zeigen eine typische Fehlstellung (➤ Abb. 2.48).

Da die Erkrankung fortschreitet, kann sie nach und nach auch die großen Gelenke an allen anderen Teilen des Körpers betreffen.

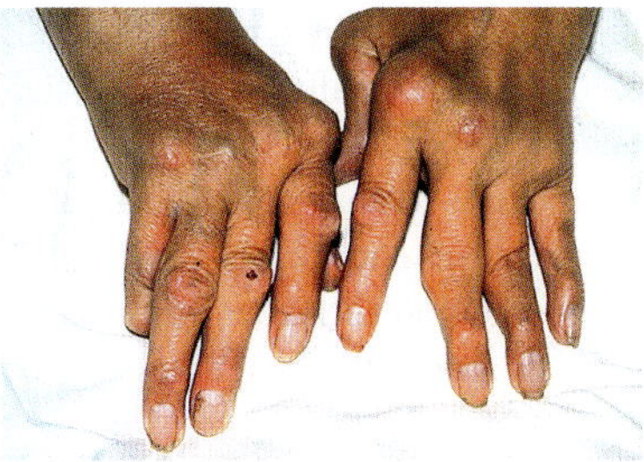

Abb. 2.48 Typische Fehlstellung der Hände bei einer Patientin mit rheumatoider Arthritis. Auffällig sind die aufgetriebenen Gelenke. [T127]

2

Behandlung

Für die Behandlung stehen dem Arzt verschiedene Arzneimittel zur Verfügung, unter denen Schmerzmittel, Kortikoide und andere entzündungshemmende Präpa rate eine große Bedeutung haben. Da die Arthritis individuelle Unterschiede im Verlauf und in der Ausprägung zeigt, gibt es kein festes Behandlungsschema. Die Therapie kann den Krankheitsverlauf verlangsamen und die Folgeschäden mildern. Heilend wirkt sie nicht.

Pflegerische Maßnahmen

Da die rheumatoide Arthritis eine unaufhaltsam fortschreitende Erkrankung ist, sind die **pflegerischen Maßnahmen** auf die Linderung der Beschwerden und die Hilfestellung bei den Aufgaben des täglichen Lebens gerichtet:

- Motivation zur konsequenten Einnahme der verordneten Arzneimittel. Oft handelt es sich um verschiedene Präparate, die allein wegen ihrer Menge beim Patienten einen Widerwillen auslösen
- Motivation und Unterstützung bei den Bewegungsübungen. Zu bevorzugen sind passive Bewegungen, das heißt, der Patient liegt im Bett und der Pflegende bewegt die Gelenke systematisch, indem er die Extremitäten unterstützt. Dabei wendet der Patient selbst keine Kraft auf. Pflegende bleiben sorgfältig innerhalb des verbliebenen Bewegungsspielraums und versuchen niemals, versteifte Gelenke zu bewegen
- Unterstützung bei den Selbstpflegeaktivitäten (➤ Kap. 3) und den hauswirtschaftlichen Tätigkeiten. Pflegende richten ihren Arbeitsablauf so ein, dass die Patienten Zeit haben, ihre Morgensteifigkeit zu überwinden
- Beratung zu Hilfsmitteln, die geeignet sind, z. B. die eingeschränkte Greiffunktion der Hände auszugleichen. Der Sanitätsfachhandel hält u. a. Spezialbesteck und -geschirr bereit, auch für andere Aktivitäten gibt es entsprechende Geräte. Informationen dazu sind auch über Selbsthilfegruppen erhältlich (siehe Internetkasten)

INTERNET

Deutsche Rheuma-Liga e. V.:
www.rheuma-liga.de
Auf der Homepage finden sich neben zahlreichen Informationen über rheumatische Erkrankungen und deren Therapie auch Broschüren mit Tipps zur Bewältigung des Alltags. Hier können Betroffene Adressen von Selbsthilfegruppen in der Nähe ihres Wohnortes heraussuchen.

Osteoporose

DEFINITION

Osteoporose *(Knochenschwund):* Abbau der Knochensubstanz (➤ Abb. 2.49), die mit einem erhöhten Risiko für Knochenbrüche einhergeht.

In Deutschland sind schätzungsweise sechs bis acht Millionen Menschen von **Osteoporose** betroffen, überwiegend Frauen, die das 50. Lebensjahr überschritten haben. Das hat seinen Grund darin, dass der nach den Wechseljahren einsetzende Mangel an **weiblichen Geschlechtshormonen** *(Östrogene)* we-

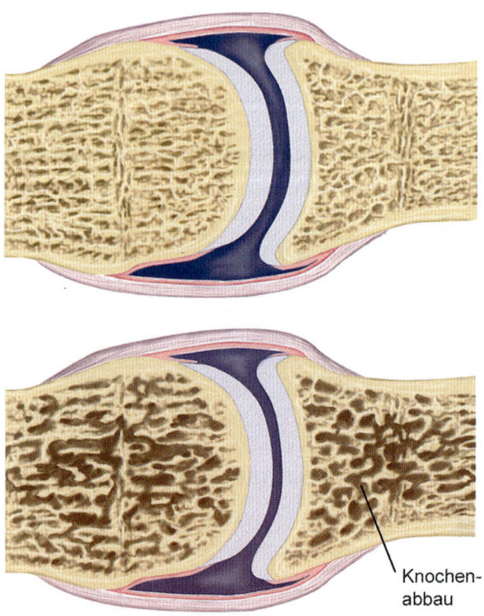

Abb. 2.49 Diese Abbildung zeigt (oben) den Querschnitt durch einen gesunden Knochen und (unten) den Querschnitt durch einen Knochen, dessen Masse sich aufgrund von Osteoporose erheblich verringert hat. [E842]

sentlich zur Entstehung der Erkrankung beiträgt. Obwohl die Ursachen von Osteoporose nicht endgültig geklärt sind, besteht kein Zweifel daran, dass auch andere Faktoren eine Rolle spielen:

- Genetische Veranlagung
- Bewegungsmangel
- Einnahme von Kortisonpräparaten über einen langen Zeitraum.

Weil die Erkrankung schleichend und ohne Schmerzen oder sonstige Zeichen beginnt, wird sie häufig erst erkannt, wenn ein fortgeschrittenes Stadium erreicht ist. Typischerweise fällt sie zum ersten Mal auf, wenn Betroffene von einer Bagatellverletzung einen Knochenbruch davontragen. Häufig ist hier der Oberschenkelhals betroffen. Nicht selten berichten Patienten über Probleme im Bereich der Brustwirbelsäule. Durch die verminderte Knochensubstanz sinken die Wirbelkörper ein, es entsteht eine Verkrümmung der Wirbelsäule, der **„Witwenbuckel“**. Sehr eindrücklich ist auch die daraus resultierende Verminderung der Körpergröße. Bei manchen Patienten wirken die Arme überproportional lang.

Vorsorge und Früherkennung

Der **Vorsorge** und **Früherkennung** kommt entscheidende Bedeutung zu. Früher glaubte man, das Osteoporoserisiko für Frauen durch die künstliche Gabe von Geschlechtshormonen senken zu können. Als sich herausstellte, dass sie das Krebsrisiko steigern, wendeten sich die Ärzte von dieser Behandlung ab. Heute werden „natürlichere“ Vorsorgemaßnahmen empfohlen:

- Angemessene körperliche Bewegung, täglich mindestens eine halbe Stunde. Besonders geeignet sind Schwimmen und Radfahren, doch z. B. auch Gartenarbeit fordert den gesamten Körper
- Verzicht auf Alkoholgenuss und Rauchen
- Ausgewogene Ernährung, die viel Kalzium (z. B. in möglichst naturbelassener Milch und Milchprodukten) und wenig Phosphat (z. B. als Konservierungsmittel in industriell gefertigter Nahrung und in Cola) und Oxalsäure (z. B. in Rhabarber, Tee, Spinat, Schokolade) enthält.

Die Früherkennung ist mit Hilfe einer speziellen Röntgenuntersuchung, der **Knochendichtemessung** *(Osteodensitometrie)* möglich. Sie wird vor allem Risikopatienten empfohlen. Da der Bundesausschuss der Ärzte und Krankenkassen befunden hat, dass sie keine sicheren Aussagen über den Verlauf einer Osteoporose liefert, werden die Kosten nur unter besonderen Umständen von den gesetzlichen Krankenkassen übernommen, z. B. wenn bereits ein Knochenbruch vorliegt, dessen Ursache eine verminderte Knochendichte sein könnte.

Behandlung

Zur Behandlung von Osteoporose stehen dem Arzt Arzneimittel zur Verfügung, die den Abbau des Knochens hemmen. Außerdem sind empfohlen:

- Tägliche Bewegungsübungen, von Physiotherapeuten auf die jeweiligen Problemzonen der Patienten zugeschnitten, z. B. mit dem Pezziball oder Dehnübungen
- Kalziumzufuhr auf ein Gramm pro Tag steigern
- Aufenthalt an der frischen Luft, um über die Sonneneinstrahlung die Produktion von Vit. D zu erhöhen.

BEACHTE

Knochensubstanz, die verloren gegangen ist, lässt sich kaum erneut aufbauen.

Pflegerische Maßnahmen

Die vordringliche Aufgabe von Pflegenden besteht darin, den Betroffenen bei der Vermeidung von Stürzen zu helfen. Um die Bedeutung der diesbezüglichen Maßnahmen zu unterstreichen, hat das „Deutsche Netzwerk für Qualitätsentwicklung in der Pflege“ (DNQP) im Jahre 2005 den Expertenstandard „Sturzprophylaxe“ herausgebracht.

INTERNET

Die wesentlichen Teile des Expertenstandards „Sturzprophylaxe“ stehen im Internet unter folgender Adresse zum Download bereit:
www.dnqp.de/fileadmin/HSOS/Homepages/DNQP/Dateien/Expertenstandards/Sturzprophylaxe_in_der_Pflege/Sturz-Akt_Auszug.pdf

Zu den Vorsorgemaßnahmen gehört die sturzsichere Einrichtung der Wohnung. Viele ältere Menschen haben im Laufe ihres Lebens zahlreiche Stolperfallen (z. B. Teppichkanten) in ihrer Wohnung errichtet (➤ Abb. 2.50).

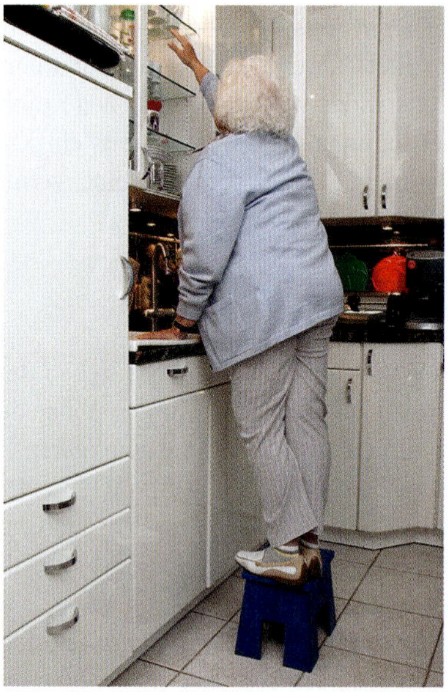

Abb. 2.50 Besonders ältere Menschen sollten darauf achten, ihre Schränke so einzuräumen, dass der Inhalt erreichbar ist, ohne dass Sie auf Fußbänke oder Leitern klettern müssen. Daraus entsteht häufig ein erhöhtes Sturzrisiko. [K115]

Es kann sinnvoll sein, Läufer, Bettvorleger oder andere kleine Teppiche, die auf dem Bodenbelag ausgebreitet sind, zu entfernen, um das Sturzrisiko zu minimieren.

Bei diesbezüglichen Gesprächen beachten Pflegende das Selbstbestimmungsrecht der Patienten. Darüber hinaus leisten Pflegende:

- Ernährungsberatung
- Motivation, die empfohlenen Bewegungsübungen täglich auszuführen
- Motivation, das Haus zu verlassen, um z. B. einen Spazierganz zu unternehmen. Gegebenenfalls ist dabei eine Begleitung durch ehrenamtliche Helfer (Nachbarschaftshilfe) möglich
- Vermittlung von Kontakten zu regionalen Selbsthilfegruppen (siehe Internetkasten).

INTERNET

Bundesselbsthilfeverband für Osteoporose e.V.: www.osteoporose-deutschland.de

Die Homepage des Bundesverbandes enthält Informationen zur Erkrankung und allen damit zusammenhängenden Themen.

Arthrose

DEFINITION

Arthrose *(Gelenkverschleiß):* Zunehmende Abnutzung des Gelenkknorpels infolge von Belastung.

Eine **Arthrose** kann fast alle Gelenke des menschlichen Körpers betreffen. Besonders häufig finden sich in höherem Lebensalter die Arthrose der **Hüfte** *(Koxarthrose)* und des **Knies** *(Gonarthrose).*

Ist sie vom normalen Alterungsprozess ausgelöst, beginnen die Zeichen schleichend. Gelegentlich tritt die Arthrose aber auch als Folge einer Verletzung relativ plötzlich auf.

Die Belastung der Gelenke verursacht zunächst eine Aufrauung der Knorpeloberfläche (➤ Abb. 2.51, ➤ Tab. 2.4). Wenn sie komplett verschlissen ist, betrifft der Prozess auch die Knochensubstanz. Das Gelenk verformt sich, es entstehen Ergüsse.

Die Patienten berichten zunächst von eingeschränkter Beweglichkeit der Gelenke und im weite-

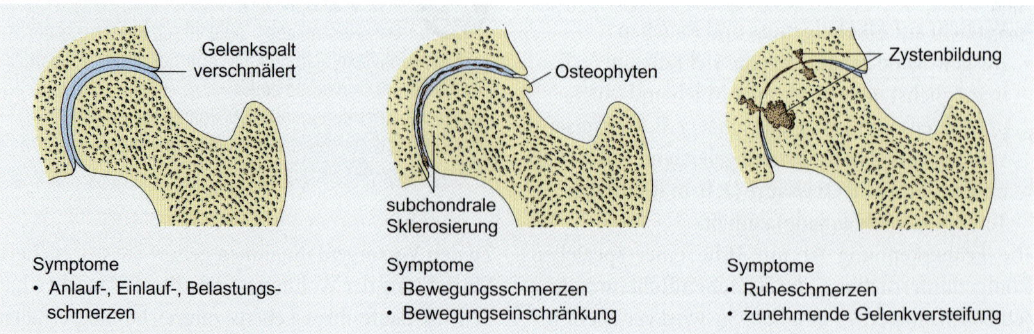

Abb. 2.51 Der Prozess der Arthrose führt zu einer Aufrauung der Knorpelschicht im Gelenk und damit zu Schmerzen bei der Bewegung. [L190]

Tab. 2.4 Gradeinteilung der Arthrose (nach Outerbridge, vereinfacht).

Schweregrad	Zeichen
Grad 1	• Knorpeloberfläche weich, aber nicht beschädigt
Grad 2	• Oberfläche des Knorpels aufgeraut
Grad 3	• Knorpelschäden reichen bis zum Knochen
Grad 4	• Knochen liegt frei, Gelenk schwer geschädigt

ren Verlauf von immer stärker werdenden Schmerzen bei Belastung. Häufig ist zu beobachten, dass die Schmerzen zu Beginn einer Bewegung am stärksten sind *(Anlaufschmerz).*

Behandlung

Für die Behandlung einer Arthrose stehen dem Arzt zunächst Arzneimittel zur Verfügung. Dazu zählen vor allem entzündungshemmende und schmerzstillende Präparate. Der Patient nimmt sie als Tabletten zu sich. Bei stärkeren Schmerzen ist es auch möglich, Arzneimittel direkt in das Gelenk zu injizieren.

Werden die Schmerzen so stark oder nimmt die Bewegungseinschränkung so weit zu, dass die Lebensqualität des Patienten schwer beeinträchtigt ist, erwägt der Arzt einen **Gelenkersatz** *(Endoprothese).*

BEACHTE

Die Notwendigkeit für eine Operation geben stets die Patienten selbst an. Sie entscheiden, an welchem Punkt der Erkrankung sie ihre Leidensgrenze erreicht haben. Um darüber eine sichere Aussage treffen zu können, ist es allerdings notwendig, dass sie ausgiebig über die Erkrankung und den zu erwartenden Verlauf aufgeklärt sind und einen regelmäßigen Kontakt zu ihrem Arzt halten. Pflegende können hier beratend tätig werden.

Pflegerische Maßnahmen

Es ist erwiesen, dass eine angemessene Bewegungstherapie sich auf den Verlauf der Erkrankung günstig auswirkt. Unter Anleitung von Physiotherapeuten üben Patienten entsprechende Programme ein. Die Aufgabe der Pflegenden ist es, Arthrosepatienten zu motivieren, diese Übungen nicht zu vernachlässigen. Darüber hinaus leisten sie:

- Unterstützung bei den Verrichtungen der Selbstpflege (➤ Kap. 3) und der hauswirtschaftlichen Versorgung
- Beratung zur Verwendung von Hilfsmitteln, z. B. Gehstöcke, Schuhe mit weichen Sohlen, orthopädisches Schuhwerk
- Ernährungsberatung, weil sich eine Verringerung des Körpergewichts günstig auswirkt
- Durchführung von Wärme- oder Kälteanwendungen nach ärztlicher Verordnung
- Motivation, die verordneten Arzneimittel regelmäßig einzunehmen und Kontrolle ihrer Wirkungen
- Unterstützung bei der Kontaktaufnahme zu Selbsthilfegruppen.

INTERNET

Deutsche Arthrose-Stiftung:
www.deutsches-arthrose-forum.de
Informationen und Tipps rund um die Erkrankung.

2.4 Nervensystem

Das **Nervensystem** (➤ Abb. 2.52) steuert den menschlichen Körper. Gehirn und Rückenmark bilden die übergeordnete Einheit und sind unter dem Namen **zentrales Nervensystem** *(ZNS)* zusammengefasst. Die Nerven, die sich von ihnen aus in alle Teile des Körpers verzweigen, werden als **peripheres Nervensystem** *(PNS)* bezeichnet.

Damit der Mensch auf **Reize** reagieren kann, die von außen kommen, benötigt er Nervenfasern, die dem ZNS einen Sinnesreiz melden und solche, die einen Befehl vom Gehirn oder Rückenmark an den betroffenen Körperteil leiten. **Beispiel:** Jemand berührt mit den Fingern eine heiße Herdplatte. Die **hinführenden** *(afferenten)* **Nervenfasern** informieren das ZNS darüber, dass durch den Kontakt mit der Hitze Verletzungsgefahr besteht. Innerhalb von Sekundenbruchteilen laufen dann über die **wegführenden** *(efferenten)* **Nervenfasern** die Impulse vom ZNS an die Muskeln des Armes, die Hand aus der Gefahrenzone zu entfernen.

Die dritte Unterscheidung bezieht sich auf körperliche Aktionen, die willentlich gesteuert sind oder unwillkürlich ablaufen. Die Bewegung der Skelett-

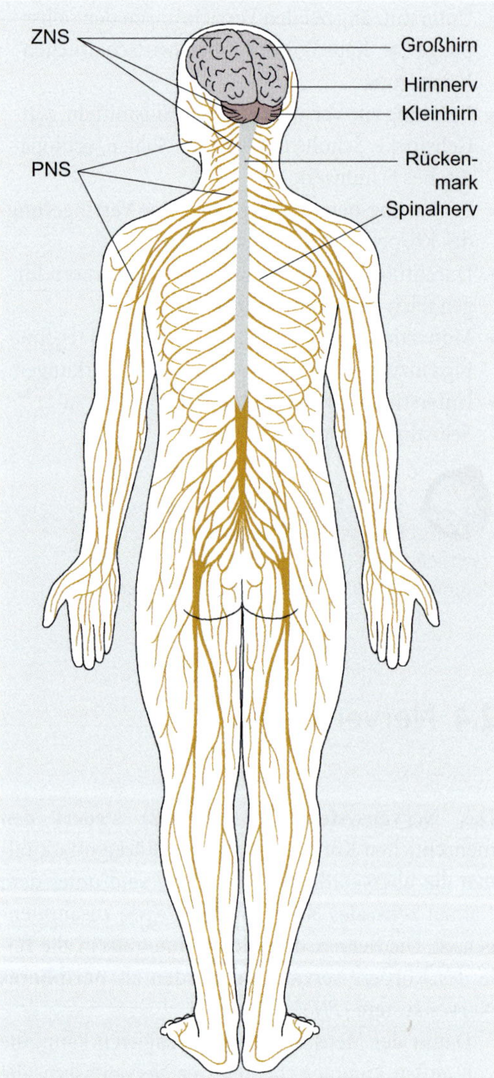

Abb. 2.52 Das Nervensystem durchzieht den gesamten Körper. Es ist in einen zentralen *(ZNS)* und einen peripheren Teil *(PNS)* gegliedert. [L190]

muskulatur z. B. ist von Absichten des Menschen beeinflussbar. Diese Muskulatur, die folglich auch auf den Willen des Menschen reagiert, unterliegt deshalb der Steuerung durch das willkürliche *(somatische)* Nervensystem. Die Aktionen der inneren Organe hingegen sind sozusagen automatisiert und werden vom unwillkürlichen *(vegetativen, autonomen)* Nervensystem reguliert.

Nervengewebe

Das **Nervengewebe** enthält zwei Zelltypen, die sehr verschiedene Aufgaben übernehmen. Die **Nervenzelle** (*Neuron,* ➤ Abb. 2.53) dient der eigentlichen Informationsvermittlung. Sie besteht aus drei wesentlichen Teilen. Der Zellkörper enthält, ähnlich wie alle anderen Zellen des Körpers (➤ Kap. 2.1.1), den Kern und weitere Organellen. Hier findet der Stoffwechsel statt, zu dem auch die Aufbereitung der angelieferten Energieträger (v. a. Zucker) gehört. Vom Zellkörper der meisten Nervenzellen gehen viele Fortsätze aus, mit denen sie in Verbindung zu anderen Zellen stehen. Über **Dendriten** nimmt die Nervenzelle Reize auf. Sie sind wie Bäume verzweigt und setzen an benachbarten Zellen an. Nur ein Fortsatz dient der Weiterleitung von Informationen. Er kann bis zu einem Meter lang sein und heißt **Axon** *(Neurit).* Auch dieser Fortsatz verzweigt sich in feine Ausläufer, die an ihrem Ende jeweils verdickte Kontaktstellen bilden *(präsynaptische Endknöpfe).*

Das Nervengewebe ist von **Gliazellen** durchsetzt, die zum Schutz, zur Ernährung und zur Stützung der empfindlichen Nervenzellen dienen. Da die Nervenimpulse in Form elektrischer Ströme übermittelt werden, wirkt ein Teil der Gliazellen wie der Kunststoffmantel eines Kabels als Isolationsschicht und umspannt vor allem die wegführenden Fortsätze *(Axone).* An den peripheren Nerven heißt diese Hüllen *Schwann-Zellen.*

Ein Axon bildet gemeinsam mit seiner Scheide eine **Nervenfaser.** Ein Bündel dieser Fasern heißt **Nerv** oder **Tractus** (➤ Abb. 2.54).

2.4.1 Aufbau des Nervensystems

Gehirn

Das **Gehirn** ist vollständig von den Knochen des Hirnschädels umschlossen. Es besteht aus etwa 100 Milliarden Nervenzellen. Zusammen regulieren sie nicht nur die unmittelbaren Lebensfunktionen des Körpers sondern befähigen den Menschen auch zu **höheren geistigen Leistungen,** mit denen er sich von anderen Säugetieren unterscheidet. Dazu zählen neben der Reflexionsfähigkeit über die eigene Persönlichkeit auch die Entwicklung von Sprache, Moral

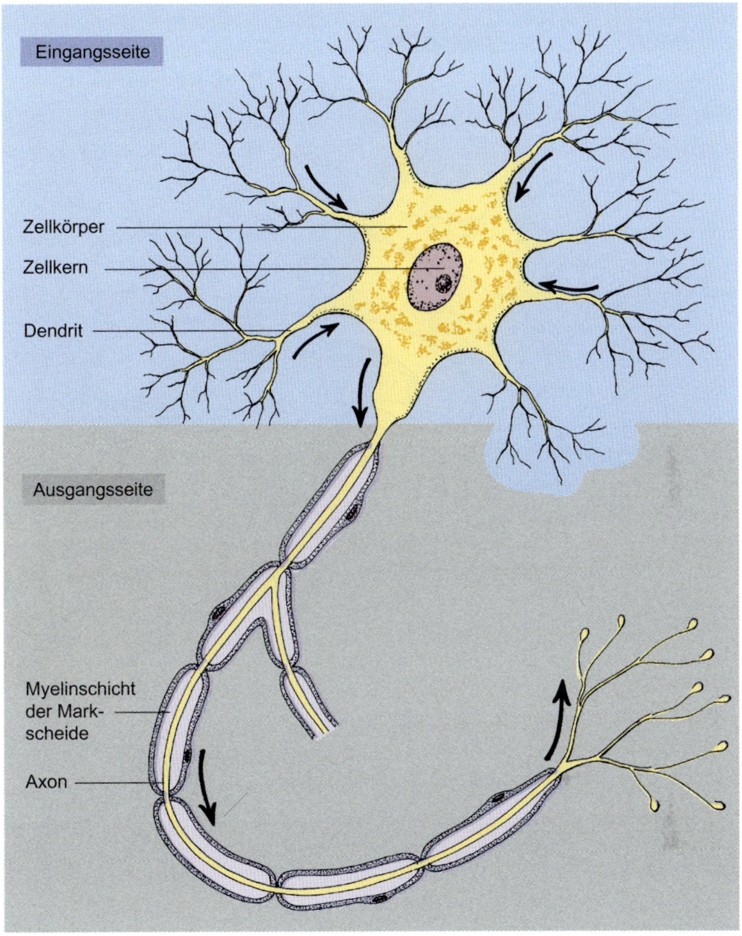

Abb. 2.53 Aufbau einer Nervenzelle. Sie besitzt eine Eingangs- und eine Ausgangsseite. Im Bild sind die Richtungen der Nervenimpulse mit Pfeilen markiert. [L190]

und seelischem Empfinden. Kurz gesagt, der Entwicklungsstand des menschlichen Gehirns eröffnet die Möglichkeit, von den greifbaren Bedingungen der Umgebung zu abstrahieren.

Auch die Bewusstseinslage sowie der Schlaf-Wach-Rhythmus werden im Gehirn gesteuert. Deshalb können Störungen in den entsprechenden Bereichen zu einer Eintrübung bis hin zum Koma führen.

Die vielfältigen Aufgaben des Gehirns sind auf seine verschiedenen Zentren und Strukturen (➤ Abb. 2.55) verteilt:

- **Großhirn** *(Telencephalon)*. Zeigt aus der Seitenansicht die Form eines Fahrradhelmes und ist mit Abstand der größte Teil des Gehirns. Es liegt mit seiner gesamten Außenseite am knöchernen Schädel an und füllt ihn nahezu aus. Hier sind die höheren Fähigkeiten und das Bewusstsein des Menschen beheimatet. Das Großhirn weist tiefe **Furchen** *(Sulcus, Mehrzahl: Sulci)* und **Wölbungen** *(Gyrus, Mehrzahl: Gyri)* auf, durch die sich seine Oberfläche erheblich vergrößert. Inzwischen haben Wissenschaftler ermittelt, an welcher Stelle

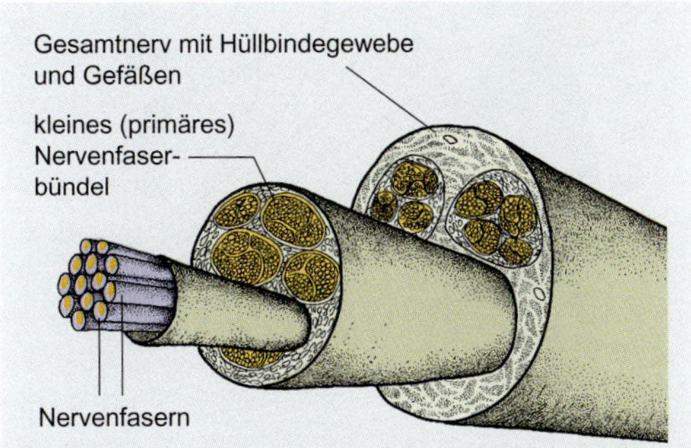

Abb. 2.54 Bündel von Nervenfasern bilden gemeinsam einen Nerv. [L157]

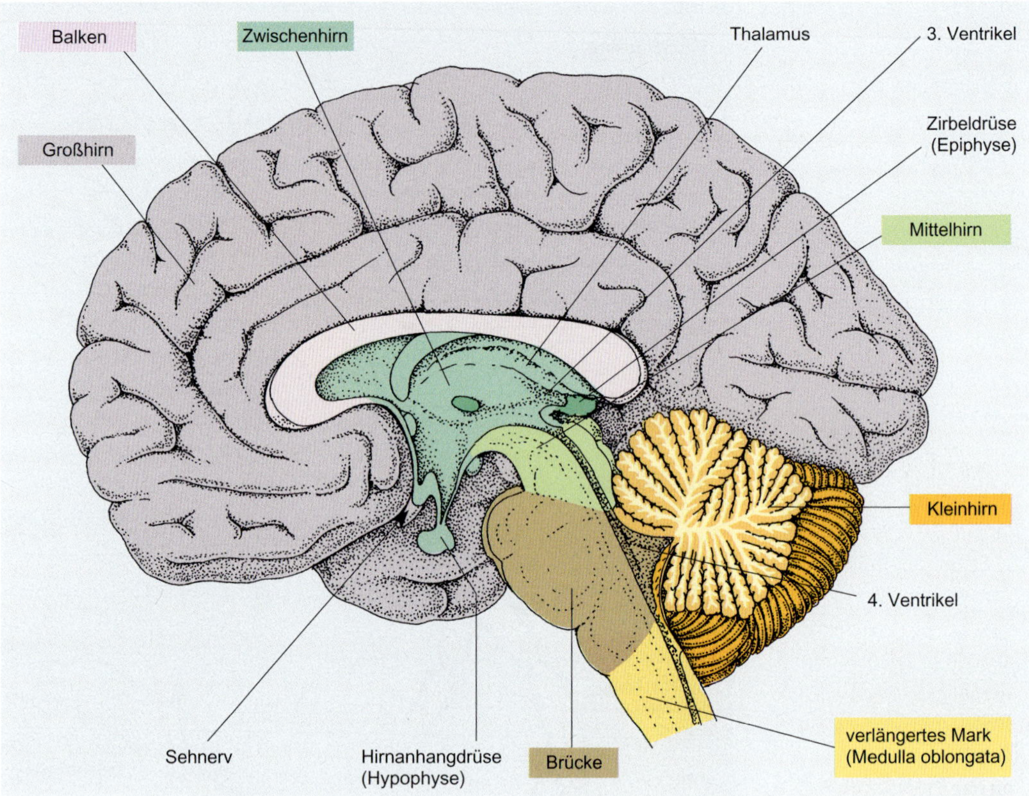

Abb. 2.55 Schnittansicht des Gehirns. Es besteht aus verschiedenen Strukturen, die unterschiedliche Aufgaben wahrnehmen. [L190]

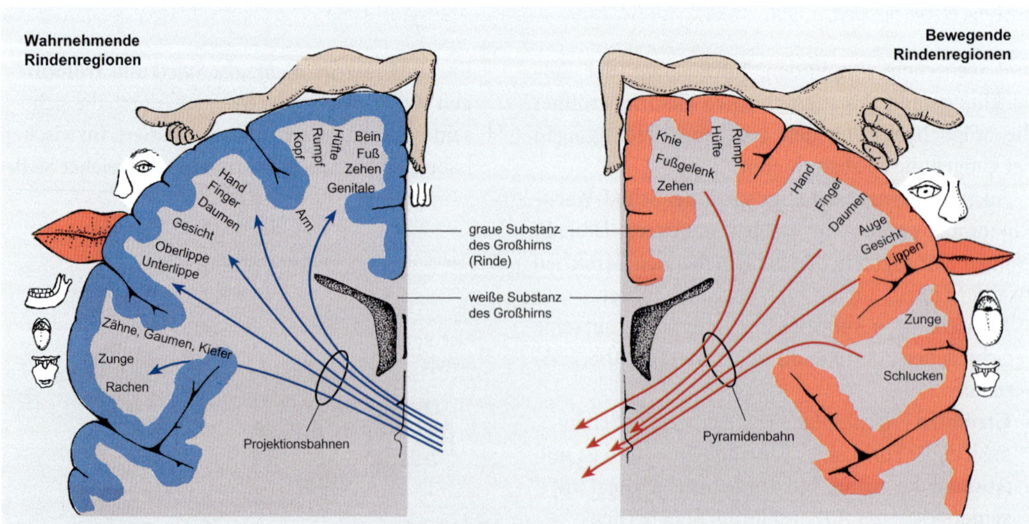

Abb. 2.56 Auf den verschiedenen Bereichen der Großhirnrinde lassen sich die mit ihnen verbundenen Teile des Körpers sehr genau zuordnen. In der Zeichnung entsteht dabei ein **Homunkulus** *(lateinisch Menschlein)*. [L190]

des Großhirns die unterschiedlichen Fähigkeiten angesiedelt sind (➤ Abb. 2.56). Im Schläfenlappen befindet sich z. B. das Hörzentrum

- **Zwischenhirn** *(Diencephalon).* Ist dem Großhirn vorgeschaltet und wirkt wie ein Filter, um zu verhindern, dass das Bewusstsein durch eine zu große Zahl einströmender Reize gestört wird. Ein Teil des Zwischenhirns heißt **Hypothalamus.** Dieser Knoten regelt unter anderem die Körpertemperatur, den Wasserhaushalt und das Hunger- und Sättigungsempfinden. Wie eine Kirsche hängt eine Drüse, die **Hypophyse,** am Zwischenhirn. In ihrem vorderen Lappen bildet sie zahlreiche **Steuerungssubstanzen** *(Hormone),* die über den Blutkreislauf in viele Körperregionen gelangen und dort wirksam werden. Der hintere Hypophysenlappen dient vor allem als Hormonspeicher (➤ Kap. 2.10.1)
- **Mittelhirn** *(Mesencephalon).* Das etwa anderthalb Zentimeter lange Hirnareal verbindet das Zwischenhirn mit der Brücke. Es verarbeitet unter anderem Hör- und Sehreize
- **Brücke** *(Pons).* Vermittelt Informationen vom Großhirn an das Kleinhirn sowie vom Großhirn an das Rückenmark. Hier befindet sich ein Atemzentrum
- **Verlängertes Rückenmark** *(Medulla oblongata).* Bildet das untere Ende des Gehirns und den Übergang zum Rückenmark. An dieser Stelle kreuzen die Nervenbahnen von einer Seite zur anderen. Diese Kreuzung ist maßgeblich dafür verantwortlich, dass die rechte Körperseite wesentlich an der linken Hirnhälfte und die linke Körperseite wesentlich an der rechten Hirnhälfte abgebildet sind. Ein Schlaganfall (➤ Kap. 2.4.2), der die linke Hirnhälfte betrifft, wird vorzugsweise eine Lähmung des rechten Armes und Beines verursachen. Außerdem steuert das verlängerte Rückenmark grundlegende Lebensfunktionen, z. B. Atmung, Herz-Kreislauf-Funktion, Schlucken, Husten, Niesen und Erbrechen
- **Kleinhirn** *(Cerebellum).* Hat die Form und Größe einer zweigeteilten Kartoffel und sitzt in der hinteren Schädelgrube. Es ist wesentlich kleinteiliger gefurcht als das Großhirn. Hier liegt ein wichtiges **motorisches Zentrum** des Menschen, von dem aus die Bewegungsabläufe und das Gleichgewicht abgestimmt werden.

Gehirnsubstanz

Ein Schnitt durch das Großhirn zeigt, dass es zwei unterschiedliche Gewebetypen enthält. Seine Oberfläche besteht aus einer dünnen Schicht **grauer Substanz.** Sie hat ihren Namen nach ihrem Aussehen erhalten. In dieser Masse befinden sich etwa 70 % aller Nervenzellkörper des Gehirns. Das tiefer gelegene Gewebe heißt **weiße Substanz** und wird von Nervenfasern gebildet. Eingelagert in die weiße Substanz finden sich weitere Ansammlungen grauer Substanz *(Kerne),* in denen ebenfalls Nervenzellkörper liegen.

Hirnnerven

Obwohl die **Hirnnerven** zum peripheren Nervensystem zählen, bilden sie eine gesonderte Einheit. Sie verlassen das Gehirn an dessen Unterseite oberhalb seines Übergangs zum Rückenmark. Sie steuern die Sinnesorgane des Kopfes und Teile der Kopf- und Halsmuskulatur. Außerdem versorgen sie viele innere Organe.

Es gibt zwölf Hirnnerven, die jeweils als Paar angelegt sind (➤ Abb. 2.57). Sie werden namentlich und mit Ziffern bezeichnet, wobei die Zählung von der Stirnseite Richtung Hinterhaupt erfolgt. Die Reihenfolge und Funktion der Hirnnerven:

- **I. Hirnnerv** *(Riechnerv, Nervus olfactorius).* Seine Ausläufer treten als Riechfäden durch das Siebbein und enden an der Schleimhaut der Nasenhöhle
- **II. Hirnnerv** *(Sehnerv, Nervus opticus).* Ermöglicht die Wahrnehmung optischer Reize und endet an der Netzhaut an der hinteren Wölbung des Augapfels
- **III. Hirnnerv** *(ein Augenmuskelnerv, Nervus oculomotorius).* Versorgt Muskeln, die den Augapfel bewegen und die Pupillen verengen
- **IV. Hirnnerv** *(ein Augenmuskelnerv, Nervus trochlearis).* Versorgt Muskeln, die den Augapfel bewegen
- **V. Hirnnerv** *(Drillingsnerv, Nervus trigeminus).* Ist mit seinen drei Ästen für die Empfindsamkeit des Gesichtes, der Nasen- und Mundschleimhaut, des Auges und des Zahnfleischs sowie des vorderen Schädeldaches verantwortlich. Steuert die die Kaumuskulatur

- **VI. Hirnnerv** *(ein Augenmuskelnerv, Nervus abducens)*. Versorgt Muskeln, die den Augapfel bewegen
- **VII. Hirnnerv** *(Gesichtsnerv, Nervus facialis)*. Ermöglicht die Bewegungen des Gesichts *(Mimik)* und leitet Geschmacksreize von der Zunge zum Gehirn
- **VIII. Hirnnerv** *(Hör- und Gleichgewichtsnerv, Nervus vestibulocochlearis)*. Steuert das im Innenohr angesiedelte Gleichgewichtsorgan und die Hörfähigkeit
- **IX. Hirnnerv** *(Zungen- und Rachennerv, Nervus glossopharyngeus)*. Steuert den Schluckakt, ist für die Empfindsamkeit der Rachenschleimhaut und den Geschmack verantwortlich
- **X. Hirnnerv** *(Eingeweidenerv, Nervus vagus)*. Leitet Nervenimpulse zu Hals-, Brust und Bauchorganen und steuert deren Muskulatur. Führt dem Gehirn im Gegenzug auch Informationen der Organe zu
- **XI. Hirnnerv** *(Halsnerv, Nervus accessorius)*. Beeinflusst die Motorik von Nacken und Schultermuskulatur
- **XII. Hirnnerv** *(Zungennerv, Nervus hypoglossus)*. Ist für die Bewegung der Zunge verantwortlich.

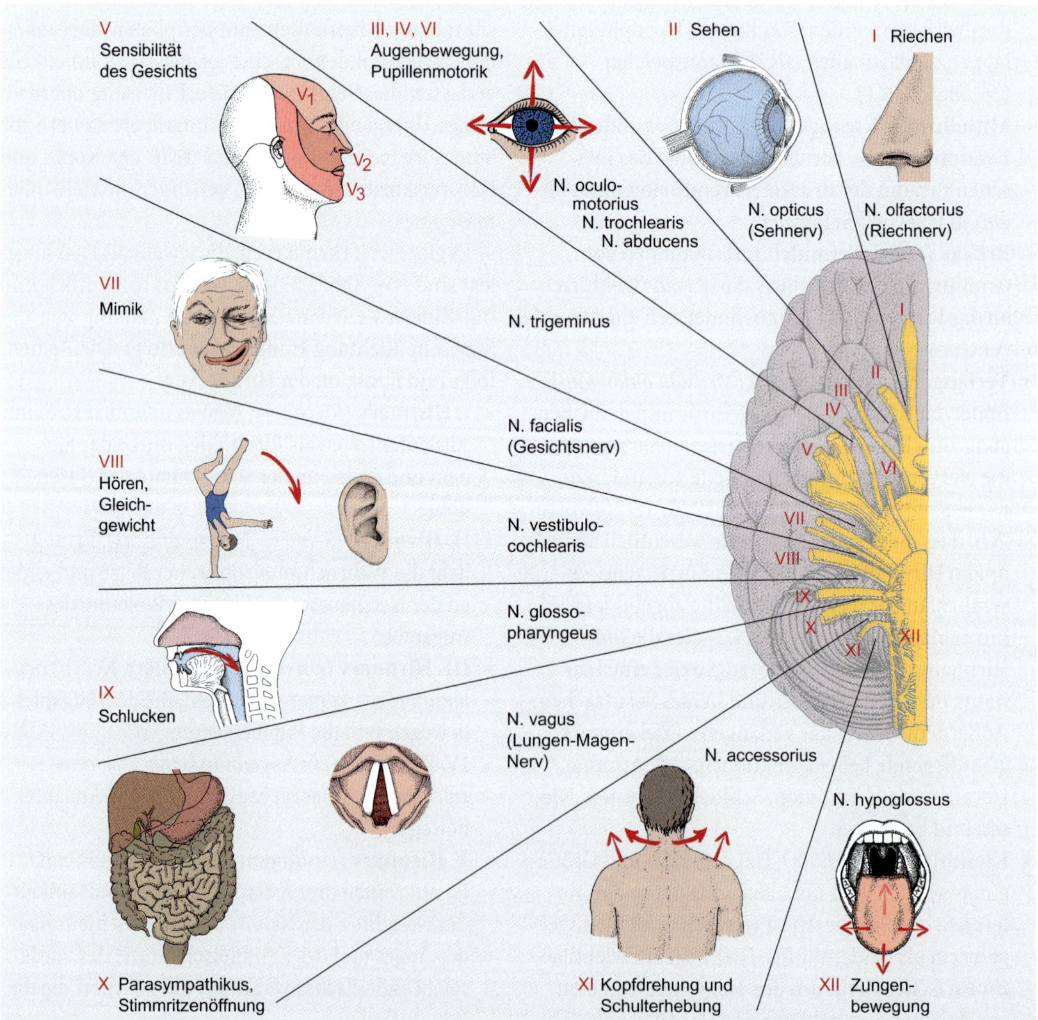

Abb. 2.57 Die zwölf Hirnnerven sind jeweils als Paar angelegt. Sie sind von der Stirn- zur Hinterhauptsseite nummeriert. [L190]

TIPPS & TRICKS
Folgender Reim hilft, sich die Abfolge der anatomischen Namen der Hirnnerven einzuprägen:
„**O**nkel **O**tto **o**rgelt **t**ag-**t**äglich, **a**ber **f**reitags **v**erspeist er **g**erne **v**iele **a**lte **H**amburger."
Die Anfangsbuchstaben der Wörter entsprechen den Anfangsbuchstaben der lateinischen Nervenbezeichnungen.

Weitere Strukturen des zentralen Nervensystems

Das zentrale Nervensystem ist von drei **Hirnhäuten** *(Meningen)* umgeben (➤ Abb. 2.58). Die äußerste Schicht (unterhalb des Knochens) ist die **harte Hirnhaut** *(Dura mater)*. Sie besteht aus zwei festen Bindegewebsblättern, die in der Gehirnregion fast komplett zu einer einzigen Haut verschmolzen sind. Die harte Hirnhaut folgt einigen tiefen Furchen des Gehirns und hält es auf diese Weise an seinem Platz. Ihr Aussehen ähnelt der Innenseite einer Walnussschale.

Durch einen schmalen Spalt getrennt liegt darunter die **Spinnwebenhaut** *(Arachnoidea)*. Sie umkleidet einen etwas weiteren Raum, in dem sich das **Hirnwasser** befindet. Direkt auf der Oberfläche des Gehirns liegt die **weiche Hirnhaut** *(Pia mater)*. Sie folgt allen Hirnfurchen und ist von zahlreichen Blutgefäßen durchzogen.

Weder Gehirn noch Rückenmark besetzen den gesamten Raum in ihrer knöchernen Hülle. Im Gehirn existieren mehrere **Hohlräume** *(Ventrikel)*, die zu einem System verbunden sind, das bis zum Ende des Rückenmarks reicht (➤ Abb. 2.59). Die Hohlräume

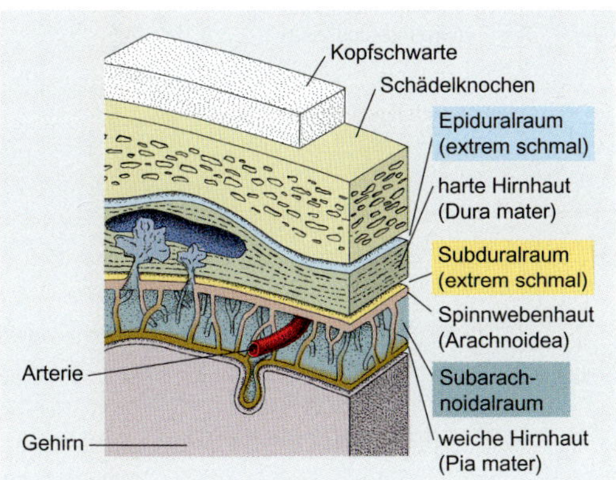

Abb. 2.58 Das Gehirn ist ebenso wie das Rückenmark von drei Häuten umgeben, die unter anderem eine Schutzfunktion haben. [L190]

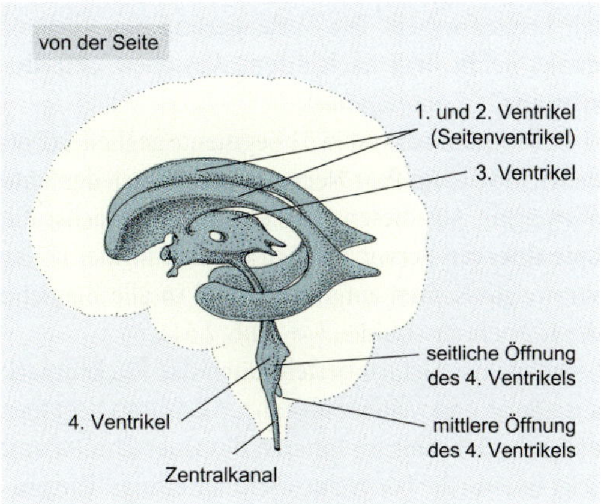

Abb. 2.59 Die Hohlräume im Gehirn (Ventrikel) sind zu einem System verbunden, das bis zum Rückenmark reicht. In ihnen zirkuliert das Hirnwasser. [L190]

sind mit dem **Hirnwasser** *(Liquor oder Liquor cerebrospinalis)* gefüllt, das beim gesunden Menschen wasserklar und dünnflüssig ist. Diese Flüssigkeit umspült auch das gesamte Gehirn und das Rückenmark. Sie schützt die empfindlichen Nervenzellen vor Erschütterungen und Druck und dient außerdem ihrem Stoffwechsel. Sie befindet sich in einem ständigen Erneuerungsprozess, weil sie von einigen Arealen der inneren Hirnhaut aus dem Blut gebildet und an anderer Stelle in den Kreislauf zurückgeführt wird.

Rückenmark

Die durch das **große Hinterhauptloch** *(Foramen magnum)* in die Wirbelsäule hineinragende Verlängerung des Gehirns heißt **Rückenmark** (➤ Abb. 2.60). Es handelt sich dabei um ein etwa daumendickes Bündel aus Nervenzellen und deren Fortsätzen. Das Rückenmark reicht etwa bis zur Höhe des zwei-

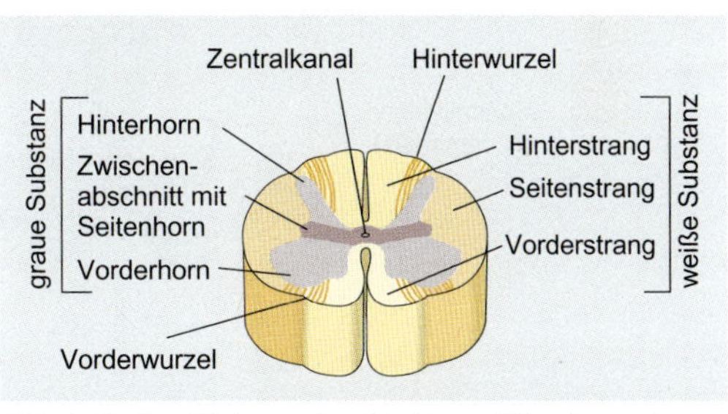

Abb. 2.60 Das Rückenmark reicht bis zur Höhe des zweiten Lendenwirbels, daran schließt sich die Cauda equina an. [L190]

ten Lendenwirbels. Die Verlängerung des Rückenmarks nennt man nach ihrem Aussehen **„Pferdeschwanz“** *(Cauda equina)*.

Das Rückenmark ist in 31 Segmente gegliedert von denen jeweils ein Paar **Nervenwurzeln** zu jeder Seite abzweigen. Aus diesen Wurzeln gehen zunächst die **Spinalnerven** hervor, die sich dann in immer feiner verzweigte Nerven aufgliedern und in alle Bereiche des Körpers ausstrahlen (➤ Abb. 2.61).

So wie das Gehirn besteht auch das Rückenmark aus grauer und weißer Substanz. Allerdings liegt hier die graue Substanz im Inneren des Querschnitts und zeigt in etwa die Form eines Schmetterlings. Die umgebende weiße Substanz ist in drei Stränge eingeteilt und von zwei Furchen auf der Vorder- und Rückseite nahezu in Hälften geteilt. In ihr verlaufen einerseits Fasern, die Informationen an das Gehirn leiten und andererseits solche, die Reize von dort an die entsprechenden Körperteile übermitteln.

Außerdem sitzen im Rückenmark Steuermechanismen für **Reflexe.** Darunter versteht man Reaktionen auf Reize, die nicht willentlich gesteuert sind und stets nach demselben Schema ablaufen.

Neben den Eigenreflexen gibt es Fremdreflexe, bei denen die Antwort nicht durch das gereizte Organ selbst erfolgt. **Beispiel:** Tritt man mit dem bloßen Fuß in eine Glasscherbe, reagieren Ober- und Unterschenkelmuskulatur, um die Fußsohle aus dem Gefahrenbereich zurückzuziehen.

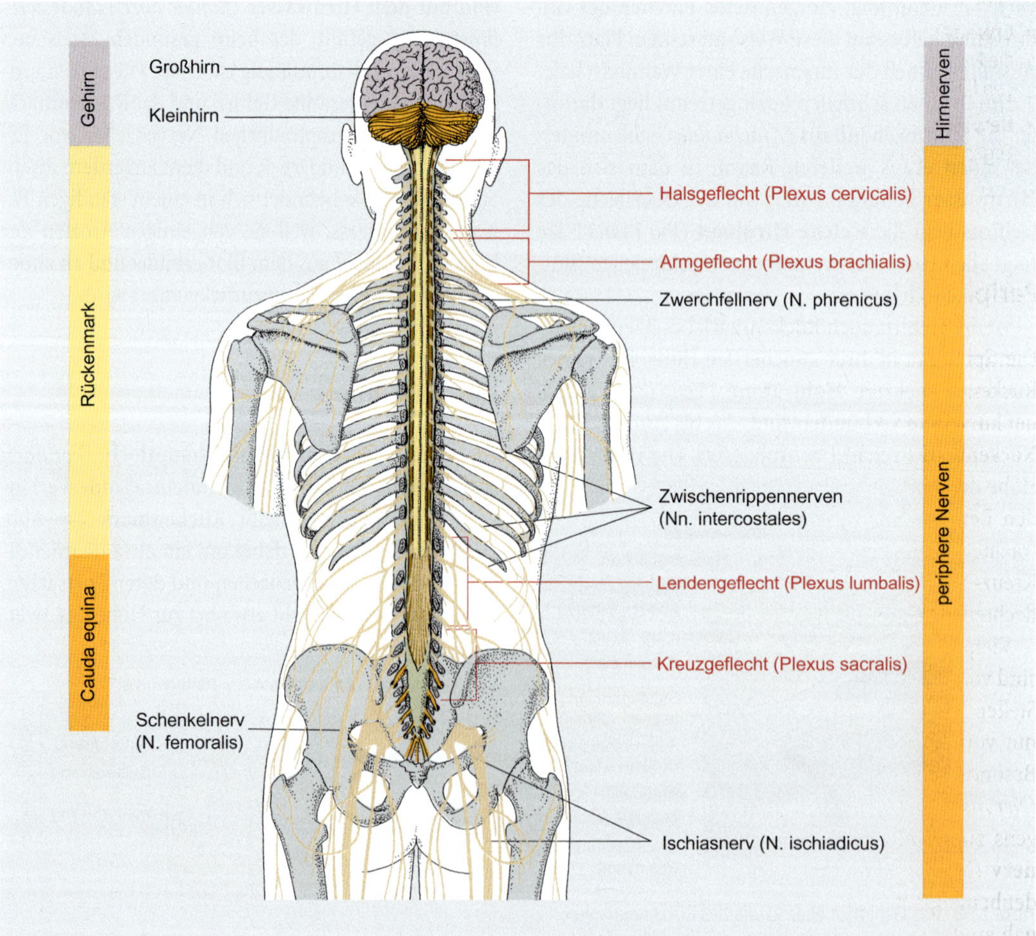

Abb. 2.61 Vom Rückenmark ausgehend verzweigt sich das periphere Nervensystem in alle Teile des Körpers. [L190]

Tab. 2.5 Wichtige Wirkungen des Sympathikus und des Parasympathikus auf verschiedene Organsysteme.

Sympathikus	Parasympathikus
• **Steigert** die Geschwindigkeit der Herzschläge und die Herzkraft (verbesserte Sauerstoffversorgung des Körpers)	• **Senkt** die Geschwindigkeit der Herzschläge und die Herzkraft geringfügig (Ruhephase)
• **Verengt** die Blutgefäße in Haut und Schleimhäuten sowie den Verdauungsorganen (dadurch verbesserte Blutversorgung der anderen Körperregionen und Abnahme der Verdauungsleistung)	–
• **Verengt** die Blutgefäße im Gehirn geringgradig	–
• **Erweitert** die Blutgefäße der Skelettmuskulatur (dadurch verbesserte Sauerstoff- und Nährstoffversorgung der Muskeln)	–
• **Erweitert** die kleinen Atemwege *(Bronchien)* in der Lunge (dadurch verbesserte Sauerstoffaufnahme in das Blut)	• **Verengt** die kleinen Atemwege in der Lunge (Ruhephase)
• **Vermindert** die Spannung der glatten Muskulatur in den Verdauungsorganen und **spannt** die Schließmuskeln des Darmausgangs und des Magens an, **vermindert** die Ausschüttung von Verdauungssäften (Dadurch verringerte Verdauungsleistung und Unterbrechung des Transportes von Nahrungsbrei im Darm sowie Verhinderung der Ausscheidung)	• **Erhöht** die Spannung der glatten Muskulatur in den Verdauungsorganen und **entspannt** die Schließmuskeln des Darmausganges und des Magens, **steigert** die Ausschüttung von Verdauungssäften (Dadurch verbesserte Verdauungsleistung und Anreiz zur Ausscheidung)
• **Erweitert** die Augenpupille (dadurch erhöhter Lichteinfall auf die Netzhaut und Verbesserung der Sehleistung auch bei mäßigen Lichtverhältnissen)	• **Verengt** die Augenpupille (Ruhephase)
• **Bewirkt** den Samenerguss *(Ejakulation)* beim Mann und den Orgasmus bei der Frau	• **Löst** beim Mann die Versteifung des Gliedes *(Erektion)* aus und ist bei der Frau an der **Steigerung** der sexuellen Erregung beteiligt

Peripheres Nervensystem

Die Spinalnerven, die aus den Nervenwurzeln am Rückenmark entspringen, teilen sich bereits nach einer kurzen Strecke in mehrere Äste. Der Name dieser **Nervengeflechte** *(Einzahl: Plexus)* bezeichnet die Höhe der Wirbelsäule, aus der sie heraustreten, oder den Bereich, den sie versorgen. Vom Kopf aus betrachtet folgen nach unten Hals-, Arm-, Lenden-, Kreuz- und Schamgeflecht aufeinander. Von den Geflechten gehen die peripheren Nerven ab.

Viele Nerven liegen in der Tiefe des Körpers und sind von außen kaum zu beeinträchtigen. An einigen Stellen jedoch ziehen sie über Knochen hinweg, die nur von einer dünnen Gewebsschicht bedeckt sind. Besonders empfindlich reagieren der **Ellennerv** *(Nervus ulnaris)*, der an der Außenseite des Ellenbogens zum Unterarm verläuft und der **Wadenbeinnerv** *(Nervus peronaeus)*, der in der Nähe des Wadenbeinköpfchens an der Außenseite des Knies sehr nah an der Oberfläche verläuft. Ein heftiger Stoß an diesen Stellen verursacht ein „elektrisierendes" Kribbeln und starken Schmerz. Schwerere Verletzungen dieser Nerven können ein Taubheitsgefühl in den von ihnen versorgten Gebieten hervorrufen, das unter Umständen nicht wieder verschwindet.

Vegetatives Nervensystem

Das **vegetative Nervensystem** besteht aus zentralen und peripheren Anteilen. Es steuert die lebenserhaltenden Funktionen des Körpers unabhängig vom Willen. Um den Anforderungen in unterschiedlichen Lebenssituationen gerecht werden zu können, stehen ihm zwei Systeme zur Verfügung, die hauptsächlich gegensätzliche Wirkungen entfalten (➤ Tab. 2.5). Sie heißen **Sympathikus** und **Parasympathikus.** Ein Bild aus der Urzeit eignet sich am besten, um ihre Funktion zu verstehen (➤ Abb. 2.62):

Der frühe Mensch stand in unmittelbarem Kontakt zu seiner Umwelt, die ihm oft genug feindlich begegnete. Sein Überleben hing vor allem davon ab, ob es ihm gelang, genug Nahrung zu finden. Bei der

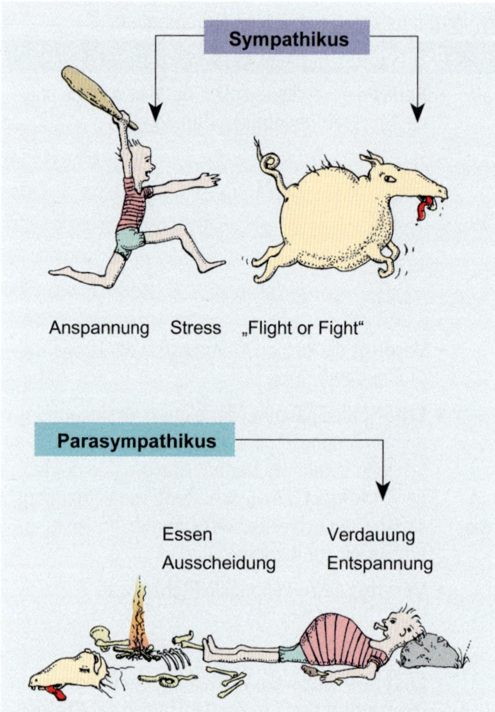

Abb. 2.62 Der Kampf um die Nahrung verdeutlicht die gegensätzlichen Wirkungen von Sympathikus und Parasympathikus. Auch wenn der moderne Mensch in der Regel nicht mehr auf die Jagd gehen muss, um sein Überleben zu sichern, ist sein Körper vom vegetativen Nervensystem bestimmt. [L190]

Jagd nach Beute sind wache Sinnesorgane und schnelle Muskelreaktionen erforderlich. Der Sympathikus sorgt dafür, dass die Skelettmuskeln gut mit Blut versorgt sind und schärft die Sehkraft. Diese Eigenschaften sind auch nötig, wenn es darum geht, gegen Feinde in den Kampf zu ziehen.

Nach erfolgreicher Jagd übernimmt der Parasympathikus das Regiment über den Körper. Das Essen ist verspeist, der Körper müde, weil der Hauptteil des Blutes zu den Verdauungsorganen gelenkt wird.

TIPPS & TRICKS

Faustregel zur Beschreibung der Wirkungen von Sympathikus und Parasympathikus: Das **sympathische System** steigert die Funktion aller Organe, die oberhalb des Zwerchfells, also im Brustraum liegen. Diese Organe werden vom **Parasympathikus** gehemmt. Unterhalb des Zwerchfells wirken die beiden Nervensysteme genau entgegengesetzt.

2.4.2 Erkrankungen des Nervensystems

Drei Fachgebiete der Medizin sind im Wesentlichen mit den **Erkrankungen des Nervensystems** befasst. Die **Nervenheilkunde** *(Neurologie)* ist auf die medikamentöse Behandlung von Störungen der peripheren und zentralen Nerven spezialisiert. Die **Neurochirurgie** beschäftigt sich mit den häufig hochkomplexen operativen Verfahren, die von den technischen Möglichkeiten der jüngsten Zeit stark profitieren. Die **Psychiatrie** widmet sich Krankheiten, die das Erleben und die Wahrnehmung des Menschen verändern.

Alzheimer Krankheit

DEFINITION

Alzheimer Krankheit: Fortschreitender und unaufhaltsamer Verlust der Denkfähigkeit *(Demenz)* durch einen Abbau der Hirnsubstanz. Benannt nach dem Arzt **Alois Alzheimer** *(1864–1915)*, der die Erkrankung zum ersten Mal beschrieb.

Von der **Alzheimer Krankheit** sind etwa ein Fünftel aller Menschen im achten Lebensjahrzehnt und älter betroffen. Wissenschaftler gehen davon aus, dass bis zum Jahr 2040 etwa vier Millionen Menschen mit Alzheimer in Deutschland leben werden. Sie ist die häufigste der Demenzformen und ihre Ursachen sind ungeklärt. Die Erkrankung beginnt schleichend. Betroffene vergessen Verabredungen und andere Termine, erinnern sich nicht an kurz zuvor Besprochenes und finden sich auch in den Notizen nicht mehr zurecht, die sie wegen ihrer Vergesslichkeit gemacht haben. Im weiteren Verlauf wird der Umgang mit den Patienten besonders für Angehörige schwieriger. Es kommt zu Zornausbrüchen, Beschimpfungen und tätlichen Angriffen, weil die Patienten sich auch in vertrauter Umgebung immer weniger auskennen. In dieser Phase schwankt die geistige Leistungsfähigkeit. Morgens sind die Patienten oft über lange Phasen orientiert und bemerken ihre Fehlleistungen. Später am Tag nimmt die Verwirrtheit zu, ist aber gelegentlich von „hellen“ Momenten unterbrochen.

Unter dem Einfluss der fortschreitenden Erkrankung gehen die höheren Hirnfunktionen verloren, die Patienten werden kommunikationsunfähig und verkennen selbst nahe Angehörige. Im Endstadium können sie den Urin- und Stuhldrang nicht mehr kontrollieren und sind bewegungsunfähig.

Behandlung

Diese Demenz ist nicht heilbar. Der Prozess lässt sich mit Arzneimitteln oder anderen therapeutischen Bemühungen höchstens verlangsamen.

Pflegerische Maßnahmen

Da sich die pflegerische Betreuung von Patienten, die an der Alzheimer Erkrankung leiden, häufig über viele Jahre hinzieht, hat eine sorgfältig ausgearbeitete Pflegeplanung, die stark auf biografische Details ausgerichtet ist, eine zentrale Bedeutung. Patienten nehmen ihre veränderten Verhaltensmuster nicht willkürlich an. Die Erkrankung lässt Persönlichkeitsanteile schärfer zutage treten, die in gesunden Tagen vielleicht hinter einem angepassten gesellschaftlichen Verhalten verborgen waren (➤ Abb. 2.63). In diesem Sinne verstärken misstrauische Menschen ihr Misstrauen und jemand, der zeitlebens bemüht war, seine Herrschsucht im Zaum zu halten, lebt sie nun voll aus.

Einschätzungen von Angehörigen können Pflegenden helfen, einen Kommunikationsweg zu Patienten mit Alzheimer-Demenz zu finden.

BEACHTE

Pflegende denken im Umgang mit dementen Menschen stets daran, dass Beschuldigungen, die oft in sehr harschem Ton geäußert werden, nicht persönlich aufzufassen sind. Die Patienten reagieren mit Abwehr und allen Mitteln, die ihnen zur Verfügung stehen, auf Situationen, in denen sie sich nicht völlig sicher fühlen.

Wichtig ist es auch, dass Pflegende in ihrer Arbeit mit Patienten, die an der Alzheimer Krankheit leiden, die Idee der heilenden Einflussnahme aufgeben. Sie übernehmen stattdessen die Funktion von Begleitern bei einem Prozess, der unaufhaltsam ist und erst mit dem Tod endet.
Zu den Aufgaben der Pflegenden gehört:

- Anwendung der Prinzipien der Validation® (➤ Kap. 3.10.4)

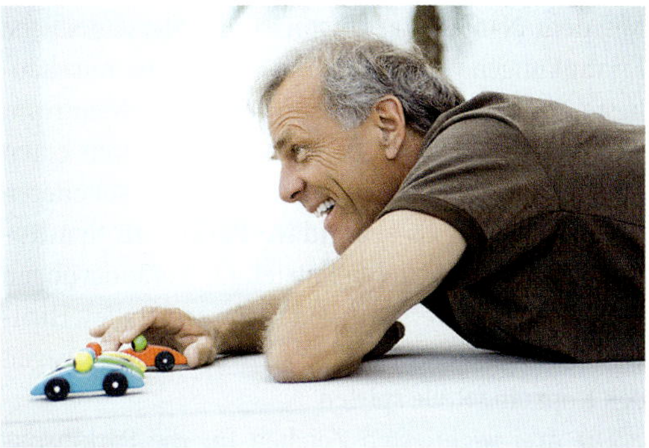

Abb. 2.63 Demente Menschen neigen dazu, kindliches Verhalten anzunehmen. Das Spielen kann Ausdruck einer Suche nach Nähe und Geborgenheit sein. [J787]

- Der Versuch, die Tagesstruktur zu vereinfachen und an die geistigen Fähigkeiten des Patienten anzupassen
- Hilfestellung bei allen Selbstpflegeaktivitäten (➤ Kap. 3) und den Tätigkeiten der hauswirtschaftlichen Versorgung
- Aufrechterhaltung der Kommunikation – angepasst an die Fähigkeiten des Patienten. Bei leichterer Ausprägung der Demenz mithilfe zugewandter Gesprächsführung, in fortgeschrittenem Stadium durch Berührungen, die an den Prinzipien der Basalen Stimulation® ausgerichtet ist
- Beratung der Angehörigen und Vermittlung von Kontakten zu Selbsthilfegruppen.

INTERNET

Deutsche Alzheimer Gesellschaft e.V.:
www.deutsche-alzheimer.de
Die Homepage des Vereins enthält viele Informationen zur Erkrankung und den Hilfen, auf die Betroffene zurückgreifen können.

Parkinson Krankheit

DEFINITION

Parkinson Krankheit *(Schüttellähmung):* Fortschreitender Verlust der Beweglichkeit durch einen Untergang von Zellen in einem Bereich des Mittelhirns *(Substantia nigra)*, die einen Botenstoff *(Dopamin)* herstellen.

Mit dem Namen **Parkinson** sind unterschiedliche Erkrankungen verbunden. Die mit 90 % weitaus häufigste Form ist das **primäre Parkinson-Syndrom,** das, wie in der Definition dargestellt, durch einen Verlust von Gehirnzellen entsteht. Die selteneren Formen werden als **sekundäre Parkinson-Syndrome** bezeichnet, bei deren Entstehung Veränderungen der Hirngefäße, Vergiftungen (Schwermetalle), Hirnentzündungen und häufige schwere Schläge gegen den Kopf eine Rolle spielen.

Die drei wichtigsten Zeichen für die Parkinson-Krankheit, die auch für die Diagnosestellung herangezogen werden, sind:

- **Muskelsteifigkeit** *(Rigor).* Führt zu der typischen, nach vorn geneigten Körperhaltung der Patienten. Im Stehen beugen die Patienten außerdem Ellenbögen, Handgelenke und Knie leicht und ziehen die Schultern nach vorn (➤ Abb. 2.64). Bei einer geführten Bewegung können Pflegende spüren, dass sich die Gelenke ruckartig bewegen *(Zahnradphänomen)*
- **Muskelzittern** *(Ruhetremor).* Die Muskeln zittern in Ruhe mit einer Frequenz von etwa vier bis sechs Schlägen pro Sek. Ein typisches Bild wird als „Geldzähler-Phänomen" bezeichnet, denn wegen der Handhaltung sieht es aus, als ob die Patienten sehr rasch Münzen aus ihrer Hand gleiten ließen. Auffällig ist, dass das Muskelzittern verschwindet, sobald die Patienten gezielte Bewegungen ausführen
- **Bewegungsarmut/Bewegungslosigkeit** *(Akinese).* Kann in unterschiedlicher Ausprägung vorliegen. Stark verlangsamte Bewegungen heißen **Bradykinese** und stark verringerte Bewegungsfähigkeit heißt **Hypokinese.** Führt unter anderem zu dem für Parkinson typischen **Maskengesicht,** in dem die Mimik fehlt. Auffällig ist auch, dass die Patienten beim Gehen die Arme nicht mitschwingen.

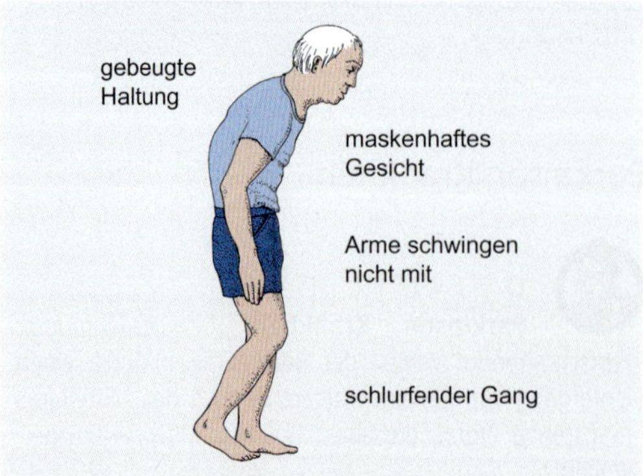

Abb. 2.64 Typische, nach vorn gebeugte Körperhaltung eines Patienten, der an der Parkinson Krankheit leidet. [L190]

Weil die Erkrankung auch zu einer Steigerung der Talgproduktion führt, glänzt die Gesichtshaut häufig *(Salbengesicht).*

Behandlung

Die Parkinson Krankheit lässt sich nicht heilen. Es stehen jedoch Arzneimittel zur Verfügung, die den Krankheitsverlauf günstig beeinflussen und die Bewegungsfähigkeit steigern. Zur Unterstützung ordnet der Arzt Physiotherapie an.

Pflegerische Maßnahmen

Die oft depressiv betonte Stimmungslage der Patienten stellt für Pflegende eine besondere Herausforderung dar und verlangt sehr viel Geduld und Distanzierungsfähigkeit. Es würde die Pflegebeziehung erheblich verletzen, wenn Pflegende die oft groben und ungerechten Reaktionen der Patienten persönlich nehmen würden.

Weitere pflegerische Maßnahmen:

- Förderung der Selbstpflegekompetenz „Hilfe zur Selbsthilfe" leisten und damit die Patienten motivieren und anleiten, so viel Aktivität wie möglich selbst zu übernehmen und sich auch von Rückschlägen nicht entmutigen zu lassen
- Gesprächsführung mit positiver Grundhaltung, negative Stimmungen zwar ernst nehmen, aber zugewandt beantworten und aufzufangen versuchen, Eigenaktivitäten (auch wenn sie misslingen sollten) stets mit Lob bedenken
- Pflegemaßnahmen in Ruhe ausführen und die Geschwindigkeit an die körperlichen Fähigkeiten des Patienten anpassen
- Angehörige in die Pflegeplanung einbeziehen
- Kontakte zu Selbsthilfegruppen vermitteln, denn der Austausch mit anderen Betroffenen kann Frustrationen lösen.

INTERNET

Deutsche Parkinson Vereinigung e.V.: www.parkinson-vereinigung.de

Die Homepage enthält viele Informationen und Tipps zur Lebensführung für Betroffene, Angehörige und professionelle Helfer.

Multiple Sklerose

DEFINITION

Multiple Sklerose *(abgekürzt MS; auch Encephalomyelitis disseminata):* Fortschreitende entzündliche Zerstörung der Markscheiden um die Fortsätze der Nervenzellen mit entsprechenden neurologischen Zeichen.

Die **Multiple Sklerose** gehört zu den häufigsten neurologischen Erkrankungen und tritt erstmals überwiegend bei Menschen im Alter von 20–40 Jahren auf. Als **Faustregel** kann gelten: Je älter die Betroffenen bei Beginn der Krankheit sind, desto milder verläuft sie. Diese Regel hat jedoch Ausnahmen.

Die Zeichen (➤ Abb. 2.65) können sehr unterschiedlich sein, weil sie davon abhängen, in welcher Region des zentralen Nervensystems die Schäden entstehen:

- **Beeinträchtigung des Sehens.** Ist häufig das erste Zeichen der Multiplen Sklerose. Der Sehnerv ist entzündet und die Patienten klagen über verschwommenes Sehen oder Doppelbilder

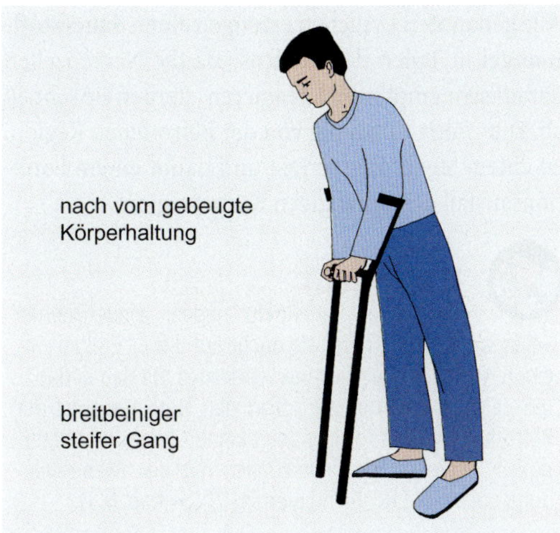

Abb. 2.65 Typische Körperhaltung eines Patienten, der an Multipler Sklerose leidet. [L215]

- **Missempfindungen.** Äußern sich in Kribbeln, als würden Ameisen über die Haut laufen, einem Pelzigkeitsgefühl oder einer verminderten Empfindungsfähigkeit gegenüber Temperatur- und Schmerzreizen
- **Lähmungen.** Betreffen überwiegend die Beine. Die Patienten zeigen ein sehr typisches wackelndes, breitbeiniges, tappendes Gangbild. Im weiteren Verlauf kann die Bewegungsfähigkeit komplett verloren gehen
- **Sprachstörungen.** Patienten können Worte nur undeutlich aussprechen
- **Veränderung der Stimmungslage.** Die körperlichen Zeichen verursachen eine gedrückte Stimmung, die gelegentlich auch zur Depression tendiert. Paradoxerweise reagieren viele Patienten mit Multipler Sklerose auch mit unangemessener Fröhlichkeit *(Euphorie).*

Ebenso vielfältig zeigt sich der Verlauf der Erkrankung:

- **Schubförmiger Verlauf.** Die Patienten erleben eine Phase, in der sich die Krankheitszeichen massiv verstärken können. Dann folgt ein Zeitraum, in dem sich die Ausfälle teilweise oder komplett zurückbilden. Dem ersten Krankheitsschub muss nicht notwendigerweise ein weiterer folgen. Manche Patienten erleiden hingegen solche Schübe in regelmäßigen Abständen, sodass sich ihr Krankheitsbild zunehmend verschlechtert
- **Langsam fortschreitender Verlauf** *(chronisch progredient).* Die Patienten erleiden keine Schübe, sondern eine allmähliche Zunahme der Krankheitszeichen. Dieser Verlauf ist besonders häufig, wenn die Krankheit in höherem Lebensalter beginnt.

Behandlung

Multiple Sklerose ist nicht heilbar. Es stehen jedoch Medikamente zur Verfügung, die den Krankheitsverlauf günstig beeinflussen. Dabei handelt es sich vor allem um entzündungshemmende Präparate, die den Zerstörungsprozess an den Nervenscheiden unterbrechen sollen. In der Phase nach einem Schub sind speziell zugeschnittene **Physio-** und **Ergotherapie** geeignet, noch vorhandene Fähigkeiten zu stärken. Auch Patienten mit fortschreitenden Verläufen profitieren von der physikalischen Therapie. Es ist wichtig, dass die Patienten sich nicht überanstrengen, weil dies zu einer Verschlechterung der Krankheitszeichen führen kann.

Pflegerische Maßnahmen

Im Mittelpunkt der pflegerischen Maßnahmen steht die Assistenz bei der Verrichtung der täglichen Lebensaktivitäten (➤ Kap. 3). Wie bei allen chronischen Erkrankungen kommt der zugewandten Gesprächsführung eine erhebliche Bedeutung zu.

Weitere pflegerische Maßnahmen:

- Ernährungsberatung. Übergewicht behindert die ohnehin eingeschränkte Beweglichkeit und sollte abgebaut werden. Obwohl die direkte Wirkung einer Diät auf die Krankheit nicht nachgewiesen ist, scheint eine Verminderung der Zufuhr tierischer Fette günstig zu sein
- Beratung bei der Auswahl geeigneter Hilfsmittel. Da viele Patienten noch sehr jung sind, leben sie überwiegend im häuslichen Bereich. Ein höhenverstellbares Bett, rollstuhlgängiges Bad sowie spezielle Bestecke und Geschirre erleichtern die Selbstständigkeit
- Vermittlung von Kontakten zu Selbsthilfegruppen.

> **INTERNET**
> **Deutsche Multiple Sklerose Gesellschaft Bundesverband e.V.:** www.dmsg.de
> Die Gesellschaft wurde 1952 von Ärzten gegründet und vertritt die Interessen der Menschen, die an Multipler Sklerose erkrankt sind. Inzwischen gibt es bundesweit etwa 900 Ortsgruppen, in denen Betroffene und Ehrenamtliche aktiv sind. Die Homepage bietet ein Kontaktforum und stellt aktuelle medizinische Erkenntnisse vor.

Schlaganfall

> **DEFINITION**
> **Schlaganfall** *(Apoplex, zerebraler Insult):* Sammelbegriff für plötzlich auftretende Störungen der Gehirndurchblutung unterschiedlicher Schweregrade und Ursache, die körperliche Ausfälle hervorrufen.

In Deutschland erleiden jedes Jahr etwa 270 000 Menschen einen **Schlaganfall.** Diese Gruppe der Erkrankungen ist die dritthäufigste Todesursache. Außerdem stellt sie einen bedeutenden Kostenfaktor im Gesundheitssystem dar, da etwa 70 % der Schlaganfallopfer dauerhaft arbeitsunfähig bleiben.

Das Risiko, von einem Schlaganfall betroffen zu werden, nimmt mit steigendem Alter zu.

Verschiedene Erkrankungen können zu einem Schlaganfall führen:

- Plötzlich auftretende **Minderdurchblutung eines Hirnareals** *(primär ischämischer Insult).* Dieses Ereignis ist für fast 80 % aller Schlaganfälle verantwortlich und kann seinerseits verschiedene Ursachen haben, z. B.
  - **Arterienverkalkung** *(Arteriosklerose),* wichtige Risikofaktoren sind Bluthochdruck, Rauchen, Diabetes mellitus, erhöhte Blutfettwerte
  - **Blutpfropf wandert** mit dem Blutstrom aus einem anderen Körperteil in ein Gehirngefäß und verlegt dort den gesamten Durchmesser *(Embolie).* Entstehungsort sind z. B. das Herz bei Herzrhythmusstörungen, eine arteriosklerotisch veränderte bzw. krankhaft erweiterte *(Aneurysma)* Halsschlagader *(A. carotis)* oder die entzündete Innenhaut des Herzens
  - Herzinfarkt
  - Eine **Ablösung der Innenhaut** *(Dissektion)* einer Hirnarterie, die den Gefäßdurchmesser verlegt
  - Ein **Muskelspasmus** der Wand einer hirnversorgenden Arterie *(dynamische Stenose)*
- **Einblutung** in den Bereich des Gehirns aufgrund einer spontan gerissenen Arterie *(Massenblutung, intrazerebrale Blutung)* oder aufgrund von Gewalteinwirkung auf den Schädel. Da das Gehirn nur über einen fest definierten Raum verfügt und nicht ausweichen kann, verdrängt das Blut Gehirnmasse und drückt Arterien zusammen. Bei einer gerissenen Arterie ist außerdem das gesamte Stromgebiet des Gefäßes betroffen.

Alle genannten Ursachen erzeugen einen **Sauerstoffmangel** in Teilen des Gehirns. Da die Nervenzellen darauf sehr empfindlich reagieren, sterben sie schnell ab. Dies führt, abhängig von der betroffenen Region, zu einem Steuerungsverlust und damit einem Funktionsausfall der abhängigen Körperregion.

> **NOTFALL**
> Pflegende behandeln jeden eingetretenen Schlaganfall sowie jeden Verdacht auf dieses Ereignis als einen Notfall. Treffen sie einen Patienten mit den genannten Zeichen an, lösen sie sofort den Notruf aus. Ist der Betroffene bewusstlos und zeigt keine Atem- und Herztätigkeit, beginnen sie unverzüglich mit der Wiederbelebung nach den ERC-Richtlinien 2015 (➤ Kap. 6.3).

Krankheitszeichen

Zum Zeitpunkt des Schlaganfalls zeigen die Patienten folgende, „schlagartig" einsetzende Krankheitszeichen, die abhängig von der betroffenen Hirnregion unterschiedlich stark ausgeprägt sind:

- **Bewusstseinsstörung.** Kann von Benommenheit bis zu tiefer Bewusstlosigkeit *(Koma)* reichen
- **Übelkeit und Erbrechen.** Reaktion des vegetativen Nervensystems (➤ Kap. 2.4.1) auf den Funktionsausfall des jeweiligen Hirnareals
- **Halbseitenlähmung** *(Hemiparese)*, **Lähmung** von Armen, Beinen oder Hirnnervenlähmung, z. B. sichtbar an der mimischen Muskulatur im Gesicht durch einen hängenden Mundwinkel (*Facialisparese* ➤ Abb. 2.66)
- **Drehschwindel**
- **Sprachstörung** *(Aphasie)*.

Behandlung

Da Schlaganfälle ein sehr komplexes Geschehen sind, ist die **Behandlung in Phasen** aufgeteilt. In der **Akutphase** stehen die Sicherung der Lebensfunktionen sowie der bestmögliche Erhalt aller Gehirnteile, die nicht vollständig in Mitleidenschaft gezogen wurden, im Mittelpunkt. Dies kann nur ein rascher Transport ins Krankenhaus ermöglichen. In den vergangenen Jahren wurden wegen der großen Zahl der Schlaganfälle viele spezialisierte Abteilungen *(stroke units)* in Deutschland eingerichtet. Dort stehen entsprechende Mitarbeiter und die notwendige technische Ausstattung zur Verfügung, um die Patienten bestmöglich unter intensivmedizinischen Bedingungen zu versorgen.

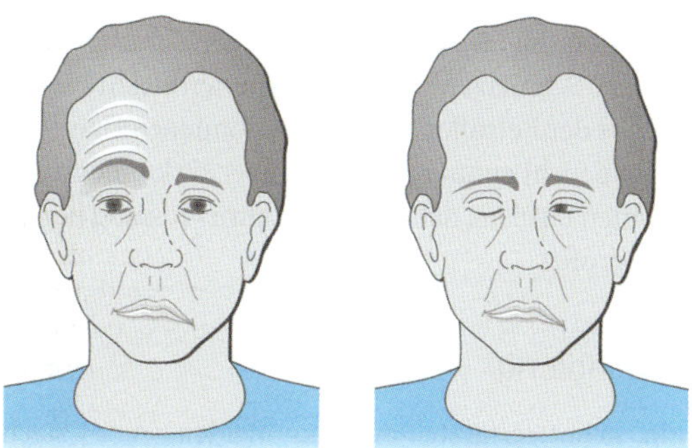

Abb. 2.66 Die Lähmung des Gesichtsnervs *(Facialisparese)* mit hängendem Mundwinkel und unvollständigem Lidschluss ist eine typische Folge von Schlaganfällen. [L106]

Nach der Stabilisierung des körperlichen Zustands folgt die **Rehabilitationsphase,** die mehrere Wochen bis Monate umfassen kann. Dazu werden die Patienten in Kliniken verlegt, in denen die Behandlung auf Physio-, Ergo-, Logotherapie sowie die pflegerische Rehabilitation ausgerichtet ist. Diese Kombination erzielt gute Ergebnisse bezüglich der Selbstständigkeit der Patienten – sie lernen, mit den bleibenden körperlichen Defiziten umzugehen.

Pflegerische Maßnahmen

Die **intensive Förderung** von Schlaganfall-Patienten bildet bereits während der Akutphase die Hauptaufgabe der Pflegenden. Abhängig vom Allgemeinzustand des Betroffenen legen sie die Leitlinien der Pflege fest. Für nahezu alle Bereiche des täglichen Lebens existieren Methoden, mit deren Hilfe auch Patienten, die schwere körperliche Einschränkungen zu tragen haben, lernen können, weitgehend selbstständig zu sein. Erfolgt das gezielte Training in enger Absprache mit dem gesamten therapeutischen Team, ergeben sich oft noch bessere Erfolge. Das menschliche Gehirn ist sehr lernfähig, manche seiner Teile sind in der Lage die Funktionen des untergegangenen Gewebes zu übernehmen, sodass sich z. B. Lähmungserscheinungen zurückbilden oder zumindest mildern lassen.

BEACHTE

Je **früher** die gezielte Förderung nach dem Ereignis des Schlaganfalls einsetzt, desto besser wirken die Bemühungen.

Pflegerische Maßnahmen im Einzelnen:

- Anwendung der Prinzipien des Bobath-Konzepts (➤ Kap. 3.8.4)
- Anwendung der Prinzipien der Basalen Stimulation® (➤ Kap. 3.10.4)
- Anstrengungen des Patienten positiv verstärken, für die Motivation die Regeln einer zugewandten Gesprächsführung nutzen
- Unterstützung bei den Verrichtungen des täglichen Lebens. Diese Maßnahmen sind so auszurichten, dass der Patient so viel wie möglich selber tut. Er erhält Hilfe nur in den Bereichen, deren Bewältigung er noch nicht wiedererlernt hat, wobei der Schwerpunkt auf der Vermittlung geeigne-

ter Techniken liegt. Es gilt das Prinzip „Hilfe zur Selbsthilfe"
- Beratung des Patienten und seiner Angehörigen bezüglich der Hilfsmittelversorgung. Dazu gehören ganz praktische Dinge, die die Angehörigen auch selbst anfertigen können, z. B. weit geschnittene Kleidungsstücke verwenden, Knöpfe durch Klettverschlüsse ersetzen, Frühstücksbrett mit kleinen Nägeln versehen, auf die man das Brot drücken kann, damit es beim einhändigen Streichen nicht verrutscht, Schuhe mit Klettverschlüssen wählen, deren Schäfte über das Sprunggelenk reichen (besserer Halt)
- Vermittlung von Kontakten zu ehrenamtlichen Helfern (Nachbarschaftshilfe) und Selbsthilfegruppen.

INTERNET

Stiftung Deutsche Schlaganfall-Hilfe: www.schlaganfall-hilfe.de
Die Stiftung von Liz Mohn (Gattin des ehemaligen Bertelsmann-Chefs Reinhard Mohn) hat sich zum Ziel gesetzt, Aufklärungsarbeit zu betreiben und den Kontakt zwischen Betroffenen herzustellen.

Krampfanfälle

DEFINITION

Krampfanfall *(Epilepsie):* Wiederholtes Auftreten von unbeherrschbaren Muskelaktionen oder Bewusstseinsminderungen, die durch eine krankhafte Hirnaktivität ausgelöst sind.

Epileptische Anfälle entstehen durch eine Fehlfunktion der Gehirnzellen. Sie kann prinzipiell jeden Menschen betreffen, die Krampfschwelle ist allerdings individuell unterschiedlich.

Krankhafte Prozesse im Gehirn oder im Inneren des Schädels erhöhen die Krampfneigung.

In den meisten Fällen sind Krämpfe reine Einzelsituationen und benötigen keine Behandlung, z. B. Fieberkrämpfe bei Kindern. Ein gehäuftes Auftreten kann jedoch mit schweren Begleiterscheinungen verbunden sein und eine intensivmedizinische Behandlung (sogar mit Beatmungspflicht) erfordern.

Krankheitszeichen

Krampfanfälle können sich auf sehr unterschiedliche Weise zeigen und sind entsprechend in verschiedene Formen eingeteilt.

Wenn sie das **gesamte** Gehirn betreffen (also generalisiert sind), unterscheidet man:
- **Tonisch-klonische Anfälle** *(Grand-mal-Anfälle).* Sie beginnen oft mit einer **Aura,** während der die Betroffenen z. B. typische Gefühle, Gerüche, Geschmacksempfindungen oder Lichtblitze wahrnehmen. Während des Anfalls stürzen sie und sind bewusstlos. In der tonischen Phase sind ihre Muskeln steif, auch die Atmung ist unterbrochen. Nach kurzer Zeit folgt die klonische Phase, in der ihr Körper zuckt. Oft gehen Urin und Stuhl ab und der Krampfende beißt sich heftig auf die Wangeninnenseite oder Zunge. Der Anfall endet mit einem schlafähnlichen Zustand. Typisch ist, dass die Betroffenen sich nicht an das Ereignis erinnern können
- Zu den **Petit-mal-Anfällen** *(kleinen Anfällen)* gehören alle Epilepsieformen, die nicht die Zeichen von tonisch-klonischen Anfällen aufweisen. Darunter zählen kurze Bewusstseinsstörungen *(Absencen)* und unbeherrschbare Muskelzuckungen bzw. -erschlaffungen ohne Bewusstseinsverlust.

Von **umschriebenen Bereichen** des Gehirns gehen aus:
- **Einfach fokale Anfälle,** bei denen der Betroffene Muskelzuckungen, Missempfindungen (z. B. in einer Hand oder einem anderen Körperareal) oder sicht- bzw. hörbare Erscheinungen erlebt
- **Psychomotorische Anfälle** *(Dämmerattacken)* sind komplex-fokal und gehen mit Bewusstseinsminderung, wiederholten Bewegungsmustern (z. B. Schmatzen) einher. Sie können so kurz sein, dass der Betroffene in einer begonnenen Handlung nicht einmal gestört ist, aber sie können auch einen tagelang dauernden Dämmerzustand hervorrufen.

Behandlung

Ein sicher festgestelltes Krampfleiden (meist nach der zweiten Episode) erfordert eine medikamentöse Einstellung, die ggf. lebenslang fortzusetzen ist. Dabei kommen Antiepileptika zum Einsatz. Das sind

Arzneimittel, die die Erregbarkeit des Gehirns mindern, sich aber gleichzeitig auf die Leistungsfähigkeit des Patienten auswirken. Unter dem Einfluss dieser Wirkstoffe kann der Betroffene gefahrgeneigte Arbeiten nicht verrichten und ist deshalb in seiner Lebensführung eingeschränkt.

In Einzelfällen ist ein chirurgischer Eingriff sinnvoll, bei dem das krampfauslösende Areal des Gehirns gezielt ausgeschaltet wird.

Pflegerische Maßnahmen

Während eines Anfalls kommt der Sicherung des Betroffenen höchste Dringlichkeit zu. Insbesondere während des Sturzes sowie in der Phase der unkontrollierten Muskelzuckungen besteht erhebliche Verletzungsgefahr. Pflegende:

- Informieren sofort den Arzt
- Lassen den Betroffenen nicht allein
- Entfernen Gegenstände aus der Reichweite, die ein Verletzungsrisiko darstellen
- Sichern den Patienten so weit wie möglich vor zusätzlichen Stürzen (z. B. in Treppennähe)
- Verabreichen die angeordnete Bedarfsmedikation, versuchen aber nicht, dem Betroffenen Flüssigkeit einzuflößen
- Stellen eine stabile Seitenlage her, sobald die Muskelaktivität nachgelassen hat
- Assistieren bei der Körperpflege und dem Wechseln der Kleidung
- Kontrollieren den Patienten auf Verletzungen bzw. organisieren eine ärztliche Untersuchung
- Dokumentieren ihre Beobachtungen, die zeitliche Ausdehnung des Anfalls und das Befinden des Patienten vor, während und nach dem Anfall.

Patienten mit Krampfleiden sollten auslösende Faktoren vermeiden. Pflegende können an der Vorbeugung mitwirken:

- Motivation zu einem regelmäßigen Lebensrhythmus sowie der Vermeidung von Flackerlicht und Alkohol
- Anfallskalender führen, in den u. a. (vermutliche) Auslöser einzutragen sind
- Information von Bezugs- und Betreuungspersonen
- Motivation zur konsequenten Einnahme der verordneten Arzneimittel und regelmäßigen Arztbesuchen.

NOTFALL

Als **Status epilepticus** bezeichnet man einen sehr lang dauernden Krampfanfall, der sich nicht spontan auflöst. Er kann sich auch durch eine Bewegungsstarre (typischerweise mit rhythmischem Zucken der Augäpfel) und Bewusstseinsverlust zeigen. Dabei handelt es sich um ein potenziell lebensbedrohliches Krankheitsbild, das meist eine intensivmedizinische Behandlung erfordert. Die pflegerischen Erstmaßnahmen entsprechen denen, die bei anderen Krampfanfällen üblich sind (siehe oben). Es ist jedoch zwingend erforderlich, sofort einen (Not)Arzt zu verständigen, der ggf. eine intravenöse Verabreichung von Arzneimitteln sowie eine maschinelle Beatmung veranlasst.

Schmerz

DEFINITION

Schmerz: „Schmerz ist ein unangenehmes Sinnes- oder Gefühlserlebnis, das von einer bestehenden oder drohenden Gewebeschädigung ausgelöst ist oder in einer Weise beschrieben wird, als wäre eine Gewebeschädigung vorhanden." (Definition der **International Association for the Study of pain,** www.iasp-pain.org)

Der **Schmerz** ist die unangenehmste Empfindung, die die Sinnesorgane wahrnehmen können. Er kann nahezu überall im Körper entstehen und ist als ein Warnzeichen zu verstehen, weil er meist auf eine ernstzunehmende Störung hindeutet. Deshalb ist der Schmerz nicht unbedingt als eine eigenständige Erkrankung zu betrachten.

Da Schmerzen den Betroffenen jedoch außerordentlich beeinträchtigen und die Behandlung sowie pflegerischen Maßnahmen im Einzelfall sehr komplex sind, ist er in diesem Rahmen aufgeführt.

Die auslösenden Sinneszellen gehören im Regelfall zur Gattung der **Nozizeptoren** (➤ Tab. 2.6). Sie sind über die gesamte Haut verteilt und außerdem in vielen tiefer liegenden Teilen des Körpers zu finden. Bei Überbeanspruchung lösen jedoch nahezu alle Rezeptortypen einen Schmerzreiz aus. **Beispiele:** Die **Temperaturrezeptoren** entsprechen ihrer eigentlichen Funktion im Bereich zwischen 10–45 °C. Jenseits dieser Grenzen melden sie Schmerzen an das Gehirn. Ebenso haben die **Druck- und Zugrezeptoren** sowie die **Lichtrezeptoren** eine Belastungsgrenze, deren Überschreitung sie in Schmerzreize umsetzen (➤ Abb. 2.67).

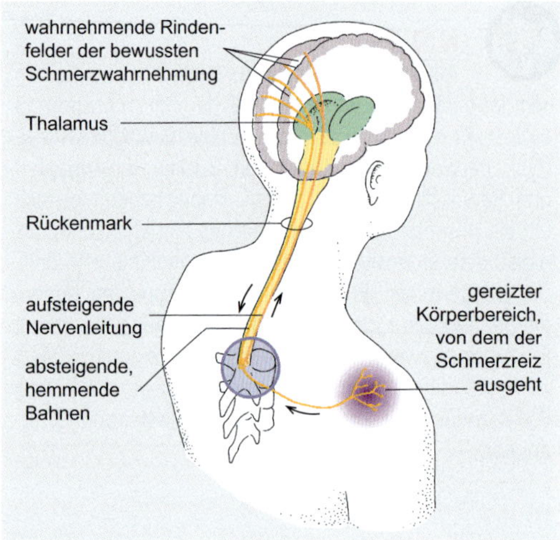

Abb. 2.67 Sensible Nervenfasern melden den Schmerzreiz an das Gehirn. [L190]

Abgesehen davon, dass Menschen Schmerzen individuell sehr unterschiedlich wahrnehmen, lassen sich verschiedene Qualitäten unterscheiden, die oft an die Körperregion gekoppelt sind, in der die Schmerzen auftreten:

- **Körperlicher Schmerz** *(somatischer Schmerz).* Entsteht er nahe der Haut, ist die schmerzhafte Körperstelle meist gut einzugrenzen. Sobald er jedoch von tiefer gelegenen Strukturen (z. B. Muskeln, Knochen, Gelenken) ausgeht, wirkt er diffus und kann auf nicht unmittelbar betroffene Körperpartien ausstrahlen
- **Eingeweideschmerz** *(viszeraler Schmerz).* Kommt aus der Tiefe des Körpers und kann lang andauernd (z. B. bei Entzündungen) oder wiederkehrend (z. B. bei Koliken) auftreten
- **Nervenschmerz** *(neurogener Schmerz).* Entsteht durch die Reizung oder Schädigung einzelner Nerven und ist deshalb räumlich gut umschrieben
- **Seelisch bedingter Schmerz** *(psychogener Schmerz).* Manche seelischen Störungen finden ein Ventil im Schmerzempfinden. Diese Schmerzen können überall im Körper auftreten und die Eigenschaften jeder anderen Schmerzform annehmen – ohne dass sich bei der ärztlichen Untersuchung eine körperliche Ursache aufdecken lässt. Wichtig zu wissen ist, dass Patienten, die unter diesen Beschwerden leiden, keinesfalls als „eingebildete Kranke“ zu betrachten sind. Sie empfinden die angegebenen Schmerzen tatsächlich, leiden sehr unter ihrem Zustand und benötigen pflegerische Begleitung sowie eine angemessene ärztliche Behandlung.

Eine weitere Unterscheidungsmöglichkeit für den Schmerz ergibt sich aus seiner Dauer:

- **Plötzlich einsetzender Schmerz in einem begrenzten Zeitraum** *(akuter Schmerz).* Entsteht z. B. nach einem ärztlichen Eingriff oder bei akut auftretenden Erkrankungen. Diese Art von Schmerz kann zwar äußerst unangenehm sein, vor allem bei erheblicher Stärke (z. B. nach einem Knochenbruch), lässt sich jedoch mit Hilfe von Medikamenten beherrschen
- **Andauernder oder häufig wiederkehrender Schmerz** *(chronischer Schmerz).* Stellt hohe Anforderungen an die pflegerische und ärztliche Versorgung. In der chronischen Ausprägung verliert der Schmerz seine Alarmfunktion. Er weist nicht mehr in erster Linie auf eine Krankheit hin, sondern entwickelt sich zu einem eigenständigen Krankheitsbild *(Schmerzkrankheit).*

Behandlung

Arzneimittel besitzen in der Schmerzbehandlung eine zentrale Bedeutung. Abhängig von der Stärke und Ursache wählen Ärzte vor allem unter zwei schmerzstillenden Arzneimittelgruppen *(Analgetika).* Häufig lassen sich hartnäckige Schmerzzustände mit einer Kombination von Präparaten aus beiden Gruppen am besten lindern:

- **Arzneimittel, die nicht von Opiaten abstammen** *(nicht-opioide Analgetika).* Dazu gehören verschiedene Wirkstoffe, z. B. Azetylsalicylsäure (z. B. Aspirin®), Paracetamol, Metamizol, Ibuprofen, Diclofenac oder Indometacin. Sie sind als Tabletten/Kapseln und Tropfen, als Salben/Gels oder als Injektionslösungen erhältlich. Diese Medikamente kommen vor allem bei leichten bis mittelstarken Schmerzen zum Einsatz
- **Arzneimittel, die von Opiaten abstammen** *(opioide Analgetika).* Dazu gehören u. a. Tramadol, Morphin, Piritramid, Fentanyl, Sufentanil und Buprenorphin. Sie liegen ebenfalls in verschiedenen Darreichungsformen vor und werden zur Behandlung von starken und stärksten Schmerzen verwendet.

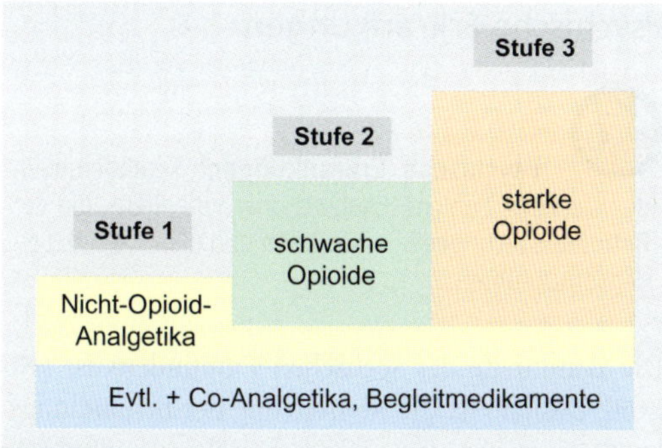

Abb. 2.68 Stufenschema der Weltgesundheitsorganisation zur Behandlung tumorbedingter Schmerzen. Dieses Schema lässt sich auch auf andere Krankheitsbilder übertragen, die starke Schmerzen zur Folge haben. [A400]

Modernes **Schmerzmanagement** berücksichtigt die individuellen Bedürfnisse der Patienten und passt das Behandlungsschema daran an. Die Präparate der genannten Gruppen können ihre Wirkung wechselseitig verstärken, und nach dem Stufenschema der WHO sind sie zusätzlich mit weiteren Arzneimitteln (z. B. Psychopharmaka, Schlafmittel) zu flankieren (➤ Abb. 2.68).

Nicht nur im Krankenhaus, sondern zunehmend auch in der außerklinischen Pflege setzen sich Behandlungsschemata durch, bei denen der Patient selbst die Menge der Arzneimittel bestimmt, die er zur Beherrschung seiner Schmerzen benötigt *(patientenkontrollierte Analgesie)*. Dafür hat sich die Verwendung von **Infusionspumpen** als besonders geeignet erwiesen. Die Patienten erhalten schon in der Klinik eine umfassende Unterweisung zur korrekten Handhabung der Medizinprodukte. Die Geräte sind mit Sicherungsmechanismen ausgestattet, die einen Missbrauch verhindern.

BEACHTE

Es hat sich gezeigt, dass Patienten bei diesem Verfahren mit einer geringeren Arzneimittelmenge auskommen als bei herkömmlichen Methoden.

Zusätzlich zu den Medikamenten setzen Ärzte begleitende Verfahren ein. Physikalische Therapie, z. B. gezielte Bewegungsübungen, Massagen, Wärme- und Kälteanwendungen, kann ebenso wirksam sein wie psychotherapeutische Ansätze und Akupunktur.

Pflegerische Maßnahmen

Da Schmerzen immer eine psychische Komponente haben und Menschen, die sich sicher und geborgen fühlen, eine höhere Toleranz aufweisen, hat die sachgerechte Pflege eine große Bedeutung für das Konzept der Schmerzbehandlung. Eine besonders wichtige Aufgabe der Pflegenden besteht darin, die Schmerzäußerungen des Patienten wahrzunehmen und einzuordnen. Das ist vor allem dann nicht einfach, wenn der Patient unter Störungen der Kommunikationsfähigkeit leidet.

Einschätzung der Schmerzstärke

Schmerz äußert sich so individuell, dass ein allgemein gültiges Schema für seine Erkennung nicht anzuwenden wäre. Bei manchen Menschen löst Schmerz einen Anstieg von Blutdruck und Puls aus. Bei anderen zeigt er sich durch erhöhte Muskelspannung oder die Mimik.

Deshalb erheben Pflegende Informationen zur Biografie. Angehörige können wertvolle Hinweise beisteuern. Mögliche Fragen:

- Wie hat der Patient früher auf Schmerzen reagiert?
- War der Patient eher empfindlich oder robust in Bezug auf Schmerzen?
- Hat der Patient früher bereits über längere Zeiträume unter Schmerzen gelitten?
- Welche Maßnahmen hat er zur Schmerzbekämpfung ergriffen (z. B. besonders gut wirkende Medikamente, Hausmittel) und wie haben sie gewirkt?

Zur genaueren Einschätzung von Schmerzen stehen Pflegenden verschiedene Skalen zur Verfügung. Sie setzen jedoch eine gewisse Kommunikationsfähigkeit seitens der Patienten voraus. Sofern sie sprechen oder zumindest eindeutige Signale geben können, bietet sich eine numerische Skala an, auf denen die Betroffenen von 0 = kein Schmerz bis 10 = stärkster vorstellbarer Schmerz entscheiden können, wo sie ihr momentanes Befinden einordnen (➤ Abb. 2.69).

Pflegende dokumentieren die gewonnenen Informationen. Vordringlich ist jedoch, sofort mit ent-

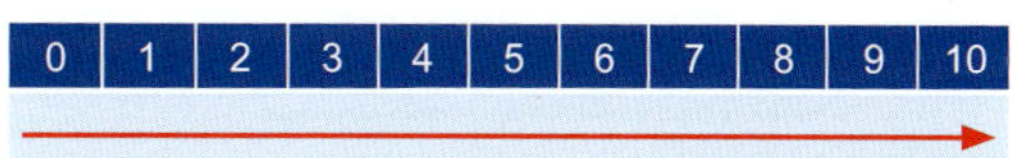

Abb. 2.69 Anhand der numerischen Analogskala (NAS) können Patienten die Stärke ihrer Schmerzen zwischen 0 und 10 einordnen. [A400]

sprechenden Maßnahmen zur Schmerzlinderung zu reagieren.

BEACHTE

Schmerzbehandlung duldet keinen Aufschub. Vor allem schwer kommunikationsgestörte Patienten sind in diesem Bereich auf die Hilfe der Pflegenden angewiesen.

Ebenso wichtig ist es, die Wirksamkeit der gewählten Schmerzbehandlung zu kontrollieren. Hierfür eignet sich ein Schmerz-Tagebuch (➤ Abb. 2.70), das die Pflegenden bei Bedarf entsprechend den Angaben des Patienten ausfüllen. Der Arzt benötigt die darin enthaltenen Informationen, um seine Therapie zeitnah an die Bedürfnisse des Patienten anpassen zu können.

Psychische Erkrankungen

DEFINITION

Psychische Erkrankungen: Veränderungen des Denkens, Fühlens, Erlebens oder Verhaltens, die der Betroffene nicht beeinflussen kann und die zu einem Leidensdruck führen.

Die Bandbreite des seelischen Empfindens ist sehr groß. Deshalb ist die Abgrenzung der behandlungsbedürftigen von den nicht behandlungsbedürftigen Zuständen ein zentrales Problem in der Psychiatrie. Für eine angemessene Beurteilung einer **psychischen Erkrankung** betrachtet der Arzt u. a. die **Abweichung von der Norm** und, als entscheidendes Kriterium für den Krankheitswert, den **Leidensdruck,** den der Betroffene spürt.

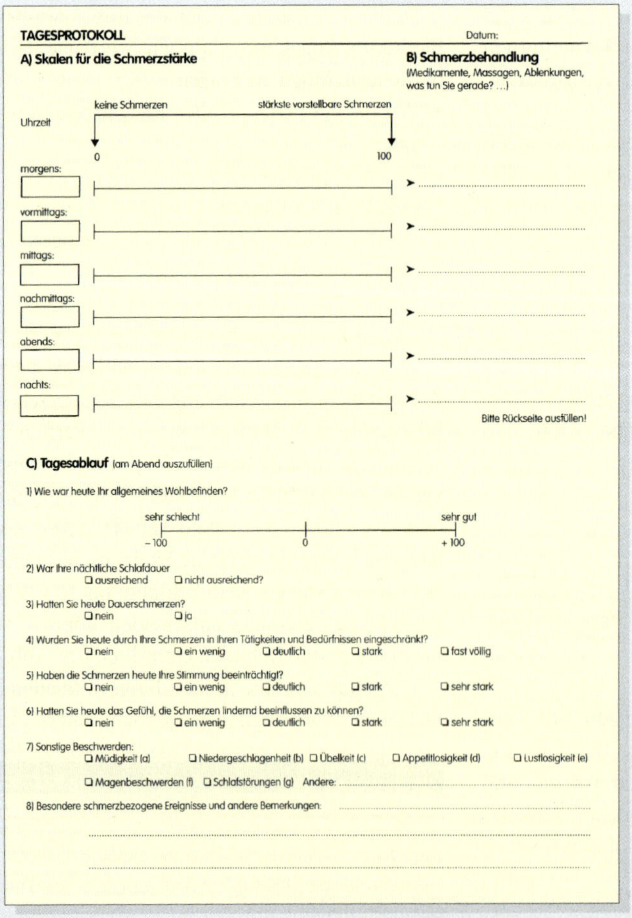

TAGESPROTOKOLL Datum:

A) Skalen für die Schmerzstärke

Uhrzeit

keine Schmerzen — stärkste vorstellbare Schmerzen

0 — 100

morgens:

vormittags:

mittags:

nachmittags:

abends:

nachts:

B) Schmerzbehandlung
(Medikamente, Massagen, Ablenkungen, was tun Sie gerade? …)

Bitte Rückseite ausfüllen!

C) Tagesablauf (am Abend auszufüllen)

1) Wie war heute Ihr allgemeines Wohlbefinden?

sehr schlecht — sehr gut

–100 — 0 — +100

2) War Ihre nächtliche Schlafdauer
❑ ausreichend ❑ nicht ausreichend?

3) Hatten Sie heute Dauerschmerzen?
❑ nein ❑ ja

4) Wurden Sie heute durch Ihre Schmerzen in Ihren Tätigkeiten und Bedürfnissen eingeschränkt?
❑ nein ❑ ein wenig ❑ deutlich ❑ stark ❑ fast völlig

5) Haben die Schmerzen heute Ihre Stimmung beeinträchtigt?
❑ nein ❑ ein wenig ❑ deutlich ❑ stark ❑ sehr stark

6) Hatten Sie heute das Gefühl, die Schmerzen lindernd beeinflussen zu können?
❑ nein ❑ ein wenig ❑ deutlich ❑ stark ❑ sehr stark

7) Sonstige Beschwerden:
❑ Müdigkeit (a) ❑ Niedergeschlagenheit (b) ❑ Übelkeit (c) ❑ Appetitlosigkeit (d) ❑ Lustlosigkeit (e)
❑ Magenbeschwerden (f) ❑ Schlafstörungen (g) Andere: ……

8) Besondere schmerzbezogene Ereignisse und andere Bemerkungen: ……

Abb. 2.70 Blatt eines Schmerz-Tagebuchs. [W187]

Es existieren verschiedene **Theorien zur Entstehung** psychischer Störungen, die sich dem Problem auf unterschiedlichen Wegen und Ebenen nähern. Jede Theorie für sich genügt nicht, um die Phänomene zu erklären, doch zusammen sind sie geeignet, einen Eindruck von den komplexen Mechanismen zu vermitteln, die den Erkrankungen zugrunde liegen. Einige der Theorien gehen vor allem von den körperlichen Funktionsstörungen aus (z. B. mangelnde Steuerung im Nervensystem), andere betonen Ursachen, die in der Erziehung oder im Verhältnis des betroffenen Menschen zu seiner Umwelt liegen.

Benennung psychischer Erkrankungen

Psychische Erkrankungen sind durch individuell sehr unterschiedlich ausgeprägte Krankheitszeichen gekennzeichnet. Zwar lassen sich für jede einzelne Erkrankung bestimmte Hauptsymptome nennen, doch ihre Ausmaße können sich von Patient zu Patient stark unterscheiden und außerdem treten häufig zusätzliche Störungen hinzu. Um eine einheitliche Behandlung zu ermöglichen, die letztlich dem Patienten zugutekommt, ist es notwendig, die Krankheiten gegeneinander abzugrenzen. Zu diesem Zweck wurden sehr detaillierte Klassifikationen eingeführt. Sie gelten weltweit und stellen die Qualität psychiatrischer Behandlung sicher.

In Europa hat sich vor allem die „Internationale Klassifikation der Krankheiten und verwandten Gesundheitsprobleme" *(International Statistical Classification of Deseases and related Health Problems)* der Weltgesundheitsorganisation (WHO) durchgesetzt. Sie umfasst sämtliche Erkrankungen. Die derzeit hauptsächlich gültige Fassung heißt **ICD-10-GM** *(Version 2018)* und entspricht der zehnten Auflage der Systematik. Für den Bereich psychischer Störungen sieht die Klassifikation folgende Einteilung vor:

- **F00–F09.** Organisch bedingte (einschließlich symptomatische) psychische Störung, z. B. Demenz vom Alzheimertyp
- **F10–F19.** Störungen von Psyche und Verhalten durch psychotrope Substanzen, z. B. Alkoholabhängigkeit
- **F20–F29.** Schizophrenie, schizotype und wahnhafte Störungen
- **F30–F39.** Affektive Störungen, z. B. Depression, Manie
- **F40–F48.** Neurotische, Belastungs- und somatoforme Störungen, z. B. Zeichen psychischer Belastung nach einem traumatischen Ereignis
- **F50–F59.** Verhaltensauffälligkeiten mit körperlichen Störungen und Faktoren, z. B. Essstörungen
- **F60–F69.** Persönlichkeits- und Verhaltensstörungen, z. B. paranoide Persönlichkeitsstörung
- **F70–F79.** Intelligenzminderung
- **F80–F89.** Entwicklungsstörungen
- **F90–F98.** Verhaltens- und emotionale Störungen mit Beginn in der Kindheit und Jugend
- **F99–F99.** Nicht näher bezeichnete psychische Störungen.

Formen psychischer Erkrankungen

Angst ➤ Kap. 3.11.2
Selbsttötungswunsch ➤ Kap. 3.11.2
Die Vielzahl psychischer Erkrankungen würde den Rahmen dieses Lehrbuchs bei weitem sprengen. Deshalb sei an dieser Stelle nur auf einige häufig auftretende Störungen hingewiesen.

Depression

Störung des Gefühlslebens mit krankhaft gedrückter Stimmung. Dabei handelt es sich nicht lediglich um Traurigkeit, sondern um eine schwere Einschränkung des seelischen Befindens, die der Betroffene allein meist nicht durchbrechen kann. Die Patienten berichten, sie fühlten sich leer und ausgebrannt. Sie leiden unter vermindertem Antrieb, sind oft nicht einmal in der Lage, sich aus dem Bett zu erheben. Ihr Denken kann verlangsamt sein und zwanghaft um immer dieselben Themen kreisen. Außerdem können sich ein **Wahn** *(unbeeinflussbare Überzeugung von Gegebenheiten, die nicht der Realität entsprechen)* oder **Halluzinationen** *(Wahrnehmung von Empfindungen, die nicht von tatsächlich bestehenden Signalen ausgelöst sind)* entwickeln. Je nach der Schwere der Erkrankung ist eine stationäre Behandlung notwendig.

Schizophrenie

Bezeichnet eine Gruppe von Psychosen, die häufig mit einer schweren Störung der Gesamtpersönlichkeit, starken Veränderungen der Wahrnehmung, der

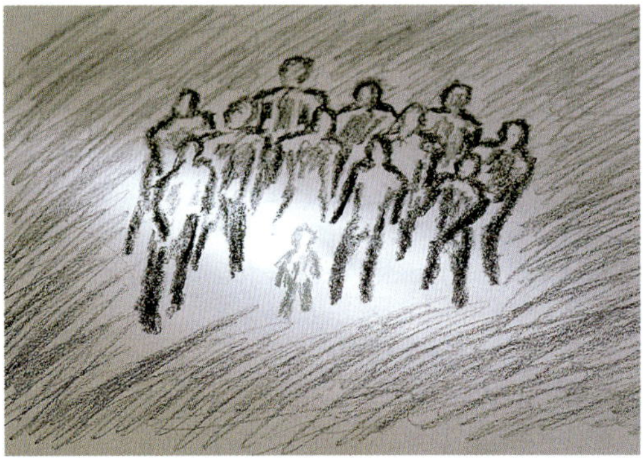

Abb. 2.71 Kunsttherapie ist ein Teil der psychiatrischen Behandlung. Auf diesem Bild hat ein Patient seinen Verfolgungswahn dargestellt. [K103]

Denkfähigkeit, des Gefühlslebens und des Selbstbildes einhergehen. Die Zeichen der Erkrankungen des schizophrenen Formenkreises sind individuell sehr unterschiedlich. Bei einigen Patienten stehen Halluzinationen im Vordergrund, andere leiden unter Wahn (> Abb. 2.71).

Eine besondere Form, die **Schizophrenia simplex,** ist häufig einer geeigneten psychiatrischen Behandlung nicht zugänglich. Die Betroffenen ziehen sich infolge ihrer Erkrankung aus dem gesellschaftlichen Leben zurück und zeigen starke Verwahrlosungstendenzen. Nicht selten führt die Krankheit zu Obdachlosigkeit, weil es den Patienten unmöglich ist, z. B. geschäftliche Verpflichtungen (etwa Arbeit, Miete einer Wohnung, Einkaufen) wahrzunehmen.

Die Behandlung von Schizophrenien erfolgt (abhängig von der Schwere der Erkrankung) zunächst überwiegend stationär. Ein großer Teil der Patienten benötigt anschließend lebenslange Therapie, z. B. durch einen niedergelassenen Psychiater.

Zwangsstörung

Zwanghafte Handlungen sind im Alltag häufig zu beobachten. Manche Menschen müssen beim Verlassen des Hauses mehrmals kontrollieren, ob die Haustür sicher verschlossen ist. Andere sind von dem Gedanken besessen, ein Dieb werde in ihre Wohnung einsteigen. Sie verstecken deshalb ihre Wertsachen an immer neuen Stellen. Solche Zwänge sind vielleicht lästig, lassen sich jedoch relativ gut in den Alltag integrieren und bedürfen in der Regel keiner Behandlung. Anders ist es, wenn eine Zwangsstörung die Lebensführung der Betroffenen massiv einschränkt, z. B. wenn es ihnen unmöglich ist, aus dem Haus zu gehen, weil sie hundert Mal nachschauen müssen, ob der Herd ausgeschaltet ist oder sie nach der Berührung eines beliebigen Gegenstandes das übermächtige Bedürfnis empfinden, sich die Hände zu waschen. Ohne Behandlung besteht die Tendenz dass sich die Zwänge verstärken. Die Therapie basiert vor allem auf einem Verhaltenstraining, in dessen Verlauf der Patient lernt, auslösende Situationen zu erkennen und dem Zwangsimpuls zu widerstehen.

Abhängigkeitserkrankung

Abhängigkeitserkrankungen sind ein außerordentlich verbreitetes Phänomen. Sie können sich auf Stoffe beziehen (z. B. Alkohol, Nikotin, illegale Drogen, Arzneimittel) oder als nicht stoffgebundene Abhängigkeit (z. B. Glücksspiel, Arbeit, Einkaufen, Sex) auftreten (> Abb. 2.72). Es wurden zahlreiche Theorien zur Entstehung von Abhängigkeiten entwickelt, die jedoch allesamt keine umfassende Klärung der Ursachen erbracht haben. Das liegt an dem sehr komplizierten und individuell sehr unterschiedlichen Zusammenspiel von Faktoren, aus denen eine Abhängigkeit hervorgehen kann. Auch für den Verlauf einer Abhängigkeit gibt es mehrere Modelle, in denen die Stadien z. T. sehr detailliert beschrieben sind. Vereinfacht lässt sich sagen, dass eine Abhängigkeit in drei Stufen entsteht:

- **Missbrauch.** Übermäßiger Konsum einer Substanz oder unkontrollierte Ausführung von Handlungen, auf die die Abhängigkeit gerichtet ist

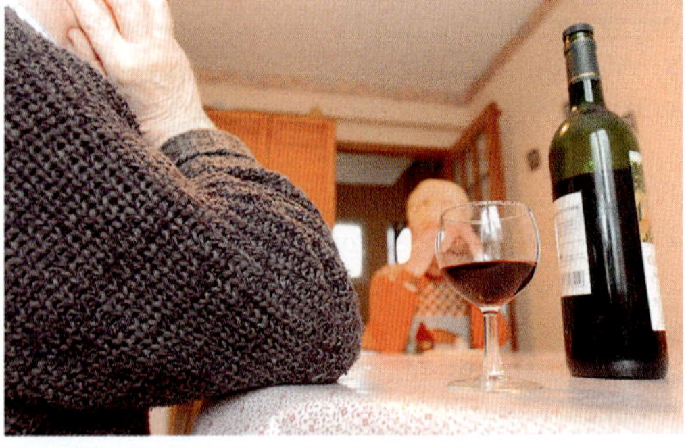

Abb. 2.72 Abhängigkeitserkrankungen können den Betroffenen ins soziale Abseits führen. [J787]

- **Gewöhnung.** Körper und Geist des Betroffenen stellen sich auf die Wirkung der Substanz oder der Abhängigkeitshandlung ein
- **Abhängigkeit.** Vollbild der Abhängigkeitserkrankung. Der Betroffene ist nicht mehr in der Lage, den Konsum der jeweiligen Substanz oder dessen Häufigkeit zu kontrollieren.

Die Befriedigung, die eine Droge oder eine Handlung am Anfang noch vermitteln, flacht bei zunehmender Gewöhnung ab und führt den Abhängigen dazu, im Verlauf der Erkrankung die Dosis zu steigern oder das darauf gerichtete Verhalten immer schneller zu wiederholen.

Abhängigkeitserkrankungen können zu schweren körperlichen und geistigen Schäden führen. Nicht selten verlieren die Betroffenen ihre soziale Stellung und ruinieren sich finanziell.

Die Behandlung richtet sich nach der Art der Abhängigkeit und setzt sich häufig aus mehreren Ansätzen zusammen. Bei stoffgebundenen Abhängigkeitserkrankungen geht der **Entwöhnung** (Phase, in der der Patient lernt, ohne die Droge zu leben), ein **Entzug** *(Entgiftung)* voraus, der schwere körperliche Probleme verursachen kann und deshalb überwiegend stationär durchgeführt wird.

BEACHTE

Eine Abhängigkeitsbehandlung hat nur dann Aussicht auf dauerhaften Erfolg, wenn der Betroffene zur Mitarbeit bereit ist. Insgesamt ist die Rückfallquote hoch.

Pflegerische Haltung gegenüber psychisch kranken Menschen

Die Pflegemaßnahmen, die eine Therapie psychisch kranker Menschen begleiten, richten sich nach der Art der Erkrankung. Grundsätzlich nehmen Pflegende im Umgang mit den Patienten eine **zugewandte und akzeptierende Haltung** ein.

Das wichtigste Hilfsmittel in der psychiatrischen Pflege ist die Kommunikation. Pflegende registrieren Entwicklungen und Veränderungen im Befinden der Patienten, indem sie mit ihnen in Kontakt treten. Die Voraussetzung ist ein gegenseitiges Vertrauen, das sich erst im Laufe der oft monatelangen Behandlung herausbildet. Pflegende bedenken, dass viele Menschen mit psychischen Erkrankungen außerordentlich sensibel auf Veränderungen in zwischenmenschlichen Beziehungen reagieren und insgesamt sehr verletzlich sind.

Deshalb ist es wichtig, den Betroffenen einerseits emotionale Unterstützung zukommen zu lassen und andrerseits einen professionellen Abstand zu halten. Es ist typisch für einige Erkrankungen, dass die Patienten versuchen, ihre Bezugspersonen für sich zu vereinnahmen. In diesen Fällen ist es notwendig, eine klare Grenze zu ziehen. Pflegende hüten sich, auf die Wahnideen eines Patienten einzusteigen. Das professionelle und richtige Signal lautet stattdessen: „Ich verstehe, was Sie empfinden, aber ich nehme die Dinge anders wahr.“ Nur auf diese Weise können Pflegende dem Betroffenen einen Kontakt zur Wirklichkeit anbieten.

BEACHTE

Es ist nicht leicht, den Charakter einer psychischen Störung nachzuempfinden. Pflegende denken stets daran, dass sich die Krankheitserscheinungen dem Willen des Betroffenen entziehen. Es wäre grundverkehrt, z. B. einem depressiven Menschen zu sagen: „Lass dich nicht hängen. Wenn du dich nur genügend anstrengst, kommst du wieder auf die Beine.“ Solche Sätze, die vor allem von Angehörigen in der Anfangsphase einer Erkrankung aufgrund einer falschen Einschätzung der Situation häufig geäußert werden, kommen beim Erkrankten wie Hohn an. Sie vermitteln die Haltung, der Kranke trage Schuld an seinem Befinden und es liege in seiner Macht, daran etwas zu ändern. Beides trifft nicht zu.

2.4.3 Sinnesorgane

Die **Sinnesorgane** befähigen den Menschen, sich in seiner Umgebung zu orientieren und seinen Körper vor schädlichen Einflüssen zu schützen. Spezielle **Sinneszellen** *(Rezeptoren)* nehmen diese Informationen auf, und sensible Nervenbahnen transportieren sie zu den entsprechenden Schaltzentralen im Rückenmark oder im Gehirn. Dort entsteht die Reaktion auf den jeweiligen Reiz, z. B. die Muskelaktivität, mit deren Hilfe der Mensch seine Hand von einer heißen Herdplatte zurückzieht.

Das System der „Fühlzellen“ durchzieht den gesamten Körper, weil alle seine Teile schutzbedürftig sind. An manchen Orten, z. B. Mund, Geschlechtsorgane, befinden sich jedoch sehr viele Sinneszellen und erzeugen eine besondere Empfindlichkeit.

Tab. 2.6 Die verschiedenen Formen der Sinneszellen des menschlichen Körpers.

Sinneszellen/ Rezeptoren	Aufgaben
Berührungsrezeptoren *(Mechanorezeptoren)*	• Unter dieser Bezeichnung sind mehrere Formen von Sinneszellen zusammengefasst. Sie melden die Empfindung von Druck und Zug und sind vor allem in der Haut und den Schleimhäuten zu finden. Spezialisierte **Dehnungsrezeptoren** befinden sich in der Muskulatur
Temperaturrezeptoren *(Thermorezeptoren)*	• Melden den Einfluss von Kälte und Wärme; sind vor allem an Haut und Schleimhäuten, aber auch im Körperinneren zu finden
Lichtrezeptoren *(Photorezeptoren)*	• Melden die Wahrnehmung von Licht; sind ausschließlich auf der Netzhaut im Inneren des Augapfels zu finden
Geruchs- und Geschmacksrezeptoren *(Chemorezeptoren)*	• Melden bestimmte Eigenschaften chemischer Substanzen, z. B. Geschmack und Geruch; sind in der Nasenhöhle und auf der Zunge zu finden
Schmerzrezeptoren *(Nozizeptoren)*	• Melden Schädigungen des Körpergewebes in Form von Schmerzen (➤ Kap. 2.4.2); sind in vielen Teilen des Körpers zu finden, jedoch nicht in allen. **Beispiel:** Das Gehirn selbst ist schmerzunempfindlich, während die Hirnhäute sehr stark auf alle Schädigungen reagieren

Der Körper ist in der Lage, verschiedene Reizqualitäten zu empfinden, weil er über unterschiedliche Typen von Sinneszellen verfügt (➤ Tab. 2.6).

Auge

Wie alle Säugetiere verfügt auch der Mensch über zwei **Augen.** Sie liegen symmetrisch an der Vorderseite des Schädels und bei aufrechter Haltung fast am höchsten Punkt des Körpers. Diese Anordnung ermöglicht im wahrsten Sinne des Wortes einen guten Überblick über die Umgebung.

Von außen betrachtet ist vom Auge nur ein kleiner Teil in dem Spalt zwischen Ober- und Unterlid sichtbar. Tatsächlich hat es jedoch die Form einer Kugel, die nahezu vollständig vom knöchernen Schädel umschlossen ist und in der mit Fettgewebe ausgekleideten Augenhöhle ruht (➤ Abb. 2.73).

Aus dem Auge tritt der Sehnerv aus und verläuft ins Schädelinnere. Er übermittelt die Lichtreize, die von den Rezeptoren der **Netzhaut** aufgenommen werden in Form elektrischer Impulse an das Gehirn. Erst dort entsteht das eigentliche Bild.

Sechs Muskeln ermöglichen die Bewegung des Augapfels. Sie setzen an seinen Seiten an und ziehen fast alle Richtung Schädelmitte. Die Bewegung der Augen erfolgt bei gesunden Menschen seitengleich.

Da das Auge ein sehr empfindliches Sinnesorgan ist und schnell auf störende Einflüsse von außen reagiert, ist es von mehreren schützenden Strukturen umgeben (➤ Abb. 2.74). Die Augenbrauen und Wimpern bestehen aus relativ kurzen Haaren und verhindern das Eindringen von Fremdkörpern. Die Augenlider ergänzen diesen Schutzmechanismus, indem sie sich bei Berührung der Hornhaut unwillkürlich zusammenziehen *(Lidschlussreflex).* Außerdem schließen sich die Lider in der Wachphase regelmäßig im Abstand von wenigen Sekunden. Sie verteilen dabei Tränenflüssigkeit auf dem Augapfel und verhindern so, dass er austrocknet.

Die **Bindehaut** bildet eine Tasche und überzieht Teile des Augapfels sowie die Innenseite der Lider. Sie ist mit vielen Schmerzrezeptoren ausgestattet und meldet auf diese Weise eingedrungene Fremdkörper sofort. In diesem Fall wird der **Tränenapparat** aktiv. Über die Tränenkanäle, die an der Bindehaut am Augeninnenwinkel enden, geben die Tränendrüsen eine wasserklare Flüssigkeit ab. Sie hilft, Fremdkörper nach außen zu schwemmen. Überdies enthalten Tränen einen bakterientötenden Wirkstoff.

Tränenfluss kann auch durch Gefühle ausgelöst sein (z. B. Weinen, Tränen lachen, zu Tränen gerührt sein), und ist deshalb ein Teil der zwischenmenschlichen Kommunikation.

Augapfel

Die Hülle des **Augapfels** besteht aus drei Hautschichten.

- Die **äußere Augenhaut** weist verschiedene Strukturen auf. Hinten und seitlich umschließt sie den Augapfel als weiße **Lederhaut** *(Sklera).* Nach vorn, in Richtung der Öffnung, durch die die Lichtstrahlen in das Augeninnere gelangen *(Pupille),* geht sie in die **Hornhaut** *(Kornea)* über. Diese Haut enthält weder Blutgefäße noch sonstige stö-

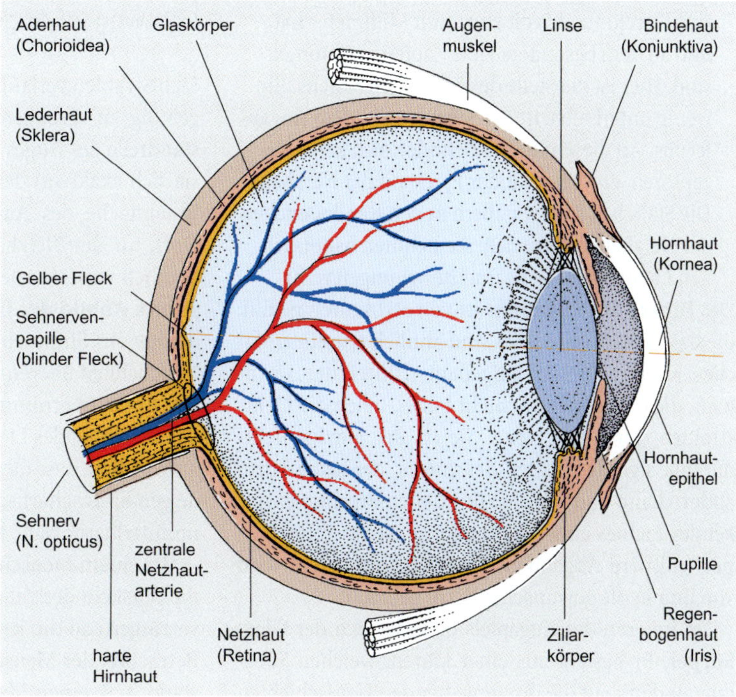

Abb. 2.73 Querschnitt durch den Augapfel. Die gestrichelte gelbe Linie entspricht der Sehachse. [L190]

rende Strukturen, ist lichtdurchlässig und beim gesunden Menschen klar. Sie übernimmt eine wesentliche Funktion bei der Lichtbrechung

- Die **mittlere Augenhaut** enthält die Blutgefäße, über die sämtliche Augenstrukturen mit Nährstoffen versorgt werden. Deshalb wird sie in dem Bereich unterhalb der Lederhaut als **Aderhaut** *(Chorioidea)* bezeichnet. Zur Pupille hin wird sie zum **Ziliarkörper,** der die Augenlinse an ihrem Platz hält. Der Ziliarkörper verfügt über einen ringförmigen Muskel, mit dessen Hilfe sich die Krümmung der Linse für nahes und fernes Sehen einstellen lässt. Weiter zum Mittelpunkt der Pupille hin entsteht die **Regenbogenhaut** *(Iris)* aus der mittleren Augenhaut. Sie liegt wie ein flexibler Ring über der Außenseite der Linse. Mithilfe von gitterartig angeordneten Muskelfasern kann die Iris die Öffnung in ihrem Mittelpunkt *(Pupille)* erweitern oder verengen und damit an die jeweiligen Lichtverhältnisse anpassen. Bei dunkler Umgebung ist die Pupille eines gesunden Auges weit gestellt, je heller das Licht ist, desto enger wird sie. Die Regenbogenhaut enthält außerdem **Farbpartikel** *(Pigmente),* aus deren Mischung sich die Augenfarbe ergibt. Der Ziliarkörper produziert auch das Kammerwasser, eine klare Flüssigkeit, die die Hohlräume vor und hinter der Regenbogenhaut füllt
- Die **innere Augenhaut** besteht im Wesentlichen aus der **Netzhaut** *(Retina).* Hier sitzen die Lichtrezeptoren, die als Stäbchen und Zapfen bezeichnet werden. Die Zapfen sind vor allem für die Wahrnehmung von Farben und das scharfe Sehen verantwortlich. Sie sind im Zentrum der Netzhaut, gegenüber der Pupille konzentriert. Dort befindet sich auch der **gelbe Fleck** *(Macula lutea),* der ei-

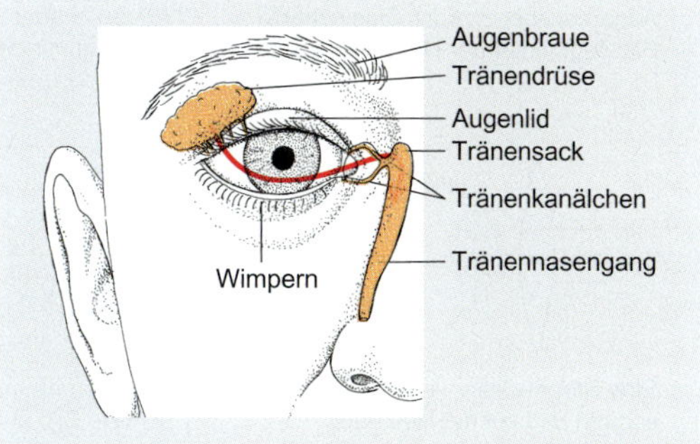

Abb. 2.74 Von außen ist nur ein Teil des Auges zu sehen. Mehrere Schutzmechanismen verhindern das Eindringen von Fremdkörpern. [L190]

2

nen Durchmesser von etwa fünf Millimeter hat, und an dem besonders viele Zapfen versammelt sind. Hier ist die Stelle des schärfsten Sehens. Ein wenig unterhalb tritt der **Sehnerv** aus dem Augapfel aus. An diesem Punkt befinden sich keine Rezeptoren, er ist ein blinder Fleck auf der Netzhaut. Die Stäbchen sind vor allem in den Randbereichen der Netzhaut angesiedelt. Sie nehmen hauptsächlich Lichtunterschiede und Bewegungen wahr.

Das **Innere des Augapfels** ist von Strukturen gefüllt, die das Licht brechen. Sie sind ähnlich wie ein einfaches Kameraobjektiv aufgebaut. Hinter der Hornhaut, die die äußerste Schicht bildet, fallen die Lichtstrahlen durch die Linse. Sie ist der einzige lichtdurchlässige Bestandteil des Auges, der seine Form ändern kann und damit aktiv auf den Brechungswinkel des Lichtes einwirkt. Die Linse ist am **Ziliarkörper** (mittlere Augenhaut, oben) befestigt und wird von ihm in die gewünschte Form gebracht.

Im Inneren des Augapfels befindet sich der **Glaskörper.** Er besteht aus einer klaren, weichen Substanz und übt auf die ihn umgebenden Hautschichten einen gleichmäßigen Druck aus. Dieser Druck hält die Netzhaut, die ansonsten nur an wenigen Stellen angewachsen ist, eng an der mittleren Augenhaut. Von dort erhalten die Nervenzellen per Transport durch die Zellwände ihre Nährstoffe.

Lichtweg im Auge

Lichtstrahlen verlaufen parallel. Um ein Bild der Umgebung zu erzeugen, führen die transparenten Bestandteile des Auges die Strahlen so zusammen, dass sie sich exakt auf der Netzhaut am hinteren Teil der Innenfläche des Augapfels treffen *(Lichtbrechung).* Dort, an der Netzhaut, entsteht ein scharfes, aber deutlich verkleinertes und überdies auf den Kopf gestelltes **Abbild der Umgebung.** Erst das Gehirn fügt daraus ein Sinneseindruck zusammen, der mit der Wirklichkeit übereinstimmt.

Die **Linse** übernimmt eine wesentliche Aufgabe bei der Brechung des Lichtes und ist vor allem dafür verantwortlich, dass das Auge weit entfernte Gegenstände genau so scharf sehen kann wie Dinge, die sich in unmittelbarer Nähe befinden.

Bei einem Menschen, der in die Ferne schaut, sind die Muskeln des Ziliarkörpers stark angespannt und verringern so die Krümmung der Linsenoberfläche. Betrachtet der Mensch einen nahe gelegenen Gegenstand, z. B. einen Marienkäfer auf seiner Fingerspitze, entspannt sich der Ziliarkörper und die elastische Linse nimmt automatisch eine gewölbtere Form an. Dieses Spiel der Linse heißt **Anpassung** *(Akkommodation).* Da der Mensch seine Blickrichtung und die „ins Auge gefassten" Teile seiner Umgebung fast un-

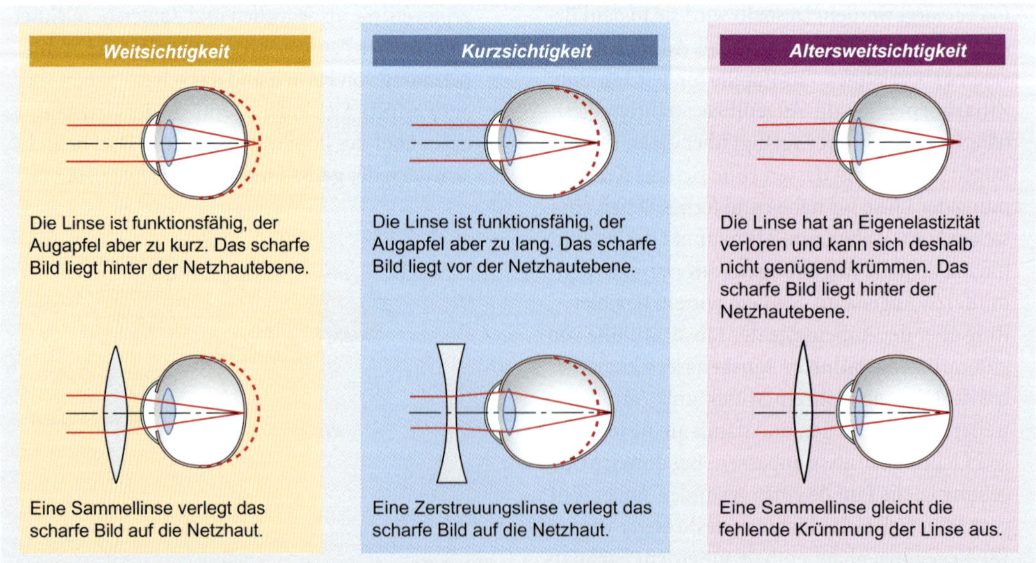

Abb. 2.75 Brillen unterstützen die Funktion der Linse und ermöglichen so, dass auf der Netzhaut ein scharfes Bild der Gegenstände aus der Umgebung entsteht. [L190]

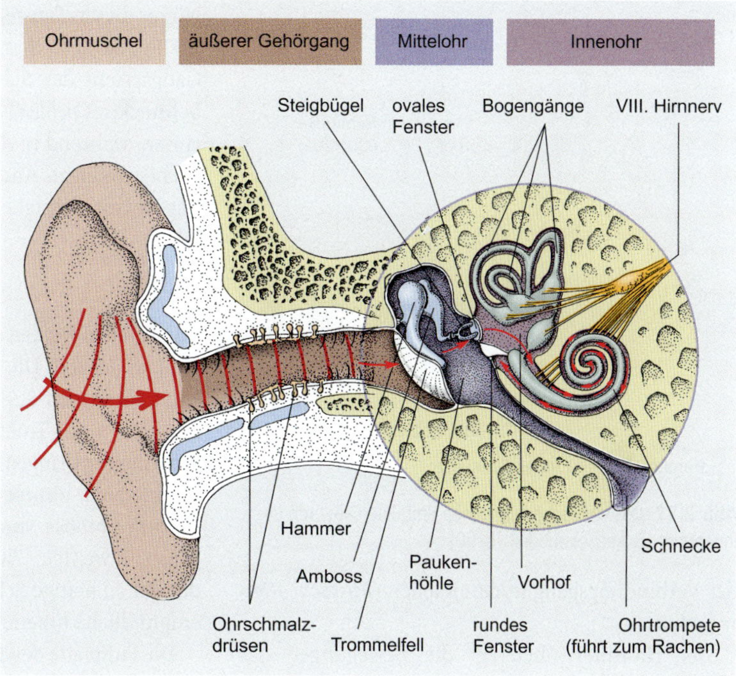

Abb. 2.76 Querschnitt durch das Ohr. [L190]

aufhörlich wechselt, befinden sich Ziliarkörper und Linse in ständiger Bewegung.

Dieser sehr komplizierte Prozess der Lichtbrechung kann massiv gestört sein. Augenfehler lassen sich mit Hilfe einer Brille korrigieren (➤ Abb. 2.75). Die inzwischen qualitativ hochwertigen und deshalb gut verträglichen Kontaktlinsen erfüllen dieselbe Funktion.

Ohr

Im **Ohr** befinden sich zwei Sinnesorgane mit unterschiedlichen Aufgaben:

- Der **Hörsinn** verwandelt Schallwellen in Nervenimpulse
- Der **Gleichgewichtssinn** setzt die Körperlage und die Bewegungsrichtung in einen Bezug zur Umgebung.

Aufbau des Ohrs

Der von außen sichtbare Teil des Ohrs bildet nur einen sehr geringen Teil dieses Organs, denn seine wesentlichen Bestandteile liegen gut geschützt in einer Höhlung des Schläfenbeines (➤ Abb. 2.76). Der Mensch verfügt über zwei Ohren, die sich an den Seiten des Schädels befinden und ihm deshalb einen weiten akustischen Einzugsbereich ermöglichen.

Außen am Kopf liegt die **Ohrmuschel,** ein teilweise mit Knorpeln verstärkter Hautlappen, der wie ein flacher Trichter geformt ist.

Zum **äußeren Ohr** gehört weiterhin der Gehörgang bis zum **Trommelfell** *(Membrana tympani).* Seine Wand ist mit Haaren besetzt, die zusammen mit dem hier gebildeten **Ohrenschmalz** *(Zerumen)* Fremdkörper und Schmutzpartikel nach außen befördern.

> **BEACHTE**
> Das Ohrenschmalz schmeckt bitter, um Insekten davon abzuhalten, sich in dieser nicht verschließbaren Körperöffnung niederzulassen.

Das Trommelfell ist eine dünne Haut, die durch die von außen eindringenden Schallwellen in Schwingungen gerät.

Von innen liegt dem Trommelfell der Griff des Hammers an. Er ist einer von drei **Gehörknöchelchen,** den kleinsten Knochen des menschlichen Skeletts. Sie befinden sich in der Paukenhöhle, einem Teil des mit Luft gefüllten **Mittelohrs,** zu dem auch

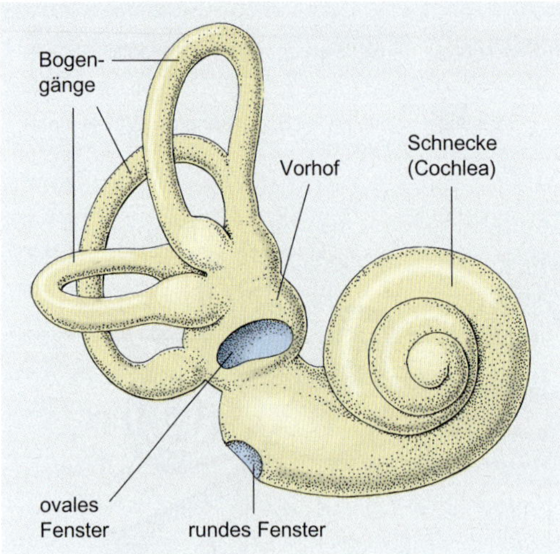

Abb. 2.77 Das vom Schädelknochen umhüllte Labyrinth des Innenohrs als Ausgussmodell. [L190]

der Verbindungsgang in den Rachen *(Eustachi-Röhre)* gehört.

Der **Hammer** überträgt die Bewegungen des Trommelfells auf den zweiten Gehörknochen, den **Amboss.** Er ist seinerseits mit dem **Steigbügel** verbunden, dessen Fußplatte am **ovalen Fenster** befestigt ist, das den ersten Übergang zum **Innenohr** markiert (➤ Abb. 2.77). Der zweite Übergang heißt **rundes Fenster.**

TIPPS & TRICKS

Der Sinn der Verbindung zwischen Ohr und Mundhöhle ist bei einer raschen Veränderung des Luftdrucks leicht nachzuvollziehen. **Beispiel:** Während einer Flugzeugreise oder einer Autofahrt ins Gebirge entsteht schnell ein unangenehmer Druck in den Ohren, der sich durch Schluckbewegungen bei geschlossenem Mund beheben lässt.

Hinter diesen Fenstern befinden sich die beiden Sinnesorgane des Ohrs. Sie sind in ein kompliziertes Gangsystem des Schädelknochens eingebettet. Die **Schnecke** *(Cochlea)* enthält die Sinneszellen für das Hören, während in den **Bogengängen** der Gleichgewichtssinn liegt. Anders als das Mittelohr sind diese Räume mit Flüssigkeit, der *Perilymphe,* gefüllt.

Hören

Schallwellen werden als **Druckschwankungen** durch die Luft geleitet. Die Ohrmuschel nimmt sie auf und leitet sie in den äußeren Gehörgang weiter, wo sie sich bis zum Trommelfell fortsetzen und es in Schwingung bringen. Der Hammer, der erste der Gehörknochen, nimmt diese Vibrationen auf. Er leitet sie zum Amboss, von dem sie zum Steigbügel weitergegeben werden. Die Reihung der Gehörknochen dämpft zu heftige Schwingungen und schützt so das empfindliche Innenohr vor einer Reizüberflutung.

Die Fußplatte des Steigbügels liegt am ovalen Fenster an, das den Eingang zum Innenohr bildet. Ab diesem Punkt setzt sich der Schall in Form von Wellen der hier befindlichen Flüssigkeit fort. Sie bewegen die feinen Härchen im Inneren der Schnecke. Diesen mechanischen Reiz geben die Haarzellen an Nervenfasern weiter, die sich zum **VIII. Hirnnerv** *(Hör- und Gleichgewichtsnerv, Nervus vestibulocochlearis)* vereinen, über den der Reiz an das Gehirn gemeldet wird.

Gleichgewicht

In unmittelbarer Nachbarschaft der Schnecke, die für das Hören zuständig ist, befindet sich das **Gleichgewichtsorgan.** Es besteht aus einem Vorhof, von dem

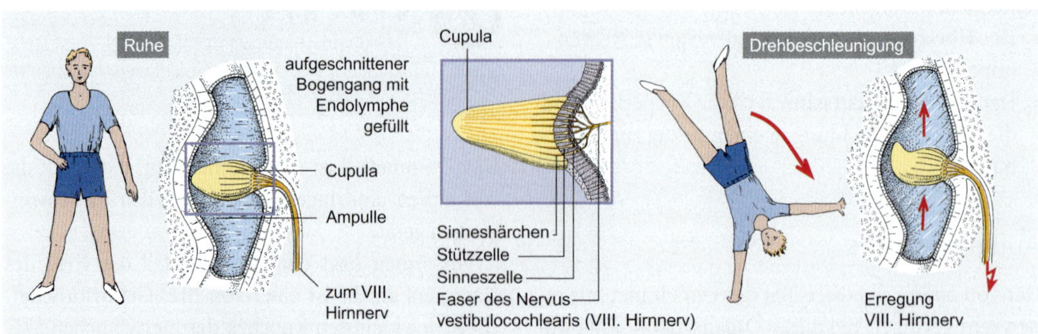

Abb. 2.78 Die Bewegungen des Körpers verändern die Lage der Sinneskörperchen im Innenohr. Dieser Reiz wird als Information an das Gehirn weitergeleitet. [L190]

drei Bogengänge ausgehen. Die Bogengänge stehen im rechten Winkel zueinander und formen die drei **Dimensionen des Raums,** Höhe, Breite und Tiefe nach.

Ebenso wie die Schnecke sind auch Vorhof und Bogengänge mit Flüssigkeit gefüllt. Der Vorhof enthält zusätzlich einen kleinen Gewebewulst mit Sinneszellen und feinen Härchen. Bei einer Körperbewegung verschieben sich die Härchen. Die Bogengänge registrieren diese Bewegungen über die in ihnen enthaltene Flüssigkeit (➤ Abb. 2.78). So entstehen Nervenimpulse, die als Information über den **VIII. Hirnnerv** ans Gehirn gehen.

- Der Vorhof registriert Bewegungen nach oben und unten *(Linearbeschleunigungen)*
- Die Bogengänge registrieren Drehbewegungen *(Drehbeschleunigungen).*

Der Gleichgewichtssinn ist eng mit dem Sehsinn und der Steuerung der Skelettmuskulatur verbunden. Dadurch ist es möglich, in jeder Position eine angemessene Körperhaltung und -spannung einzunehmen.

TIPPS & TRICKS

Die Einflüsse der Gleichgewichtswahrnehmung auf das **vegetative Nervensystem** zeigen sich am Beispiel der Seekrankheit. Das Innenohr nimmt die Schaukelbewegung des Schiffes wahr, während das Auge (vor allem wenn sich der Betroffene in einer Kabine oder anderen geschlossenen Räumen aufhält) die Information vermittelt, die Umgebung sei völlig ruhig. Dieser Widerspruch lässt sich vom Gehirn nicht auflösen und deshalb reagiert der Körper unter anderem mit Übelkeit und Erbrechen.

Nase

Aufbau der Nase ➤ Kap. 2.6.1

Die **Nase** dient vor allem als Eintrittspforte für Atemluft. Hier ist jedoch auch der **Geruchssinn** beheimatet, der eine Schutzfunktion ausübt, indem er den Menschen vor verunreinigter Luft oder giftigen Gasen warnt.

Die Riechschleimhaut befindet sich im Bereich der **oberen Nasenmuscheln.** In die Schleimhaut eingebettet liegen die Riechzellen, die zu der Gruppe der **Chemorezeptoren** (➤ Tab. 2.6) gehören. Sie bilden die Endpunkte der Fasern des **I. Hirnnervs** *(Riechnerv, Nervus olfactorius)*, die durch die winzigen Öffnungen im Siebbein treten (➤ Abb. 2.79). Die Enden der Riechzellen sind mit feinen Härchen besetzt, die

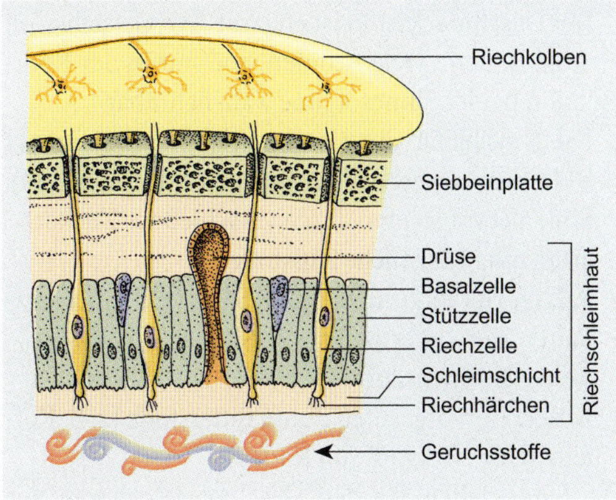

Abb. 2.79 Die Riechzellen nehmen Duftstoffe in der Atemluft wahr, die durch die Nase strömt. [L190]

die vorbeiströmenden Geruchsstoffe binden und diese Reize dann über Nervenfasern zum Gehirn leiten.

Im Laufe der Evolution hat sich der Geruchssinn des Menschen im Vergleich zu anderen Säugetieren zurückgebildet. Ein Schäferhund kann etwa 1000-mal besser riechen.

Der Geruchssinn spielt auch für das Gefühlsleben eine erhebliche Rolle. Düfte, die als angenehm empfunden werden, können Behagen, Heimatgefühle und Zufriedenheit auslösen. Auch die Sexualität ist vom Geruchssinn beeinflusst. Partner fühlen sich gegenseitig von ihren Körperdüften angezogen. Man spricht in diesem Zusammenhang von **Sexuallockstoffen,** die in den Hautabsonderungen enthalten sind. Umgekehrt lösen unangenehme Gerüche Unwohlsein, Ekel oder Übelkeit aus.

BEACHTE

Da der Geruchssinn tiefe Schichten der Psyche anspricht, sind sich Menschen nicht immer bewusst, wie stark sie auf Gerüche reagieren.

Zunge

Die **Zunge** ist ein frei beweglicher, elastischer Muskelkörper. Sie ist mit dem hinteren Teil des Mundbodens verwachsen und dient der Beförderung und Durchmischung der Speisen, der Reinigung der Mundhöhle, als Tastorgan sowie der Lautformung beim Sprechen. In der Schleimhaut der Zunge befinden sich die **Geschmacksrezeptoren.**

Der Geschmackssinn ist eng mit dem Geruchssinn verknüpft, denn viele Aromen sind nur in der Kombination beider Sinnesorgane wahrnehmbar.

Die Sensibilität des Geschmackssinns beschränkt sich klassischerweise auf vier Qualitäten (➤ Abb. 2.80):

- **Süß.** Hervorgerufen durch verschiedene Zuckerarten oder künstliche Süßstoffe
- **Salzig.** Hervorgerufen durch Salze (z. B. Kochsalz)
- **Sauer.** Hervorgerufen durch Säuren (z. B. Essigsäure, Zitronensäure)
- **Bitter.** Hervorgerufen durch Bitterstoffe (z. B. Koffein, dem Wirkstoff von Kaffee).

Die Sinneszellen für den Geschmack gehören zur Gruppe der **Chemorezeptoren** (➤ Tab. 2.6). Sie liegen an der Zunge besonders konzentriert in deren Randbereichen.

Tiefensensibilität

Der Begriff der **Tiefensensibilität** fasst verschiedene Wahrnehmungen zusammen:

- **Stellungssinn.** Registriert das Verhältnis der Körperteile zueinander
- **Bewegungssinn.** Registriert die Bewegungen der Gelenke
- **Kraftsinn.** Registriert den Arbeitsaufwand der Muskeln für Bewegungen.

Die entsprechenden Informationen erhält das zentrale Nervensystem durch **Berührungsrezeptoren** (➤ Tab. 2.6), die in den Muskeln, am Übergang der Muskelkörper zu den Sehnen, der Knochenhaut und in den Gelenkkapseln liegen.

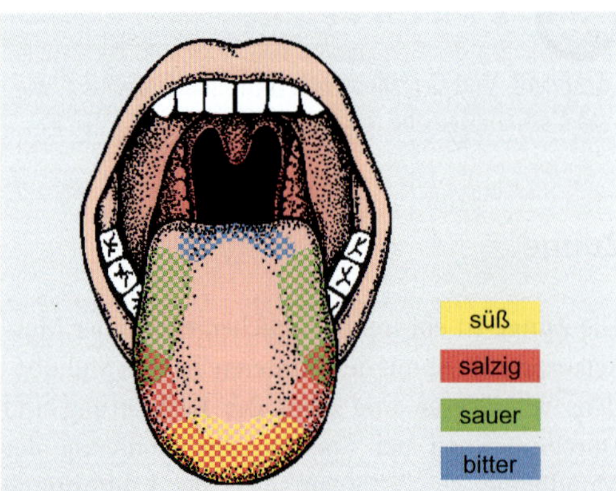

Abb. 2.80 Auf der Zungenoberfläche sind die Geschmacksrezeptoren konzentriert. [L190]

2.4.4 Erkrankungen der Sinnesorgane

Erkrankungen der Sinnesorgane gehören zum Aufgabengebiet verschiedener medizinischer Fachrichtungen. Neben der **Nervenheilkunde** (*Neurologie* ➤ Kap. 2.4.2) gehören dazu vor allem die **Augenheilkunde** *(Ophtalmologie)* und die **Hals-Nasen-Ohren-Heilkunde.** In den beiden letzten Fachgebieten kommen sowohl konservative (medikamenten- und hilfsmittelgestützte) als auch operative Therapien zur Anwendung.

Augenerkrankungen

Wegen der relativ ungeschützten Position an der Vorderseite des Schädels sind die Augen anfällig für Schäden, die durch Unfälle oder Infektionen entstehen. Sehr häufig kommen Fehlsichtigkeiten, z. B. Kurzsichtigkeit, Weitsichtigkeit, vor, die sich überwiegend mit Brillen oder Kontaktlinsen (➤ Kap. 2.4.3) korrigieren lassen.

Dieses Lehrbuch beschränkt sich auf die beiden folgenden Erkrankungen, die sehr häufig sind und vor allem bei älteren Menschen auftreten.

Glaukom

> **DEFINITION**
> **Glaukom** *(nicht ganz zutreffend auch „Grüner Star" genannt):* Schädigung des Sehnervs durch erhöhten Innendruck des Auges, geht mit Einschränkungen des Sehfelds einher.

Das **Glaukom** gehört in Europa zu den häufigsten Ursachen der Blindheit. Unter dem Begriff sind verschiedene Erkrankungsformen zusammengefasst. In vielen Fällen liegt dem Prozess eine Abflussbehinderung der Flüssigkeit im Inneren des Auges zugrunde.

Etwa 6 % der Bevölkerung sind an einem Glaukom erkrankt. Der Krankheitsverlauf ist tückisch. Zunächst haben die Betroffenen keine Beschwerden. Wenn dann die Sehfähigkeit merklich nachlässt, ist der Sehnerv oft bereits stark geschädigt (➤ Abb. 2.81).

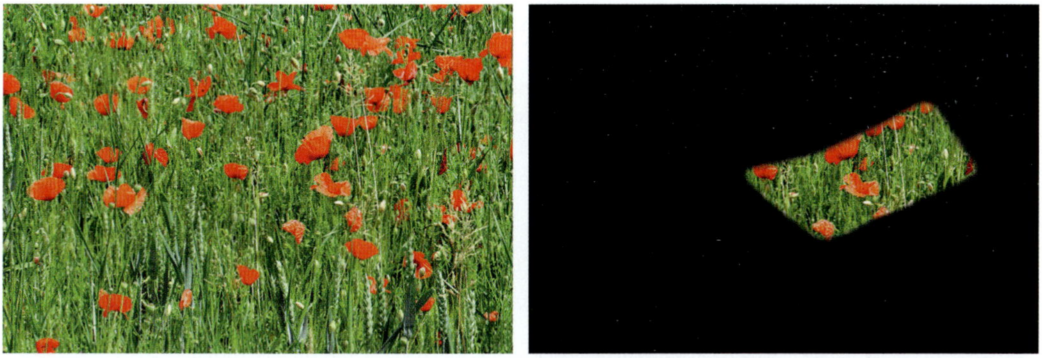

Abb. 2.81 Die beiden Abbildungen verdeutlichen die Sehfeldeinschränkungen durch ein Glaukom. Links: Sehfeld eines normalsichtigen Menschen. Rechts: Sehfeld eines Patienten, der an einem Glaukom leidet. [J787]

BEACHTE

Eine Schädigung des Sehnervs lässt sich nicht rückgängig machen. Die ärztlichen Bemühungen sind auf den Erhalt der vorhandenen Sehfähigkeit und die Vermeidung der Erblindung gerichtet. Deshalb kommt der **Vorsorgeuntersuchung** erhebliche Bedeutung zu. Dabei beurteilt der Augenarzt vor allem den Zustand des Sehnervs und der Blutgefäße im Augeninneren. Die Messung des Augeninnendrucks ist zwar noch ein Teil der Untersuchung, hat in den vergangenen Jahren jedoch an Bedeutung verloren. Augenärzte empfehlen die regelmäßige Vorsorgeuntersuchung (wird **nicht** von der gesetzlichen Krankenkasse bezahlt) allen Menschen ab dem 40. Lebensjahr. Sie verursacht keine Schmerzen.

Für die Behandlung stehen Arzneimittel zur Verfügung, die in Form von Tropfen ins Auge eingebracht werden. Sofern dies keinen Erfolg hat, zieht der Arzt eine Operation in Erwägung.

BEACHTE

Bei einer Form der Erkrankung, dem **Engwinkelglaukom,** kann es zu einem **Glaukomanfall** kommen, der spontan auftritt und oft mit stärksten Kopfschmerzen, Übelkeit, Erbrechen und sogar Herzrhythmusstörungen verbunden ist. Ein solcher Anfall verlangt umgehend eine augenärztliche Behandlung.

Katarakt

DEFINITION

Katarakt *(Grauer Star):* Zunehmender Verlust der Sehkraft durch eine Trübung der Linse.

Am häufigsten ist die **Katarakt** altersbedingt und wird dann „Grauer Altersstar" genannt. Sie tritt meist jenseits des 60. Lebensjahres auf und beruht auf einer verminderten Nährstoffversorgung der Linse. Auch Diabetes oder Verletzungen des Auges können zu der Linsentrübung führen (➤ Abb. 2.82). Die einzige erfolgversprechende Behandlung besteht in einer Operation, bei der eine Kunststofflinse ins Auge eingepflanzt wird.

Jahr für Jahr nehmen Augenärzte in Deutschland etwa 600 000 solcher Operationen vor. Mehr als 90 % der Patienten können nach dem Einsatz einer künstlichen Linse besser sehen als zuvor. Über den Grad der anschließend erreichbaren Sehkraft lassen sich vor der Operation keine sicheren Aussagen treffen. Den Zeitpunkt des Eingriffs bestimmt der Patient selbst. Er richtet sich danach, wie stark sein Alltagsleben von dem Verlust der Sehschärfe beeinträchtigt ist.

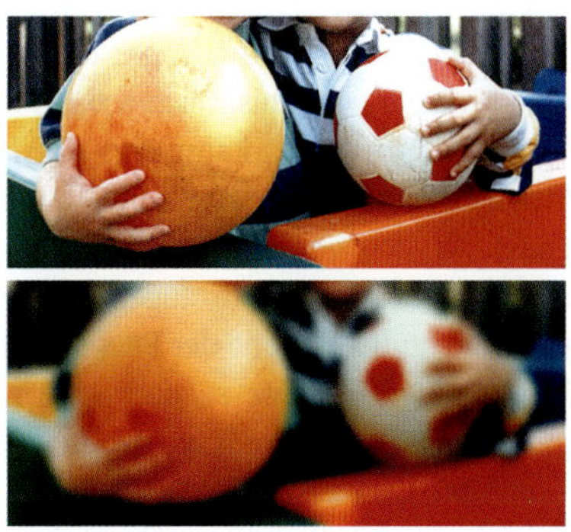

Abb. 2.82 Die beiden Abbildungen zeigen, wie sich die Sehschärfe durch eine Katarakt verändert. Oben: Normal scharfes Bild. Unten: Die Linsentrübung lässt die Umrisse im Blickfeld verschwimmen. [E846]

2

Tab. 2.7 Checkliste „Verabreichung von Augentropfen/-salbe".

Benötigtes Material	• Händedesinfektionsmittel • Verordnetes Arzneimittel in ausreichender Menge • Unsterilen Zellstofftupfer oder Papiertaschentuch • Mülleimer für das Einmalmaterial
Vorbereitung	• Patienten über die beabsichtigte Maßnahme informieren und nach seinem Befinden fragen • Hände desinfizieren • Für ausreichende Beleuchtung sorgen • Patienten (sofern nötig) in eine bequeme Lage bringen oder Kopf in den Nacken neigen lassen
Durchführung (➤ Abb. 2.83)	• Patienten bitten, nach oben zu schauen, sodass die empfindliche Region über der Regenbogenhaut geschützt ist • Tupfer in eine Hand nehmen und nahe an den Wimpern auf das Unterlid setzen • Unterlid Richtung Wange ziehen, sodass der Bindehautsack offen liegt • Angeordnete Tropfenzahl in die Mitte des Bindehautsacks träufeln oder angeordnete Menge der Salbe dort platzieren (Bindehaut nicht mit der Öffnung des Fläschchens oder der Tube berühren um eine Kontamination des Arzneimittels zu vermeiden) • Patienten bitten, die Lider mehrmals zu öffnen und zu schließen; falls der Patient selbst dazu nicht in der Lage ist, einen Finger auf das Oberlid legen und mehrfach über den Augapfel führen • Überschüssige Arzneimittelmenge aus dem Innenwinkel des Auges tupfen
Nachbereitung	• Benutztes Einmalmaterial verwerfen • Hände erneut desinfizieren (sind beide Augen zu behandeln, erst nach Abschluss der Arzneimittelgabe beim anderen Auge) • Sonstiges Material aufräumen • Maßnahme und Beobachtungen sorgfältig dokumentieren
Bemerkung	• Hat der Arzt sowohl Tropfen als auch Salbe verordnet, verabreichen Pflegende zuerst die Tropfen und erst einige Min. später die Salbe. Sie bildet einen Film, der die Aufnahme der Tropfen in den Körper erschweren würde.

Pflegerische Maßnahmen

Die pflegerischen Aufgaben bezüglich der Augen bestehen zunächst in Maßnahmen der allgemeinen Körperpflege (➤ Kap. 3.7). Darüber hinaus beobachten Pflegende die Sehfähigkeit der Patienten. Vor allem bei langsam fortschreitenden Erkrankungen nehmen Patienten den Verlust ihrer Sehkraft selbst nicht unbedingt bewusst wahr. Wenn die Patienten sich häufig verletzen, indem sie sich z. B. an Einrichtungsgegenständen stoßen, kann dies ein Hinweis sein. Pflegende motivieren dann zum Besuch eines Augenarztes.

Befindet sich der Patient in augenärztlicher Behandlung, besteht die Aufgabe der Pflegenden darin, die Einhaltung der Therapie zu überwachen. Dazu gehört die Verabreichung von Augentropfen (➤ Tab. 2.7, ➤ Abb. 2.83) genauso wie die Motivation, eine verordnete Brille zu benutzen. Besonders ältere Menschen haben oft zwar eine Brille verschrieben bekommen, setzen sie jedoch aus Bequemlichkeit oder wegen des ungewohnten Tragegefühls nicht gern auf.

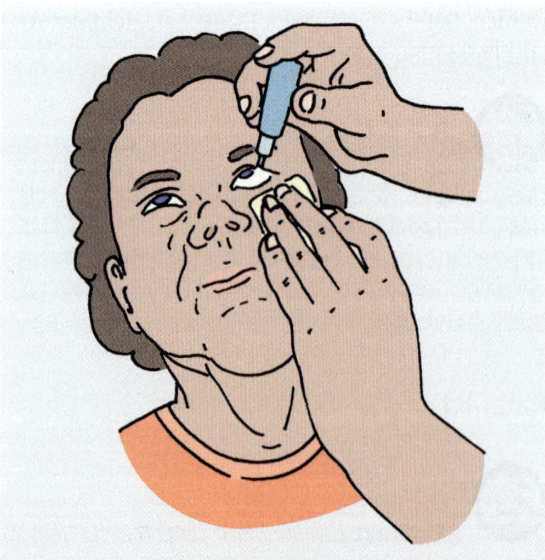

Abb. 2.83 Handhaltung bei der Verabreichung von Augenmedikamenten. [L119]

BEACHTE
Pflegende denken daran, dass keine Brille für die Ewigkeit gemacht ist. Bei fortschreitenden Augenkrankheiten kann sich die Sehkraft weiter verschlechtern – und dann ist die Anfertigung einer neuen Brille notwendig. Regelmäßige Untersuchungen durch den Augenarzt stellen sicher, dass das Hilfsmittel stets dem aktuellen Bedarf angemessen ist.

Bei vielen Augenerkrankungen verordnet der Arzt Augentropfen oder -salbe. Es ist die Aufgabe der Pflegenden, die Arzneimittel zu verabreichen.

Ohrenerkrankungen

Obwohl das Sinnesorgan des Ohrs geschützt im Inneren des Schädels liegt, ist es für Einflüsse der Umwelt recht gut zugänglich. Für die Krankenpflegehilfe haben neben der Schwerhörigkeit vor allem Entzündungen und Verletzungen eine Bedeutung.

BEACHTE
Schmerzen im Bereich des Ohrs bedürfen stets einer Abklärung durch den Arzt.

Altersschwerhörigkeit

DEFINITION
Altersschwerhörigkeit *(Presbyakusis):* Altersbedingte Minderung der Hörleistung, die sich besonders auf hohe Töne bezieht.

Die **Alterschwerhörigkeit** ist eine sehr häufige Erkrankung, die meist im fünften Lebensjahrzehnt beginnt. Man geht davon aus, dass mindestens 10 % der Bevölkerung von einer verminderten Hörleistung betroffen sind. Neben einer altersbedingten Abnutzung des Sinnesorgans spielt vor allem die langjährige Wirkung von Lärm (➤ Kap. 4.4) eine große Rolle bei der Krankheitsentstehung.

Zur Verbesserung der Hörleistung verordnet der Arzt in den meisten Fällen Hörgeräte. Sie sind in unterschiedlicher Form, Funktion und Ausstattung auf dem Markt. Besonders bei älteren Patienten finden **Hinter-dem-Ohr-Geräte** (HdO-Geräte) Anwendung (➤ Abb. 2.84).

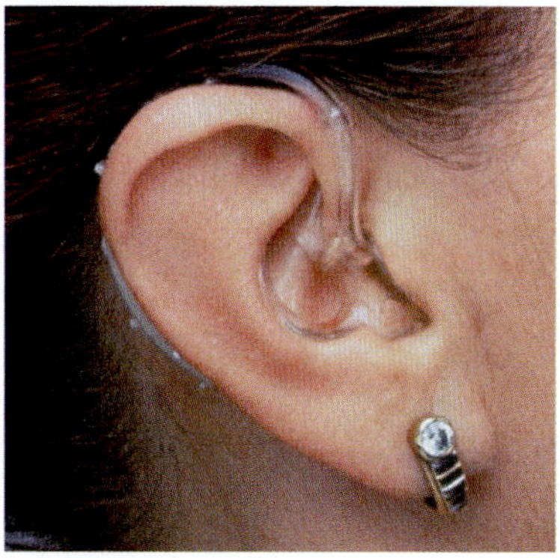

Abb. 2.84 Der Körper des HdO-Geräts ist nahezu vollständig von der Ohrmuschel verborgen. [V137]

Pflegerische Maßnahmen

Umgang mit Hörgeräten ➤ Kap. 3.10.3
Bei der Ohrenpflege ist Vorsicht geboten. Pflegende achten darauf, mit Wattestäbchen lediglich das Innere der Ohrmuschel zu reinigen und nicht in den Gehörgang einzudringen, um eine Verletzung des Trommelfells (➤ Kap. 2.4.3) zu vermeiden. Außerdem besteht die Gefahr, das Ohrenschmalz *(Zerumen)* mit dem Stäbchen tiefer hineinzuschieben. Dadurch kann ein Pfropf entstehen, der eine Schwerhörigkeit verursacht.

Zur Betreuung schwerhöriger Patienten gehört das Anlegen des verordneten Hörgeräts. Die Betroffenen stehen den Geräten häufig sehr kritisch gegenüber, weil sie:

- Nicht genügend mit der Einstellung vertraut sind
- Die sehr kleinen Steuerelemente nicht bedienen können
- Der Meinung sind: „Das Gerät bringt keinen Nutzen"
- Stigmatisierung durch das von außen sichtbare Gerät fürchten
- Die neue Qualität der Geräusche ablehnen
- Das Tragegefühl ablehnen.

Aus diesen Umständen ergeben sich die Aufgaben der Pflegenden. Sie machen sich mit dem jeweiligen Gerätetyp vertraut (Bedienungsanleitung lesen), erklären den Patienten die Funktion bei Bedarf mehrmals, schulen sie im Umgang und assistieren, wenn nötig, beim An- und Ablegen.

TIPPS & TRICKS
Treten Funktionsstörungen des Hörgeräts auf, denken Pflegende daran, dass die Ursache in Ohrenschmalz liegen kann, das die Schallleitung im Gerät oder im Ohr verlegt.

2.5 Herz, Gefäßsystem und Blut

2.5.1 Herz

Das **Herz** *(Cor)* ist der Motor des Blutkreislaufs. Es funktioniert wie eine **Saug-Druck-Pumpe** und hält durch seine unablässige Aktion den Blutfluss, und damit die Versorgung des gesamten Körpers mit Sauerstoff und Nährstoffen, aufrecht.

Aufbau und Funktion des Herzens

Das Herz liegt nach schräg links unten geneigt im Brustkorb (➤ Abb. 2.85). Es ist eingebettet zwischen die beiden Lungenflügel und vom Brustbein sowie den Rippen gegen Verletzungen geschützt. Der Hohlmuskel pumpt das Blut in alle Bereiche des Körpers.

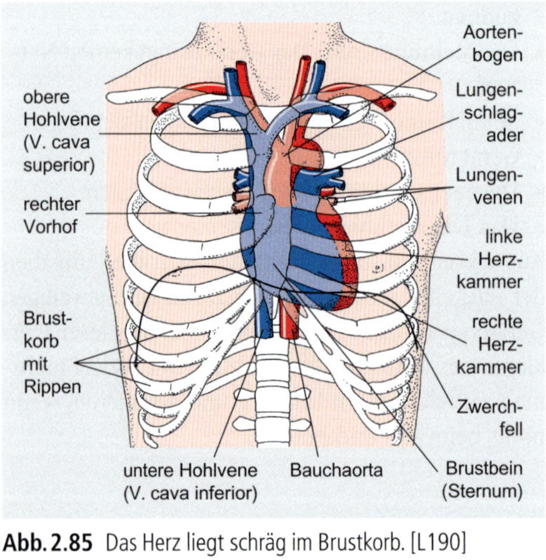

Abb. 2.85 Das Herz liegt schräg im Brustkorb. [L190]

BEACHTE
Das Herz eines Menschen ist ungefähr so groß wie seine geschlossene Faust. Beim gesunden Erwachsenen wiegt es etwa 300–350 Gramm.

Die **Herzscheidewand** *(Septum)* unterteilt das Herz in zwei Hälften (➤ Abb. 2.86). Die rechte Herzhälfte nimmt das sauerstoffarme Blut auf, das aus den Venen zurückströmt, und transportiert es zur Lunge, wo es mit Sauerstoff beladen wird. Von dort gelangt das Blut in die linke Herzhälfte, die es in den Körper pumpt.

Jede Seite des Herzens ist in einen **Vorhof** *(Atrium)* und eine **Kammer** *(Ventrikel)* gegliedert. Die Vorhöfe nehmen das anflutende Blut auf und geben es an die kräftigeren Kammern ab, die es dann in die jeweiligen Körpergefäße pumpen.

Um die Richtung des Blutflusses zu gewährleisten, sind die Ein- und Ausgänge der beiden Herzkammern mit Klappen versehen. Sie funktionieren wie Ventile und lassen die Bewegung des Blutes nur in jeweils eine Richtung zu.

Zwischen den Vorhöfen und den Kammern liegen die **Segelklappen** (rechts: *Trikuspidalklappe*, links: *Mitralklappe*). Sie gestatten den Blutfluss nur in die Kammern hinein. Zwischen den Kammern und den großen Gefäßen liegen die **Taschenklappen** (rechts: *Pulmonalklappe*, links: *Aortenklappe*). Sie sorgen da-

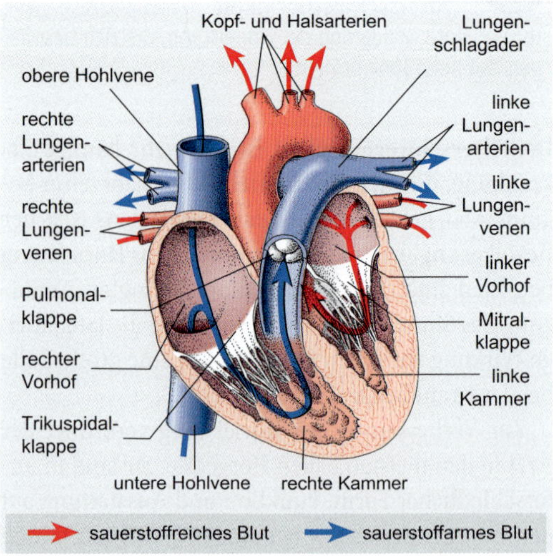

Abb. 2.86 Der Längsschnitt durch das Herz zeigt seine verschiedenen Teile. Der Blutfluss ist mit Pfeilen angedeutet. [L190]

für, dass das Blut zwar aus dem Herzen hinaus fließen jedoch nicht wieder zurück dringen kann. Die Namen der Klappen leiten sich aus ihrer Form ab.

Herzwand

Die **Wand des Herzens** besteht aus drei Schichten. Die innere Schicht ist weniger als ein Millimeter stark und heißt **Herzinnenhaut** *(Endokard)*. Sie ist sehr glatt und ermöglicht einen reibungslosen Blutfluss (➤ Abb. 2.87). Die Herzklappen bestehen ebenfalls aus Endokard. Allerdings ist es an dieser besonders wichtigen Stelle doppelt angelegt.

Der eigentliche **Muskel des Herzens** heißt *Myokard.* Seine sehr kräftigen Fasern leisten die Herzarbeit. Da die linke Herzhälfte den großen Körperkreislauf versorgt, ist hier die Muskulatur wesentlich kräftiger ausgeprägt. Sie weist eine Dicke von acht bis elf Millimeter auf. Das Myokard der rechten Kammer bedient den Lungenkreislauf und ist etwa zwei bis vier Millimeter stark. Die Vorhöfe kommen mit einer Muskelschicht von weniger als einem Millimeter aus, da sie lediglich den Blutstrom in die Kammern unterstützen und nur wenig eigenständige Arbeit zu leisten haben.

Die **Außenhaut** des Herzens, das *Epikard,* ist ebenfalls dünner als ein Millimeter. Es bildet das innere Blatt des **Herzbeutels** *(Perikard),* der das Herz wie eine zusätzliche Haut umschließt. Es ist außen mit dem Zwerchfell und dem Rippenfell verwachsen. Der Spalt zwischen Epi- und Perikard ist mit einem flüssigen Gleitmittel gefüllt, das die problemlose und rasche Bewegung des Herzmuskels ermöglicht.

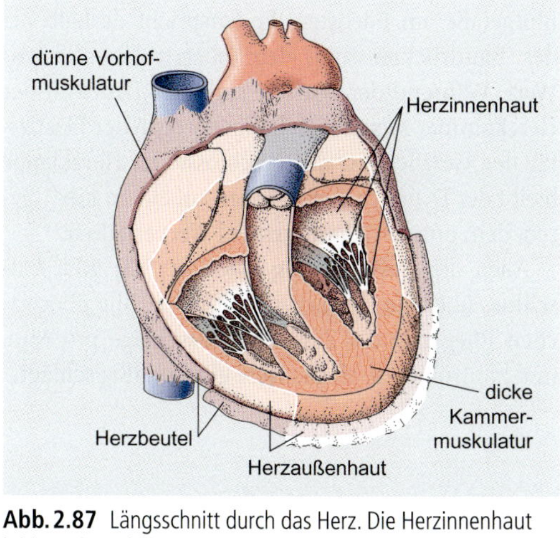

Abb. 2.87 Längsschnitt durch das Herz. Die Herzinnenhaut bildet Sehnenfäden, die zu den Klappen ziehen. [L190]

Herzkranzgefäße

Für seine kontinuierliche Arbeit benötigt der Herzmuskel sehr viel Sauerstoff. Deshalb ist er mit einem fein verzweigten System von **Herzkranzgefäßen** *(Koronargefäßen)* versehen (➤ Abb. 2.88). Es entspringt der rechten und der linken **Koronararterie,** die direkt oberhalb der Herzklappe aus der **großen Brustschlagader** *(Aorta)* abzweigen.

Diese Arterien sind zwar leistungsfähig, besitzen jedoch nur einen geringen Durchmesser und sind deshalb anfällig für Störungen. Blutgerinnsel oder Ablagerungen an den Wänden der Herzkranzgefäße führen zur koronaren Herzkrankheit (➤ Kap. 2.5.4), durch die ein Herzinfarkt (➤ Kap. 2.5.4) entstehen kann.

Erregung des Herzens

Um das Blut optimal durch den Körper befördern zu können, zieht sich der Herzmuskel nach einem festgelegten Schema zusammen und erschlafft dann. Für die Steuerung dieser Aktionen sind spezialisierte Herzmuskelzellen zuständig (*Erregungsleitungssystem,* ➤ Abb. 2.89).

Die Zentrale der Erregungssteuerung ist beim gesunden Herzen der **Sinusknoten.** Es handelt sich dabei um eine Ansammlung von spezialisierten Herzmuskelzellen, die sich selbst erregen können. Sie liegen in der Wand des rechten Vorhofs und schicken ihre Impulse über die Muskulatur des Vorhofs zu

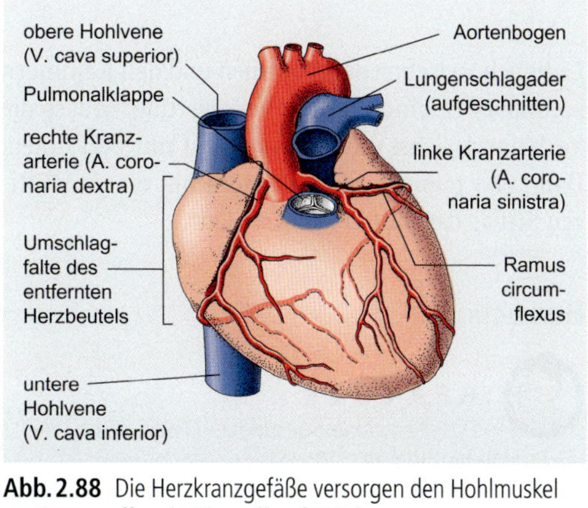

Abb. 2.88 Die Herzkranzgefäße versorgen den Hohlmuskel mit Sauerstoff und Nährstoffen. [L190]

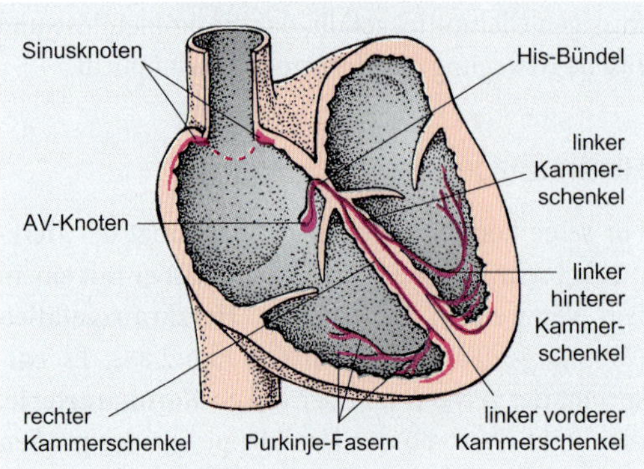

Abb. 2.89 Das Erregungsleitungssystem zieht sich über die Herzwand. [L190]

einem zweiten Zentrum, dem **AV-Knoten** *(Atrio-Ventrikular-Knoten = Vorhof-Kammer-Knoten).* Der Name bezieht sich auf seine Lage an der Grenze zwischen Vorhof und Kammer. Von hier wandert der elektrische Impuls über das **His-Bündel** und die **Kammerschenkel** in Richtung Herzspitze. Die **Purkinje-Fasern** bilden den letzten Teil des Erregungsleitungssystems. Von Ihnen gehen die Impulse auf die Muskelzellen des Herzens über. Dieses System ermöglicht es, dass sich der gesamte Herzmuskel fast gleichzeitig zusammenzieht.

BEACHTE

Das **Erregungsleitungssystem** des Herzens funktioniert weitgehend unabhängig vom zentralen Nervensystem. Wenn man das Herz aus dem Körper heraustrennt und in eine entsprechende Nährlösung legt, schlägt es relativ lange weiter. Auch bei hirntoten Patienten (vollständiger Ausfall des zentralen Nervensystems), kann das Herz seine Arbeit tagelang fortsetzen.

Lediglich zwischen den Vorhöfen und den Kammern kommt es zu einer kurzen Verzögerung, sodass die Vorhöfe zunächst die Kammern gut mit Blut füllen. Dann erst pumpen die Kammern mit einem kräftigen Schlag das Blut in den Kreislauf.

Herzaktion

BEACHTE

Das Herz eines gesunden Erwachsenen zieht sich in Ruhe etwa 60–70-mal pro Min. zusammen. Bei jeder Kontraktion wirft jede Kammer etwa 70 ml Blut aus.

Die Aktion des Herzens ist in **Kontraktion** *(Systole)* und **Entspannung** *(Diastole)* gegliedert. Sie unterteilen sich jeweils in zwei weitere Phasen.

- **Systole**
  - In der **Anspannungsphase** sind die Kammern mit Blut gefüllt, aber die Klappen sind noch geschlossen
  - In der **Auswurfphase** übersteigt der Druck in den Kammern den Druck, der in der **großen Körperschlagader** *(Aorta)* und in der **Lungenarterie** herrscht. Das Herz drückt das Blut in die Gefäße. Am Ende dieser Phase schließen sich die Klappen und die Diastole beginnt
- **Diastole**
  - Der Herzmuskel erschlafft in der **Entspannungsphase**
  - In der **Füllungsphase** sinkt der Druck in den Kammern unter den Druck in den Vorhöfen. Die Klappen zwischen Vorhöfen und Kammern öffnen sich und das Blut strömt in die Kammern. Dieser Vorgang erfolgt zu etwa 90 % ohne Muskelanstrengung. Die Vorhöfe drücken mit ihrer Kontraktion lediglich die restlichen 10 % des Blutes in die Kammern. Dann schließen sich die Klappen und die Systole beginnt.

Die Systole dauert jeweils etwa 0,25 Sek. Die Phase der Diastole ist stark von der Zahl der Herzschläge abhängig und dauert bei 70 Schlägen pro Min. jeweils etwa 0,75 Sek.

Pflegende überprüfen den Ablauf der Herzaktion vor allem mit Hilfe der **Blutdruckmessung** (➤ Kap. 3.3). Während der Systole ist der Druck innerhalb der Blutgefäße am höchsten. Er entspricht deshalb bei der Blutdruckmessung dem oberen *(systolischen)* Wert. Während der Diastole sinkt der Druck in der Herzkammer zwar auf Null, doch wegen der Elastizität der Gefäße und der geschlossenen Herzklappe bleibt der Druck in den Arterien auf einem niedrigeren, dem unteren *(diastolischen)* Wert erhalten.

Auch die **Pulsmessung** (➤ Kap. 3.3) gibt Aufschluss über die Herzarbeit. Mit ihrer Hilfe überwachen Pflegende die Zahl der Pulsschläge pro Min. und kontrollieren, ob das Herz gleichmäßig schlägt.

2.5.2 Blutgefäße

Die Gefäße sind die Transportwege des Blutes durch den Körper. Sie sind wie folgt aufgebaut. In der Nähe des Herzens befinden sich die Gefäße mit dem größten Durchmesser. Je weiter sie vom Herzen entfernt liegen, desto mehr verzweigen sie sich und führen in Form von **Haargefäßen** *(Kapillaren)* in alle Organe und fast jedes Gewebe.

Arterien

Die **Arterien** (➤ Abb. 2.90) befördern sauerstoffreiches Blut in den Körper. Sie sind Zweige der **großen**

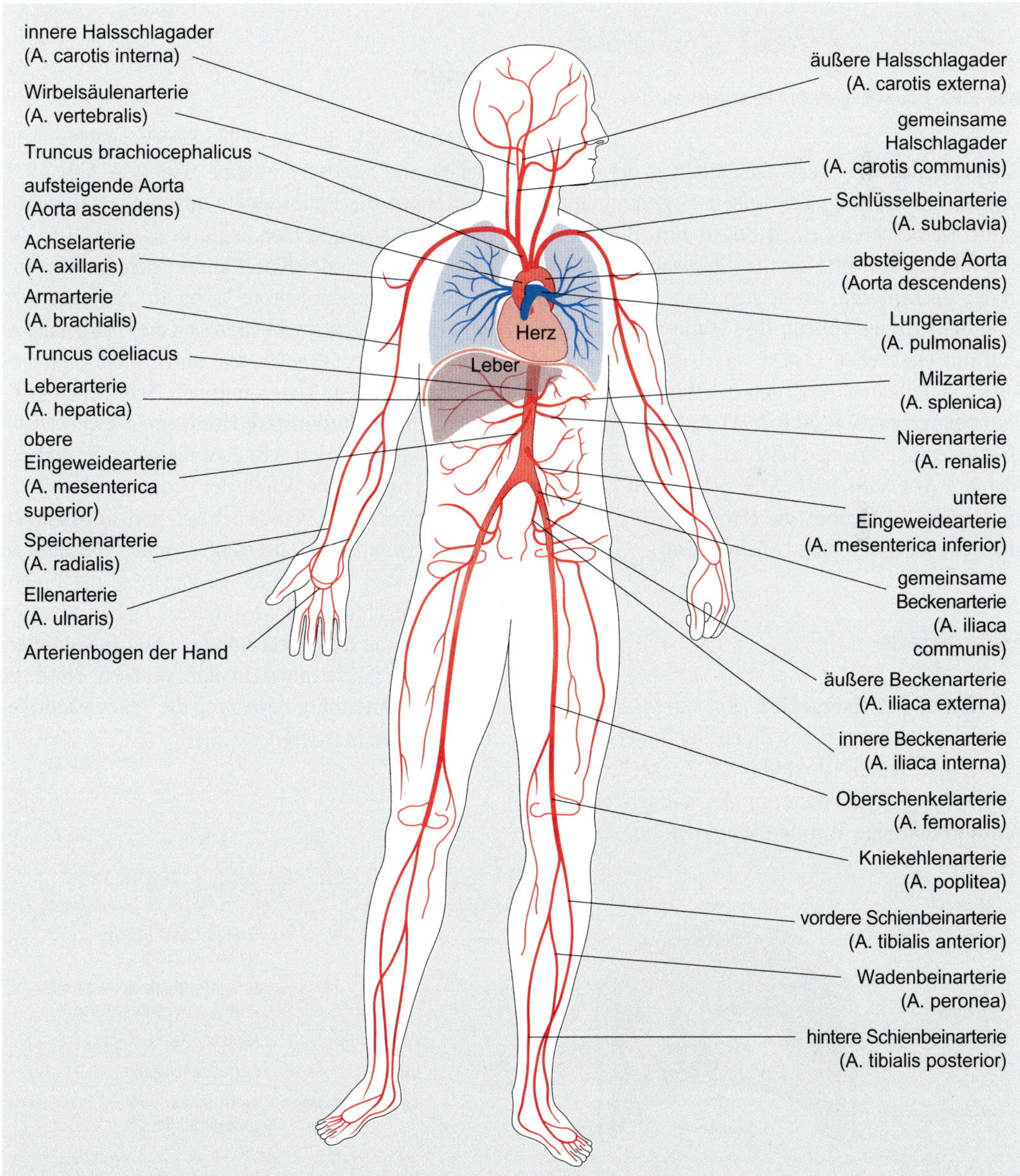

Abb. 2.90 Das arterielle System im Überblick. [L190]

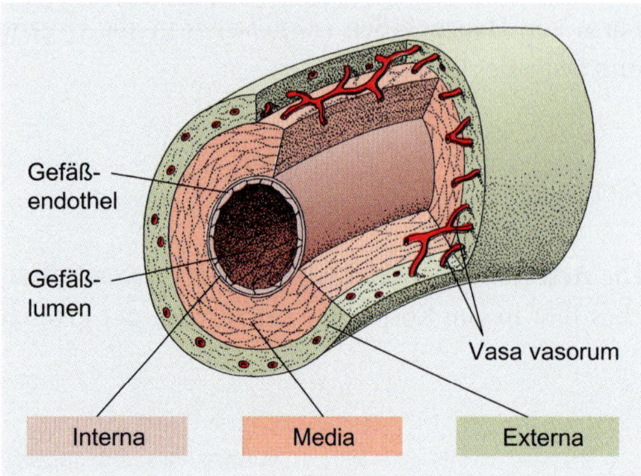

Abb. 2.91 Querschnitt durch eine Arterienwand. [L190]

Körperschlagader *(Aorta),* die direkt an der Aortenklappe, am Ausgang der linken Herzkammer beginnt. Sie beschreibt einen Bogen zum Rücken hin und führt in der Mitte des Brustkorbs nach unten bis in den Beckenraum, wo sie sich in die zwei Becken- bzw. Beinarterien aufteilt. Ihre Wand ist relativ dick und mit elastischen Fasern versehen, weil sie dem Druck standhalten muss, den das Herz während des Pumpens erzeugt (➤ Abb. 2.91). Auf dem Weg in die Körperregionen zweigen sich die Arterien in immer kleinere Äste auf *(Arteriolen).* Schließlich gehen sie in die Kapillaren über, die etwa fünf- bis zehnmal dünner sind als ein menschliches Haar.

Haargefäße

Die Wände der **Haargefäße** *(Kapillaren)* sind nicht muskelverstärkt, weil aus ihnen der Sauerstoff und die verschiedenen Nährstoffe (z. B. Zucker) hinaus in das Körpergewebe wandern. Es handelt sich um **halbdurchlässige Wände** *(semipermeable Membranen).* Sie lassen außer den Blutkörperchen und großen Eiweißmolekülen alle Substanzen frei passieren.

Das Netz der Kapillaren ist im Körper unterschiedlich verteilt. Organe mit einem hohen Sauerstoffbedarf (z. B. Muskeln, Leber, Niere) sind sehr dicht von Haargefäßen durchzogen. In Knorpeln, der obersten Hautschicht und der Augenlinse befinden sich keine Kapillaren. Hier wandern die Nährstoffe von Zelle zu Zelle.

Venen

Die Haargefäße des arteriellen Systems gehen in die Gefäße des venösen Systems über (➤ Abb. 2.93). Hier treten die Endprodukte aus dem Stoffwechsel der Zellen sowie Kohlendioxid in das Blut. Die Zusammensetzung des Blutes ändert sich deshalb und es nimmt eine dunkelrote Farbe an. Auf dem Weg zum Herzen zurück schließen sich die Haargefäße zu **kleinen Venen** *(Venolen)* zusammen, die ihrerseits in immer größere Venen münden. Schließlich bringen die **obere und untere Hohlvene** *(Vena cava superior und inferior)* das Blut zum rechten Vorhof des Herzens zurück. Die Wände der Venen (➤ Abb. 2.92) sind dünner als die Wände der Arterien, weil in ihnen ein geringerer Druck herrscht. Um den Blutfluss zu gewährleisten, besitzen einige Venen an der Innenseite in regelmäßigen Abständen Klappen, die den Blutstrom nur herzwärts zulassen. Von außen unterstützen die Skelettmuskeln den venösen Blutfluss, indem sie durch ihre Bewegung die Venenwände gewissermaßen massieren.

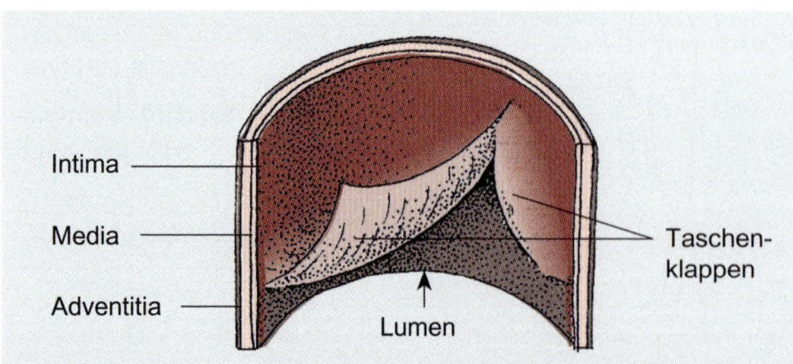

Intima:	Endothel mit Bindegewebsschicht
Media:	Lockere Muskelschicht mit wenig elastischen Fasern
Adventitia:	Bindegewebsschicht
Lumen:	Gefäßhohlraum
Taschenklappen:	werden von der Intima gebildet

Abb. 2.92 Vene im Querschnitt. Deutlich sind die Venenklappen zu sehen, die den Blutfluss nur in Richtung des Körperzentrums zulassen. [L190]

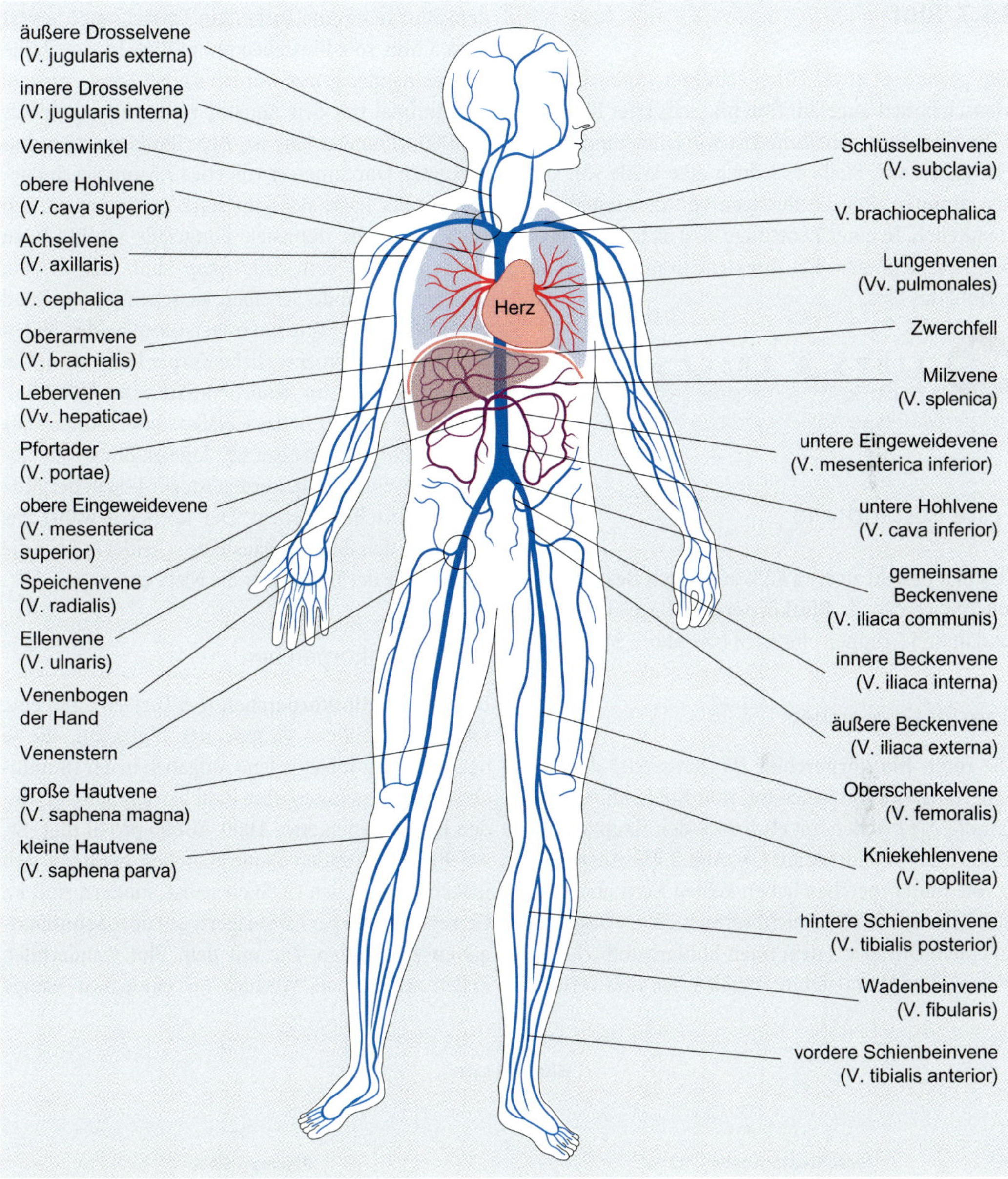

Abb. 2.93 Das venöse System im Überblick. [L190]

BEACHTE

Das **Gefäßsystem** ist unterteilt in den Körperkreislauf, der von der kräftiger ausgebildeten linken Seite des Herzens ausgeht, und den Lungenkreislauf, in dem das Blut zwischen Herz und Lunge zirkuliert.

Im **Körperkreislauf** befördern Arterien unter hohem Druck hellrotes, sauerstoffreiches Blut vom Herzen in Richtung Körpergewebe und die Venen transportieren mit geringerem Druck dunkelrotes, sauerstoffarmes Blut zum Herzen. Beim **Lungenkreislauf** ergibt sich jedoch eine Besonderheit: Hier befördern die Lungenarterien sauerstoffarmes Blut zur Lunge und über die Lungenvenen fließt sauerstoffreiches Blut zum Herzen.

2.5.3 Blut

Ein gesunder, etwa 70 kg schwerer, erwachsener Mensch besitzt ungefähr fünf bis sechs Liter Blut.

Frisches Blut sieht zunächst wie eine einheitliche Flüssigkeit aus. Bleibt es jedoch eine Weile still stehen, trennen sich die flüssigen von den festen Bestandteilen. In einer Zentrifuge lässt sich dieser Prozess beschleunigen. Bei direktem Kontakt mit Luft gerinnt das Blut.

TIPPS & TRICKS

Faustregel: Die Blutmenge beträgt beim Menschen etwa 8 % des Körpergewichts.

Feste Bestandteile

Das Blut besteht zu etwa 42 % aus **festen Bestandteilen.** Sie werden als **Blutkörperchen** bezeichnet und sind in drei Gruppen eingeteilt (➤ Abb. 2.94).

Rote Blutkörperchen

Die **roten Blutkörperchen** *(Erythrozyten)* sind für den Transport von Sauerstoff und Kohlendioxid zuständig. Sie machen mit etwa 99 % den Hauptteil der festen Blutbestandteile aus (➤ Abb. 2.95). Ausgereifte rote Blutkörperchen haben keinen Kern und können sich deshalb allein nicht vermehren. Sie bestehen zu einem Drittel aus dem roten Blutfarbstoff *(Hämoglobin).* Das Hämoglobin enthält Eisen und verleiht dem Blut seine rote Farbe. Ein Erwachsener besitzt etwa 5 Mio. rote Blutzellen pro µl Blut. In eine Reihe nebeneinander gelegt würden sie ein Band ergeben, das fünfmal um den Äquator reicht, also mehr als 200 000 Kilometer lang ist. Rote Blutkörperchen haben einen Durchmesser von etwa 7,5 µm. Sie sind jedoch in der Lage, sich sehr stark zu verformen, um auch durch die dünnsten Blutgefäße schlüpfen zu können. Unter dem Mikroskop kann man sehen, dass sie wie runde Scheiben aussehen, deren Rand verdickt ist. Zur Mitte hin tragen sie an beiden Seiten eine Mulde. Der menschliche Körper bildet die roten Blutkörperchen im Knochenmark (➤ Abb. 2.96). Nach dem Austritt in das Gefäßsystem zirkuliert das rote Blutkörperchen etwa 120 Tage im Blutstrom. Sobald die Zelle zu alt geworden ist, wird sie in der Milz in ihre Einzelteile zerlegt. Der Körper bewahrt das Eisen auf, den Rest der Bausteine scheidet er über die Gallenwege der Leber oder die Niere aus.

Weiße Blutkörperchen

Die **weißen Blutkörperchen** *(Leukozyten)* sind eine sehr uneinheitliche Gruppe der Blutzellen, die je nach Art ganz verschiedene Aufgaben in der Immunabwehr wahrnehmen. Ihre Zahl beträgt beim gesunden Erwachsenen etwa 4 000–10 000 pro µl Blut. Etwa 90 % der weißen Blutkörperchen befinden sich jedoch nicht in den Gefäßen selbst, sondern sind im Gewebe des Körpers abgelagert, um dort **Schutzaufgaben** zu erfüllen. Die mit dem Blut wandernden Zellen arbeiten als Wächter. Sie entdecken schnell

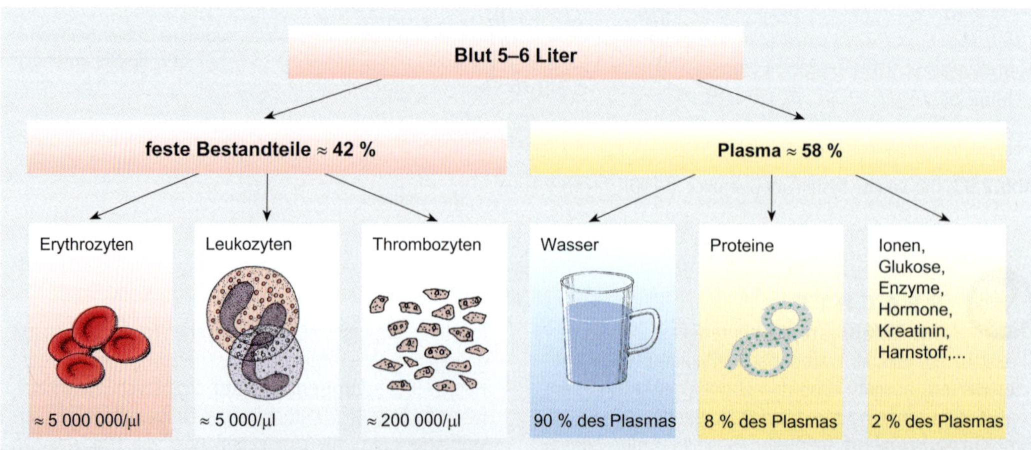

Abb. 2.94 Feste und flüssige Bestandteile des Blutes. [L190]

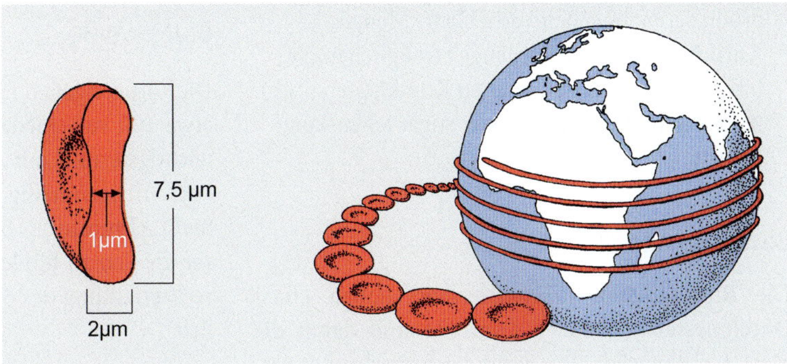

Abb. 2.95 Würde man alle roten Blutkörperchen eines Menschen nebeneinander legen, ergäbe sich ein Band, das fünfmal um den Äquator reicht. [L190]

Krankheitserreger, die in den Körper eingedrungen sind und beginnen sofort, sie zu bekämpfen. In diesen Fällen können sich die Leukozyten innerhalb weniger Stunden auf die doppelte Zahl vermehren. Weiße Blutkörperchen besitzen einen Zellkern. Sie sind in drei große Gruppen zu unterscheiden:

- **Kleine Fresszellen** *(Granulozyten).* Der Name „Granulozyt" bezieht sich auf das Aussehen. Unter dem Mikroskop zeigt sich, dass Granulozyten Körnchen *(Granula)* enthalten. Sie haben einen Durchmesser von 8–17 µm. Ihre Lebensdauer beträgt nur einige Tage und die meisten Granulozyten halten sich lediglich sechs bis acht Stunden im Blut auf, bevor sie sich ins Gewebe des Körpers einlagern. Entsteht eine Wunde, umschließen diese Zellen die eingetretenen Krankheitserreger und „fressen" sie auf. Bei diesem Vorgang sterben die Zellen ab. In der Wunde sammelt sich eine Masse, die aus Resten der Granulozyten, Bruchstücken der Krankheitserreger und Gewebstrümmern besteht. Sie hat eine gelb-grünliche Farbe und wird als **Eiter** bezeichnet. Die Granulozyten können auch andere fremde Eiweiße erkennen und spielen eine Rolle bei den allergischen Reaktionen des Körpers
- Die **großen Fresszellen** *(Monozyten)* haben einen Durchmesser von 12–20 µm. Sie sind die größten Zellen des Blutes. Monozyten bleiben nach ihrer Entstehung für ein bis zwei Tage im Blut und lassen sich dann im Gewebe nieder. Dort vernichten sie eingedrungene Krankheitserreger
- Die **Lymphozyten** machen etwa 33 % aller Leukozyten aus. Sie haben einen Durchmesser von 7–12 µm. Ihre Lebensdauer beträgt zwischen acht bis mehrere hundert Tage. Lymphozyten entstehen im Knochenmark. Nur etwa 4 % aller Lymphozyten des Körpers befinden sich im Blut. Der größte Teil (etwa 70 %) ist in den Organen des **lymphatischen Systems** (u. a. Lymphknoten, Rachenmandeln und Milz) abgelagert. Diese Zellen bilden u. a. das Archiv der menschlichen Immunabwehr. Nach einem ersten Kontakt mit einem Krankheitserreger lagert der Körper sehr geringe Mengen von Antikörpern ein. Durch die Anwesenheit dieser Baustoffe bleibt das Gedächtnis der Lymphozyten erhalten. Sie erkennen auf diese Weise Krankheitserreger, die bereits einmal in den Körper eingedrungen sind, sofort wieder und

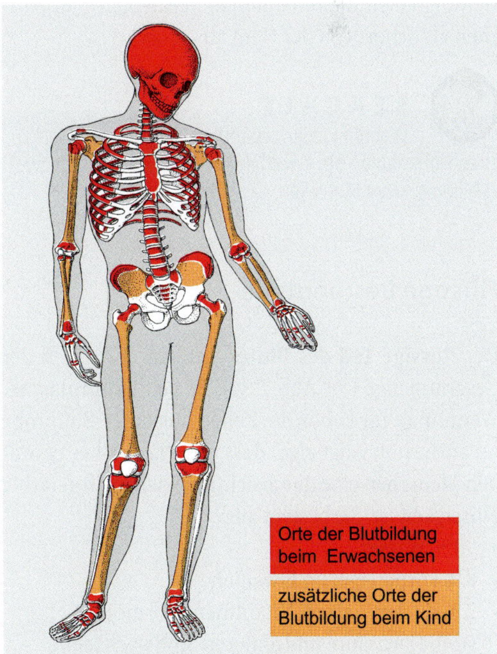

Abb. 2.96 In manchen Knochen befindet sich rotes Knochenmark. Es produziert Blutzellen. [L190]

produzieren umgehend erhebliche Mengen an **Antikörpern.** Diese Vorgänge ermöglichen die Immunität, die nach manchen Krankheiten und Impfungen für lange Zeit oder sogar lebenslang eintritt.

Blutplättchen

Die **Blutplättchen** *(Thrombozyten)* haben einen Durchmesser von nur 1–4 µm. Sie sind damit die kleinsten Blutzellen. Ein gesunder Erwachsener verfügt über etwa 200 000 Blutplättchen pro µl Blut. Diese Zellen leben etwa zwei Wochen lang, bevor sie in der Milz und der Leber abgebaut werden. Thrombozyten sind zusammen mit einigen Bestandteilen des Blutplasmas (siehe unten) für die Blutgerinnung verantwortlich. Sobald eine Wunde entsteht, lagern sie sich an den Wundrändern ab. Sie bilden auf diese Weise innerhalb von 1–3 Min. einen Pfropf, der die Wunde verschließt, sofern sie nicht allzu groß ist. Der Pfropf dient der Blutstillung. Er hilft, die Wunde vor dem Eintritt von Krankheitserregern zu schützen und er bildet auch eine feste Hülle, unter der der Körper mit dem Wundverschluss und der Bildung von neuem Gewebe beginnen kann. Nach Abschluss der Heilung fallen die miteinander verklebten Blutplättchen als Schorf von der Haut ab.

BEACHTE

Während jeder Sekunde bildet das rote Mark in den Hohlräumen der Knochen (➤ Kap. 2.3.1) etwa zwei Millionen neue Blutzellen.

Flüssige Bestandteile

Der **flüssige Teil des Blutes** umfasst etwa 58 % der Gesamtmenge (➤ Abb. 2.94). Er heißt **Blutplasma.** Wenn man im Labor die Zellen aus einer Blutprobe heraustrennt, zeigt sich, dass das Plasma bei gesunden Menschen eine durchsichtige, leicht gelb gefärbte Flüssigkeit ist. Sie besteht aus:

- 90 % Wasser
- 8 % körpereigenen Eiweißen
- 2 % Zucker, Salzen, Vitaminen, Hormonen, Harnstoff, Harnsäure und anderen Stoffwechselprodukten.

Bluteiweiße

Die körpereigenen Eiweiße *(Proteine)* setzen sich aus etwa 100 verschiedenen Proteinen zusammen. Das wichtigste und mit etwa 40 Gramm pro Liter Blut auch mengenmäßig am stärksten vertretene Eiweiß heißt **Albumin.** Es hat vor allem die Fähigkeit, Wasser an sich zu binden, und ist deshalb für die Aufrechterhaltung des osmotischen Drucks verantwortlich.

BEACHTE

Unter **Osmose** versteht man den Transport von Lösungsmittel (im menschlichen Körper ist dies immer Wasser) durch **halbdurchlässige Wände** *(semipermeable Membranen),* wie sie z. B. die Wände der Haargefäße darstellen (➤ Abb. 2.97). Diese Wände trennen zwei Flüssigkeiten mit unterschiedlicher Teilchenkonzentration. Am Beispiel der Blutgefäße: Im Blut befindet sich Albumin. Es besteht aus **Teilchen** *(Molekülen),* die nicht durch die halbdurchlässige Wand dringen können. Diese Teilchen bauen gewissermaßen einen Sog auf, dem das Wasser folgt. Deshalb strömt Wasser aus dem Gewebe in das Blutgefäß. Am Ende dieses Vorgangs ist ein Gleichgewicht zwischen den Räumen auf beiden Seiten der halbdurchlässigen Wand hergestellt. Der Wasserstrom erfolgt stets in die Richtung, auf der die Konzentration der Teilchen größer ist. Sinkt z. B. aufgrund von falscher Ernährung oder einer Lebererkrankung der Albumingehalt des Blutes, wandert zu viel Wasser aus den Blutgefäßen hinaus und es kommt zu **Wassereinlagerungen** im Gewebe *(Ödem).*

Das Albumin entsteht in der Leber. Sie kann es nur in ausreichender Menge bilden, solange der Körper

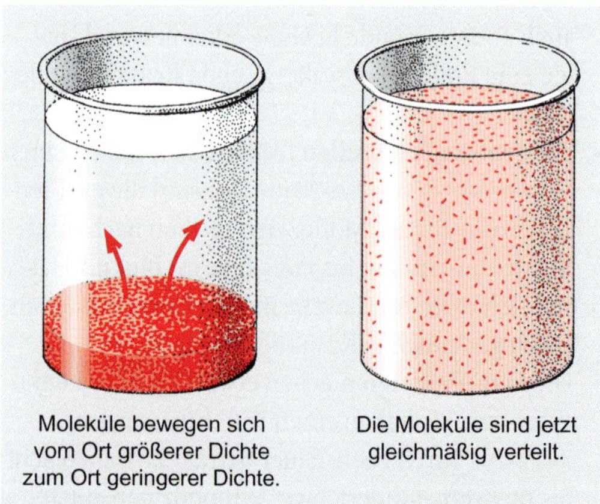

Abb. 2.97 Schematische Darstellung der Osmose. [L190]

über die Nahrung genügend Eiweiß zugeführt bekommt. Wenn Menschen über längere Zeit hungern oder sich eiweißarm ernähren, sinkt der Albuminspiegel im Blut und das Wasser wandert aus den Gefäßen ins Gewebe und führt dort zu einer **Schwellung** *(Ödem).* Auch manche Lebererkrankungen können einen Albuminmangel verursachen.

Eine andere wichtige Eiweißgruppe des Blutplasmas sind die vier **Globuline,** die in vier Klassen eingeteilt werden. Sie werden von den Lymphozyten (siehe oben) gebildet und übernehmen mit den weißen Blutkörperchen u. a. Aufgaben in der Immunabwehr.

Gerinnungsfaktoren

Auch die **Gerinnungsfaktoren** gehören zu den Eiweißen des Plasmas. Sie liegen in einer nichtaktiven Form vor. Erst wenn eine Wunde entsteht, verwandeln sich die Gerinnungsfaktoren in aktive Substanzen und unterstützen die Blutplättchen beim Wundverschluss, z. B., indem sie ein festes Netz durch den Wundpfropf ziehen und ihn auf diese Weise stabilisieren.

Aufgaben des Blutes

Die **Aufgaben des Blutes** ergeben sich aus den Funktionen seiner Bestandteile:

- **Transport** von Sauerstoff aus der Lunge und Nährstoffen aus dem Darm in alle Bereiche des Körpers
- **Entsorgung** von Abfallprodukten der Zellarbeit in die Lunge, Leber oder Niere, von wo aus der Körper sie ausscheidet
- Weil das Blut in fast alle Bereiche des Körpers vordringt, ist es das beste Hilfsmittel zur **Abwehr** und Bekämpfung von Bakterien, Viren, Pilzen und anderen Krankheitserregern
- **Verschluss** kleinerer Wunden innerhalb von Minuten *(Blutgerinnung).* Bei größeren Wunden verhindert das Blut durch seine Fließrichtung von innen nach außen auch das Eindringen von Krankheitserregern
- **Transport** von körpereigenen **Botenstoffen** *(Hormone und Enzyme),* die bestimmte Vorgänge im Körper regulieren (➤ Kap. 2.10)
- **Wärmeregulation.** Befindet sich der Mensch in einer sehr kalten Umgebung, ziehen sich die Blutgefäße, die relativ weit vom Zentrum entfernt sind (z. B. an Füßen, Beinen, Händen, Armen oder dicht unter der Haut), zusammen. So versucht der Körper, seine Kerntemperatur so lange wie möglich im normalen Bereich (36,5–37 °C) zu halten. Befindet sich der Mensch in sehr warmer Umgebung oder leidet er an Fieber, werden die zentrumsfernen Blutgefäße weit. Auf diese Weise versucht der Körper, so viel Wärme wie möglich abzugeben. Zur Unterstützung dient dabei die Verdunstungskälte, die durch das Schwitzen (➤ Kap. 2.2.1) entsteht.

Lymphsystem

Neben den Arterien und Venen existiert im Körper eine dritte Gefäßform für den Flüssigkeitstransport: das **Lymphsystem.** Es übernimmt außerdem Aufgaben in der Immunabwehr.

Lymphe

Die Flüssigkeit in den Lymphgefäßen heißt **Lymphe** *(Körperwasser).* Sie entsteht aus dem Missverhältnis bei der Abgabe von Flüssigkeit aus den arteriellen Haargefäßen ins Gewebe und ihrer Wiederaufnahme in den venösen Teil der Haargefäße. Während täglich etwa 20 Liter Flüssigkeit aus den Blutgefäßen in das Gewebe gelangen, treten nur etwa 18 Liter wieder zurück. Die verbleibenden zwei Liter gelangen in die Lymphbahnen und fließen darin relativ langsam zurück ins venöse System. Die Lymphe entspricht in ihrer Zusammensetzung ungefähr dem Blutplasma (➤ Kap. 2.5.3), enthält jedoch weniger Eiweiß.

Lymphgefäße

Im Gegensatz zu den Blutgefäßen sind die **Lymphgefäße** nicht als Kreislauf angelegt. In ihnen erfolgt der Flüssigkeitstransport aus dem Gewebe aller Körperteile hinaus ausschließlich in Richtung Venensystem. Sie enden, getrennt auf jeder Körperseite, in den großen Venen oberhalb des Herzens.

Im Verlauf der Lymphgefäße finden sich **Lymphknoten** *(Nodus lymphaticus),* die in verschiedenen

Körperregionen (v.a. Hals, Achseln, Lunge, Bauchraum und Leisten) zu Gruppen angeordnet sind. Sie enthalten fein verzweigte Hohlräume, die als Filter für Abfallprodukte des Stoffwechsels, Zellreste und Fremdkörper dienen. Außerdem bilden sie Lymphozyten (➤ Kap. 2.5.3), die an dieser Stelle liegen bleiben und an der Abwehr von Krankheitserregern mitwirken. Lymphknoten gehören zu den **lymphatischen Organen.**

BEACHTE

Aufgrund der Filterfunktion siedeln sich **Krebszellen,** die den Ort des Tumors verlassen und im Körper herumwandern, bevorzugt in den Lymphknoten an und bilden dort **Tochtergeschwülste** *(Metastasen).* Bei Tumoroperationen entnehmen Chirurgen deshalb in der Regel nicht nur die Geschwulst selbst, sondern auch die zunächst gelegenen Lymphknotengruppen. Ihre Untersuchung im Labor ermöglicht eine Aussage darüber, wie weit die Erkrankung fortgeschritten ist.

Auch die Lymphgefäße sind wie ein Baum aufgebaut und schließen sich auf dem Weg zu den Venen zu immer stärkeren Ästen zusammen (➤ Abb. 2.98). Die Bahnen der unteren Körperhälfte vereinigen sich in einem **Hohlraum** *(Lendenzisterne, Cisterna chyli)* und verlaufen dann in der Nähe der großen Brustschlagader *(Aorta)* als **Milchbrustgang** *(Ductus thoracicus).*

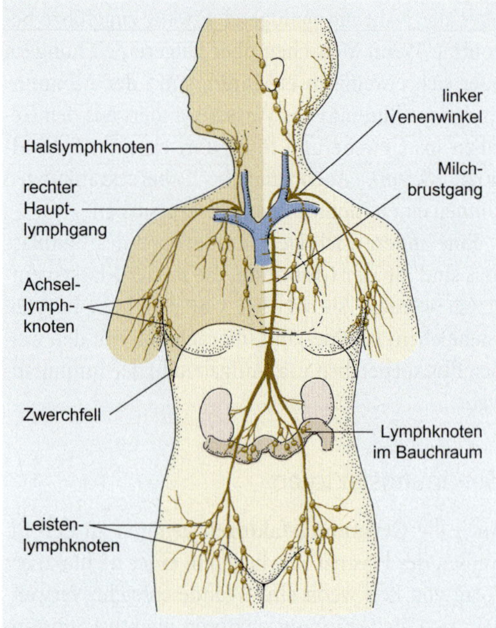

Abb. 2.98 Das System der Lymphgefäße ist nicht als Kreislauf angelegt sondern transportiert das Körperwasser aus dem Gewebe zum Venenwinkel. [L190]

Lymphatische Organe

Neben den Lymphknoten verfügt der menschliche Körper über eine Reihe von Organen, die zum lymphatischen System gehören und deren Hauptaufgabe in der Immunabwehr liegt (➤ Abb. 2.99).

Die wesentlichen **lymphatischen Organe** heißen:

- **Milz** *(Lien, Splen).* Dieses kleine, etwa 150 Gramm schwere Organ, dessen Form ein wenig an die Niere (➤ Kap. 2.8.1) erinnert, liegt links im Oberbauch unterhalb des Zwerchfells. Die Milz mustert überalterte Blutzellen aus und filtert kleine Gerinnsel aus dem Blut. Bei Gewalteinwirkung auf den Bauch, z.B. durch einen Verkehrsunfall, kann das Organ einreißen und massive Blutungen verursachen. Weil die Milz für das Überleben des Menschen nicht zwingend erforderlich ist, entfernen Chirurgen sie in solchen Fällen komplett
- **Bries** *(Thymus).* Liegt in Form von zwei Lappen zwischen Lungen und oberen Herzrand im **Mittelfellraum** *(Mediastinum).* Hier werden spezielle weiße Blutkörperchen *(T-Lymphozyten)* und

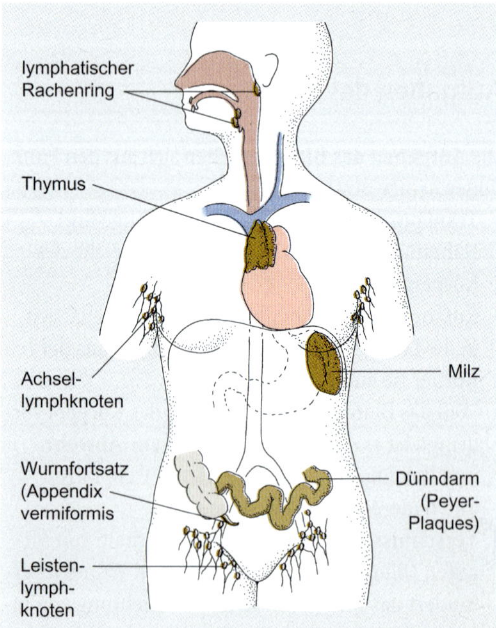

Abb. 2.99 Die Organe des lymphatischen Systems. [L190]

Wachstumshormone geprägt. Das Bries ist nur in der Kindheit voll entwickelt und erreicht dann ein Gewicht von etwa 40 Gramm. Mit zunehmendem Alter verliert es seine Funktion und bildet sich fast vollständig zurück
- **Gaumenmandeln** *(Tonsilla palatina)*. Sie gehören zum lymphatischen Rachenring und bestehen aus einer Ansammlung von Lymphknötchen. Die Gaumenmandeln liegen am Übergang von der Mundhöhle in den Rachen. Sie sind die erste Kontaktstelle zwischen dem Speisebrei und dem lymphatischen System und sind in der Lage, eindringende Krankheitserreger zu erkennen und eine Abwehrreaktion einzuleiten. Wegen ihrer vielfach gefurchten Oberfläche entzünden sich die Mandeln leicht *(Tonsillitis)*. Vor allem bei häufig wiederkehrenden Entzündungen und einer Beeinträchtigung des Schluckens infolge der Schwellung besteht die Behandlung in der **operativen Mandelentfernung** *(Tonsillektomie)*.

2.5.4 Erkrankungen des Herzens

Erkrankungen des Herzens führen in den Industrieländern die Statistik der Todesursachen an. Sie können das Organ selbst oder seine Kranzgefäße betreffen. Vor allem eine Lebensführung mit einem verhängnisvollen Mix aus Bewegungsmangel, Stress, Fehlernährung und Genussmittelkonsum begünstigt die Entstehung einer Verkalkung *(Arteriosklerose)* der Herzkranzgefäße und in deren Folge eines Herzinfarkts. Deshalb kommt der **Gesundheitsvorsorge** (➤ Kap. 1.6.1) eine überragende Bedeutung zu.

Zwei Fachgebiete behandeln die Herzkrankheiten: Die **Kardiologie** ist auf den Einsatz von Arznei- und Hilfsmittel (z. B. Herzschrittmacher) spezialisiert. Die **Herzchirurgie** konzentriert sich auf operative Verfahren.

NOTFALL

Jede Unterbrechung der Herzaktivität ist lebensbedrohlich und muss schnellstens behandelt werden (Wiederbelebung ➤ Kap. 6.3). Pflegende überwachen die Herzfunktion der Patienten regelmäßig, um frühzeitig die Zeichen einer Herzerkrankung zu erkennen und Notfallsituationen zu vermeiden.

Koronare Herzkrankheit

DEFINITION

Koronare Herzkrankheit (KHK): Verringerte Durchblutung des Herzens durch eine Verengung der Herzkranzgefäße. Kann zum Herzinfarkt (siehe unten) führen.

Etwa 5–10 % der Männer sind von der **koronaren Herzkrankheit** (KHK) betroffen. Frauen erkranken seltener. Die Ursachen für die schleichend fortschreitende Verengung der Herzkranzgefäße sind vielfältig, unter anderem gehören dazu:
- Hoher Cholesterinspiegel im Blut
- Rauchen
- Zuckerkrankheit *(Diabetes mellitus)*
- Herzkrankheiten in der Familie
- Bluthochdruck
- Übergewicht
- Stress.

Sobald die Verengung der Arterien am Herzen ein bestimmtes Maß überschreitet, kommt es zu dem Hauptzeichen. Dabei handelt es sich um **Schmerzen im Brustbereich,** die durch den Sauerstoffmangel im Herzmuskel hervorgerufen werden (➤ Abb. 2.100). Sie treten als Anfälle auf und dauern zwischen einigen Sekunden bis Minuten. Diese Schmerzattacken heißen **Angina-pectoris-Anfälle.** Das Wort stammt aus dem Lateinischen und bedeutet „Brustenge". Damit ist das Empfinden der Patienten sehr gut beschrieben, denn sie fühlen sich während eines An-

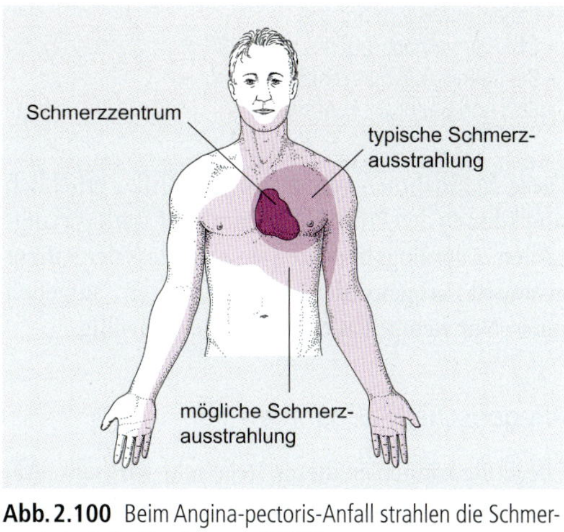

Abb. 2.100 Beim Angina-pectoris-Anfall strahlen die Schmerzen in typische Bereiche aus. [L190]

falls oft so, als ob sie einen eisernen Reifen um die Brust tragen würden, der ihnen die Luft abschnürt. Die Schmerzen können in den linken Arm ausstrahlen, selten auch in den Hals, den Oberbauch, den rechten Arm, den Unterkiefer oder den Oberkiefer.

Behandlung

Der Arzt kann mit Medikamenten die eingeschränkte Funktion der Herzkranzgefäße verbessern. Außerdem stehen Verfahren zur Wiederherstellung der Gefäßdurchgängigkeit (z. B. Stent, Aufdehnung) sowie operative Methoden zur Verfügung. Neben diesen Behandlungen ist es jedoch von entscheidender Bedeutung, dass der Patient seinen Lebensstil verändert. Dazu zählen vor allem:

- Rauchen aufgeben
- Übergewicht verringern
- Cholesterinwerte senken
- Angemessene sportliche Betätigung
- Stress abbauen.

NOTFALL

Körperliche oder psychische Belastung, Kälte oder schwere Mahlzeiten können einen **Angina-pectoris-Anfall** auslösen. Sobald die Häufigkeit der Anfälle zunimmt, besteht höchste Gefahr, einen Infarkt zu erleiden. Krankenpflegehelfer teilen diese Beobachtung sofort einem Arzt oder einer Pflegefachkraft mit.

Maßnahmen während eines Angina-pectoris-Anfalls:

- Arzt oder verantwortlichen Pflegenden benachrichtigen (per Alarmknopf)
- Patienten beruhigen und nicht allein lassen
- Patienten ins Bett bringen
- Oberkörper hoch lagern
- Beengende Kleidung entfernen
- Puls und Blutdruck kontrollieren.

Diese Maßnahmen verringern das Risiko erheblich und können den Prozess der Krankheit stark verlangsamen. Allerdings bedeuten sie auch, dass der Patient eventuell liebgewordene Gewohnheiten aufgeben muss. Nur wenige Patienten tun dies freiwillig.

Pflegerische Maßnahmen

Pflegende können an dieser Stelle sehr wirksame Arbeit leisten, indem sie den Patienten nicht mit missionarischem Eifer überfallen, sondern behutsam versuchen, eine Veränderung der krank machenden Verhaltensmuster zu erreichen.

Direkt nach einem Angina-pectoris-Anfall sind folgende Maßnahmen erforderlich:

- Bettruhe einhalten lassen
- Unterstützung bei allen alltäglichen Verrichtungen
- Patienten vor Kälte schützen
- Immer wieder darauf hinweisen, das Rauchen zu unterlassen.

Maßnahmen im weiteren Verlauf:

- Unterstützung bei der Einnahme der Arzneimittel und darauf achten, dass sie regelmäßig genommen werden
- Auf die Arbeit von Selbsthilfegruppen hinweisen, evtl. einen Kontakt herstellen.

Herzinfarkt

DEFINITION

Herzinfarkt: Plötzlich eintretende, schwere Mangeldurchblutung des Herzmuskels durch den Verschluss eines Herzkranzgefäßes, in dessen Folge das Gewebe abstirbt.

Der **Herzinfarkt** ist eine der häufigsten Todesursachen in Europa und immer ein lebensbedrohlicher Notfall. Er entsteht meist durch einen Blutpfropf, der eines der bereits verkalkten Herzkranzgefäße verschließt. Das von diesem Gefäß versorgte Herzgewebe ist damit auf einen Schlag von der Versorgung mit Sauerstoff und Nährstoffen abgeschnitten und stirbt innerhalb von wenigen Stunden ab.

In der Regel deutet sich ein Herzinfarkt an. Viele Patienten berichten von z. T. schon über Jahre dauernde Zeichen der koronaren Herzkrankheit (siehe oben). Auch direkt vor dem Infarkt lassen sich häufig Vorzeichen feststellen. Die Patienten werden unruhig und klagen über Brustschmerzen.

Bei etwa ⅔ aller Patienten mit einem Herzinfarkt treten **sehr starke Schmerzen** hinter dem Brustbein auf *(Vernichtungsschmerz)*. Sie empfinden Todesangst, sind kaltschweißig und leiden unter starker Atemnot. Ihre Haut ist blass und das Bewusstsein kann eingetrübt sein. Der Puls ist nur schwach tastbar. Manchmal folgt auch ein sofortiger Herzstillstand (und damit der Tod) auf einen Herzinfarkt. Die Zei-

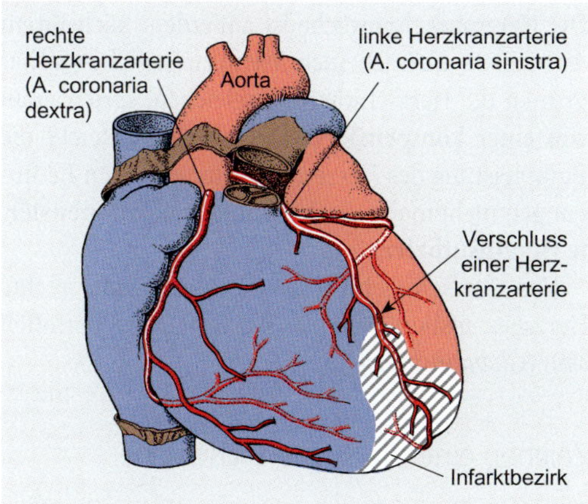

Abb. 2.101 Auswirkungen eines Infarkts am Herzmuskelgewebe. [L190]

chen des Herzinfarkts sind von seiner Größe und dem Ort des Gefäßverschlusses abhängig (➤ Abb. 2.101).

BEACHTE

Etwa ein Fünftel der Herzinfarkte verläuft ohne deutliche Zeichen.

Bei jedem Verdacht auf einen Herzinfarkt verständigen Krankenpflegehelfer sofort den zuständigen Arzt oder eine Pflegefachkraft.

Zur Sicherung der Diagnose führt der Arzt ein EKG sowie eine Blutabnahme durch.

BEACHTE

Nach jedem Infarkt ist eine sofortige Verlegung des Patienten auf eine Intensivstation notwendig. Besonders in den ersten Tagen nach dem Infarkt ist die Gefahr von lebensbedrohlichen Komplikationen sehr hoch.

Erstmaßnahmen bei Herzinfarkt

- Sofern notwendig: Wiederbelebungsmaßnahmen einleiten (➤ Kap. 6.3)
- Arzt benachrichtigen
- Patienten nicht allein lassen, ihm das Gefühl von Ruhe und Geborgenheit vermitteln, alle Maßnahmen erklären
- Mit erhöhtem Oberkörper lagern
- Beengende Kleidung entfernen
- Blutdruck und Puls kontrollieren
- Nach dem Eintreffen des Notfallteams: Hilfestellung bei allen Maßnahmen.

Pflegerische Maßnahmen

Die Patienten befinden sich in den ersten Tagen nach dem Infarkt auf einer **Intensivstation.** Anschließend werden sie auf eine Normalstation verlegt und benötigen dort für eine längere Zeit körperliche Schonung.

Pflegende übernehmen zunächst einen großen Teil der Aktivitäten des Alltags und achten darauf, dass die Belastung nur so schnell steigt, wie es die Fähigkeiten des Patienten erlauben. In vielen Krankenhäusern gelten für diese Zeit festgelegte Regeln. Es gibt auf den Stationen einen Plan, den die Pflegenden bei der Versorgung von Herzinfarktpatienten umsetzen.

Zunächst hält der Patient **Bettruhe** ein. Das bedeutet, die Pflegenden unterstützen ihn beim Waschen, Essen und Ausscheiden. Der Arzt entscheidet darüber, wann der Patient aufstehen darf und welche Wege ihm erlaubt sind.

BEACHTE

Vor, während und nach jedem Aufstehen messen Pflegende Puls und Blutdruck. So gewinnen sie einen Eindruck davon, wie der Patient die Belastung durch die Bewegung verträgt. Falls die durch das Aufstehen erhöhte Pulszahl nicht innerhalb von 3 Min. auf einen normalen Wert sinkt, bitten Krankenpflegehelfer den Patienten, sich wieder hinzulegen und benachrichtigen den Arzt oder eine Pflegefachkraft.

Viele Herzinfarkt-Patienten neigen dazu, ihre **Beschwerden zu verharmlosen.** Deshalb achten Krankenpflegehelfer darauf, dass die Patienten sich nicht zu viel zumuten. Dafür ist ein sehr einfühlsamer Umgang notwendig, damit der Patient einsieht, dass er in der ersten Zeit besser darauf verzichten sollte, z. B. zu viel Besuch zu empfangen. Auch beim Fernsehen und Telefonieren ist Zurückhaltung ratsam. Ruhe nützt dem Patienten am meisten.

Viele Patienten stellen sich in dieser Phase Fragen nach dem Sinn des Lebens. Sie haben unmittelbare **Todesnähe** gespürt und sind verunsichert. Pflegende gehen mit entsprechenden Äußerungen sehr sorgsam um und signalisieren Gesprächsbereitschaft. Auch wenn sie nicht wirklich helfen können, die schwerwiegenden Fragen zu lösen, wirkt aufmerksames Zuhören oft sehr beruhigend. Für die Zeit nach dem Krankenhausaufenthalt sowie der Anschlussheilbehandlung empfehlen Pflegende den Besuch von Selbsthilfegruppen. Dort können sich die Patienten mit anderen Menschen austauschen, die ähnliche Situationen erlebt haben. Die Gruppen verfügen außerdem oft über erhebliches Wissen, was die notwendigen Änderungen der Lebensgewohnheiten und die Vermeidung eines erneuten Infarkts betrifft.

Zu den weiteren Aufgaben der Krankenpflegehelfer zählen:

- Häufige Kontrolle von Puls und Blutdruck
- Flüssigkeitsbilanzierung nach Plan
- Regelmäßige Messung der Körpertemperatur
- Regelmäßige Kontrolle der Bewusstseinslage
- Patienten nach Schmerzen und dem allgemeinen Befinden fragen
- Haut beobachten (Farbe, Schweiß)
- Psychisches Befinden beobachten
- Überwachung der regelmäßigen Medikamenteneinnahme.

INTERNET

Deutsche Herzstiftung e.V.:
www.herzstiftung.de
Bietet umfangreiches Material über Herzerkrankungen sowie Gesundheitsförderung.

Herzmuskelschwäche

DEFINITION

Herzmuskelschwäche *(Herzinsuffizienz):* Unfähigkeit des Herzens, die für die Versorgung des Körpers notwendige Blutmenge zu transportieren.

Unter dem Begriff **Herzmuskelschwäche** sind verschiedene Funktionseinschränkungen zu verstehen, die von mehreren Erkrankungen verursacht sein können. Man unterscheidet:

- **Chronische Form** (entwickelt sich über längere Zeit). Ursachen können u. a. eine koronare Herzerkrankung, über lange Zeit bestehender Bluthochdruck, Entzündungen, Veränderungen an den Herzklappen, Rhythmusstörungen, Herzmuskelerkrankungen oder chronische Lungenerkrankungen sein
- **Akute Form** (tritt plötzlich auf). Ursachen können u. a. Herzinfarkt, plötzlicher starker Blutdruckanstieg, Lungenembolie oder eine massive Gewalteinwirkung sein.

Die Herzmuskelschwäche ist außerdem nach ihrem Ausmaß zu unterscheiden. Wenn zusätzliche Mechanismen die Herzschwäche ausgleichen, spricht man von einer **kompensierten Insuffizienz.** Reicht die Pumpleistung des Herzens auch unter diesen Bedingungen nicht mehr aus, besteht eine **dekompensierte Herzinsuffizienz.**

Von der Schwäche können die linke oder rechte Herzseite isoliert oder das gesamte Herz betroffen sein *(Globalinsuffizienz).*

Zeichen einer Rechtsherzschwäche

Die **Rechtsherzschwäche** macht sich im gesamten Körper bemerkbar, weil das Herz das über die Venen heranfließende Blut nicht weitertransportieren kann. In der Folge tritt Flüssigkeit aus dem Gefäßsystem ins Gewebe aus. Häufig lassen sich folgende Zeichen erkennen:

- Wasseransammlung im Bauchraum *(Aszites),* und an den Beinen (Besonders deutlich an den Knöchelödemen zu erkennen. Gelegentlich sind sie so stark ausgeprägt, dass der Knöchel völlig verstrichen ist. Drücken Pflegende mit einem Finger auf die Haut des Unterschenkels, entsteht eine Delle, die längere Zeit bestehen bleibt)
- Leber und Milz sind vergrößert
- Verminderte Belastbarkeit (zeigt sich durch eine unverhältnismäßig große Steigerung der Pulszahl bei vergleichsweise geringer körperlicher Aktivität)
- Vermehrtes nächtliches Wasserlassen (resultiert aus der Entlastung des Herzens während der körperlichen Ruhe und der Tatsache, dass der Körper beim Schlafen zumeist waagerecht gelagert ist. Dies verbessert die Ausscheidung der Flüssigkeit über die Nieren).

BEACHTE

Die Wassereinlagerung im Gewebe lässt sich häufig auch an einer relativ raschen Zunahme des Körpergewichts ablesen.

Zeichen einer Linksherzschwäche

Eine **Linksherzschwäche** führt zu einem Rückstau des Blutes in den Lungenkreislauf. Folgende Krankheitszeichen können entstehen (➤ Tab. 2.8):

- Atembeschwerden, im Extremfall muss der Patient aufrecht sitzen und die Arme abstützen, um Luft zu bekommen (Kutschersitz ➤ Kap. 3.2.3)
- Rasselgeräusche über der Lunge
- Husten mit schaumigem und blutigem Auswurf
- Wasseransammlung in der Lunge *(Lungenödem)*
- Verminderte Belastbarkeit
- Vermehrtes nächtliches Wasserlassen.

Zeichen einer plötzlich auftretenden Herzschwäche

Eine **plötzlich auftretende Herzschwäche,** wie sie z. B. durch einen Herzinfarkt oder eine Lungenembolie (die Verlegung einer Lungenarterie durch einen Blutpfropf) entstehen kann, bietet u. U. ein sehr dramatisches Bild und kann dazu führen, dass der Kreislauf zum Erliegen kommt und sofort Wiederbelebungsmaßnahmen (➤ Kap. 6.3) eingeleitet werden müssen. Bei weniger schwerwiegenden Verläufen können dieselben Krankheitszeichen wie bei der chronischen Form auftreten.

Behandlung

Dem Arzt stehen zur Behandlung der Herzmuskelschwäche Arzneimittel zur Verfügung, die entweder einen direkten Einfluss auf das Herz nehmen (z. B. Stärkung der Herzkraft, Senkung des Blutdrucks) oder die Begleiterscheinungen lindern (z. B. Arzneimittel zur Steigerung der Ausscheidung von Flüssigkeit über die Nieren). Auch operative Maßnahmen (z. B. Ersatz einer Herzklappe) können hilfreich sein.

Tab. 2.8 Schweregrade der Herzmuskelschwäche (nach New York Heart Association/NYHA).

Stadium der Herzschwäche	Beschwerden
I	• Keine Beschwerden bei normaler Belastung • Nachweis einer beginnenden Herzerkrankung durch ärztliche Untersuchungen möglich
II	• Leichte Beschwerden bei normaler Belastung • Mäßige Leistungsminderung
III	• Erhebliche Leistungsminderung bei normaler Belastung
IV	• Atembeschwerden in Ruhe

Pflegerische Maßnahmen

Die Pflege bei Herzmuskelschwäche ist auf die Schonung des Patienten sowie die Linderung seiner Beschwerden gerichtet. Zu den Maßnahmen gehören:

- Unterstützung bei den Verrichtungen des Alltags, insbesondere wenn der Arzt Bettruhe verordnet hat
- Atemerleichternde Positionierung (➤ Kap. 3.2.3)
- Unterstützung bei der Einhaltung des Schlaf-Wach-Rhythmus
- Motivation des Betroffenen, den Kochsalzgehalt seiner Speisen sowie die Trinkmenge zu verringern (gemäß Arztanordnung), ggf. Flüssigkeitsbilanz (➤ Kap. 3.5.2) durchführen
- Gegebenenfalls Motivation, das Rauchen zu unterlassen
- Überwachung der regelmäßigen Arzneimitteleinnahme (ggf. auch Assistenz)
- Regelmäßige Kontrolle von Puls und Blutdruck, Atmung überwachen, Beobachtungen sorgfältig dokumentieren.

2.5.5 Erkrankungen des Gefäßsystems

Bluthochdruck ➤ Kap. 3.3.1

Arterielle Verschlusskrankheit

Koronare Herzkrankheit, Herzinfarkt ➤ Kap. 2.5.4

> **DEFINITION**
> **Arterielle Verschlusskrankheit** *(AVK):* Entsteht in den meisten Fällen aufgrund einer **Arteriosklerose** *(Arterienverkalkung)* und führt zu einer starken Verminderung oder gar Unterbrechung des Blutflusses in den betroffenen Arterien.

Von der **arteriellen Verschlusskrankheit** sind neben den Herzkranzgefäßen (➤ Kap. 2.5.4) besonders häufig die Arterien der Beine betroffen. Allerdings kann sie auch in den hirnversorgenden Arterien an den Seiten des Halses *(A. carotis)* und anderen Arterien auftreten. Die Erkrankung beginnt mit einer Schädigung der Gefäßinnenhaut, an die sich im Laufe der Zeit unter anderem Blutzellen anlagern. Daraus entstehen massive Beläge, die **Plaques.**

Zunächst verursacht die Erkrankung jahrelang keine Beschwerden. Die Patienten bemerken vielleicht nur, dass ihre Beine sich kalt anfühlen. Später nimmt der Blutfluss in die hinter der Gefäßverengung gelegenen Körperregionen deutlich ab und das Laufen fällt den Betroffenen schwer (➤ Tab. 2.9). Das zeigt sich durch Zwangspausen, die sie nach relativ kurzen Wegstrecken einlegen müssen. Dieses Bild nennt man **Schaufensterkrankheit,** weil die Patienten nach einer kurzen Gehstrecke immer wieder schmerzbedingte Pausen machen und sich wie bei einem Schaufensterbummel fortbewegen.

Im Vollbild sterben Gewebsareale ab, insbesondere sind davon die Zehen betroffen *(Nekrose).* Wunden heilen nur verzögert oder gar nicht.

Risikofaktoren:

- Rauchen
- Diabetes mellitus (➤ Kap. 2.10.3)
- Bluthochdruck
- Übergewicht
- Zu hohe Cholesterinwerte im Blut
- Bewegungsmangel.

Behandlung

Im Anfangsstadium ist die **Behandlung** auf die Ausschaltung der Risikofaktoren, vor allem also eine Veränderung der Ernährungsgewohnheiten sowie das Beenden des Nikotinkonsums ausgerichtet. Angemessene Bewegungsübungen sind sinnvoll. Außerdem verordnet der Arzt durchblutungsfördernde Arzneimittel.

Es ist auch möglich, einen Versuch zur medikamentösen Auflösung der Verengung zu machen.

Im weiteren Verlauf wird häufig ein Eingriff unvermeidbar. Er kann im Sinne der „Schlüssellochchirurgie" über Katheter erfolgen, mit deren Hilfe z. B. eine röhrenförmige Wandstütze *(Stent)* in das Gefäß eingelegt wird. Der Einsatz von Gefäßprothesen oder der operativen Ausschälung der Wandbeläge ist stets eine große gefäßchirurgische Operation.

Abgestorbene Gewebsareale verlangen unter Umständen eine Amputation.

Tab. 2.9 Gradeinteilung der arteriellen Verschlusskrankheit nach Fontaine.

Gradeinteilung	Zeichen
Grad I	• Veränderungen an der Gefäßinnenwand ohne Beschwerden
Grad IIa	• Gehstrecke bis zum Eintreten der Schmerzen > 200 Meter
Grad IIb	• Gehstrecke bis zum Eintreten der Schmerzen < 200 Meter
Grad III	• Schmerzen in Ruhe, z. B. während der Patient nachts im Bett liegt
Grad IV	• Schmerzen in Ruhe, Absterben von Gewebe (Nekrose)

Pflegerische Maßnahmen

Die Aufgaben der Pflegenden richten sich nach dem Grad der Durchblutungsstörung und dem Allgemeinzustand des Patienten. Betroffen sind häufig nicht nur einzelne Arterien, sondern mehr oder weniger das gesamte Gefäßsystem, sodass die Patienten schwer krank und nicht sehr belastungsfähig sind.

- Assistenz bei allen Selbstpflegeaktivitäten
- Motivation, das Rauchen aufzugeben
- Ernährungsberatung: fettarme Kost und eine Verringerung von Übergewicht sind empfohlen
- Sofern möglich: Motivation zur regelmäßigen Durchführung der Bewegungsübungen
- Wenn die Patienten nicht laufen können: abwechselnd Hoch- und Tieflagerung der betroffenen Gliedmaßen zur passiven Unterstützung der Durchblutung
- Bestehen Wunden, beobachten Pflegende den Heilungsprozess und wechseln die Verbände sachgerecht
- Fußpflege so durchführen, dass keine Verletzungen entstehen. Sind die Verhältnisse schwierig (z. B. durch Nagelveränderungen), professionelle Fußpflege einschalten.

Thrombophlebitis

DEFINITION

Thrombophlebitis: Verschluss oder Entzündung einer kleineren Vene, die sich unmittelbar unter der Körperoberfläche befindet.

Man unterscheidet eine Thrombophlebitis, die durch Krankheitserreger verursacht ist, von jener, die ohne den Einfluss von Keimen entsteht *(abakteriell)*.

Im Krankenhaus oder in Pflegeeinrichtungen ist dieses Krankheitsbild häufig die Folge eines venösen Zugangs, der über längere Zeit im Körper verbleibt. Als Auslöser kommen dann die Reizung der Venenwand durch den Fremdkörper sowie das Eindringen von Keimen durch die Einstichstelle (künstliche Köröffnung) in Betracht. Diese Thrombophlebitis findet sich meistens an den Armen, weil dort üblicherweise die venösen Nadeln angelegt werden.

Die andere Form der Erkrankung kommt überwiegend an den Beinen vor. Die Ursachen sind unklar. Vermutlich spielen Schäden an den Gefäßwänden (z. B. Krampfadern), Entzündungsprozesse aus anderen Regionen des Gefäßsystems, Störungen der Blutgerinnung sowie altersbedingte Veränderungen eine Rolle.

Die Entzündung kann zu einem Verschluss des Gefäßes führen.

Zeichen der Thrombophlebitis sind:

- Schmerzen (große Berührungsempfindlichkeit) und Rötung im betroffenen Gebiet
- Schwellung und Verhärtung über dem Verlauf der betroffenen Vene.

BEACHTE
Die Thrombophlebitis ist ein Risikofaktor für die Entstehung einer Sepsis.

Behandlung

Entsteht die Thrombophlebitis aufgrund eines Venenzugangs, ist dieser zunächst zu entfernen. Gegebenenfalls ist die Gabe von Antibiotika erforderlich. Die Behandlung entspricht ansonsten der bei abakterieller Phlebothrombose.

- Falls das Gefäß durch geronnenes Blut verlegt ist: chirurgische Öffnung des Gefäßes mit Ausdrücken des Blutpfropfs
- Gabe von Medikamenten zur Hemmung der Blutgerinnung (z. B. Heparin)
- Physikalische Maßnahmen.

Pflegerische Maßnahmen

- Patienten zu angemessener Bewegung motivieren (Bettruhe ist zu vermeiden)
- Am Bein: Kompressionsverband oder -strumpf anlegen
- Betroffene Extremität zur Nacht hochlagern
- Kühlende Umschläge anlegen, z. B. mit Retterspitz®, Quark, Alkohol
- Heparinsalbe bzw. -gel verabreichen.

BEACHTE
Kompressionsstrümpfe und Bewegung sind nur anzuwenden, wenn es die Schmerzen des Patienten zulassen.

Tiefe Venenthrombose

DEFINITION
Tiefe Venenthrombose *(Phlebothrombose)*: Plötzlich auftretender Verschluss einer großen Vene durch einen Blutpfropf.

Die **tiefe Venenthrombose** entsteht überwiegend an den Beinen. Ein erhöhtes Risiko tragen ältere Menschen mit Übergewicht. Der Mechanismus, der zu einer Thrombose führt, besteht aus drei Faktoren, die so typisch sind, dass man sie als **Virchow-Trias** bezeichnet:

- **Verlangsamung des Blutflusses,** z. B. Bettruhe, Bewegungsmangel (etwa während eines Langstreckenflugs), Krampfadern
- **Schäden an der Innenwand der Gefäße,** z. B. altersbedingt, Verletzungen durch Gewalteinwirkung, Entzündungen
- **Erhöhte Gerinnungsneigung des Blutes,** z. B. vererbte Veranlagung, Arzneimittel.

Auch hormonelle Verhütungsmittel (z. B. Pille), Schwangerschaft, Flüssigkeitsmangel und Rauchen können die Thrombosegefahr steigern.

Oft bemerken Patienten eine Thrombose nicht, vor allem, wenn sie eine relativ kleine Vene betrifft. Der Verschluss eines größeren Gefäßes führt hingegen zu Schmerzen (vor allem in Wade, Kniekehle und Fuß) sowie einer Überwärmung und Schwellung des Beins. Typischerweise nehmen die Schmerzen ab, wenn das Bein hochgelagert wird, weil sich dadurch der Rückstrom des Blutes verbessert.

Die gefährlichste Auswirkung, die eine Thrombose haben kann, ist die **Embolie.** Dabei löst sich der Blutpfropf von der Gefäßwand und wandert mit dem Blut durch den Körper, bis er in einer Lungenarterie stecken bleibt.

BEACHTE

Die **Lungenembolie** kann ein plötzlicher und aus scheinbar völliger Gesundheit entstehender Notfall sein, der nicht selten zum sofortigen Tod führt. Der Patient empfindet schwere Atemnot, seine Haut ist blass und kaltschweißig. Bemerken Pflegende diese Zeichen, lösen sie sofort den Notruf aus. Sie bleiben beim Patienten, bis das Rettungsteam eintrifft, lagern ihn mit erhöhtem Oberkörper und überwachen Herztätigkeit und Atmung engmaschig. Sofern diese Funktionen versagen, ist sofort mit einer **Wiederbelebung** nach den ERC Richtlinien 2015 (➤ Kap. 6.3) zu beginnen.

Behandlung

Die ärztliche **Behandlung** zielt auf die Vermeidung einer Embolie und die Auflösung des Blutpfropfs durch Arzneimittel zur Verminderung der Blutgerinnung. Sofern die Thrombose ausgedehnt ist, schwere Krankheitszeichen verursacht und rasch nach ihrer Entstehung erkannt wurde, besteht auch die Möglichkeit, den Pfropf operativ zu entfernen. Um die erneute Entstehung einer Thrombose zu verhindern, stellt der Arzt den Patienten auf ein blutverdünnendes Medikament (z. B. Marcumar®) ein, das für etwa ein Jahr zu nehmen ist.

Pflegerische Maßnahmen

- Überwachung der Krankheitszeichen (Überwärmung, Schwellung, Rötung) am betroffenen Bein
- Motivation zu maßvollen und individuell angepassten Bewegungsübungen
- Gegebenenfalls Hochlagerung des Beines
- Unterstützung bei allen Selbstpflegeaktivitäten
- Kompression des Beins zunächst mit Binden, später mit Kompressionsstrümpfen in passender Größe
- Überwachung der regelmäßigen Einnahme der angeordneten Arzneimittel, u. a. subkutane Heparinspritzen.

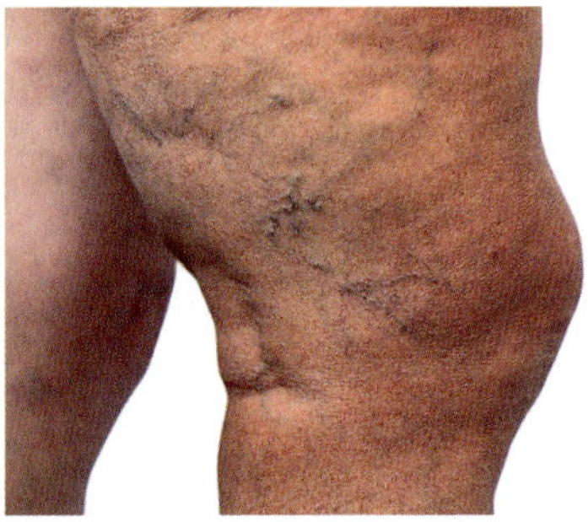

Abb. 2.102 Ausgeprägte Krampfadern am Knie. [J787]

Krampfadern

DEFINITION

Krampfadern *(Varikosis):* Erweiterte Venen, die sich deutlich sichtbar unter der Haut schlängeln. Kommen vor allem an den Beinen vor.

Unter **Krampfadern** versteht man knotige Vergrößerungen des Durchmessers der Venen, in deren Verlauf die Klappen an der Innenwand der Gefäße ihre Funktion verlieren (➤ Abb. 2.102). Von dieser Erkrankung sind fast ein Drittel aller Menschen betroffen, Frauen deutlich häufiger als Männer. Krampfadern können an verschiedenen Körperstellen auftreten, z. B. in der Nähe des Darmausgangs *(Hämorrhoiden)* oder am Bauch infolge einer Leberzirrhose (➤ Kap. 2.7.11). Sehr oft bilden sie sich an den Beinen aus. Sie können die Folge von Schwangerschaften, langem Stehen (z. B. im Beruf), Übergewicht, mangelnder Bewegung oder einer Venenthrombose sein.

Krampfadern verursachen gelegentlich Blutungen, Wassereinlagerungen und Hautveränderungen. Sie stellen auch ein kosmetisches Problem dar.

Behandlung

Der Arzt kann die Krampfadern veröden, indem er ein Arzneimittel in die Gefäße spritzt, das die Innenwand schädigt, oder die erkrankten Venenabschnitte entfernt *(z. B. Varizenstripping).*

Pflegerische Maßnahmen

Bei geringgradig ausgeprägten Krampfadern wirken Pflegende auf die Verminderung der Risikofaktoren hin, um den Krankheitsverlauf zu verzögern:

- Motivation der Patienten, das Rauchen einzustellen
- Motivation, die verordneten Kompressionsstrümpfe täglich zu tragen, obwohl dies besonders im Sommer sehr unangenehm sein kann (➢ Tab. 2.10)
- Ernährungsberatung, Übergewicht verringern
- Motivation des Patienten, seine Beine häufig erhöht zu positionieren und Stehen/Sitzen über längere Zeiträume zu vermeiden.

2.6 Atmungssystem

Das **Atmungssystem** (➢ Abb. 2.103) befähigt den Menschen, Sauerstoff aus der Umgebungsluft aufzunehmen und Kohlendioxid abzugeben. Dieser Vorgang findet beim Gesunden **ohne willentliche Anstrengung** statt, weil verschiedene Messfühler im

Tab. 2.10 Checkliste „Anmessen und Anlegen von Kompressionsstrümpfen".

Benötigtes Material	• Maßband (passend zu den verwendeten Strümpfen) • Strümpfe der verordneten Kompressionsstärke in allen Größen
Vorbereitung	• Patienten über die beabsichtigte Maßnahme informieren und bitten, sich für mindestens eine halbe Stunde ins Bett zu legen (ggf. mit hochgelagerten Beinen), damit das Blut zurückfließt und Wassereinlagerungen sich zurückbilden können (am besten ist es allerdings, wenn das Abmessen am Morgen vor dem Aufstehen geschieht) • Für den Schutz der Intimsphäre sorgen (ggf. Stellwände herbeiholen) • Gegebenenfalls Patienten beim Entkleiden der Beine helfen
Durchführung	Abmessen des Strumpfes: • Bett auf Arbeitshöhe stellen • Mit dem Maßband die Länge eines Beines bestimmen, Abstand zwischen Unterkante der Ferse und Beginn des Gesäßes abmessen • Beinumfang messen, dazu Angaben des Strumpfherstellers beachten. Häufig ist an drei Orten zu messen: zwei Fingerbreiten oberhalb der Knöchel, an der dicksten Stelle der Wade und an der dicksten Stelle des Oberschenkels. Diese Werte sind an beiden Beinen zu erheben, weil manche Patienten (insbesondere nach Thrombose) sehr unterschiedliche Beinumfänge aufweisen • Maße im Dokumentationssystem notieren
Durchführung	Anlegen des Strumpfes: • Patient liegt auf dem Rücken im Bett • Gegebenenfalls Anziehhilfe aus glattem Textil über den Fuß ziehen • Strumpf auf links wenden und Fußteil bis zum Knick an der Ferse nach innen stülpen • Strumpf in beiden Händen zusammenraffen • Umgreifen, jetzt sind die Hände so zu halten, dass die Außenseiten der Finger gegeneinander weisen • Pflegender steht am Fußteil des Bettes und ist dem Oberkörper des Patienten zugewandt • Öffnung des Strumpfes auseinander ziehen und Fußteil des Strumpfes bis zur Ferse über den Fuß stülpen • Pflegender wechselt jetzt die Position steht neben dem Bett und kehrt dem Patienten seinen Rücken zu • Zusammengerafften Strumpf über Unterschenkel und Knie Richtung Leiste ziehen, dabei das geraffte Material nach und nach freigeben • Faltenfreien Sitz des Strumpfes kontrollieren, besonders an der Unterseite des Beines und in der Kniekehle
Nachbereitung	• Durchblutung der Beine nach 30 Min. kontrollieren, dazu Patienten nach seinem Empfinden fragen und Zehen durch die Öffnung am Strumpfende kontrollieren (Verfärbung, Hauttemperatur) • Sonstiges Material aufräumen • Maßnahme und Beobachtungen sorgfältig dokumentieren
Hinweise	• Die Messungen am Bein sind mindestens alle zwei Tage zu wiederholen, vorzugsweise beim Wechsel der Strümpfe, dann Größe der Strümpfe ggf. an die neuen Maße anpassen • Strümpfe können meist etwa 10-mal gewaschen werden (Herstellerangaben beachten) und sind anschließend zu verwerfen • Strümpfe entfalten ihre Wirkung vor allem, während der Patient liegt. Im Stehen und beim Laufen übernehmen die Muskeln die Kompressionsarbeit • Der Patient trägt stets zwei Kompressionsstrümpfe (Ausnahmen sind ärztlich angeordnet)

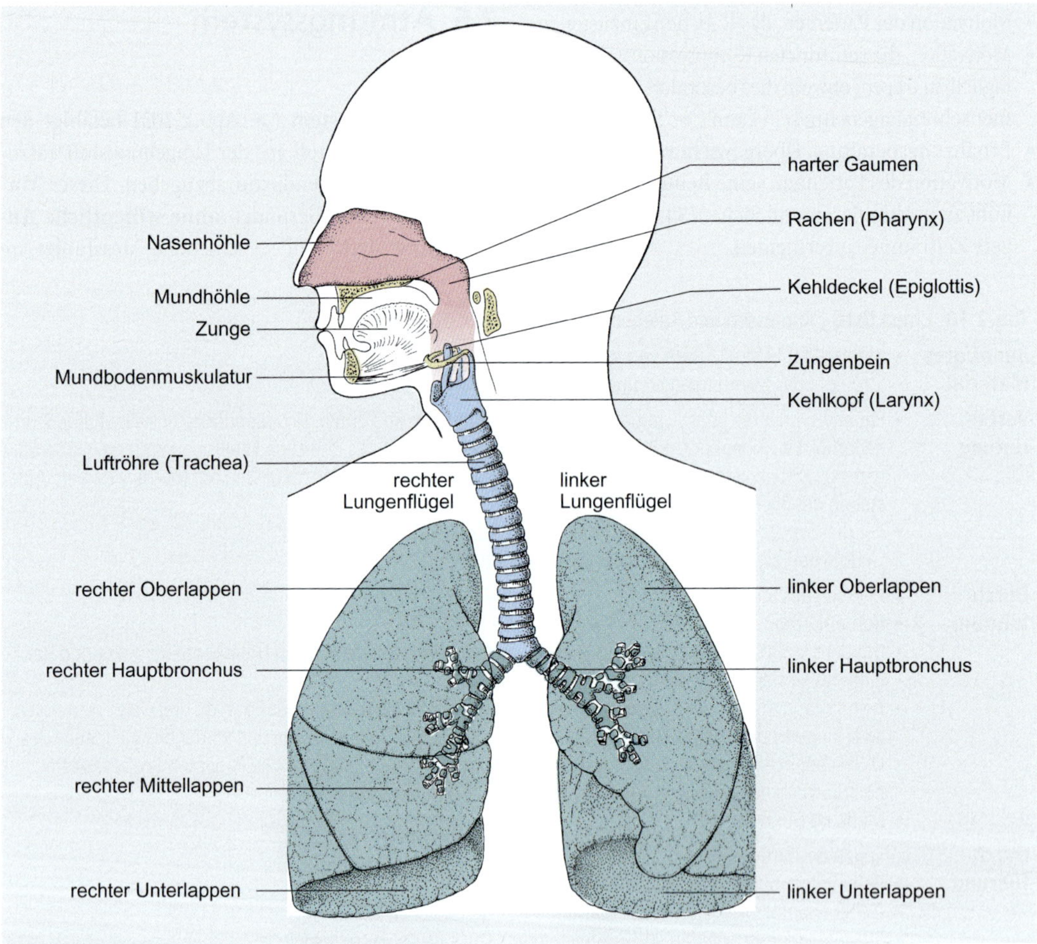

Abb. 2.103 Übersicht der Atmungsorgane. [L190]

Körperinneren den Gastaustausch regulieren und damit automatisch für die regelmäßige Atemarbeit sorgen. Allerdings lässt sich die Atmung bewusst beschleunigen, unter Umständen sogar so stark, dass wegen der verstärkten Ausscheidung von Kohlendioxid und der damit zusammenhängenden Verschiebung der Elektrolytkonzentration Krampfanfälle oder Bewusstlosigkeit auftreten.

2.6.1 Obere Atemwege

Die Atemluft gelangt über die Öffnungen der Nase und den Mund in den Körper. Die Form der **Nase** ist von Knorpeln und Knochen bestimmt. An der Unterseite der Nase befinden sich die Nasenlöcher, zwischen denen die Nasenscheidewand verläuft. Im Inneren des Schädels weitet sich der Luftweg zur **Nasenhöhle** auf. Sie ist durch den harten und weichen Gaumen von der Mundhöhle getrennt. Eine Knochenplatte bildet das Dach der Nasenhöhle. Dieser Knochen heißt **Siebbein** *(Os ethmoidale),* weil er winzige Öffnungen aufweist, durch die die Fortsätze des Riechnervs zum Gehirn ziehen. Sie nehmen Gerüche wahr und melden die Informationen an das Gehirn (➤ Kap. 2.4.1).

Die Wände der Nasenhöhle sind mit Schleimhaut ausgekleidet, in der sich Schleim produzierende Zellen befinden. Deutlich ausgeprägte Furchen vergrößern die Oberfläche der Schleimhaut und verbessern so die Anfeuchtung und Erwärmung der Atemluft. Am Naseneingang wachsen Härchen, die das Eindringen von größeren Fremdkörpern verhindern. Die **Flimmerhärchen,** die sich auf der gesamten

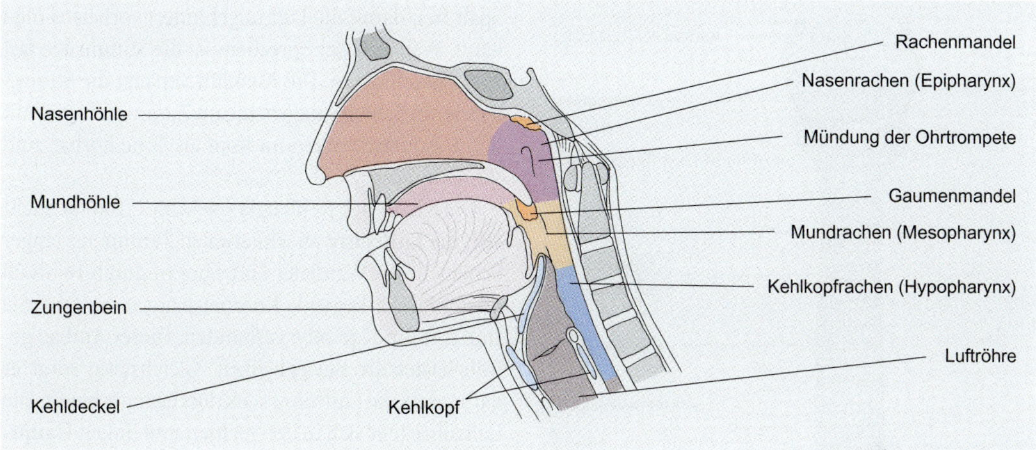

Abb. 2.104 Schnitt durch den oberen Atmungstrakt und den Hals. [L190]

Schleimhaut der Nasenhöhle befinden, befördern kleinere Fremdkörper Richtung Rachen, von wo aus sie verschluckt oder ausgehustet werden können.

Der Nasenraum hat drei wesentliche Funktionen:

- Erwärmung, Anfeuchtung und grobe Reinigung der Atemluft
- Geruchssinn
- Resonanzraum für die Stimme.

Die **Mundhöhle** ist vorn von den Zahnreihen begrenzt. Von außen ist die Öffnung in Form von Ober- und Unterlippe sichtbar. In Ruhestellung liegen sie waagerecht aufeinander und verschließen den Mund. Er lässt sich sehr weit öffnen und stellt eine bequeme Eintrittspforte für die Atemluft dar.

Der **Rachen** *(Pharynx)* verbindet sowohl die Mundhöhle mit der Speiseröhre als auch die Nasenhöhle mit dem Kehlkopf bzw. der Luftröhre. Da der Rachen also auch der Nahrungsaufnahme (➤ Kap. 3.5) dient, steht er nicht durchgängig für die Atmung zur Verfügung. An seinem hinteren Ende vereinigt er sich mit dem Ausführungsgang der Nasenhöhle. Luft- und Speiseweg teilen sich etwas weiter unten auf (➤ Abb. 2.104).

2.6.2 Untere Atemwege

Die Atemluft gelangt über den Rachen in den **Kehlkopf** *(Larynx)* und weiter in die Luftröhre *(Trachea)*. Der Kehlkopf besteht aus mehreren festen Knorpeln, die durch Bänder und Muskeln verbunden sind. Er ist an der Vorderseite des Halses als eine kantige, dreieckige Erhebung zu tasten. Bei Männern ist er meist deutlicher ausgeprägt *(Adamsapfel)*, da er sich durch die Einflüsse der männlichen Geschlechtshormone während der Pubertät vergrößert. In dieser Phase nimmt die Länge der Stimmbänder deutlich zu, die Stimme der jugendlichen Männer wird tiefer *(Stimmbruch)*.

Am oberen Ende des Kehlkopfes (➤ Abb. 2.105) befindet sich der bewegliche **Kehldeckel** *(Epiglottis)*. Er verschließt den Kehlkopf während des Schluckens und verhindert, dass Nahrung in die Luftröhre gelangt.

Im Inneren des Kehlkopfes sind die **Stimmbänder** *(Ligamenta vocalia)* von vorn nach hinten gespannt. Während der Atmung lassen sie zwischen sich einen

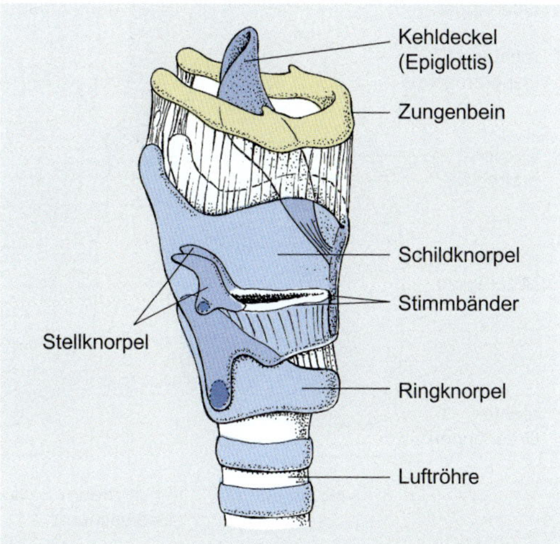

Abb. 2.105 Der Kehlkopf und seine Knorpel. [L190]

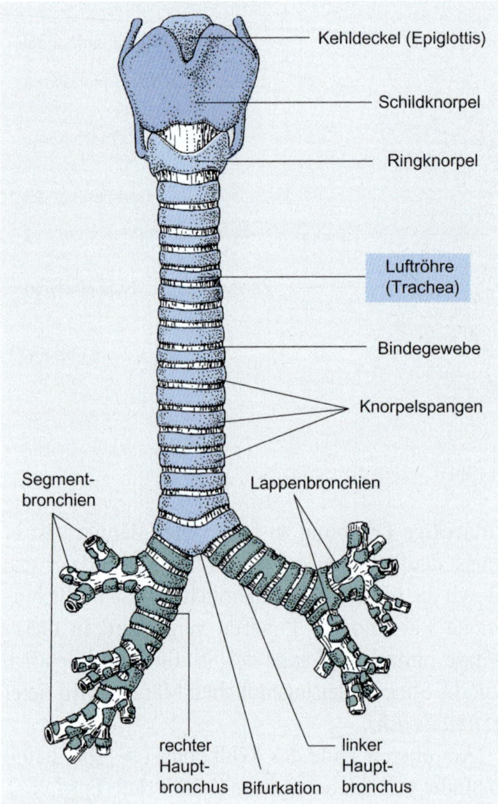

Abb. 2.106 Die Atemwege vom Kehlkopf bis zu den Bronchien. [L190]

Spalt frei, damit die Luft ungehindert vorbeiströmen kann. Während des Sprechens ist die Stimmritze fast völlig geschlossen. Die Atemluft versetzt die Stimmbänder in Schwingungen, die im Zusammenspiel mit den Resonanzräumen im Kopf als Töne hörbar sind *(Stimmbildung)*.

Unterhalb des Kehlkopfs (➤ Abb. 2.106) schließt sich die **Luftröhre** an, ein etwa elf Zentimeter langer Schlauch. Die Wand der Luftröhre ist durch 16 bis 20 übereinander liegende Knorpelspangen versteift. Sie sind mit Bindegewebe verbunden. Dieser Aufbau gewährleistet die Beweglichkeit. Gleichzeitig sorgt er dafür, dass die Luftröhre stets durchgängig bleibt. Die Luftröhre teilt sich in den rechten und linken **Hauptbronchus,** von denen aus sich die Atemwege in die beiden Lungenflügel verzweigen.

Die Wand der unteren Atemwege ist vollständig mit Flimmerhärchen ausgekleidet. Sie transportieren Fremdkörper aus dem Atmungssystem hinaus.

2.6.3 Lunge

Die **Lunge** *(Pulmo)* besteht aus zwei vollständig voneinander getrennten Flügeln. Sie sind von den Rippen umgeben. Zwischen ihnen befindet sich das Herz. Der rechte Lungenflügel ist in drei **Lappen** un-

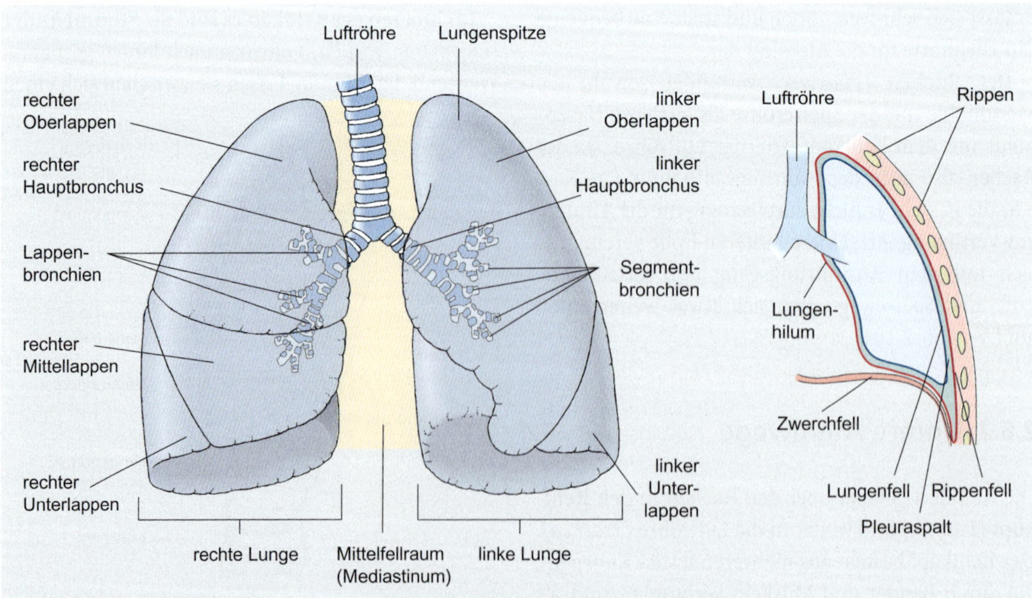

Abb. 2.107 Die Lungenflügel sind in Lappen unterteilt und am unteren Ende vom Zwerchfell begrenzt. [L190]

terteilt, der linke Flügel besteht aus zwei Lappen (➤ Abb. 2.107). Das Lungengewebe ist elastisch und setzt sich, ähnlich wie ein Schwamm, aus winzigen Hohlräumen zusammen. In diesen **Hohlräumen** *(Alveolen),* die etwa 0,2 mm Durchmesser haben, findet der Gasaustausch statt. Die extrem dünnen Wände der Alveolen lassen einen problemlosen Transport des Sauerstoffs ins Blut zu. Jede Alveole ist mit dem baumartig verzweigten System der Atemwege verbunden.

Der knöcherne Brustkorb (➤ Kap. 2.3.5) umfasst die Lunge nach oben und zu den Seiten. Nach unten ist das Organ vom **Zwerchfell** *(Diaphragma)* begrenzt. Die Lungenflügel sind von dem hauchdünnen **Lungenfell** *(Pleura visceralis)* überzogen. Am Eintritt der Bronchien in die Lunge schlägt diese Haut in das **Rippenfell** *(Pleura parietalis)* um, das die Innenseite des Brustkorbes vollständig auskleidet.

Das Zwerchfell ist eine leistungsfähige Muskelplatte, die die Organe des Bauchraums von den Organen des Brustraums trennt. In Ruhe ist sie zur Lunge hin gewölbt. Spannt sich das Zwerchfell an, verdrängt es die Bauchorgane und gibt der Lunge die Möglichkeit, sich auszudehnen.

Die Wand des Brustkorbs wird von den Rippenbögen gebildet, die beweglich an der Wirbelsäule befestigt sind. In Ruhe hängen sie nach vorn unten. Ziehen sich die äußeren Zwischenrippenmuskeln zusammen, heben sie den Brustkorb an, dessen Rauminhalt daraufhin zunimmt.

Beim gesunden Menschen ist die Lunge nicht an die Innenwand des Brustkorbes angewachsen. Das elastische Lungengewebe folgt dem Zug der Rippen und des Zwerchfelles, weil der Spalt zwischen Lunge und Brustwand luftleer und mit einem flüssigen Gleitmittel gefüllt ist. Dadurch klebt die Lunge gewissermaßen am Brustkorb.

TIPPS & TRICKS

Die Funktionsweise des Spalts zwischen Lunge und Brustwand *(Pleuraspalt)* ist mit zwei Glasscheiben leicht nachzuvollziehen. Wenn man ein wenig Wasser auf eine Seite der ersten Glasscheibe gibt und die andere dagegen drückt, sodass die Luft komplett aus dem Spalt entfernt ist, lassen sich die Scheiben zwar leicht gegeneinander verschieben, nicht jedoch voneinander abheben. Dieses Prinzip heißt **Adhäsion.**

Atemvorgang

Der Mensch atmet **unwillkürlich,** das heißt, er muss nicht über jeden Atemzug nachdenken. Allerdings kann er zwischendurch absichtlich einen besonders tiefen Atemzug ausführen. Das ist nicht mit dem **Gähnen** zu verwechseln, denn dabei handelt es sich um einen unwillkürlichen **Reflex.**

Für eine begrenzte Zeit, z. B. beim Tauchen, ist es auch möglich, die Atmung zu stoppen.

Ein spezieller Teil des Gehirns, das **verlängerte Mark** (am Übergang des Gehirns zum Rückenmark gelegen ➤ Kap. 2.4.1) steuert die Atmung. Mit Hilfe von Sensoren, die im gesamten Körper verteilt sind, erhält es Informationen über den

- Sauerstoffgehalt des Blutes
- Kohlendioxidgehalt des Blutes
- pH-Wert des Blutes (zeigt an, ob das Blut eher die Eigenschaften einer Lauge oder einer Säure annimmt).

Alle diese Werte sind durch die Atmung zu beeinflussen und das Atemzentrum ist bestrebt, sie stabil zu halten. Die Atmung vertieft sich bei **körperlicher Belastung,** weil die Körperzellen für ihre Arbeit zusätzlichen Sauerstoff benötigen. In Ruhe atmet ein gesunder, erwachsener Mensch etwa 15-mal in der Min. und ohne Anstrengung. Die Häufigkeit der Atemzüge kann sich bei Krankheit oder unter Belastung auf 30 oder mehr Atemzüge steigern.

Bereits leichte Erkrankungen (z. B. Erkältung) erschweren die Atmung. Die Schleimhäute der Nase schwellen an. Sie sondern einen flüssigen oder zähen Schleim ab. Der Betroffene fühlt sich in seinem Befinden erheblich eingeschränkt.

Viel deutlicher wirkt sich die Einschränkung bei schwerwiegenden Erkrankungen aus. Eine Behinderung der Atmung kann Todesangst auslösen.

Der Atemvorgang ist in die **aktive Phase** der Einatmung und die **passive Phase** der Ausatmung zu unterscheiden. Während der Einatmung dehnt sich die Lunge aus und erzeugt einen leichten Unterdruck in ihrem Inneren. Luft strömt über die Atemwege bis in die Lungenbläschen. Die Ausdehnung der Lunge ist einerseits durch die Anspannung des Zwerchfells hervorgerufen (➤ Abb. 2.108), anderseits durch das Zusammenziehen der äußeren Zwischenrippenmuskeln, die sich in der Wand des Brustkorbs befinden.

Zur Ausatmung entspannt sich das Zwerchfell und die inneren Zwischenrippenmuskeln spannen sich an. Die Lunge zieht sich aufgrund ihrer Elastizität von allein zusammen. Die Luft entweicht wie aus einem offenen Luftballon. Brustkorb und Zwerchfell kehren in ihre Ruhestellung zurück.

2.6.4 Erkrankungen der Atemorgane

Grippe

DEFINITION

Grippe *(Influenza):* Durch Viren übertragene Erkrankung der Atemwege. Sie gefährdet vor allem ältere Menschen durch Komplikationen (z.B. anschließende bakterielle Infektion). Die Übertragung des Virus geschieht mittels Tröpfchen, das heißt, bereits der Hustenstoß eines Kranken kann einen Gesunden anstecken.

Etwa ein bis drei Tage nach der Ansteckung entwickelt der Patient hohes Fieber. Er gibt Kopf-, Glieder- und Rückenschmerzen an. Auch die ganz typischen Zeichen einer Erkältung gehören zur **Grippe:** Husten, Schnupfen, Heiserkeit und Halsschmerzen (➤ Abb. 2.109). Es ist deshalb nicht immer einfach, zu entscheiden, ob es sich um eine gewöhnliche Erkältung handelt oder um die echte Grippe. Deshalb kann es sehr sinnvoll sein, wenn Pflegende vor allem bei sehr schwachen oder schwer kranken Patienten darauf hinweisen, dass es dem Arzt mithilfe bestimmter Tests möglich ist, ohne großen Aufwand abzuklären, um welchen Erreger es sich handelt. Da sich das Grippe-Virus sehr rasch verändert und beinahe jedes Jahr eine neue Generation zu Krankheitswellen führt, ist es sehr sinnvoll, wenn sich ältere und kranke Menschen regelmäßig **impfen** lassen.

Besonders geschwächte Patienten sind von der Grippe bedroht, denn das Virus macht es Bakterien und anderen Krankheitserregern leicht, in den Körper einzudringen. Die Folge können Lungenentzündungen sein. Die Zellgifte, die das Grippevirus frei-

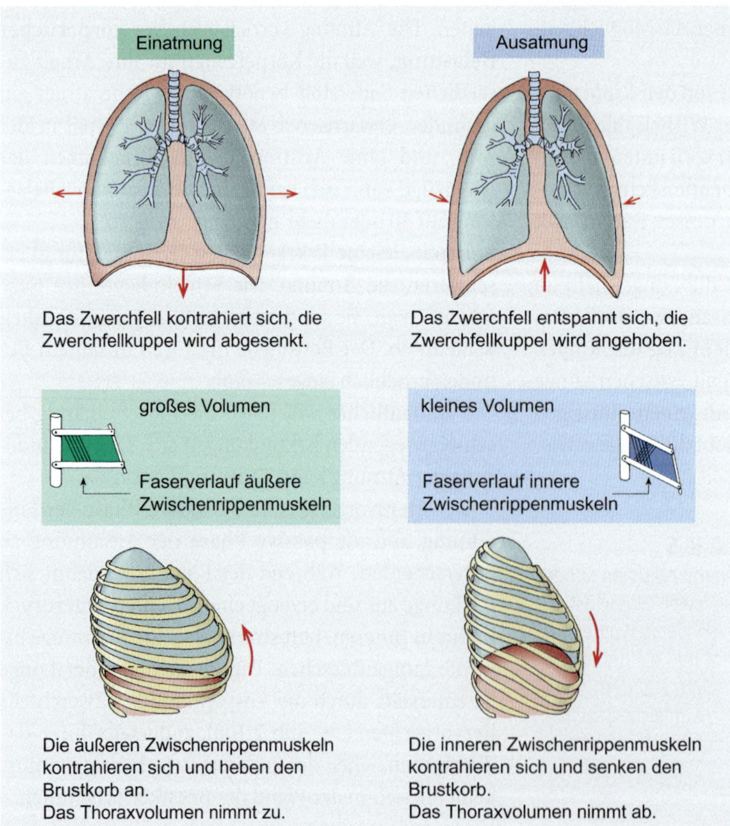

Abb. 2.108 Die Bewegungen des Zwerchfells und der Rippenbögen bei der Ein- und Ausatmung. [L190]

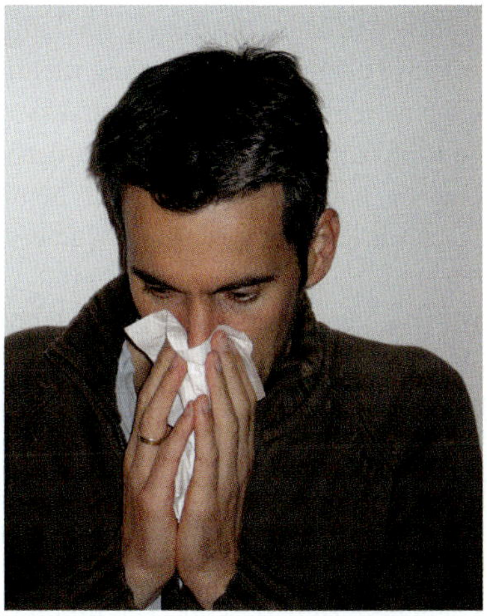

Abb. 2.109 Schnupfen ist nur ein Zeichen der Grippe. [O408]

setzt, können das Herz, die Blutgefäße sowie Gehirn und Rückenmark schädigen.

Vor allem wegen der leichten Übertragbarkeit (Grippe kommt fast immer epidemieartig vor) und der schwerwiegenden Folgen muss der Arzt diese Erkrankung beim Gesundheitsamt melden.

Behandlung

Der Arzt verordnet dem Patienten Arzneimittel, die gegen Viren wirksam sind. Dies ist jedoch nur zu einem sehr frühen Zeitpunkt der Krankheit sinnvoll. Später geht es vor allem darum, das Fieber zu senken und dem Patienten das Abhusten von Sekret aus den Atemwegen zu erleichtern.

Pflegerische Maßnahmen

Bei der Grippe gelten dieselben pflegerischen Maßnahmen wie bei der Lungenentzündung (siehe Lungenentzündung).

Grippaler Infekt

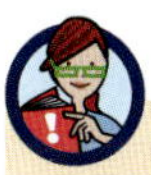

DEFINITION

Grippaler Infekt (im Volksmund fälschlich ebenfalls als Grippe bezeichnet): Erkrankung, die meist auf die oberen Atemwege begrenzt ist, mit Husten und Schnupfen verbunden. Übertragung ebenfalls durch Viren, aber insgesamt viel harmloser als die echte Grippe.

Etwa ein bis zwei Tage nach der Ansteckung zeigen die Patienten erstmals Zeichen der Erkrankung. Sie klagen über Husten, Schnupfen, Halsschmerzen und eventuell leichtes Fieber. Je nach dem Virus, das für die Erkrankung verantwortlich ist und je nach der Abwehrlage des Patienten, treten diese Krankheitszeichen in unterschiedlicher Reihenfolge und Stärke auf. Die Dauer eines grippalen Infekts lässt sich durch medikamentöse Behandlung praktisch nicht verkürzen. Pflegende erleichtern die Beschwerden mit den Maßnahmen, die unter Grippe genannt sind. Zusätzlich können sie ein Kamillendampfbad (➤ Kap. 3.2.3) anbieten, das viele Patienten als angenehm empfinden.

Lungenentzündung

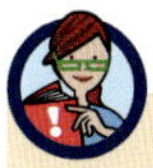

DEFINITION

Lungenentzündung *(Pneumonie):* Entzündung des Lungengewebes. Kann durch Infektionen, Allergien oder schädliche Umwelteinflüsse verursacht sein. Ist die am häufigsten zum Tode führende Infektionskrankheit in den Industrieländern.

An **Lungenentzündung** können auch Menschen erkranken, die zuvor völlig gesund waren und in gewohnter Weise ihrer täglichen Beschäftigung nachgegangen sind. Viel häufiger betreffen sie jedoch Patienten, die bereits an einer anderen Krankheit leiden und wegen ihrer eingeschränkten Möglichkeiten zur Bewegung oder ihrer verminderten Abwehrkräfte besonders anfällig für Krankheitserreger sind, die sich bevorzugt in den Atemwegen ansiedeln. Erschwerend kommt hinzu, dass in Krankenhäusern (deutlich weniger in Heimen) besonders **aggressive Krankheitserreger** beheimatet sind, die sehr schnell schwere und schlecht zu behandelnde Lungenentzündungen hervorrufen (➤ Kap. 4.1.5).

Meistens sind Lungenentzündungen durch Bakterien hervorgerufen. Der Patient entwickelt innerhalb von 12–24 Stunden schwere Krankheitszeichen. Dazu zählt vor allem hohes Fieber, das oft von Schüttelfrost begleitet ist. Außerdem hat er Husten und dabei löst sich eitriger, gelblicher bis grüner Auswurf in erheblicher Menge. Das Atmen fällt dem Patienten schwer, er fühlt sich elend.

BEACHTE

Manche Lungenentzündungen rufen nicht so deutliche Krankheitszeichen hervor. Deshalb teilen Krankenpflegehelfer dem Arzt oder einer Pflegefachkraft alle Veränderungen der Atmung des Patienten unverzüglich mit.

Behandlung

Der Arzt untersucht den Patienten körperlich und lässt bei Verdacht auf eine Lungenentzündung sofort ein **Röntgenbild** vom Brustkorb anfertigen. Darauf sind entzündete Bereiche der Lunge oft deutlich zu erkennen (➤ Abb. 2.110).

Bestätigt sich der Verdacht, erhält der Patient ein Antibiotikum, das speziell auf die verursachenden Bakterien wirkt. Zusätzlich verordnet der Arzt nach Bedarf fiebersenkende, schleimlösende oder hustenreizstillende Medikamente.

Pflegerische Maßnahmen

TIPPS & TRICKS

Pflegende verabreichen hustenstillende Medikamente vorzugsweise zur Nacht, um dem Patienten einen ungestörten Schlaf zu ermöglichen. Tagsüber soll der Patient (sofern er nicht an einem Reizhusten leidet) versuchen, den Auswurf, der sich in seinen Atemwegen ansammelt, möglichst vollständig abhusten.

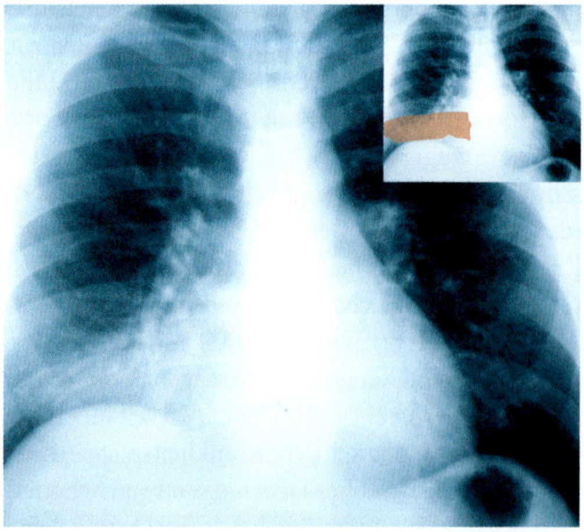

Abb. 2.110 Eine Lungenentzündung erscheint im Röntgenbild als hellere Fläche und hebt sich so vom nicht betroffenen Lungengewebe ab. Das Herz besteht aus festerem Gewebe und ist daher in der Mitte der Brust als weiße, nach unten geweitete Wölbung zu sehen. [T197]

Bei den pflegerischen Maßnahmen zur Lungenentzündung ist vor allem die **Vorbeugung** wichtig. Pflegende informieren sich schon bei der Ankunft des Patienten im Krankenhaus (oder Heim) darüber, ob Risikofaktoren vorliegen. Ältere und bettlägerige Menschen sowie langjährige Raucher sind besonders gefährdet.

Zur Vorbeugung eignen sich alle Maßnahmen zur Unterstützung der Atmung (➤ Kap. 3.2.3). Es ist wichtig, dass die Risiko-Patienten sich so viel wie möglich bewegen, anstatt in ihrem Bett zu liegen. Pflegende versuchen, die Patienten zu motivieren, so aktiv wie möglich zu sein. Sie übernehmen z. B. nicht von sich aus die Körperpflege komplett, sondern führen den Patienten zum Waschbecken und unterstützen ihn dort bei den Verrichtungen.

Spezielle pflegerische Maßnahmen:

- Hält der Patient Bettruhe ein, ist es wichtig, dafür zu sorgen, dass er von Komplikationen verschont bleibt, die aufgrund der eingeschränkten Bewegung entstehen können. Pflegende wenden Vorbeugungsmaßnahmen gegen Druckgeschwüre (➤ Kap. 3.8.3), Thrombose (➤ Kap. 3.8.3), Lungenentzündung (➤ Kap. 3.2.3) und Stuhlverstopfung (➤ Kap. 3.6.3) an
- Mehrmals täglich Patientenzimmer lüften (Zugluft vermeiden)
- Um dem Arzt die Beurteilung des Krankheitsverlaufs zu erleichtern, überwachen Pflegende Atmung, Blutdruck, Puls und Temperatur. Sie befragen den Patienten zu Schmerzen und beobachten den eventuell auftretenden Auswurf. Ihre Beobachtungen notieren sie in den Dokumentationsbögen und teilen sie dem Arzt mit
- Pflegende unterstützen den Patienten in seiner Körperpflege und wechseln (vor allem bei starkem Schwitzen) regelmäßig die Bettwäsche und die Kleidung
- Sofern die Pflegenden Einfluss auf den Speiseplan des Patienten haben, achten sie darauf, dass er genügend Vitamine zu sich nimmt und bei der Zufuhr von tierischem Fett eher sparsam ist. Sie erinnern vor allem ältere Menschen daran, genügend zu trinken, täglich etwa zwei Liter (➤ Kap. 3.5.4)
- Pflegende beobachten die Ausscheidung auf Veränderungen. Der Stuhlgang sollte nicht zu hart sein und der Urin sollte weder streng riechen noch sehr dunkel gefärbt sein (➤ Kap. 3.6.1)

- Sobald der Kreislauf des Patienten stabil ist, helfen Pflegende dem Patienten, aus dem Bett aufzustehen (➤ Kap. 3.8.3)
- Vor der Ansteckung durch einen Patienten mit **Grippe** schützen Pflegende sich, indem sie einen Mund-Nasen-Schutz und eine Plastikschürze tragen, wenn sie bei ihm Pflegeverrichtungen durchführen. Vor und nach dem engen Kontakt desinfizieren sie ihre Hände (➤ Kap. 4.1.6). Falls die Möglichkeit besteht, dass sie mit Körperflüssigkeiten in Berührung kommen, tragen sie Einmalhandschuhe
- Besucher über den korrekten Umgang mit ansteckenden Krankheiten aufklären
- Besucher, die selbst an einer ansteckenden Krankheit (z. B. grippalen Infekten) leiden, sollten auf den Besuch verzichten, um den Patienten nicht unnötig zu gefährden.

Asthma

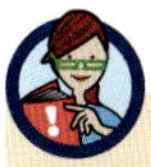

DEFINITION

Asthma *(Bronchialasthma, Asthma bronchiale):* Das Wort leitet sich aus der griechischen Sprache ab und bedeutet „Atemnot". Es handelt sich um eine Entzündung der Atemwege, die dazu führt, dass die Patienten zeitweise erhebliche Schwierigkeiten haben, Luft zu holen.

Beim **Asthma** unterscheidet man die **allergische** von der **nicht-allergischen** Form (➤ Abb. 2.111).

Das allergische Asthma ist meist eine Reaktion des Körpers, der z. B. empfindlich auf Hausstaubmilben, Blütenpollen, Nahrungsmittel oder Tierhaare reagiert. Die Patienten berichten häufig, dass auch andere Familienmitglieder unter Allergien leiden.

Das nicht-allergische Asthma kann nach Erkältungen, körperlicher Anstrengung, Stress oder als Folge der Einatmung giftiger Substanzen entstehen. Selbst alltägliche Reize, etwa kalte Luft, können diese Erkrankung auslösen.

Manche Patienten erleben nur einen einzigen Asthma-Anfall, bei anderen tritt die Luftnot häufiger oder gar regelmäßig auf.

Ein Asthmaanfall ist mit unverwechselbaren Zeichen verbunden. Die Patienten leiden unter einer erschwerten Ausatmung. Während dieser Phase sind

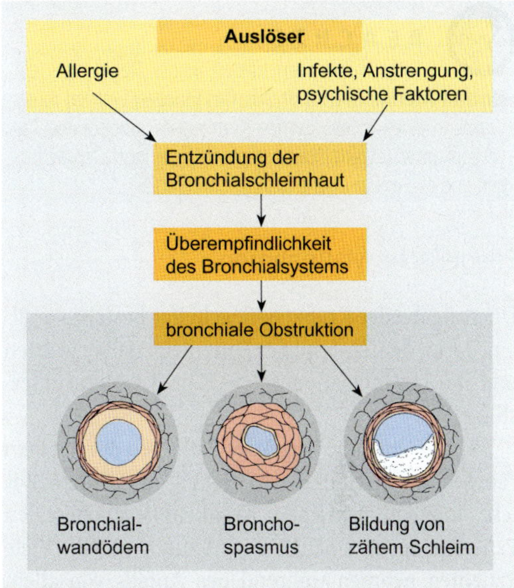

Abb. 2.111 Das Schema zeigt die Krankheitsentwicklung des Asthmas. [L190]

giemende, pfeifende und brummende Geräusche zu hören. Oft beginnt der Anfall mit Husten. Der Patient empfindet quälende Erstickungs- und Todesangst. Zum Ende des Anfalls hustet der Patient meist zähen, glasigen Schleim aus.

Die schwerste Form des Asthmas ist der **„Status asthmaticus"**, ein Asthmaanfall, der bis zu zwölf Stunden dauern kann.

Behandlung

Beim allergischen Asthma ist es am wichtigsten, dass der Patient sich bemüht, den Kontakt zu den auslösenden Stoffen zu meiden. Falls das nicht möglich ist, etwa bei Empfindlichkeit auf Blütenstaub, wird der Arzt ein vorbeugendes Medikament verordnen oder eine Hyposensibilisierung (Verringerung der Reaktion durch einen gesteuerten Kontakt zu dem auslösenden Stoff) durchführen.

Zur Vermeidung von Anfällen des nicht-allergischen Asthmas nehmen viele Patienten dauerhaft Arzneimittel ein.

Für den Anfall selbst stehen dem Arzt eine ganze Reihe von Arzneimitteln zur Verfügung, die dem Patienten als Aerosol (➤ Tab. 2.11), Inhalation, Tablette, Zäpfchen oder Spritze verabreicht werden können.

BEACHTE

Asthma-Patienten führen in der Regel stets ein **Notfall-Medikament** mit sich, das inhaliert werden muss. Während eines Anfalls können Krankenpflegehelfer den Patienten unterstützen, indem sie nach dem Notfallspray fragen und es aus der Tasche des Patienten holen.

Pflegerische Maßnahmen

Die Aufgabe der Krankenpflegehelfer besteht vor allem darin, den Zustand des Patienten zu überwachen und ihn bei Inhalationen (> Kap. 3.2.3) zu unterstützen.

Es ist wichtig, die Angst des Patienten durch einen ruhigen und einfühlsamen Umgang zu mindern. Sofern möglich, verlassen Krankenpflegehelfer den Patienten nicht, solange die Atemnot anhält. Viele Patienten nehmen während des Anfalls von allein eine atemerleichternde Haltung ein, bei der der Oberkörper erhöht und die Arme abgestützt sind (> Abb. 2.112). Wenn nötig, unterstützen Krankenpflegehelfer diese Körperstellung mit Kissen.

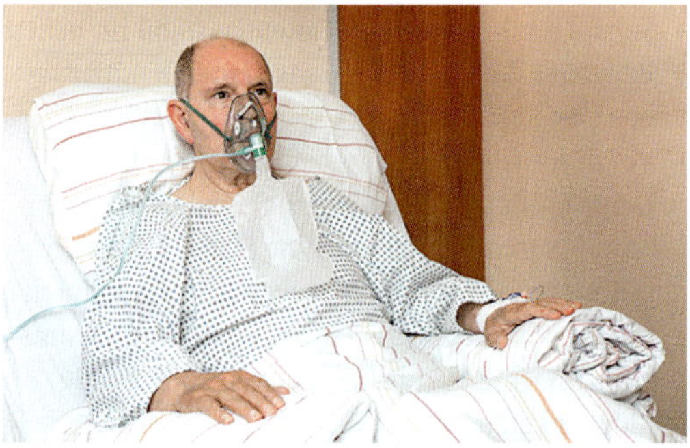

Abb. 2.112 Zur Atemerleichterung kann der Patient seine Arme auf den Oberschenkeln abstützen (Kutschersitz, > Abb. 3.13). Es ist auch möglich, ihn (wie das Bild zeigt) im Bett mit erhöhtem Oberkörper zu positionieren und die Arme mit Kissen zu unterstützen. [K115]

Bronchitis

DEFINITION

Bronchitis: Entzündung der Schleimhäute in den Luftwegen der Lunge. Zu unterscheiden ist die **akute Bronchitis,** die meist aufgrund einer Virusinfektion ent-

Tab. 2.11 Checkliste „Anwendung eines Aerosols".

Benötigtes Material	• Verordnetes Arzneimittel in ausreichender Menge
Durchführung	• Gerät kräftig schütteln • Verschlusskappe vom Mundstück ziehen • Gerät so drehen, dass der Boden nach oben zeigt und zum Mund des Patienten bringen • Patienten auffordern, tief auszuatmen • Patienten bitten, das Mundstück mit den Lippen fest zu umschließen • Während der langsamen und tiefen Einatmung auf den Boden des Geräts drücken • Patienten bitten, für etwa 5 Sek. die Luft anzuhalten und dann über die Nase auszuatmen • Vorgang eventuell ein weiteres Mal wiederholen • **Verwendung eines Aufsatzes** *(Spacer),* z. B. bei kortisonhaltigen Arzneimitteln • Gerät kräftig schütteln • Verschlusskappe vom Mundstück ziehen • Aerosolgerät und Spacer miteinander verbinden • Gerät so drehen, dass der Boden nach oben zeigt • Patienten auffordern, tief auszuatmen • Sprühstoß auslösen **und dann sofort** Patienten bitten, das Mundstück mit den Lippen fest zu umschließen und tief einzuatmen • Patienten bitten, für etwa 5 Sek. die Luft anzuhalten • Mundstück freigeben lassen • Langsam ausatmen lassen, danach erneut über den Spacer tief einatmen
Nachbereitung	• Patienten nach seinem Befinden befragen • Bei Inhalation von kortisonhaltigen Arzneimitteln: Mund ausspülen lassen • Schutzkappen auf Mundstück bzw. Spacer setzen • Material aufräumen • Maßnahme und Beobachtungen sorgfältig dokumentieren

steht, von der **chronischen Bronchitis,** die überwiegend durch das Rauchen verursacht ist. Laut einer Definition der Weltgesundheitsorganisation (WHO) liegt eine chronische Bronchitis vor, wenn der Betroffene in zwei aufeinanderfolgenden Jahren an der überwiegenden Zahl der Tage von drei Monaten Husten hat und Auswurf produziert.

Die **akute Bronchitis** entsteht überwiegend im Rahmen von viral bedingten Erkältungen, kann aber auch eine Reaktion auf die Einatmung schädlicher Stoffe, z. B. Rauch, Chemikalien, sein. Ist die Bronchitis durch eine Erkältung ausgelöst, bemerkt der Patient zunächst die allgemeinen Zeichen einer Atemwegsinfektion, z. B. Abgeschlagenheit, Schnupfen, Halsschmerzen, mäßiges Fieber. Danach stellt sich ein trockener Reizhusten ein, der im Verlauf einiger Tage produktiv wird. Der Auswurf ist bei einer reinen Virusinfektion klar bis grau. Da häufig zusätzlich eine bakterielle Infektion besteht, kann der Auswurf durch die Beimengung von Eiter auch gelb-grünlich sein. Die Patienten leiden nicht selten unter Stridor (➤ Kap. 3.2.2) und über der Lunge sind Rasselgeräusche zu hören.

Neben der Verordnung von Arzneimitteln durch den Arzt, sind verschiedene pflegerische Maßnahmen geeignet, die Bronchitis günstig zu beeinflussen:

- Patienten zum Schlafen bei offenem Fenster sowie häufigem Aufenthalt im Freien motivieren. Kühle, frische Luft wirkt lindernd
- Mäßige körperliche Bewegung erweitert die Atemwege und erleichtert so die Atmung (nicht bei Fieber)
- Kleidung dem häufig wechselnden Befinden anpassen, insbesondere die Füße warm halten
- Trockene und harte Speisen vermeiden, sie können den Hustenreiz verstärken, für ausreichende Flüssigkeitszufuhr sorgen
- Warme Getränke, Inhalationen (z. B. mit Kochsalzlösung) und atemstimulierende Einreibungen unterstützen die Schleimlösung.

BEACHTE

Die Bronchitis ist häufig auch auf die Luftröhre ausgedehnt *(Tracheitis)*. Bei Säuglingen können die kleinen Luftwege betroffen sein *(Bronchiolitis)*. Entsteht daraus eine schwere Atemnot, kann es notwendig sein, die Kinder im Krankenhaus stationär zu behandeln.

Rauchen ist die Hauptursache für die Entstehung einer **chronischen Bronchitis.** Fast 90 % aller Erkrankten sind langjährige Raucher. Auch die Luftverschmutzung kann die Entstehung einer chronischen Bronchitis begünstigen.

Typisch ist, dass die Erkrankung – abgesehen von morgendlichem Auswurf (Raucherhusten) – über lange Zeit kaum Probleme verursacht. Im weiteren Verlauf können sich jedoch die teilweise erheblichen Folgen einstellen. Zu ihnen gehören:

- Atemnot, ggf. bereits bei geringer körperlicher Belastung
- Erhöhte Anfälligkeit für Atemwegsinfektionen
- Verminderter Sauerstoffgehalt im Blut, ggf. sichtbar an einer Blaufärbung von Lippen, Gesicht, Fingernägeln *(Zyanose)*, im fortgeschrittenen Stadium kann es notwendig sein, dem Patienten zeitweilige oder dauerhaft Sauerstoff zu verabreichen
- Mangelhafte Belüftung einzelner Lungenabschnitte, die zu Lungenentzündungen führen können
- Überblähung des Lungengewebes mit Zerstörung der Alveolen *(Emphysem)*.

Die medikamentöse Behandlung einer chronischen Bronchitis richtet sich in erster Linie auf die Erweiterung der Atemwege (z. B. mit β_2-Sympathikomimetika) sowie die Hemmung der Entzündung (z. B. mit Glukokortikoiden). Die Arzneimittel werden zumeist als Sprays verabreicht.

Der wichtigste Pfeiler der Therapie ist jedoch die **Raucherentwöhnung.** Es ist für die Patienten nicht leicht, die Gewohnheiten eines langjährigen Nikotinmissbrauchs abzulegen. Die Entwöhnung kann nur gelingen, wenn die Patienten selbst bereit sind, das Rauchen aufzugeben. Den Pflegenden kommt in diesem Prozess eine wichtige unterstützende Funktion zu. Sie motivieren die Patienten, z. B. an einem Entwöhnungsprogramm teilzunehmen. Außerdem können Pflegende die Anstrengungen positiv verstärken, indem sie als Gesprächspartner zur Verfügung stehen und auf Fortschritte hinweisen. Manchen Patienten hilft es, die Entzugssymptome in der Anfangsphase durch eine Nikotinersatztherapie (z. B. Kaugummi, Pflaster, Spray) zu mildern.

INTERNET

Nichtraucher-Portal für die Raucherentwöhnung: www.rauchfrei.de
Die Internetseite bietet zahlreiche Informationen zum Thema Rauchen sowie Nikotinabhängigkeit und stellt Entwöhnungsstrategien vor.

Pflegerische Maßnahmen bei chronischer Bronchitis

Die pflegerischen Maßnahmen hängen entscheidend von dem Grad der Einschränkungen ab, die aufgrund der chronischen Bronchitis eingetreten sind:

- Atemunterstützende Maßnahmen, z. B. Einreibungen, Atemgymnastik mit und ohne Hilfsmitteln
- Atemerleichternde Lagerungen (➤ Kap. 3.2.3)
- Inhalationen
- Überwachung der konsequenten Einnahme verordneter Arzneimittel
- Regelmäßige Kontrolle der Vitalzeichen
- Befinden des Patienten engmaschig beobachten und Ergebnisse entsprechend dokumentieren.

Außerdem kommt der Beratung der Patienten ein hoher Stellenwert zu. Sie bezieht sich nicht nur auf die Raucherentwöhnung (➤ Abb. 2.113), sondern auch auf die Regeln der allgemeinen Gesundheitsvorsorge, die geeignet sind, die Einschränkungen durch die Bronchitis sowie ihre Folgen zu mildern:

- Gegebenenfalls Umstellung des Speiseplans, z. B. um Übergewicht abzubauen. Blähende Speisen vermeiden
- Auf ausreichende Flüssigkeitszufuhr achten (begünstigt die Schleimlösung)
- Regelmäßige körperliche Bewegung. Entsprechende Programme bieten die „Lungensportgruppen" vieler Sportvereine an

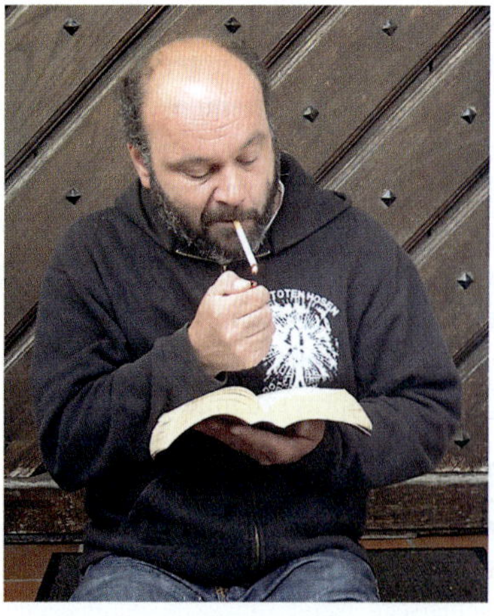

Abb. 2.113 Langjährigen Rauchern fällt es oft schwer, ihre Gewohnheiten zu ändern. Pflegende übernehmen in diesem Zusammenhang eine unterstützende Rolle. [O915]

- Häufiger Aufenthalt an der frischen Luft (z. B. zu Spaziergängen) wirkt günstig auf die Atemfähigkeit (nicht bei erhöhten Ozonwerten oder in Städten mit hoher Schadstoffbelastung der Luft)
- Situationen meiden, in denen das Risiko besteht, eine Atemwegsinfektion zu erwerben (z. B. große Menschenmengen in der kühlen Jahreszeit)
- Erlernen von Entspannungstechniken (z. B. Yoga, autogenes Training)
- Bequeme Kleidung tragen, die ein Höchstmaß Bewegung gestattet und die Atmung nicht behindert.

2.7 Verdauungssystem

Das **Verdauungssystem** (*Magen-Darm-Trakt,* ➤ Abb. 2.114) dient dem Transport der Nahrung, ihrer Zerkleinerung und Aufschlüsselung, der Aufnahme in den Körper sowie der Ausscheidung der unverdaulichen Nahrungsreste und anderer Abfallprodukte des Stoffwechsels. Es besteht aus einem System von Hohlräumen, die den **Mund als Eingang** des Verdauungssystems mit dem **After, seinem Ausgang,** verbinden. Außerdem sind weitere Organe daran beteiligt, die im Wesentlichen dazu beitragen, die Nahrungsbestandteile so aufzubereiten, dass sie für den Körper verfügbar sind.

Die Verdauung teilt sich in einen mechanischen Prozess, der vor allem im oberen Verdauungstrakt und im Magen stattfindet, und einen chemischen Prozess, der überwiegend auf den Darm begrenzt ist.

Die Bewegung des Speisebreis durch die Hohlräume beginnt mit der bewusst gesteuerten Aufnahme und groben Zerkleinerung von Nahrungsportionen im Mund. Auch der **Schluckakt** lässt sich willentlich auslösen, läuft dann jedoch unwillkürlich ab. Der weitere Transport bis zum Ende des Darms unterliegt dem **vegetativen Nervensystem** (➤ Kap. 2.4.1) und ist der bewussten Steuerung weitgehend entzogen. Erst die Ausscheidung selbst, also das Absetzen von Stuhlgang, ist wieder ein willkürlicher Vorgang.

Ab der Speiseröhre besorgt die **glatte Muskulatur,** ein Teil der Wände des Verdauungstrakts, die Beförderung des Speisebreis in langsamen **Wellenbewegungen** *(Peristaltik).* Sie läuft in der Regel unbemerkt

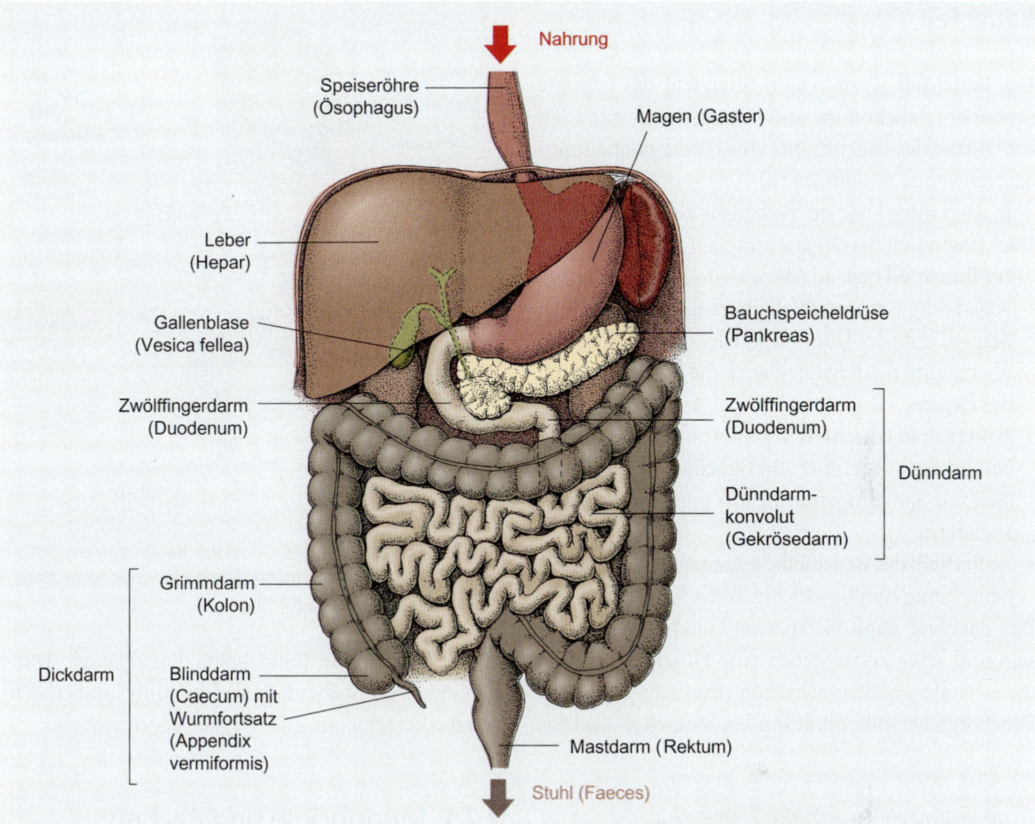

Abb. 2.114 Die Organe des Verdauungstrakts nehmen den größten Teil des Bauchraums ein. [L190]

ab und ist nur gelegentlich, z. B. in Form von „Magenknurren", deutlich hörbar.

Wände des Verdauungstrakts

Von der Speiseröhre bis zum Ende des Darms zeigt der Verdauungstrakt durchgehend einen sehr ähnlichen Wandaufbau (➤ Abb. 2.115). Er besteht von innen betrachtet aus folgenden vier Schichten:

- **Schleimhaut** *(Tunica mucosa).* Kleidet die gesamte Innenfläche des Verdauungstrakts aus und weist je nach Lokalisation eine unterschiedliche Struktur sowie verschiedene Zelltypen auf. Hat unter anderem die Aufgabe, die Verdauungsorgane vor dem unmittelbaren Kontakt mit dem Nahrungsbrei zu schützen
- **Unterschleimhautschicht** *(Tunica submucosa).* Dünnes Bindegewebe, in dem Blutgefäße und Nerven verlaufen. Enthält auch Fettgewebe
- **Muskelschicht** *(Tunica muscularis).* Besteht in den Bereichen, die willkürlich gesteuert werden (v. a. im Mund-Rachen-Raum) aus quergestreifter Muskulatur. Sonst besteht sie überwiegend aus glatten Muskelfasern, die kreuzweise angeordnet sind (Ring- und Längsmuskelschicht), damit sich der Verdauungskanal sowohl der Länge nach als auch im Querschnitt zusammenziehen kann
- **Serosa** *(Tunica serosa).* Eine dünne, sehr glatte und glänzende Haut, die Flüssigkeit absondert und so die freie Verschiebung der Organe ermöglicht. Ist gut mit Blutgefäßen und Nerven versorgt. Der größte Teil der Schmerzen, die ein Patient an den Verdauungsorganen spürt, gehen auf Nervenimpulse aus der Serosa zurück.

2

Bauchfell

Das **Bauchfell** *(Peritoneum)* überzieht das gesamte Innere des Bauchraums und mit seinem zweiten Teil die Organe des Bauchraums vollständig oder zumindest teilweise (➤ Abb. 2.116).

Je nach ihrer Lage im Verhältnis zu dieser glatten Haut lassen sich die Organe einteilen in:

- **Im Bauchfell** liegend *(intraperitoneal)*. Nahezu vollständig vom Bauchfell überzogen sind z. B. Magen, Teile des Dünn- und Dickdarms. Hier übernimmt das Bauchfell auch die Blutversorgung der Organe
- **Hinter dem Bauchfell** liegend *(retroperitoneal)*. Nur an der Vorderseite von Bauchfell überzogen sind z. B. Zwölffingerdarm, auf- und absteigender Dickdarm
- **Außerhalb des Bauchfells** liegend *(extraperitoneal)*. Ohne Bezug zum Bauchfell, z. B. der Enddarm.

Das Bauchfell kann bis zu zwei Quadratmeter groß sein und seine Zellen geben eine Flüssigkeit ab, die die schmalen Spalten zwischen den dicht gepackten Bauchorganen füllt. Bei gesunden Menschen sind das etwa 50 Milliliter (eine halbe Kaffeetasse). Diese Flüssigkeit dient ebenfalls als Gleitmittel und erleichtert die Verschiebung der Organe gegeneinander.

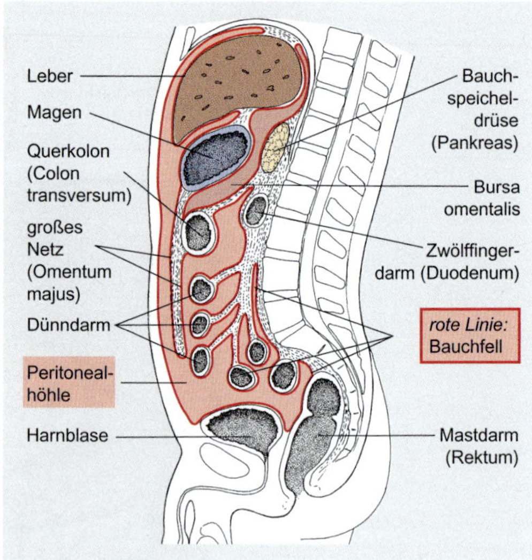

Abb. 2.116 Das Bauchfell kleidet den Bauchraum aus und zieht sich zwischen die Organe, die in unterschiedlicher Weise mit ihm verbunden sind. [L190]

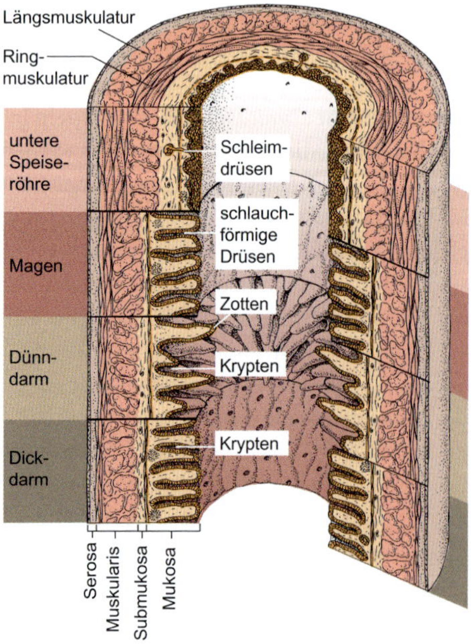

Abb. 2.115 Die Wand des Verdauungstrakts besteht in seiner gesamten Länge aus vier Schichten. Abhängig vom jeweiligen Organ können sich Schleimhaut und Muskelschicht geringfügig voneinander unterscheiden. [L190]

2.7.1 Mundhöhle und Rachen

Mundhöhle

Die **Mundhöhle** stellt den Eingang zum Verdauungstrakt dar und ist von Lippen, Wangen, hartem und weichem Gaumen sowie dem Mundboden begrenzt (➤ Abb. 2.117). Sie dient nicht nur der ersten, groben Zerkleinerung und Verflüssigung der Nahrungsbissen, sondern auch der **Atmung** (➤ Kap. 2.6.1) sowie der **Stimmbildung.** Die Bewegungen des Unterkieferknochens (➤ Kap. 2.3.1) ermöglichen die Mundöffnung. Die Mundhöhle ist vollständig mit Schleimhaut ausgekleidet, deren Zellen Schleim absondern. Verschiedene Strukturen ermöglichen die Zerteilung der Nahrung in schluckbare Portionen.

Zähne

Das vollständige Gebiss (➤ Abb. 2.118) eines erwachsenen Menschen besteht aus 32 **Zähnen** *(Dentes, Einzahl: Dens)* mit unterschiedlicher Form und Funktion. Sie sind je zur Hälfte auf Ober- und Unterkiefer

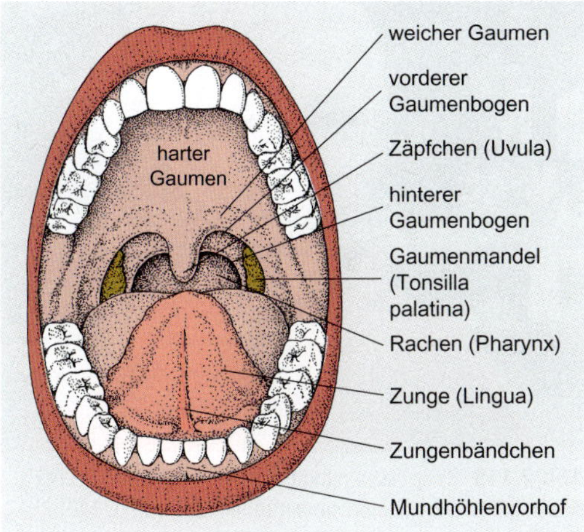

Abb. 2.117 Durch den weit geöffneten Mund lassen sich von außen die Strukturen der Mundhöhle erkennen. [L190]

verteilt und liegen in u-förmigen Bögen nebeneinander, sodass bei geschlossenem Mund stets zwei gleich geformte Zähne aufeinander treffen. Jeder Kiefer verfügt über vier **Schneidezähne.** Sie befinden sich an der Vorderseite der Kiefer und dienen dem Abtrennen von Nahrungsbissen. Zur Seite hin liegt jeweils ein **Eckzahn,** der meist ein wenig länger ist als die Nachbarzähne. Die Ursache ist in der Evolutionsgeschichte des Menschen zu finden, in deren Verlauf sich der Eckzahn aus dem Fangzahn entwickelte, wie er bei fleischfressenden Säugetieren zu sehen ist.

Hinter den Eckzähnen liegen jeweils zwei **Backenzähne.** Sie weisen eine größere Kaufläche auf und dienen ebenso dem Zerkleinern der Nahrung wie die drei **Mahlzähne,** die das Gebiss beidseits nach hinten abschließen und mit den größten Kauflächen ausgestattet sind.

Zähne bestehen hauptsächlich aus **Zahnbein,** einer Substanz, die zwar der Knochenmasse ähnelt, jedoch viel härter ist. Der **Zahnschmelz** überzieht den Zahn mit einer Schicht, die an der Kaufläche sowie den von außen sichtbaren Zahnteilen besonders stark ausgeprägt ist. Zahnschmelz ist die widerstandsfähigste Substanz des Körpers und härter als Stahl.

Der **Zahnzement** umkleidet den Wurzelbereich des Zahnes und ist ein Teil des Halteapparats, zu dem auch Bindegewebsfasern, Kieferknochen sowie Zahnfleisch gehören.

Menschen kommen in aller Regel ohne Zähne auf die Welt. Meist schieben sich nacheinander bis zum 2. Lebensjahr 20 Zähne aus dem Kiefer und bilden

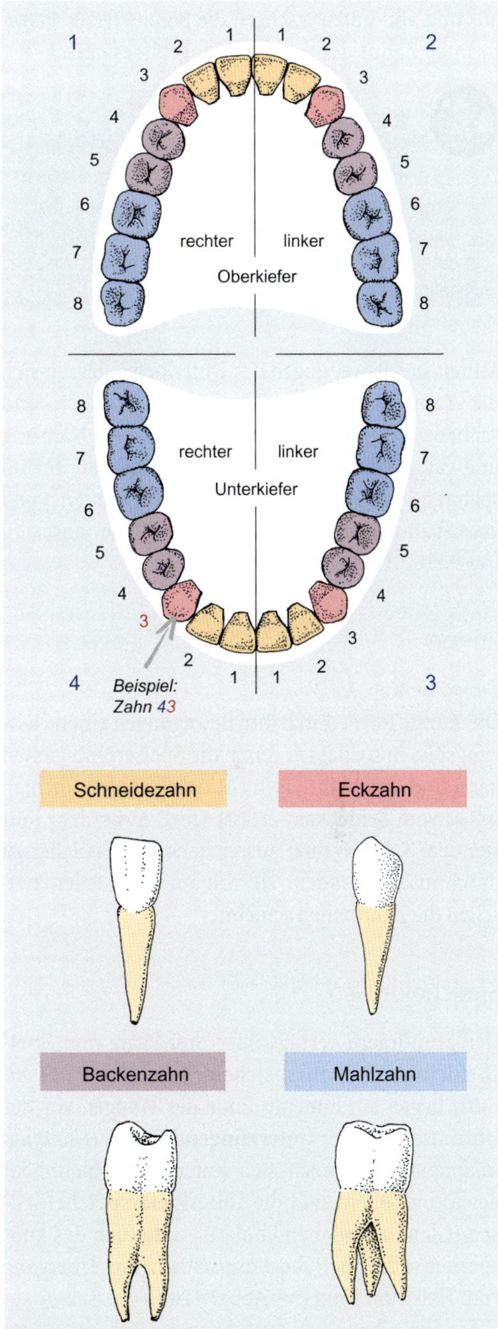

Abb. 2.118 Das Gebiss eines erwachsenen Menschen umfasst vier Zahntypen, die einander im Ober- und Unterkiefer jeweils gegenüberliegen. [L190]

gemeinsam das **Milchgebiss.** Es verbleibt etwa bis zum schulfähigen Alter. Dann fallen die Milchzähne aus und von unten wachsen die bereits fertig ausgeformten Zähne des Erwachsenengebisses nach.

BEACHTE

Der Zahnwechsel entbindet die Eltern nicht davon, bereits frühzeitig für eine angemessene Zahnhygiene zu sorgen. **Zahnfäule** *(Karies)* am Milchgebiss macht die folgenden Zähne anfälliger für Schäden. Zahnschmelz, der einmal verloren gegangen ist, lässt sich nicht wiederherstellen.

Mittels der Bewegungen des Unterkiefers lassen sich die Zahnreihen für Kaubewegungen öffnen und schließen. Auf diese Weise zerteilen sie die Nahrung und vergrößern damit deren Oberfläche, an der im späteren Verlauf die **Verdauungssäfte** *(u. a. Enzyme)* zur Spaltung der Nahrungsbestandteile ansetzen (➤ Abb. 2.120).

Zunge

Zunge ➤ Kap. 2.4.3

Die **Zunge** formt durch ihre Bewegungen einen Nahrungsbissen so, dass er durch die Speiseröhre gleiten kann und drückt ihn nach rückwärts in den Rachen, wo er vom Schluckakt erfasst wird. Außerdem hilft sie, den Nahrungsbrei ausreichend mit Speichel zu durchmischen, indem sie ihn immer wieder zwischen die Zahnreihen schiebt.

Speicheldrüsen

Der Mundraum verfügt über drei Paare von **Speicheldrüsen.** Die **Ohrspeicheldrüsen** *(Glandula parotis)* liegen am hinteren Ende der Wangen vor der Ohrmuschel. Die **Unterzungendrüsen** *(Glandula sublingualis)* befinden sich unter der Schleimhaut des Mundbodens und die **Unterkieferspeicheldrüsen** (Glandula submandibularis) unterhalb des knöchernen Unterkieferbogens, seitlich am Übergang vom Hals zum Kinn (➤ Abb. 2.120).

Sie alle geben über Ausführungsgänge, die in der Mundhöhle enden, Speichel ab. Dabei handelt es sich um eine Flüssigkeit, die zu 99,5 % aus Wasser besteht. Der Rest sind feste Bestandteile wie Salze sowie ein **Verdauungssaft** *(Ptyalin),* der schon in diesem frühen Stadium der Verdauung beginnt, Stärke in Zucker zu verwandeln.

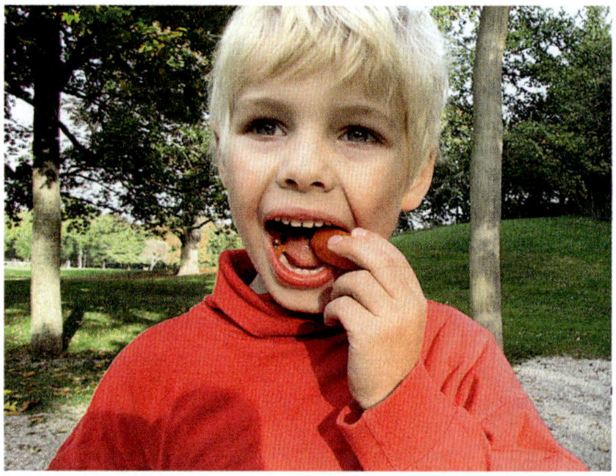

Abb. 2.119 Beim Essen nimmt der Mensch mundgerechte Bissen auf und zerkleinert sie mit seinen Zähnen. [O440]

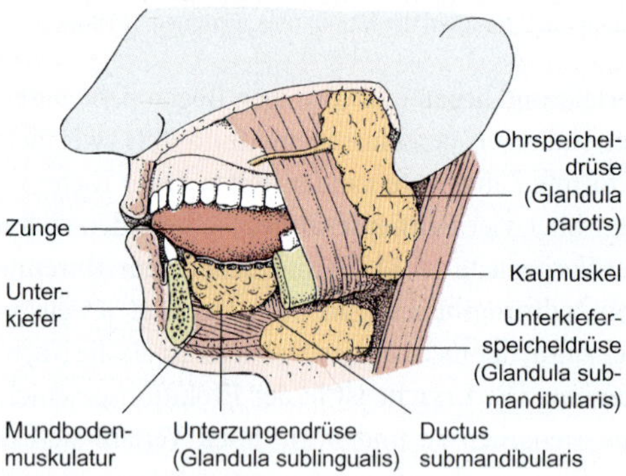

Abb. 2.120 Die Speicheldrüsen sind jeweils doppelt vorhanden und liegen an den Seiten der Mundhöhle. [L190]

TIPPS & TRICKS

Die Wirkung des Ptyalins lässt sich mit einem kleinen Versuch leicht nachvollziehen: Wenn man ein gut gekautes Brotstück im Mund behält, wird es nach einiger Zeit süß schmecken – ein Zeichen, dass die Getreidestärke zu Zucker gespalten worden ist.

Gaumen

Der **Gaumen** *(Palatum)* grenzt den Mundraum und die Nasenhöhle voneinander ab. Der vordere Teil *(harter Gaumen)* besitzt ein knöchernes Gerüst und dient der Zunge bei der Bewegung des Speisebreis und zur Lautbildung als **Widerlager.** Im hinteren, dem Rachen zugewandten Abschnitt, besteht er aus Sehnen und Muskeln, die ebenfalls mit Schleimhaut überzogen sind und als *Gaumensegel* bezeichnet werden. Dieser Teil ist beweglich. Er verschließt während des Schluckens die Öffnung zur Nasenhöhle mit einer Aufwärtsbewegung. Während der Nasenatmung senkt sich das Segel und versperrt die Verbindung zum Mundraum.

Rachen

Im **Rachen** *(Pharynx)* kreuzen sich Atem- und Speiseweg. Dieser kurze, mit quergestreifter Wandmuskulatur versehene Schlauch ist beim Menschen sehr gekrümmt, weil er die waagerecht angelegten Höhlen von Mund und Nase mit den senkrecht nach unten führenden Luft- und Speiseröhren verbindet. Dadurch ist die Gefahr des **Verschluckens** *(Aspiration),* einem Vorgang, bei dem Speisen oder Flüssigkeit in die Luftröhre geraten, sehr hoch.

Im Rachen liegt auch der lymphatische Rachenring (➤ Kap. 2.5.2).

2.7.2 Speiseröhre

Die etwa 25–30 Zentimeter lange **Speiseröhre** *(Ösophagus)* verbindet den Rachen mit dem Magen und zieht neben der Luftröhre durch Hals und Brustraum bis in den Bauch. Ab hier beginnt der unwillkürlich ablaufende Transport des Speisebreis durch glatte Muskulatur.

In Ruhe ist die Speiseröhre an beiden Enden verschlossen, weil hier die Muskulatur der Wand wie ein Schließmuskel wirkt.

Die **Flexibilität** des Muskelschlauchs ist ein Vorteil, weil deshalb auch Speisebrocken passieren können, die eigentlich zu groß wären. Sie bildet zugleich auch einen Nachteil, weil auf diese Weise die Speiseröhre von benachbarten Organteilen bedrängt wird, was zu drei natürlichen *(physiologischen)* Engen führt, die den Transport der Nahrung behindern können (➤ Abb. 2.121):

- **Ringknorpelenge.** Noch im ersten Drittel zieht die Speiseröhre am Kehlkopf vorbei. Sein Ringknorpel ist relativ ausladend gebaut. Deshalb ist diese erste Enge deutlicher ausgeprägt als die anderen und verursacht die meisten Probleme bei der Nahrungspassage
- **Brustarterienenge** *(Aortenenge).* Oberhalb des Herzens schmiegt sich die Speiseröhre in den Bogen der großen Brustarterie und kann sich deshalb weniger gut ausdehnen
- **Zwerchfellenge.** Das Zwerchfell, die kräftige Muskelplatte am unteren Ende des Brustraums, lässt der Speiseröhre nur einen schmalen Platz für den Eintritt in den Bauch.

2.7.3 Magen

Der **Magen** *(Gaster, Ventriculus)* bildet die erste Aufweitung des Verdauungskanals und fasst etwa 1,5 Liter. Er sieht aus wie ein kleiner Rucksack und dient der Vermischung des Speisebreis mit den Verdauungssäften, die von spezialisierten Zellen seiner Schleimhaut gebildet werden sowie der Desinfektion der Nahrung. Der Magen gibt den Speisebrei portionsweise an den Darm ab. Im Laufe einer Mahlzeit nimmt ein Mensch mehr Speise zu sich, als das Verdauungssystem unmittelbar verarbeiten kann. Die Nahrung wird deshalb im Magen zwischengelagert und für die weitere Verdauung vorbereitet. Sein **Füllungszustand** ist unmittelbar für das Sättigungs- und Hungergefühl zuständig. Sobald der Magen ge-

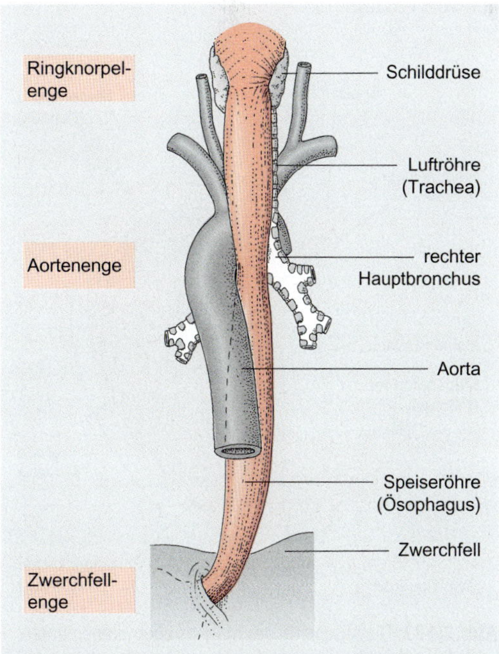

Abb. 2.121 In ihrem Verlauf zeigt die Speiseröhre drei Engen. [L190]

füllt ist, stellt sich im Regelfall ein Widerwille gegen die weitere Zufuhr von Speisen ein. Ist er hingegen leer, empfindet der Mensch Appetit oder gar bohrenden Hunger.

Der Magen gliedert sich in Abschnitte (➤ Abb. 2.122):

- **Mageneingang** *(Kardia).* Bildet den Mageneingang
- **Magengrund** *(Fundus).* Wölbt sich wie eine Blase kopfwärts. Hier sammelt sich die Luft, die beim Schlucken in den Magen gerät. Sie wird in unregelmäßigen Abständen (meist willentlich gesteuert) über Speiseröhre und Mund ausgestoßen *(rülpsen)*
- **Magenkörper** *(Korpus).* Größter Teil des Magens, in dem der Speisebrei auf die weitere Passage durch den Verdauungstrakt vorbereitet wird
- **Magenausgang** *(Antrum).* Das Schwanzstück des Magens, in dem er sich zum Ausgang hin verjüngt
- **Pförtner** *(Pylorus).* Ringförmiger, in Ruhe geschlossener Muskel, der den Magen zum Darm hin abdichtet.

Wie lange die Nahrung im Magen verbleibt, hängt von ihrer Zusammensetzung ab. Kohlenhydratreiche Speisen (z. B. Brot) sind bereits nach zwei Stunden an den Darm abgegeben. Fettreiche Nahrung (z. B. Fleisch) hingegen wird bis zu sieben Stunden im Magen vorverdaut.

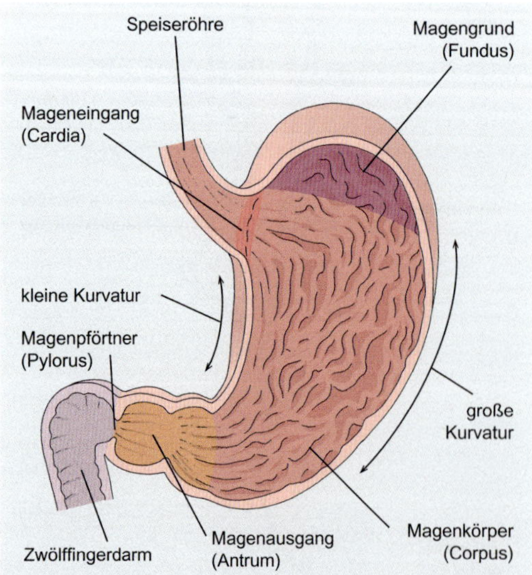

Abb. 2.122 Die Abschnitte des Magens übernehmen unterschiedliche Funktionen. Im Längsschnitt sieht der Magen wie ein Rucksack aus, dessen Außenflächen als kleine und große Wölbung *(Kurvatur)* geformt sind. [L190]

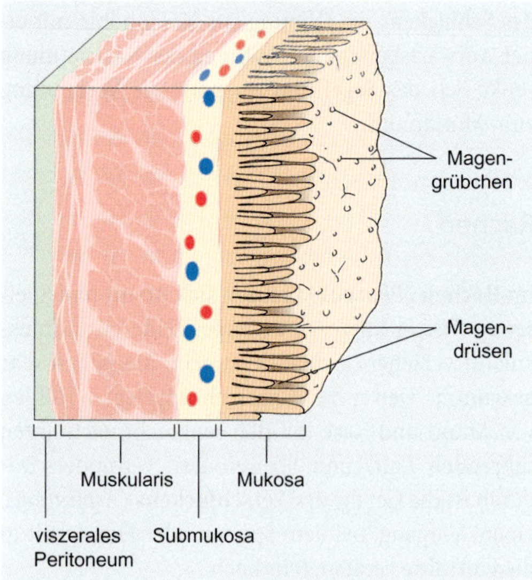

Abb. 2.123 Der Bau der Magenwand. [L190]

Magenwand

Wie die Wände im gesamten Verdauungstrakt besteht auch die des Magens aus vier Schichten, die jedoch an die speziellen Aufgaben angepasst sind (➤ Abb. 2.123). Diese Anpassung betrifft vor allem:

- Die **Muskelschicht.** Ist besonders kräftig ausgeprägt. Ihre Fasern liegen dreifach (längs, ringförmig und schräg) übereinander. Mit ihrer Hilfe knetet der Magen den Speisebrei durch rhythmische Zusammenziehungen und vermischt ihn mit dem Magensaft. Außerdem ist sie für den in Wellen verlaufenden Transport des Speisebreis zuständig
- Die **Schleimhaut.** Liegt (vor allem beim leeren Magen) in Längsfalten. Im Bereich des Magengrundes und -körpers sondern die darin liegenden Drüsen pro Stunde 10–1 000 Milliliter Magensaft (täglich durchschnittlich zwei bis drei Liter) ab. Er entsteht hauptsächlich in drei verschiedenen Zelltypen:
  - **Belegzellen.** Produzieren hauptsächlich Salzsäure und den Intrinsic-Faktor (Magensaft), der zur Aufnahme von Vitamin B_{12} aus dem Dünndarm notwendig ist
  - **Hauptzellen.** Produzieren eiweißspaltende Verdauungssäfte *(Enzyme)*
  - **Nebenzellen.** Produzieren Schleim, der dem Schutz der Magenwand vor der Salzsäure dient.

Magensaft

Der **Magensaft** ist hauptsächlich für die Spaltung der Eiweiße in der Nahrung zuständig und besteht aus einem Gemisch verschiedener Sekrete:

- **Salzsäure.** Der Magensaft kann bei leerem Magen einen pH-Wert von etwa 1 erreichen und ist damit ebenso sauer wie Batteriesäure. Die Salzsäure zersetzt durch diese aggressive Eigenschaft die Oberfläche von Eiweißen und tötet alle mitgegessenen Bakterien und sonstigen Krankheitserreger, sodass der Speisebrei beim Verlassen des Magens nahezu keimfrei ist
- **Körpereigener Blutbildungsfaktor** *(Intrinsic-Faktor).* Legt sich an das Vitamin B_{12} an und ermöglicht damit dessen Aufnahme in den Körper. Das Vitamin B_{12} ist ein Stoff, der zwingend über die Nahrung aufgenommen werden muss, weil der Körper ihn nicht selbst herstellen kann. Er spielt u. a. eine Rolle bei der Blutbildung
- **Eiweißspaltende Verdauungssäfte.** Vor allem Pepsinogene, die durch die anderen Bestandteile des Magensaftes in aktive Pepsine verwandelt werden. Sie spalten die Eiweißmoleküle in kleinere Abschnitte
- **Schleim.** Überzieht die gesamte Schleimhaut des Magens mit einer zähen Schicht und schützt auf diese Weise die Zellen vor dem Kontakt mit dem Magensaft, der auf Dauer zur Selbstverdauung führen würde.

2.7.4 Darm

Beim erwachsenen Menschen ist der **Darm** etwa acht Meter lang. Er besteht aus Anteilen mit unterschiedlicher lichter Weite.

Hier spalten **Verdauungssäfte,** die aus der Darmwand sowie den Zuführungsgängen der angegliederten Organe in den Speisebrei übertreten, die Nährstoffe in kleinste Teile.

Die Muskelschicht der Darmwand befördert den Nahrungsbrei in langsamen Bewegungen Richtung After.

Grundsätzlich sind **Dünndarm** und **Dickdarm** zu unterscheiden. Sie lassen sich jeweils in mehrere Teilstücke gliedern (➤ Abb. 2.124).

Dünndarm

Der **Dünndarm** bildet mit mehr als sechs Metern den weitaus längsten Abschnitt des gesamten Darms. Seine Schleimhaut ist stark gefältelt *(Kerckring-Falten)* und mit **Einstülpungen** *(Krypten)* sowie **Ausstülpungen** *(Zotten)* besetzt, auf denen noch einmal **Fortsätze** *(Mikrovilli)* stehen, die aussehen wie kurze Haare einer Bürste. Auf diese Weise vergrößert sich die Innenseite des Darms auf etwa 250 Quadratmeter (entspricht einem Tennis-Spielfeld). Diese riesige Kontaktfläche ermöglicht die nahezu vollständige Aufnahme der Nährstoffe. Hier findet der Hauptteil der Verdauung statt, der in der vollständigen Spaltung der Nährstoffe, ihrer Überführung in den Blutkreislauf sowie der Rückgewinnung des im Speisebrei enthaltenen Wassers (etwa sieben Liter täglich) besteht. Der Dünndarm umfasst drei Teile:

- **Zwölffingerdarm** *(Duodenum).* Der etwa 25 Zentimeter messende Darmabschnitt (so lang, wie zwölf Finger breit sind) setzt direkt am Magen an. Er windet sich in Form eines auf der Seite liegenden und nach rechts geschlossenen Hufeisens um die **Bauchspeicheldrüse** (➤ Kap. 2.6.7) herum, deren Ausführungsgang hier ebenso mündet wie der **Gallengang** (➤ Kap. 2.6.6)
- **Leerdarm** *(Jejunum).* Hat seinen Namen erhalten, weil er bei Verstorbenen meist leer ist (sichtbar bei Sektionen); liegt im oberen Teil des Unterbauches
- **Krummdarm** *(Ileum).* Beginnt ohne eindeutig festzulegende Grenze, liegt im unteren Teil des Unterbauches und im kleinen Becken. Mündet an der **Dickdarmklappe** *(Ileozäkalklappe, Bauhin-Klappe)* in den Dickdarm. Diese Klappe wirkt wie ein Ventil. Sie lässt den Darminhalt nur Richtung Dickdarm passieren und verhindert das Eindringen von Bakterien in den Dünndarm.

Dickdarm

Der **Dickdarm** hat seinen Namen nicht erhalten, weil sein Durchmesser größer ist, als der des Dünndarms, sondern weil seine Funktion vor allem darin besteht, den von Nährstoffen entleerten und mit Abfallprodukten beladenen Darminhalt **einzudicken.** Sobald dieser Brei die Dickdarmklappe durchwandert, ist die eigentliche Verdauung abgeschlossen.

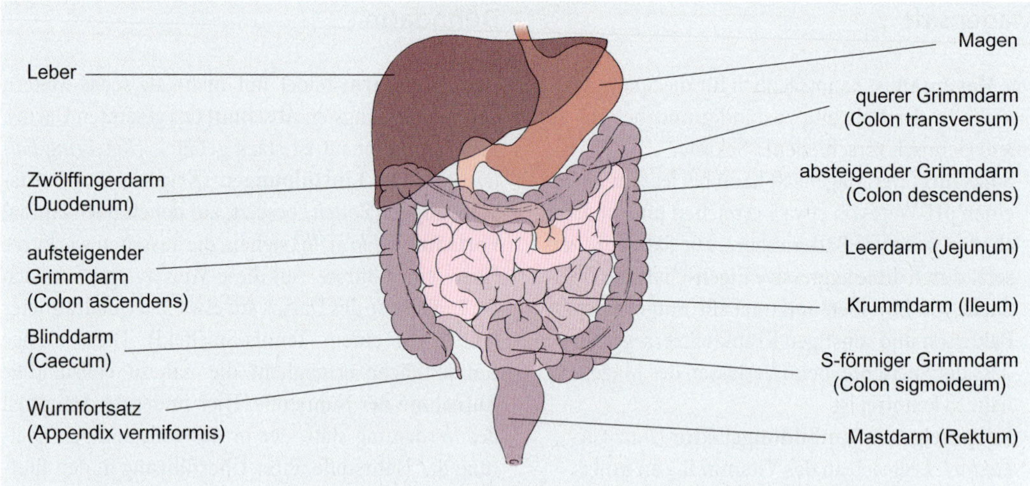

Abb. 2.124 Die Abschnitte von Dünn- und Dickdarm sind nach ihrer Lage im Bauchraum benannt. [L190]

Deshalb findet sich hier ein anderer Aufbau der Schleimhaut. Sie besitzt keine Zotten, wohl aber die bürstenförmig angeordneten Härchen *(Mikrovilli)*. Außerdem enthält sie schleimproduzierende Zellen. Das Sekret hält den sich zunehmend verfestigenden Kot gleitfähig.

Ein weiterer Unterschied betrifft die Wandmuskulatur. Sie verläuft nicht mehr gleichmäßig um die gesamte Darmwand. Ihre Längsfasern sind zu drei Strängen gebündelt *(Tänien)*. Die ringförmig verlaufenden Muskelfasern schnüren beim Zusammenziehen den Darmdurchmesser im Abstand von einigen Zentimetern in einem langsamen Rhythmus ein. Zwischen ihnen wölben sich dann prall gefüllte Ausbuchtungen nach außen *(Haustren)*.

Im Dickdarm siedeln zahlreiche **Bakterien,** die zur natürlichen *(physiologischen)* Flora gehören und nicht verwertbare Anteile der Nahrung weiter zersetzen. Dieser Prozess verursacht den Fäulnisgeruch des Kotes.

Ohne dass es eine klare Abgrenzung gäbe, wird auch der Dickdarm in Abschnitte eingeteilt:

- **Blinddarm** *(Zäkum)*. Bezeichnet den Anfang des Dickdarms, der wie ein Tabaksbeutel im Unterbauch liegt. Die Dickdarmklappe sitzt nämlich nicht am äußersten Ende, sondern tritt sechs bis acht Zentimeter davon entfernt seitlich ein. Um den Blinddarm besteht im Volksmund Unklarheit. Die bekannte **Blinddarmentzündung** *(Appendizitis)*, die meist im Kindesalter eine Operation notwendig macht, betrifft keineswegs den Blinddarm selbst, sondern nur einen Darmzipfel, der wie ein Wurm an ihm hängt. Bei der chirurgischen Therapie entfernt der Arzt diesen **Wurmfortsatz** *(Appendix vermiformis)*
- **Grimmdarm** *(Colon)*. Ist der Name für den restlichen Dickdarm, der entsprechend seines Verlaufs im Bauchraum als **aufsteigender Grimmdarm** *(Colon ascendens)*, **querverlaufender Grimmdarm** *(Colon transversum)*, **absteigender Grimmdarm** *(Colon descendens)* und **s-förmiger Grimmdarm** *(Colon sigmoideum, Sigma)* bezeichnet wird. Mit diesem letzten Abschnitt verlässt der Dickdarm den Bauchraum und zieht ins kleine Becken.

Mastdarm

Das Endstück des Verdauungstrakts, der **Mastdarm** *(Rektum)*, gehört eigentlich nicht mehr zum Dickdarm. Hier lagert der Kot bis zur Ausscheidung. Die Muskeln des Dickdarms pressen ihn in die Ampulle des Mastdarms. Bei einem gewissen Füllungszustand melden **Dehnungsrezeptoren** Stuhldrang an das Gehirn. Sofern die entsprechende Gelegenheit vorhanden ist, beginnt die Ausscheidung. Dazu müssen sich die beiden Schließmuskelringe um den **After** *(Anus)* entspannen (➤ Abb. 2.125).

Der **innere Schließmuskel** *(Musculus sphincter ani internus)* besteht aus glatter Muskulatur und ist deshalb nicht willkürlich zu steuern. Der **äußere**

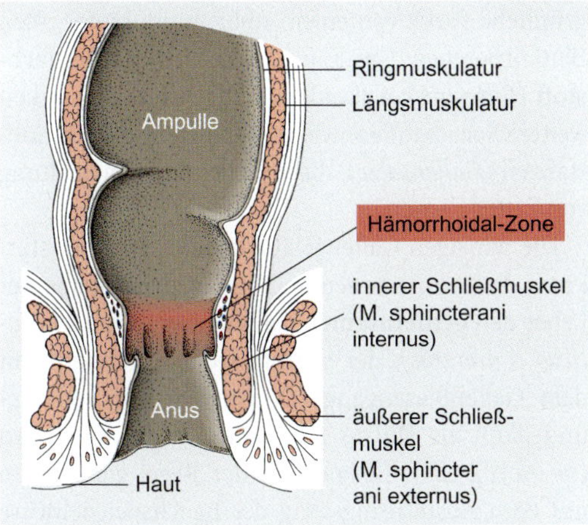

Abb. 2.125 Längsschnitt durch Mastdarm und After. Zwei Muskelringe sorgen zusammen mit der gefäßreichen Hämorrhoidal-Zone für die sichere Abdichtung des Darms. [L190]

Schließmuskel *(Musculus sphincter ani externus)* hingegen besteht aus quergestreiften Muskelfasern und lässt sich bewusst öffnen. Deshalb ist der Prozess der Ausscheidung von Kot ein komplizierter und störanfälliger Vorgang. Als **zusätzlicher Verschlussmechanismus** liegt unterhalb der Schleimhaut des Afters ein Ring aus Venen. Er hat eine direkte Verbindung zu einer Arterie, kann deshalb anschwellen und dient als Feinabdichtung des Darmausgangs. Aussackungen dieser Venen, die auch nach außen treten und heftige Schmerzen verursachen können, nennt man **Hämorrhoiden.**

2.7.5 Leber

Direkt unter der Zwerchfellkuppel liegt im rechten Oberbauch die **Leber** *(Hepar)*. Sie zieht sich, flacher werdend, bis auf die linke Körperseite hinüber (➤ Abb. 2.126). Die Leber wiegt beim Erwachsenen etwa 1 500 Gramm und ist damit die größte Drüse. Das Organ ist in vier Teile gegliedert:

- **Rechter Lappen** *(Lobus dexter)*
- **Linker Lappen** *(Lobus sinister)*
- **Geschwänzter** *(Lobus caudatus)* und **quadratischer** *(Lobus quadratus)* **Lappen** bilden die kleineren Anteile.

Die Leber besteht aus rot-braunem Gewebe, das als **Entgiftungszentrale** des Körpers fungiert. Über die **Pfortader** *(Vena portae)* gelangen die Nährstoffe aus dem Darm, die meisten Schadstoffe sowie Abbauprodukte des Stoffwechsels zunächst hierher. Die große Vene verzweigt sofort nach ihrem Eintritt in die Leber in immer kleinere Äste, die schließlich als **Haargefäße** *(Kapillaren)* durch die Leberläppchen ziehen. Sie arbeiten wie ein Katalysator. In diesen kleinsten Strukturen finden der Umbau der mit dem Blut transportierten Nähr- und Giftstoffe sowie die Auslese von Fremdkörpern und untergegangenen Zellen statt. Neben dieser Entgiftungsfunktion übernimmt die Leber weitere Aufgaben, z. B.:

- Eiweißbildung
- Fettverarbeitung
- Bildung von Gallensekret

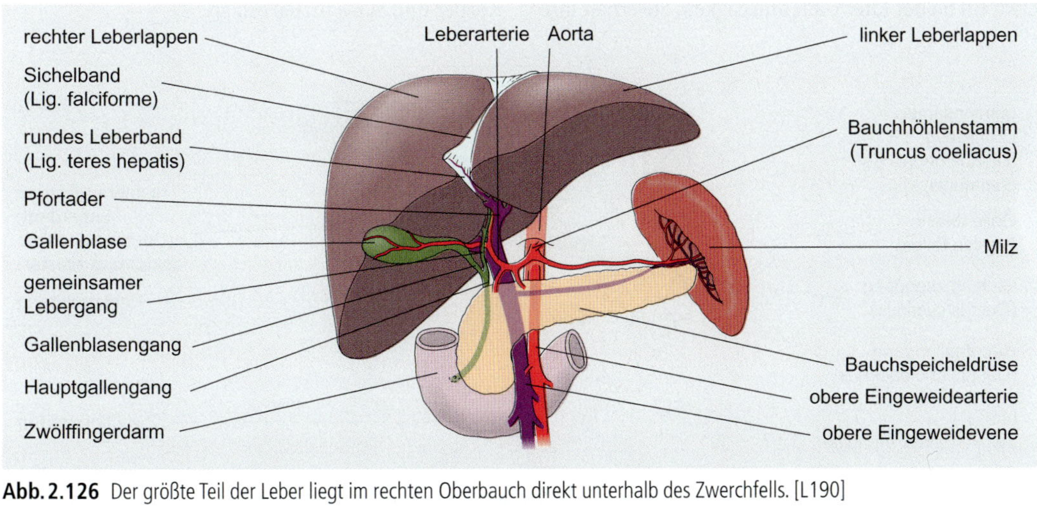

Abb. 2.126 Der größte Teil der Leber liegt im rechten Oberbauch direkt unterhalb des Zwerchfells. [L190]

- Abbau des roten Blutfarbstoffs Hämoglobin zu Bilirubin
- Speicherung der Glukose in Form von Glykogen.

Für die Entgiftung stehen der Leber zwei Wege zur Verfügung, die direkt von den Eigenschaften der zu entsorgenden Stoffe abhängt.

Wasserlösliche Substanzen gehen über den Blutkreislauf zur Niere und werden dort über den Harn aus dem Körper entfernt (➤ Kap. 2.8.1). Die fettlöslichen Substanzen treten in die Gallengänge (➤ Kap. 2.6.6) über und gelangen über den Darm nach außen.

BEACHTE

Aus der Tatsache, dass die durch den Darm aus der Nahrung gelösten Bestandteile zunächst durch den **Filtermechanismus der Leber** laufen, ergeben sich für die Arzneimitteltherapie Schwierigkeiten. Das Organ hält stets einen Teil der über den Mund verabreichten Medikamentenwirkstoffe zurück. Dieses Problem lässt sich vermeiden, indem man die Arzneimittel mittels einer Spritze direkt in die Blutbahn oder in Haut und Muskeln verabreicht *(injiziert)*.

Die von der Leber aufbereiteten Nahrungsbestandteile gelangen über die **Hohlvene** *(Vena cava)* in den rechten Teil des Herzens, von wo aus das Blut zur Sättigung mit Sauerstoff in die Lunge gepumpt wird.

2.7.6 Gallengangssystem

Die Haargefäße des **Gallengangsystems** *(Gallenkanälchen)* verlaufen durch die gesamte Leber parallel zu den Blutgefäßen. In ihnen sammelt sich täglich etwa ein halber Liter Gallenflüssigkeit. Sie erhält ihre grünliche Farbe von einem Abbauprodukt der roten Blutkörperchen (➤ Kap. 2.5.3), dem **Gallenfarbstoff** *(Bilirubin)*. Außerdem enthält diese Flüssigkeit weitere Schadstoffe sowie verdauungsfördernde Substanzen *(Gallensalze)*, die vor allem der Aufspaltung von Fetten dienen.

Die winzigen Gallengefäße laufen zu immer stärkeren Ästen zusammen und bilden am Ausgang der Leber den **gemeinsamen Gallengang** *(Ductus hepaticus communis)*, der sich im weiteren Verlauf mit dem Gallenblasengang *(Ductus cysticus)* vereinigt und dann als *Ductus choledochus* bezeichnet wird (➤ Abb. 2.127). Er endet in der Regel gemeinsam mit dem Ausführungsgang der Bauchspeicheldrüse (➤ Kap. 2.6.7) im Zwölffingerdarm und ist dort von einem Schließmuskel abgedichtet *(Vater Papille)*.

Seitlich zweigt vom Gallengang der Gallenblasengang ab, und führt zu der birnenförmigen **Gallenblase** *(Vesica fellea)*. Sie kann zwischen 30 und 60 Milliliter fassen. Ihre Wand ist in der Lage, Wasser aus der Gallenflüssigkeit zu ziehen, wodurch das Sekret dickflüssiger wird. Dieser Prozess birgt das Risiko der Gallensteinentstehung (➤ Kap. 2.7.11).

2.7.7 Bauchspeicheldrüse

Unterhalb der Leber schmiegt sich der Kopf der **Bauchspeicheldrüse** *(Pankreas)* in den Bogen des Zwölffingerdarms (➤ Kap. 2.6.4). Das Organ sieht so ähnlich aus, wie der Knauf eines Hirtenstabs. Der Kopf hat den größten Durchmesser. Er nimmt zum Körper und Schwanzteil hin ab.

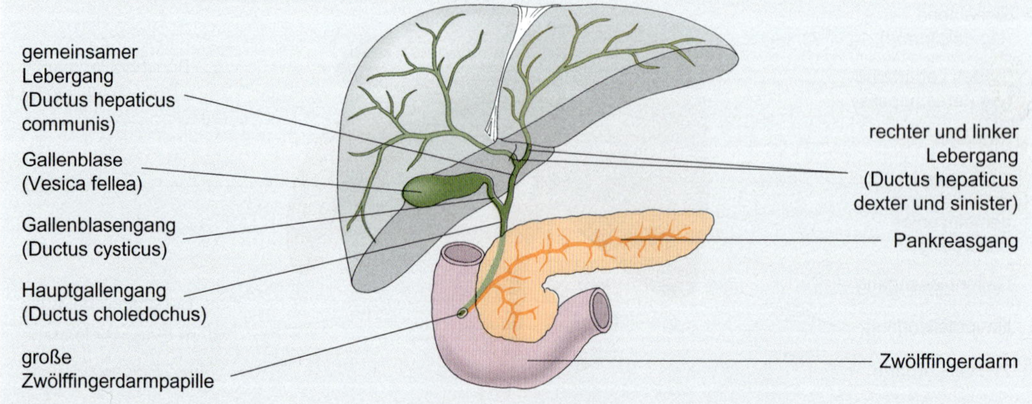

Abb. 2.127 Die Gallengefäße führen aus der Leber die Gallenflüssigkeit zusammen und geben sie in den Darm ab. [L190]

Die Bauchspeicheldrüse gibt ihre Sekrete einerseits direkt über einen Ausführungsgang *(Ductus pancreaticus)* ab, der meist gemeinsam mit dem Gallengang (➤ Kap. 2.6.6) im Darm endet *(äußere Sekretion)*. Diese Flüssigkeit enthält einen großen Teil der Verdauungssäfte, die zur Aufspaltung der Nahrung erforderlich sind. Täglich fließen etwa 1,5 Liter Pankreassekret in den Darm. Darin sind vor allem chemische Stoffe enthalten, die die Magensäure binden sowie zur Aufschlüsselung von Eiweiß (z. B. Trypsin, Chymotrypsin), Zucker (z. B. α-Amylase) und Fett (z. B. Lipase) dienen.

Andrerseits produziert das Pankreas Steuerungssubstanzen für den Stoffwechsel *(Hormone)*, die ins Blut übergehen *(innere Sekretion)* und von ihm zum Wirkungsort transportiert werden. Dabei handelt es sich vor allem um Hormone, die den Zuckerstoffwechsel beeinflussen. Sie entstehen in Zellen, die zusammen nur etwa 5 % der gesamten Bauchspeicheldrüse ausmachen und in Haufen gelagert sind. Nach dem deutschen Arzt, der sie entdeckte, wurden sie **Langerhans-Inseln** genannt. In diesen Zellen entstehen unter anderem **Insulin,** das den Blutzucker senkt und **Glukagon,** das blutzuckersteigernd wirkt.

Schäden an den Zellen der Bauchspeicheldrüse, die entweder durch langjährige Fehlernährung oder durch eine Fehlsteuerung des Immunsystems entstehen, können zur **Zuckerkrankheit** (*Diabetes mellitus,* ➤ Kap. 2.10.3) führen.

2.7.8 Erkrankungen des oberen Verdauungstrakts

Soor

DEFINITION

Soor *(Kandidose, Mykose):* Besiedelung der Haut oder der Schleimhäute mit Pilzen. Kann an verschiedenen Körperregionen auftreten, besonders häufig betrifft er den Mund.

Die Pilze (➤ Kap. 4.1.1), die für den **Soor** verantwortlich sind, heißen Candida albicans. Sie gehören in der Regel zu den Keimen, die bei jedem Menschen vorkommen. Bei stabiler Abwehrlage können sie sich nicht so stark vermehren, dass eine Erkrankung entstehen würde.

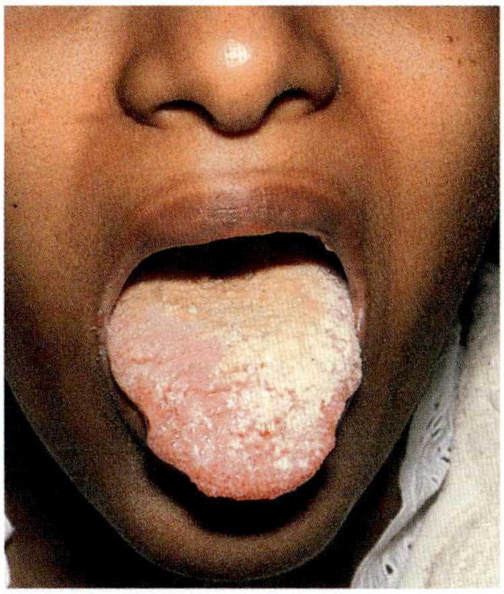

Abb. 2.128 Der weiße Soorbelag lässt sich zu Beginn der Erkrankung abwischen. [E949]

Gefährdet sind vor allem Patienten, die an einer **Abwehrschwäche** leiden. Sie kann durch Krankheiten (z. B. AIDS, bösartige Tumorleiden, Infektionen) verursacht sein oder als Folge einer Behandlung (z. B. Bestrahlung, Chemotherapie, Antibiose) entstehen (➤ Abb. 2.128).

Behandlung

Für die Behandlung von Soor stehen **Antipilzmittel** *(Antimykotika)* in Form von Suspensionen, Salben, Cremes, Zäpfchen oder Infusionslösung (➤ Kap. 5.1) zur Verfügung.

Pflegerische Maßnahmen

Pflegende beobachten vor allem abwehrgeschwächte Patienten bei der täglichen Körperpflege sorgfältig auf Zeichen einer Pilzinfektion. Im Mund zeigt sie sich durch eine gerötete Schleimhaut, auf der sich ein weißer Belag befindet, der zu Beginn der Erkrankung leicht mit einem Watteträger abzuwischen ist. Die Schleimhaut kann auch bluten oder wund sein.

Pflegerische Maßnahmen bei bestehender Pilzinfektion:

- Verabreichung der verordneten Arzneimittel
- Beobachtung des Krankheitsverlaufs
- Sorgfältige Körperpflege, dabei insbesondere auf eine Vermeidung von Keimverschleppung achten. Von Pilzen befallene Körperregionen stets zuletzt

waschen und danach Handtuch und Waschlappen in die Wäsche geben
- Mundhöhle nach dem Essen vollständig von Speiseresten befreien
- Vorbeugung einer erneuten Infektion (➤ Kap. 3.7.2).

Entzündung der Ohrspeicheldrüse

DEFINITION

Entzündung der Ohrspeicheldrüse *(Parotitis):* Durch Bakterien oder Viren verursachte Infektion der Drüsen im Mundbereich.

Die Ausgänge der Speicheldrüsen enden in der Mundhöhle. Beim gesunden Menschen verhindert ein ständiger geringer und während des Essens erhöhter Speichelfluss, dass Keime durch die Gänge aufsteigen. Besonders bei Patienten, die vorübergehend oder dauerhaft nicht in der Lage sind, auf normalem Wege Nahrung zu sich zu nehmen, besteht das Risiko einer **Entzündung der Ohrspeicheldrüsen.**

Behandlung

Der Arzt verordnet bei einer bakteriellen Entzündung der Ohrspeicheldrüse Antibiotika.

Pflegerische Maßnahmen

Pflegende beobachten vor allem Patienten, die nicht essen können oder dürfen, sorgfältig auf Zeichen der Entzündung. Sie zeigt sich durch Schwellung und Schmerzen an der Seite des Kopfes in Ohrnähe oder über dem Bogen des Unterkiefers. Die Haut ist gerötet und überwärmt. Aufgaben bei bestehender Entzündung:
- Verabreichung der verordneten Arzneimittel und Beobachtung des Krankheitsverlaufs
- Anregung des Speichelflusses durch säuerliche Nahrungsmittel (z. B. verdünnten Zitronensaft mit Watteträgern auf die Mundschleimhaut auftragen)
- Motivation des Patienten, regelmäßig Kaubewegungen auszuführen
- Vorbeugung einer erneuten Infektion (➤ Kap. 3.7.2).

2.7.9 Erkrankungen des Magens

Magengeschwür

DEFINITION

Magengeschwür *(Ulcus ventriculi):* Umschriebene Schädigung der Magenschleimhaut, meist am Übergang zwischen dem Körper und Schwanz des Magens (➤ Kap. 2.7.3) gelegen.

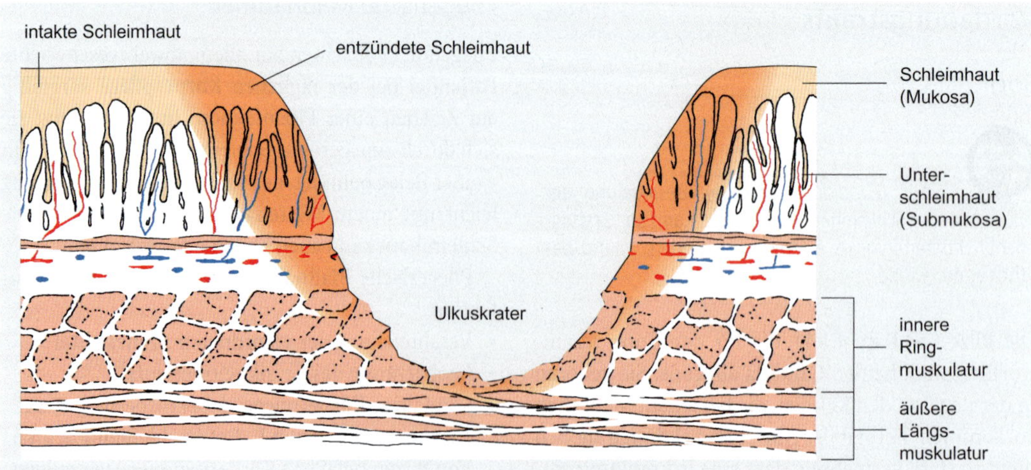

Abb. 2.129 Ein Magengeschwür kann die in die Magenwand eindringen und sie sogar durchbrechen. [L190]

Ein **Magengeschwür** entsteht dadurch, dass die aggressiven Anteile des Magensafts die Zellen der Schleimhaut zerstören (➤ Abb. 2.129). Das geschieht vor allem dann, wenn die Barrieren, über die sie verfügt, geschwächt sind. Begünstigende Faktoren sind neben der Magensäure, die stets vorhanden ist, eine Besiedelung mit einem speziellen **Bakterium** *(Helicobacter pylori)* sowie die Einnahme von **Arzneimitteln,** vor allem Schmerzmitteln und entzündungshemmenden Präparaten (z. B. Acetylsalicylsäure, Paracetamol, Ibuprofen, Diclofenac).

Die Erkrankung zeigt sich häufig durch brennende oder drückende Schmerzen im Oberbauch, die meist während des Essens auftreten oder stärker werden, Völlegefühl, Übelkeit oder Appetitlosigkeit und Gewichtsverlust. Betrifft das Geschwür ein größeres Blutgefäß in der Magenwand, kann es zu **Sickerblutungen** kommen, die an einer Schwarzfärbung des Stuhls *(Teerstuhl)* erkennbar sind. Massive Blutungen können ein **Bluterbrechen** *(Blutsturz)* hervorrufen und stellen ein lebensbedrohliches Ereignis dar.

Länger bestehende Magengeschwüre können zum Magenkrebs entarten oder eine narbige Verengung des Magendurchmessers verursachen.

Behandlung

Überwiegend behandelt der Arzt ein Magengeschwür mit Arzneimitteln. Vor der Entwicklung der sehr gut wirksamen Präparate wurde häufig eine Teilentfernung des Magens vorgenommen. Diese Therapie bedeutete für die Betroffenen häufig lebenslange Beschwerden. Sie ist nur noch selten notwendig, z. B. wenn die Magenwand durchbrochen ist.

Der Nachweis eines Magengeschwürs ist nur mithilfe einer **Magenspiegelung** *(Gastroskopie)* zu führen, für die der Arzt dem Patienten über die Speiseröhre einen etwa kleinfingerdicken Schlauch mit einer flexiblen Optik in den Magen einführt. Mithilfe einer kleinen Zange kann er dann Gewebeproben entnehmen, die im Labor z. B. auf Entzündungszeichen, Krebszellen oder das Bakterium Helicobacter pylori untersucht werden.

Pflegerische Maßnahmen

Pflegende beobachten ihre Patienten auf die Zeichen eines Magengeschwürs, nehmen die Äußerung entsprechender Beschwerden ernst und leiten sie an den Arzt weiter. Sofern die Erkrankung bestätigt ist:

- Ernährungsberatung. Der Patient sollte die Nahrungsaufnahme auf mehrere kleine Mahlzeiten verteilen, in Ruhe essen, auf Kaffee weitgehend, auf Alkohol (insbesondere Schnaps) und Nikotin vollständig verzichten
- Beratung zur Tagesplanung. Stress vermeiden, regelmäßigen Rhythmus der Schlaf- und Wachphasen einhalten
- Beobachtung des Krankheitsverlaufs, insbesondere auf Schwarzfärbung des Stuhlgangs achten
- Überwachung der regelmäßigen Einnahme verordneter Medikamente, keine Schmerzmittel ohne Rücksprache mit dem Arzt nehmen.

Magenschleimhautentzündung

DEFINITION

Magenschleimhautentzündung *(Gastritis):* Oberflächliche Schädigung der Magenschleimhaut.

Eine **Magenschleimhautentzündung** entsteht häufig durch Infektionen *(Helicobacter pylori),* Stress (z. B. eine schwere Erkrankung), Arzneimitteleinnahme oder Genussmittelmissbrauch (z. B. Alkohol, Tabak, Kaffee) und kann plötzlich oder in chronischer Form auftreten. Sie verursacht nahezu dieselben Krankheitszeichen wie ein Magengeschwür *(Magenulkus).* Gelegentlich macht sie über lange Zeit keine Beschwerden. Der Nachweis ist nur über eine Magenspiegelung sicher zu führen.

Behandlung

Die **Behandlung** erfolgt fast ausschließlich mit Arzneimitteln, wobei vor allem **Magenschutzpräparate** zur Verringerung des sauren Milieus im Magen zur Anwendung kommen. Bei der akut auftretenden Magenschleimhautentzündung kann es sinnvoll sein, den Patienten eine Ernährungspause von 24 bis 36 Stunden zu verordnen. Die pflegerischen Maßnahmen entsprechen denen, die beim Magengeschwür gelten.

Magenkrebs

DEFINITION

Magenkrebs: Bösartiger Tumor, der z. B. von den Drüsenzellen in der Magenwand oder den Zellen der Schleimhaut ausgehen kann.

Die Zahl der jährlichen neu auftretenden Magenkrebserkrankungen nimmt laut den Angaben des Robert Koch-Instituts seit einigen Jahren ab. Im Jahr 2014 erkrankten in Deutschland etwa 15 000 Menschen an **Magenkrebs,** damit ist er die fünfthäufigste Krebserkrankung. Männer sind häufiger betroffen als Frauen.

Zu den Risikofaktoren zählen:

- Ernährungsgewohnheiten, z. B. häufiger Genuss hochprozentiger Alkoholika, häufiger Verzehr von nitrathaltigen Speisen wie Wurst (der Magen wandelt Nitrate in krebserregende Nitrosamine um)
- Rauchen
- Chronische Magenschleimhautentzündung *(Gastritis)*
- Magengeschwüre
- Infektion des Magens mit dem Bakterium Helicobacter pylori
- Fälle von Magenkrebs in der Familie (erbliche Belastung).

Krankheitszeichen

Magenkrebs verursacht lange Zeit keine oder nur geringe Beschwerden und wird deshalb meist erst in einem fortgeschrittenen Stadium erkannt. Dieser Umstand verringert die Überlebensrate entscheidend. Mögliche Krankheitszeichen sind:

- Appetitlosigkeit und Abgeschlagenheit
- Völlegefühl und Blähungen
- Schmerzen im Oberbauch
- Abneigung oder Ekel vor Fleisch oder Fleischerzeugnissen
- Schwarz gefärbter Stuhl *(Teerstuhl)* als Zeichen einer Blutung im Magen
- Erbrechen von Blut *(Hämatemesis).*

Der Arzt kann durch bildgebende Untersuchungsverfahren (z. B. Ultraschall, Computertomografie) einen ersten Anhalt für das Vorliegen eines Magenkrebses erhalten. Eine sichere Aussage ist meist jedoch nur nach einer **Gastroskopie** *(Einführen eines dünnen Schlauchs über die Speiseröhre in den Magen)* möglich, mit deren Hilfe der Arzt die Magenwand betrachten und eine Gewebeprobe entnehmen kann.

Behandlung

Die Behandlung bei Magenkrebs erfolgt operativ. Der Arzt entfernt meist den gesamten Magen *(Gastrektomie)* und, je nach Ausdehnung des Tumors, auch andere Organteile und Strukturen aus dem Bauchraum. Nur bei sehr kleinen Tumoren ist es möglich, einen Teil des Magens zu belassen.

Es sind verschiedene Operationstechniken etabliert, die die Durchgängigkeit des Magen-Darm-Trakts erhalten. Oft formt der Operateur aus einer Darmschlinge einen Ersatzmagen, der zwar die volle Funktion des ursprünglichen Magens nicht übernehmen kann, jedoch geeignet ist, die Nahrungsaufnahme zu erleichtern und eine Überdehnung des Darms zu verhindern.

Außerdem kann es notwendig sein, nach der Operation eine medikamentöse Krebsbehandlung *(Zytostase)* oder Bestrahlung einzuleiten.

Lässt sich der Tumor nicht entfernen, weil er sich bereits zu stark ausgebreitet hat, kann der Arzt die Durchgängigkeit des Magen-Darm-Trakts erleichtern, indem er den Tumor teilweise abträgt, eine Umgehung schafft oder eine Sonde direkt in den Darm einlegt.

Folgen einer Magenentfernung

Der Verlust der vielfältigen Funktionen des Magens kann zu Beschwerden führen, die lebenslang anhalten und gezielte Maßnahmen erfordern, z. B.:

- **Frühdumping-Syndrom.** Durch die Dehnung des Ersatzmagens und die starke Füllung des Darms mit Speisebrei sowie der Flüssigkeit, die in den Darm eintritt, kann es direkt nach dem Essen (bis 15 Min. später) zu Druckgefühl im Oberbauch, Schluckauf, Übelkeit, Erbrechen oder massiven Kreislaufproblemen kommen
- **Spätdumping-Syndrom.** Etwa ein bis vier Stunden nach dem Essen (vor allem bei zuckerreicher Nahrung) steigt der Blutzuckerspiegel stark. Daraufhin schüttet die Bauchspeicheldrüse viel Insulin aus und der Blutzuckerspiegel sinkt rasant. Der

Patient fühlt sich sehr müde, schwitzt stark und spürt starken Hunger. Im Extremfall kommt es zu einem Blutzuckermangelschock
- **Vitamin-B_{12}-Mangel.** Bei gesunden Menschen produziert die Magenschleimhaut einen Stoff, der die Aufnahme von Vitamin B_{12} aus der Nahrung ermöglicht. Nach einer Magenentfernung funktioniert dieser Mechanismus nicht mehr. Deshalb erhalten die Patienten in monatlichen oder dreimonatigen Abständen eine Vitamin-B_{12}-Spritze in einen Muskel. Das Vitamin erfüllt u. a. eine wichtige Funktion bei der Blutbildung
- **Störung der Fettverdauung.** Viele Patienten leiden im Anschluss an eine Magenentfernung an Durchfällen mit fettigen Stühlen. Der Magen-Darm-Trakt ist nicht mehr in der Lage, die Nahrungsfette vollständig zu spalten. Die mangelnde Nährstoffverwertung kann zu einem Gewichtsverlust führen. Eine Umstellung der Nahrungsgewohnheiten sowie die ärztliche Verordnung von künstlichen Verdauungsenzymen sind geeignet, die Beschwerden zu lindern.

Pflegerische Maßnahmen

Pflegende beobachten Patienten, die über Beschwerden im Oberbauch klagen, sehr genau und geben ihre Beobachtungen mittels Dokumentation und in den Übergabegesprächen an das Team weiter. Treten schwarzer Stuhlgang oder Bluterbrechen auf, informieren sie umgehend den Arzt.

Nach einer operativen Entfernung des Magens kann es sehr lange dauern, bis der Betroffene gelernt hat, mit den neuen körperlichen Bedingungen umzugehen.

Häufig bleiben lebenslang Einschränkungen bestehen. Das Augenmerk der Pflegenden liegt in dieser Phase auf der Beobachtung und Beratung des Patienten:
- Ernährung auf sechs bis acht Mahlzeiten täglich umstellen, kleine Portionen essen, um den Ersatzmagen nicht zu überfordern (Vorbeugung gegen das Frühdumping-Syndrom); wenn möglich, Vollkornprodukte bevorzugen
- Häufiger jeweils kleine Mengen (nicht mehr als 200 ml) trinken, nicht zu den Mahlzeiten trinken, da dies die Passage des Speisebreis zu stark beschleunigen würde
- Auf stark gezuckerte Nahrungsmittel verzichten, sie führen bei fehlendem Magen zu extremen Blutzuckerschwankungen (Vorbeugung gegen das Spätdumping-Syndrom)
- Speisen sorgfältig kauen
- Nach dem Essen eine Ruhepause einlegen, dabei sitzen; eine liegende Position ist ungünstig, da sie das Zurückfließen der Nahrung in die Speiseröhre begünstigt
- Alkohol meiden und Rauchen nach Möglichkeit aufgeben
- Befinden des Patienten beobachten, sobald ungewöhnliche Beschwerden (z. B. heftige Schmerzen, Blut im Stuhl) auftreten, umgehend den behandelnden Arzt informieren.

2.7.10 Erkrankungen des Darms

Colitis ulcerosa und Morbus Crohn

DEFINITION

Colitis ulcerosa: Entzündung des Dickdarms, begrenzt auf die Schleimhaut- und Unterschleimhautschicht.
Morbus Crohn: Entzündliche Erkrankung, die den gesamten Verdauungstrakt zwischen Mundhöhle und Enddarm *(After)* sowie alle Wandschichten betreffen kann.

An **Colitis ulcerosa** erkranken häufig Menschen zwischen dem 20. und 40. Lebensjahr. Es sind mehr Frauen als Männer betroffen. Zeichen sind blutig-schleimige Durchfälle, die bis zu 30-mal täglich auftreten sowie heftige **Schmerzattacken** *(Koliken)*. Die besondere Gefahr liegt in der hohen Entartungsrate (Darmkrebs). Die Colitis ulcerosa beginnt meist im Mastdarm und breitet sich von dort kontinuierlich aus (➤ Abb. 2.130). Sie kann schubweise oder allmählich fortschreitend verlaufen.

Typisch für den **Morbus Crohn** ist sein Auftreten in verschiedenen Teilen des Verdauungskanals. Betroffene Darmanteile sind durch gesunde Passagen voneinander getrennt (➤ Abb. 2.130). Die Erkrankung beginnt häufig in einem Alter zwischen 16 und 35 sowie jenseits des 60. Lebensjahres. Sie verläuft meist in Schüben und zeigt sich durch lang dauernde Durchfälle (etwa 3–6-mal täglich), starke Schmerzen und Fieber.

Die Ursachen dieser beiden Erkrankungen sind ungeklärt, aber vermutlich handelt es sich u. a. um

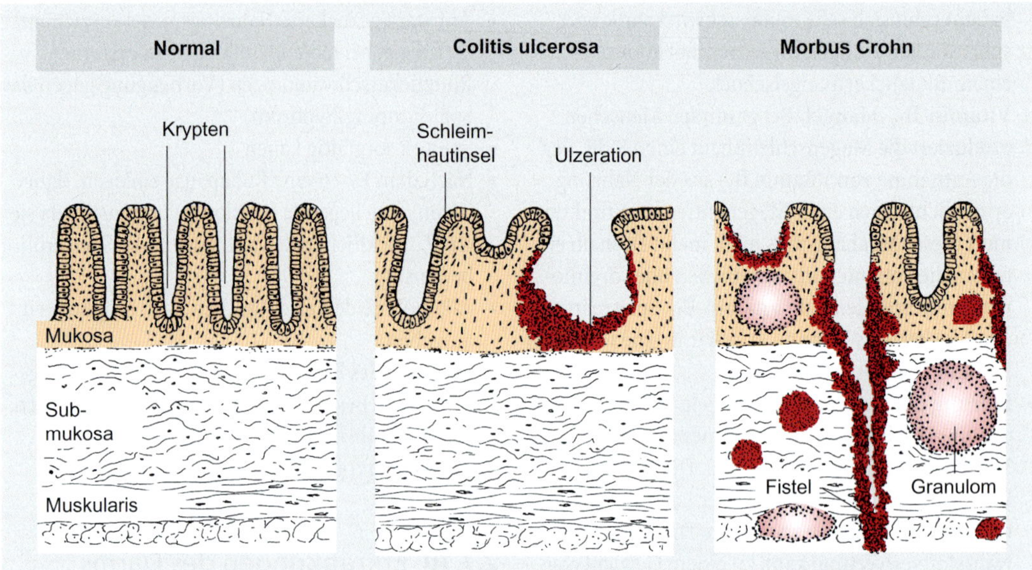

Abb. 2.130 Die Colitis ulcerosa ist auf die Schleimhaut begrenzt. Beim Morbus Crohn entstehen Schäden, die die gesamte Wand des Magen-Darm-Trakts betreffen können. [L190]

eine Überreaktion des Abwehrsystems gegen körpereigenes Gewebe.

Behandlung

Die **Behandlung** mit Arzneimitteln steht bei Colitis ulcerosa und Morbus Crohn gleichermaßen im Vordergrund. Wenn sie keine zufriedenstellenden Ergebnisse bringt bzw. um Folgeschäden abzuwenden, ist es möglich, Krankheitsherde operativ zu entfernen. Eine Heilung erzielen die therapeutischen Bemühungen jedoch nicht.

Pflegerische Maßnahmen

Die chronischen Erkrankungen stellen für die Betroffenen eine Belastung dar, die durch das erhebliche Krankheitsgefühl während der Schübe verstärkt wird. Pflegende berücksichtigen dies im Umgang mit den Patienten.

- Ernährungsberatung. Nach jedem Schub schrittweiser Kostaufbau mit leicht verträglichen Nahrungsmitteln, z. B. Reis, Weißbrot, Zwieback. Hinweis an die Patienten, für sich persönlich einen Ernährungsplan zusammenzustellen und Speisen wegzulassen, die sie nicht vertragen (hilfreich ist ein Ernährungsprotokoll); für ausreichende Flüssigkeitszufuhr sorgen
- Sorgfältige Beobachtung des Patienten, Dokumentation der Art und Häufigkeit des Stuhlgangs, Kontrolle der Wirkung der verordneten Arzneimittel
- Motivation, die Therapievorschläge des Arztes umzusetzen
- Vermittlung von Kontakten zu Selbsthilfegruppen (vor allem in der Phase des ersten Auftretens der Krankheit).

INTERNET

Deutsche Morbus Crohn/Colitis ulcerosa Vereinigung (DCCV) e. V.: www.dccv.de
Der Selbsthilfeverband zählt mehr als 400 000 Mitglieder und informiert auf seiner Homepage umfassend über die Krankheiten und Therapiemöglichkeiten.

Dickdarmkrebs

DEFINITION

Dickdarmkrebs *(kolorektales Karzinom):* Zweithäufigste Krebserkrankung in Deutschland, geht überwiegend von den Drüsenzellen der Darmwand aus.

Der **Dickdarmkrebs** betrifft vor allem Menschen zwischen dem 50. und 70. Lebensjahr (➤ Abb. 2.131).

Als größter Risikofaktor gelten gutartige Geschwülste der Darmwand *(Polypen)* sowie **Colitis ulcerosa,** die eine große Neigung zur Entartung zeigen. Die Ursachen sind im Einzelnen zwar unklar, doch gibt es Hinweise, dass die Ernährung wesentlich beteiligt ist. Ein Überangebot an Kalorien sowie häufige Fleischmahlzeiten erhöhen offensichtlich das Darmkrebsrisiko, während ballaststoffreiche Kost sowie der regelmäßige Verzehr von Meeresfisch günstig wirken.

Wegen seines relativ langsamen Wachstums verursacht der Dickdarmkrebs über lange Zeit keine Beschwerden. Erst wenn das Geschwulst den Durchmesser des Darms einschränkt oder zu bluten beginnt, bemerkt der Patient die Erkrankung. Mögliche Zeichen:

- Bleistiftartiger oder kleinteiliger Stuhlgang
- Schmerzen (wie Krämpfe)
- Blutauflagerungen auf dem Stuhlgang, das Blut kann auch verborgen sein *(okkultes Blut)* und lässt sich dann mit einem Schnelltest nachweisen
- Durchfälle oder Verstopfung
- Sehr große Tumoren können auf benachbarte Organe drücken und dort Beschwerden verursachen bzw. durch die Darmwand treten und eine Bauchfellentzündung herbeiführen (Notfall)

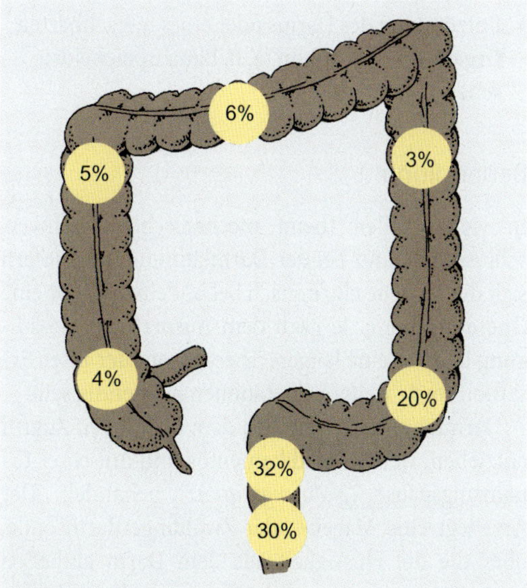

Abb. 2.131 Häufigkeitsverteilung der Krebserkrankung in den verschiedenen Abschnitten des Dickdarms. An dieser Abbildung lässt sich ablesen, dass ein großer Teil der Tumoren bereits durch eine Untersuchung mit dem Finger von außen erkennbar ist. [A300]

- Im weiteren Verlauf: Verlust von Appetit und Körpergewicht.

Zur Abklärung veranlasst der Arzt eine **Darmspiegelung** *(Koloskopie)* mit deren Hilfe eine Gewebeprobe entnommen werden kann. Sie kann Aufschluss über die Art der Erkrankung geben.

Behandlung

Die **Behandlung** erfolgt stets operativ, auch wenn eine Heilung nicht in Aussicht steht. Durch die Entfernung betroffener Darmteile sichert der Arzt die Durchgängigkeit des Darms und verhindert zunächst das Einwachsen des Tumors in die Bauchhöhle. Im Zuge der Operation legen die Chirurgen in manchen Fällen einen künstlichen Darmausgang an (➤ Kap. 3.6.2), der besondere pflegerische Versorgung benötigt.

Begleitend ist oft eine Chemotherapie notwendig.

Pflegerische Maßnahmen

- Motivation des Patienten, die jährlichen Früherkennungsuntersuchungen wahrzunehmen, ab dem 55. Lebensjahr gehört eine von den Krankenkassen bezahlte Darmspiegelung dazu (bei Risikopatienten übernehmen die Krankenkassen die Kosten auch in jüngerem Alter)
- Beobachtung auf Zeichen der Krebserkrankung
- Ernährungsberatung. Pflegende weisen darauf hin, dass tierische Fette das Risiko erhöhen können, während ballaststoffreiche Ernährung als Vorsorge gegen den Krebs wirkt
- Nach der Operation: Motivation, mit der Lebensführung Rücksicht auf die Erkrankung zu nehmen und den Tagesablauf zu strukturieren.

Darmverschluss

DEFINITION

Darmverschluss *(Ileus):* Unterbrechung des Speisebrei-Transports im Darm.

Ein **Darmverschluss** ist stets als Notfall zu behandeln und erfordert umgehend eine ärztliche Behandlung, die im Krankenhaus erfolgen muss. Es sind

Tab. 2.12 Mechanischer Darmverschluss und Darmlähmung verursachen unterschiedliche Krankheitszeichen.

Mechanischer Darmverschluss (mechanischer Ileus)	Darmlähmung (paralytischer Ileus)
• Krampfartige Schmerzen durch verstärkte Darmbewegungen • Stuhl- und Windverhalt bei Verschluss des Dickdarms oder des tiefen Dünndarms • Beim Abhören des Bauches sind verstärkte Darmgeräusche zu hören *(Stenoseperistaltik);* sie klingen „metallisch", „spritzend", „hochgestellt" oder „klingend" (Darmmuskulatur kämpft gegen die Verengung an) • Nach Stunden bis Tagen erlöschen die Darmgeräusche (Ermüdung der Darmmuskulatur), es entsteht eine Darmlähmung	• Meist nur Druckgefühl in der Bauchregion • Stuhl- und Windverhalt, Bauch ist gebläht • Beim Abhören des Bauches sind keine Darmgeräusche zu hören („Totenstille")

zwei Formen des Darmverschlusses zu unterscheiden (➤ Tab. 2.12).

BEACHTE

Bleibt der Darmverschluss über längere Zeit bestehen, kann es zu kotigem Erbrechen *(Miserere)* kommen, weil sich der Darminhalt bis in den Magen zurückstaut. Die Einlagerung von Körperflüssigkeit in den Darm kann zu einem Volumenmangelschock führen, der nicht selten in ein Kreislaufversagen mündet.

Mit einer Röntgenaufnahme des Bauches, in der Luftansammlungen und Flüssigkeitsspiegel sowie stark gedehnte Darmschlingen zu sehen sind, lässt sich die Diagnose sichern. Weitere bildgebende Untersuchungen, z. B. Ultraschall, Computertomografie, Kontrastmitteldarstellung der Blutgefäße im Bauchraum, können Aufschluss über die Ursachen des Verschlusses geben.

Mechanischer Darmverschluss

Beim **mechanischen Darmverschluss** *(mechanischer Ileus)* liegt ein Hindernis vor, das den Darm an der Beförderung des Speisebreis hindert. Folgende Ursachen sind denkbar:

- Darmtumor
- Morbus Crohn
- Verwachsungen
- Eingeklemmter Bruch (Darm tritt durch einen Spalt im Bindegewebe aus dem Bauchraum aus und ist unter der Haut als Wölbung zu tasten)
- Verdrehung des Darms (schnürt die Passage ab)
- Fremdkörper (z. B. Gallenstein, unverdauliche Bestandteile der Nahrung, versehentlich verschluckte Gegenstände).

Darmlähmung

Im Zuge einer **Darmlähmung** *(paralytischer Ileus, Darmparalyse)* kommen die Muskelbewegungen, die für den Transport des Darminhalts verantwortlich sind, vollständig zum Erliegen. Folgende Ursachen können dazu führen:

- Verletzung der Darmwand *(Perforation)* mit Austritt von Darminhalt in die Bauchhöhle (führt zu einer Bauchfellentzündung)
- Manipulationen am Darm während einer Operation
- Verschluss eines darmversorgenden Blutgefäßes, wobei sowohl eine Vene als auch eine Arterie betroffen sein kann *(Mesenterialinfarkt)*
- Entzündung des Darms oder eines benachbarten Organs im Bauchraum (z. B. Bauchspeicheldrüsenentzündung).

Behandlung

In vielen Fällen (beim mechanischen Darmverschluss stets und bei der Darmlähmung nur, sofern sich die Ursache chirurgisch behandeln lässt) ist eine Operation nötig. Je nach dem Ausmaß der Schädigung können eine längere Therapie auf der Intensivstation sowie weitere Operationen notwendig sein.

Darmlähmungen, die sich dem operativen Zugriff entziehen, werden medikamentös und mit einer Ernährungspause *(Nahrungskarenz)* behandelt. Der Arzt legt eine Magen- oder Zwölffingerdarmsonde, über die die Flüssigkeit aus dem Darm abfließen kann. Die Ernährung erfolgt über einen Venenkatheter *(parenteral).*

Pflegerische Maßnahmen

Die pflegerischen Maßnahmen während der nichtoperativen Behandlung eines Darmverschlusses zielen vor allem auf die Unterstützung des bettlägerigen Patienten bei den Alltagsverrichtungen. Darüber hinaus sind notwendig:

- Überwachung von Herzfunktion, Atmung, Befinden des Patienten (deutliche Veränderungen sind umgehend dem Arzt mitzuteilen)
- Überwachung des Flüssigkeitshaushalts (➤ Kap. 3.5.2). Dazu gehört auch die engmaschige Kontrolle des Sekrets, das sich über die Sonde entleert (Menge, Aussehen)
- Strikte Einhaltung der Ernährungspause
- Lagerungen zur Vorbeugung von Druckgeschwüren oder Lungenentzündung sowie zur Entspannung der Bauchdecke (Rückenlagerung mit leicht angezogenen Beinen).

Infektionsbedingter Durchfall

DEFINITION

Infektionsbedingter Durchfall *(infektiöse Diarrhö, Gastroenteritis, Magen-Darm-Grippe, Brechdurchfall):* Durchfallerkrankung, die überwiegend auf Krankheitserreger zurückgeht.

Infektionsbedingte Durchfälle treten vor allem bei Fernreisen (durch Anpassungsschwierigkeiten an das ungewohnte Keimspektrum) sowie nach dem Genuss verdorbener Lebensmittel auf.

Eine Vielzahl von Krankheitserregern (sowohl Viren als auch Bakterien) sind in der Lage, das Gleichgewicht im Magen-Darm-Trakt zu stören. Dies führt zu Übelkeit, Erbrechen, Durchfällen und häufig einer erhöhten Körpertemperatur sowie krampfartigen Bauchschmerzen. Das Erbrechen und die Durchfälle können, vor allem bei Kindern, in schweren Fällen aber auch bei Erwachsenen, zu einer Entgleisung des Flüssigkeits- und Mineralstoffhaushalts führen. Daraus entwickeln sich u. U. ein Kreislaufversagen sowie Bewusstseinsstörungen.

BEACHTE

Die Infektion mit einigen Erregern (z. B. Salmonellen, Shigellen, Campylobacter, verschiedene Stämme von Escherichia coli) ist nach deutschem Recht namentlich meldepflichtig. Vor allem die Salmonellen stellen ein erhebliches hygienisches Problem dar. Nicht alle Menschen, die sich mit diesem Erreger infiziert haben, sind erkennbar krank. Sie können jedoch dauerhaft Salmonellen über den Darm ausscheiden und andere anstecken. Deshalb ist es vor allem in Betrieben, die Nahrungsmittel verarbeiten, erforderlich, dass alle Mitarbeiter sich regelmäßig auf Salmonellen untersuchen lassen.

Behandlung

Die Behandlung richtet sich nach dem krankheitsauslösenden Erreger. Bei Patienten mit einer stabilen körperlichen Verfassung genügt es häufig, die Trinkmenge zu erhöhen und den Speiseplan auf leicht verdauliche, möglichst fettarme Kost umzustellen (anfangs z. B. Tee und Zwieback). Alkohol und Nikotin sollten tabu sein. Die Krankheitszeichen klingen meist nach einigen Tagen ab.

Sind die Flüssigkeitsverluste sehr hoch, besteht die Möglichkeit, eine intravenöse Infusionstherapie einzuleiten. In schweren Krankheitsfällen verordnet der Arzt ein Antibiotikum.

Pflegerische Maßnahmen

- In stationären Einrichtungen ist es geraten, Patienten mit infektionsbedingten Durchfällen zunächst in einem Einzelzimmer unterzubringen, zumindest so lange, bis geklärt ist, welcher Erreger vorliegt. Liegt ein Keim vor, der unter die gesetzliche Meldepflicht fällt, ist die Isolation (➤ Kap. 4.1.6) u. U. aufrecht zu erhalten
- Körperlich schwache Patienten bei den Verrichtungen des Alltags unterstützen, insbesondere auf die Pflege der Haut im Analbereich achten, die durch den häufigen Kontakt mit flüssigem Stuhlgang angegriffen sein kann. Zur Hautpflege eignet sich Dexpanthenolsalbe
- Falls notwendig, Toilettenstuhl neben das Bett oder Steckbecken in Griffweite stellen, damit der Betroffene dem schnell einsetzenden Stuhldrang umgehend nachkommen kann. Weiches Toilettenpapier und Feuchttücher zur schonenden Reinigung bereithalten

- Patienten zum ausreichenden Trinken anhalten
- Engmaschige Beobachtung, z. B. Krankheitszeichen, Herzaktivität, Atmung, Bewusstsein; ggf. Flüssigkeitsbilanz erstellen
- Konsequente Einhaltung der Hygieneregeln, z. B. Benutzung von Schutzkleidung, Händedesinfektion (➤ Kap. 4.13) nach dem Kontakt zum Patienten.

2.7.11 Erkrankungen der Leber und der Galle

Hepatitis

> **DEFINITION**
>
> **Hepatitis** *(Leberentzündung):* Entzündung durch eine virale Infektion, die einen Untergang des Lebergewebes hervorrufen kann.

Mit dem Begriff **Hepatitis** fasst man eine Gruppe von Erkrankungen zusammen, die durch sehr unterschiedliche Verläufe, Auswirkungen und Ansteckungswege gekennzeichnet sind (➤ Tab. 2.13).

> **BEACHTE**
>
> Für alle Formen der akuten Virushepatitis besteht **namentliche Meldepflicht.** Dem Gesundheitsamt sind Verdachtsfälle, Erkrankungen sowie Todesfälle umgehend mitzuteilen.

Behandlung

Da außer für die Hepatitis C keine medikamentöse Behandlung existiert, die gegen das Virus selbst gerichtet ist, beschränkt sich die Therapie darauf, die Auswirkungen zu lindern. Schreitet die Erkrankung so weit fort, dass es zu einem Leberversagen kommt, ist eine **Lebertransplantation** die einzig mögliche Strategie, das Leben zu erhalten.

Zur Vorbeugung einer Hepatitis A oder B existieren Impfstoffe.

Pflegerische Maßnahmen

Wegen der **Ansteckungsgefahr** liegt ein Schwerpunkt der pflegerischen Versorgung auf hygienischen Maßnahmen. Zwar ist es nicht unbedingt notwendig die Patienten streng zu isolieren, doch vor allem bei Hepatitis A ist es aufgrund der leichten Übertragbarkeit geraten, sie in einem Einzelzimmer unterzubringen und sorgfältig über die **geltenden Hygieneregeln** aufzuklären. Dazu gehören:

- Sorgfältiger Umgang mit Ausscheidungen
- Händedesinfektion nach Toilettenbesuch
- Sanitäreinrichtung nach Benutzung desinfizieren (am besten: Toilette und Bad nicht von anderen Personen benutzen lassen).

Selbstschutz der Pflegenden:

- Schutzkleidung (Handschuhe, Kittel, ggf. auch Mund-Nasen-Schutz und Schutzbrille) während aller Arbeiten tragen, bei denen ein Kontakt zu infiziertem Material vorauszusehen ist
- Nach den Arbeiten Händedesinfektion
- Niemals benutzte Injektionskanülen in die Hülle zurückstecken – das gilt auch im Umgang mit allen anderen Patienten.

Patientenbezogene Maßnahmen:

- Unterstützung bei allen selbstpflegerischen Aktivitäten nach Bedarf
- Sorgfältige Beobachtung des Krankheitsverlaufs und der Krankheitszeichen.

Leberzirrhose

> **DEFINITION**
>
> **Leberzirrhose** *(Schrumpfleber):* Untergang des Lebergewebes und Umbau zu funktionslosem Bindegewebe; Endstadium vieler Lebererkrankungen.

Die häufigsten Ursachen für eine **Leberzirrhose** liegen im Alkoholmissbrauch oder einer virusbedingten Hepatitis. Es handelt sich dabei meist um einen langsam fortschreitenden Prozess, der sich über Jahrzehnte hinziehen kann. Männer sind ungefähr doppelt so häufig betroffen wie Frauen, die Patienten befinden sich meist im fünften Lebensjahrzehnt.

Die Zeichen sind charakteristisch, treten jedoch erst nach und nach mit fortschreitendem Funktionsverlust des Organs auf (➤ Abb. 2.132):

- Abgeschlagenheit
- Gewichtsverlust
- Schmerzen im Oberbauch (die Leber ist als harte Masse unter dem Rippenbogen tastbar)

Tab. 2.13 Neben den in dieser Tabelle aufgeführten Virus-Hepatitiden existieren weitere Formen (z. B. Hepatitis D und E), die jedoch in Deutschland sehr selten sind und meist Menschen nach Fernreisen betreffen.

	Hepatitis A	Hepatitis B	Hepatitis C
Übertragungswege	Aufnahme von infiziertem Material über den Mund, z. B.: • Ungenügend erhitzte Speisen • Mit Fäkalien verunreinigtes Trinkwasser • Säfte • Mit menschlichem Kot gedüngte Gemüse (Kopfdüngung)	Aufnahme von infiziertem Material in die Blutbahn (direkt oder über Schleimhäute) z. B.: • Verletzungen (Risiko durch Nadelstichverletzung für Pflegende liegt bei 40 %) • Geschlechtsverkehr • Bluttransfusion oder Verabreichung von Blutprodukten • Needle-sharing bei Drogenmissbrauch • Geburt (von einer infizierten Mutter auf das Kind)	Aufnahme von infiziertem Material in die Blutbahn (direkt oder über Schleimhäute) z. B.: • Verletzungen (Risiko bei Nadelstichverletzung für Pflegende) • Geschlechtsverkehr (Übertragung durch Sperma und andere Körperflüssigkeiten als Blut unwahrscheinlich) • Bluttransfusion oder Verabreichung von Blutprodukten • Needle-sharing bei Drogenmissbrauch • Geburt (von einer infizierten Mutter auf das Kind), selten
Zeichen der Krankheit	• Übelkeit, Erbrechen • Bauchschmerzen • Fieber • Durchfall • Abgeschlagenheit • Deutliche Gelbfärbung der Haut und der Lederhaut *(Sklera)* des Auges *(Ikterus)* ist selten – dann auch: Dunkelfärbung des Urins	• Deutliche Gelbfärbung der Haut und der Lederhaut *(Sklera)* des Auges *(Ikterus)* – dann auch: Dunkelfärbung des Urins • Fieber • Abgeschlagenheit • Bauchschmerzen • Verdauungsbeschwerden	• Häufig kein Krankheitsgefühl • Gelegentlich Zeichen eines grippalen Infekts (➤ Kap. 2.6.4)
Krankheitsverlauf	• Erste Krankheitszeichen etwa 15–50 Tage nach der Ansteckung • Bei Kindern oft ohne Krankheitszeichen • Verläufe mit massiven Krankheitszeichen sehr selten • Chronische Verläufe treten nie auf	• Erste Krankheitszeichen etwa 30–180 Tage nach der Ansteckung • Verläufe mit massiven Krankheitszeichen sind selten (< 1 %) • Chronische Verläufe in 5–10 % der Fälle	• Erste Krankheitszeichen etwa 20–150 Tage nach der Ansteckung • Chronische Verläufe in 50–85 % der Fälle
Impfung	• Passiv und aktiv	• Passiv und aktiv	• Nicht möglich
Bemerkungen	• Keine dauerhafte Leberschädigung • Patienten sind bis 4 Wochen nach Auftreten der ersten Krankheitszeichen infektiös	• Weltweit eine der häufigsten Infektionskrankheiten • Wird für Angehörige von Heil- und Gesundheitsberufen meist als Berufskrankheit anerkannt • Dauerhafte Leberschädigung bis hin zu Leberkrebs und Leberzirrhose möglich • Patienten sind infektiös, bis sich sämtliche Blutwerte normalisiert haben – also auch nach Verschwinden der Krankheitszeichen	• Deutschlandweit sind etwa 500 000 Menschen infiziert • Unklar ist, wie lange die Betroffenen ansteckend sind • Die chronischen Verläufe münden unbehandelt in einem Viertel der Fälle in eine Leberzirrhose

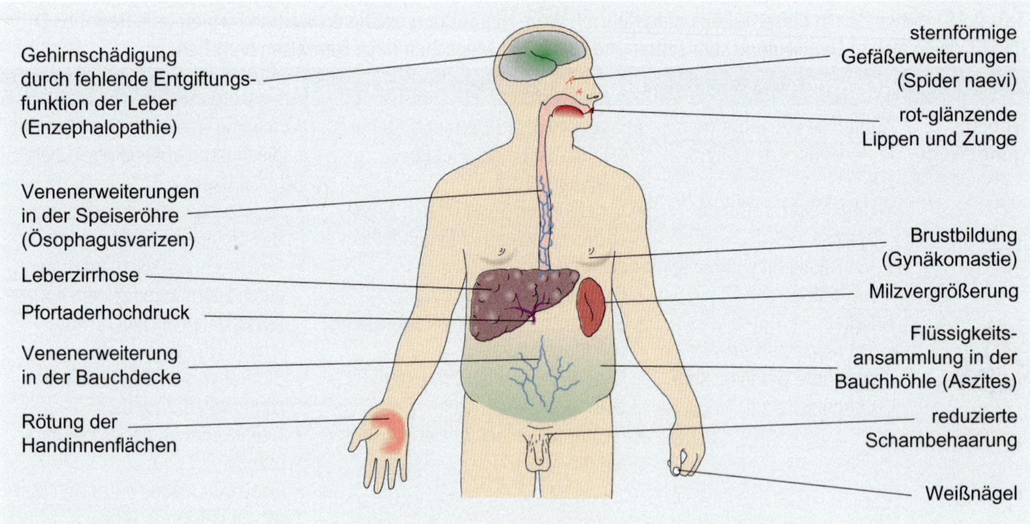

Abb. 2.132 Symptome eines Patienten, der an Leberzirrhose leidet. [L190]

- Gefäßveränderungen. Da das Bindegewebe einen störungsfreien Blutfluss durch die Leber verhindert, sucht das Blut Umgehungskreisläufe, die z. B. als Krampfadern am Bauch *(Caput medusae = Medusenhaupt)* sichtbar sind. Außerdem zeigen sich Aufweitungen kleiner Hautgefäße als rote, spinnenförmige Pünktchen an der Haut *(Spider naevi)*. Krampfadern in der Speiseröhre können einreißen und dann schwere, oft rasch tödlich verlaufende Blutungen verursachen
- Gerötete Innenflächen der Hände
- Gerötete, glatte Zunge *(Lackzunge)*
- Fahle Hautfarbe, ggf. auch gelb gefärbt (Lederhaut des Auges ebenfalls gelb gefärbt)
- Juckreiz
- Wasseransammlung im Bauchraum *(Aszites)* und im Gewebe *(Ödeme)*
- Bei Männern Impotenz, bei Frauen Störungen der Regelblutung
- Im Endstadium nimmt die Leber ihre Entgiftungsfunktion nicht mehr wahr. Die Stoffe lagern sich unter anderem im Gehirn ab und verursachen psychische Veränderungen und Bewusstseinsstörungen bis hin zum Koma.

Behandlung

Untergegangene Leberzellen sind unwiderruflich vernichtet. Die Behandlung konzentriert sich deshalb darauf, die Ursachen und das Fortschreiten der Erkrankung zu bekämpfen. Der Betroffene sollte komplett auf Alkohol verzichten. Oft ist das nur über eine Abhängigkeitstherapie zu erreichen. Für die Linderung der Folgeerscheinungen stehen dem Arzt medikamentöse Ansätze aber auch chirurgische Methoden (z. B. die Anlage von Kurzschlüssen im Gefäßsystem) zur Verfügung. Die **Lebertransplantation** stellt das letzte Mittel dar und kommt hauptsächlich beim Organausfall nach einer Virushepatitis oder einer Vergiftung in Frage.

Pflegerische Maßnahmen

- Motivation des Patienten, den Alkoholmissbrauch aufzugeben und dazu an einer geeigneten Therapie teilzunehmen
- Unterstützung bei allen Selbstpflegeaktivitäten nach Bedarf
- Sorgfältige Hautpflege mit rückfettenden Präparaten, bei Juckreiz kommen entsprechende Arzneimittel zur Anwendung
- Sorgfältige Beobachtung des Krankheitsverlaufs und bei Bedarf Information des Arztes, v. a. bei einer Schwarzfärbung des Stuhls (Hinweis auf innere Blutung im Magen-Darm-Trakt)
- Überwachung der zuverlässigen Einnahme der Medikamente

- Ernährungsberatung. Zufuhr von Fett, Eiweiß und Kohlenhydraten verringern, Eiweiß- und kalorienreiche, aber fettarme Ernährung, im Endstadium eiweißarme Ernährung
- Motivation zu einem geregelten Tagesablauf mit ausreichenden Ruhezeiten.

Gallensteinerkrankung

DEFINITION

Gallensteinerkrankung *(Cholelithiasis):* Mineralisierung von Bestandteilen der Gallenflüssigkeit zu kieselartigen Gebilden, die in der Gallenblase liegen bleiben oder durch den Gallengang wandern und heftige Schmerzen verursachen können *(Gallenkolik).*

Etwa jede fünfte Frau und jeder zehnte Mann trägt **Gallensteine.** In den allermeisten Fällen verursachen sie keine Beschwerden und sind deshalb nicht behandlungspflichtig.

Gallensteine entstehen durch eine hohe Konzentration von Cholesterin, Bilirubin oder Kalzium in der Gallenflüssigkeit. Als begünstigende Faktoren wirken Entzündungen im Gallensystem und eine Behinderung des Abflusses in den Gallengängen.

BEACHTE

Die „4-F-Faustregel" aus dem Englischen beschreibt recht derb aber eingängig die persönlichen Eigenschaften eines Menschen mit erhöhtem Gallensteinrisiko:
- **F**emale, also weiblich
- **F**at, also übergewichtig
- **F**ertile, also nach mehreren Schwangerschaften
- **F**ourty, also im vierten Lebensjahrzehnt.

Typischerweise tritt die Gallensteinerkrankung bei übergewichtigen Frauen, die mehrfach geboren haben, um das vierzigste Lebensjahr erstmals auf.
Weitere Risikofaktoren sind z. B.:
- Bewegungsarme Lebensweise
- Fettreiche Ernährung
- Diabetes mellitus (➤ Kap. 2.10.3)
- Direkte Verwandte, die von Gallensteinen betroffen sind (familiäre Häufung)
- Einnahme hormoneller Verhütungsmittel (z. B. Pille).

Das nachdrücklichste Zeichen von Gallensteinen sind **Schmerzattacken** *(Gallenkoliken).* Sie strahlen von der rechten Seite des Oberbauchs in die rechte Schulter und den Rücken aus und beginnen oft aus völliger Gesundheit, besonders häufig nach einer fettreichen Mahlzeit oder nachts. Die Koliken können mit Übelkeit, Erbrechen und Kreislaufbeschwerden verbunden sein. Verlegt ein Stein den Ausführungsgang der Gallenblase, färben sich Haut sowie Lederhaut der Augen gelb *(Ikterus).*

Behandlung

Während des akuten Anfalls besteht die Therapie aus Bettruhe, Ernährungspause und der Gabe von Schmerzmitteln. Der Arzt verschafft sich mithilfe bildgebender Verfahren einen Überblick über die Ausprägung der Erkrankung und die Menge und Größe der Steine, um nach dem Befund die Therapie auszuwählen. Neben operativen Verfahren (z. B. minimal invasive Gallenblasenentfernung) besteht bei manchen Steinarten die Möglichkeit, sie von außen durch Stoßwellen zu zertrümmern oder auf dem Weg über den Darm zu entfernen.

Pflegerische Maßnahmen

Während einer Kolik ist die Pflege der Patienten auf Schmerzlinderung und körperliche Schonung ausgerichtet. Nach einer Entfernung der Steine gilt das Augenmerk der Verhinderung von Steinneubildungen:
- Ernährungsberatung. Abbau von Übergewicht, ballaststoffreiche und fettreduzierte Ernährung
- Motivation zu angemessener Bewegung.

2.7.12 Erkrankungen der Bauchspeicheldrüse

Bauchspeicheldrüsenentzündung

DEFINITION

Bauchspeicheldrüsenentzündung *(Pankreatitis):* Funktionsminderung der Bauchspeicheldrüse mit unterschiedlichen Ursachen.

Die **Bauchspeicheldrüsenentzündung** kommt in zwei Formen vor:

- Plötzlich auftretend *(akut)*. Entsteht nicht selten aufgrund einer Gallenerkrankung oder von Alkoholmissbrauch. Erstes Zeichen ist oft ein starker Schmerz im Oberbauch (ringförmig). Später können Übelkeit mit Erbrechen sowie ein Darmverschluss hinzukommen. Obwohl die Entzündung häufig harmlos ist, sollte sie nicht unterschätzt werden. Die schweren Verläufe enden in mehr als der Hälfte der Fälle tödlich. Die Diagnose lässt sich durch Blut- und Urinuntersuchungen sowie bildgebende Verfahren bestätigen
- Schleichend fortschreitend *(chronisch)*. Ist in mehr als drei Viertel aller Fälle durch Alkoholmissbrauch verursacht. Die Entzündung zeigt sich zunächst durch sehr starke Schmerzattacken, die mehrere Stunden dauern können. Sobald etwa 90 % des Drüsengewebes zerstört sind, treten schwere Funktionsstörungen auf, z. B. Diabetes mellitus oder Fettverdauungsstörungen. Zum Nachweis der Erkrankung dienen bildgebende Verfahren, in denen sich z. B. Kalkablagerungen im Organ zeigen. Außerdem sind spezielle Urintests zur Überprüfung der Verdauungsleistung möglich.

Behandlung

Im akuten Stadium beider Formen der Bauchspeicheldrüsenentzündung hält der Patient eine strenge Ernährungspause ein und erhält die notwendigen Nährstoffe über eine Vene verabreicht *(parenteral)*. Weitere Maßnahmen sind u. a.:

- Medikamentöse Schmerzbekämpfung
- Gegebenenfalls Antibiotika
- Anlage einer Magensonde zur Ableitung des Verdauungssaftes
- Bei schweren Verläufen wird der Patient auf eine Intensivstation verlegt und dort ggf. maschinell beatmet. Auch eine regelmäßige Blutwäsche *(Nierenersatztherapie)* kann notwendig sein
- Bei massivem Untergang von Organgewebe *(Nekrose)* ist eine operative Sanierung angezeigt.

Sobald die akute Phase abklingt, kann (nach ärztlicher Anordnung) ein schonender Kostaufbau beginnen. Die Patienten sollen weder Alkohol noch Kaffee trinken und fetthaltige Speisen erst ganz zum Schluss in den Speiseplan aufnehmen.

Patienten, die an einer chronischen Bauchspeicheldrüsenentzündung leiden, benötigen eine dauerhafte Anpassung ihrer Ernährungsgewohnheiten. Grundsätzlich gilt ein absolutes Alkoholverbot. Die Kost ist fettarm. Der Arzt verordnet künstliche Enzyme, Vitamine und Mineralstoffe zur Stabilisierung des Stoffwechsels sowie geeignete Schmerzmittel. Es kann ein insulinpflichtiger Diabetes mellitus vorliegen.

Pflegerische Maßnahmen

In der akuten Phase der Erkrankung halten die Patienten Bettruhe ein und benötigen Hilfe bei den Verrichtungen des Alltags. Pflegende motivieren die Patienten zur Einhaltung der Ernährungsregeln. Besonders schwierig ist das Alkoholverbot umzusetzen. Deshalb bieten Pflegende sich als Gesprächspartner an und vermitteln ggf. den Kontakt zu Selbsthilfegruppen.

2.8 Harnsystem

Das **Harnsystem** umfasst die Organe, die für die Produktion des Urins und seine Ableitung aus dem Körper zuständig sind (➤ Abb. 2.133). Damit erfüllt es verschiedene Funktionen:

- Ausscheidung von wasserlöslichen Giftstoffen (u. a. Arzneimittel, Bestandteile der Nahrung)
- Regulierung des Salzhaushalts *(Elektrolythaushalt)* durch Ausscheidung und Zurückhaltung der einzelnen Substanzen, v. a. Natrium, Kalium, Kalzium und Phosphat
- Regulierung des Flüssigkeitshaushalts durch Ausscheidung überflüssigen Wassers oder Verringerung der Urinmenge. (Trinkt ein Mensch viel, wird sein Urin wasserklar, und die Menge steigt, trinkt ein Mensch wenig, scheidet er wenig, stark gelb gefärbten Urin aus. Die Farbe ist ein Hinweis auf die Menge der darin gelösten Substanzen. Je dunkler der Urin, desto konzentrierter ist er.) Durch die Wasserausscheidung beeinflusst das Harnsystem den Blutdruck, denn mit der Verringerung der Wassermenge im Körper verringert sich auch die Blutmenge und damit der Blutdruck

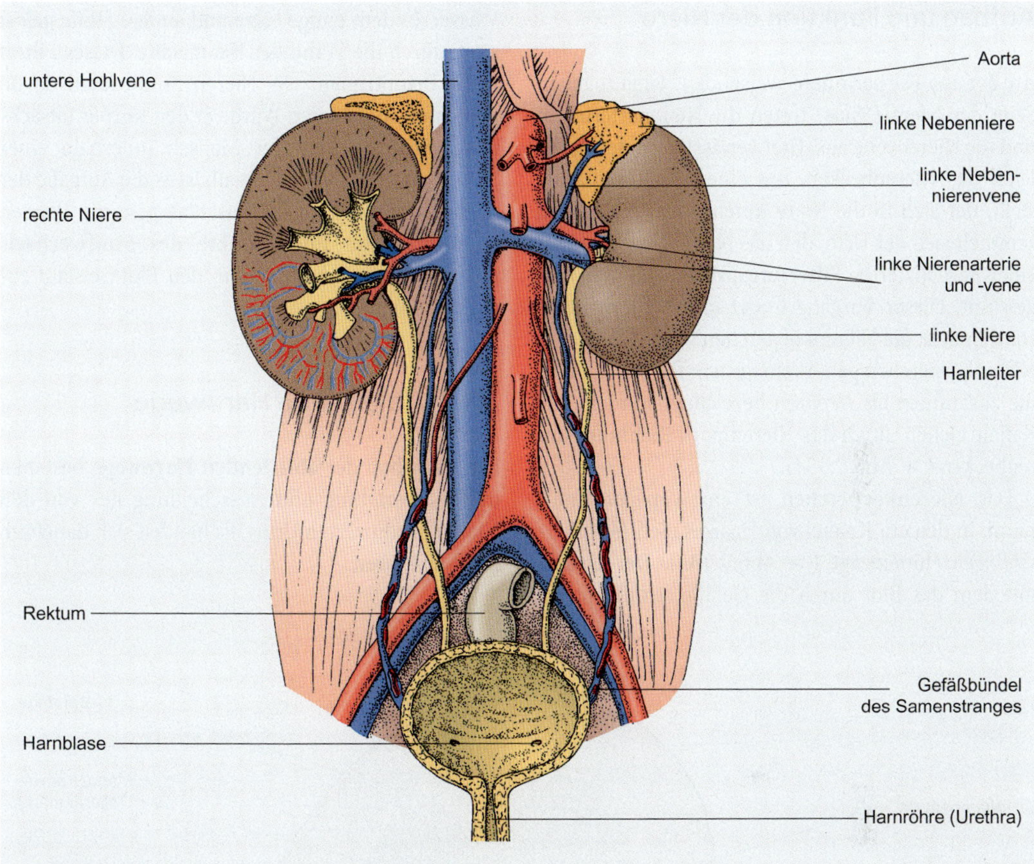

Abb. 2.133 Das Harnsystem. [L190]

- Regulierung des Säure-Basen-Haushalts im Körper. Der pH-Wert beträgt beim gesunden Menschen ziemlich konstant 7,4, ist also leicht **basisch** *(alkalisch)*.

2.8.1 Niere

Der Mensch verfügt in aller Regel über zwei **Nieren** *(Ren)*, die einander ungefähr auf gleicher Höhe hinter den anderen Bauchorganen unterhalb des Zwerchfells gegenüber liegen. Ihre Länge beträgt etwas weniger als die Spanne zwischen ausgestrecktem Daumen und Zeigefinger. Sie sehen wie zu groß geratene braune Bohnen aus, und sind über die starken Nierenarterien *(Arteria renalis)*, die aus der **großen Bauchschlagader** *(Aorta abdominalis)* abzweigen, sehr gut mit Blut versorgt. Die Organe funktionieren wie kleine, sehr leistungsfähige Klärwerke und werden jeden Tag von etwa 1 500 Litern Blut durchströmt. Diese Menge entspricht einem Fünftel der Blutmenge, die das Herz im gleichen Zeitraum bewegt. Das in den Nieren gereinigte Blut sammelt sich in ihrem venösen Gefäßsystem, das sich zu immer kräftigeren Ästen vereinigt und endlich das Organ als Nierenvene *(Vena renalis)* verlässt, die nach einer kurzen Strecke in die untere Hohlvene *(Vena cava inferior)* mündet.

Bei einem Menschen, der anlagebedingt oder aufgrund einer Erkrankung nur über eine Niere verfügt, übernimmt das vorhandene Organ sämtliche Aufgaben. Seine Leistungsfähigkeit reicht in der Regel aus, um ein gesundes Leben zu ermöglichen.

Auf dem oberen Ende *(Pol)* der Nieren sitzen wie Hütchen die Nebennieren (➤ Kap. 2.10.2).

Aufbau und Funktion der Niere

An der ins Körperinnere weisenden, eingezogenen Seite der Niere *(Hilus)* treten die Nierenarterie ein und die Nierenvene aus. Hier verlässt auch der Harnleiter das Nierenbecken, das einen Hohlraum darstellt, der sich in die Niere hinein verzweigt. Darin sammelt sich der Urin, den das Nierengewebe durch einen komplizierten **Filterungsprozess** aus dem Blut gewinnt. Dieser Vorgang findet in der Nierenrinde statt, in dem die Nierenkörperchen liegen. Zu jedem Nierenkörperchen gehört ein System feinster Kanäle, die zusammen als *Nephron* bezeichnet werden. Die Kanäle ziehen durch das Nierenmark Richtung Nierenbecken (> Abb. 2.134).

Das **Nierenkörperchen** ist ein winziger Hohlraum, in den ein Knäuel von Haargefäßen *(Kapillarschlingen)* hineinragt (> Abb. 2.135). Der Druck, mit dem das Blut durch die Gefäße strömt, presst Wasser, in dem einige Salze und andere Stoffe gelöst sind, durch die Wand der Haargefäße. Dieses Filtrat heißt **Primärharn.** Die Nieren produzieren davon täglich etwa 150 Liter. Würde er den Körper tatsächlich verlassen, wäre der Mensch innerhalb einer Stunde ausgetrocknet. Deshalb ist es die Aufgabe der nachgeschalteten Kanäle, fast das gesamte Wasser, nicht aber die **Endprodukte des Stoffwechsels** *(harnpflichtige Substanzen)* in den Blutkreislauf zurückzuführen.

2.8.2 Ableitende Harnwege

Die Aufgaben der **ableitenden Harnwege** bestehen in der Sammlung und Ausscheidung des von den Nieren produzierten Urins. Es handelt sich dabei um drei Strukturen.

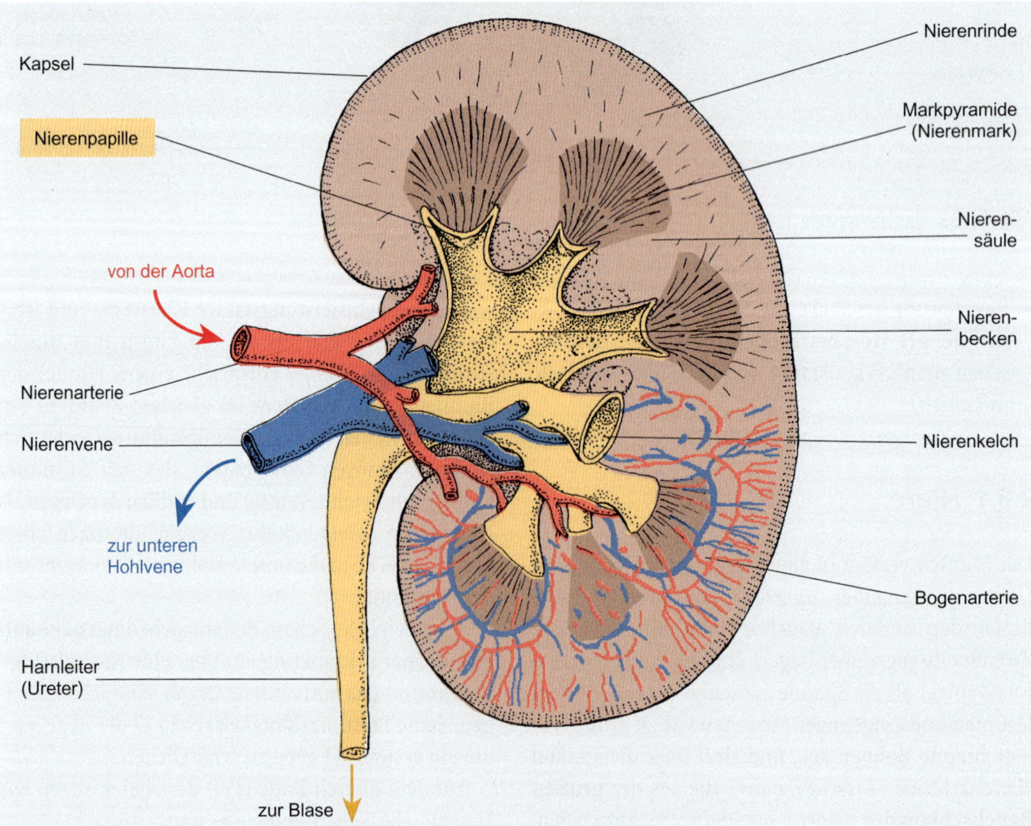

Abb. 2.134 Der Längsschnitt durch die Niere macht ihren inneren Aufbau deutlich. [L190]

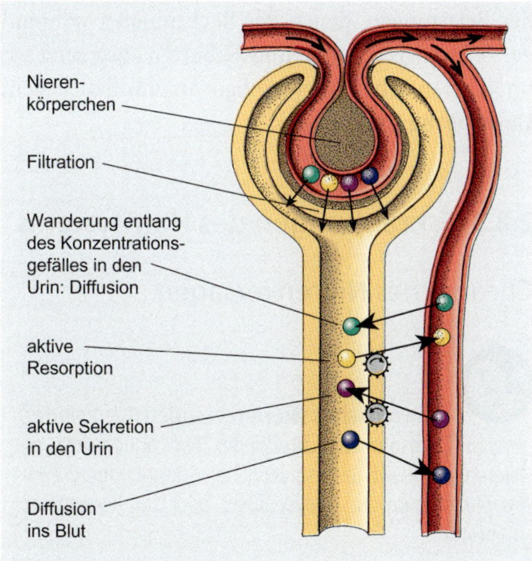

Abb. 2.135 Das Nierenkörperchen und seine Funktionen. [L190]

Harnleiter

Der gesunde Mensch verfügt über zwei **Harnleiter** *(Ureter)*, die als schlanke Trichter an den Innenseiten der Nieren am Nierenbecken ansetzen. Die muskulösen und mit einer Schleimhaut ausgekleideten Schläuche ziehen in einer leichten S-Form über eine Strecke von etwa 30 Zentimetern an der hinteren Begrenzung des Bauchraums hinunter ins kleine Becken, wo sie seitlich in den Boden der Harnblase einmünden.

Wie die Speiseröhre (➤ Kap. 2.7.2), überwinden auch die Harnleiter jeweils drei Engen. Sie bleiben gewöhnlicherweise unbemerkt, führen jedoch zu Problemen, wenn sich in der Niere aus den Bestandteilen des Urins Steine bilden, die dann an diesen Stellen einklemmen und zu erheblichen **Schmerzen** *(Nierenkoliken)* führen können.

Die Engen befinden sich zu beiden Seiten an:

- Dem Abgang aus dem Nierenbecken
- Der Kreuzung mit den großen beinversorgenden Blutgefäßen, im unteren Drittel des Harnleiters
- Dem Eintritt in die Harnblasenwand.

Die blasenseitigen Enden der Harnleiter sind wie Ventile geformt, die verhindern, dass der Urin aus der Blase zurück zu den Nieren aufsteigt. Diese Strukturen verhindern die Verschleppung von Krankheitserregern.

Harnblase

Die **Harnblase** *(Vesica urinaria)* ist ein leicht abgeflachtes, rundliches Hohlorgan, das im unteren Teil des Beckens hinter der **Schambeinfuge** (➤ Kap. 2.3.1) ruht und je nach Körpergröße etwa einen Liter Urin fasst (die Menge kann unter Umständen deutlich höher liegen, ist dann jedoch Ausdruck einer Störung oder Erkrankung). Ihre Wand ist mit einer kräftigen Muskelschicht verstärkt, die Schleimhaut bildet über weite Teile der Innenseite deutliche Falten. Nach hinten stößt die Harnblase bei der Frau an Scheide und Gebärmutter und beim Mann an den Mastdarm. In der Blasenwand befinden sich **Dehnungsrezeptoren** (➤ Tab. 2.6), die den Füllungszustand anzeigen und Harndrang auslösen.

Am Boden beginnt auch der Ausführungsgang der Harnblase, die **Harnröhre.** Rings um die Austrittsstelle ist die Muskelschicht deutlicher ausgeprägt und bildet den **inneren Schließmuskel** *(Musculus sphincter internus)*. Da er aus glatter Muskulatur besteht, entziehen sich seine Bewegungen der bewussten Steuerung.

Harnröhre

Die **Harnröhre** *(Urethra)* bildet den Ausführungsgang des Harnsystems zur Körperoberfläche. In dem Bereich des Durchtritts durch den **Beckenboden** ist ihre mit Schleimhaut ausgekleidete Wand vom **äußeren Schließmuskel** *(Musculus sphincter externus)* umgeben. Er besteht aus quergestreiften Fasern und ist deshalb willkürlich zu bedienen. Die Urinausscheidung erfordert ein reibungsloses Zusammenspiel von innerem und äußerem Schließmuskel. Sie beginnt mit einer Zusammenziehung der Harnblasenmuskulatur und setzt sich reflexartig fort. Da die Steuerung in verschiedenen Zentren des Gehirns stattfindet, unterliegt die **Blasenentleerung** auch dem Willen, z. B. lässt sich mithilfe des äußeren Schließmuskels der Urinstrahl willkürlich unterbrechen. Im Gegensatz zu den anderen Teilen des Harnsystems siedeln in der Harnröhre Keime, die von außen ständig hineingetragen werden. Der regelmäßige Harnfluss spült sie nach außen und hält ihre Zahl im Normalfall relativ gering.

Die Harnröhre unterscheidet sich bei Männern und Frauen deutlich in Form und Funktion.

Harnröhre des Mannes

Die **männliche Harnröhre** ist etwa 20 Zentimeter lang, führt durch die **Vorsteherdrüse** (*Prostata* ➤ Kap. 2.9.1) und endet an der Spitze des Penis. Im Bereich der Vorsteherdrüse münden die Samenleiter. Ab hier wird sie auch als **Harnsamenröhre** bezeichnet, weil die Samenflüssigkeit während des sexuellen Höhepunktes diesen Weg nimmt. Die männliche Harnröhre zeigt drei Engen, die bei der Katheterisierung von Bedeutung sind.

Harnröhre der Frau

Die **weibliche Harnröhre** (➤ Abb. 2.136) ist drei bis vier Zentimeter lang und tritt von der Harnblase direkt durch die Muskulatur des Beckenbodens nach außen, wo sie zwischen Kitzler und Scheide im Scheidenvorhof (➤ Kap. 2.9.2) endet.

Ihre Kürze sowie ihre Nähe zum After vergrößert das Risiko einer Frau, an einer **Harnwegsentzündung** (➤ Kap. 2.8.3) zu erkranken, weil aufsteigende Keime schnell die Harnblase erreichen. Außerdem leiden Frauen aufgrund der kurzen Harnröhre und

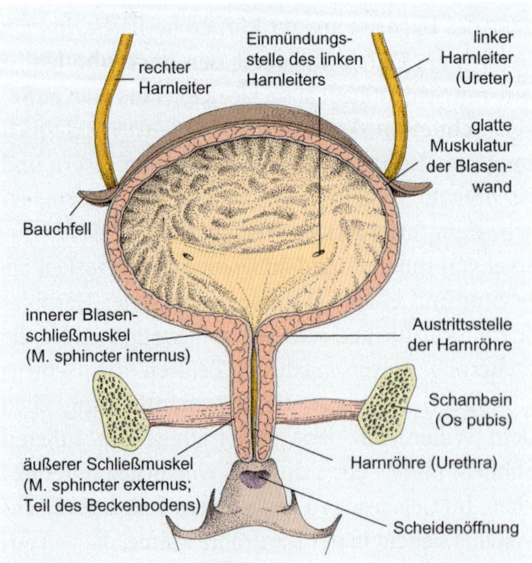

Abb. 2.136 Die ableitenden Harnwege. Das hier gewählte Beispiel einer Frau zeigt die kurze Harnröhre. Beim Mann ist sie um ein Vielfaches länger, weil sie sich bis zur Penisspitze zieht. [L190]

der Belastungen, denen der Beckenboden während der Schwangerschaften und Geburten ausgesetzt ist, im höheren Lebensalter häufiger an unwillkürlichem Harnabgang (➤ Kap. 3.6.2).

2.8.3 Erkrankungen des Harnsystems

Chronisches Nierenversagen

DEFINITION

Chronisches Nierenversagen *(Niereninsuffizienz):* Langsam fortschreitender Funktionsverlust der Nieren aufgrund unterschiedlicher Erkrankungen. Führt im Endstadium zur Dialysepflicht oder zur Nierentransplantation.

Das **chronische Nierenversagen** entsteht am häufigsten durch:

- Eine Zerstörung der kleinen Gefäße in den Nierenkörperchen aufgrund eines **Diabetes mellitus** (➤ Kap. 2.10.3), die *diabetische Nephropathie*
- Lang anhaltenden Bluthochdruck
- **Entzündungen** des Nierengewebes, die vom Immunsystem des Körpers ausgelöst sind *(chronische Glomerulonephritis).*

Der Krankheitsverlauf ist schleichend, da die Nieren in der Lage sind, selbst schwere Schäden für lange Zeit auszugleichen.

Die Zeichen eines chronischen Nierenversagens können **verschiedene Organsysteme** betreffen. Dieser sehr unspezifische Befund erklärt sich dadurch, dass ein zunehmendes Versagen zu einem langsamen Anstieg der Substanzen führt, die normalerweise über den Urin aus dem Körper entfernt werden. Einige dieser Stoffe wirken mittelbar schädigend oder direkt **giftig** *(toxisch).* Man spricht in diesem Zusammenhang von einer **Harnvergiftung** *(Urämie).* Einige der Krankheitszeichen:

- Übelkeit, Erbrechen
- Atem und Schweiß riechen nach Urin
- Juckreiz und gelbbraune Verfärbung der Haut
- Konzentrationsschwäche, Abgeschlagenheit, Bewusstseinsstörungen bis zum Koma.

Bei Patienten, die regelmäßig zum Arzt gehen, fallen jedoch, noch bevor diese äußeren Zeichen eintreten, bereits Veränderungen der Blutwerte und der Zusammensetzung des Urins auf, sodass schon früh eine Behandlung eingeleitet werden kann, die geeignet ist, ein Fortschreiten der Erkrankung zu verzögern oder zu verhindern. Solange sich die Nierenfunktionsstörung in einem Rahmen bewegt, in dem die Organe noch ausreichend arbeiten *(kompensierte Niereninsuffizienz)*, liegt der Schwerpunkt auf der Unterstützung der Nieren durch Arzneimittel bzw. der Behandlung der ursächlichen Erkrankung. Zeigen die Laborkontrollen, dass sich die Leistung bis in einen kritischen Bereich verringert oder zu erlöschen droht, bereitet der Arzt den Patienten auf die verschiedenen Formen der **Nierenersatztherapie** vor (Dialyse) und bespricht mit ihm die Möglichkeit einer Nierentransplantation.

BEACHTE

In Deutschland warten etwa 8 000 dialysepflichtige Patienten auf eine Niere. Nach Angaben der „Deutschen Stiftung Organtransplantation" (www.dso.de) wurden im Jahre 2017 deutschlandweit fast 1 400 Nieren verpflanzt. Die Wartezeit auf ein neues Organ beträgt im Schnitt 5–6 Jahre.

Pflegerische Maßnahmen bei verringerter Nierenfunktion

Die Pflege von Patienten, die unter einer **verringerten Nierenfunktion** *(kompensierte Niereninsuffizienz)* leiden, ist auf eine **Lebensführung** ausgerichtet, die einen vollständigen Organausfall so lange wie möglich hinausschiebt. Viele Nierenkranke leben schon seit Jahren mit dieser immerwährenden Bedrohung und halten die Empfehlungen sehr genau ein. Andere hingegen fühlen sich durch die Regeln massiv in ihrer Lebensqualität eingeschränkt. Hier können Pflegende unterstützend und motivierend tätig werden. Einige Hinweise:

- Ernährung. Abhängig von der individuellen Restfunktion der Niere sollte der Speiseplan eiweiß-, kalium- und phosphat- und kochsalzarm zusammengestellt sein. Es ist auf eine ausreichende Kalorienzufuhr zu achten. Die Bestimmung der täglichen Flüssigkeitsmenge unterliegt der ärztlichen Anordnung. Hier ist in beide Richtungen Vorsicht geboten. Nimmt der Patient zu wenig Flüssigkeit zu sich, kann das die Nieren genauso belasten wie zu große Mengen. Pflegende beachten, dass viele Speisen einen hohen Wassergehalt haben und bei der ggf. durchzuführenden **Bilanzierung** (➤ Kap. 3.5.2) zu berücksichtigen sind. Auf Alkohol und Nikotin verzichten, wenn irgend möglich
- Angemessene körperliche Bewegung sicherstellen, ohne dass der Patient sich verausgabt
- Umfassende Krankenbeobachtung mit regelmäßiger Kontrolle der Vitalzeichen Puls, Blutdruck, Temperatur, Körpergewicht (eine schnelle Zunahme des Gewichts deutet auf die Einlagerung von Wasser hin)
- Sorgfältige Hautpflege. Die Haut nierenkranker Menschen ist empfindlich, meist dünn und trocken, weil sich dort harnpflichtige Substanzen einlagern
- Arzneimittel nicht eigenmächtig einnehmen. Für viele nierenkranke Menschen gelten niedrigere Dosierungen als für Nierengesunde
- Motivation, die regelmäßigen Untersuchungen beim behandelnden Facharzt wahrzunehmen
- Einbeziehung der Familie in den Prozess der Erkrankung und in die Behandlung
- Besondere Vorsicht im Umgang mit den Blutgefäßen an den Unterarmen. Die Gefäße sollten intakt bleiben, weil sie ggf. später zur Anlage einer **künstlichen Gefäßverbindung** für die Dialyse benötigt werden. Hier möglichst keine Blutabnahmen vornehmen
- Kontaktvermittlung zu Selbsthilfegruppen.

INTERNET

Bundesverband Niere e.V.:
www.bundesverband-niere.de
Das Selbsthilfenetz der Dialysepatienten in Deutschland gibt eine Zeitung heraus und publiziert Infomaterial zu krankheitsbezogenen Themen.

Dialyse

DEFINITION

Dialyse *(auch Hämodialyse; Blutwäsche; künstliche Niere)*: Technisches Verfahren, das die Entgiftungsfunktion der Nieren möglichst gut ersetzen soll.

Die **Dialyse** außerhalb des menschlichen Körpers (➤ Abb. 2.137) wurde 1924 von dem deutschen Arzt **Georg Haas** und danach von dem Niederländer **Willem Kolff** 1945 erstmals erfolgreich eingesetzt.

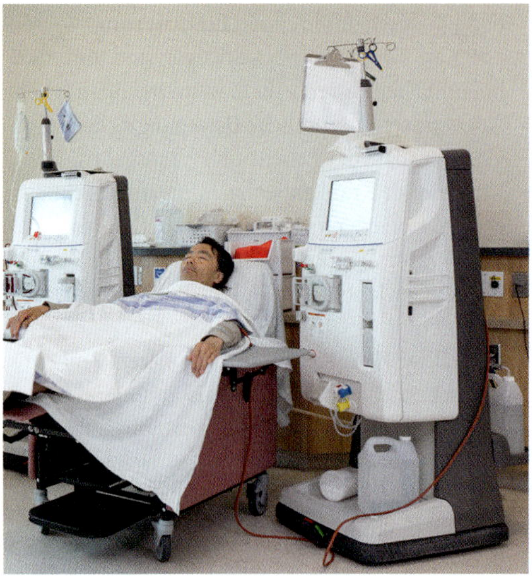

Abb. 2.137 Patient bei der Dialyse. [J787]

Das Prinzip ist trotz erheblicher technischer Fortschritte dasselbe geblieben: Man führt das Blut des Patienten über ein Schlauchsystem an einer halbdurchlässigen Wand vorbei (➤ Abb. 2.138). Auf der anderen Seite fließt eine Flüssigkeit, die eine niedrigere Konzentration gelöster Teilchen aufweist. Im Sinne der **Osmose** (➤ Abb. 2.97) treten Teilchen aus dem Blut in diese Flüssigkeit *(Dialysat)* über.

Zu ihnen gehören unter anderem auch harnpflichtige Substanzen, die sich wegen des Nierenausfalls im Blut angereichert haben. Zu Zeiten der Dialyse-Pioniere handelte es sich um eine aufwändige und gefährliche Methode, die man nur anwandte, wenn ein Patient bereits komatös war. Inzwischen wurde sie zu einem Standardverfahren entwickelt. Die meisten Patienten besuchen dazu dreimal pro Woche (etwa alle zwei Tage) für drei bis fünf Stunden ein ambulantes Dialysezentrum. Zusätzlich zu den harnpflichtigen Substanzen und überschüssigen Elektrolyten entzieht die Dialyse dem Körper auch Wasser.

BEACHTE

Da die Nieren der meisten dialysepflichtigen Patienten **keinen Urin** produzieren, läuft die gesamte Ausscheidung über den Prozess der Dialyse. Das bedeutet, jeder Milliliter Wasser (abgesehen von den geringen Mengen, die über Schweiß, Stuhlgang und Atemluft abgegeben werden) sowie alle Mineralstoffe und Salze, die der Patient zu sich nimmt, bleiben bis zur nächsten Behandlung im Körper. Deshalb gelten für die Patienten **strenge Diätvorschriften** und eine strikte **Begrenzung der täglichen Flüssigkeitszufuhr** (meist bei einem Liter). Überschreiten Patienten diese Richtwerte, besteht die Gefahr schwerer Herzprobleme, weil das ohnehin meist angegriffene Organ das vermehrte Flüssigkeitsvolumen nicht bewältigen kann.

Um einen Zugang zum Gefäßsystem herzustellen, der die Entnahme und Rückführung großer Blutmengen innerhalb kurzer Zeit ermöglicht, langfristig verwend bar ist und gleichzeitig ein geringes Infektionsrisiko darstellt, legen Chirurgen vor Beginn der Dialysetherapie meist einen Kurzschluss zwischen einer Arterie und einer Vene an der Innenseite des Unterarms an *(z. B. Brescia-Cimino-Shunt)*. Der Blutdruck in der Arterie weitet die dünnwandige Vene, die sich dann für die Dialyse leicht mit relativ dicken Nadeln punktieren lässt.

BEACHTE

Der mit dem **Shunt versehen Arm** eines Dialyse-Patienten bedarf der besonderen pflegerischen Sorgfalt. Zu den Maßnahmen gehört eine tägliche **Funktionsprüfung** (beim Tasten der Gefäßverbindung ist ein deutliches Schwirren zu spüren; über das Stethoskop hören Pflegende das Rauschen des Blutflusses). **Blutdruckmessen** ist an diesem Arm grundsätzlich untersagt. Für die Hautpflege eignen sich milde Waschzusätze und rückfettende Lotionen.

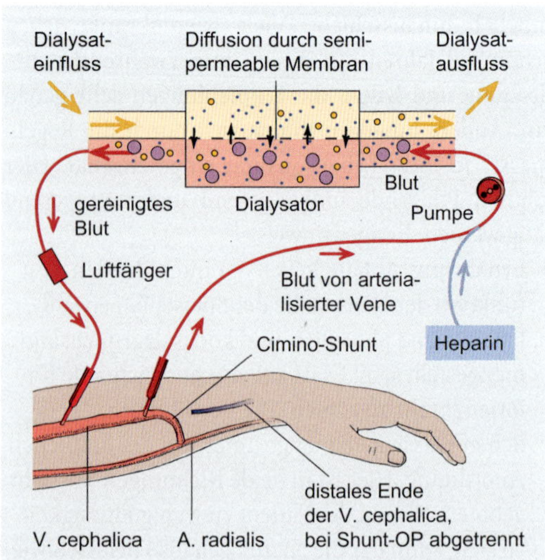

Abb. 2.138 Schematische Darstellung der Dialyse über einen Shunt am Unterarm. [L190]

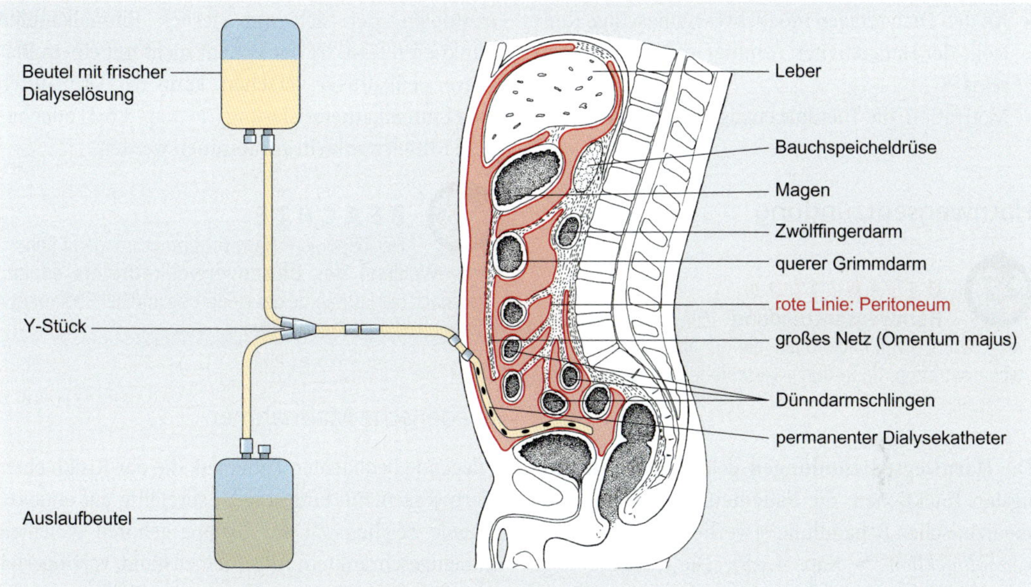

Abb. 2.139 Bei der Bauchfell-Dialyse nutzt man die Fähigkeiten des Bauchfells (Semipermeabilität) zur Ausscheidung von harnpflichtigen Substanzen. [L190]

Neben der apparategestützten Methode ist ein weiteres Verfahren, die **Bauchfell-Dialyse** *(Peritonealdialyse),* weit verbreitet (➤ Abb. 2.139). Hierbei nutzt man die halbdurchlässige *(semipermeable)* Eigenschaft des Bauchfells. Die Patienten sind mit einem Zugang *(Katheter)* ausgestattet, der in die Bauchhöhle führt. Über diesen Weg lassen sie eine individuell angepasste Menge der Dialyseflüssigkeit einlaufen. Nach einer festgelegten Verweildauer fließt die Flüssigkeit ab und transportiert die harnpflichtigen Substanzen nach außen. Der **Vorteil** liegt darin, dass die Patienten diese Methode zuhause und z. B. während der Nacht anwenden können, also ein hohes Maß an persönlicher Freiheit behalten. Der **Nachteil** ist die extrem hohe Infektionsgefahr, die durch den direkten Zugang zur Bauchhöhle gegeben ist. Deshalb eignet sich die Bauchfell-Dialyse nur für Patienten die einerseits körperlich mobil und andrerseits in der Lage sind, alle hygienischen Maßnahmen zu verstehen und penibel einzuhalten.

Pflegerische Maßnahmen bei Dialyse-Patienten

Die Abhängigkeit von Medizintechnik und die starke Einschränkung in der freien Lebensführung, z. B. durch diätetische Vorschriften, bilden eine große Belastung für die Patienten und ihre Angehörigen. Dies äußert sich nicht selten darin, dass die Patienten wenig zugänglich sind für Ratschläge. Pflegende reagieren auf die gereizte, oft auch aggressive Stimmungslage möglichst ausgleichend. Sie vergegenwärtigen sich, dass die Spannungen in aller Regel nicht in dem persönlichen Verhältnis, sondern in der nicht abgeschlossenen Krankheitsbewältigung zu suchen sind. Hilfreich ist die Aufrechterhaltung der Kommunikation. Als Gesprächsthemen bieten sich persönliche Erfahrungen des Patienten an. Dabei kann es sowohl um Strategien gehen, die im direkten Zusammenhang mit der Erkrankung stehen, als auch um Erinnerungen an „gesunde" Zeiten. Weitere pflegerische Maßnahmen:

- Nach der Dialysebehandlung fühlen Patienten sich (v. a. wegen der Kreislaufbelastung durch den erheblichen Flüssigkeitsentzug) oft matt und müde. Pflegende richten ihre Arbeitsabläufe so ein, dass an diesen Tagen ausgedehnte Ruhezeiten möglich sind
- Während der Dialyse werden blutverdünnende Arzneimittel verabreicht. Deshalb besteht erhöhte Blutungsgefahr. Pflegende beobachten vor allem den Druckverband über der Einstichstelle am Shunt-Arm auf Nachblutungen

- An den Dialysetagen möglichst engmaschige Kontrolle der Herzaktivität, Atmung und des Bewusstseins
- Motivation, die Therapie engagiert fortzusetzen.

Harnwegsentzündung

DEFINITION

Harnwegsentzündung *(HWI, Harnwegsinfekt):* Gruppe von Infektionen, die die ableitenden Harnwege betreffen. Kann durch verschiedene Erreger verursacht sein.

Die **Harnwegsentzündungen** gehören zu den häufigsten Infektionen, die Patienten im Verlauf einer medizinischen Behandlung erwerben können (*Nosokomialinfektion* ➤ Kap. 4.1.5). Die Ursache liegt überwiegend in der nicht sachgerechten Versorgung von Blasenverweilkathetern (➤ Kap. 3.6.3) sowie mangelnder Hygiene. Da die weibliche Harnröhre deutlich kürzer ist, als die des Mannes und Erreger damit leichteren Zugang zur Blase haben (➤ Kap. 2.8.2), sind Frauen viel häufiger von dieser Erkrankung betroffen.

Sie zeigt sich z. B. durch Schmerzen beim Wasserlassen, allgemeines Krankheitsgefühl, Nierenschmerzen, trüben, verändert riechenden, blutigen Urin oder Fieber. Gelegentlich verlaufen Harnwegsentzündungen allerdings auch ohne Beschwerden.

BEACHTE

Da stets das Risiko besteht, dass die Infektion zu den **Nieren** aufsteigt, ist besonders bei Schmerzen im Bereich der Lenden eine unverzügliche Untersuchung durch den Arzt notwendig.

Behandlung

Für die **Behandlung** einer Harnwegsentzündung setzt der Arzt vorzugsweise ein **Antibiotikum** ein. Um das passende Arzneimittel für den Erregertyp auswählen zu können, ist es günstig, eine Urinprobe unter sterilen Bedingungen zu entnehmen. Sofern ein Katheter liegt, gewinnen Pflegende das Material nach ausreichender Desinfektion (➤ Kap. 4.1.3) an der Einstichstelle aus dem Kathetersystem. Dafür verfügen die Schläuche über einen speziellen Gummistopfen, der sich mit sterilen Einmalkanülen punktieren lässt. Ist der Patient nicht mit einem Blasenverweilkatheter versehen, kann der Urin durch eine Einmalkatheterisierung (➤ Kap. 3.6.3) oder aus dem Mittelstrahlurin entnommen werden.

BEACHTE

Der bei einem Harnwegsinfekt dringend gebotene **Wechsel des Blasenverweilkatheters** erfolgt erst nach der Entnahme der Urinprobe und bei Beginn der antibiotischen Behandlung.

Pflegerische Maßnahmen

Pflegende beobachten Patienten, die das Risiko einer Harnwegsentzündung tragen, sorgfältig auf entsprechende Zeichen. Zu der Gruppe gehören Patienten mit eingeschränktem Allgemeinzustand, verringerter Abwehrlage, liegendem Blasenverweilkatheter sowie der Unfähigkeit, den Stuhlgang zu kontrollieren.

Weitere pflegerische Maßnahmen:

- Während der Intimhygiene (vor allem bei Frauen) Wischrichtung stets von vorn nach hinten einhalten. Ein überwiegender Teil der Harnwegsentzündungen geht auf den Darmkeim Escherichia coli zurück (➤ Kap. 4.1.1)
- Nach eingetretener Entzündung Patienten zu reichlichem Trinken anhalten. Empfohlen sind (sofern keine andere Erkrankung dagegen spricht) drei bis vier Liter pro Tag. Als Getränke eignen sich Wasser und Tees. Die erhöhte Ausscheidung schwemmt Keime aus den Harnwegen
- Motivation, lockere Kleidung zu tragen (eng anliegende Unterwäsche erhöht das Risiko eines Wärmestaus und begünstigt das Keimwachstum).

Nierensteine

DEFINITION

Nierensteine *(Urolithiasis):* Bildung von Ablagerungen aus den Bestandteilen des Urins in den ableitenden Harnwegen.

Nierensteine machen sich überwiegend durch typische Schmerzattacken *(Nierenkoliken)* bemerkbar. Die Schmerzen entstehen durch eine Einklemmung eines oder mehrerer Steine im Harnleiter, hinter dem sich der Urin in die Niere zurück staut. Außerdem treten Übelkeit mit Erbrechen, erschwertes Wasserlassen sowie blutiger Urin auf. Unbehandelt können die Steine zu Entzündungen, Infektionen sowie dem Funktionsausfall der betroffenen Niere führen.

Die Entstehung der Steine ist nicht geklärt. Es wird vermutet, dass der Prozess beginnt, indem Bestandteile des Urins (z. B. Kalziumoxalat, Harnsäure) zunächst kleine Kristalle bilden, an die sich im Laufe der Zeit weiteres Material anlagert.

Der Arzt sichert die Verdachtsdiagnose mit bildgebenden Untersuchungen, z. B. Ultraschall oder Röntgenaufnahmen (auch mit Kontrastmittel).

Behandlung

Zunächst verordnet der Arzt Schmerzmittel und krampflösende Arzneimittel, um die Schmerzen zu durchbrechen. Der Patient soll (sofern keine anderen Erkrankungen dagegen sprechen) mindestens drei bis vier Liter täglich trinken und sich viel bewegen. Auf diese Weise lässt sich der überwiegende Teil der Steine ausschwemmen.

Etwa 20 % der Steine sind jedoch so groß (> 4 mm), dass sie den Körper nicht auf natürlichem Wege verlassen können. In diesen Fällen ist eine Zertrümmerung durch Schallwellen, die von außen gezielt auf den Stein gelenkt werden, das Mittel der Wahl *(extrakorporale Stoßwellenlithotripsie, ESWL)*. Wenn diese schonende Methode nicht einsetzbar ist, kann der Stein auch mittels Endoskop entfernt werden.

Pflegerische Maßnahmen

Nach der erfolgreichen Behandlung bleibt der betroffene Patient gefährdet, neue Nierensteine zu bilden. Deshalb kommt der Vorbeugung ein hoher Stellenwert zu. Pflegende unterstützen den Patienten bei folgenden Maßnahmen, um das Risiko zu senken:

- Täglich mindestens zwei Liter trinken, bei körperlicher Anstrengung und starkem Schwitzen auch mehr
- Regelmäßige angemessene Bewegung
- Übergewicht abbauen
- Ernährung je nach Art der Nierensteine umstellen. Besteht eine Neigung zu Kalziumoxalatsteinen, sollte der Patient auf saure Lebensmittel (z. B. Zitrusfrüchte, Rhabarber) sowie Spinat, schwarzen Tee, Kakao und Schokolade verzichten. Bei Harnsäuresteinen sind u. a. Fleisch, Wurst, Innereien, Fisch (v. a. Räucherfisch) und Hefe zu meiden
- Urin sieben, um zu kontrollieren, ob weitere Steine abgehen
- Harnwegsinfekte umgehend ärztlich behandeln lassen
- Konsequente Einnahme der Arzneimittel, die (je nach Art der Steine) den pH-Wert des Urins verändern.

2.9 Geschlechtsorgane

Die **Geschlechtsorgane** befähigen den Menschen zur Fortpflanzung und unabhängig davon zur sexuellen Bedürfnisbefriedigung. Aus anatomischer Sicht lassen sie sich in zwei Kategorien einteilen:

- **Innere Geschlechtsorgane.** Produzieren die Zellen, aus denen die Nachkommen entstehen (bei der Frau Eizellen, beim Mann Samenzellen, allgemein werden sie *Keimzellen* genannt); produzieren Sexualhormone, die die sexuelle Reifung des Menschen *(Pubertät)* und später das Geschlechtsleben sowie die entsprechenden Organfunktionen steuern; produzieren Flüssigkeiten, mit deren Hilfe der Sexualakt und die Vereinigung der Keimzellen möglich werden
- **Äußere Geschlechtsorgane.** Dienen dem **Geschlechtsakt** *(Koitus)* und dem Lustempfinden.

Außerdem verfügt der Mensch wie alle anderen Säugetiere über Geschlechtsmerkmale, die im Wesentlichen nach dem Zeitpunkt ihrer Ausprägung zu unterscheiden sind:

- **Primäre Geschlechtsmerkmale.** Umfassen die Organe, die unmittelbar für die Fortpflanzung notwendig und bereits vor der Geburt angelegt sind
- **Sekundäre Geschlechtsmerkmale.** Erhalten erst während der Geschlechtsreifung *(Pubertät)* ihre volle Ausprägung, z. B. Brüste der Frau, Bartwuchs des Mannes
- **Tertiäre Geschlechtsmerkmale.** Beschreiben allgemeine körperliche Unterschiede, z. B. typisch weiblichen/männlichen Körperbau, umfassen aber u. a. auch das Rollenverhalten.

2.9.1 Männliche Geschlechtsorgane

Die **männlichen Geschlechtsorgane** dienen der Produktion von **Samenzellen** *(Spermien)* und (aus biologischer Sicht) ihrer Abgabe in die unmittelbare Nähe der weiblichen Eizellen. Zu den inneren Geschlechtsorganen gehören beim Mann (➤ Abb. 2.140):

- Hoden, mit Nebenhoden und Samenleitern
- Geschlechtsdrüsen. Vorsteherdrüse *(Prostata)*, Samenbläschen, Cowper-Drüse.

Penis und Hodensack bilden die äußeren Geschlechtsorgane.

Hoden

Der Mann verfügt über zwei **Hoden** *(Testes, Einzahl: Testis)*, die außerhalb des Körpers beweglich im Hodensack liegen. Diese Drüsen sind individuell unterschiedlich ausgeprägt und können haselnuss- bis hühnereigroß sein. Während der embryonalen Entwicklung werden sie im Bauchraum angelegt und meist noch vor der Geburt in den Hodensack verlagert. Dort lässt sich ihre prall-elastische Beschaffenheit gut tasten. Allerdings gehören die Hoden zu den schmerzempfindlichsten Organen des Körpers und sollten deshalb mit Vorsicht behandelt werden.

Das eigentliche Hodengewebe besteht aus zahlreichen getrennten Läppchen, die von einer widerstandsfähigen Haut umschlossen sind. In den Hodenläppchen reifen die **Samenfäden** *(Spermien)*.

Spezielle Zellen des Hodens produzieren das männliche Sexualhormon Testosteron, das an der Geschlechtsreifung ebenso beteiligt ist wie an der Ausprägung des Geschlechtstriebs.

Die einzelnen Hodenläppchen sind durch Kanälchen miteinander verbunden, die zu den Nebenhoden führen.

Der **Hodensack** *(Skrotum)* dient als Behältnis für die Hoden und befindet sich zwischen Penis und Dammregion. Er erfüllt den Zweck, die Hoden etwa zwei bis fünf °C kühler zu halten als die durchschnittliche Körpertemperatur, weil sich unter diesen Bedingungen die Samenfäden besser bilden und lagern lassen. Der Hodensack hält seine Innentemperatur nahezu konstant, indem er sich bei kühlerer Umgebung zusammenzieht, die Hoden näher an den wärmenden Körper führt und bei Wärme erschlafft. In diesem Sinne kann das Tragen von engen Unterhosen sich nachteilig auf die Qualität der Spermien auswirken.

Nebenhoden

Die Ausführungsgänge der Hoden vereinigen sich und führen zu den **Nebenhoden** *(Einzahl: Epididymis)*, die an der Rück- und Oberseite wie eine Kappe auf den Hoden sitzen.

Der Nebenhoden besteht aus einem stark gewundenen Gangsystem, in dem die endgültige Reifung

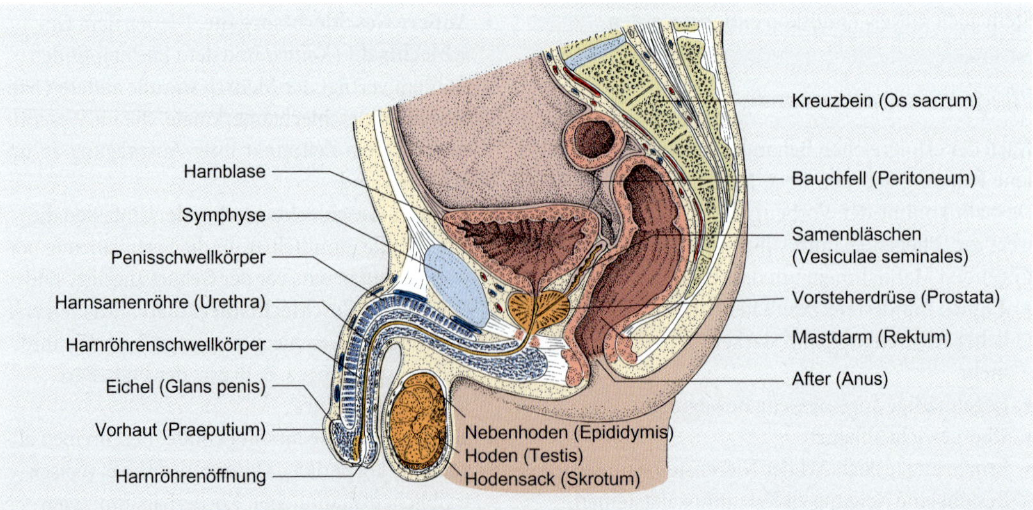

Abb. 2.140 Die männlichen Geschlechtsorgane in der Seitenansicht. [L190]

der Samenfäden stattfindet. Hier werden auch funktionsunfähige Spermien aussortiert.

Im Wesentlichen dient der Nebenhoden als Speicher für die Samenfäden. Er geht ohne deutlich umschriebene Grenze in den Samenleiter über.

Samenleiter

Der **Samenleiter** *(Ductus deferens)* bildet gemeinsam mit einem Nerv, Blutgefäßen und Hüllstrukturen den Samenstrang, der vom Leistenkanal zum Becken zieht. Dieser Strang ist doppelt angelegt, je einer gehört zu einem Hoden. Unmittelbar bevor die Samenleiter in die Harn-Samen-Röhre münden, durchqueren sie die Vorsteherdrüse *(Prostata).*

Die Muskelschicht in der Wand des Samenleiters zieht sich beim Orgasmus heftig zusammen und wirft auf diese Weise die Samenflüssigkeit mit erheblichem Druck aus.

Samenfaden

In der Flüssigkeit, die bei einem **Samenerguss** *(Ejakulation)* austritt, befinden sich bei einem gesunden Mann zwischen 200 und 300 Millionen **Samenfäden** *(Spermien).* Sie sind etwa 50 µm (ein Zwanzigstel Millimeter) lang und sehen aus wie Kaulquappen (➤ Abb. 2.141). Sie bewegen sich durch Schwanzschläge vorwärts.

In ihrem Kopfteil befindet sich der männliche Teil des Erbguts. Der Samenfaden wirft seinen Schwanz ab, sobald er in die weibliche Eizelle eingedrungen ist. Danach verändert sich deren Wandstruktur, sodass kein weiteres Spermium folgen kann. Samenfäden können bis zu sieben Tage im Körper der Frau überleben und auch lange nach dem Geschlechtsakt eine Eizelle befruchten.

Geschlechtsdrüsen

Die **Geschlechtsdrüsen** produzieren Flüssigkeiten, die den Samenfäden auf ihrem Weg aus dem Körper beigemischt werden und verschiedene Aufgaben erfüllen.

In der Fließrichtung der Samenfäden aus dem Körper folgen aufeinander:

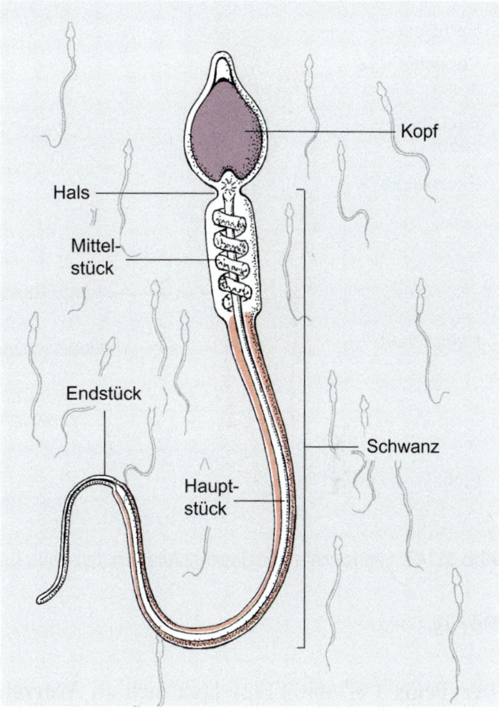

Abb. 2.141 Ein Samenfaden besteht aus einem Kopf- und einem Schwanzteil, die durch das Mittelstück verbunden sind. [L190]

- **Vorsteherdrüse** *(Prostata).* Bildet den Hauptteil der austretenden Samenflüssigkeit. In ihrem Sekret sind unter anderem Substanzen vorhanden, die das saure Milieu der männlichen Harnröhre und weiblichen Scheide mildern und so die Überlebensdauer der Samenfäden erhöhen. Die Vorsteherdrüse hat die Form und Größe einer Esskastanie und umschließt Harnröhre und Samenleiter vollständig
- **Samenbläschen** *(Vesiculae seminales).* Die Ausführungsgänge dieser paarig angelegten Drüsen münden innerhalb des Bereichs der Vorsteherdrüse in die Harnröhre. Ihr Sekret enthält Zucker, der den Samenfäden zur Energiegewinnung dient
- **Cowper-Drüse** *(Glandula bulbourethralis).* Die Ausführungsgänge dieser zwei erbsengroßen Drüsen münden unterhalb der Vorsteherdrüse in die Harn-Samen-Röhre. Das Sekret erscheint vor dem eigentlichen Samenerguss *(Lusttropfen),* kann jedoch schon befruchtungsfähige Samenfäden enthalten. Es dient vor allem als Gleitmittel und zur Verringerung des Säuregehalts in Harnröhre und Scheide.

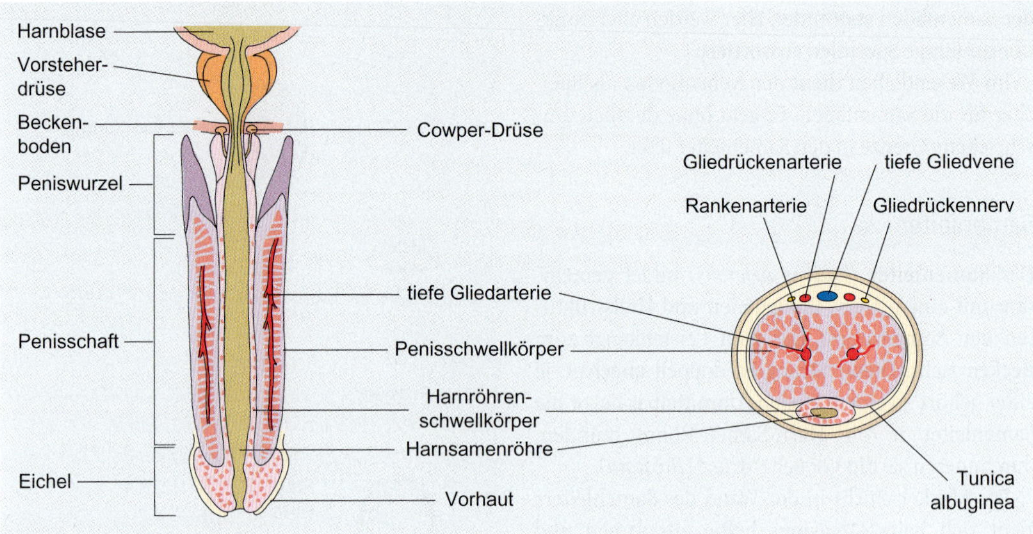

Abb. 2.142 Längsschnitt und Querschnitt durch den Penis. [L190]

Penis

Der **Penis** (➤ Abb. 2.142) lässt sich in **Wurzel, Schaft** und **Eichel** *(Glans penis)* einteilen. Er enthält drei **Schwellkörper,** die wie Schwämme aufgebaut sind und sich bei sexueller Erregung mit Blut füllen. Dies führt dazu, dass sich der Penis versteift *(erigiert)*. Im erigierten Zustand hat der Penis durchschnittlich eine Länge von 15 Zentimetern.

Die beiden Penisschwellkörper liegen nebeneinander an der oberen Seite. Sie sind vor allem für die Festigkeit verantwortlich. An ihrer Unterseite befindet sich der Harnröhrenschwellkörper, der die Harnröhre enthält.

Über die Eichel zieht sich die **Vorhaut** *(Präputium),* die in verschiedenen Kulturen aus hygienischen oder religiösen Gründen entfernt wird *(Beschneidung)*. Unter dieser Haut können sich bei ungenügender Hygiene Krankheitserreger ansammeln.

2.9.2 Weibliche Geschlechtsorgane

Die **weiblichen Geschlechtsorgane** dienen der Produktion von Eizellen und (aus biologischer Sicht) der Aufnahme des männlichen Samens in das Körperinnere. Zu den inneren Geschlechtsorganen der Frau gehören (➤ Abb. 2.143, ➤ Abb. 2.144):

- Eierstöcke und Eileiter
- Gebärmutter
- Scheide.

Äußere und innere Schamlippen, Kitzler und Scheidenvorhof sind unter dem Begriff **äußeres Genitale** *(Vulva)* zusammengefasst. Obwohl die Brüste streng genommen nicht zu den Geschlechtsorganen zählen, sind sie in diesem Lehrbuch hier aufgeführt.

Eierstöcke und Eileiter

Die **Eierstöcke** *(Ovarien, Einzahl: Ovar)* sind zwei etwa mandelgroße Keimdrüsen, die zu beiden Seiten der Gebärmutter von einem System aus Bändern am Rand des kleinen Beckens festgehalten werden. In ihnen lagern die weiblichen Keimzellen. Außerdem geben die Eierstöcke Steuerungssubstanzen (Hormone, z. B. Östrogen und Progesteron) an die Blutbahn ab, die u. a. Einfluss auf den Monatszyklus, das Geschlechtsleben und die Schwangerschaft nehmen.

In den Eierstöcken vollzieht sich bereits in der Fetalzeit ein wesentlicher Teil des Reifeprozesses der weiblichen Eizellen. Die verschiedenen Schritte erstrecken sich über Jahrzehnte, denn schon bei der Geburt verfügt ein gesundes Mädchen über etwa **400 000 Eibläschen** in jedem Eierstock. Diese Zahl nimmt im Laufe des Lebens nicht zu. Sie bleiben bis zum Eintritt in die Geschlechtsreife *(Pubertät)* un-

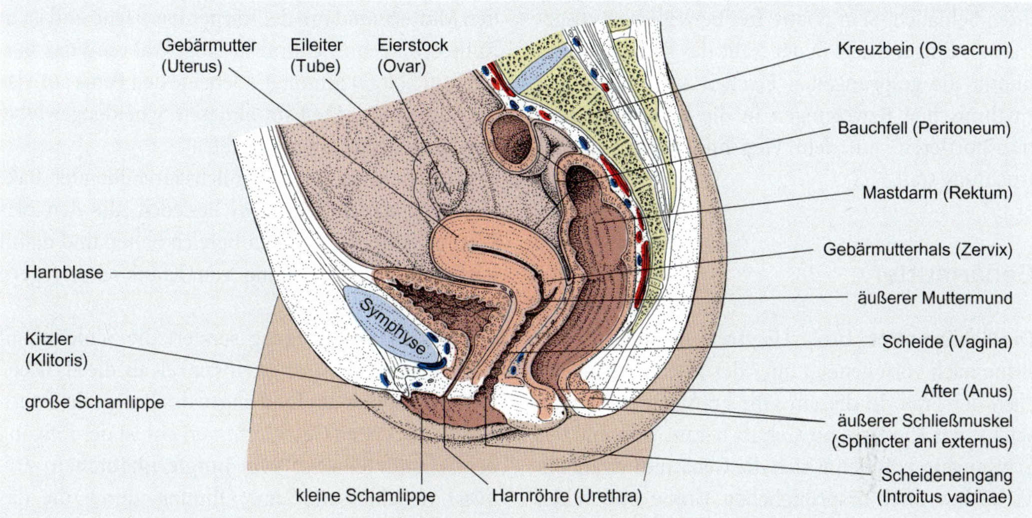

Abb. 2.143 Die weiblichen Geschlechtsorgane in der Seitenansicht. [L190]

verändert an ihrem Ort liegen. Danach gehen unter dem Einfluss der Sexualhormone jeden Monat einige dieser Bläschen in die nächsten Entwicklungsstufen über und um den 13. bis 15. Tag des Monatszyklus (> Kap. 2.9.2) verlässt mindestens eine Eizelle den Eierstock. Diesen *Eisprung* nehmen manche Frauen als *Mittelschmerz* im Unterbauch wahr. Danach „wartet" die Eizelle sozusagen auf die Befruchtung. Sofern nicht innerhalb weniger Stunden eine Befruchtung stattfindet, stirbt die Eizelle ab. Ihren letzten Reifeschritt vollzieht sie erst nach der Befruchtung.

Jenseits des 45. Lebensjahres treten Frauen in die **Wechseljahre** ein. In dieser Lebensphase sinkt der Gehalt des weiblichen Sexualhormons Östrogen im Blut und die Eierstöcke arbeiten zunehmend unregelmäßig. Nach der **letzten Regelblutung** *(Menopause)* ist eine Befruchtung nicht mehr möglich.

Eileiter

Zu jedem Eierstock gehört ein **Eileiter** *(Tuba, Mehrzahl: Tuben)*. Dabei handelt es sich um einen musku-

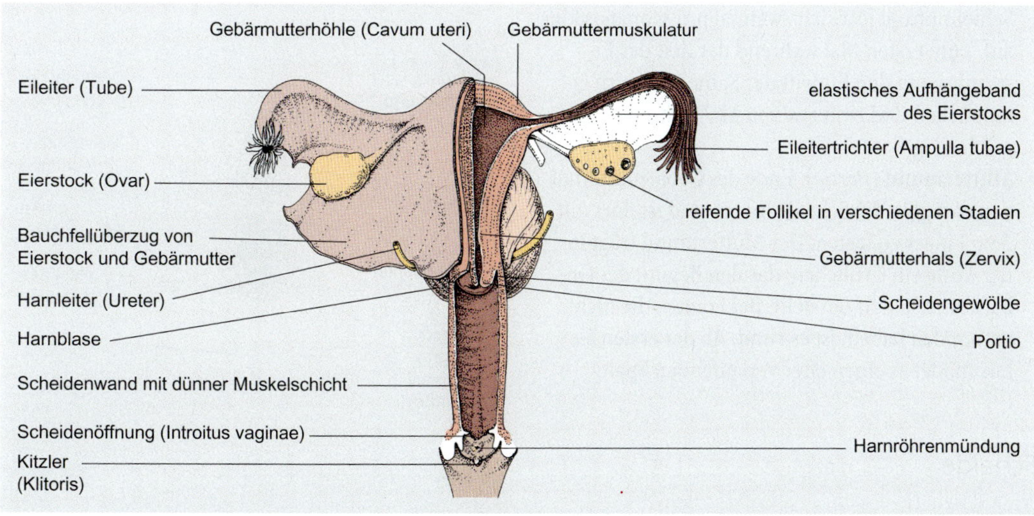

Abb. 2.144 Die Geschlechtsorgane der Frau von vorn. In dieser Ansicht ist zu erkennen, wie Eierstöcke und Eileiter zueinander stehen. [L190]

lösen Schlauch. Sein relativ frei beweglicher, ausgefranster Eingang liegt in der Nähe des Eierstocks und nimmt die gesprungenen Eizellen auf, um sie mit rhythmischen Bewegungen in die Gebärmutter zu transportieren. Auf dem Weg findet auch die Befruchtung statt.

Gebärmutter

Die **Gebärmutter** *(Uterus)* liegt wie eine umgedrehte Birne nach vorn geneigt über der Harnblase im Becken der Frau. In diesem sehr kräftigen Hohlorgan wächst das Kind bis zur Geburt heran. Während der Schwangerschaft dehnt sich die Gebärmutter auf ein Vielfaches ihrer ursprünglichen Größe und bildet sich nach der Geburt fast komplett zurück.
Es sind drei Teile der Gebärmutter zu unterscheiden:

- **Gebärmutterkörper** *(Corpus uteri).* Umschließt die Gebärmutterhöhle und ist mit einer Schleimhaut ausgekleidet, die im Laufe eines Monatszyklus (➤ Kap. 2.9.2) wächst. Erfolgt keine Befruchtung, löst sie sich und wird mit der Regelblutung ausgestoßen. An seinem oberen Ende gehen seitlich die Eileiter ab
- **Gebärmutterhals** *(Cervix uteri).* Bildet den schmaleren Teil der Gebärmutter und umschließt den Gebärmutterkanal. Seine Schleimhaut bildet ein Sekret, das die Gebärmutter verschließt und so gegen aufsteigende Keime schützt. Dieser Schleimpfropf löst sich zweimal pro Monatszyklus auf. Zum ersten Mal während der Zeit des Eisprungs, um den Eintritt der Samenfäden zu ermöglichen und zum zweiten Mal während der Regelblutung
- **Muttermund** *(Portio).* Ende des Gebärmutterhalses; er ragt in die Scheide hinein und ist dort mit dem Finger zu tasten. Der Muttermund trägt in der Mitte ein Grübchen, das den Beginn des Gebärmutterkanals darstellt. Bei Frauen, die nicht entbunden haben, ist es rund. Ab der ersten Geburt bildet es einen quer verlaufenden Spalt.

Scheide

Die **Scheide** *(Vagina)* ist ein dehnbarer, mit Schleimhaut ausgekleideter Muskelschlauch. Sie verbindet den Muttermund mit der Körperoberfläche und ist in Ruhe etwa zehn Zentimeter lang. Während des Beischlafs *(Koitus)* nimmt die Scheide den Penis auf, der die Samenflüssigkeit im hinteren Scheidengewölbe, nahe dem Muttermund abgibt.

Die Scheide ist u. a. von milchsäurebildenden Bakterien *(Döderlein-Stäbchen)* besiedelt, die den pH-Wert etwa bei 4 im sauren Bereich halten und damit wirksam die Ausbreitung von Krankheitserregern verhindern.

Bei sexueller Erregung sondert die Schleimhaut der Scheide eine wässrige Flüssigkeit ab, die als Gleitmittel dient und das Eindringen des Penis erleichtert.

Bis zum ersten Geschlechtsverkehr ist der Eingang der Scheide teilweise vom **Jungfernhäutchen** *(Hymen)* verschlossen. Seine Öffnung, durch die das Menstruationsblut abfließt, kann sehr unterschiedlich geformt sein. In manchen Kulturen gilt ein unverletztes Hymen als Zeichen der „Reinheit" einer Braut. Allerdings ist zu bedenken, dass es auch unabhängig von sexueller Aktivität, etwa beim Sport, einreißen kann oder anlagebedingt fehlt.

Äußeres Genitale

Hinter dem Schambein, das zusammen mit seinem Fettpolster den **Venushügel** *(Mons pubis)* bildet, liegt zwischen den Oberschenkeln das **äußere Genitale** *(Vulva,* ➤ Abb. 2.145).

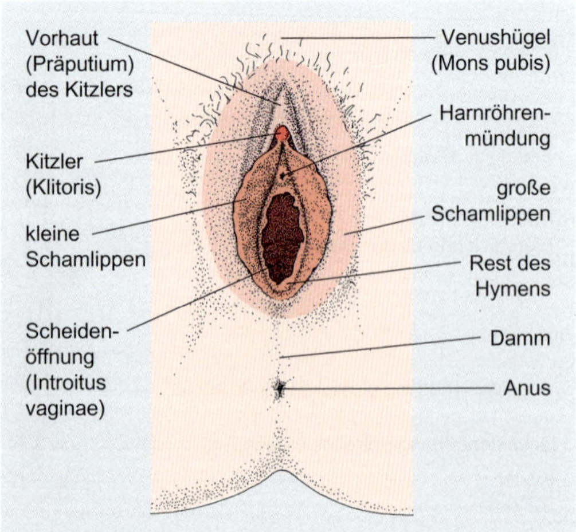

Abb. 2.145 Das äußere Genitale der Frau von unten gesehen. [L190]

Es besteht aus:
- **Äußeren Schamlippen** *(Einzahl: Labia majora).* Umhüllen die anderen Teile des Genitales und laufen vom Venushügel zum Damm. Sie sind an der Außenseite behaart und enthalten in ihrer Haut Drüsenzellen, die Talg, Schweiß und Duftstoffe produzieren
- **Inneren Schamlippen** *(Einzahl: Labia minora).* Zwei Hautfalten, die den Scheidenvorhof seitlich begrenzen. Ihre Haut enthält Zellen, die Talg produzieren. Bei sexueller Erregung schwellen die inneren Schamlippen
- **Kitzler** *(Klitoris).* Liegt am vorderen Ende der inneren Schamlippen. Von außen sind ein Teil des Schaftes und die Eichel sichtbar. Der Kitzler ist von einer Vorhaut umgeben, die individuell unterschiedlich ausgeprägt ist und das empfindliche Gewebe schützt. Bei sexueller Erregung füllen sich die Schwellkörper ähnlich wie beim Penis und der Kitzler tritt deutlicher hervor. Die Reizung des Kitzlers kann einen **Orgasmus** auslösen
- **Scheidenvorhof** *(Vestibulum vaginae).* Bezeichnet das von den inneren Schamlippen umgebene Gebiet, in dem die Scheide und die Harnröhre (zwischen Scheide und Kitzler) enden. Hier münden auch die Gänge der doppelt angelegten Bartholin-Drüsen, die bei Erregung eine geringe Menge Flüssigkeit abgeben.

Weibliche Brust

Die Funktion der weiblichen **Brust** *(Mamma, Mehrzahl: Mammae)* ist eng mit der Fortpflanzung verknüpft.

Die Brustdrüse ist bereits beim Säugling angelegt, wächst jedoch erst während der Pubertät deutlich und gehört deshalb zu den **sekundären Geschlechtsmerkmalen.**

Aus biologischer Sicht dient sie der Ernährung der Nachkommen. Die Brustdrüsen liegen auf beiden Seiten des Brustkorbs über dem großen Brustmuskel (➤ Abb. 2.146). Je nach Anlage und Beschaffenheit des Bindegewebes bilden sich hier innerhalb von einem bis fünf Jahren charakteristisch geformte Wölbungen. Sie bestehen aus Fett- und Bindegewebe, in die mehrere Drüsenlappen eingebettet sind. Die Gänge der Drüsen vereinigen sich und treten an der

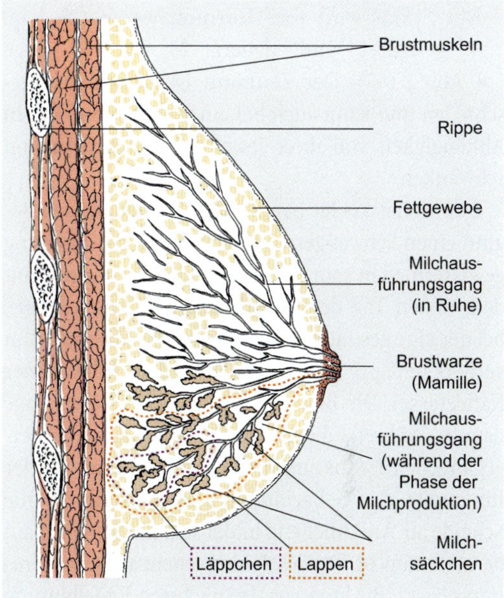

Abb. 2.146 Schnitt durch die weibliche Brust. Die Milchdrüsen sind von Fettgewebe umhüllt. [L190]

Brustwarze *(Mamille)* aus, die von einem dunkel gefärbten **Vorhof** umgeben ist.

Da in den Brustwarzen zahlreiche sensible Nerven enden, spielen sie bei der sexuellen Stimulation eine Rolle.

Die Brustdrüsen erreichen ihre volle Reife nach der ersten Geburt beim Milcheinschuss. Die Menge der Muttermilch ist übrigens nicht von der Größe der Brust abhängig. Sofern nicht ernsthafte körperliche Probleme dagegen sprechen, kann jede Frau ihr Baby voll stillen.

Monatszyklus

Zwischen der ersten Regelblutung *(Menarche)* während der Pubertät und dem Abschluss der Wechseljahre durchläuft eine gesunde Frau permanent einen **Monatszyklus** *(Menstruationszyklus),* der immer wiederkehrende Veränderungen der Geschlechtsorgane mit sich bringt. Dieser Rhythmus ist nur während einer Schwangerschaft, einem Teil der Stillzeit, bei Erkrankungen, unter extremer körperlicher Belastung oder durch Medikamente (z. B. ununterbrochene Einnahme der Antibabypille) ausgesetzt oder verändert.

Der Zyklus wird vom **Hormonsystem** (➤ Kap. 2.9) gesteuert und dauert 25 bis 40 Tage (➤ Abb. 2.147). Der Zeitraum ist individuell verschieden und kann auch bei einer einzelnen Frau in Abhängigkeit von ihrer jeweiligen Lebenssituation schwanken.

Der Monatszyklus bereitet den Körper auf den Beginn einen Schwangerschaft vor, wobei der Eisprung gewissermaßen sein Zentrum bildet. Er beginnt mit dem ersten Tag der **Regelblutung** *(Menstruation),* bei der eine gesunde Frau etwa 50–150 Milliliter Blut verliert (entspricht maximal etwa dem Inhalt einer Kaffeetasse). Die Blutung kann zwei bis sieben Tage dauern. Während dieser Zeit löst sich die im vorhergegangenen Zyklus aufgebaute **Schleimhaut** von der Innenseite der Gebärmutter und fließt durch die Scheide ab. Anschließend bildet sich die Schleimhaut bis etwa zum 14. Tag des Zyklus erneut aus *(Proliferationsphase).* Bis kurz vor der nächsten Regelblutung sondern die wachsenden Drüsen der Schleimhaut Sekrete ab und bereiten die Gebärmutter auf eine Einnistung der befruchteten Eizelle vor *(Sekretionsphase).* Sofern keine Befruchtung erfolgt, verringert sich innerhalb von Stunden die Durchblutung der sehr ausgeprägten Schleimhautschicht *(Ischämiephase)* und die Regelblutung setzt ein.

2.9.3 Schwangerschaft und Geburt

Die Eierstöcke einer gesunden Frau stellen etwa einmal im Monat mindestens eine befruchtungsfähige Eizelle zur Verfügung. Falls in dieser Zeit ein Geschlechtsakt mit einem fortpflanzungsfähigen Mann stattfindet, kann es zur Verschmelzung eines **Samenfadens** *(Spermium)* mit der Eizelle kommen (➤ Abb. 2.148). In diesem Moment beginnt die **Schwangerschaft** *(Gravidität).*

Schwangerschaft

Zum **Zeitpunkt der Befruchtung** *(Konzeption)* befindet sich die weibliche Eizelle im Eileiter auf dem Weg in die Gebärmutter. Noch vor der Einnistung der befruchteten Eizelle *(Zygote)* in die Schleimhaut beginnt die Zellteilung. Dieses Stadium dauert etwa 10 Tage und wird *Keimphase* genannt.

Anschließend beginnt die *Embryonalphase,* in der sich die kindlichen Zellen spezialisieren und die Organsysteme angelegt werden. Ab der 11. Schwangerschaftswoche spricht man vom *Fetalstadium,* in dem das Kind vor allem schwerer und geburtsreif wird.

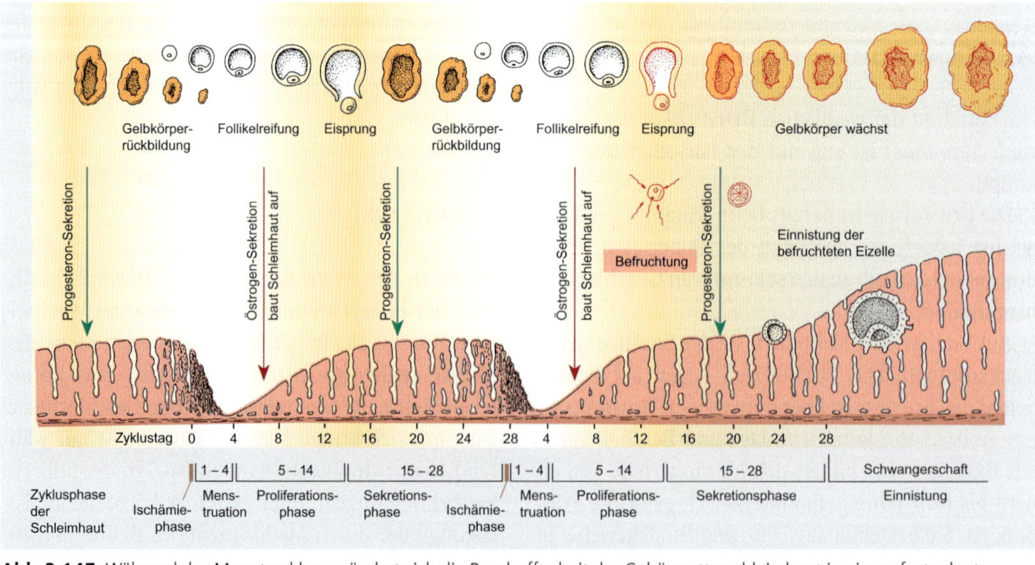

Abb. 2.147 Während des Monatszyklus verändert sich die Beschaffenheit der Gebärmutterschleimhaut in einem festgelegten Rhythmus. Sobald sich eine befruchtete Eizelle einnistet, ist dieser Ablauf unterbrochen. [L190]

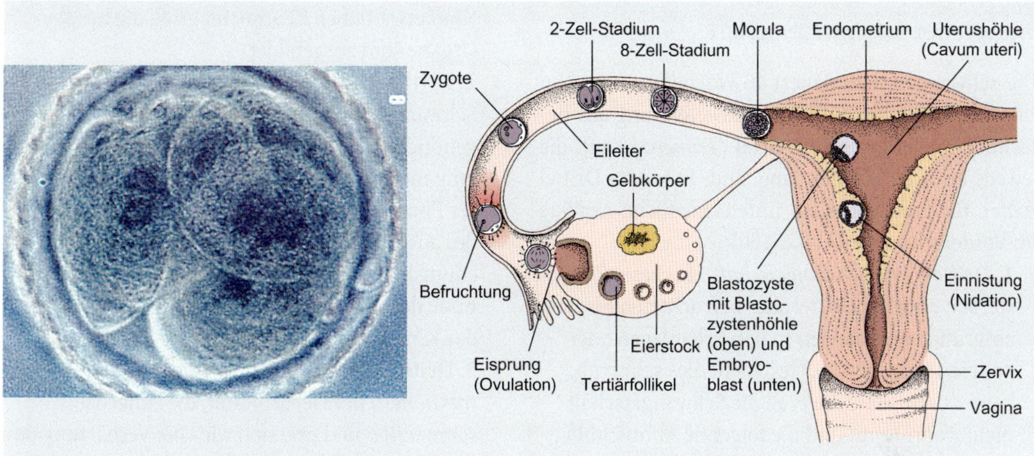

Abb. 2.148 a–b Der Weg der befruchteten Eizelle durch den Eileiter in die Gebärmutter. In der Abbildung sind die Namen verschiedener Zellteilungsstadien genannt. Das Foto zeigt ein Ei im Vierzellstadium. [E301, L190]

TIPPS & TRICKS

Der voraussichtliche Geburtstermin lässt sich mit einer einfachen Rechnung bestimmen, die nach dem deutschen Frauenarzt **Franz Karl Naegele** *(1778–1851)*, der sie entwickelt hat, als **Naegele-Regel** benannt ist. Da der genaue Termin der Befruchtung selten bekannt ist, geht man dabei vom ersten Tag der letzten Regelblutung aus. Die Naegele-Regel lautet:

Datum + 7 Tage – 3 Monate + 1 Jahr

Weit mehr als zwei Drittel aller Kinder kommen in einem Zeitraum von zehn Tagen vor bis zehn Tage nach dem so errechneten Datum zur Welt. Obwohl Frauenärzte inzwischen per Ultraschall verschiedene Teile des kindlichen Körpers vermessen und damit sehr genau sein **Entwicklungsalter** *(Gestationsalter)* bestimmen können, gilt die Naegele-Regel nach wie vor als sichere Aussage.

Mutterkuchen

Kurz nach der Einnistung des winzigen Zellhaufens, der inzwischen aus dem weiblichen Ei entstanden ist, beginnt der **Mutterkuchen** *(Plazenta)* an der Schleimhaut der Gebärmutter zu wachsen (➤ Abb. 2.149). Mit ihm entwickelt sich ein System von Blutgefäßen, das die künftige Versorgung des Embryos mit Nährstoffen und Sauerstoff sicherstellt. Allerdings gehen das mütterliche und das kindliche Blut nicht direkt ineinander über. Zwischen ihren Kreisläufen besteht eine Schranke, die verschiedene Stoffe am Durchtritt zum Kind hindert. Manche Arzneimittel und Krankheitserreger (z. B. Röteln-Viren) sind allerdings in der Lage, diese Barriere zu überwinden.

Nabelschnur

Die **Nabelschnur** verbindet das Kind mit dem Mutterkuchen. Dieser gewundene, etwa kleinfingerdicke Strang ist ca. einen halben Meter lang und enthält zwei Arterien (manchmal nur eine), in denen das Blut vom Kind zum Mutterkuchen strömt sowie eine Vene, in der das Blut zum Kind fließt. Die Nabelschnur verliert direkt nach der Geburt ihre Funktion und kann dann in der Nähe des Kindes durchtrennt werden. Nach einigen Tagen fällt der vertrocknete Rest ab. Zurück bleibt der **Bauchnabel.**

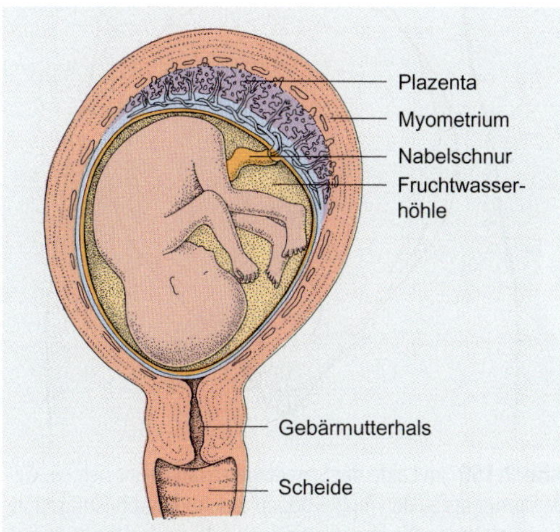

Abb. 2.149 Die Lage des Kindes und des Mutterkuchens in der Gebärmutter. [L190]

Phasen der Schwangerschaft

Die Schwangerschaft dauert 40 Wochen, sofern man sie vom ersten Tag der letzten Regelblutung aus berechnet. Sie teilt sich in **Drittel** *(Trimenon)* auf, die jeweils etwa 13 Wochen lang sind. In jedem Drittel stehen für Frau und Kind unterschiedliche Aspekte im Vordergrund (➤ Abb. 2.150):

- **1. Drittel** *(Frühschwangerschaft).* In dieser Zeit sterben etwa ein Drittel aller befruchteten Eizellen aufgrund von Defekten in den Erbanlagen oder anderen Ursachen ab. Geschieht dies sehr früh, kann es sein, dass die Frau die Schwangerschaft nicht wahrnimmt und die folgende Abbruchblutung für eine normale Regelblutung hält. Hat sich der Embryo bereits weiter entwickelt, kann eine operative **Ausschabung** *(Abrasio)* der Gebärmutter notwendig werden. Im ersten Schwangerschaftsdrittel leiden viele Frauen unter morgendlicher Übelkeit, Müdigkeit oder Stimmungsschwankungen. Dies sind Auswirkungen der **hormonellen Umstellung** des Körpers. Am Ende dieses ersten Schwangerschaftszeitraums ist das Kind etwa sieben Zentimeter groß, die meisten Organe sind ausgebildet
- **2. Drittel.** Bezeichnet die stabilere Phase der Schwangerschaft. Bei der Mutter nimmt die morgendliche Übelkeit durch erneute Hormonumstellung meist ab, ihre Brüste vergrößern sich. In dieser Phase werden die Geschlechtsorgane des Kindes ausgebildet, durch die Ultraschalluntersuchung lässt sich sein Geschlecht bestimmen. Zum Ende des zweiten Schwangerschaftsdrittels wiegt das Kind etwa 500 Gramm
- **3. Drittel.** Die Mutter spürt erste **Vorwehen** *(Kontraktionen)* der Gebärmutter, die zunächst schmerzlos sind und sich wie eine Verhärtung des Bauchs anfühlen. Die Gebärmutter reicht nun bis unter die Rippenbögen und verdrängt die anderen Organe aus dem Bauchraum, was zu Befindensstörungen bei der Mutter (z. B. Kurzatmigkeit, unwillkürlicher Harnabgang, Verdauungsbeschwerden) führen kann. Im Verlauf der 36. und 37. Schwangerschaftswoche nehmen die meisten Kinder die korrekte Geburtshaltung ein und liegen mit dem Kopf nach unten. Jetzt treten sie auch tiefer in das Becken und verschaffen den Schwangeren so mehr Platz zum Atmen. Die Schwangeren haben im Durchschnitt etwa 10 bis 15 Kilogramm Körpergewicht zugenommen. Der Hauptteil dieses Gewichts besteht aus Wasser, das in den verschiedenen Geweben eingelagert ist. Das geburtsreife Kind wiegt 2 800 bis 4 000 Gramm und ist etwa 50 Zentimeter groß.

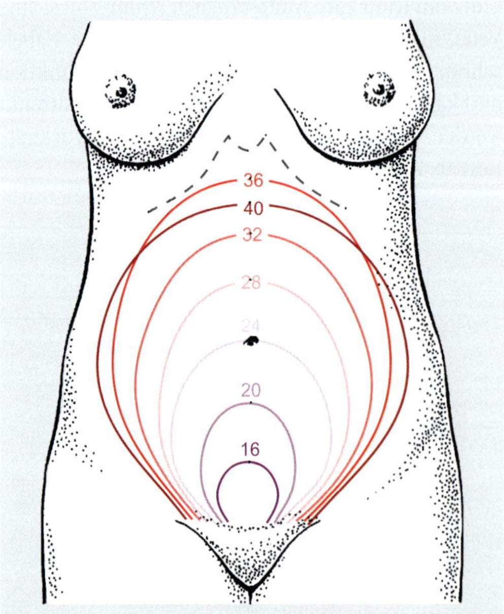

Abb. 2.150 Im Laufe der Schwangerschaft dehnt sich die Gebärmutter bis zu den Rippenbögen aus. In der Abbildung ist ihre ungefähre Größe in der jeweiligen Schwangerschaftswoche angedeutet. Sobald das Kind mit dem Kopf tiefer ins Becken rutscht, sinkt der obere Rand der Gebärmutter. [L190]

Geburt

BEACHTE

Die Darstellung der möglichen Abweichungen im **Geburtsverlauf** würde den Umfang dieses Lehrbuchs sprengen. Deshalb ist hier lediglich die komplikationslos verlaufende Geburt auf natürlichem Wege skizziert.

In Mitteleuropa suchen fast alle Schwangeren zur Geburt ein entsprechend eingerichtetes Krankenhaus auf. Allerdings steigt in Deutschland der Anteil der Frauen, die sich wegen der intimeren Atmosphäre für eine Hausgeburt unter der Leitung einer Hebamme entscheiden.

Die **Geburt** kündigt sich oft schon Tage zuvor durch leichte Wehen an. Häufig wird die eigentliche Ge-

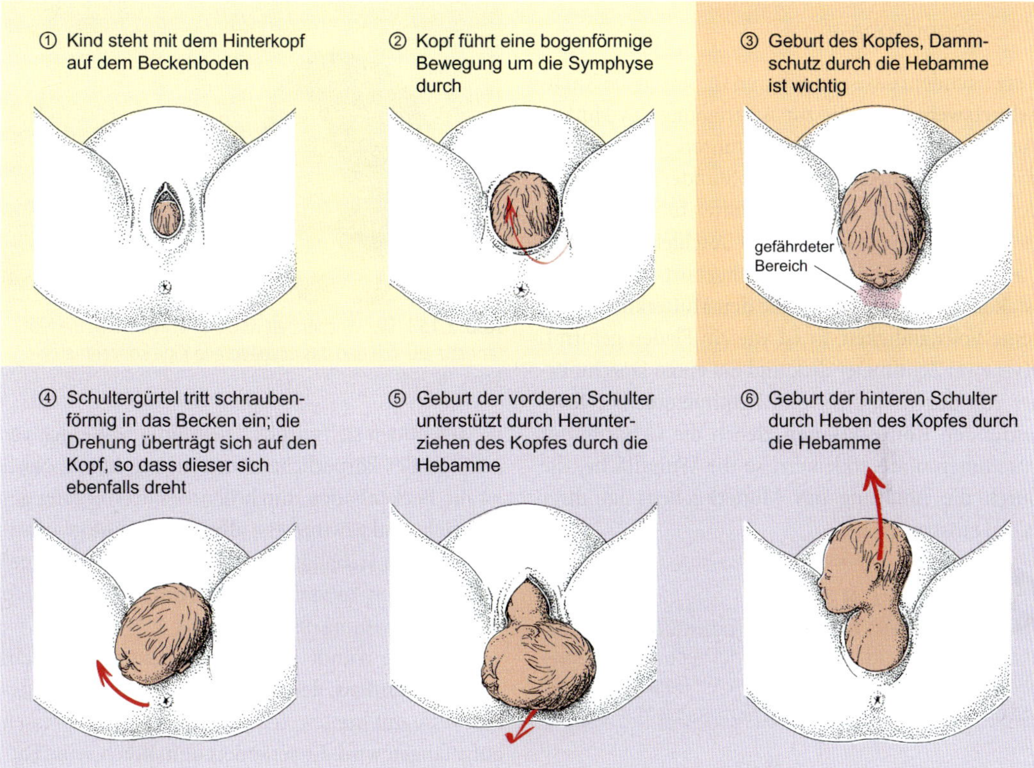

Abb. 2.151 Während der Geburt dreht sich das Kind durch den mütterlichen Geburtskanal. [L190]

burtsphase vom **Zerreißen der Fruchtblase** *(Blasensprung)* eingeleitet. Die dünne Haut umhüllt das ungeborene Kind und das Fruchtwasser, das jetzt durch die Scheide abfließt.

Obwohl der Verlauf einer Geburt sehr stark von der jeweiligen Frau abhängt, lassen sich zwei Phasen unterscheiden:

- **Eröffnungsphase.** Dauert bei Erstgebärenden bis zu zwölf Stunden und bezeichnet den Zeitraum, in dem sich der Muttermund (➤ Kap. 2.9.2) vollständig auf einen Durchmesser von etwa 10 cm öffnet. Die Wehen sind mittelstark. Meist platzt in dieser Phase die Fruchtblase *(Blasensprung)*.
- **Austreibungsphase.** Beginnt, sobald der Muttermund vollständig eröffnet ist. In dieser Phase schiebt die Gebärmutter das Kind durch den Geburtskanal und produziert dazu zunehmend stärkere Wehen in kürzer werdenden Abständen. Sobald der Kopf (üblicherweise der vorangehende Teil) den **Beckenboden** erreicht hat, weist die Hebamme die Gebärende an, den Vorgang durch Drücken (ähnlich wie beim Stuhlgang) zu unterstützen. Weil diese Anstrengung sehr kräftezehrend ist, sollte die Gebärende damit nicht zu früh beginnen. Die Austreibungsphase kann bei Erstgebärenden bis zu drei Stunden, bei Zweit- oder Mehrgebärenden bis zu einer Stunde dauern.

Geburtskanal

Als **Geburtskanal** bezeichnet man den Weg, den das Kind während der Geburt aus dem Körper der Mutter zurücklegt. Dieser Kanal ist von den knöchernen Strukturen des Beckenrings (➤ Kap. 2.3.1) begrenzt und erfordert eine Drehung des kindlichen Kopfes (➤ Abb. 2.151). Der **Beckeneingang,** also die dem Bauchraum zugewandte Seite, ist queroval geformt. Um dort eintreten zu können, muss der Kopf des Kindes so liegen, dass eines seiner Ohren zur Schambeinfuge deutet. Da der **Beckenausgang** längsoval ist, dreht sich der Kopf des Kindes in der Regel so, dass das Gesicht zum Rücken der Mutter weist. Im weiteren Geburtsverlauf vollziehen auch der Schultergürtel und der restliche Körper diesen Bewegungsgang nach.

Nachgeburtsphase

Kurz nachdem das Kind geboren ist, setzen die **Nachgeburtswehen** ein, die zur Austreibung des Mutterkuchens und der Fruchtblase führen. Meist dauert diese Phase nicht länger als eine Stunde. Das Anlegen des Kindes an die Brust der Mutter führt zu einem Hormonschub, der den Prozess beschleunigen kann (➤ Abb. 2.152). Sobald die Nachgeburt ausgestoßen ist, kontrolliert die Hebamme den Mutterkuchen auf seine Vollständigkeit. Er ist wie ein Fladen geformt, etwa zwei Zentimeter dick und hat einen Durchmesser von durchschnittlich 20 Zentimetern. Die **fortlaufenden Kontraktionen** ziehen die Gebärmutter zusammen und verkleinern so die Wundfläche, die durch die Ablösung des Mutterkuchens an ihrer Wand entstanden ist.

BEACHTE

Die deutsche Gesetzgebung verpflichtet stationäre Geburtseinrichtungen dazu, für jede Geburt eine Hebamme zur Verfügung zu stellen. Im Gegensatz dazu ist die Anwesenheit eines Arztes nicht vorgeschrieben.

Wochenbett

Die ersten sechs bis acht Wochen nach der Geburt werden mit dem Begriff **Wochenbett** (➤ Abb. 2.153) umschrieben. In dieser Zeit findet eine erhebliche hormonelle Umstellung bei der Mutter, in dieser Phase **Wöchnerin** genannt, statt und die meisten schwangerschaftsbedingten körperlichen Veränderungen bilden sich zurück. Die Mutter sollte sich vor allzu großer körperlicher Anstrengung hüten. Noch ist ihr Beckenboden durch den Geburtsvorgang geschwächt und gewinnt erst allmählich seine gewohnte Form und Stabilität zurück. Es ist jedoch nicht geraten, im Bett zu verharren. Hebammen empfehlen dosierte Bewegung ohne Stress.

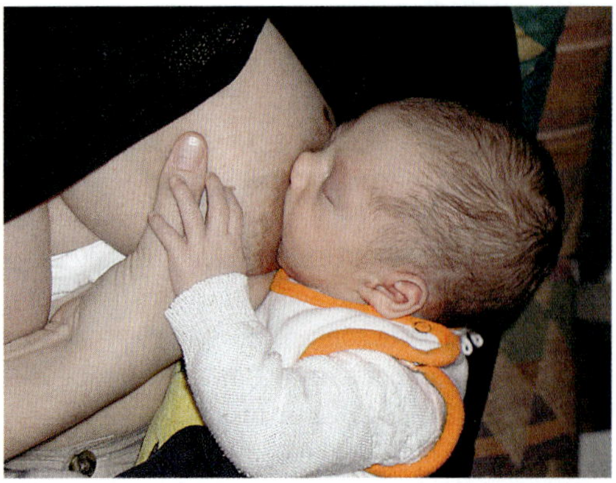

Abb. 2.152 Das Stillen ist die natürliche Form der Säuglingsernährung. Außerdem ermöglicht es einen intensiven Kontakt zwischen Mutter und Kind. [M294]

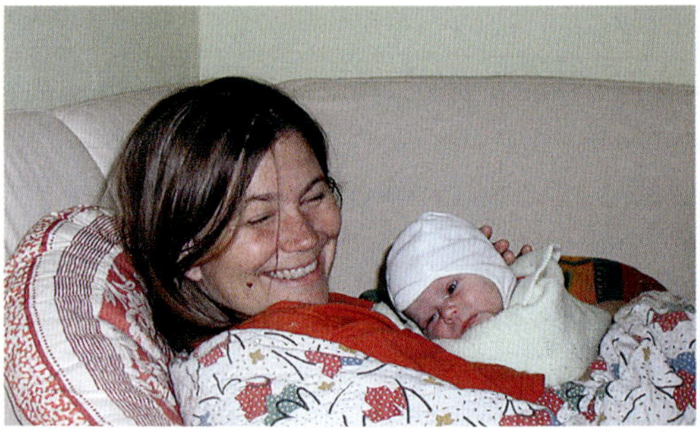

Abb. 2.153 Das Wochenbett ist die Zeit, in der sich die Mutter ganz auf sich und das neugeborene Kind konzentrieren kann. [M294]

Die große Wunde in der Gebärmutter verursacht den **Wochenfluss,** der aus der Scheide rinnt und idealerweise mit breiten, sehr saugfähigen Kompressen aufgefangen wird. Er verändert allmählich seine Farbe von blutrot über bräunlich bis transparent und versiegt zum Ende des Wochenbetts.

2.9.4 Erkrankungen der Geschlechtsorgane

Tumoren an den weiblichen Geschlechtsorganen

Fast ein Viertel aller Frauen sind jenseits des 30. Lebensjahres von einer **gutartigen Geschwulst** betroffen, die von der Muskelschicht der Gebärmutter ausgeht *(Myom).* Solange sie keine Beschwerden verursacht, ist eine Behandlung nicht notwendig. Der Frauenarzt wird die Geschwulst regelmäßig per Ultraschall begutachten, um ihr Wachstum zu beurteilen.

Größere Myome können verstärkte und schmerzhafte Regelblutungen auslösen, durch die Verdrängung benachbarter Organe auch das Wasserlassen behindern oder Schmerzen im Unterbauch hervorrufen. Abhängig von der Ausprägung dieser Beeinträchtigungen kann der Arzt eine Operation in Erwägung ziehen.

Viel kritischer als diese gutartigen Tumoren sind die bösartigen Krebserkrankungen zu betrachten. Wegen ihrer Häufigkeit gehört es zu den Aufgaben der Pflegenden, auf entsprechende Zeichen zu achten und bei Verdacht sofort den Arzt zu benachrichtigen.

Gebärmutterhalskrebs

DEFINITION

Gebärmutterhalskrebs *(Zervixkarzinom):* Bösartiger Tumor, der von den Zellen des Gebärmutterhalses ausgeht.

Obwohl Früherkennungsuntersuchungen beim Frauenarzt sehr häufig bereits die Frühstadien des **Gebärmutterhalskrebses** aufdecken, ist er eine der häufigsten Krebsformen geblieben. Die relativ unaufwendige Untersuchung besteht in einem Abstrich von der Schleimhaut des Gebärmutterhalses mit einem Watteträger, bei dem eine Zellprobe für die Betrachtung unter dem Mikroskop gewonnen wird. Zur sicheren Beurteilung lässt der Arzt die Zellen einfärben *(Papanicolaou-Test).* Es ist Frauen ab dem 20. Lebensjahr empfohlen, sich einmal jährlich untersuchen zu lassen.

Die **Entstehung** der Erkrankung ist nicht restlos geklärt, doch scheint es relativ sicher zu sein, dass eine **Virusinfektion** *(humanes Papillomavirus)* wesentlich beteiligt ist. Als begünstigende Faktoren werden häufig wechselnde Geschlechtspartner sowie mangelnde Intimhygiene genannt.

Behandlung

Die Behandlung des Gebärmutterhalskrebses erfolgt stets operativ. Das Ausmaß des Eingriffs hängt entscheidend von dem Tumor-Stadium ab. Ist er auf die obersten Zellschichten des Gebärmutterhalses beschränkt *(Carcinoma in situ),* genügt meist die Entnahme eines kegelförmigen Gewebestücks *(Konisation).* Hat der Tumor bereits angrenzende Strukturen erreicht, ist die Entfernung der gesamten Gebärmutter oder zusätzlich der Eierstöcke, eines Teils der Scheide sowie der regionalen Lymphknoten notwendig *(Wertheim-Meigs-Operation).* Oft schließt sich an diesen schweren Eingriff eine sehr belastende Strahlenbehandlung an.

Tab. 2.14 Verschiedene Formen des Scheidenausflusses und ihre möglichen Ursachen.

Art des Ausflusses	Mögliche Ursachen
Farblos, glasig, flüssig bis schleimig, geruchlos	Normaler Ausfluss; bei Schwangerschaft, während der Zeit des Eisprungs und bei sexueller Erregung ist die Menge oft erhöht
Weißlich bis gelblich, dickflüssig bis krümelig, geruchlos, Juckreiz vorhanden	Pilzinfektion
Weißlich, gelblich oder grau, flüssig bis schaumig, übel riechend (z. B. fischig)	Bakterielle Infektion
Eitrig, gelblich bis grünlich, dickflüssig, streng riechend	Gonorrhö
Bräunlich bis blutig, dünnflüssig, faulig riechend	Krebserkrankung
Bräunlich, dünnflüssig, übel riechend	Fremdkörper, z. B. ein vergessener Tampon

Pflegerische Maßnahmen

Die pflegerischen Maßnahmen beziehen sich vor allem auf die Vorsorge. Pflegende motivieren ihre Patientinnen zu regelmäßigen Arztbesuchen. Außerdem achten sie auf Scheidenausfluss (➤ Tab. 2.14). Beim Gebärmutterhalskrebs sieht er häufig fleischwasserfarben aus und riecht süßlich.

INTERNET

Frauenselbsthilfe nach Krebs e.V.:
www.frauenselbsthilfe.de
Der Verein informiert über Veranstaltungen und regionale Selbsthilfegruppen. Auf der Homepage stehen Informationsbroschüren zum kostenlosen Download bereit.

Brustkrebs

DEFINITION

Brustkrebs *(Mammakarzinom):* Bösartiger Tumor, der von den Milchdrüsen oder -gängen ausgeht.

Der **Brustkrebs** ist die häufigste bösartige Erkrankung der Frau. Jährlich zählt man in Deutschland knapp 70 000 Neuerkrankungen. Trotz inzwischen wesentlich verbesserten Therapien beträgt langfristig die Überlebensrate nur 40 %. Deshalb gilt der **Vorsorge und Früherkennung** besondere Aufmerksamkeit. Regelmäßige Früherkennungsuntersuchungen durch den Frauenarzt sind ab dem 30. Lebensjahr empfohlen. Zu dieser Untersuchung gehört ab dem 50. Lebensjahr eine Röntgenaufnahme des Brustgewebes *(Mammografie)*, die geeignet ist, Tumoren bereits im Frühstadium anzuzeigen. Seit dem Jahr 2003 läuft in Deutschland ein großes Mammografie-Programm. Die Teilnahme ist freiwillig. Gesetzlich krankenversicherten Frauen zwischen 50 und 69 Jahren steht alle zwei Jahre eine kostenfreie Mammografie zu (www.mammo-programm.de).

BEACHTE

Die früher empfohlene **Selbstuntersuchung der Brust** ersetzt keinesfalls die regelmäßigen Früherkennungsmaßnahmen des Frauenarztes, da kleine Tumorknoten dem Tastsinn leicht entgehen. Studien haben erwiesen, dass sich die Brustkrebsrate durch die selbst durchgeführte Überprüfung des Brustgewebes nicht senken lässt.

Die Ursache für Brustkrebs ist unbekannt. Als begünstigende Faktoren werden unter anderem Brustkrebserkrankungen bei nah verwandten Frauen, Diabetes mellitus, Übergewicht sowie Kinderlosigkeit genannt.

Behandlung

Die Behandlung erfolgt stets operativ. Ob bei dem Eingriff die Brust erhalten bleiben kann, stellt sich in vielen Fällen erst während der Operation heraus. Der Chirurg geht deshalb zunächst schonend vor. Er entfernt den Tumor durch einen kleinen Hautschnitt und schickt das Präparat ins Labor. Dort beurteilt ein Pathologe, ob es sich um einen bösartigen Tumor handelt *(Schnellschnitt)*. Sofern der Tumor nur an einer Stelle der Brust gewachsen ist, Brustmuskel und Haut noch nicht erreicht hat sowie komplett entfernt werden kann, verwendet der Operateur ein brusterhaltendes Verfahren. Andernfalls entfernt er den Brustkörper sowie die Lymphknoten in der Achsel und, sofern nötig, auch den Brustmuskel mit weiteren Lymphknotenregionen.

Begleitend zu der Operation sind meist weitere Behandlungen notwendig. Die **Strahlentherapie** soll verhindern, dass ein zweiter Tumor an derselben Stelle entsteht. Nach einer Entfernung der Brust kann eine **Chemotherapie** erforderlich sein, um Tochtergeschwülste zu bekämpfen. Außerdem sind Hormon- und Antikörperbehandlungen etabliert.

BEACHTE

Ob dieses Vorgehen während einer Operation oder in zwei Sitzungen geschieht, hängt von den Vorgaben des jeweiligen Krankenhauses ab. In jedem Fall bedeutet es für die Patientin eine große psychische Belastung. Die Brüste sind ein Symbol der Weiblichkeit und spielen für das Selbstwertgefühl eine wesentliche Rolle. Pflegende begleiten die Patientinnen verständnisvoll durch die Phase des Verlusts und bieten sich als Gesprächspartner an. Sie bedenken, dass Menschen ganz unterschiedlich mit Trauer umgehen und richten ihr Verhalten danach aus.

Pflegerische Maßnahmen

Pflegende nehmen Aufgaben zur Früherkennung einer Brustkrebserkrankung wahr, z. B.:

- Beobachtung der Patientinnen auf krankheitstypische Zeichen
  - Verhärtung an einer Brust, die bei Berührung schmerzt
  - Hautveränderungen an der Brust, z. B. Vergrößerung der Poren bei gleichzeitiger Schwellung durch Wassereinlagerung *(Orangenhautphänomen)*, Rötung, schuppige Areale, Geschwür
  - Einziehung der Brustwarze, die zuvor normal geformt war
  - Allmählich entstehender Größenunterschied der Brüste
  - Austritt von Flüssigkeit aus der Brustwarze
- Bei allen kritischen Veränderungen: Motivation zum Arztbesuch
- Kontaktvermittlung zu Selbsthilfegruppen.

Nach einer Brustoperation leiden die Patientinnen unter dem Verlust ihrer Brust und benötigen verständnisvolle Gesprächspartner.

INTERNET

mamazone – Frauen und Forschung gegen Brustkrebs e.V.: www.mamazone.de
Mamazone ist eine Initiative von Brustkrebs-Patientinnen, in der sich kranke und gesunde Frauen gemeinsam mit Ärzten für eine Verbesserung der Früherkennung sowie der Lebensqualität nach der Feststellung der Erkrankung engagieren. Die Homepage enthält zahlreiche Informationen und Adressen von regionalen Selbsthilfegruppen.

In vielen Fällen setzen auch körperliche Beschwerden ein. Durch die Entfernung der Lymphknoten aus der Achsel neigt der betroffene Arm zu **Wassereinlagerungen** *(Lymphödem)*, weil die dort gebildete Lymphflüssigkeit nur verzögert in den Blutkreislauf eintritt.

BEACHTE

Pflegende messen den **Blutdruck** niemals an dem Arm der betroffenen Seite. Die Manschette komprimiert, wenn auch nur kurzzeitig, die Venen und begünstigt deshalb die Ausbildung der Wassereinlagerungen.

Besonders in der ersten Zeit nach dem Eingriff ist eine **konsequent erhöhte Positionierung** des Arms während der Nacht und auch in den Ruhephasen am Tag unverzichtbar. Als Hilfsmittel eignet sich ein Kopfkissen, das wie ein Schiffchen zu formen ist und unter den Arm gelegt wird. Zusätzlich können die Patientinnen den Abtransport der Lymphe mit Bewegungsübungen (➤ Abb. 2.154) unterstützen. Pflegende leiten dazu an und motivieren die Frauen, das Training täglich durchzuführen.

Scheidenentzündungen

DEFINITION

Scheidenentzündungen *(z. B.: Vulvitis = Entzündung der äußeren Geschlechtsteile; Kolpitis = Entzündung der Scheide):* Gruppe von Infektionen, die durch verschiedene Erreger verursacht sein kann und das Entstehen bösartiger Erkrankungen (Gebärmutterhalskrebs) begünstigen.

Scheidenentzündungen sind ein sehr häufiges Krankheitsbild. Das liegt unter anderem daran, dass eine Vielzahl von Erregern in der Lage ist, das Gleichgewicht der Scheidenschleimhaut zu stören, z. B.:

- Pilze, darunter vor allem Candida albicans (➤ Kap. 4.1.1)
- Bakterien, z. B. Chlamydien (➤ Kap. 4.1.1)
- Viren (➤ Kap. 4.1.1).

Begünstigend wirken persönliche Faktoren, z. B.:

- Zu enge Unterwäsche

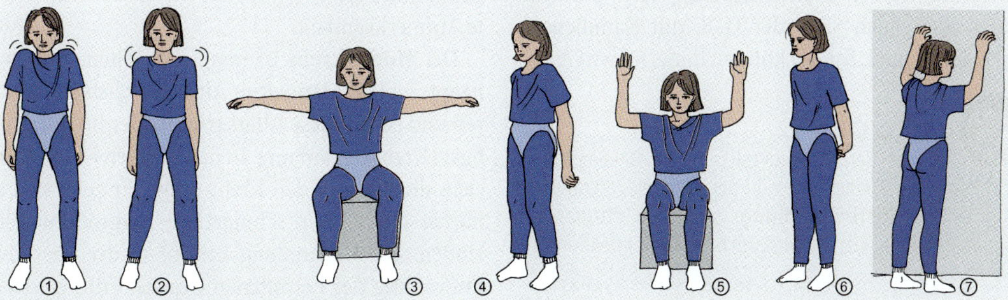

① Entweder beide Schultern gleichzeitig oder im Wechsel nach oben ziehen und fallen lassen.

② Mit beiden Schultergelenken Kreise nach hinten beschreiben.

③ Die Arme waagerecht in Schulterhöhe heben und kleine, kreisende Bewegungen mit der Betonung nach hinten ausführen.

④ Beide Schulterblätter der Wirbelsäule nähern und dann entspannen.

⑤ Beide Arme über Schulterhöhe anwinkeln. 3- bis 5-mal die Hände öffnen und schließen, dabei die Arme langsam sinken lassen. Entspannen und wiederholen.

⑥ Hände hinter dem Rücken falten und die Schultern bewusst mit nach hinten nehmen, locker lassen und wiederholen.

⑦ Mit dem Gesicht zur Wand versuchen, mit beiden Händen und Armen an der Wand hinaufzukrabbeln bis die Arme völlig gestreckt sind.

Abb. 2.154 Bewegungsübungen zur Verbesserung des Abtransports der Lymphflüssigkeit nach Brustentfernung. [L190]

- Anwendung von Deodorants oder ungeeigneten Seifen; die Intimhygiene sollte einmal täglich mit klarem Wasser erfolgen; falls auf Reinigungspräparate nicht verzichtet werden kann, eignen sich allenfalls milde Waschlotionen, deren pH-Wert der Scheidenflora angemessen ist
- Einige Sexualpraktiken und häufig wechselnde Geschlechtspartner
- Unangebrachte Scheidenspülungen
- Erkrankungen, die die Abwehrlage schwächen
- Einnahme von Antibiotika; vernichten die natürliche Flora der Scheide und begünstigen die Ansiedlung von Pilzen.

BEACHTE

Frauen aller Altersstufen können von Scheidenentzündungen betroffen sein. Tritt diese Erkrankung bei Kindern auf, denken Pflegende daran, dass ein **Fremdkörper** in der Scheide (oder ein sexueller **Missbrauch**) die Ursache sein kann. Bei älteren Frauen können die Zeichen auch durch eine **bösartige Krebserkrankung** ausgelöst werden. In all diesen Fällen veranlassen Pflegende umgehend eine ärztliche Untersuchung.

Behandlung

Für die **Behandlung** von Scheideninfektionen stehen verschiedene Arzneimittel zur Verfügung, die sich gegen den jeweiligen Krankheitserreger richten und als Cremes, Salben oder Scheidenzäpfchen auf dem Markt sind. Auch Sitzbäder (z. B. mit Kamillenextrakt, Teebaumöl, Salbei) können lindernd wirken.

BEACHTE

Einige der Arzneimittel (z. B. zur Bekämpfung von Pilzen) sind ohne Rezept in der Apotheke erhältlich. Von einer **Selbstbehandlung** ist jedoch abzuraten, wenn nicht völlig klar ist, um welche Art von Infektion es sich handelt.

Pflegerische Maßnahmen

Ausfluss aus der Scheide *(Fluor vaginalis)* ist eine völlig normale Erscheinung, so lange er in begrenzter Menge auftritt, klar und geruchlos ist. Er nimmt in der Zeit des Eisprungs, während der Schwangerschaft und bei sexueller Erregung zu.

Jede Veränderung, vor allem im Geruch, kann eine Erkrankung andeuten. Pflegende achten grundsätzlich auf dieses Körperzeichen (Unterhosen inspizieren) und befragen die Patientinnen bei Verdacht auf eine Entzündung, ob sie z. B. Juckreiz an ihren Geschlechtsteilen wahrnehmen. Veränderter Ausfluss bedarf unbedingt der Abklärung durch einen Arzt.

Tumoren an den männlichen Geschlechtsorganen

Ebenso wie die Frauen sind auch Männer von Tumorleiden an den Geschlechtsorganen betroffen. Eine nahezu normale Alterserscheinung bildet die gutartige **Vergrößerung der Vorsteherdrüse** *(Prostataadenom, Prostatahyperplasie)*. Etwa die Hälfte der Männer jenseits des 50. Lebensjahres zeigt dieses Krankheitsbild. Weil die Vorsteherdrüse die Harnröhre ganz umschließt, engt eine Vergrößerung den Harnröhrendurchmesser ein. Betroffene Männer müssen häufig Wasser lassen. Der Urin entleert sich zögernd und nur unter Einsatz der Bauchpresse *(Harnträufeln)*. Für die Therapie stehen Arzneimittel zur Verfügung. Nehmen die Beschwerden zu, ist eine Operation (es existieren mehrere Methoden, z. B. Entfernung der Drüse durch den Harnleiter, Laserbehandlung) das Mittel der Wahl.

Die bösartigen Tumoren der Geschlechtsorgane des Mannes erfordern ebenso wie die der Frau höchste Aufmerksamkeit.

Der **Hodenkrebs** ist insgesamt selten. Er betrifft hauptsächlich Männer im Alter zwischen 20–40 Jahren und ist für diese Altersgruppe allerdings die häufigste Krebserkrankung. In den meisten Fällen entdecken die Männer den Krebs selbst. Er zeigt sich zunächst durch eine schmerzlose Vergrößerung der Hoden. Die Behandlung besteht in der operativen Entfernung des betroffenen Organs. Früh entdeckte Erkrankungen haben eine Heilungschance von über 90 %.

BEACHTE

Jungen Männern ist empfohlen, ihre Hoden regelmäßig auf Schwellungen **abzutasten.** Am besten tun sie dies nach dem Duschen weil die Wärme den Hodensack erschlaffen lässt und die Form der Hoden dann gut zu beurteilen ist.

Krebs der Vorsteherdrüse

DEFINITION

Krebs der Vorsteherdrüse *(Prostatakarzinom):* Häufigste bösartige *(maligne)* Erkrankung des Mannes, geht überwiegend von den Drüsenzellen aus.

Anders als die gutartige Vergrößerung verursacht die bösartige **Krebserkrankung der Vorsteherdrüse** erst spät Beschwerden. Die Betroffenen klagen über Krankheitszeichen, die sich oft nicht sicher einordnen lassen, weil sie scheinbar auf ganz andere Organe hindeuten. Typisch sind Rückenschmerzen, Störungen beim Wasserlassen, Gewichtsverlust und eine allgemeine Schwäche, die auf Blutarmut zurückgeht. Diese Beschwerden zeigen an, dass sich die Krebserkrankung in einem fortgeschrittenen Stadium befindet. Die Rückenschmerzen sind z. B. häufig durch **Tochtergeschwülste** *(Metastasen)* ausgelöst, die sich in der Lendenwirbelsäule ansiedeln.

Schätzungen zufolge leidet nahezu die Hälfte aller Männer jenseits des 70. Lebensjahres an einem Krebs der Vorsteherdrüse, doch häufig sind schon Männer ab 50 davon betroffen.

Die **langfristige Überlebensrate** lässt sich nicht leicht beziffern, denn wegen des hohen Alters der Patienten liegen meist mehrere Erkrankungen vor, sodass ein Todesfall nicht zwangsläufig auf den Krebs zurückzuführen sein muss. Wird der Tumor behandelt, solange er noch auf die Vorsteherdrüse begrenzt ist, liegt die Überlebensrate bei etwa 75–80 %.

Die jährliche Früherkennungsuntersuchung, die für Männer ab 45 Jahren empfohlen ist und von den gesetzlichen Krankenkassen bezahlt wird, trägt erheblich zu einer Erhöhung der Überlebensrate bei.

Die Ursachen für den Krebs der Vorsteherdrüse sind nicht vollständig geklärt. Offensichtlich spielen jedoch Vererbung sowie die Ernährung eine wesentliche Rolle.

Behandlung

Die **Behandlung** besteht überwiegend in einer Operation. Dabei entfernt der Arzt die gesamte Drüse, Samenbläschen sowie die angrenzenden Lymphknoten. Diese **radikale Prostatektomie** verursacht stets Zeugungsunfähigkeit und häufig auch Impotenz. Außerdem kann die Fähigkeit, den Urinabgang zu kontrollieren, vorübergehend eingeschränkt sein. Inzwischen setzen sich schonendere Verfahren immer stärker durch. Bei sehr alten Patienten kann der Arzt auch entscheiden, zunächst abzuwarten und den Krankheitsverlauf zu beobachten. Daneben stehen auch Strahlen- und Hormontherapie zur Verfügung.

Pflegerische Maßnahmen

Wegen der Häufigkeit der Erkrankung beobachten Pflegende Patienten sehr genau auf alle Beschwerden, die auf die Erkrankung hindeuten. Besonders Rückenschmerzen, die neu auftreten, sollten als Warnsignal gewertet werden und bedürfen dringend der Abklärung durch den Arzt. Die Motivation des Patienten, sich den Früherkennungsuntersuchungen zu unterziehen ist eine weitere wichtige Aufgabe.

Maßnahmen nach einer Operation an der Vorsteherdrüse:

- Da Patienten die Unfähigkeit, den Harndrang zu kontrollieren, als beschämend erleben, bieten Pflegende sich als Gesprächspartner an und vermitteln Trost mit dem Hinweis, dass es sich in der Regel um eine vorübergehende Schwäche handelt. Die Versorgung mit geeigneten Hilfsmitteln, z. B. Vorlagen, Kondomurinale, schafft Sicherheit
- Um Hautschäden durch den Urin zu vermeiden, ist auf eine sorgfältige Hautpflege zu achten
- Vermittlung von Kontakten zu örtlichen Selbsthilfegruppen.

INTERNET

Bundesverband Prostatakrebs Selbsthilfe e.V.: www.prostatakrebs-bps.de

Die Homepage des Bundesverbandes enthält zahlreiche Informationen über die Erkrankungen sowie Adressen von Selbsthilfegruppen in ganz Deutschland.

2.10 Hormonsystem

Die Regulierung vieler Vorgänge im Körper erfolgt durch mehr als 30 **Steuerungssubstanzen** *(Hormone),* die in mehreren Drüsen gebildet werden (➤ Abb. 2.155). Diese Drüsen lassen sich unter dem Oberbegriff **Hormonsystem** zusammenfassen. Zu

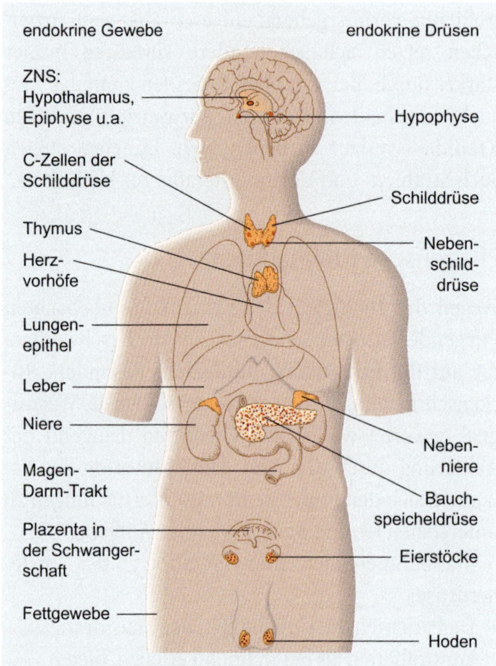

Abb. 2.155 Die Lage der Hormondrüsen und hormonproduzierenden Zellen im Körper. [L190]

ihm gehören sowohl Organe, in denen die hormonproduzierenden Zellen dicht beieinander liegen, als auch Zellen, die sich einzeln im Gewebe befinden.

Typisch für **Hormone** *(griechisch hormao = antreiben)* ist, dass sie meist nicht direkt an dem Ort wirken, wo sie hergestellt worden sind, sondern in die Blut- oder Lymphbahn abgegeben und darin zum jeweiligen Ziel transportiert werden.

Da Hormone bei sehr unterschiedlichen Prozessen eine zentrale Rolle spielen (z. B. Fortpflanzung, Wachstum, Verdauung oder Herzaktivität), sind in diesem Lehrbuch einige der hormonbildenden Drüsen nicht in diesem Kapitel genannt, sondern finden sich im Kapitel des Organsystems, zu dem sie gehören.

2.10.1 Übergeordnetes Hormonsystem

Für die Steuerung der Vorgänge im Körper genügt häufig bereits eine sehr geringe Hormonmenge. Um diesen Mechanismus exakt ausbalancieren zu können, verfügt der Mensch über mehrere Regelkreise, die sich gegenseitig kontrollieren (➤ Abb. 2.156). Das Hormonsystem ist in eine Rangordnung gegliedert. An der Spitze steht ein kleiner Bereich des Zwischenhirns (➤ Kap. 2.4.1), der **Hypothalamus** (➤ Kap. 2.4.1). Er nimmt sämtliche Informationen auf, die für das Hormonsystem von Bedeutung sind und steuert entsprechend die Arbeit der **Hirnanhangdrüse** *(Hypophyse)*, die sich in seiner unmittelbaren Nähe befindet (➤ Abb. 2.157). Von hier aus erhalten die untergeordneten Drüsen ihre Anweisungen und geben ihre Hormone ab, die direkt auf das Körpergewebe wirken. Die Befehlskette der Rangfolge läuft ebenfalls über Hormone.

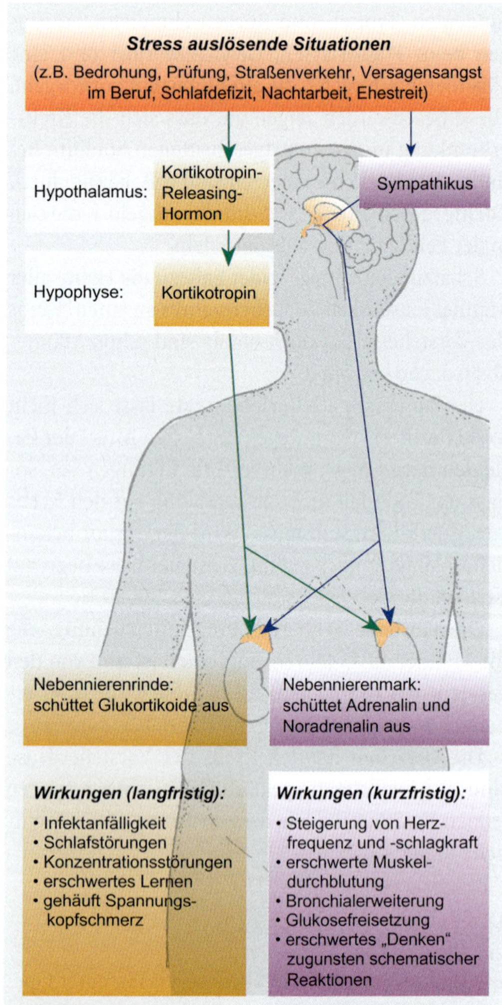

Abb. 2.156 Die Stressreaktion des Körpers ist über zwei Mechanismen gesteuert. Der Hypothalamus regt die Ausschüttung der lang wirkenden Nebennierenrindenhormone an und der Sympathikus bewirkt die rasche Anflutung der Substanzen des Nebennierenmarks, die den Kampf- oder Fluchtreflex auslösen. [L190]

Nicht alle Drüsen sind in diesen Regelkreis eingebunden, einige (z. B. Bauchspeicheldrüse ➤ Kap. 2.7.7) arbeiten nahezu unabhängig von den Einflüssen von Hypothalamus und Hypophyse.

Hypothalamus

Der **Hypothalamus** befindet sich am unteren Ende des Zwischenhirns und bildet die Verbindungsstelle zwischen dem zentralen Nervensystem und dem Hormonsystem (➤ Abb. 2.156). Er ist durch Blutgefäße mit der Hirnanhangdrüse verbunden. Über diesen Blutweg gibt der Hypothalamus fördernde oder hemmende Hormone ab und steuert so die Arbeit der Hirnanhangdrüse. Indirekt nimmt er Einfluss auf den Geschlechtstrieb, Hunger, Durst, Herzaktivität, Schlaf und die Regelung der Körpertemperatur. Er produziert auch zwei Hormone, die unmittelbar wirksam werden:

- Das **Oxytocin** beeinflusst die Wehen während der Geburt und setzt den Einschuss der Muttermilch in Gang
- Das **Adiuretin** wirkt hemmend auf die Wasserausscheidung über die Nieren.

Diese beiden Substanzen werden bis zu ihrer Verwendung im Hinterlappen der Hirnanhangdrüse gespeichert.

Hirnanhangdrüse

Die etwa erbsengroße **Hirnanhangdrüse** *(Hypophyse)* hängt an einem Stiel unter dem Zwischenhirn (➤ Abb. 2.157). Sie ist in einen vorderen und einen hinteren Lappen geteilt, die unabhängig voneinander arbeiten.

Vorderlappen der Hirnanhangdrüse

Der **Vorderlappen der Hirnanhangdrüse** produziert sowohl Hormone, die auf nachgeordnete Hormondrüsen wirken, als auch solche, die der direkten Steuerung von Geweben dienen.

Zur ersten Gruppe gehören:

- Ein schilddrüsenanregendes Hormon *(TSH)*
- Ein Hormon zur Steigerung der Kortisonproduktion in der Nebennierenrinde (*ACTH; Kortison* = Hormon, das u. a. den Zucker- und Fettstoffwechsel beeinflusst, sowie gegen Entzündungen wirkt)
- Ein Hormon, das u. a. die Eiteilung bei der Frau und die Spermienproduktion beim Mann reguliert *(FSH)*
- Ein Hormon, das u. a. den Eisprung bei der Frau und die Spermienreifung beim Mann reguliert *(LH)*.

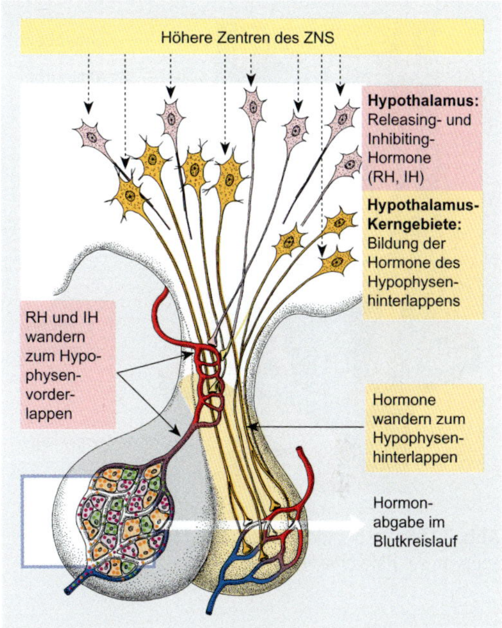

Abb. 2.157 Die Hirnanhangdrüse und ihre Hormone. [L190]

Direkte Steuerungsaufgaben übernimmt der Vorderlappen u. a. mit:

- Einem Wachstumshormon
- Einem Hormon, das die Milchbildung in der weiblichen Brust vorantreibt *(Prolaktin)*.

Hinterlappen der Hirnanhangdrüse

Der **Hinterlappen der Hirnanhangdrüse** *(Hypothalamus)* dient in erster Linie der Speicherung der beiden Hormone Oxytocin und Adiuretin. Sie werden von hier aus bei Bedarf in den Blutkreislauf abgegeben.

2.10.2 Nachgeordnetes Hormonsystem

Zum **nachgeordneten Hormonsystem** lassen sich alle Drüsen zählen, die am Ende der Rangfolge stehen und ausschließlich Hormone produzieren, die unmittelbar auf die Körpergewebe wirken.

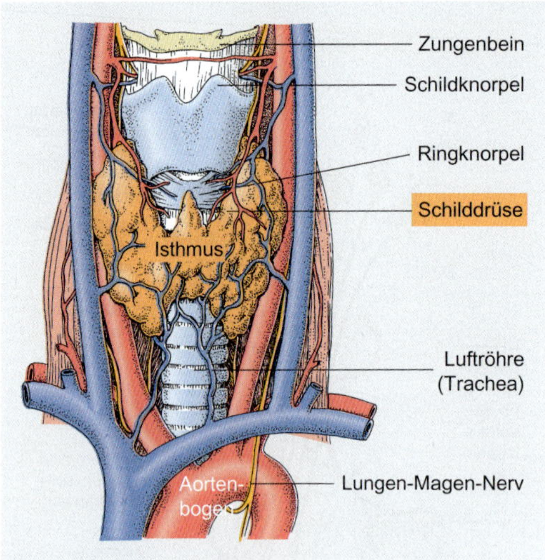

Abb. 2.158 Die Schilddrüse liegt direkt unterhalb des Kehlkopfs an der Halsvorderseite. [L190]

Schilddrüse

Struma ➤ Kap. 2.10.3

Die **Schilddrüse** *(Glandula thyreoidea)* liegt beim gesunden Menschen in der Form eines Schmetterlings unterhalb des Kehlkopfs an der Vorderseite des Halses (➤ Abb. 2.158). Sie wiegt etwa 25 Gramm und besteht aus zwei Lappen, die durch eine Gewebsbrücke miteinander verbunden sind. Ihre beiden Hormone (Thyroxin und Trijodthyronin) erhöhen den Energieumsatz, fördern das Wachstum und aktivieren die Nerven. Sie sind absolut lebensnotwendig. Außerdem produziert die Schilddrüse das Hormon Kalzitonin zur Regulation des Kalzium- und Phosphathaushalts.

Nebenschilddrüsen

An der Rückseite der Schilddrüse befinden sich vier linsengroße Knoten, die als **Nebenschilddrüsen** *(Epithelkörperchen)* bezeichnet werden. Sie schütten ein Hormon *(Parathormon)* aus, das auf den Kalziumhaushalt wirkt und damit für die Struktur der Knochen entscheidend ist.

Nebennieren

Jede Niere (➤ Kap. 2.8.1) trägt huckepack eine **Nebenniere** *(Glandula suprarenalis)* an ihrem oberen Ende, die wie ein Hütchen geformt ist. Die Drüsen sind jeweils nur etwa fünf Gramm schwer, bilden jedoch eine sehr wichtige Steuerungseinheit für den Organismus.

Die Nebennieren bestehen aus der **Rinde,** die fast drei Viertel ihrer Masse ausmacht, und dem **Mark.**

Nebennierenrinde

Die **Nebennierenrinde** bildet den eigentlichen Drüsenanteil der Nebenniere und produziert zahlreiche Hormone aus dem Fett **Cholesterin,** das in der Darmschleimhaut gebildet oder über die Nahrung aufgenommen wird. Zu den Hormonen gehören:

- Glukokortikoide *(lateinisch cortex = Rinde),* eine Hormongruppe, die u. a. auf den Zucker- und Fettstoffwechsel wirkt, den Eiweißabbau in den Muskeln steuert, Entzündungen, Allergien und die Immunabwehr hemmt sowie (besonders bei zu hoher Konzentration im Blut) den Abbau der Knochen vorantreibt
- Mineralokortikoide, eine Hormongruppe, die u. a. den Wasserhaushalt und damit auch den Blutdruck reguliert
- Weibliche und männliche Sexualhormone – und zwar stets beide Hormone bei beiden Geschlechtern, sodass jeder Mann auch weibliche und jede Frau männliche Hormone besitzt *(Androgene).*

Nebennierenmark

Das Gewebe im Inneren der Drüse heißt **Nebennierenmark** und gehört streng genommen zum Nervensystem. Hier entstehen unter der Einwirkung des Sympathikus (➤ Kap. 2.4.1) zwei Substanzen *(Adrenalin* und *Noradrenalin),* die den Körper blitzschnell für eine Belastungs- und Stressreaktion bereit machen. Ihr Einfluss:

- Steigert Herzaktivität und Atemgeschwindigkeit
- Senkt die Durchblutung der Haut und die Verdauungsleistung
- Verbessert die Blutversorgung von Muskeln, Herz und Lunge
- Setzt Zucker ins Blut frei

- Blockiert das Denken, um Platz für angeborene Reflexmuster zu schaffen.

Es handelt sich hierbei um eine Strategie aus der Frühzeit der menschlichen Entwicklungsgeschichte, in der das Überleben oft von Flucht oder Kampf und damit von der Geschwindigkeit seiner Reaktionen abhing.

Weitere hormonproduzierende Zellen

Neben den genannten Drüsen verfügt der Körper über zahlreiche weitere **hormonproduzierende Zellen,** die unter anderem im Verdauungstrakt liegen. In diesem Zusammenhang soll vor allem auf die hormonellen Eigenschaften des Fettgewebes verwiesen sein. Hier entstehen mehrere Hormone, zu denen das erst 1994 entdeckte **Leptin** gehört. Bei Gesunden hemmt es durch ein Signal an den Hypothalamus (➤ Kap. 2.10.1) den Appetit. Übergewichtige scheinen hingegen resistent gegen die Wirkung zu sein. Sie weisen häufig einen hohen Leptinwert im Blut auf und verspüren trotzdem Hunger.

2.10.3 Erkrankungen des Hormonsystems

Sämtliche hormonproduzierenden Drüsen des menschlichen Körpers können von Störungen betroffen sein. Einige der Erkrankungen nehmen wesentlichen Einfluss auf das Allgemeinbefinden der Patienten. Beispiele:

- Funktionseinschränkung der Schilddrüse *(Hypothyreose)* kann, wenn sie im Säuglingsalter auftritt, zu Intelligenzminderung führen
- Funktionsstörungen der Hirnanhangdrüse (z. B. Insuffizienz) verursachen u. a. Zeugungsunfähigkeit *(Sterilität),* Wachstumsverzögerung, Riesenwuchs, Menstruationsstörungen, niedrigen Blutdruck
- Defekte an der Nebennierenrinde (z. B. adrenogenitales Cushing-Syndrom) zeigt sich u. a. durch eine Vermännlichung der weiblichen Betroffenen, Bluthochdruck, Knochenschwund *(Osteoporose)* und erhöhte Blutzuckerwerte.

Diabetes mellitus

DEFINITION

Diabetes mellitus *(Zuckerkrankheit):* Verschiedene Störungen des Zuckerstoffwechsels aufgrund:
- Eines **Funktionsverlusts der Inselzellen** in der Bauchspeicheldrüse (➤ Kap. 2.7.7)
- Einer **verminderten Insulinempfindlichkeit** der Körperzellen, die für die Zuckerbildung oder -einlagerung verantwortlich sind.

Insulin und Glukagon, zwei Hormone der Bauchspeicheldrüse, steuern den Zuckergehalt des Blutes. Er liegt beim gesunden, nüchternen Menschen nicht höher als 120 Milligramm pro Deziliter (mg/dl). Nach dem Essen steigt dieser Zuckerwert an, am Ende einer längeren Essenspause liegt er in einem niedrigeren Bereich. Das **Insulin** sorgt für die Einlagerung des mit der Nahrung aufgenommenen Zuckers in die Körperzellen und hemmt auch die Zuckerbildung in der Leber. Als sein Gegenspieler erhöht das **Glukagon** die Zuckerproduktion der Leberzellen.

Wenn das Insulin ausfällt, steigt der Zuckergehalt im Blut stark an. Überschreitet er den Wert von 180 mg/dl, sind die **Nieren** nicht mehr in der Lage, ihn vollständig aus dem Urin herauszufiltern. Zucker im Urin ist also ein erstes Zeichen für Diabetes mellitus. Das war bereits in der Antike bekannt. Die damaligen Ärzte stellten die Krankheit am Geschmack des Urins fest. Daher stammt auch der Name:

- Diabetes *(griechisch hindurchgehen lassen)*
- Mellitus *(lateinisch süß wie Honig).*

Diabetes mellitus bezeichnet eine Gruppe von Erkrankungen, bei denen zwar jeweils die Störung des Zuckerstoffwechsels im Mittelpunkt steht, die jedoch verschiedene Ursachen, Auswirkungen und Verläufe zeigen. Die Weltgesundheitsorganisation (WHO) hat im Jahr 1997 eine Einteilung herausgegeben, die die Ursachen berücksichtigt (➤ Tab. 2.15).

Dieses Lehrbuch beschränkt sich auf die Darstellung der Typen 1 und 2 des Diabetes mellitus.

Diabetes mellitus Typ 1

Der **Diabetes mellitus Typ 1,** auch „jugendlicher *(juveniler)* Diabetes" genannt, betrifft am häufigsten Kinder (➤ Abb. 2.159) sowie Erwachsene, die das 40. Lebensjahr noch nicht erreicht haben.

2

Tab. 2.15 Übersicht über die Diabetes-Einteilung der Weltgesundheitsorganisation (WHO).

Gruppe des Diabetes mellitus	Ursachen (Beispiele)
Typ 1 (auch jugendlicher Diabetes genannt)	Absoluter Insulinmangel aufgrund einer Zerstörung der insulinproduzierenden Zellen **Typ 1a:** Abwehrreaktion des Körpers, z. B. nach einer Infektion **Typ 1b:** Anlagebedingt, Ursache nicht bekannt
Typ 2 (auch Altersdiabetes genannt)	Zunehmender Verlust der Insulinempfindlichkeit des Körpers, meist durch Überernährung hervorgerufen
Typ 3 (aufgeteilt in die Typen 3a–3h)	• Erblich bedingte Schädigung verschiedener Körperzellen (z. B. Down-Syndrom) • Hormonelle Störungen (z. B. Cushing-Syndrom) • Infektionen (z. B. Röteln) • Vergiftung (z. B. Drogen, Chemikalien, Arzneimittel, chronische Bauchspeicheldrüsenentzündung)
Typ 4 (auch Schwangerschaftsdiabetes genannt)	Unfähigkeit der Bauchspeicheldrüse, den erhöhten Insulinbedarf während der Schwangerschaft zu decken

Bei dieser Erkrankung richtet sich das Abwehrsystem des Körpers gegen die insulinproduzierenden Zellen der Bauchspeicheldrüse und zerstört sie. Dieser Prozess beginnt häufig bereits in sehr jungem Alter und schreitet mit individuell unterschiedlicher Geschwindigkeit voran. Sobald nur noch ein Zehntel der Zellen in Funktion sind, zeigen sich in der Regel die ersten Zeichen des Diabetes:

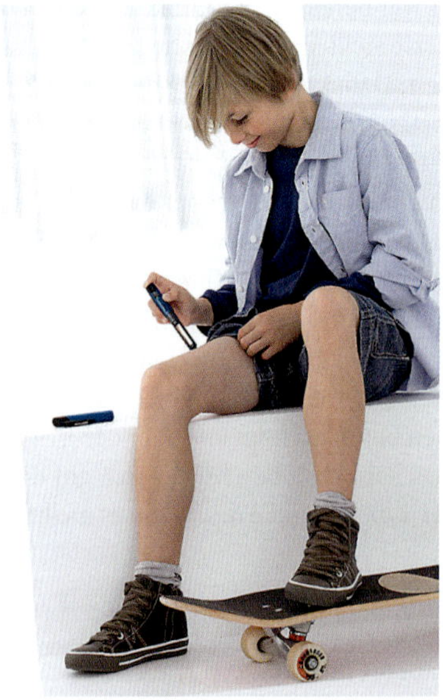

Abb. 2.159 Patienten, die von Diabetes mellitus Typ 1 betroffen sind, müssen schon in jungen Jahren Insulin spritzen. [U117]

- Starke Abnahme des Körpergewichts in kurzer Zeit
- Ständiger Durst und trotz stark erhöhter Trinkmenge, Zeichen der Austrocknung (z. B. faltige Haut)
- Stark erhöhte Urinmenge, im Rahmen der Austrocknung verringert sich später die Urinmenge dramatisch
- Bauchschmerzen
- Durchfälle
- Allgemeines Krankheitsgefühl mit Abgeschlagenheit und Konzentrationsstörungen.

Etwa 250 000 Menschen leiden allein in Deutschland an dieser Erkrankung.

Behandlung

Da die Erkrankung auf einem Mangel an körpereigenem Insulin beruht, besteht die **Behandlung** vor allem in der **lebenslangen Zuführung** von künstlich hergestelltem Insulin. Darüber hinaus ist es wichtig, die Stoffwechsellage so nah wie möglich an einen gesunden Zustand heranzuführen. Zu diesem Zweck lernen die Patienten in speziellen Ernährungsberatungen, wie sie verschiedene Nahrungsmittel und deren Wirkung auf den Zuckerstoffwechsel einzuschätzen haben und wie sie darauf mit der Insulindosierung reagieren müssen. Inzwischen hat man sich von den sehr strengen Diätvorschriften gelöst. Stattdessen liegt der Schwerpunkt auf einem ausgewogenen und vollwertigen Speiseplan (➤ Kap. 3.5.1), wie er im Prinzip auch für gesunde Menschen gilt. Je disziplinierter die Diabetes-Patienten mit ihrer Ernährung umgehen, desto länger können sie die Spätfolgen der Erkrankung (Spätfolgen des Diabetes mellitus) hinauszögern.

INTERNET

Das unabhängige Diabetes-Portal (Diabsite): www.diabsite.de
Eine Informationsplattform, die viele Themen rund um die Erkrankung behandelt.
Stiftung „Das zuckerkranke Kind":
www.daszuckerkrankekind.de
Die Stiftung unterstützt die medizinische Forschung zum jugendlichen Diabetes.

Diabetes mellitus Typ 2

Der **Diabetes mellitus Typ 2** ist eine **Volkskrankheit** in Wohlstandsgesellschaften. Die „Deutsche Diabetes Stiftung" veröffentlichte Zahlen, nach denen etwa sieben Millionen Menschen in Deutschland wegen Diabetes behandelt werden, in weiteren zwei Millionen Fällen die Krankheit noch unentdeckt ist und etwa ein Drittel der Bevölkerung sich in Gefahr befindet, Diabetes zu entwickeln. Eine europaweite Studie zeigte, dass jährlich **27 000 Herzinfarkte** sowie mehr als **44 000 Schlaganfälle** als Folgen der Zuckererkrankung auftreten. Damit stellt Diabetes eine ernsthafte Belastung der Volkswirtschaft dar. Dies wiegt umso schwerer, als ein erheblicher Teil der Ursachen direkt auf individuellem Fehlverhalten beruhen: **Übergewicht und Bewegungsmangel.**

BEACHTE

Während man früher den Diabetes Typ 2 praktisch ausschließlich mit einer Erkrankung Erwachsener gleichsetzte, zeigt sich seit einigen Jahren, dass die Altersgrenze **sinkt.** Exakte Zahlen liegen für Deutschland noch nicht vor, doch das Diabeteszentrum für Kinder und Jugendliche in Hannover zitiert eine Schätzung, nach der etwa 25 000 Kinder und Jugendliche erkrankt sind. Diese Kinder sind meist übergewichtig.

Eine besondere Gefahr liegt darin, dass die Zeichen der Erkrankung über lange Zeit fast ausschließlich in **allgemeinen Befindensstörungen** bestehen, z. B. Abgeschlagenheit, ständiger Hunger, Gewichtszunahme. Erst sehr spät können eindeutigere Zeichen wie starker Durst, vermehrte Urinausscheidung, rasche Gewichtsabnahme hinzukommen. Aus diesem Grund bleibt ein recht großer Anteil der Patienten über lange Zeit unbehandelt. Dies begünstigt die Ausprägung von Folgekrankheiten.

Behandlung

Die **Behandlung** des Diabetes mellitus Typ 2 richtet sich nach der individuellen Ausprägung der Erkrankung und nach dem Zeitpunkt, an dem sie festgestellt wird. Üblicherweise ist sie in verschiedene Schritte unterteilt.

Zunächst ist es sinnvoll, einen Versuch zu unternehmen, die Empfindlichkeit des Körpers für Insulin zu erhöhen. Dazu ist eine Verringerung des Körpergewichts durch eine konsequente Anpassung des Speiseplans notwendig.

TIPPS & TRICKS

In diesem Zusammenhang ist es nicht günstig, von **Diät** zu sprechen. Der Begriff ist vor allem für Menschen, die sich jahrelang einseitig ernährten, negativ besetzt, da sie ihn mit Verzicht und Strafe für ein Fehlverhalten gleichsetzen. Die meisten übergewichtigen Menschen haben ohnehin ein **schlechtes Gewissen,** können ihre Ernährungsgewohnheiten jedoch aus eigener Kraft nicht umstellen. Gesunde und ausgewogene Ernährung (➤ Kap. 3.5.1) hat nichts mit Einschränkungen zu tun. Sie vermittelt viele neue und aufregende **Geschmackserlebnisse** und bildet deshalb eine Bereicherung. Voraussetzung ist die Kenntnis der Eigenschaften von Lebensmitteln und die schonende Art ihrer Zubereitung. Spezielle **Kochkurse** vermitteln dieses Wissen.

Begleitend sollen die Patienten lernen, sich regelmäßig und vielseitig zu bewegen. Da Menschen, die jahrelang ein fast bewegungsloses Leben führten, häufig ihre Geschicklichkeit sowie Koordinationsfähigkeit verloren haben, kann es hilfreich sein, ihnen die Teilnahme an Sportprogrammen unter Anleitung durch Fachleute zu ermöglichen. Sie werden von Sportvereinen, Krankenkassen, Kliniken und anderen Institutionen angeboten.

BEACHTE

Das Ziel ist, den **Blutzuckerspiegel** in einem verträglichen Rahmen zu halten. Er liegt zwischen 99 mg/dl (vor einer Mahlzeit) und 160 mg/dl (nach einer Mahlzeit).

Wenn diese Strategie nicht zu einer Senkung des Blutzuckerspiegels führt, setzt der Arzt Arzneimittel ein, die unterschiedlich wirken:

- Erhöhung der Insulinausschüttung
- Verminderung der Aufnahme von Zucker aus dem Darm
- Senkung des Blutzuckerspiegels
- Steigerung der Insulinempfindlichkeit der Körperzellen.

Diese Therapie erzielt zusammen mit einem geeigneten Ernährungs- und Bewegungsprogramm oft mehrere Jahre lang ein zufriedenstellendes Ergebnis. Sobald jedoch die Insulinproduktion der Bauchspeicheldrüse zum Erliegen kommt, wird es notwendig, **Insulin** zuzuführen. Das Schema der Insulingaben hängt sehr stark vom jeweiligen Patienten ab. Manchmal müssen Insuline mit unterschiedlichen Eigenschaften (z. B. schnell oder langsam wirkend) kombiniert und die Häufigkeit der Verabreichung auf vier bis fünfmal täglich erhöht werden. Auch während der Insulintherapie sollen die Patienten Ernährungsregeln einhalten und auf angemessene Bewegung achten.

Komplikationen des Diabetes mellitus

Die **Komplikationen des Diabetes mellitus** beziehen sich auf Entgleisungen des Blutzuckerspiegels nach oben oder nach unten. Folgende Zustände sind zu unterscheiden:

- **Diabetisches Koma.** Ausgelöst durch einen enormen Anstieg des Blutzuckers. Kommt in zwei Varianten vor
  - **Ketoazidotisches Koma** – betrifft vor allem Typ-1-Diabetiker. Es bildet sich innerhalb von Stunden oder wenigen Tagen aus und ist häufig das erste Zeichen der Erkrankung. **Zunächst:** Patient trinkt sehr viel; Urinproduktion erhöht. **Später:** Urinmenge nimmt stark ab, Zeichen der Austrocknung. **Außerdem:** erhöhte Pulszahl, niedriger Blutdruck, Bewusstseinsstörungen, Übelkeit, Erbrechen, schlaffe Muskeln, Atemluft riecht nach Azeton, Kussmaul-Atmung (➤ Kap. 3.2.1), Blutzuckerspiegel bei 300–700 mg/dl
  - **Hyperosmolares Koma** – betrifft Typ-2-Diabetiker. Zeigt sich oft als erstes massives Zeichen der Erkrankung oder tritt bei Vernachlässigung der therapeutischen Maßnahmen ein. Es bildet sich innerhalb von Tagen oder Wochen aus. **Zunächst:** Patient trinkt sehr viel; Urinproduktion erhöht. **Später:** Urinmenge nimmt stark ab, Zeichen der Austrocknung. **Außerdem:** erhöhte Pulszahl, niedriger Blutdruck, Bewusstseinsstörungen, Übelkeit, Erbrechen, schlaffe Muskeln, trockene und überwärmte Haut, Blutzuckerspiegel > 700 mg/dl
- **Unterzuckerungsschock** *(Hypoglykämischer Schock).* Tritt vor allem bei arzneimittelpflichtigen Diabetikern auf, wenn sie weniger Nahrung bei gleich bleibender Medikamentenmenge zu sich nehmen. Bildet sich innerhalb von kürzester Zeit aus. **Zeichen:** Großer Hunger, Übelkeit, erhöhter Blutdruck, Unruhe, kaltschweißige Haut, Bewusstseinsstörungen. **Vorsicht:** Meist bemerken Diabetiker eine nahende Unterzuckerung an innerer Unruhe. Sie reagieren richtig, wenn sie sofort **Traubenzucker** zu sich nehmen. Manchmal allerdings sinkt der Blutzucker sehr schnell und ohne Warnzeichen.

BEACHTE

Finden Pflegende einen bewusstseinsgetrübten Diabetiker, messen sie zunächst den Blutzucker. Falls das Messgerät nicht greifbar ist, verabreichen sie stets **Traubenzucker** oder ein **zuckerhaltiges Getränk** und niemals Insulin. Die wenigen Gramm Zucker verstärken einen zu hohen Blutzuckerspiegel nur unwesentlich. Eine Insulingabe kann jedoch bei ohnehin erniedrigtem Blutzuckerwert tödliche Folgen haben, da sie vor allem den Nervenzellen den letzten Rest Energiezufuhr entzieht. Falls vorhanden, können Pflegende alternativ eine Ampulle Glukagon subkutan verabreichen. Die meisten Diabetiker verfügen über ein entsprechendes Notfallset (➤ Abb. 2.160).

Spätfolgen des Diabetes mellitus

Je näher ein Diabetiker an eine gesunde Stoffwechsellage herangeführt wird, desto länger lassen sich die **Spätfolgen der Erkrankung** hinauszögern (➤ Abb. 2.161). Eine gute Einstellung mit Medikamenten und eine zielgerichtete Mitarbeit der Patienten machen es möglich, dass sie über Jahrzehnte ohne weitere körperliche Einschränkungen leben. Sehen die Betroffenen die Notwendigkeit zu einer Änderung ihrer Gewohnheiten nicht ein, treten die

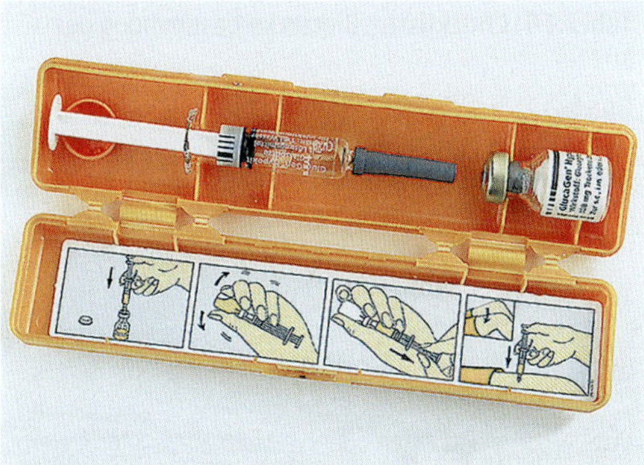

Abb. 2.160 Die meisten Diabetiker verfügen über ein Glukagon-Notfallset. Die Bebilderung macht die Anwendung sogar für Laien möglich. [U107].

Folgeerscheinungen unter Umständen bereits nach fünf Jahren auf. Vor allem ein kontinuierlich **zu hoher Blutzuckerspiegel** trägt massiv zur Ausprägung der Schäden bei. Sie betreffen vor allem die kleinen und kleinsten Arterien – machen sich also an allen Organsystemen des Körpers bemerkbar.

- **Erkrankung der kleinen Blutgefäße** *(Mikroangiopathie).* Betrifft den gesamten Körper, zeigt sich aber besonders nachdrücklich an den **Augen,** im Sinne von Netzhautschäden, die zur Erblindung führen können, Glaukom (➤ Kap. 2.4.4), Katarakt (➤ Kap. 2.4.4) und an den Nieren mit einer Zerstörung der Nierenkörperchen (➤ Kap. 2.8.1), die langfristig Dialysepflicht (➤ Kap. 2.8.3) verursachen kann
- **Erkrankung der großen Blutgefäße.** Ursache für gehäufte Herzinfarkte und Schlaganfälle bei Diabetikern, Durchblutungsstörungen an den Beinen (Schaufensterkrankheit ➤ Kap. 2.5.5)
- **Schädigung der kleinen Nerven** in den Randbereichen des Körpers. Hervorgerufen durch Minderdurchblutung. Verursacht Empfindungsstörungen, Missempfindungen, Schmerzen und Lähmungen. Aus diesem Grund sind Diabetiker besonders verletzungsgefährdet. Sie spüren z. B. nicht, wenn sie einen heißen Gegenstand anfassen oder sich eine Wunde am Fuß zuziehen
- **Schäden an der Nervenversorgung von Organen.** Zeigen sich durch Herzrhythmusstörungen, Verdauungsbeschwerden, Schwierigkeiten, die Blase zu entleeren, Impotenz, Funktionsstörungen an den weiblichen Geschlechtsorganen
- **Wundheilungsstörungen,** z. B. diabetisches Fußsyndrom. Kleinere Wunden, die unbehandelt bleiben, vergrößern sich, es entstehen unter Umständen ausgedehnte Geschwüre und das Gewebe kann absterben (*Nekrose,* ➤ Abb. 2.162).

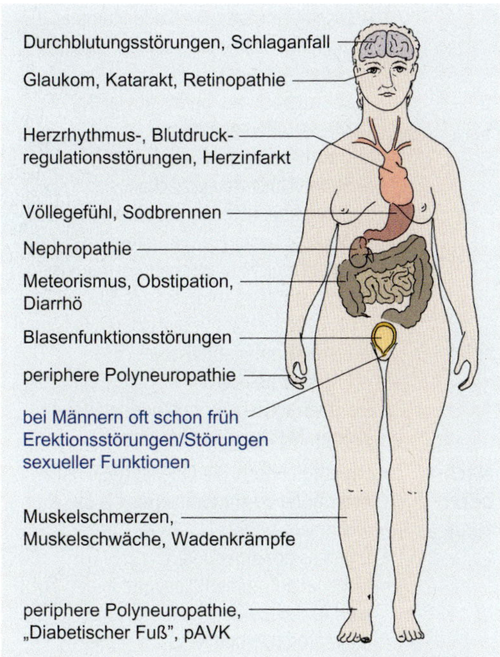

Abb. 2.161 Organsysteme, an denen die Spätfolgen des Diabetes mellitus auftreten können. [L190]

Pflegerische Maßnahmen

Die pflegerischen Maßnahmen bei Diabetes mellitus beziehen sich in allen Stadien der Erkrankung auf die Vermeidung, Verzögerung oder Linderung der Folgeschäden. Deshalb unterstützen Pflegende die Pa-

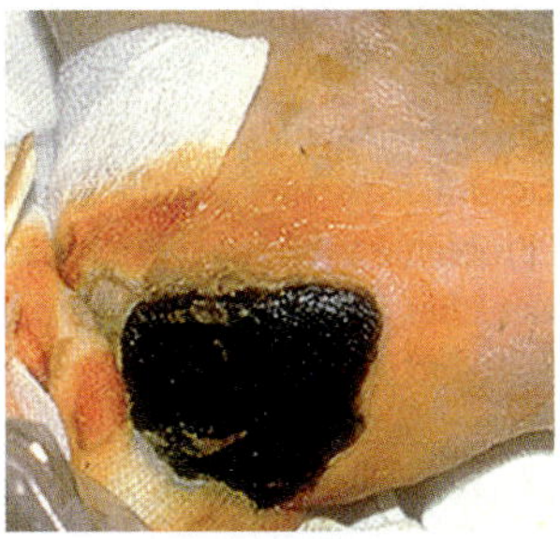

Abb. 2.162 Der **Gewebsuntergang** *(Nekrose)* aufgrund von Diabetes (hier an der Ferse) ist durch eine Schwarzfärbung der Haut erkennbar. [T195]

tienten darin, eine angemessene Lebensführung zu entwickeln.

Darüber hinaus sind sie, vor allem bei Betroffenen, die den Umgang mit den verordneten Arzneimitteln und der Blutzuckerkontrolle nicht bewältigen, assistierend tätig.

Auswahl der pflegerischen Tätigkeiten vor Beginn der Erkrankung:

- Motivation von Risikopatienten, Körpergewicht abzubauen und regelmäßig ein angemessenes Bewegungsprogramm zu absolvieren (das muss nicht unbedingt sportliche Aktivität sein, auch Spaziergänge oder leichte Gartenarbeit sind nützlich)
- Intensive Gesprächsführung zu den Ursachen, Folgen und dem Umgang mit der Erkrankung
- Beobachtung des Patienten auf Zeichen der Erkrankung (besonders auf Trink- und Urinmenge achten).

Auswahl pflegerischer Tätigkeiten während der Erkrankung:

- Motivation, die verordneten Arzneimittel zuverlässig einzunehmen (ggf. Assistenz)
- Motivation, gesunde Ernährung und angemessene Bewegung einzuhalten
- Unterstützung bei sorgfältiger Körperpflege (Haut sollte so trocken wie möglich gehalten werden), insbesondere auf die Vermeidung von Wunden an den Füßen hinarbeiten, falls Wunden entstanden sind: Arzt benachrichtigen; angeordnete Behandlung sorgfältig durchführen
- Assistenz bei der Blutzuckerkontrolle (➤ Tab. 2.16, ➤ Abb. 2.163) und der Einnahme oder Injektion der verordneten Arzneimittel (➤ Tab. 5.7, ➤ Abb. 2.164)
- Beobachtung des allgemeinen Gesundheitszustands, bei Zeichen von Folgeschäden auf einen Arztbesuch hinwirken
- Ausscheidung beobachten (v. a. Urinmenge)
- Sich als Gesprächspartner für alle krankheitsbezogenen Probleme anbieten, gezielt nachfragen
- Angehörige über notwendige Pflegemaßnahmen informieren und einbeziehen
- Sorgfältige Dokumentation aller Beobachtung und erhobenen Daten, insbesondere der Blutzuckerwerte (dafür benutzen die meisten Diabetiker ein Tagebuch, in dem sich Tabellen befinden)
- Kontakt zu Selbsthilfegruppen herstellen.

Tab. 2.16 Checkliste „Blutzuckerbestimmung per Stix".

Benötigtes Material	• Händedesinfektionsmittel • Handschuhe • Hautdesinfektionsmittel • Unsterile Tupfer • Sterile Lanzetten oder Klix-Apparat • Messstreifen • Messgerät • Abwurf für spitze Gegenstände und Mülleimer
Vorbereitung	• Patienten über die Maßnahme informieren und befragen, ob er in den Finger oder in ein Ohrläppchen gestochen werden möchte • Gegebenenfalls Patienten bitten, die Hände zu waschen, weil Reste von süßen Speisen oder Schweiß die Messung verfälschen können • Gegebenenfalls Finger des Patienten vorher massieren oder in warmes Wasser halten lassen, um Blutentnahme zu erleichtern
Durchführung	• Hände desinfizieren und Handschuhe anziehen • Je nach Gerätetyp unterschiedlicher Messvorgang: – Gerät einschalten – Kontrolle, ob die geeigneten Messstreifen vorliegen (z. B. anhand der auf dem Display angezeigten Code-Nummer, die auch auf der Verpackung der Streifen aufgedruckt ist) – Selbstcheck des Geräts abwarten – Messstreifen einführen – Desinfektion der Punktionsstelle – Sterile Lanzette auspacken – Zügig aber nicht zu tief punktieren (Klix-Apparat bestimmt die Tiefe selbsttätig) – Einstich nicht quetschen, Testfeld des Messstreifens komplett mit Blut benetzen, Haut nicht mit Teststreifen berühren – Ersten Tropfen abwischen – Ergebnis ablesen • Bei überraschend hohen oder niedrigen Werten Messung wiederholen
Nachbereitung	• Patienten bitten, die Einstichstelle mit einem Tupfer zu komprimieren, bis diese nicht mehr blutet • Ergebnis dokumentieren • Material aufräumen (Lanzette in den Abwurf für spitze Gegenstände) anderes Einmalmaterial in den Restmüll geben • Hände desinfizieren

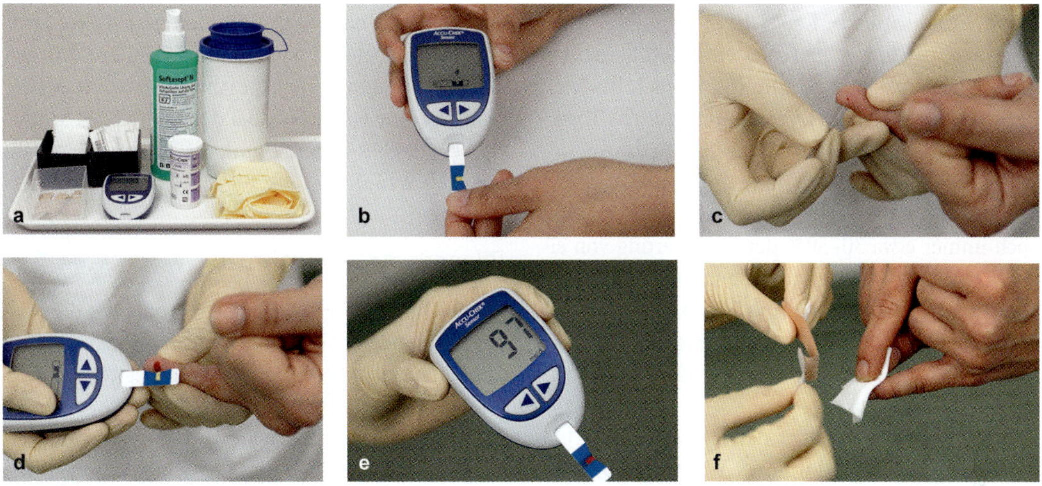

Abb. 2.163 a–f Vor jeder Insulingabe bestimmen Pflegende den Blutzuckerwert der Patienten mit einem kleinen, einfach zu bedienenden Messgerät. [K115]
a: Material auf einem Tablett richten.
b: Teststreifen in das Messgerät einführen.
c: Fingerbeere seitlich punktieren (alternativ auch Ohrläppchen)
d: Testfeld vollständig mit Blut füllen (ohne den Finger zu quetschen).
e: Messung abwarten; Wert ablesen.
f: Falls es nachblutet, Punktionsstelle mit einem Pflaster versorgen.

INTERNET

Deutscher Diabetiker Bund e.V.:
www.diabetikerbund.de
Der Selbsthilfeverband bietet umfangreiche Informationen und Service.

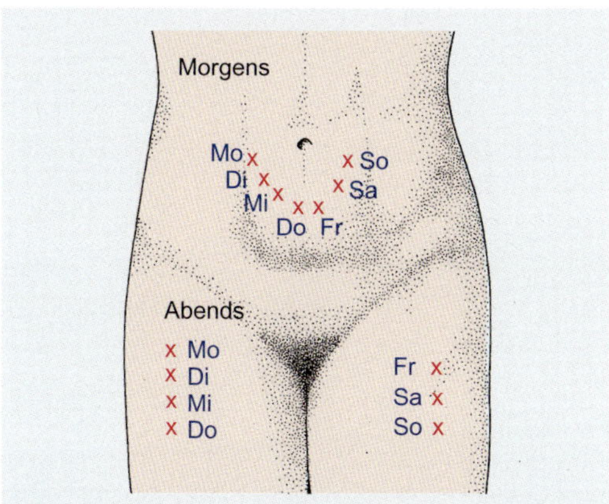

Abb. 2.164 Es ist günstig, die Injektionsorte bei insulinpflichtigen Diabetikern nach einem festen Schema zu wechseln. Die Abbildung zeigt eine Möglichkeit, die auch die Patienten selbst anwenden können, weil sie die Hautareale gut erreichen. [L190]

Struma

DEFINITION

Struma *(Kropf):* Vergrößerung der Schilddrüse, meist aufgrund von Jodmangel.

Früher bezeichnete man die typische Verbreiterung des Halses, die durch eine **Struma** hervorgerufen wird, als Kropf. Dieser Name hat jedoch einen negativen Beigeschmack und wird deshalb kaum noch verwendet.

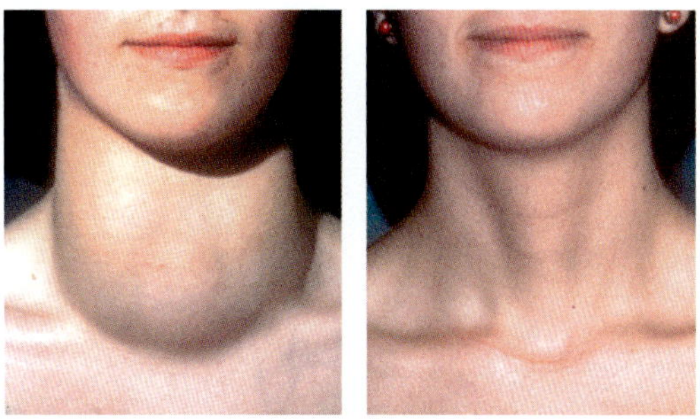

Abb. 2.165 Patientin mit einer Struma vor (links) und nach der Operation. Die Narbe befindet sich kaum sichtbar zwischen den Enden der Schlüsselbeine. [T127]

Die Schilddrüse (➤ Kap. 2.10.2) kann ihren Umfang aus verschiedenen Gründen vergrößern. Am häufigsten liegt die Ursache im **Jodmangel.** In vielen Regionen enthalten der Boden und damit das Trinkwasser zu wenig Jod. Obwohl inzwischen das Speisesalz in Deutschland zur Vorbeugung überwiegend mit Jod versetzt ist, gehen Schätzungen dahin, dass noch immer etwa 30–50 % der Bevölkerung von einer Struma betroffen sind. Die empfohlene tägliche **Jodzufuhr** liegt, abhängig vom Lebensalter und den jeweiligen Lebensumständen (Stillende sollten z. B. mehr Jod zu sich nehmen) zwischen 40 und 260 Mikrogramm.

Die Schilddrüse benötigt das Spurenelement Jod zur Herstellung ihrer Hormone. Wenn das Angebot dauerhaft zu gering ist, wird sie angeregt, ihre Zellzahl zu erhöhen und zu wachsen.

Die Schilddrüse kann **gleichmäßig** *(Struma diffusa)* oder **knotig** *(Struma nodosa)* vergrößert sein.

Behandlung

Die **Behandlung** richtet sich nach dem Ausmaß der Vergrößerung. So lange die Patienten keine Beschwerden haben, beschränkt sich der Arzt häufig auf die Verordnung von **Jodtabletten.** Größere Strumen können auf die Luft- und Speiseröhre drücken und Atem- und Schluckbeschwerden verursachen. Dann ist eine Operation, bei der ein Teil des Schilddrüsengewebes entfernt wird, die Therapie der Wahl (➤ Abb. 2.165).

Pflegerische Maßnahmen

Angesichts der Verbreitung der Struma hat die Vorsorge besonderes Gewicht. Pflegende wirken auf ihre Patienten ein, jodiertes Speisesalz zu verwenden. Das Spurenelement kommt natürlicherweise auch in Meeresfisch sowie Milch und Milchprodukten vor. Dabei ist zu bedenken, dass bei einigen Schilddrüsenerkrankungen erhöhte Jodzufuhr nicht erwünscht ist.

Weitere pflegerische Maßnahmen:

- Sorgfältige Beobachtung des Patienten, z. B. während der Körperpflege, kann eine Struma frühzeitig aufdecken
- Bei bestehender Struma: Überwachung der regelmäßigen Arzneimittel-Einnahme, da nur sie ein weiteres Wachstum der Schilddrüse verhindert.

Wiederholungsfragen

1. Beschreiben Sie Aufbau und Funktion einer Zellwand. (➤ Kap. 2.1.1)
2. Nennen Sie die Schichten der Haut von der Oberfläche ausgehend und beschreiben Sie deren Funktionen. (➤ Kap. 2.2.1)
3. Nennen Sie die drei wesentlichen Faktoren, die zur Entstehung eines Druckgeschwürs (Dekubitus) führen. (➤ Kap. 2.2.5)
4. Beschreiben Sie die Gradeinteilung für Druckgeschwüre nach Shea (➤ Tab. 2.2)
5. Welche Aufgabe hat die Außenschicht (Kortikalis) der Knochen? (➤ Kap. 2.3.1)
6. Unterscheiden Sie ein echtes Gelenk von einem unechten. (➤ Kap. 2.3.1)
7. Wo kommt glatte Muskulatur vor und welche Eigenschaften hat sie? (➤ Kap. 2.3.2)
8. Wie ist die Wirbelsäule gekrümmt? Warum? (➤ Kap. 2.3.3)
9. Erklären Sie das Krankheitsbild eines offenen Knochenbruchs und seine speziellen Risiken. (➤ Kap. 2.3.4)
10. Welche Aufgaben übernimmt das Kleinhirn? (➤ Kap. 2.4.1)
11. Was verstehen Sie unter dem peripheren Nervensystem? (➤ Kap. 2.4.1)
12. Welche Ursachen führen häufig zu einem Schlaganfall? Nennen Sie zwei Beispiele und erläutern Sie die jeweilige Entstehung der Störung. (➤ Kap. 2.4.2)
13. Was tun Sie, wenn ein Patient über Schmerzen klagt? Warum? (➤ Kap. 2.4.2)
14. Beschreiben Sie die Herzkranzgefäße und ihre Aufgaben. (➤ Kap. 2.5.1)
15. Definieren Sie Arterien und Venen und nennen Sie deren Unterschiede im Detail. (➤ Kap. 2.5.2)
16. Nennen Sie zwei häufige Auslöser für einen Angina-pectoris-Anfall. (➤ Kap. 2.5.4)
17. Wie lautet die Definition der WHO für „chronische Bronchitis“? (➤ Kap. 2.6.4)
18. Aus wie vielen Zähnen mit welcher Funktion besteht ein vollständiges Erwachsenengebiss? (➤ Kap. 2.7.1)
19. Erklären Sie den Unterschied zwischen Blinddarm und Blinddarmfortsatz. (➤ Kap. 2.7.4)
20. Nennen Sie vier Hygieneregeln im Umgang mit Patienten, die an Hepatitis erkrankt sind. (➤ Kap. 2.7.11)
21. Welche Erkrankungen sind durch welche besondere Form der weiblichen Harnröhre begünstigt? Nennen Sie auch pflegerische Methoden zur Vorbeugung. (➤ Kap. 2.8.2, ➤ Kap. 2.8.3)
22. Beschreiben Sie bitte Form, Größe, normale Lage und Funktion der Gebärmutter. (➤ Kap. 2.9.2)
23. Was verstehen Sie unter dem weiblichen Monatszyklus? Nennen Sie die wesentlichen Funktionen, die sich in diesem Rhythmus vollziehen. (➤ Kap. 2.9.2)
24. Nennen Sie drei erste Zeichen für einen Diabetes Typ 2. (➤ Kap. 2.10.3)
25. Welche pflegerischen Maßnahmen stehen Ihnen für eine günstige Beeinflussung des Verlaufes einer Diabetes-Erkrankung zur Verfügung? Nennen Sie drei Beispiele und diskutieren Sie deren Sinn. (➤ Kap. 2.10.3)

KAPITEL

3 Pflegehilfe zur Unterstützung von Lebensfunktionen

3.1 Prophylaxen

DEFINITION

Prophylaxe *(griechisch Vorbeugung):* Bezeichnet pflegerische Maßnahmen, die dem Schutz vor Erkrankungen bzw. ihrer Verschlimmerung dienen.

Prophylaxen sind ein wesentlicher Bestandteil der pflegerischen Arbeit. Nicht erst, seitdem die gesetzlichen Vorgaben der Vorbeugung einen großen Raum im Aufgabengebiet Pflegender eingeräumt haben, beziehen sich pflegerische Handlungen auf dieses Ziel. Auch in der Berufsbezeichnung „Gesundheits- und Krankenpflegehilfe", die in einigen Bundesländern eingebürgert ist, spiegelt sich dieses Verständnis von Pflege.

Unter diesem Blickwinkel lassen sich in praktisch allen pflegerischen Tätigkeiten vorbeugende Anteile entdecken. Sie beziehen sich auf sämtliche Organsysteme und alle Lebensaktivitäten des Menschen.

Davon unabhängig haben sich in der Pflege Handlungsschemata etabliert, die auf die Verhinderung bestimmter Erkrankungen oder Schädigungen ausgerichtet sind. Diese Formen der Prophylaxe fassen jeweils mehrere Maßnahmen zusammen. Auf diese Weise betont man deren Bedeutung. Dies gilt vor allem, weil die so bezeichneten Prophylaxen überwiegend auf die Vermeidung von Zuständen zielen, die sich besonders häufig während einer Pflegebedürftigkeit sowie im Zuge medizinischer Behandlungen einstellen.

In diesem Lehrbuch sind die Prophylaxen jeweils den mit ihnen verbundenen Lebensaktivitäten zugeordnet. Um die Übersicht zu erleichtern, fasst ➤ Tab. 3.1 die behandelten Prophylaxen zusammen und nennt die Textstellen, an denen sie zu finden sind.

Tab. 3.1 Die wesentlichen Prophylaxe-Schwerpunkte für die Pflegehilfe.

Prophylaxe	Kapitel
Aspirationsprophylaxe	➤ Kap. 3.2.3
Dekubitusprophylaxe	➤ Kap. 3.8.3
Intertrigoprophylaxe	➤ Kap. 3.7.2
Kontrakturprophylaxe	➤ Kap. 3.8.3
Obstipationsprophylaxe	➤ Kap. 3.6.2
Mundkrankheitenprophylaxe	➤ Kap. 3.7.2
Pneumonieprophylaxe	➤ Kap. 3.2.3
Sturzprophylaxe	➤ Kap. 3.14.3
Bettlägerigkeitsprophylaxe	➤ Kap. 3.8.2
Thromboseprophylaxe	➤ Kap. 3.8.3
Zystitisprophylaxe	➤ Kap. 3.6.2
Deprivationsprophylaxe	➤ Kap. 3.10

3.2 Atmung

Atmungssystem ➤ Kap. 2.6

DEFINITION

Atmung: Ein- und Ausstrom von Luft durch die Atemwege und der Gasaustausch der Gewebe.

Atmung ist in einen **äußeren** und einen **inneren** Vorgang unterteilt. Unter der äußeren Atmung versteht man die Bewegung der Atemmuskeln, den Einstrom der Luft über Mund, Nase, Luftröhre und durch die Verästelung der Luftwege in der Lunge bis zu den Lungenbläschen. Auch die Ausatmung gehört zur äußeren Atmung.

Die innere Atmung beginnt an der Wand der Lungenbläschen. Dort tritt der Sauerstoff in die Zellen des Körpers ein. Die roten Blutkörperchen transportieren den Sauerstoff in alle Körperteile und laden ihn an den Zellen ab, an denen sie vorbeiströmen. Der Rücktransport der Stoffe, die die Zellen ausscheiden (vor allem Kohlendioxid), gehört ebenfalls zur inneren Atmung.

3.2.1 Beobachtung der Atmung

Bei der Beobachtung der Atmung kontrollieren Pflegende verschiedene Zeichen:

- Zahl der Atemzüge
- Tiefe der Atemzüge
- Regelmäßigkeit der Atemzüge (➤ Abb. 3.1)
- Atemaktion
- Atemgeräusche
- Husten und Auswurf
- Geruch in der Ausatemluft.

Abweichungen von der normalen Atmung treten z. B. bei Krankheiten der Atemwege und bei Herz-Kreislauf-Erkrankungen auf.

Ein gesunder Mensch bewegt sich tagsüber sowie während des Schlafs in der Nacht beinahe ständig. Die Lagewechsel unterstützen seine Atmung, denn sie ver-

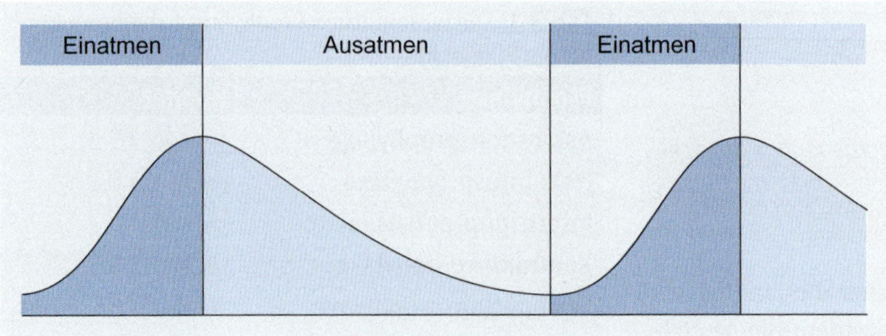

Abb. 3.1 Atemmuster beim gesunden Menschen. [A400]

lagern das Gewicht des Brustkorbs auf immer neue Teile der Lunge. Lungenareale, auf denen weniger Gewicht lastet, sind grundsätzlich besser belüftet (➤ Abb. 3.2). Im Sitzen und Stehen gilt das z. B. für die Lungenspitzen, die hinter dem Schlüsselbein liegen. In der Seitenlage dringt mehr Luft in den Lungenflügel an der oben liegenden Seite. Liegt der Mensch auf dem Rücken, sind die Lungenpartien an der Vorderseite des Brustkorbes besser mit Luft versorgt.

Die Belüftung der Lunge hängt eng mit ihrer **Durchblutung** zusammen. Lungenteile, in die die Luft ohne Probleme eindringen kann, sind besser durchblutet. Allerdings ergänzen Durchblutung und Belüftung einander auch. Tief liegende Lungenteile sind weniger belüftet, aber gut durchblutet, denn das Blut sinkt der Schwerkraft zufolge in tiefer befindliche Teile der Organe.

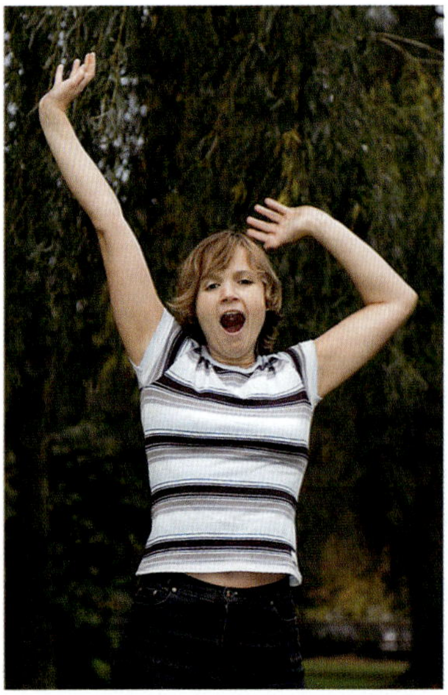

Abb. 3.2 Die Bewegungsfähigkeit nimmt unmittelbaren Einfluss auf die Tiefe der Atmung. [K115]

Während der Zeit, in der ein Lungenabschnitt weniger belüftet ist, erhöht sich das Risiko, dass sich dort Krankheitskeime festsetzen, die zu einer Infektion führen können. In dieser Zeit übernimmt das Blut mit seinen Abwehrzellen eine wesentliche Schutzaufgabe.

Bei Menschen, die sich nicht selbstständig bewegen können und z. B. über längere Zeit auf dem Rücken liegen, ist dieser Schutzmechanismus außer Kraft gesetzt. Stets sind dieselben Teile seiner Lunge ungenügend belüftet. In den kleinen Atemwegen sammelt sich Sekret, die Lungenbläschen fallen zusammen, Krankheitserreger können sich in dem körperwarmen Klima ungehindert vermehren. Das Risiko einer Lungenentzündung steigt.

Zur Beobachtung der Atmung zählen Pflegende die Zahl der Atemzüge pro Min. Hat der Patient eine sehr flache Atmung, hilft es, die Hände seitwärts an seinen Brustkorb zu legen, um die Atembewegungen zu spüren und besser beurteilen zu können.

Bei Patienten, die im Bett liegen müssen, versuchen Pflegende vor allem den Schweregrad der Atembeeinträchtigung und damit das Risiko einer Lungenentzündung abzuschätzen. Aus dem gewonnenen Eindruck leiten sie die notwendigen pflegerischen Maßnahmen (➤ Kap. 3.2.3) ab.

3.2.2 Einschränkungen der Atmung

Veränderungen bei der Zahl der Atemzüge

DEFINITION

Beschleunigte Atmung *(Tachypnoe):* Mehr als 20 Atemzüge pro Min. beim Erwachsenen (v. a. bei erhöhtem Sauerstoffbedarf des Körpers, z. B. durch Anstrengung, Fieber).

Verlangsamte Atmung *(Bradypnoe)*: Weniger als zwölf Atemzüge pro Min. beim Erwachsenen.
Atemstillstand *(Apnoe)*: Keine ausreichende Atemtätigkeit feststellbar (➤ Tab. 3.3).

Die **Häufigkeit der Atemzüge** nimmt mit steigendem Alter ab (➤ Tab. 3.2). Kinder atmen generell schneller als Erwachsene. Neugeborene mit Fieber erreichen eine Atemfrequenz von 60 in der Min. – sie atmen dann so schnell, wie das Herz eines gesunden Erwachsenen in Ruhe schlägt. Während des Schlafs sinkt die Zahl der Atemzüge in jedem Lebensalter.

Tab. 3.2 Die Häufigkeit der Atemzüge ist auch vom Alter eines Menschen abhängig.

Altersgruppe	Normale Zahl der Atemzüge pro Min.
Säuglinge	22–50
Kleinkinder	16–31
Kinder und Jugendliche	13–23
Erwachsene	15–20

NOTFALL

Ein **Atemstillstand** unterbricht die lebensnotwendige Versorgung des Körpers mit Sauerstoff. Besonders Nervenzellen reagieren sehr empfindlich auf Sauerstoffmangel. Deshalb ist das Gehirn von einem Atemstillstand zuerst betroffen. Ohne Behandlung führt ein Atemstillstand beim erwachsenen Menschen innerhalb von 3–5 Min. zum Tod (➤ Kap. 6.1).

Veränderungen in der Tiefe der Atemzüge

DEFINITION

Gesteigerte Atemtätigkeit *(Hyperventilation)*: Vertiefte und beschleunigte Atmung, eingeatmetes Luftvolumen deutlich erhöht. Das Sauerstoffangebot liegt über dem Bedarf des Körpers. Kann zu Muskelkrämpfen führen.
Verminderte Atemtätigkeit *(Hypoventilation)*: Abgeflachte und verlangsamte Atmung, die mit einer Verminderung des eingeatmeten Luftvolumens einhergeht. Führt dem Körper zu wenig Sauerstoff zu. Anteil des Kohlendioxid im Blut steigt.

Tab. 3.3 Veränderungen in der Häufigkeit der Atemzüge sind nach ihrer Geschwindigkeit unterteilt. Sie können beim gesunden Menschen auftreten oder Zeichen für eine Erkrankung sein.

Medizinischer Name der Veränderung in der Atemgeschwindigkeit	Zahl der Atemzüge (Werte für Erwachsene)	Ursachen der veränderten Zahl der Atemzüge (Beispiele): Beim gesunden Menschen *(physiologisch)*	Ursachen der veränderten Zahl der Atemzüge (Beispiele): Beim kranken Menschen *(pathologisch)*
Beschleunigte Atmung *(Tachypnoe)*	• Mehr als 20 Atemzüge pro Min.	• Körperliche Anstrengung • Psychische Belastung • Einwirkung von Hitze (z. B. Sauna, heißes Bad, tropisches Klima) • Unvorbereiteter Aufenthalt in großer Höhe (ab etwa 2 000 Meter Unterschied zum gewohnten Aufenthaltsort. In der Höhe ist die Luft „dünner", sie enthält weniger Sauerstoff. Deshalb muss der Körper häufiger atmen, um seinen Bedarf zu decken)	• Schmerzen • Fieber (mit jedem zusätzlichen Grad Körpertemperatur benötigt der Mensch etwa sieben zusätzliche Atemzüge pro Min.) • Herzerkrankungen • Lungenerkrankungen • Blutarmut *(Anämie)*
Verlangsamte Atmung *(Bradypnoe)*	• Weniger als 12 Atemzüge pro Min.	• Schlaf • Tiefe Entspannung (z. B. Meditation, autogenes Training)	• Schädigung von Gehirn und Rückenmark • Vergiftungen (z. B. mit Schlafmitteln) • Stoffwechselerkrankungen (z. B. Schilddrüsenunterfunktion)
Atemstillstand *(Apnoe)*	• Keine Atemzüge	• Kommt beim gesunden Menschen **nicht** vor	• Verlegung der Atemwege • Lähmung des Atemzentrums • Lähmung der Atemmuskulatur

3

Minderbelüftung: Veränderungen in der Lunge, die dazu führen, dass die Einatemluft in einige Lungenabschnitte nicht vordringen kann (➤ Tab. 3.4).

Die **Tiefe der Atemzüge** hängt beim gesunden Menschen vom Sauerstoffbedarf ab. Sein Atemzentrum misst den Gehalt des Kohlendioxids (Gas, das als Abfall der Arbeit in den Körperzellen entsteht) und steuert die Atemtätigkeit entsprechend. Atmet der Mensch zu heftig *(Hyperventilation)*, sinkt der Kohlendioxidgehalt des Blutes zu stark. Daraus können Muskelkrämpfe und Ohnmachtsanfälle entstehen.

TIPPS & TRICKS

Im Falle einer gesteigerten Atemtätigkeit können Pflegende dem Patienten helfen, indem sie ihm eine große Tüte (z. B. Einkaufstüte, Müllbeutel) gleichzeitig vor Nase und Mund halten. Sie bitten den Patienten, sich auf seine Atmung zu konzentrieren. Indem er aus der Tüte die bereits ausgeatmete Luft erneut einatmet, gelangt vermehrt Kohlendioxid zurück in seine Lunge. Dieser Vorgang kann die Hyperventilation unterbrechen. Pflegende achten darauf, die Maßnahme nur für kurze Zeit (max. 2 Min.) anzuwenden.

Tab. 3.4 Veränderungen der Atemtiefe sind nach der Menge der eingeatmeten Luft unterschieden. Sie sind eine Reaktion des Körpers auf Beeinträchtigungen.

Medizinischer Name der Veränderung der Atemtiefe	Ursachen (Beispiele)
Gesteigerte Atemtätigkeit *(Hyperventilation)*	• Psychische Gründe • Veränderungen im Stoffwechsel • Schädigung des Atemzentrums • Reaktion auf Sauerstoffmangel • Reaktion auf erhöhten Kohlendioxidwert im Blut • Reaktion auf Medikamente
Verminderte Atemtätigkeit *(Hypoventilation)*	• Schmerzen im Brustkorb oder Bauchraum (z. B. bei Rippenbrüchen, Erkrankungen der Bauchorgane, nach Operationen) • Verringerter Allgemeinzustand (z. B. altersbedingte Schwächung) • Bettlägerigkeit • Behinderung der Atmung durch Störungen am Atemzentrum, der Atemmuskulatur, der Atemwege • Reaktion auf Medikamente

Vor allem bei bettlägerigen Patienten, die sich wenig bewegen, flacht die Atmung ab *(Hypoventilation)*. Durch den Druck des Körpers auf die tiefen oder an der Rückenseite liegenden Abschnitte der Lunge gelangt nur wenig Luft in diese Bereiche. Nach einiger Zeit sind diese Teile der Lunge vollständig von der Luftversorgung abgeschnitten und es sammelt sich dort Sekret. Dieses Sekret begünstigt die Vermehrung krankheitserregender Keime. Die Gefahr einer Lungenentzündung steigt. Auch die Durchblutung dieser Lungenabschnitte ist vermindert.

Unregelmäßige Atemmuster

Ein gesunder Mensch atmet regelmäßig. Das heißt, der Zeitraum vom Beginn eines Atemzuges bis zum Beginn des nächsten Atemzuges bleibt über eine längere Zeit jeweils ziemlich gleich. Einatmung und Ausatmung nehmen jedoch nicht dieselbe Zeit in Anspruch. Sie stehen in einem Verhältnis von etwa 1 : 2.

Die Menge der Luft, die bei jedem Atemzug in die Lunge fließt, ist jeweils etwa gleich groß. Eine Unterbrechung dieses Musters tritt ein, wenn der Mensch willkürlich einen tieferen Atemzug ausführt oder sich anstrengt (z. B. eine Strecke rennt). Nach diesen Unterbrechungen kehrt der gesunde Mensch zu dem regelmäßigen *(physiologischen)* Atemrhythmus zurück.

Infolge von Krankheiten können Veränderungen des Atemmusters eintreten, aus denen der Betroffene nicht mit eigener Kraft zur gewohnten Atmung zurückkehren kann. Diese Atemmuster sind jeweils mit bestimmten Erkrankungen verbunden und haben ein ganz typisches Bild.

Kußmaul-Atmung

DEFINITION

Kußmaul-Atmung: Regelmäßige, aber stark vertiefte Atemzüge (➤ Abb. 3.3). Der Name geht auf den Arzt **Adolf Kußmaul** *(1822–1902)* zurück, der dieses Atemmuster zuerst beschrieben hat.

Die **Kußmaul-Atmung** tritt auf, wenn das Blut des Patienten übersäuert ist. Der Körper versucht, Koh-

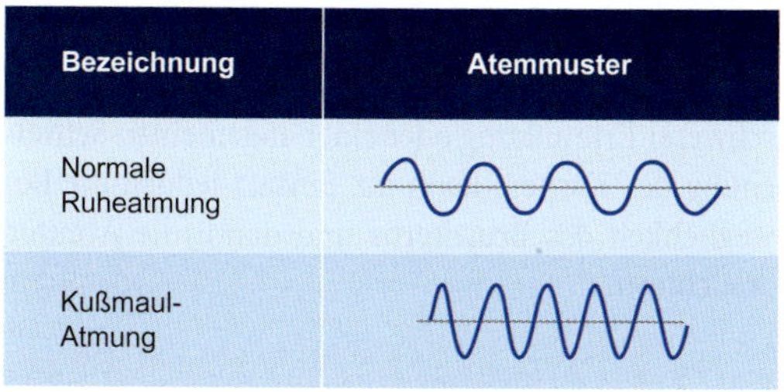

Abb. 3.3 Schema der Kußmaul-Atmung. [A400]

lendioxid abzuatmen, um dadurch den pH-Wert anzuheben. Ursachen der Übersäuerung können unter anderem ein sehr hoher Blutzuckerwert oder eine „Harnvergiftung" *(Urämie)* sein, die bereits ein Koma hervorgerufen haben.

Cheyne-Stokes-Atmung

> **DEFINITION**
> **Cheyne-Stokes-Atmung:** Atemmuster, bei der die Atemzüge in einem stets wiederkehrenden Rhythmus an- und abschwellen (➤ Abb. 3.4). Zwischen dem letzten Atemzug der flacher werdenden Phase und dem erneuten Anschwellen entsteht eine Pause, die bis zu 10 Sek. dauern kann. Oft ist die Zahl der Atemzüge pro Min. erhöht. Benannt nach den Ärzten **John Cheyne** *(1777–1838)* und **William Stokes** *(1804–1878)*, die dieses Atemmuster erstmals beschrieben haben.

Die **Cheyne-Stokes-Atmung** tritt vor allem bei einer Schädigung des Atemzentrums und bei Herzerkrankungen auf. Sie kann sich auch im Schlaf oder nach dem raschen Aufstieg in größere Höhen zeigen. In diesen Fällen ist sie nicht als krankhaft einzustufen.

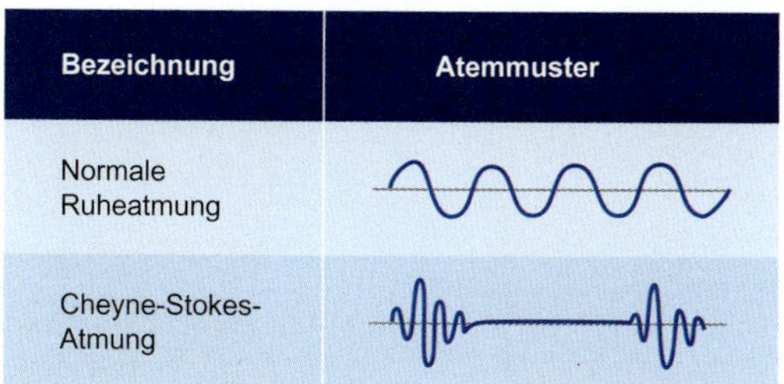

Abb. 3.4 Schema der Cheyne-Stokes-Atmung. [A400]

Schnappatmung

> **DEFINITION**
> **Schnappatmung:** Vereinzelte Atemzüge, zwischen denen deutliche Abstände liegen (➤ Abb. 3.5). Der Name bezeichnet das Bild dieser Atmung. Der Betroffene „schnappt" nach Luft.

Die **Schnappatmung** ist typisch für die letzte Lebensphase eines Sterbenden. Meist geht ihr die Cheyne-Stokes-Atmung voraus. Der Sauerstoffmangel im Gewebe verursacht den krampfhaften Versuch des Körpers, sich genügend Luft zu verschaffen. Der Patient hält meist seinen Mund geöffnet.

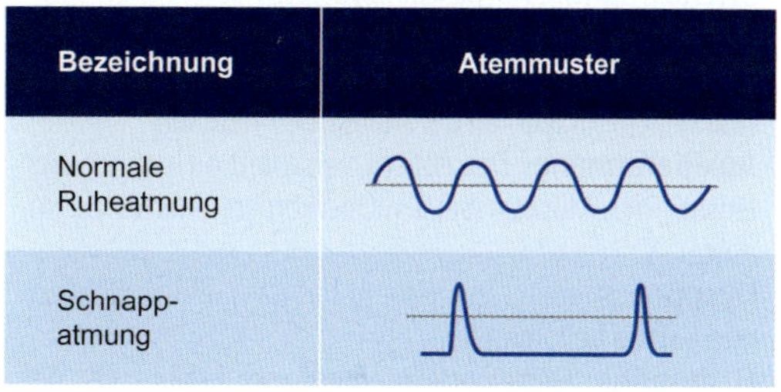

Abb. 3.5 Schema der Schnappatmung. [A400]

Biot-Atmung

> **DEFINITION**
> **Biot-Atmung:** Regelmäßige, tiefe und kräftige Atemzüge, die von unvermittelten Pausen unterbrochen sind (➤ Abb. 3.6). Der Name geht auf den Arzt **Camille Biot** *(1850–1918)* zurück, der diesen Atemtyp zuerst beschrieben hat.

Die **Biot-Atmung** findet sich vor allem bei Erkrankungen des Gehirns (z. B. Hirnhautentzündung,

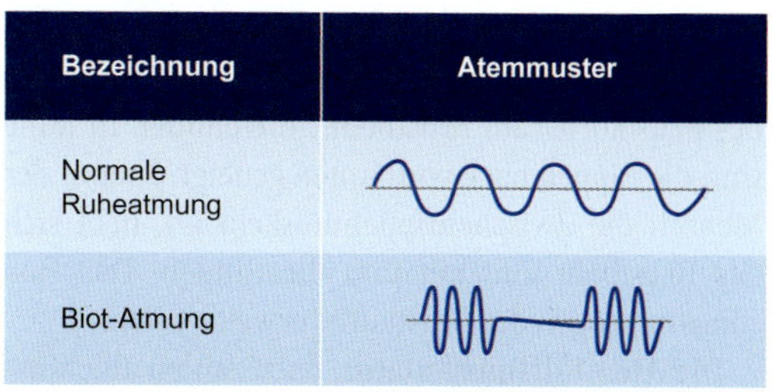

Abb. 3.6 Schema der Biot-Atmung. [A400]

3

Schädel-Hirn-Verletzungen nach Unfällen, Tumoren). Das Atemzentrum ist schwer geschädigt und reagiert nur noch auf einen Sauerstoffmangel im Blut. Sobald der Wert zu weit sinkt, beginnt der Patient zu atmen. Wenn wieder genug Sauerstoff im Blut kreist, kommt es zu einer Atempause, die erst dann endet, wenn der Sauerstoffwert erneut unter die Grenze sinkt.

Atemaktion

DEFINITION

Bauchatmung: Das Zwerchfell übernimmt den größten Teil der Atemarbeit.
Brustatmung: Die Muskeln zwischen den Rippen übernehmen den größten Teil der Atemarbeit.
Mischatmung: Zwerchfell und Zwischenrippenmuskeln sind gleichermaßen an der Atemarbeit beteiligt.
Auxiliaratmung: Der Patient verschafft sich durch den Einsatz der Muskeln seines Oberkörpers Atemerleichterung.
Dyspnoe: Atemnot, der Patient hat das Gefühl, nicht genug Luft zu bekommen.
Orthopnoe: Gesteigerte Atemnot, der Patient hat das Gefühl, zu ersticken, er setzt die Muskeln seines Oberkörpers voll ein, um sich Erleichterung zu verschaffen.

Für die **Atemaktion** stehen dem Menschen verschiedene Muskelgruppen zur Verfügung.

Um die Lunge mit Luft zu füllen, kann der Mensch das Zwerchfell anspannen. Die kräftige Muskelplatte trennt den Bauchraum vom Brustraum und ist im Ruhezustand leicht in Richtung der Lungen, also kopfwärts, gewölbt. Bei Anspannung drängt das Zwerchfell die Organe des Bauches in Richtung Becken und vergrößert so den Innenraum des Brustkorbs.

Als zweite Möglichkeit, den Brustkorb zu erweitern, steht dem Menschen die Zwischenrippenmuskulatur zur Verfügung. Die gebogenen Rippen hängen an der Wirbelsäule. Sie treffen an der Vorderseite des Brustkorbs, am Brustbein, aufeinander. In Ruhe sind die Rippen nach vorn unten geneigt. Spannt der Mensch die Zwischenrippenmuskeln an, hebt sich das Brustbein und mit ihm die Rippen. Das Fassungsvermögen des Brustkorbs erweitert sich.

Die **Atemhilfsmuskulatur,** dazu zählen alle Muskeln, die am Brustkorb ansetzen und entweder zu den Armen oder zum Hals führen, benötigt ein gesunder Mensch in der Regel zum Atmen nicht. Bei schwerer Erkrankung oder einer allgemeinen Schwächung des Körpers kann ihr Einsatz jedoch die Beweglichkeit des Brustkorbs und damit die Atmung erleichtern.

Bauchatmung

Bei der **Bauchatmung** tritt hauptsächlich das Zwerchfell in Aktion (➤ Abb. 3.7). Pflegende erkennen diese Atemaktion daran, dass sich beim Patienten während der Einatmung der Bauch deutlich nach vorn wölbt. Die nachgiebige Bauchdecke dehnt sich, um den Organen Platz zu machen, die das Zwerchfell zur Seite drückt. Vor allem Männer und kleine Kinder benutzen die Bauchatmung. Sie kommt auch bei Patienten vor, die eine Verletzung am Brustkorb (z. B. Rippenbrüche, Operationen) erlitten haben. Mithilfe der Bauchatmung müssen die Patienten ihren Brustkorb nur wenig bewegen und können deshalb Schmerzen vermeiden.

Brustatmung

Die **Brustatmung** geht überwiegend von einer Aktion der Zwischenrippenmuskeln aus. Pflegende er-

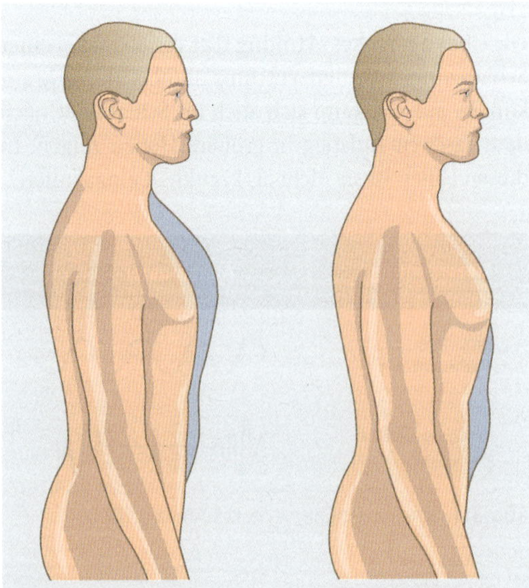

Abb. 3.7 Bewegungen bei der Brust- und bei der Bauchatmung. [L138]

kennen diese Atemaktion an einer deutlichen Bewegung des Brustkorbs (➤ Abb. 3.7). Vor allem Frauen benutzen die Brustatmung. Sie kommt jedoch auch nach Verletzungen des Bauchraums vor (z. B. durch Unfälle oder Operationen). Mithilfe der Brustatmung verhindern Patienten die übermäßige Anspannung der Bauchdecke. Sie vermeiden auf diese Weise Schmerzen.

Mischatmung

Die **Mischatmung** beansprucht sowohl die Zwischenrippenmuskulatur als auch das Zwerchfell. Mit ihrer Hilfe kann der Mensch den Raum in seinem Brustkorb maximal erweitern. Daraus resultiert die optimale Versorgung des Körpers mit Sauerstoff. Die Mischatmung kommt besonders bei großer körperlicher Anstrengung zum Einsatz.

Auxiliaratmung

Die **Auxiliaratmung** bezeichnet den Einsatz der Atemhilfsmuskulatur zur Einatmung. Vor allem für schwer kranke und geschwächte Patienten bedeutet das Atmen eine erhebliche Anstrengung, von der sie unter Umständen stark erschöpft sind. Diese Erschöpfung zeigt sich darin, dass der Patient von ganz allein eine aufrechte Haltung im Bett einnimmt. Er spannt die Schulter- und Halsmuskulatur an, sein Kopf kann leicht nach hinten geneigt sein. Die Arme sind seitlich abgestützt. Meist hält der Patient seinen Mund geöffnet, um die Atemwege so weit wie möglich zu machen.

Patienten, die die Auxiliaratmung einsetzen, leiden zumeist unter **Dyspnoe** oder gar **Orthopnoe,** der schwersten Form der Atemnot. Ihre Ursachen reichen von Herz- über Lungen- bis zu Stoffwechselerkrankungen oder Störungen des zentralen Nervensystems. Pflegende unterstützen diese Patienten vor allem, indem sie Ruhe vermitteln und ihnen helfen, körperliche Anstrengung zu vermeiden. Auch atemunterstützende Maßnahmen kommen zur Anwendung (➤ Kap. 3.2.3). Treten diese schweren Einschränkungen der Atmung unvermittelt auf, benachrichtigen Krankenpflegehelfer umgehend eine Fachpflegekraft oder den Arzt.

Atemgeräusche

DEFINITION

Rasselgeräusche: Kommen als trockene und feuchte Rasselgeräusche vor und sind durch Sekret in den Luftwegen verursacht.

Stridor: Pfeifendes Atemgeräusch, das vor allem durch verengte Atemwege bedingt ist.

Schnarchen: Rasselndes, schnarrendes oder pfeifendes Atemgeräusch, das während des Schlafs durch die Erschlaffung der Rachenmuskulatur entsteht. Ist durch Fettleibigkeit begünstigt und kann zu Phasen des Atemstillstands führen.

Schluckauf *(Singultus):* Plötzlich auftretende, sehr harte Einatembewegung, verursacht durch eine Reizung des Zwerchfellnervs, die sich willentlich nicht beeinflussen lässt.

Rasselgeräusche

Die **Rasselgeräusche** entstehen direkt in der Lunge, in den verzweigten Wegen der Bronchien. Der Arzt unterscheidet zwischen trockenen und feuchten Rasselgeräuschen. Die feuchten Rasselgeräusche sind ihrerseits noch einmal in fein- und grobblasig unterschieden. Dieses Atemgeräusch ist nur mit einem Stethoskop zu hören, dessen Schallkopf auf den Brustkorb des Patienten aufgelegt ist. Die Patienten zeigen nicht unbedingt die Zeichen einer Atemnot.

Rasselgeräusche können u. a. auf Asthma, Bronchitis sowie Lungenödem oder -entzündung hinweisen. Pflegende, die bei einem Patienten, den sie betreuen, Rasselgeräusche hören, melden ihre Beobachtung in jedem Fall und umgehend dem zuständigen Arzt.

Stridor

Dieses Atemgeräusch kann sowohl bei der Ein- als auch bei der Ausatmung auftreten. **Stridor** während der Einatmung weist auf eine Verengung der großen Atemwege hin, z. B. durch eine vergrößerte Schilddrüse oder eine Schwellung des Kehlkopfs. Ein Stridor während der Ausatmung zeigt meist eine Verengung der kleinen Atemwege an, wie sie z. B. beim Asthma auftritt.

Der Stridor ist überwiegend mit einer angestrengten Atmung verbunden. Die Pflegenden sehen einen Patienten, der um Luft kämpft. Meistens besteht eine Dyspnoe oder gar Orthopnoe.

Schnarchen

Das **Schnarchen** ist meist ein Atemgeräusch, das keine Behandlung erfordert. Allerdings kann es auch ein **Schlafapnoesyndrom** *(nächtlich auftretende, kurzzeitige Atemstillstände)* anzeigen. Bis zu einem gewissen Grad ist dieses Krankheitsbild ohne weitere Auswirkung. Sobald allerdings die Atempausen öfter als zehnmal pro Stunde für jeweils eine Dauer von über 10 Sek. auftreten, erwägt der Arzt eine weiterführende Behandlung, die in einer Operation oder einer nächtlichen Maskenbeatmung bestehen kann.

Schluckauf

Das ruckartige Zusammenziehen des Zwerchfells ist von einer Reizung des Zwerchfellnervs verursacht. Sie entsteht z. B., wenn ein Patient sehr viel Luft schluckt. Dabei kann eine Luftblase im Magen entstehen, die auf das Zwerchfell drückt. Auch Operationen am Oberbauch sowie der übermäßige Genuss kalter oder kohlensäurehaltiger Getränke können zu dieser Reaktion führen. Der **Schluckauf** kann auch ohne erkennbare Ursache auftreten.

Husten und Auswurf

DEFINITION

Husten: Plötzliches, rhythmisches Ausstoßen von Luft, das Bronchialsekret *(Sputum)* oder Fremdkörper aus den Atemwegen entfernt oder eine Antwort auf einen dort einwirkenden Reiz darstellt *(Reizhusten)*. Dabei entstehen Geschwindigkeiten von etwa 1 000 km pro Stunde.

Auswurf *(Sputum)*: Sekret aus den Atemwegen. Glasiger, heller Auswurf, der in geringen Mengen und gelegentlich auftritt, ist ohne Krankheitswert. Gefärbter und regelmäßiger Auswurf deutet auf eine Lungenerkrankung hin.

Husten

Der **Husten** dient dem Schutz des menschlichen Körpers vor Fremdkörpern und anderen schädlichen Einflüssen auf das Atemsystem (➤ Abb. 3.8). Zunächst ist der **Husten** als eine harmlose Reaktion auf

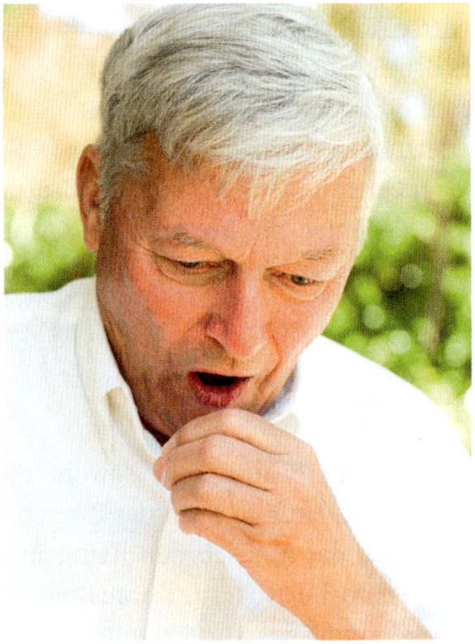

Abb. 3.8 Ein kräftiger Hustenstoß befördert Sekret oder Fremdkörper aus den Atemwegen. [J787]

Beimengungen der Atemluft oder als Begleiterscheinung einer Erkältung zu werten. Sofern er länger als drei bis vier Wochen anhält, klärt der Arzt ab, ob als Auslöser eine ernste Erkrankung in Frage kommt (z. B. Asthma, Bronchitis, Lungenentzündung, Tuberkulose oder eine Krebserkrankung).

Der Husten unterscheidet sich vor allem darin, ob er zur Förderung von Sekret dient *(produktiver Husten)*, oder ob er lediglich die Antwort auf einen Reiz darstellt (z. B. Keuchhusten). Raucher leiden häufig an einem lang andauernden *(chronischen)* Husten. Eine plötzlich auftretende Erkrankung verursacht einen akuten Husten.

Auswurf

Der **Auswurf** aus der Lunge *(Sputum)* besteht vor allem aus Sekret, das in den kleinen Atemwegen gebildet wird. Es kann jedoch auch **Fremdkörper** enthalten oder **Beimengungen,** die auf eine bestimmte Erkrankung hindeuten. Pflegende achten vor allem darauf, ob der Auswurf blutig ist. Die Beurteilung ist manchmal nicht einfach, da die Patienten dazu neigen, das Sekret zu verschlucken. Fällt den Pflegenden ein produktiver Husten auf, bitten sie die Patienten, den Auswurf in einem Papiertaschentuch oder besser in einem Gefäß (z. B. Sputumbecher) aufzufangen, damit sie seine Beschaffenheit genau in Augenschein nehmen können. Manchmal sind Beimengungen

(z. B. Eiter) nicht nur deutlich sichtbar, sie machen sich auch durch einen auffallenden Geruch bemerkbar. Sobald Pflegenden ein ungewöhnliches Sputum auffällt, verständigen sie den Arzt über ihre Beobachtung. Er veranlasst dann eine Laborkontrolle. Die technischen Hilfsmittel gestatten genauere Aussagen über die Zusammensetzung des Auswurfs. Er kann z. B. Krebszellen enthalten oder krankheitserregende Keime, die sich dem bloßen Auge entziehen. Beschaffenheit von Auswurf bei verschiedenen Erkrankungen:

- Glasig (durchsichtig), zäh, v. a. bei Asthma bronchiale
- Weißlich bis grau, v. a. bei chronischer Bronchitis (Rauchen)
- Gelblich bis grün, süßlich riechend, gelegentlich in großer Menge (bis zwei Liter/24 Stunden) v. a. bei Infektionen der Atemwege, z. B. akute Bronchitis, Lungenentzündung, sackartigen Erweiterungen der Atemwege *(Bronchiektasen)*
- Faulig riechend, v. a. bei Lungenkrebs
- Dünnflüssig, schaumig, viel, v. a. bei Wasseransammlungen in der Lunge *(Lungenödem)*
- Rötlich bis deutlich rot, v. a. bei Verletzungen der Atemwegsschleimhaut (z. B. durch heftiges Husten), Lungenentzündung, Lungenkrebs, Tuberkulose.

3.2.3 Unterstützung bei der Atmung

Pneumonieprophylaxe

DEFINITION

Maßnahmen zur Vermeidung einer Lungenentzündung *(Pneumonieprophylaxe):* Bezeichnet alle pflegerischen Maßnahmen, die darauf hinwirken, dass der Patient möglichst frei und unbeschwert atmen kann. Eingeschlossen sind die pflegerischen Techniken, die speziell gegen die Entstehung einer Lungenentzündung *(Pneumonie)* wirken.

Die **Pneumonieprophylaxe** umfasst im Wesentlichen vier pflegerische Handlungsfelder (➤ Abb. 3.9):

- Mobilisation
- Positionierung
- Atemgymnastik
- Massagen und Einreibungen.

Welche dieser Maßnahmen bei einem Patienten in welcher Häufigkeit angezeigt sind, hängt vor allem von der körperlichen Verfassung sowie seinen begleitenden Erkrankungen ab. Da ältere und körperlich schwache Menschen stark gefährdet sind, eine Lungenentzündung (Pneumonie) zu entwickeln, achten Pflegende darauf, die Betroffenen nicht zu überfordern (➤ Kap. 2.6.4). Wie bei allen anderen pflegeri-

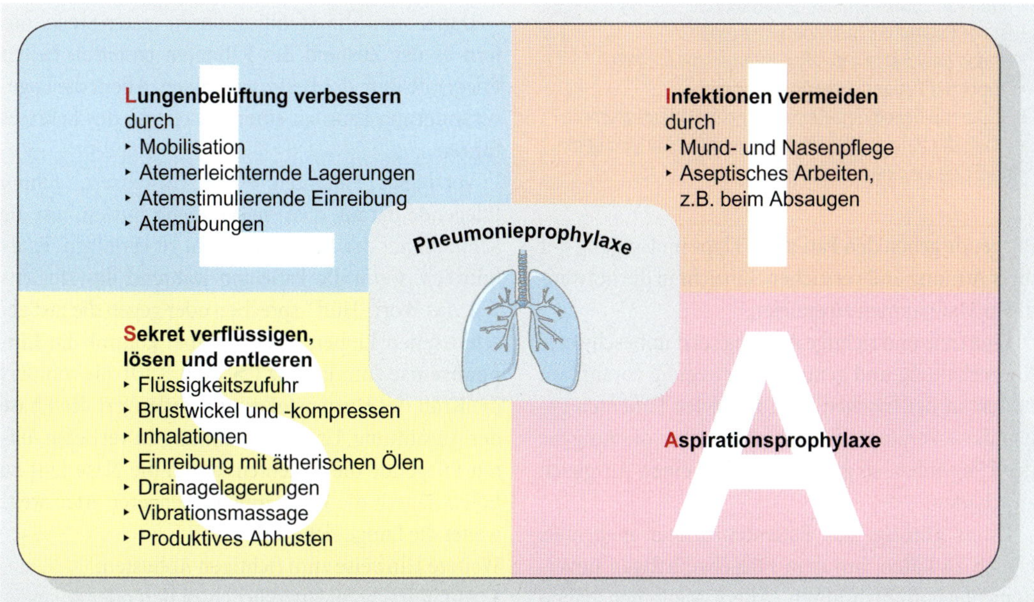

Abb. 3.9 LISA-Ziele und Maßnahmen zur Pneumonieprophylaxe. [L138]

schen Maßnahmen ist es auch für die Pneumonieprophylaxe wichtig, die Maßnahmen unter Berücksichtigung aller Faktoren sorgfältig zu planen. In regelmäßigen Abständen ist zu überprüfen, ob die Pflegeplanung noch den Anforderungen entspricht oder ob Änderungen notwendig sind. Bei Bedarf erfolgt eine Anpassung von Zielen und Maßnahmen.

TIPPS & TRICKS

Risiko einer Lungenentzündung abschätzen:

Je mehr der Fragen mit „ja" zu beantworten sind, desto eingeschränkter ist die Atemleistung des Patienten und desto größer ist sein Risiko, eine Komplikation zu erleiden. Um zu einer Risikoeinschätzung zu gelangen, ist es sinnvoll, sich mit folgenden Fragen zu beschäftigen.
(Der Fragenkatalog basiert auf der Atemskala von Christel Bienstein):

- Ist der Patient in seiner Fähigkeit zur Mitarbeit eingeschränkt?
- Liegt eine Erkrankung der Luftwege oder der Lunge vor?
- Hatte der Patient bereits früher eine Lungenerkrankung?
- Leidet der Patient an einer Immunschwäche?
- Raucht der Patient?
- Hat der Patient Schwierigkeiten beim Schlucken?
- Ist der Patient auf Hilfe bei der Pflege seines Mund-Nasen-Raums angewiesen?
- Ist der Patient in seiner Beweglichkeit eingeschränkt?
- Hat der Patient in einem Berufsfeld gearbeitet, das häufig zu Lungenerkrankungen führt?
- Ist der Patient kürzlich operiert worden?
- Ist das Bewusstsein des Patienten eingeschränkt?
- Atmet der Patient unter Anstrengung?
- Ist die Häufigkeit der Atemzüge beim Patienten erhöht?
- Erhält der Patient Arzneimittel, die seine Atmung beeinträchtigen können?

Pflegende geben den Patienten Tipps im Umgang mit ihrer Atmung und versuchen, Einsicht in die notwendigen Maßnahmen zu erzielen.

Eine freie und richtige Atmung setzt unbeschwerte Körperhaltung und genügend Bewegung voraus, am besten an der frischen Luft. Da vielen Patienten genau diese Voraussetzungen fehlen, ist es die Aufgabe der Pflegenden, so gut wie möglich einen Ausgleich zu schaffen.

Es ist günstig, das Patientenzimmer mehrmals täglich zu lüften, um dem Pflegebedürftigen unverbrauchte Luft zuzuführen. Ältere Menschen haben jedoch vor allem im Winter Vorbehalte gegen geöffnete Fenster. Hier kommt es auf das Verhandlungsgeschick der Pflegenden an.

Mobilisation

Bewegung befreit die Atmung. Ein bettlägeriger Patient belastet häufig dieselben Anteile seiner Lunge über lange Zeit und ist deshalb gefährdet. Sofern der Zustand des Patienten es gestattet und der Arzt keine strenge Bettruhe verordnet hat, helfen Pflegende ihm beim Aufstehen, am besten mehrmals täglich (➤ Kap. 3.8.3). Kann oder darf der Patient das Bett nicht verlassen, bringen Pflegende ihn mehrmals täglich in eine sitzende Position.

Anregung zum Husten

Sekret, das aufgrund mangelnder Bewegung in den Atemwegen verbleibt, bildet einen idealen Nährboden für Krankheitserreger. Viele Patienten kennen den Zusammenhang zwischen dem Sekret in der Lunge und der Gefahr von z. B. Lungenentzündungen nicht. Es ist ihnen unangenehm, das Sekret herauszuhusten. Pflegende erklären, wie wichtig dieser Vorgang ist, sie leiten die Patienten dazu an und führen Maßnahmen durch, die das Abhusten erleichtern.

Dabei steht die Mobilisation an erster Stelle. Sofern es der Zustand des Patienten gestattet, helfen Pflegende ihm, das Bett zu verlassen. Allein die Lageveränderung kann zu einer Lockerung des Sekretes führen.

Verspüren Patienten einen Hustenreiz, achten Pflegende darauf, dass sie schonend husten, um die Schleimhaut der Atemwege nicht zu verletzen. Es ist hilfreich, wenn die Patienten während des Hustens z. B. das Wort „Hüff" sprechen oder gegen die fast geschlossenen Lippen husten. Dabei kommt die **Lippenbremse** zum Einsatz (➤ Abb. 3.10). Sie mindert die Kraft des Hustenstoßes und verlängert die Phase der Ausatmung. Um die Einatmung zu vertiefen, bitten Pflegende die Patienten, durch die Nase Luft zu holen. Durch die Benutzung der engeren Atemwege weitet die Lunge sich stärker.

Weitere Hinweise zum richtigen Abhusten:

- Mit aufrechtem Oberkörper im Bett oder auf einem Stuhl sitzen (Kutschersitz ➤ Abb. 3.13)

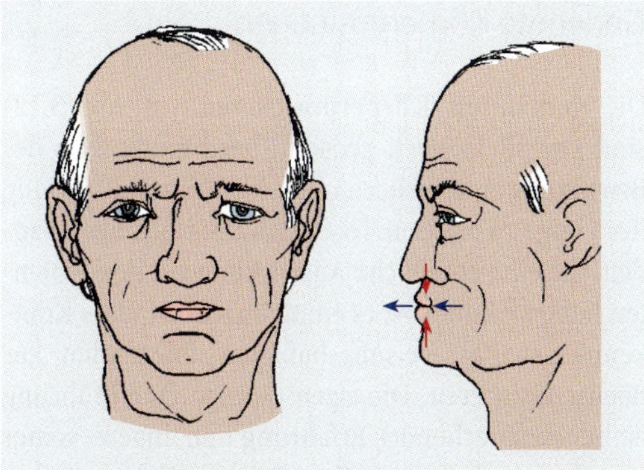

Abb. 3.10 Die Lippenbremse verzögert die Ausatmung und fördert die Belüftung der Lunge. Dazu legt der Patient die Lippen locker aufeinander (links) und atmet dann gegen ihren Widerstand aus. [L190]

- In kurzen, kräftigen Stößen husten
- Das Sekret ausspucken, nicht schlucken
- Husten erst wiederholen, nachdem sich die Atmung beruhigt hat
- Bei Reizhusten Luft nach der Einatmung anhalten und oberflächlich weiteratmen, bis sich der Reiz beruhigt hat.

TIPPS & TRICKS

Es ist besonders wichtig, dass die Patienten genügend Flüssigkeit (mindestens anderthalb Liter täglich) zu sich nehmen, um das Sekret aus der Lunge leichter abhusten zu können. Da viele ältere Patienten ein verringertes Durstgefühl haben, ist auch hier die Überzeugungsarbeit der Pflegenden wesentlich. Um diese Menge zu erreichen, hilft es, die Lieblingsgetränke des Patienten zu kennen. Heilkräutertees (z. B. Eukalyptus, Anis, Fenchel) eignen sich für das Abhusten besonders gut, doch auch jedes andere Getränk ist hilfreich, damit der Patient die Trinkmenge erreicht. Milch fördert die Schleimproduktion und ist deshalb bei Atemwegserkrankungen nicht empfohlen.

Schmerzt das Abhusten, bitten Pflegende den Arzt, entsprechende Arzneimittel zu verordnen. Zur Nacht können Pflegende den Patienten beruhigende Tees anbieten (z. B. Lindenblüten, Hopfen, Isländisch Moos, Baldrianwurzel), um die Ruhephase zu unterstützen.

Bei Operationswunden am Brustkorb oder Bauch leiten Pflegende den Patienten an, seine Hände während des Hustens mit leichtem Druck auf die Naht zu legen.

TIPPS & TRICKS

Um sich selbst vor Ansteckungen zu schützen, achten Pflegende darauf, dass sie sich während der Maßnahmen nicht in der Hustenrichtung des Patienten befinden.

Positionierung

Bewegung ➤ Kap. 3.8.3

Durch längere Phasen der Bettlägerigkeit vermindert sich die Tiefe der Atmung. Es entstehen Bezirke in der Lunge, die nicht oder sehr vermindert von Luft durchströmt sind. Am besten ist es, wenn der Patient zumindest für einige Stunden am Tag sein Bett verlässt. Manchmal ist dies krankheitsbedingt nicht möglich. In diesen Fällen ist es notwendig, den Patienten dazu anzuhalten, sich selbst so viel wie möglich zu drehen und **Atemgymnastik** durchzuführen. Wenn der Patient auch dazu nicht in der Lage ist, entwickeln Pflegende einen Plan, der über den Tag verteilt regelmäßige Lageveränderungen vorsieht. Kann der Patient sprechen, wird er selbst mitteilen, welche Körperstellungen er bevorzugt. Ist er nicht kommunikationsfähig, geben unter Umständen die Angehörigen Hinweise darauf, in welcher Haltung der Patient früher am liebsten geschlafen hat. Wichtig ist vor allem, dass Pflegende die **Körperposition** des Patienten mindestens alle drei Stunden verändern (bei Bedarf häufiger). Selbstverständlich achten sie auch darauf, dass sich der Körper dabei in Stellungen befindet, die der natürlichen Körperhaltung entsprechen, um Schäden an den Gelenken und Sehnen auszuschließen.

Position mit erhöhtem Oberkörper

Der Patient liegt auf dem Rücken, seine Beine können unterlagert sein, um die Spannung der Bauchdecke zu vermindern. Der Körper ist auf der Höhe der Hüfte leicht abgeknickt, sodass der Patient fast eine sitzende Position einnimmt (➤ Abb. 3.11). Um ein Abrutschen des Patienten zum Fußende zu vermeiden, können Pflegende ihm ein Kissen ans Ende des Bettes legen, damit er sich mit den Füßen abstützen kann. Auch zwei zusammengerollte kleine Handtücher, seitlich unter das Gesäß gelegt, sind zu diesem Zweck hilfreich. Um die Atmung zusätzlich zu unter-

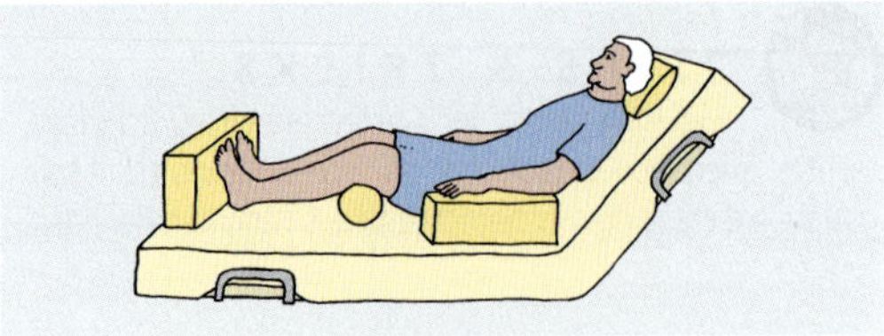

Abb. 3.11 Ein erhöht positionierter Oberkörper erleichtert das Atmen und verschafft dem Betroffenen einen guten Überblick über seine Umgebung. Allerdings hat sie das Risiko der Entwicklung von Druckgeschwüren. [L119]

stützen, formen Pflegende zwei Kopfkissen zu Schiffchen und polstern die Arme seitlich vom Oberkörper. Damit nehmen sie Gewicht vom Schultergürtel, dehnen den Brustkorb und vereinfachen so die Atmung. Vorteile dieser Haltung:

- Patient kann im Sitzen leichter tief durchatmen und effektiver abhusten als mit flach liegendem Oberkörper
- Viele Patienten schätzen diese Haltung sehr, weil sie ihnen einen freien Blick auf ihre Umgebung ermöglicht und ihnen einen großen Handlungsspielraum einräumt (z. B. sind in dieser Lage essen und fernsehen gut möglich).

Nachteile der Haltung:

- Verleitet den Patienten zur Passivität
- Hauptgewicht des Körpers ruht auf dem Gesäßbereich, die Gefahr eines Druckgeschwürs (➤ Kap. 2.2.5) wächst erheblich.

Die Haltung mit erhöhtem Oberkörper ist nur für bestimmte, eng begrenzte Zeiträume des Tages geeignet.

Gedehnte Körperpositionen

Die **gedehnten Körperpositionen** (➤ Abb. 3.12) sind vor allem dazu gedacht, bestimmte Teile des Brustkorbs zu erweitern und eine bessere Belüftung der Lunge zu erzielen. Da es sich um Haltungen handelt, die eine erhebliche Auswirkung auf den Patienten haben können, ist es empfehlenswert, dass Krankenpflegehelfer weisungsbefugten Pflegenden zunächst assistieren. Die eigenständige Durchführung ist bei entsprechender Erfahrung und angemessener Einarbeitung möglich. Die gedehnten Haltungen behält der Patient nicht länger als 10–20 Min. am Stück bei:

- **Drehdehnlage.** Der Patient liegt auf der Seite. Der Unterschenkel des Beines der oberen Seite liegt vor dem unteren Unterschenkel. Der Kopf liegt auf einem Kissen und der unten liegende Arm ruht auf dem Brustkorb. Der obere Arm ist hinter den Kopf gehoben. Daraus ergibt sich eine leicht spiralige Haltung des Patienten und seine oben liegende Brustkorbseite ist weit gedehnt. Aus dieser Haltung lässt sich ohne großen Aufwand eine klassische Seitenposition herstellen
- **Halbmondlage.** Der Patient liegt flach auf dem Rücken. Seine Beine liegen nebeneinander. Sie sind allerdings nicht entsprechend der Körperachse gelagert, sondern deutlich zu einer Seite verschoben. Der Arm der Gegenseite ruht über dem Kopf. Dies dehnt den Oberkörper auf der Seite, deren Arm erhoben ist. Um die andere Körperseite zu spreizen, bewegen Pflegende die Beine zum gegenüberliegenden Bettrand, lagern auf dieser

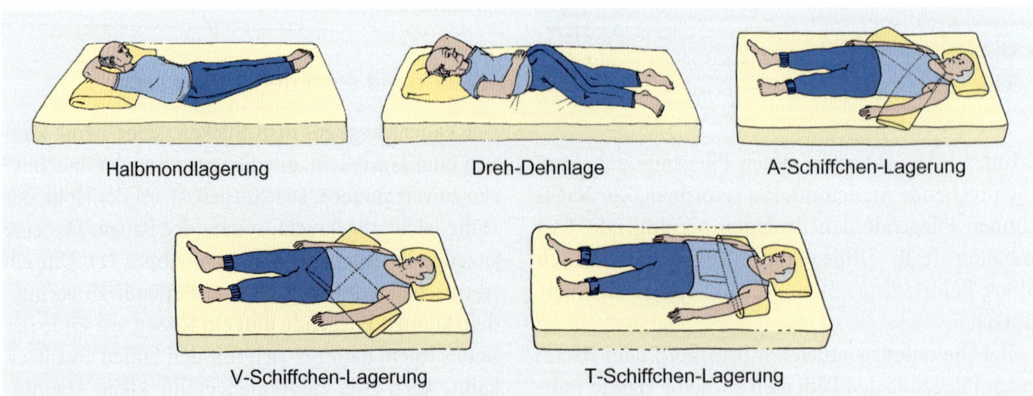

Abb. 3.12 Die gedehnten Körperhaltungen begünstigen die Belüftung verschiedener Lungenanteile und beugen Lungenentzündungen vor. [L119]

Seite den Arm neben den Oberkörper und den anderen Arm über den Kopf

- **VATI-Positionen.** Die Buchstaben **VATI** bezeichnen die Position der Kissen unter dem Oberkörper des Patienten
  - Bei der **V-Position** treffen sich die Enden der Kissen knapp über dem Gesäß des Patienten. Sie ziehen quer über den Rücken bis zu den Schultern. Dieser Positionierungstyp hilft, die unteren Lungenabschnitte zu belüften
  - Bei der **A-Position** liegen die Kissen genau anders herum unter dem Patienten. Sie treffen sich unter seinem Hinterkopf und ziehen zu den Außenkanten der Hüften. Diese Haltung dient der Belüftung der oberen Lungenabschnitte
  - Bei der **T-Position** liegt der Patient auf einem T, dessen Querbalken ein Kissen in Höhe seines Schultergürtels darstellt. Der Längsbalken bezeichnet ein Kissen, das direkt unter der Wirbelsäule des Patienten liegt. Diese Haltung ist geeignet, sämtliche Lungenanteile zu entlasten
  - Die **I-Position** ist nur für sehr schlanke Patienten geeignet und entspricht der T-Position ohne Querbalken.

Kutschersitz

Um den **Kutschersitz** einnehmen zu können, muss der Patient in der Lage sein, sein Körpergewicht frei zu halten. Er setzt sich auf einen Stuhl oder den Bettrand, beugt seinen Oberkörper nach vorn und stützt die Ellenbogen knapp oberhalb der Knie fest auf seine Oberschenkel (➤ Abb. 3.13).

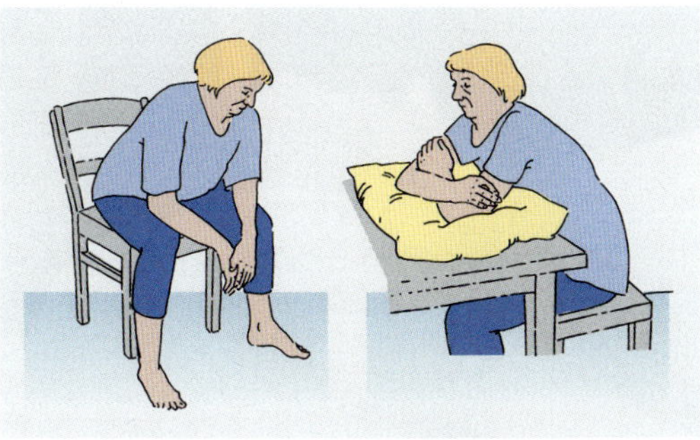

Abb. 3.13 Beim Kutschersitz stützt der sitzende Patient das Gewicht seines Oberkörpers auf die Oberschenkel oder eine andere stabile Unterlage. [L119]

Atemgymnastik

Die **Atemgymnastik** zielt besonders auf eine vertiefte und bewusste Atmung. Bettlägerige Patienten leiden oft unter einer eingeschränkten Wahrnehmung ihres Körpers und bemerken von allein nicht, dass ihre Atmung zunehmend abflacht. Für einige der folgenden Übungen müssen Pflegende keine zusätzliche Arbeitszeit einplanen. Sie lassen sich ohne Schwierigkeiten während anderer pflegerischer Tätigkeiten ausführen.

Tiefes Durchatmen

Die einfachste Maßnahme der Pflegenden ist, den Patienten in regelmäßigen Abständen zum **tiefen Durchatmen** anzuhalten. Dazu machen die Pflegenden dem Patienten am besten einige besonders tiefe Atemzüge vor und bitten ihn, diese Aktion nachzuahmen. Sie können den Patienten auch bitten, sich möglichst oft zu recken und zu strecken. Sie zeigen ihm, was sie meinen, indem sie die Arme heben und den Körper zuerst auf der einen, dann auf der anderen Seite strecken. Diese Bewegungen lassen sich auch im Bett problemlos ausführen. Lachen und Singen fördern die vertiefte Atmung ebenfalls.

Mit der Technik der **Kontaktatmung** fördern Pflegende die Bauch- und Flankenatmung des Patienten. Sie legen ihre Hände locker auf seinen Bauch oder seitlich an das untere Ende der Rippenbögen und fordern ihn auf, genau dorthin zu atmen, wo die Hände liegen. Sie bitten den Patienten, sich vorzustellen, er könne die Hände mithilfe der Einatmung wegschieben. Die Atemzüge erfolgen ruhig und tief. Die Pflegenden unterstützen die Phase der Ausatmung mit einem leichten Druck. Sie können dabei ihre Hände auch vibrieren lassen. Pflegende wiederholen diese Übung mehrmals am Tag.

Ausatmen gegen Widerstand

Indem Pflegende einen Patienten auffordern, **gegen einen Widerstand** auszuatmen, erzielen sie automatisch eine tiefere Einatmung und einen insgesamt bewussteren Atemvorgang. Als Hilfsmittel kann ein Luftballon dienen, den der Patient aufpustet. Wenn der Patient dafür nicht genügend Kraft besitzt, ist es eine gute Möglichkeit, ihn mit einem Strohhalm in

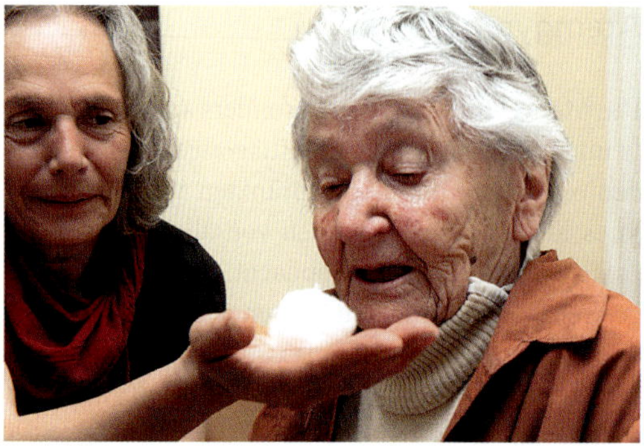

Abb. 3.14 Die Aufforderung, einen Wattebausch von der flachen Hand wegzupusten, regt Patienten zur tieferen Atmung an. [K313]

ein halb mit Wasser gefülltes Glas blasen zu lassen. Seifenblasen pusten erfüllt denselben Zweck. Pflegende können auch einen Wattebausch auf der flachen Hand vor den Mund des Patienten halten und ihn auffordern, ihn wegzupusten (➤ Abb. 3.14).

Diese Übungen wiederholt der Patient mehrfach. Pflegende achten darauf, dass dabei keine Hyperventilation entsteht (➤ Kap. 3.2.2).

Dosierte Lippenbremse

Pflegende fordern die Patienten auf, den Mund zu schließen und durch die Nase einzuatmen. Zur Ausatmung hält er die Lippen locker aufeinander und lässt die Luft ohne Geräusch entweichen (➤ Abb. 3.10). Der dadurch entstehende Widerstand erhöht den Druck in den Atem wegen und hält sie offen. Auch hierbei geht es vor allem darum, die Aufmerksamkeit des Patienten auf seine Atmung zu richten, um eine zunehmende Abflachung zu vermeiden.

Geräte zur Atemgymnastik

Die **Geräte zur Atemgymnastik** enthalten in der Regel Kugeln, die sich (abhängig von der jeweiligen Bauart und dem Zweck des Einsatzes) während der Ein- oder Ausatmung bewegen. Um dieses Ziel zu erreichen, ist der Patient genötigt, vermehrte Atemarbeit zu leisten. Letztlich verstärken diese Geräte lediglich die zuvor genannten Atemübungen. Aufgabe der Pflegenden ist es, dem Patienten das in der jeweiligen Einrichtung gebräuchliche Gerät zu erklären und ihn regelmäßig daran zu erinnern, es zu benutzen.

Massagen und Einreibungen

Massagen wirken durch Vibrationen auf die Förderung des Sekrets aus der Lunge. Bei **Einreibungen** können Pflegende zusätzlich die schleimlösende Wirkung ätherischer Öle (z. B. Thymian, Eukalyptus) nutzen.

Klopfmassage

Pflegende bitten den Patienten, sich im Bett auf die Seite zu drehen. Ist der Patient nicht in der Lage, sich selbstständig zu bewegen, lagern sie ihn in bequemer seitlicher Position, indem sie seinen Körper mit Kissen unterstützen.

Die Pflegenden stellen sich an die Vorderseite des Patienten, um ihm die Sicherheit zu geben, dass er nicht aus dem Bett fallen kann.

Sie führen die **Klopfmassage** mit den hohlen Händen oder den Kleinfingerseiten der Hände durch (➤ Abb. 3.15). Die Klopfgeschwindigkeit beträgt idealerweise 60–100 Schläge pro Min. Die Vibrationen übertragen sich durch die Brustwand auf das Lungengewebe und regen die Selbstreinigung der Atemwege an.

Nachdem der Patient Sekret aus seiner Lunge herausgehustet hat, oder nach 1–2 Min. Massage ohne Erfolg, helfen die Pflegenden dem Patienten, sich auf die andere Seite zu drehen. Sie setzen dann die Behandlung an der oben liegenden Seite des Brustkorbs fort.

Beim Abklopfen und bei der Vibrationsmassage ist wichtig:

- Die beklopfte Seite des Brustkorbes liegt oben. Damit nutzen Pflegende die Schwerkraft und schaffen ein günstiges Belüftungsverhältnis

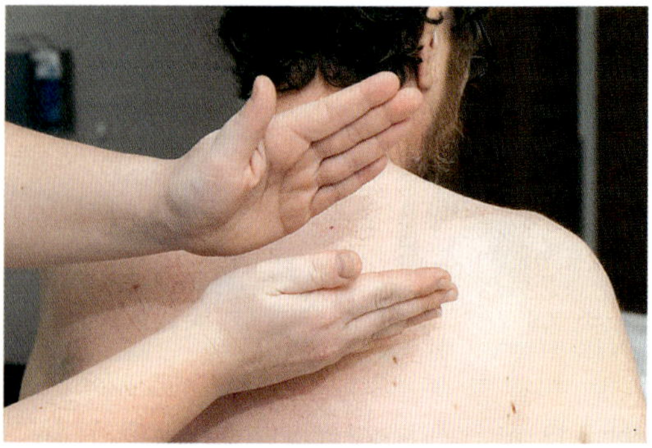

Abb. 3.15 Mit der Klopfmassage unterstützen Pflegende die Patienten beim Abhusten von Bronchialsekret. [K115]

- An den steißwärts gelegenen Lungenteilen beginnen und Richtung Kopf vorarbeiten
- Nur während der Ausatmungsphase klopfen, um zu verhindern dass der gelöste Schleim mit der Einatmung in tiefere Lungenabschnitte gelangt
- Nierengegend und Wirbelsäule aussparen, diese Bereiche sind schmerzempfindlich
- Patienten zum aktiven aber schonenden Abhusten anregen
- Papiertücher zur Aufnahme des gelösten Sekrets bereitlegen.

BEACHTE

Vor dem Einsatz der Klopf- oder Vibrationsmassage fragen Pflegende den Arzt. Bei Patienten mit Störungen der Blutgerinnung, Herzinfarkten, Osteoporose, Rippenbrüchen und Krebserkrankungen ist die Maßnahme nicht gestattet.

Für die Durchführung der Massage mit einem **Vibrationsgerät** gelten dieselben Regeln wie für die Massage mit der Hand. Aus hygienischen Gründen schützen Pflegende das Gerät mit einem Tuch oder einem Plastiküberzug, wenn es bei verschiedenen Patienten zum Einsatz kommt.

Einreibungen

Pflegende führen die **atemstimulierende Einreibung** (ASE, ➤ Tab. 3.5) mit bloßen Händen durch (➤ Abb. 3.16). Sie benötigen etwa 15 Min. Zeit dafür und bemühen sich, während der Einreibung Ruhe zu vermitteln. Der Patient liegt auf der Seite oder sitzt an der Bettkante und stützt seine Unterarme auf den Oberschenkeln ab. Der Pflegende steht hinter dem Patienten.

Für diese Behandlung eignet sich die Verwendung einer Körperlotion oder eines Massageöls, damit die Hände leichter auf der Haut gleiten. Die Pflegenden verteilen das Öl oder die Lotion gleichmäßig auf dem Rücken und streichen dabei stets in spiraligen Bewegungen vom Nacken Richtung Steiß.

Für Einreibungen kommen auch **ätherische Öle** in Frage. Diese Öle duften sehr stark. Die Dämpfe enthalten die wirksamen Bestandteile des Öls. Die Wärme der Haut ruft eine schnelle Verflüchtigung hervor. Die Pflegenden massieren das Öl auf der Vorderseite

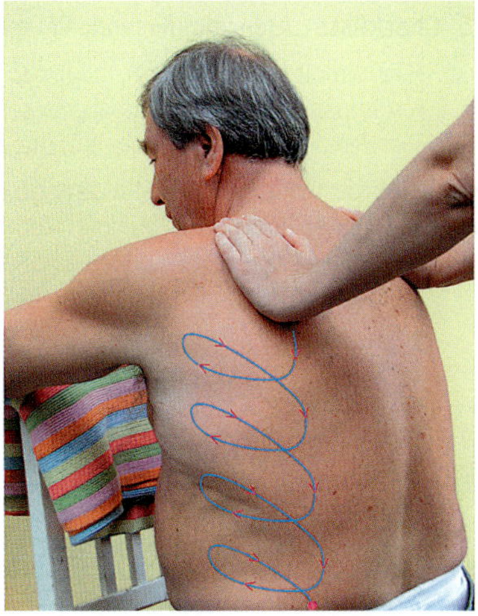

Abb. 3.16 Bewegungen bei der atemstimulierenden Einreibung. [M294]

des Brustkorbs (Brustwarzen auslassen) ein. Sie achten besonders bei empfindlicher Haut auf eine entsprechende Verdünnung, da ätherische Öle sehr aggressiv sein können. Der Patient atmet die Wirkstoffe ein und sie führen zu einer leichten Reizung und Durchblutungssteigerung der Schleimhaut. Dies unterstützt das Abhusten von Sekret. Zur Schleimlösung eignen sich vor allem Eukalyptus-, Thymian-, Pfefferminz-, Fichtennadel-, Fenchel- oder Anisöl.

BEACHTE

Vor der Verwendung von **Aromaölen** fragen Pflegende **immer** einen Arzt, ob Gründe vorliegen, die dagegensprechen. Bei Patienten mit Asthma können sie z. B. zu einem gegenteiligen (atemwegsverengenden) Effekt führen.

Inhalationen

DEFINITION

Inhalation: Einatmung von Gasen, zerstäubten Flüssigkeiten oder pulverisierten Arzneimitteln. Dient der Verhinderung oder Behandlung von Krankheiten der Atemwege und der Lunge.

Während einer **Inhalation** atmet der Patient kleine Flüssigkeitstropfen ein. Sie befeuchten die Atemwege, verflüssigen das Sekret und helfen auf diese Weise, es nach außen zu transportieren.

Tab. 3.5 Checkliste „Atemstimulierende Einreibung (ASE)".

Benötigtes Material	• Körperlotion ohne Parfüm, möglichst körperwarm • Alternativ: mildes Massageöl oder selbst zubereitete Aromaölmischung mit Ravensara aromatica oder einem anderen belebend wirkenden Öl (bei der klassischen ASE kommen Aromaöle nicht zum Einsatz)
Vorbereitung	• Mindestens eine Viertelstunde ungestörte Zeit einplanen • Patienten über die Maßnahme informieren • Raumtemperatur auf ein Maß erhöhen, das ein halb entkleideter Patient als angenehm empfindet • Patienten beim Ablegen der Bekleidung des Oberkörpers assistieren • Patienten unterstützen, eine bequeme Lagerung einzunehmen: sitzende Stellung am Bettrand mit der Möglichkeit, den Oberkörper abzustützen, ist zu bevorzugen; Seiten- oder Bauchlagerung jedoch auch möglich • Sofern nötig: Schmuck von Fingern und Handgelenken ablegen • Hände waschen und anwärmen • Keine Handschuhe verwenden
Durchführung	• Körperlotion oder Öl vom Nacken bis zum Steiß auf dem Rücken verteilen • Einreibung beginnt während der Ausatmung oberhalb der Schulterblätter, gesamte Handfläche mit angemessenem Druck auflegen • Beide Hände gleichzeitig in Spiralbewegungen Richtung Steiß führen (➤ Abb. 3.16) • Arbeitstempo an die Atemfrequenz des Patienten anpassen: Abwärtsbewegungen mit Druck während der Ausatmung, Aufwärtsbewegungen mit leichterem Druck während der Einatmung ausführen • Wirbelsäule aussparen • Rhythmus des Patienten nur kurz nachvollziehen, dann therapeutischen Rhythmus einführen: Atemfrequenz etwa 15–17/Min. Ausatmung doppelt so lang wie Einatmung (empfehlenswert: Pflegende atmen in derselben Geschwindigkeit) • Sobald die Spiralbewegung die Steißregion erreicht: Erst eine Hand zum Schultergürtel führen, danach die andere (dient der Aufrechterhaltung des kontinuierlichen Körperkontaktes und macht die Bewegungen nachvollziehbar) • Bewegungsmuster mindestens fünfmal wiederholen – Wünsche des Patienten berücksichtigen • Zum Abschluss: Rücken neben der Wirbelsäule von oben nach unten mit parallel aufgelegten Händen ausstreichen
Nachbereitung	• Patienten beim Ankleiden assistieren • Ruhephase gewährleisten (etwa ½ Stunde) • Wirkung abfragen • Maßnahme und Beobachtungen dokumentieren
Bemerkung	• Abgesehen davon, dass bereits die Regeln der persönlichen Hygiene Pflegenden das Tragen von Handschmuck verbieten, ist es besonders wichtig, bei der Einreibung keine Ringe an den Fingern zu haben. Sie können die Haut verletzen • Pflegende können den Patienten nur in ihrem eigenen Atemrhythmus massieren, wenn sie selbst nicht an Atemstörungen (z. B. Husten) leiden

Grundsätzlich gilt: Je feiner die Flüssigkeit zerstäubt ist, desto tiefer kann sie in die Lunge eindringen.

Aerosolgeräte produzieren sehr feine Flüssigkeitströpfchen. Mithilfe von Druckluft zerstäuben sie Flüssigkeiten (z. B. Kochsalzlösung), denen Medikamente zugesetzt sein können. Der Patient nimmt entweder das Mundstück des Geräts in den Mund oder der Pflegende setzt es ihm mit Hilfe einer Maske auf Mund und Nase. Die Größe der Tröpfchen bei diesem Verfahren erlaubt eine Eindringtiefe bis zu den kleineren Atemwegen in der Lunge. Bis zu den Lungenbläschen dringen Flüssigkeitströpfchen vor, die in einem **Ultraschallvernebler** entstehen. Diese Geräte dienen hauptsächlich der Anfeuchtung von Atemluft bei schwerkranken Patienten, die vor allem über den Mund atmen.

Wickel

Feuchtwarme Umschläge oder **Wickel** um den Brustkorb können die Atmung indirekt günstig beeinflussen, indem sie die Durchblutung fördern, die Patienten entspannen und beruhigen sowie Sekret aus den Atemwegen lösen (➤ Tab. 3.6).

Tab. 3.6 **Checkliste „Brustwickel".**

Benötigtes Material	• Weiches Baumwolltuch (je nach Körpergröße 30–50 cm breit) • Außentuch aus Baumwolle oder Leinen (etwa 10 cm breiter als das Innentuch) • Decke (z. B. aus Wolle) • Feuchtigkeitsdichte Unterlage • Warmes Wasser (ca. 40–50 °C) • Kräuterextrakte oder Zitronensaft
Vorbereitung	• Patienten über die geplante Maßnahme informieren • Für eine ungestörte Atmosphäre sorgen, z. B. fremde Personen aus dem Zimmer bitten • Gegebenenfalls Zimmertemperatur auf ein angenehmes Maß erhöhen
Durchführung	• Feuchtigkeitsdichte Unterlage zum Schutz der Matratze unter den Oberkörper des Patienten breiten • Innentuch mit dem Wasser tränken, das mit den Zusätzen versetzt ist, und auswringen (je trockener das Tuch ist, desto besser verträgt der Patient auch höhere Temperaturen) • Patienten die Möglichkeit geben, die Temperatur zu prüfen oder selbst z. B. am Unterarm testen • Tuch faltenfrei und nicht zu eng um den Brustkorb legen • Wickeltuch sofort mit dem trockenen Außentuch umwickeln • Patienten in eine Decke hüllen • Wickel ca. 30 Min. einwirken lassen, sofern der Patient sich so lange wohl fühlt • Patienten beobachten (z. B. starkes Schwitzen, Unverträglichkeit) und ihn nach seinem Befinden fragen • Wickel abnehmen, Brustkorb abwaschen und trocknen
Nachbereitung	• Patienten ca. 30 Min. sorgfältig zugedeckt ausruhen lassen (z. B. auf einem Bett) • Patienten beim Ankleiden assistieren • Wirkung abfragen • Maßnahme und Beobachtungen dokumentieren
Bemerkung	• Vor der Anwendung eines Brustwickels ist eine Rücksprache mit dem behandelnden Arzt notwendig

3

Aspirationsprophylaxe

DEFINITION

Aspiration *(lateinisch aspirare = anhauchen, einhauchen):* Eindringen fester oder flüssiger Fremdkörper in die Atemwege.

Durch den Vorgang der **Aspiration** (auch Verschlucken genannt) können zwei grundlegende Probleme entstehen, die den Betroffenen stark gefährden:

- Verlegung der Atemwege, ggf. mit nachfolgendem Atemstillstand. Dies ist ein akut lebensbedrohlicher Notfall (➤ Kap. 6.1)
- Entwicklung einer Lungenentzündung (Pneumonie).

Aspirationsgefährdet sind vor allem Patienten, die unter Schluckstörungen (etwa nach einem Schlaganfall) oder an allgemeiner körperlicher Schwäche leiden. Für diese Patienten ist es typisch, dass sie nicht nur einmal aspirieren, sondern dass regelmäßig Teile der Nahrung, Speichel oder Erbrochenes in die Atemwege geraten (➤ Abb. 3.17).

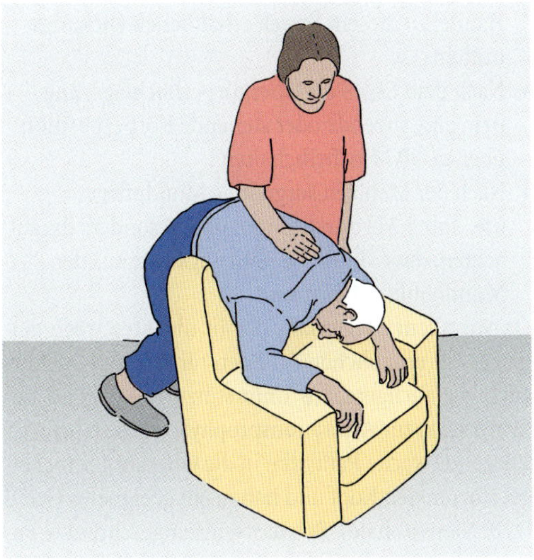

Abb. 3.17 Pflegende können einen Patienten durch Klopfen auf den Rücken beim Aushusten eines Fremdkörpers unterstützen. Dazu ist es ratsam, sich z. B. über eine Sessellehne zu beugen. [L119]

Zur Vorbeugung eignen sich logopädische Übungen zur Verbesserung der Beweglichkeit der Mundmuskulatur sowie medizinische Maßnahmen, etwa die Anlage einer Ernährungssonde. Auch Pflegenden stehen Möglichkeiten zur Verfügung, die Häufigkeit der Aspiration zu vermindern bzw. sie gänzlich zu vermeiden:

- Bei Patienten mit Schluckstörungen vor der Mahlzeit den Schluckreflex überprüfen (Patienten mit geschlossenem Mund schlucken lassen und gleichzeitig die Bewegung des Kehlkopfes von außen am Hals tasten)
- Patienten zur Nahrungsaufnahme über den Mund grundsätzlich zumindest in Oberkörperhochlage bringen. Besser ist es, ihnen zu helfen, am Tisch zu sitzen
- Bei Patienten mit Zahnersatz den korrekten und festen Sitz der Prothese vor der Mahlzeit überprüfen
- Gegebenenfalls Absauggerät einsatzbereit in Griffweite stellen, um nach einer Aspiration Nahrungsbestandteile rasch aus den Atemwegen entfernen zu können
- Ruhige Atmosphäre beim Essen schaffen; Nahrung langsam und in kleinen Portionen (z. B. mit dem Teelöffel) reichen; genug Zeit zum Schlucken lassen
- Getränke andicken, z. B. mit Speisestärke oder im Handel zu diesem Zweck erhältlichen Dickungsmitteln
- Nach dem Essen die Oberkörperhochlagerung bzw. eine sitzende oder stehende Körperposition über ca. 30 Min. beibehalten
- Nach der Mahlzeit sorgfältige Mundpflege (➤ Tab. 3.31) durchführen und besonders darauf achten, dass sämtliche Nahrungsreste aus der Mundhöhle entfernt sind.

Da vor allem Magensaft, der in die Atemwege eindringt, zu erheblichen Schäden führen kann, gehört auch die sachgerechte Unterstützung während des Erbrechens zur Aspirationsprophylaxe. Dazu bringen Pflegende wache Patienten in die Oberkörperhochlage, stützen den Kopf und halten ein geeignetes Gefäß (z. B. Nierenschale). Bewusstseinseingeschränkte Patienten sind in die stabile Seitenlage zu bringen. Sofern sie korrekt angewendet wird, fließt das Erbrochene aus Mund und Nase nach außen, ohne in die Luftröhre einzudringen.

3.3 Herzaktivität

Herz und Gefäßsystem ➤ Kap. 2.5

Die zwei wichtigsten Möglichkeiten für Pflegende, die **Herzaktivität** zu überwachen, sind die Puls- und Blutdruckmessung.

Pulskontrolle

> **DEFINITION**
>
> **Puls** *(lateinisch pulsus = Stoß, Schlag):* Druckwelle in den Arterien, die durch das Auswerfen des Blutes beim Zusammenziehen der Herzkammern hervorgerufen wird.

Beim gesunden erwachsenen Menschen zieht sich das Herz etwa 60 bis 70-mal pro Min. in regelmäßigen Abständen zusammen. Dabei drückt es jeweils etwa 70 ml Blut in die **große Brustarterie** *(Aorta).* Von dort verteilt sich das Blut bis in die kleinsten Arterien.

> **BEACHTE**
>
> Die **Pulswelle** des Herzschlags verläuft ebenfalls durch die Venen, die das Blut zum Herzen zurücktransportieren. Hier ist sie allerdings wesentlich schwächer ausgeprägt und eignet sich nicht zur Pulsmessung von Hand.

Die Arterien besitzen elastische Wände, die sich beim Anströmen jeder Blutwelle dehnen und sofort danach zusammenziehen. Jede dieser Bewegungen der Arterienwände entspricht im Normalfall also einer Herzaktion. Pflegende können den **Puls** an verschiedenen Stellen des Körpers tasten.

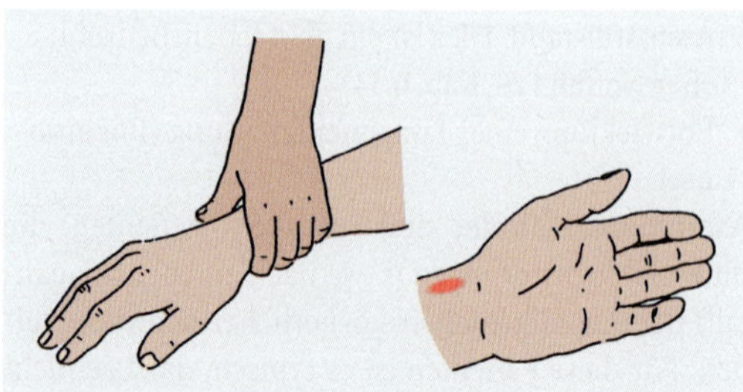

Abb. 3.18 Am häufigsten tasten Pflegende den Puls am Handgelenk. Diese Körperstelle ist leicht zugänglich und gehört nicht zu den Intimzonen des Menschen. [L190]

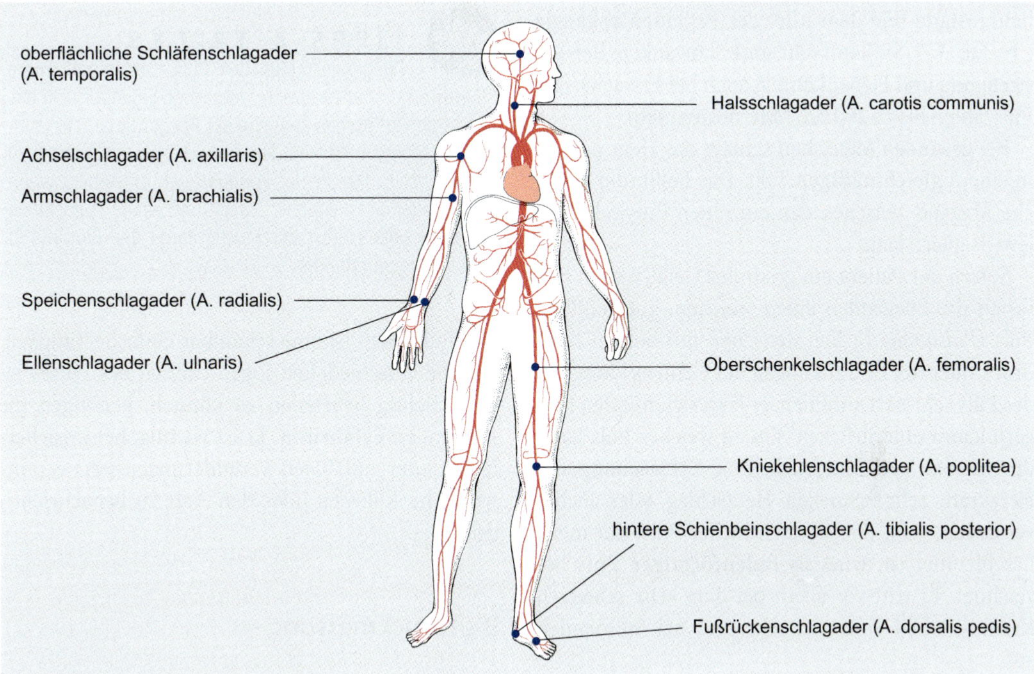

Abb. 3.19 Blutgefäße, die sich zur Pulsmessung eignen. [L190]

Die Voraussetzungen bei der Wahl einer zur Pulsmessung geeigneten Arterie:

- Die Arterie liegt möglichst dicht unter der Haut
- Die Arterie verläuft über festen Körperstrukturen (Knochen, Muskeln, Sehnen).

Nur wenn diese beiden Bedingungen zutreffen, können Pflegende eine sichere Aussage über die Zahl der Herzschläge machen.

In den meisten Fällen tasten Pflegende für die Pulsmessung die **Speichenarterie** *(Arteria radialis).* Diese Arterie ist ohne weitere Vorbereitungen zugänglich und liegt außerdem an einer Stelle, die zu den öffentlichen Bereichen des Körpers zählt. Auch Menschen mit einem ausgeprägten Gefühl für ihre Intimsphäre haben meist kein Problem damit, sich hier berühren zu lassen. Die Speichenarterie verläuft an der Innenseite des Unterarms. Der Puls ist am besten etwa zwei Fingerbreiten vom Ansatz des Handballens entfernt an der Daumenseite des Handgelenks zu tasten (➤ Abb. 3.18).

Bei einigen Krankheitsbildern ist der Puls der Speichenarterie allerdings so schwach, dass Pflegende ihn nicht sicher spüren können. Dann empfiehlt es sich, eine andere Arterie zu wählen (➤ Abb. 3.19).

TIPPS & TRICKS

Beim Tasten der **Halsarterie** *(Arteria carotis)* gehen Pflegende sehr behutsam vor. Ein zu starker Druck auf diese Arterie kann u. U. eine Ohnmacht des Patienten auslösen.

Bei der Pulskontrolle erfassen Pflegende verschiedene Eigenschaften des Pulses:

- Häufigkeit
- Gleichmäßigkeit
- Qualität.

Die **Häufigkeit** *(Frequenz)* des Pulses ist von der momentanen körperlichen Aktivität, dem Wach-

Tab. 3.7 Normalwerte für den Puls in verschiedenen Lebensaltern.

Alter	Herzschläge pro Min.
Neugeborene	100–180
< 3 Monate	100–220
< 2. Lebensjahr	80–150
< 10. Lebensjahr	70–110
Kinder > 10. Lebensjahr und Erwachsene	55–90

heitszustand und dem Alter des Patienten abhängig (➤ Tab. 3.7). Sie kann sehr stark schwanken. Bei Anstrengung und Fieber können auch bei Erwachsenen Pulszahlen bis zu 200 pro Min. normal sein.

Bei gesunden Menschen schlägt das Herz nahezu in einem **gleichmäßigen** Takt. Das heißt, der zeitliche Abstand zwischen den einzelnen Pulswellen ist jeweils gleich lang.

Sofern der Patient ein gesundes Gefäßsystem hat, tasten die Pflegenden einen weichen, gut gefüllten Puls *(Pulsqualität)*. Bei Menschen mit hohem Blutdruck oder mit Erkrankungen des Gehirns kann sich der Puls sehr hart anfühlen, er lässt sich mit den Fingern kaum unterdrücken. Ein zu weicher Puls kann durch niedrigen Blutdruck, eine Schwächung der Herzkraft, sehr schnellen Herzschlag oder Fieber verursacht sein. Ein sehr schwacher Puls, der meist beschleunigt ist, wird als **fadenförmiger Puls** bezeichnet. Er tritt vor allem bei dem sehr schweren Krankheitsbild eines Schocks und bei Sterbenden auf.

Durchführung

Pflegende achten darauf, dass der Patient sich zur Pulsmessung in einer bequemen Körperhaltung befindet. Empfehlenswert ist es, wenn er sitzt oder liegt. Außerdem sollte er ruhig sein und sich direkt vorher weder aufgeregt noch körperlich angestrengt haben. In der häuslichen Pflege kann selbst das Erscheinen der Pflegekraft eine Aufregung bedeuten. In solchen Fällen warten Pflegende zunächst einige Zeit und verrichten andere Tätigkeiten, bevor sie den Puls messen.

So bestimmen Pflegende die Zahl der Pulsschläge:

- Zeige-, Mittel- und Ringfingerkuppe mit leichtem Druck auf die entsprechende Körperstelle legen
- Pulsschläge 15 Sek. lang mitzählen, bei „0" beginnen
- Ergebnis mit vier multiplizieren, um die Pulszahl für 1 Min. zu erhalten. (Bei unbekannten Patienten und solchen, die einen sehr langsamen, schnellen oder unregelmäßigen Puls haben, zählen Pflegende eine volle Minute durch)
- Ergebnis in der Patientenakte dokumentieren
- Treten ungewöhnliche Veränderungen auf, informieren Krankenpflegehelfer eine weisungsbefugte Pflegekraft oder den Arzt.

TIPPS & TRICKS

Pflegende tasten den Puls niemals mit ihrem **Daumen.** Er hat einen sehr deutlichen Eigenpuls, der das Ergebnis verfälschen kann, da der Pflegende Gefahr läuft, seinen eigenen Puls mit dem Pulsschlag des Patienten zu verwechseln. Messfehler können auch entstehen, wenn der Pflegende zu zögerlich tastet und einige Pulsschläge verpasst oder zu fest drückt und damit den Blutfluss in der Arterie unterbindet.

Das Pulstasten ist eine scheinbar einfache Tätigkeit. Um die verschiedenen Eigenschaften des Pulses jedoch richtig beurteilen zu können, benötigen die Pflegenden **Erfahrung.** Es ist wichtig, bei Unsicherheiten oder auffälligen Veränderungen stets verantwortliche Kollegen oder den Arzt zu benachrichtigen.

Blutdruckmessung

DEFINITION

Blutdruck: Die Kraft, mit der das Blut im Rhythmus des Herzschlags auf die Gefäßwände drückt. Wirkt in den Arterien und in den Venen. Im allgemeinen Sprachgebrauch ist jedoch meist der Blutdruck in den Arterien gemeint, die das Blut vom Herzen in den Körper transportieren. Der Blutdruck wird üblicherweise in Millimeter auf der Quecksilbersäule (mmHg) angegeben. Die Angabe in Kilopascal (kPa) ist noch relativ selten (1 kPa entspricht 7,5 mmHg).

Ähnlich wie der Puls hängt auch der **Blutdruck** von verschiedenen Lebensumständen des Menschen ab.

Tab. 3.8 Normalwerte für den Blutdruck in verschiedenen Lebensaltern.

Lebensalter	Durchschnittlicher oberer und unterer Blutdruckwert (in mmHg)
Kleinkinder	95/60
Kinder zwischen dem 6.–9. Lebensjahr	100/60
Kinder zwischen dem 9.–12. Lebensjahr	110/70
Jugendliche/Erwachsene	120/80
Ältere Menschen	140/90

Vor allem die körperliche Aktivität und das Alter haben einen entscheidenden Einfluss auf die Höhe des Blutdrucks (➤ Tab. 3.8). Allerdings verändert sich bei gesunden Menschen unter Anstrengung vor allem der obere Blutdruckwert.

Außerhalb von Intensivstationen messen Pflegende meist nur den **oberen** *(systolischen)* und **unteren** *(diastolischen)* Blutdruck. Diese beiden Werte entsprechen den hauptsächlichen Aktionen des Herzens. Der obere Wert bezeichnet den Druck, mit dem das Herz das Blut auswirft. Der untere Wert entspricht dem niedrigsten Druck, der in den Gefäßen besteht, während sich das Herz erneut füllt.

TIPPS & TRICKS

Bei der Dokumentation notieren Pflegende zuerst den oberen Blutdruckwert. Sie trennen ihn vom unteren Wert durch einen Schrägstrich (z. B. 130/70).

TIPPS & TRICKS

Pflegende messen niemals den Blutdruck an einem Arm:

- Der mit einem venösen Zugang versehen ist
- An dem der Patient eine spezielle Gefäßzubereitung *(Cimino-Fistel)* für die **Blutwäsche** *(Dialyse)* trägt
- Der durch einen Schlaganfall gelähmt ist
- Der von Wassereinlagerungen *(Ödemen)* betroffen ist
- An dem der Patient Wunden oder schwer wiegende Hautveränderungen hat.

Tab. 3.9 Checkliste „Blutdruckmessung".

Benötigtes Material	• Passende Blutdruckmanschette • Stethoskop • Desinfektionsmittel, das zur Anwendung an Blutdruckgeräten zugelassen ist
Vorbereitung	• Patienten über die geplante Maßnahme informieren • Patienten bitten, die zur Blutdruckmessung gewohnte Körperposition einzunehmen (ggf. dabei assistieren)
Durchführung	• Luft vollständig aus der Blutdruckmanschette entfernen • Arm entkleiden (z. B. Hemdärmel hochschieben). Die Kleidung darf allerdings keinen Wulst bilden, der den Blutfluss abschnürt. Sofern Pflegende diese Gefahr erkennen, bitten sie den Patienten, komplett aus dem Ärmel zu schlüpfen, ggf. helfen sie ihm dabei • Arm locker auf Herzhöhe lagern (sitzende Patienten können ihn z. B. auf dem Tisch abstützen ➤ Abb. 3.20) • Blutdruckmanschette faltenfrei und straff um den Oberarm legen, sodass die untere Kante sich etwa zwei Zentimeter von der Ellenbeuge entfernt befindet. Die Schläuche der Manschette sind nicht unmittelbar an der Ellenbeuge platziert, um Irritationen durch das Geräusch der ausströmenden Luft während der Messung zu vermeiden • Klettverschluss sorgfältig schließen • Ventil des Blutdruckapparates zudrehen • Ohr-Oliven des Stethoskops locker ins Ohr stecken (nicht in den Gehörgang hineindrücken) • Membran des Stethoskops locker in die Ellenbeuge legen (Rand des Schallkopfes kann unter der Manschette zu liegen kommen) • Puls an der Speichenarterie tasten • Manschette mit dem Ballon aufpumpen, bis der Puls in der Speichenarterie versiegt (Druck in der Manschette hat den Wert des Blutdrucks erreicht) • Manschettendruck um etwa 20–30 mmHg erhöhen • Ventil sehr vorsichtig öffnen, damit die Luft aus der Manschette langsam entweicht • Manometer beobachten und auf die typischen Klopfgeräusche achten • Druckwert am Manometer ablesen, sobald der erste Klopfton zu hören ist (dies ist der obere Blutdruckwert) • Manschette vorsichtig weiter entleeren und auf den letzten Klopfton achten. Dies ist der untere Blutdruckwert. (Manchmal verstummt das Geräusch überhaupt nicht, dann nehmen Pflegende einen plötzlich leiser werdenden Ton als unteren Blutdruckwert an)
Nachbereitung	• Manschette vom Arm entfernen • Manschette und Stethoskop (sofern sie bei mehreren Patienten Verwendung finden) desinfizieren • Patienten beim Ankleiden assistieren • Gemessene Werte in der Patientenakte notieren
Bemerkung	• Treten ungewöhnliche Veränderungen auf, informieren Krankenpflegehelfer einen weisungsbefugten Pflegenden oder den Arzt

Im Krankenhausalltag bezeichnen Pflegende den Blutdruck oft mit der Abkürzung „RR". Dies geht auf den italienischen Arzt **Scipione Riva-Rocci** *(1863–1937)* zurück, der den Manschettenapparat zur Blutdruckmessung entwickelte.

Durchführung

Um die Werte verschiedener Blutdruckmessungen miteinander vergleichen zu können, achten Pflegende darauf, die Kontrollen stets unter denselben Bedingungen durchzuführen (➤ Tab. 3.9):

- Patienten haben sich direkt vorher körperlich nicht angestrengt (mindestens 15 Min. Ruhepause einhalten)
- Zur Messung nehmen die Patienten eine bequeme Körperhaltung ein. Empfehlenswert ist es, wenn sie sitzen oder liegen (immer dieselbe Position wählen)
- Pflegende messen den Blutdruck immer an demselben Arm und stets auf der Höhe des Herzens.

Da der Blutdruck in Form von Tönen gemessen wird, die sich über ein Stethoskop fortleiten, achten Pflegende darauf, vor der Messung alle störenden Geräusche (z. B. Radio, Fernsehgerät, Unterhaltung durch Besucher) so weit wie möglich zu unterbinden, um Falschmessungen zu vermeiden.

TIPPS & TRICKS

Der korrekte Messwert ist auch von der Wahl der richtigen Manschette abhängig. Die Blutdruckmanschette für normalgewichtige Erwachsene ist 18 cm breit. Für sehr magere Patienten verwenden Pflegende schmalere Kindermanschetten. Bei Patienten, deren Oberarm mehr als 33 cm Umfang hat, ist eine breitere Manschette zu benutzen.

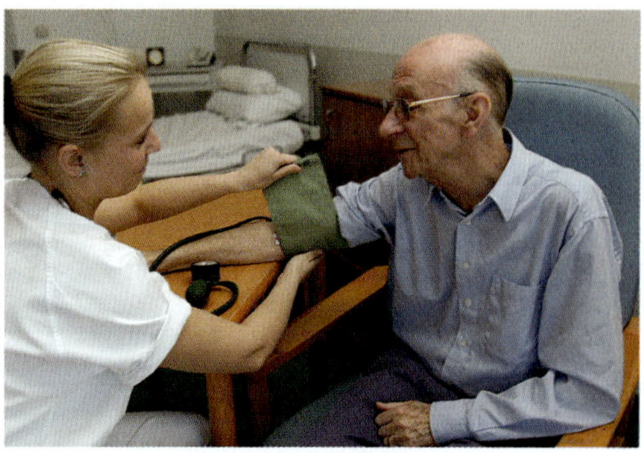

Abb. 3.20 Beim Blutdruckmessen nimmt der Patient eine entspannte Körperhaltung ein. Die Blutdruckmanschette befindet sich etwa in Höhe des Herzens. [K115]

Falls kein Stethoskop verfügbar ist, können Pflegende zumindest den oberen Blutdruckwert bestimmen, indem sie die Manschette aufpumpen, bis kein Puls an der Speichenarterie mehr tastbar ist. Dann erhöhen sie den Manschettendruck um 20–30 mmHg und lassen ihn anschließend vorsichtig ab. Der Druck, bei dem die erste Pulswelle zur Speichenarterie vordringt, entspricht dem oberen *(systolischen)* Blutdruckwert. Mit dieser Methode ist der untere Blutdruckwert nicht zu bestimmen.

Der Blutdruck kann auch am **Oberschenkel** gemessen werden. Diese Technik ist jedoch speziellen Situationen vorbehalten.

Neben den beschriebenen Blutdruckmessgeräten hat die Industrie **automatische Geräte** entwickelt. Sie arbeiten elektronisch und zeigen die Ergebnisse auf einem Display an. Diese Messgeräte eignen sich für die Selbstkontrolle des Patienten. Manche der elektronischen Geräte verfügen über eine Manschette, die um den Oberarm zu legen ist. Andere jedoch messen den Blutdruck in der Nähe des Handgelenks. Obwohl die Technik in den vergangenen Jahren deutlich verbessert worden ist, stellen sich oft große Unterschiede zwischen den Messungen durch Pflegende und den Selbstkontrollen der Patienten heraus. Pflegende denken in diesen Fällen daran, dass die unterschiedlichen Ergebnisse auf eine fehlerhafte Verwendung oder eine mangelnde Genauigkeit der automatischen Geräte zurückzuführen sein kann. Es empfiehlt sich, das **Eichdatum** (die amtliche Eichung gilt stets nur für einen bestimmten Zeitraum) zu kontrollieren und sich die Technik der Selbstmessung vorführen zu lassen.

Blutdruckkontrollen sind insbesondere in folgenden Situationen notwendig:

- Bei der Neuaufnahme von Patienten
- Nach Operationen
- Nach Untersuchungen
- Vor der Mobilisation
- Bei bekanntem Bluthochdruck oder niedrigem Blutdruck
- Wenn Patienten Medikamente erhalten, die den Blutdruck beeinflussen
- Bei starken Blutdruckschwankungen
- Bei allen unklaren Veränderungen des Befindens.

3.3.1 Einschränkungen der Herzaktivität

DEFINITION

Beschleunigter Puls *(Tachykardie):* Mehr als 100 Pulsschläge pro Min. bei Erwachsenen.
Verlangsamter Puls *(Bradykardie):* Weniger als 60 Pulsschläge pro Min. bei Erwachsenen.
Fehlender Puls *(Asystolie):* Kein Puls tastbar; dies kann auf einen Herzstillstand hindeuten und ist stets als ein Notfall zu werten. In diesem Fall wenden Pflegende zunächst die Maßnahmen der Ersten Hilfe (➤ Kap. 6.3) an.
Unregelmäßiger Puls *(Arrhythmie):* Die Zeitabstände zwischen den Pulsschlägen ist unterschiedlich lang.
Hoher Blutdruck *(Hypertonie):* Blutdruck liegt dauerhaft (über mehrere Messungen in sinnvollen Abständen hinweg) über 140/90. Hierbei kann es sein, dass der Patient keine Beschwerden empfindet.
Erniedrigter Blutdruck *(Hypotonie):* Blutdruck liegt dauerhaft (über mehrere Messungen in sinnvollen Abständen hinweg) unter 105/60 mmHg und der Patient gibt Beschwerden an.

Aus der Sicht von Pflegenden machen sich **Einschränkungen der Herzaktivität** vor allem durch Veränderungen in der Häufigkeit und Gleichmäßigkeit der Pulsschläge sowie in der Höhe des Blutdrucks bemerkbar. Diese Zeichen können beim Patienten jeweils ganz typische Störungen im Befinden auslösen.

Puls

Beschleunigter Puls

Ein Anstieg der Zahl der Herzschläge pro Min. muss nicht auf eine Krankheit hindeuten. Er kann auch auf eine Anstrengung des Körpers oder Aufregung und Stress zurückzuführen sein. Gelegentlich berichten Patienten während einer Phase mit **beschleunigtem Puls** von einem Angstgefühl. Sie spüren, dass ihr Herz „rast". In diesem Fall ist es besonders wichtig, dass Pflegende Ruhe vermitteln und dem Patienten zeigen, dass sie das Problem ernst nehmen. Tritt dieses Herzrasen ohne ersichtlichen Grund auf, benachrichtigen Krankenpflegehelfer sofort einen verantwortlichen Pflegenden oder den Arzt.

TIPPS & TRICKS

Ein Anstieg der Körpertemperatur (➤ Kap. 3.4.2) kann ebenfalls einen schnelleren Herzschlag zur Folge haben. Mit jedem Grad Temperaturanstieg steigt die Zahl der Herzschläge um 8–12 pro Min.

Verlangsamter Puls

Das Herz verringert die Zahl seiner Schläge regelmäßig auch bei gesunden Menschen. Phasen mit besonders **niedriger Pulszahl** finden sich während des Schlafs und in tiefer Entspannung (z. B. Meditation). Die Ursache dafür ist eine stark verringerte Arbeit der Körperzellen während dieser Zeit. Sie benötigen nicht so viel Sauerstoff und Nährstoffe. Deshalb kann auch das Herz seine Leistung verringern. Bei Leistungssportlern hat die verringerte Zahl der Herzschläge andere Gründe. Die regelmäßige sportliche Belastung steigert die Kraft des Herzens und führt dazu, dass das Herz eines trainierten Menschen wächst und mit einem Schlag mehr Blut in den Körperkreislauf pumpt. Zum Ausgleich verringert sich die Pulsfrequenz. Allerdings können auch einige Krankheiten und Medikamente zu dieser Reaktion führen.

Fehlender Puls

Wenn an den Körperstellen, die sich zur Kontrolle des Pulses eignen (➤ Abb. 3.19), kein Herzschlag zu tasten ist, können verschiedene Ursachen zu Grunde liegen. Bei einem völlig gesunden Menschen kommt die Situation, dass sich kein Puls tasten lässt, nicht vor. Zunächst überprüfen Pflegende den Allgemeinzustand und das Befinden des Patienten, indem sie ihn ansprechen. Scheint der Patient bewusstlos zu sein, ist rasches Handeln dringend erforderlich. Krankenpflegehelfer wenden die Maßnahmen zur Ersten Hilfe (➤ Kap. 6.3) an und setzen sofort einen Notruf ab. Die **Unterbrechung der Herzaktivität** kann innerhalb von 1–3 Min. nicht wieder gutzumachende Schäden im Gehirn des Patienten oder gar seinen Tod verursachen. Deshalb ist der fehlende Pulsschlag stets als ein Notfall anzusehen.

Auch ein sehr niedriger Blutdruck oder erhebliche Wassereinlagerungen im Gewebe rings um die Gefäße können zur Folge haben, dass sich der Puls nicht tasten lässt. Entscheidend ist hier der Vergleich zum vorhergehenden Zustand des Patienten. War der Patient bereits längere Zeit in derselben Verfassung, genügt es u. U., ihn nach seinem Befinden zu befragen. Hat sich sein Zustand verändert oder gibt der Patient bisher unbekannte Beschwerden an, benachrichtigen Pflegende umgehend einen verantwortlichen Pflegenden oder den Arzt.

Unregelmäßiger Puls

Solange die **Unregelmäßigkeiten des Pulses** nur vereinzelt auftreten, benötigen sie meist keine Behandlung. Sobald sie jedoch häufiger zu beobachten sind, klärt ein Arzt, ob sie ein Zeichen einer ernsthaften Störung der Erregungsleitung am Herzen sind. Zu diesem Zweck steht vor allem die Aufzeichnung der Herzströme *(EKG, auch Elektrokardiogramm)* zur Verfügung. Ein unregelmäßiger Puls kann ein Hinweis auf eine Herzerkrankung, ein Ungleichgewicht von Mineralstoffen im Körper oder eine Störung der körpereigenen **Botenstoffe** *(Hormone* ➤ Kap. 2.10) sein (➤ Tab. 3.10). Ein unregelmäßiger Puls ist stets als Warnzeichen zu werten. Krankenpflegehelfer informieren einen verantwortlichen Pflegenden oder den Arzt über ihre Beobachtung und beschreiben möglichst genau, in welcher Weise der getastete Pulsrhythmus gestört war.

TIPPS & TRICKS

Bei Abweichungen von den normalen Pulswerten oder dem gewohnten Pulsrhythmus messen Pflegende stets auch den Blutdruck, um einen zusätzlichen Wert zur Beurteilung der Herzaktivität zu gewinnen.

Blutdruck

Hoher Blutdruck

Der **hohe Blutdruck** *(Hypertonus)* ist in den Industrieländern eine der häufigsten Krankheitserscheinungen. Fast ein Viertel aller Todesfälle ist auf seine Folgen zurückzuführen. Man unterscheidet zwei Formen. Die Ursachen des primären Bluthochdrucks sind unbekannt. Vermutlich spielen Übergewicht und ständige Stressbelastung eine Rolle bei seiner Entstehung. Diese Form macht etwa 90 % aller Fälle des Bluthochdrucks aus.

Der sekundäre Bluthochdruck ist die Folge einer anderen Erkrankung oder einer speziellen Belastung des Körpers. Dazu zählen:

- Nierenerkrankungen
- Unerwünschte Wirkungen von Arzneimitteln
- Störungen der Schilddrüsenfunktion

Tab. 3.10 Pulsveränderungen und ihre Ursachen.

Pulsveränderungen	Ursachen beim gesunden Menschen	Ursachen beim kranken Menschen
Erhöhter Puls *(Tachykardie)*	• Erhöhter Sauerstoffbedarf durch körperliche Anstrengung • Reaktion des Körpers auf Aufregung, Freude, Trauer, sexuelle Erregung • Reaktion des Körpers beim Aufenthalt in sauerstoffarmer Luft (z. B. im Hochgebirge)	• Erhöhter Sauerstoffbedarf bei Fieber oder Krankheiten der Schilddrüse • Ausgleich eines verminderten Sauerstofftransports durch das Blut nach erheblichen Blutungen oder bei einer Schwächung der Herzkraft (Insuffizienz) • Störungen der Erregungsleitung am Herzen
Verlangsamter Puls *(Bradykardie)*	• Entspannung (Meditation) • Schlaf • Ruhepuls bei Sportlern	• Bewusstlosigkeit, Koma • Schädigung des zentralen Nervensystems (z. B. bei Verletzungen des Gehirns) • Störungen der Erregungsleitung am Herzen
Fehlender Puls *(Asystolie)*	• Kommt beim gesunden Menschen nicht vor	• Herz-Kreislaufstillstand • Sehr niedriger Blutdruck und Wassereinlagerungen können den Eindruck eines fehlenden Pulsschlags vermitteln
Unregelmäßiger Puls *(Arrhythmie)*	• Kaum bemerkbare Verkürzung der Abstände zwischen den Pulsschlägen während der Einatmung	• Störungen der Erregungsleitung am Herzen • Störungen des Mineralstoffhaushalts im Blut • Störungen der körpereigenen Botenstoffe (Hormone)

- Schwangerschaft
- Störungen des zentralen Nervensystems
- Veränderungen des Gefäßsystems (z. B. Einengungen des Gefäßdurchmessers).

Gewöhnlicherweise bemerken die Patienten den Bluthochdruck nicht. Manche klagen jedoch über einen Druck im Kopf, Ohrensausen, Herzklopfen, Schwindel oder übermäßiges Schwitzen. Meist sind diese Zeichen bei Belastung verstärkt. Bleibt der Bluthochdruck über lange Zeit unbehandelt, kann er Krankheiten an den Blutgefäßen, dem Auge, dem Herzen, der Niere und dem Gehirn verursachen.

Die pflegerische Aufgabe bei Patienten mit Bluthochdruck besteht in der engmaschigen **Kontrolle der Werte** und darin, regelmäßig nach dem allgemeinen Befinden zu fragen und Veränderungen sofort dem behandelnden Arzt zu melden.

Im Alter ist das Gefäßsystem oft mit einer Kalkschicht ausgekleidet, die den Blutgefäßen die Nachgiebigkeit nimmt. Daraus kann (als Begleiterscheinung der Alterungsprozesse des Körpers) ebenfalls ein Bluthochdruck entstehen.

TIPPS & TRICKS

Messen Krankenpflegehelfer einen Blutdruck, der weit **über den normalen Werten** des jeweiligen Patienten liegt, empfiehlt es sich, das Ergebnis sofort am anderen Arm (sofern keine Gründe vorliegen, die gegen eine solche Messung sprechen) zu überprüfen. Dann informieren sie einen verantwortlichen Pflegenden oder den Arzt über ihre Beobachtung (➤ Tab. 3.11).

Niedriger Blutdruck

Auch beim **niedrigen Blutdruck** *(Hypotonus)* sind zwei Formen zu unterscheiden.

Es ist typisch, dass vor allem Jugendliche und junge Frauen einen niedrigen Blutdruck aufweisen. Das kann in einer ausgeprägten Form auch zu kurzzeitigen Bewusstseinsverlusten führen, wenn sich die Betroffenen rasch vom Liegen in eine aufrechte Körperhaltung bewegen.

Treffen Pflegende einen Patienten an, der aufgrund eines momentanen erheblich erniedrigten Blutdrucks ohne Bewusstsein ist, wenden sie die Maßnahmen der Ersten Hilfe (➤ Kap. 6.3) an und informieren sofort eine Pflegefachkraft oder den Arzt.

Tab. 3.11 Häufige Fehler bei der Blutdruckmessung.

Messfehler	Folge
Luft zu rasch abgelassen	• Falsch niedriger oberer und falsch hoher unterer Blutdruckwert
Manschette nicht genug aufgepumpt	• Falsch niedriger oberer Wert
Beengende Kleidung am Oberarm nicht entfernt	• Falsch niedrige Werte
Manschettenbreite passt nicht zum Armdurchmesser	• Bei zu dicken Oberarmen falsch hohe, bei zu dünnen falsch niedrige Werte
Manschette zu locker angelegt	• Falsch hohe Werte
Arm über Herzhöhe gelagert	• Falsch niedrige Werte
Zu lange gestaut oder Druck zu langsam abgelassen	• Falsch hohe Werte
Strömungstöne sind nicht genau zu hören wegen störender Geräusche (z. B. Gespräche, Fernseher)	• Falsch niedrige oder hohe Werte

TIPPS & TRICKS

Krankenpflegehelfer denken daran, dass vor allem **zuckerkranke Patienten** alle Zeichen eines plötzlichen Blutdruckabfalls zeigen können. Die Ursache kann dann in einem zu niedrigen Blutzuckerspiegel liegen. Es empfiehlt sich daher bei Diabetikern mit einem plötzlich sehr niedrigen Blutdruck stets, auch eine **Blutzucker-Kontrolle** *(Stix)* durchzuführen, um diese Ursache auszuschließen.

3.3.2 Unterstützung der Herzaktivität

Der überwiegende Teil der Behandlung von Störungen der Herzaktivität liegt in den Händen des Arztes. Er hat eine Vielzahl von Medikamenten zur Auswahl, mit denen sich sowohl die Störungen des Herzrhythmus als auch krankhafte Abweichungen von den Normalwerten des Blutdrucks behandeln lassen (➤ Kap. 5.4.1). Pflegende übernehmen hauptsächlich die Aufgabe, den Patienten zu beobachten, seine Blutdruck- und Pulswerte zu kontrollieren und ihm Ratschläge zur Lebensführung zu geben, mit denen er die Herzerkrankung günstig beeinflussen kann.

3

Beim **Bluthochdruck** empfehlen Pflegende vor allem:

- Maßnahmen zur Senkung des Körpergewichts. Viele Patienten mit Herzerkrankungen sind fettleibig. Hier eignet sich vor allem maßvolle Bewegung, z. B. in speziellen Gruppen, die Herzgymnastik anbieten. Auch die Umstellung der Ernährung weg von tierischen Fetten und hin zu vitaminreichem Gemüse und Obst kann helfen, das Körpergewicht dauerhaft zu senken. Eine Verminderung der Salzzufuhr wirkt sich ebenfalls günstig auf einige Herzerkrankungen aus
- Den Versuch, das Rauchen aufzugeben. Nikotin wirkt zwar nicht unmittelbar auf den Blutdruck, aber die Schadstoffe im Tabakrauch stellen einen erheblichen Risikofaktor für viele Herz- und Kreislauferkrankungen dar
- Regelmäßige Selbstkontrollen mit einem Gerät, dessen Kosten unter Umständen die Krankenkasse übernimmt. Führt der Patient regelmäßige Aufzeichnungen über seinen Blutdruck, wird er eine größere Sensibilität für das Wohl seines Körpers entwickeln
- Regelmäßige Kontrollen durch den Hausarzt
- Zuverlässige Einnahme der verordneten Arzneimittel. Viele ältere Patienten sehen den Sinn der Tabletten nicht leicht ein. Hier kann ein einfühlsames Gespräch unterstützend wirken
- Den Besuch von Selbsthilfegruppen, sofern der Patient interessiert ist, Näheres über die Erkrankung zu erfahren und sich darüber gern mit anderen Betroffenen austauschen möchte.

Pflegende können helfen, den **niedrigen Blutdruck** zu lindern, indem sie den Patienten Verhaltensregeln empfehlen:

- Regelmäßige und angemessene Bewegung (am besten an der frischen Luft)
- Auf eine ausreichende Trinkmenge achten
- Bei längerem Stehen kleine gymnastische Übungen zur Muskelbetätigung ausführen (z. B. Wippen auf den Fußballen, Bauchpresse einsetzen, Schultermuskulatur kreisen lassen)
- Bürstenmassage während des Duschens
- Wasserstrahl beim Duschen abwechselnd warm und kalt stellen.

Herzbettlage

Bei Patienten, die unter erheblicher Herzschwäche und dadurch verursachten Atembeschwerden leiden, kann die **Herzbettlage** lindernd wirken. Diese Position ist in vielen der gängigen Krankenhausbetten durch Verstellen der Ebenen des meist dreigeteilten Lattenrosts problemlos möglich (➤ Abb. 3.21). In der häuslichen Krankenpflege behelfen sich die Pflegenden mit einem bequemen, breiten Sessel oder Kissen, die sie den Patienten unterlegen.

Durchführung

Ziel der Herzbettlage ist eine Erhöhung des Oberkörpers bei gleichzeitiger Tieflage der Beine. Die Unterpolsterung der Unterarme entlastet Herz und Atmung zusätzlich.

Sofern ein Bett mit dreiteiliger, verstellbarer Bettfläche vorhanden ist:

- Entsprechend dickes Kissen zwischen Fußsohlen und unterer Bettbegrenzung einlegen
- Oberkörper so weit erhöhen, dass der Patient ebenso weit aufgerichtet ist wie zum Essen
- Kopfkissen möglichst faltenfrei unter den Hinterkopf und die Schultern einlegen
- Beide Unterarme mit Kissen unterpolstern, damit der Schultergürtel des Patienten maximal entspannt ist
- Fußende des Bettes senken
- Patienten fragen, ob er sich bequem positioniert fühlt
- Sofern der Patient nichts dagegen hat, Fenster öffnen

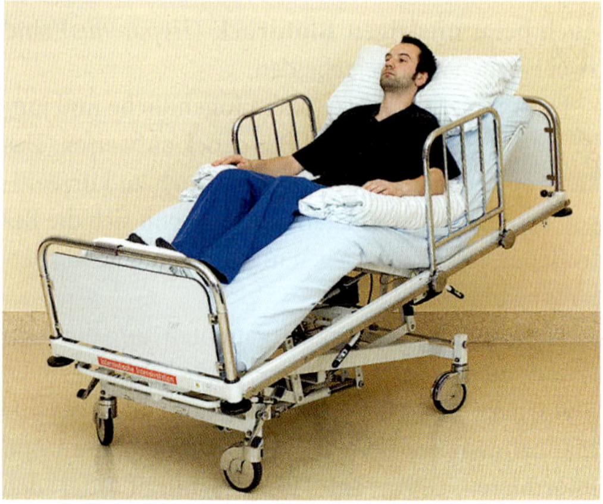

Abb. 3.21 Patient in der Herzbettlage. [K115]

- Patienten eventuell mit einer dünnen Decke zudecken. Manche Patienten fühlen sich durch die Decke eingeengt und bei der Atmung behindert. In diesem Fall achten Pflegende darauf, dass die Zimmertemperatur hoch genug ist, damit der Patient nicht auskühlt.

Steht ein bequemer Sessel zur Verfügung, helfen Pflegende dem Patienten, sich dort hineinzusetzen. Sie achten darauf, dass der Patient sich nicht zu stark anstrengt. Der Sessel unterstützt durch seine Form die Haltung, die für die Herzbettlage nötig ist. Zusätzlich können Pflegende die Unterarme des Patienten mit Kissen oder gefalteten Decken polstern.

In einem Bett, dessen Auflagefläche sich nicht entsprechend verstellen lässt, unterstützen Pflegende den Oberkörper des Patienten mit Kissen, sodass er sich in einer annähernd sitzenden Position befindet. Auch in diesem Fall empfiehlt es sich, die Arme zu unterpolstern.

Weitere Haltungen

Chronisch herzkranke Patienten haben häufig allein Formen der Körperhaltung entwickelt, die ihnen Erleichterung verschaffen. Pflegende unterstützen sie dabei, diese Positionen einzunehmen.

Bei niedrigem Blutdruck ist die **Schocklage** (➤ Kap. 6.2) sinnvoll. Sie führt das Blut aus den erhöht positionierten Beinen dem Herzen zu und erleichtert so die Durchblutung der in der Körpermitte gelegenen Organe und des Kopfes.

3.4 Körpertemperatur

DEFINITION

Körpertemperatur: Fein abgestimmter Temperaturbereich, der für die Körperfunktionen ideale Bedingungen schafft. Wird vom Stoffwechsel und der Muskelarbeit beeinflusst und liegt in verschiedenen Körperregionen unterschiedlich hoch.

Wenn in der Krankenpflege von **Körpertemperatur** gesprochen wird, ist fast immer die **Körperkerntemperatur** gemeint. Bei einem gesunden Menschen liegt sie sehr stabil zwischen 36,5 und 37,4 °C und findet sich im Inneren des Körperstammes. Von diesen Werten weicht die **Körperschalentemperatur** stark ab. Sie bezieht sich auf die Arme, Beine sowie die Haut. Normalerweise liegt sie deutlich unterhalb der Kerntemperatur bei etwa 28–33 °C. Da diese Körperzonen erheblichen Temperaturschwankungen ausgesetzt sind, die stark von den Bedingungen der Umgebung (z. B. Wetter, Sonneneinstrahlung) abhängen, können Pflegende von diesem Wert keine sichere Aussage über das Befinden eines Patienten ableiten.

NOTFALL

Sinkt die **Körperkerntemperatur** unter 30 °C, spricht man von einer Unterkühlung (➤ Kap. 6.4.4). Unterhalb von 25 °C besteht Lebensgefahr. Auch eine zu starke Erhöhung der Temperatur kann ernste Folgen haben. Ab etwa 42,6 °C beginnt das Eiweiß in den Körpergeweben zu gerinnen. Dieser Prozess endet unbehandelt mit dem Tod.

Temperaturregelung

Der Körper verliert ständig Wärme über die Haut. Der **Hypothalamus** (➤ Kap. 2.4.1), ein Teil des Gehirns, steuert die Körpertemperatur zentral. Er vergleicht den von den Wärmerezeptoren im Körper gemessenen Wert mit der angestrebten Temperatur und schafft einen Ausgleich durch eine erhöhte Produktion oder eine vermehrte Abgabe der Wärme nach außen.

Befindet sich der Körper in Ruhe, stammt der überwiegende Teil der Wärmeenergie aus dem Stoffwechsel der Leber (➤ Kap. 2.7.5). Besteht höherer Bedarf, z. B. in kalter Umgebung, liefern auch die Muskeln Wärme, indem sie ihre Spannung erhöhen. Im Extremfall kommt es zum **Kältezittern.**

Die Abgabe der Wärme steuert das Gehirn über die Weit- und Engstellung der kleinen Blutgefäße in der Haut. Weite Hautgefäße haben einen vermehrten Blutfluss an der Hautoberfläche zur Folge und damit erhöht sich die Abstrahlung der Wärme. Schweiß unterstützt diesen Vorgang, denn bei seiner Verdunstung entsteht Kälte.

Mit der Wahl einer angemessenen Bekleidung unterstützen Menschen die Stabilität der Körpertemperatur.

3.4.1 Beobachtung der Körpertemperatur

Obwohl Abweichungen von der normalen Körpertemperatur auch an der äußeren Erscheinung des Menschen (z. B. Schwitzen, Hautrötung) sichtbar werden, können Pflegende eine exakte Aussage über die Körpertemperatur nur mithilfe einer Messung treffen.

Thermometer

Zur Feststellung der Körpertemperatur sind verschiedene **Thermometer** im Handel. Ihre Genauigkeit erstreckt sich auf Zehntelgrade, elektronisch betriebene Modelle zeigen oft auch Hundertstel an.

Um den hygienischen Anforderungen zu genügen, müssen sie eine glatte, feuchtigkeits- und desinfektionsmittelbeständige Oberfläche haben. Solange ein Thermometer bei einem Patienten verbleibt und stets mit Schutzhülle benutzt wird, bedarf es keiner gesonderten Aufbereitung zwischen den einzelnen Verwendungen. Nach der Entlassung ist das Thermometer entsprechend den hausinternen Standards zu desinfizieren (➤ Kap. 4.1.3).

Folgende Thermometer sind in der Krankenpflege hauptsächlich gebräuchlich:

- **Maximalthermometer.** Besteht aus einem zweiteiligen, abgerundeten Glaskörper. Der größere Teil enthält die Skala (meist von 34–42 °C) und eine kantige gläserne Röhre, in der die Flüssigkeitssäule bis zum gemessenen Temperaturwert steigt. Der schmalere Teil enthält das Depot und wird in die jeweilige Körperöffnung oder die zur Messung bestimmte Hautfalte eingebracht. Die Flüssigkeit dehnt sich unter dem Einfluss der Temperatur aus. Sobald sie den höchsten zu messenden Temperaturwert erreicht hat, reißt die Säule an der Enge des Glasröhrchens oberhalb vom Depot ab und das obere Ende der Säule bleibt auf dem gemessenen Wert stehen. Vor dem nächsten Gebrauch schütteln Pflegende das Thermometer, indem sie das Skalenende in die Hand nehmen. Die heftigen Bewegungen treiben die Flüssigkeit ins Depot zurück. In stationären Einrichtungen sind solche Thermometer nicht mehr anzutreffen, in der häuslichen Krankenpflege finden sich sogar noch Quecksilberthermometer, die wegen des Vergiftungs-Risikos durch das Quecksilber, das aus zerbrochenen Thermometern austritt, jedoch nicht verwendet werden sollten. **Nachteile:** Langsame Reaktion (➤ Tab. 3.12), Gefahr der Verletzung beim Zerbrechen der Glashülle (➤ Abb. 3.22); **Vorteile:** Unabhängigkeit von Batterien, kostengünstig in der Anschaffung

BEACHTE

Pflegende setzen gläserne **Fieberthermometer** unter keinen Umständen zur Messung unter der Zunge *(sublingual)* ein. Es besteht dabei immer die Gefahr, dass der Patient das Thermometer zerbeißt und sich an den Splittern verletzt.

- **Digitale Thermometer.** Bestehen aus einem Kunststoffkörper in dessen breiteres Ende das Display zur Temperaturanzeige eingearbeitet ist. Der Messfühler befindet sich am schmaleren Ende und ist wegen der besseren Leitfähigkeit von einer Metallkappe umschlossen. Die Thermometer führen nach dem Einschalten einen Selbstcheck durch und zeigen meist durch eine blinkende Anzeige die Bereitschaft zum Messen. Sobald die Messung beendet ist, ertönt ein Signalton. Anschließend ist das Gerät abzuschalten. Die hier verwendeten Knopfbatterien halten meist einem jahrelangen Betrieb stand. **Nachteil:** Abhängigkeit von Batterien; **Vorteile:** kurze Messdauer, auch für Messungen unter der Zunge verwendbar (➤ Abb. 3.22), kostengünstig in der Anschaffung
- **Elektronische Thermometer.** Bestehen aus einem etwa handtellergroßen Messgerät und einer Temperatursonde, die durch ein Kabel verbunden sind. Die Bedienung ist je nach Fabrikat verschieden, meist leiten optische und akustische Signale durch den Messvorgang. **Nachteile:** Teuer in Anschaffung und Betrieb, weil für die Messung Einmalhülsen aus Kunststoff zu verwenden sind (die Hülsen können beim Patienten verbleiben und

Tab. 3.12 Messdauer bei der Verwendung von Maximalthermometern.

Messort	Messdauer
Achsel *(axillar)* **und Leiste** *(inguinal)*	8–10 Min.
Enddarm *(rektal)* **und Scheide** *(vaginal)*	2–3 Min.

von ihm mehrmals verwendet werden), Abhängigkeit von Batterien; **Vorteile:** Anzeige des Wertes innerhalb weniger Sek., verwendbar für alle Messorte am Körper

- **Infrarotthermometer.** Für die Messung im Ohr. Ermittelt die **Körperkerntemperatur** am Trommelfell. Die Bedienung ist je nach Fabrikat verschieden, meist leiten optische und akustische Signale durch den Messvorgang. **Nachteile:** Teuer in Anschaffung und Betrieb, weil für die Messung Einmalhülsen aus Kunststoff zu verwenden sind (die Hülsen können beim Patienten verbleiben und von ihm mehrmals verwendet werden), Abhängigkeit von Batterien oder Stromnetz; **Vorteile:** Anzeige des Wertes innerhalb von 1–3 Sek., Messung an intimen Körperstellen ist nicht notwendig.

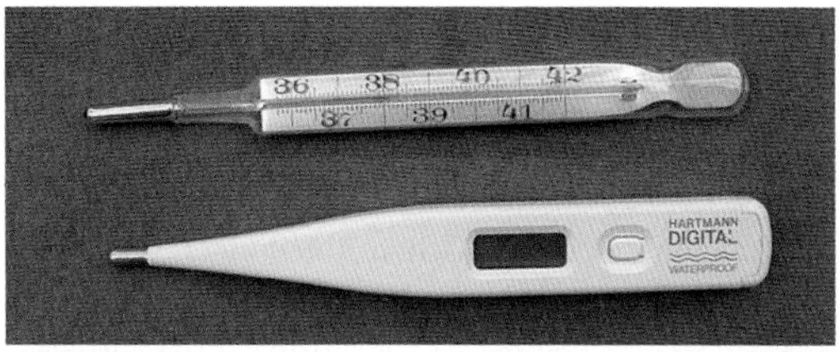

Abb. 3.22 Zur Bestimmung der Körpertemperatur verwenden Pflegende am häufigsten digitale Thermometer und Glasthermometer. Weil die Gefahr besteht, dass Patienten während der Messung zubeißen, eignen sich Glasthermometer nicht für die Messung im Mund. [M294]

Außer den genannten Modellen gibt es weitere Thermometer. In der Intensivpflege ist es gelegentlich notwendig, die Temperatur kontinuierlich zu kontrollieren. Dazu finden Temperatursonden Verwendung. Die Anzeige erscheint am Patientenmonitor.

Tab. 3.13 Checkliste „Körpertemperatur messen".

Benötigtes Material	• Thermometer • Schutzhüllen (bei digitalen und Maximalthermometern aus Kunststofffolie) sonst aus festem Kunststoff • Bei Messung im Enddarm: Einmalhandschuhe, Gleitmittel, Händedesinfektionsmittel
Vorbereitung	• Sicherstellen, dass der Patient direkt vor der Messung weder eine Wärme- noch eine Kälteanwendung erhalten hat und keine besondere körperliche Anstrengung leistete • Funktionsfähigkeit des Thermometers überprüfen
Durchführung	• Patienten über die geplante Maßnahme informieren • **Bei Messung im Enddarm** – Patienten beim Entkleiden und Seitenlagerung unterstützen – Handschuhe anziehen – Thermometer in Schutzhülle stecken – Gegebenenfalls Schutzhülle mit ein wenig (fettfreiem) Gleitmittel befeuchten – Thermometer einführen – Nach Abschluss der Messung Thermometer entfernen – Schutzhülle verwerfen – Hände desinfizieren – Patienten beim Ankleiden unterstützen • **Bei Messung in Leiste und Achsel** – Haut im Messbereich auf Trockenheit überprüfen – Gegebenenfalls Thermometer oder Sensor in Schutzhülle stecken – Thermometer sorgfältig in der Hautfalte platzieren, darauf achten, dass der Sensor bzw. das Flüssigkeitsdepot in Maximalthermometern ganz von Haut umschlossen ist – Nach Abschluss der Messung Thermometer entfernen – Schutzhülle aus Folie verwerfen, Kunststoffhülle zur weiteren Verwendung beim Patienten deponieren • **Bei Messung unter der Zunge und am Trommelfell** – Thermometer oder Sensor in Schutzhülle stecken – Thermometer sorgfältig platzieren, bei Messung unter der Zunge Sensor seitlich neben dem Zungenbändchen einlegen und Patienten bitten, den Mund zu schließen – Nach Abschluss der Messung Thermometer entfernen – Schutzhülle aus Folie verwerfen, Kunststoffhülle zur weiteren Verwendung beim Patienten deponieren
Nachbereitung	• Messwert umgehend dokumentieren • Bei deutlich vom Normalbereich oder der gewohnten Temperatur des Patienten abweichenden Werten sofort eine weisungsbefugte Pflegekraft oder einen Arzt informieren

Temperaturmessung

Die Häufigkeit der **Temperaturmessung** richtet sich nach dem körperlichen Zustand und der Erkrankung des Patienten. In chirurgischen Abteilungen von Krankenhäusern ist es üblich, bei allen Patienten mindestens einmal täglich eine Kontrolle durchzuführen (➤ Tab. 3.13). Besonders nach einer Operation reagiert der Körper häufig mit einem Temperaturanstieg.

Patienten, die an einer Infektion leiden, bedürfen einer engmaschigen Überwachung, bei ihnen ist die Messung dreimal täglich und bei Bedarf häufiger angezeigt.

Pflegende messen darüber hinaus die Temperatur, sobald ein Patient Zeichen eines Anstiegs zeigt:

- Mattigkeit
- Kopf- und Gliederschmerzen
- Licht- und Geräuschempfindlichkeit
- Heftiges Schwitzen
- Gerötete und sehr warme Haut
- Fieberträume.

Messorte

Die Körpertemperatur lässt sich an verschiedenen Körperstellen bestimmen. Zur Ermittlung der Körperkerntemperatur, also dem Wert, der tatsächlich im Körperinneren herrscht, eigenen sich folgende Regionen:

- **Enddarm** *(rektal)*. Dazu wird der Sensor bzw. das Flüssigkeitsdepot des Thermometers etwa 3–5 Zentimeter tief in den Anus eingeführt. Diese Methode ist relativ aufwändig, da die Patienten sich entkleiden und auf die Seite drehen müssen. Außerdem stellt sie einen bedeutenden Eingriff in die Intimsphäre dar. Sofern die Patienten dazu in der Lage sind, führen sie die Messung im Enddarm selbstständig durch
- **Scheide** *(vaginal)*. Ist ausschließlich bei Frauen angebracht, bei denen krankheitsbedingt eine Messung im Enddarm nicht möglich ist (z. B. stark ausgeprägte Hämorrhoiden, Operationen im Analbereich). Sofern irgend möglich, sollten Pflegende darauf verzichten. Auch hier ist der Sensor bzw. das Flüssigkeitsdepot etwa 3–5 Zentimeter tief einzuführen
- **Trommelfell im Ohr.** Nur mit einem Infrarotthermometer möglich. Ist eine sehr unaufwendig und schnell durchzuführende Messmethode.

Messungen in der Achsel, Leiste oder unter der Zunge ergeben lediglich Näherungswerte, die selbst bei sorgfältiger Durchführung etwa ½ Grad unter der Körperkerntemperatur liegen. Wichtig ist: Sofern auf einer Station z. B. stets in der Achsel gemessen wird, sollten Pflegende bei diesem Verfahren bleiben. Eine rektale Messung, die nicht als solche dokumentiert ist, kann den falschen Anschein einer Temperatursteigerung erwecken.

Unter der Zunge messen Pflegende bei verwirrten, unruhigen oder bewusstseinseingeschränkten Patienten nicht, da bei ihnen die Gefahr besteht, dass sie das Thermometer zerbeißen. Bei Patienten mit Atemnot, die nicht in der Lage sind, den Mund für die Zeit der Messung zu schließen, weichen sie ebenfalls auf andere Methoden aus.

Beobachtung der Schweißbildung

Pflegemaßnahmen bei starkem Schwitzen ➤ Kap. 3.4.3

Zusammensetzung des Schweißes ➤ Kap. 3.6

Schwitzen ist eine natürliche Reaktion des Körpers. Damit gleicht er z. B. eine zu hohe Temperatur aus, die durch Muskelarbeit, aber auch durch Krankheitsprozesse entstehen kann. Krankheiten, die mit Fieber einhergehen, verstärken in bestimmten Phasen die Schweißbildung.

Pflegende beobachten Patienten sorgfältig auf Art und Umfang des Schwitzens. Sie dokumentieren ihre Befunde und geben sie sowohl an das Team als auch an den behandelnden Arzt weiter. Anhand dieses Zeichens kann man Aussagen über die vorliegenden Erkrankungen bzw. deren Stadium machen.

Folgende Beobachtungen sind möglich:

- Beschaffenheit des Schweißes, z. B. warm, kalt, großperlig, kleinperlig
- Menge (hier ist meist nur eine grobe Schätzung möglich)
- Geruch, z. B. säuerlich, stechend, fade
- Körperregion, an der der Patient schwitzt, z. B. Stirn, Brust, Handflächen
- Zeitraum, in dem der Patient schwitzt, z. B. abends, nachts
- Begleitende Krankheitszeichen und Veränderungen von Kreislaufaktivität, Atmung oder Bewusstseinszustand.

3.4.2 Veränderungen der Körpertemperatur

Das **Sinken** der Körpertemperatur auf einen Wert unter 30 °C stellt stets einen Notfall (➤ Kap. 6.4.4) dar und verlangt eine sofortige schonende Behandlung, die unter der Aufsicht eines Arztes stattfindet.

Bei einem **Anstieg** der Körpertemperatur hängt das Vorgehen stark von Art, Ausmaß und Ursache ab.

Fieber

DEFINITION

Fieber: Erhöhung der Körpertemperatur auf mehr als 38 °C, ausgelöst von einer Anhebung des Sollwerts durch das zentrale Temperaturzentrum *(Hypothalamus).*

Fieber entsteht überwiegend durch eine Abwehrreaktion des Körpers gegen Krankheitserreger und deren giftige Stoffwechselprodukte. Die fiebererzeugenden Stoffe können auch aus dem Körper selbst stammen, z. B. Bruchstücke von abgestorbenem Gewebe bei Krebserkrankungen oder nach großen Operationen. Eine direkte Schädigung des Gehirns (zentrales Fieber, z. B. bei Anstieg des Hirndrucks) kann ebenfalls Fieber verursachen. Fieber wirkt z. T. auch als Schutzmechanismus, denn unter erhöhter Temperatur verbessert sich die Abwehrleistung des Körpers.

Wie stark der Körper mit Fieber reagiert, hängt auch vom Alter ab. Säuglinge und alte Menschen zeigen auch bei schweren Infektionen gelegentlich nur mäßiges Fieber oder bleiben gar mit der Körpertemperatur im Normalbereich.

Fieber betrifft alle Organsysteme des Körpers und ruft deshalb zahlreiche Begleiterscheinungen hervor, auf die Pflegende in geeigneter Weise eingehen:

- Erhöhung der Puls- und Atemfrequenz
- Starkes Schwitzen
- Müdigkeit, körperliche Erschöpfung
- Lichtscheu (Patienten möchten sich am liebsten in einem abgedunkelten Zimmer aufhalten)
- Kopf- und Gliederschmerzen
- Starkes Krankheitsempfinden
- Hautrötung, ggf. am gesamten Körper
- Mangelnder Appetit
- Starker Durst.

BEACHTE

Bei sehr hohem Fieber (z. B. > 40 °C) können die Betroffenen psychische Störungen entwickeln, z. B. Alpträume *(Fieberträume)* oder Verwirrtheit *(Delir).* Dann sind sie möglicherweise nicht mehr in der Lage, adäquat an den Pflegemaßnahmen oder der Behandlung mitzuwirken.

3.4.3 Unterstützung bezüglich der Körpertemperatur

Pflegemaßnahmen beim Fieberanstieg

In dieser ersten Phase einer nahenden Fieberspitze bemüht sich der Körper, den vom Temperaturzentrum Hypothalamus angepeilten Sollwert zu erreichen. Dazu stehen ihm zwei Mechanismen zur Verfügung. Die Muskeln beginnen, sich in rascher Folge zusammenzuziehen und zu erschlaffen *(Zittern, Schüttelfrost).* Daraus entstehen unwillkürliche Bewegungen, die vor allem die Beine; den Rücken und die Kiefermuskulatur („Zähneklappern") betreffen.

Bei kleineren Kindern kann diese Phase auch in einen **Fieberkrampf** münden. Außerdem sind die kleinen Gefäße in der Körperhülle sowie an Armen und Beinen eng gestellt. Dadurch verringert sich die Abstrahlung von Wärme nach außen. Gelegentlich ist das sehr deutlich daran zu erkennen, dass die Patienten trotz einer erhöhten Körpertemperatur kalte und blasse Gliedmaßen haben.

Die erhöhte Muskelarbeit ist besonders für bereits geschwächte Patienten außerordentlich anstrengend. Pflegende leisten in dieser Phase vor allem Hilfestellung, damit der Körper die Fieberhöhe möglichst leicht erreicht. Folgende Maßnahmen stehen zur Verfügung:

- Sofern nötig: Patienten beim Zubettgehen unterstützen
- Warm zudecken
- Für eine ruhige Umgebung sorgen
- Eine oder mehrere Wärmflaschen herrichten und an die gewünschten Körperstellen legen (in manchen Häusern sind Wärmflaschen wegen des Risikos von Verbrennungen nicht mehr im Einsatz)
- Heiße Getränke (keinen Kaffee) zubereiten und beim Trinken unterstützen

- Bei Schüttelfrost: Gegenstände, von denen eine Verletzungsgefahr ausgehen könnte, aus dem Weg räumen
- Beim Patienten bleiben oder dafür sorgen, dass er unter ständiger Beobachtung ist
- Bei massivem Temperaturanstieg weisungsbefugte Pflegende oder Arzt benachrichtigen.

TIPPS & TRICKS

Eine **Wärmflasche** bleibt länger warm, wenn sie keine Luft, sondern ausschließlich Wasser enthält. Aus hygienischen Gründen drücken Pflegende zum Entlüften die Flasche nicht an ihre Kleidung, sondern legen sie mit abgeknicktem Einfüllstutzen auf einen Tisch und drehen den Stöpsel hinein, sobald an der Öffnung der Wasserspiegel erscheint.

Die Flasche sollte nicht prall gefüllt sein, damit sie sich gut um die Körperformen schmiegt. Pflegende wickeln Kunststoffflaschen in einen Kopfkissenbezug oder ein Geschirrhandtuch, um Verbrennungen zu vermeiden. Zum Füllen verwenden sie ca. 50 °C warmes Wasser, so wie es auf der heißesten Stufe aus den meisten Wasserleitungen kommt.

Pflegemaßnahmen bei der Fieberhöhe

Sobald der vom Temperaturzentrum angestrebte Wert erreicht ist, ändert sich in der Regel das äußere Bild des Patienten erheblich. Das Muskelzittern verebbt, die Blutgefäße an der Körperhülle erweitern sich, die Haut nimmt eine rosige Farbe an, Arme und Beine sind warm. Bedingt durch den angeregten Stoffwechsel beschleunigen sich Atmung und Herzaktivität. Je höher das Temperaturniveau auf der **Fieberhöhe** liegt, desto stärker sind diese Vitalzeichen beschleunigt und desto mehr schwitzt der Patient. Er fühlt sich matt, schläfrig und verspürt keinen Appetit.

Am Ende des Fieberanstiegs nehmen Pflegende die Wärmflaschen aus dem Bett, entfernen die warme Decke und bedecken den Patienten mit einem leichten Leintuch (z. B. Bettbezug).

Weitere pflegerische Maßnahmen:

- Sofern möglich und vom Patienten akzeptiert, Raumtemperatur auf etwa 16 °C senken und Zimmer regelmäßig lüften
- Regelmäßiger Wechsel der Bekleidung und Bettwäsche, je nach Durchfeuchtung aufgrund des Schwitzens und Wunsch des Patienten
- Anregende Waschungen ohne Reinigungszusätze z. B. mit verdünntem, abgekühltem Pfefferminztee (1 Liter Tee auf 4 Liter Wasser) nach dem Prinzip der Basalen Stimulation® (➤ Kap. 3.10.4)
- Kühle Getränke anbieten und Flüssigkeitshaushalt kontrollieren (➤ Kap. 3.5.2)
- Leicht verdauliche und flüssigkeitsreiche Kost anbieten, z. B. Suppen, Milchprodukte, Obst, besser mehrere kleine Mahlzeiten als drei große
- Regelmäßige Kontrolle von Puls, Blutdruck und Körpertemperatur, z. B. zweistündlich; bei Unregelmäßigkeiten weisungsbefugte Pflegende oder Arzt informieren
- Häufigkeit und Beschaffenheit des Stuhlgangs kontrollieren; bei Unregelmäßigkeiten weisungsbefugte Pflegende oder Arzt informieren
- Verabreichung der vom Arzt angeordneten Arzneimittel und ggf. Überprüfung der Wirkung.

Aktive Fiebersenkung ist nur bei hohem Fieber (➤ Tab. 3.14) und bei Patienten sinnvoll, die z. B. aufgrund einer Herzerkrankung vor zu großer Anstrengung zu schützen sind.

Dazu eignen sich **Wadenwickel** besonders gut (➤ Tab. 3.15, ➤ Abb. 3.23). Dieses traditionelle Hausmittel wenden Pflegende ab einer Körpertemperatur von etwa 39 °C an, sofern der Patient sich damit einverstanden erklärt. Sie bedenken, dass die kühlenden Umschläge zu einer Verengung der Blutgefäße am Bein führen. Deshalb sind sie ausschließlich bei warmer Haut anzulegen. Sobald die Füße kalt werden, ist die Behandlung abzubrechen.

BEACHTE

Ein zu **rascher Fieberabfall** belastet den Kreislauf stark. Insgesamt achten Pflegende darauf, die Körpertemperatur im Verlauf von mehreren Stunden um nicht mehr als 1,5 °C zu senken.

Tab. 3.14 Einteilung erhöhter Körpertemperatur.

Ausmaß des Fiebers	Temperaturbereich
Leichte Temperaturerhöhung *(subfebrile Temperatur)*	37,5–38 °C
Leichtes Fieber	38,1–38,5 °C
Mäßiges Fieber	38,6–39 °C
Hohes Fieber	39,1–39,9 °C
Sehr hohes Fieber	40–42 °C

Tab. 3.15 **Checkliste** „Wadenwickel anlegen".

Benötigtes Material	• Schüssel mit Wasser, das etwa 2 °C kälter ist als die aktuelle Körpertemperatur • Badethermometer • Für Erwachsene und Kinder ab dem 6. Lebensmonat: ggf. 2–5 Tropfen eines ätherischen Öls, z. B. Eukalyptus, Zitrone, hinzufügen oder das Wasser mit Pfefferminztee mischen • 2 Baumwolltücher (z. B. Geschirrhandtuch) • 2 kleine Frotteehandtücher • Feuchtigkeitsdichte Unterlage
Vorbereitung	• Materialien griffbereit legen • Gegebenenfalls geöffnete Fenster und Türen schließen
Durchführung	• Patienten über die geplante Maßnahme informieren • Wasserdichte Unterlage über das Fußende der Matratze breiten • Baumwolltücher in der Schüssel durchfeuchten und auswringen • Tücher entfalten und möglichst faltenfrei um die Waden (vom Knöchel bis unterhalb des Knies) legen, der Unterschenkel darf nicht auf Falten oder Nähten liegen • Frotteehandtücher um die Baumwolltücher schlagen • Beine **nicht** zudecken, damit die Feuchtigkeit verdunsten kann und ihre kühlende Wirkung entfaltet • Nach 8–10 Min. Baumwolltücher erneut befeuchten (frisches Wasser verwenden, weil es bei Zimmertemperatur in der Schüssel abkühlt und die Tücher die Stoffwechselprodukte aufsaugen, die der Körper über die Haut ausscheidet) und Wickel wieder anlegen • Reaktion des Patienten beobachten: Temperatur der Füße ertasten und nach dem Befinden erkundigen; ggf. Puls und Blutdruck kontrollieren; bei kalten Füßen, Unwohlsein oder starker Kreislaufreaktion Maßnahme abbrechen • Wickel höchstens dreimal erneuern, danach Kontrolle der Körpertemperatur, vor der nächsten Wickelrunde mindestens eine halbstündige Pause einhalten • Höchstens drei Wickelrunden hintereinander durchführen
Nachbereitung	• Tücher für spätere Verwendung zum Trocknen aufhängen oder in die Wäsche geben • Maßnahme und Beobachtungen umgehend dokumentieren • Patienten bitten, eine mindestens halbstündige Ruhephase einzuhalten

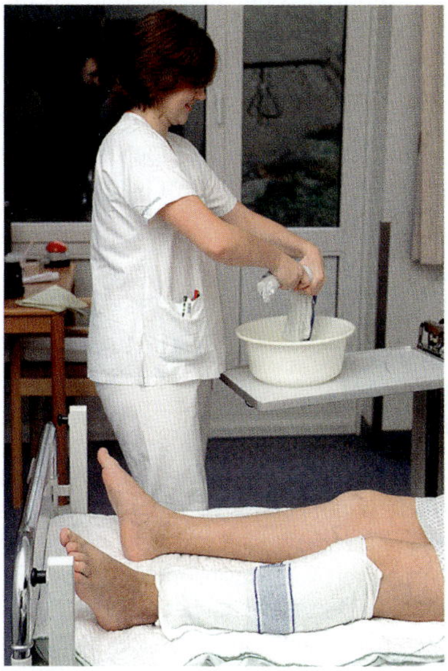

Abb. 3.23 Pflegende legen Wadenwickel faltenfrei zwischen Knöchel und Knie an. [K115]

Pflegemaßnahmen beim Fieberabfall

Sobald sich der vom Gehirn vorgegebene Sollwert auf den normalen Bereich der Körpertemperatur senkt, beginnt der **Fieberabfall.** Er kann sich innerhalb mehrerer Tage *(griechisch lysis = Auflösung)* ereignen oder auch plötzlich, im Laufe weniger Stunden *(griechisch/lateinisch krisis = Wendepunkt, auch kritischer Fieberabfall).* Die schnelle Absenkung der Körpertemperatur belastet das Herz stark und kann vor allem bei Patienten mit reduziertem Allgemeinzustand zu einem Kreislaufversagen führen. Deshalb informieren Krankenpflegehelfer eine Pflegefachkraft oder den Arzt, wenn ein Patient zu schnell abfiebert oder während dieser Zeit heftig schwitzt. Während und nach dem Fieberabfall fühlen Patienten sich oft matt und benötigen Ruhe. Deshalb verschieben Pflegende sofern möglich alle anstrengenden Maßnahmen und beschränken sich auf:

- Regelmäßige Temperatur-, Puls- und Blutdruckkontrolle (mindestens dreimal täglich, bei Bedarf häufiger)
- Motivation des Patienten, bei der ärztlichen Behandlung mitzuwirken (z. B. regelmäßige Einnahme der Arzneimittel überwachen)
- Wunschkost anbieten und ggf. Essen eingeben
- Schaffung einer ruhigen Atmosphäre, z. B. Besuche absagen.

Pflegemaßnahmen bei starkem Schwitzen

- Kühlende Waschungen (schweißreduzierende Waschung) mit Salbeitee oder Essigwasser; lauwarmes Wasser verwenden, das knapp unter der Körpertemperatur des Patienten liegt; anschließend die Haut (v. a. in den Falten) sorgfältig abtrocknen
- Mit Schweiß durchnässte Kleidung und Bettzeug mindestens dreimal täglich (bei Bedarf öfter) wechseln
- Getränke nach Wunsch anbieten, bei sehr starkem Schwitzen Flüssigkeitshaushalt überwachen (➤ Kap. 3.5.2)
- Feuchte Waschlappen bereitlegen, mit denen der Patient sich abtupfen kann; ggf. dabei assistieren
- Gegebenenfalls Deodorants gegen Körpergeruch einsetzen.

3.5 Ernährung

DEFINITION
Ernährung: Aufnahme von Nährstoffen und Flüssigkeit in den Körper.

Essen und Trinken ist für den Menschen nicht nur eine Voraussetzung zum Überleben, weil er sich auf diesem Wege die für die Aufrechterhaltung der Körperfunktionen nötige Energie zuführt, es ist auch ein **sinnliches Erlebnis.** Wohlschmeckende Speisen regen den Geruchs- und Geschmackssinn an. Sie vermitteln durch ihre Konsistenz (z. B. knusprig, weich) eine Befriedigung der Berührungssensoren in der Mundhöhle.

Um die **Ernährung** hat sich im Laufe der Menschheitsgeschichte eine Vielzahl von Ritualen gebildet. Essen und Trinken findet oft in **Gemeinschaft** statt, und erfüllt so eine soziale Funktion. Die Mitglieder der Familie treffen sich bei Tisch und erzählen einander von den Erlebnissen des Tages. Man lädt Freunde ein, um gemeinsam an einer großen Tafel zu essen.

Außerdem dienen die Mahlzeiten der Strukturierung des Tages, sie erfordern eine Unterbrechung der gewohnten Tätigkeit und bieten die Möglichkeit, sich zu sammeln und neue Kraft zu schöpfen.

Ernährung in verschiedenen Lebensaltern

Die Bestandteile und Menge der Nahrung, die ein gesunder Mensch zu sich nimmt, ändern sich im Laufe seines Lebens erheblich. Ein Säugling ist in den ersten sechs Monaten (oft auch länger) mit Muttermilch (➤ Kap. 2.9.2) oder einem Kuhmilchpräparat, das auf seinen noch nicht ausgebildeten Verdauungstrakt abgestimmt ist, vollwertig ernährt. Feste Nahrung benötigt er noch nicht.

Nach einem halben Jahr kann der Nahrungsaufbau mit Gemüse und Obstbreien *(Beikost)* beginnen. Meist dauert es nicht sehr lange, bis die Kinder an den Mahlzeiten ihrer Eltern teilnehmen. Damit steht ihnen die gesamte Nahrungspalette zur Verfügung. Sie benötigen einen Großteil der Energie für Bewegung und Wachstum. Bis zum Ende der Körperentwicklung erhöht sich der Bedarf. Danach nimmt er mit steigendem Alter ab.

Besondere Lebenssituationen, z. B. Schwangerschaft, Stillzeit oder Zeiträume mit großen körperlichen Leistungen, erfordern jedoch eine Energiezufuhr, die über dem Durchschnitt liegt.

Nahrung als Energieträger

DEFINITION
Energie *(griechisch inneres Wirken):* Eigenschaft eines Stoffs, die sich in Arbeit umwandeln lässt.
Kilokalorie (kcal) *(lateinisch calor = Wärme):* Veraltete Maßeinheit für Energie, wird trotzdem weiterhin für den Energiegehalt von Nahrungsmitteln verwendet. Eine kcal entspricht der Energie, die notwendig ist, um einen Liter Wasser um 1 °C zu erwärmen. Man spricht häufig fälschlicherweise von „Kalorien", obwohl „Kilokalorien", also das tausendfache, gemeint sind.

Kilojoule *(benannt nach dem englischen Physiker James Prescott Joule, 1818–1898):* Soll die Kilokalorie als Energiemaßeinheit ersetzen. Etwa 4,187 Kilojoule entsprechen einer Kilokalorie.

Der **Energiegehalt der Nahrung** ermöglicht dem Körper, seine Prozesse und Funktionen aufrecht zu erhalten. Die einzelnen Nahrungsbestandteile liefern unterschiedlich viel Energie. Aus einem Gramm Kohlenhydrate (z. B. Zucker, Stärke) oder Eiweiß gewinnt der Verdauungstrakt 4,1 kcal. Ein Gramm Fett bringt 9,3 kcal. Da diese Stoffgruppen unterschiedlich schnell gespalten werden, steht die Energie dem Körper nach einer Mahlzeit, die aus mehreren Inhaltstoffen besteht, nicht zur gleichen Zeit zur Verfügung. Einfachzucker (z. B. Traubenzucker) gehen nahezu ohne Zeitverlust in den Blutkreislauf über. Fette, Eiweiße aber auch langkettige Zuckerformen (z. B. Stärke) müssen zunächst durch mehrere zusammenwirkende Verdauungssäfte *(Enzyme)* in ihre Bestandteile zerlegt werden, damit die Darmwand sie aufnehmen kann.

Unter individuellen Umständen kann der Energiebedarf eines Menschen erheblich von den genannten Zahlen abweichen (Näherungswerte ➤ Tab. 3.16). Spitzensportler (z. B. Radrennfahrer, Marathonläufer, Skilangläufer) benötigen bis zu 10 000 kcal täglich.

Tab. 3.16 Der tägliche Energiebedarf des Menschen in verschiedenen Lebensaltern ist vom Geschlecht sowie anderen Faktoren (z. B. körperliche Anstrengung, Krankheiten) abhängig. Die Zahlen stammen von den deutschen, österreichischen und schweizerischen Gesellschaften für Ernährung(sforschung). Diese Institutionen sind unter der Abkürzung D-A-CH bekannt. Die Tabelle nennt den durchschnittlichen Bedarf eines Menschen bei wenig körperlicher Belastung (Stand 2018).

Altersgruppe	Männer (in kcal)	Frauen (in kcal)
1–3 Jahre	1 200	1 100
4–6 Jahre	1 400	1 300
7–9 Jahre	1 700	1 500
10–12 Jahre	1 900	1 700
13–14 Jahre	2 300	1 900
15–18 Jahre	2 600	2 000
19–24 Jahre	2 400	1 900
25–50 Jahre	2 300	1 800
51–65 Jahre	2 200	1 700
> 65 Jahre	2 100	1 700

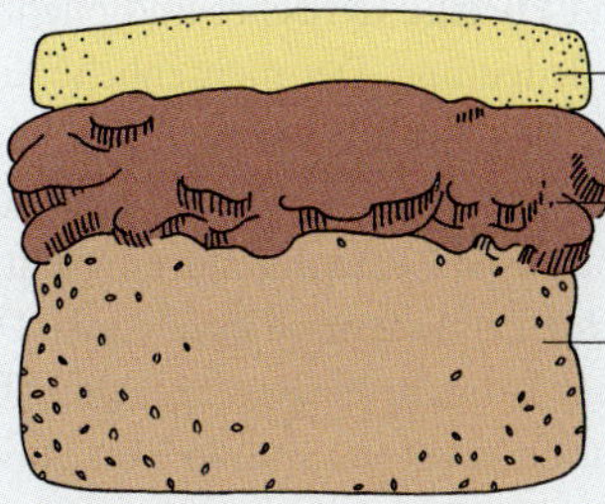

Abb. 3.24 Das „Kohlenhydrat-Fett-Eiweiß-Sandwich" zeigt die ideale Zusammensetzung der Nahrung. [L119]

3.5.1 Grundlagen der Ernährungslehre

Die **Ernährungslehre** erhält in der zivilisierten Gesellschaft einen zunehmenden Stellenwert. In Westeuropa ist das Phänomen Hunger fast unbekannt, doch die Zahl der Menschen, die an den Folgen falscher oder übermäßiger Ernährung leiden, wächst beständig. In diesem Bereich liegt ein wichtiges Betätigungsfeld Pflegender. Sie nehmen Einfluss auf ihre Patienten und können sie zu einer gesunden und abwechslungsreichen Ernährung anleiten.

Bestandteile der Nahrung

Mit der Nahrung nimmt der Mensch einerseits Energieträger zu sich (➤ Abb. 3.24), andrerseits enthalten Lebensmittel Stoffe, die der Körper selbst nicht produzieren kann, die für sein Wohlergehen jedoch unbedingt notwendig sind. Die industrielle Fertigung sowie Techniken zur Haltbarmachung haben dazu geführt, dass in der Nahrung außerdem zahlreiche Zusatzstoffe enthalten sind, die nicht der Ernährung dienen. Sie unterliegen zwar der Lebensmittelüberwachung, können bei empfindlichen Personen allerdings trotzdem Krankheiten (z. B. Allergien) verursachen.

Eiweiße

DEFINITION

Eiweiße *(Proteine):* Lange, kompliziert aufgebaute Moleküle, die im Wesentlichen aus Aminosäuren bestehen.

In der Nahrung sind **Eiweiße** tierischer und pflanzlicher Herkunft von Bedeutung. Der menschliche Körper benötigt sie für den Aufbau seiner Zellen, aber auch, um Steuerungssubstanzen herstellen zu können.

Für den Menschen sind 21 Aminosäuren wichtig. Acht von ihnen werden als essenziell bezeichnet. Das bedeutet, der Körper ist nicht in der Lage, sie selbst zu produzieren, sondern auf die Zufuhr von außen angewiesen.

Ein erwachsener Mensch benötigt täglich etwa ein Gramm Eiweiß pro Kilogramm seines Körpergewichts. Sofern diese Menge sich aus einer Mischung von Eiweißen aus tierischen und pflanzlichen Quellen zusammensetzt, ist die ausreichende Versorgung mit Aminosäuren sichergestellt.

Eiweißmangel als Ernährungsproblem spielt in der westlichen Welt kaum eine Rolle. Zeichen dafür können Haarausfall, Abgeschlagenheit, Fettleber sowie Wassereinlagerungen im Gewebe sein.
Gute Eiweiß-Lieferanten sind:

- Fleisch
- Fisch
- Milchprodukte
- Eier
- Getreide
- Hülsenfrüchte (z. B. Soja, Erbsen, Bohnen)
- Nüsse
- Kartoffeln (enthalten besonders viele essenzielle Aminosäuren).

Fette

DEFINITION

Fette *(Lipide):* Moleküle aus einem Alkohol-Typ *(Glyzerin)* und Fettsäuren.

Tierische und pflanzliche **Fette** gehören zu den grundlegenden Bestandteilen der Ernährung des Menschen. Sie sind sehr energiereich und dienen auch dem Aufbau der Zellen. Außerdem sind sie in der Lage, die fettlöslichen Vitamine an sich zu binden und in den Körper zu transportieren.

Der Körper kann einige Fettsäuren selbst herstellen. Bei anderen, den **essenziellen Fettsäuren** ist er vollständig auf die Zufuhr von außen angewiesen.

Ein erwachsener Mensch benötigt täglich etwa 70 Gramm Fett.

Da der Verdauungstrakt Fette nur langsam zerlegt, erzeugen sie ein hohes Sättigungsgefühl, das noch lange nach einer Mahlzeit anhält.

Der Organismus lagert Fette v. a. im Unterhautgewebe (➤ Kap. 2.2.1) als Energiespeicher an. Diese Funktion stammt aus einer frühen Entwicklungsphase des Menschen. Sie befähigte ihn, auch längere Zeiträume ohne ausreichendes Nahrungsangebot, z. B. im Winter, unbeschadet zu überstehen. Die Fettschicht diente ursprünglich auch als Isolierung gegen Kälte. Weitere Fettpolster schützen die inneren Organe vor Verletzungen durch Gewalteinwirkung.

Die Fette in der Nahrung des Menschen stammen vor allem aus:

- Fleisch
- Milchprodukten
- Fisch
- Speiseölpflanzen (z. B. Raps, Sonnenblume, Soja, Olive)
- Nüssen.

Auch einige Gemüse (z. B. Avocado) enthalten viel Fett.

Eine besonders wichtige Fettart heißt **Cholesterin.** Sie kommt ausschließlich in tierischen Organismen vor. Der menschliche Körper kann sie selbst herstellen, bezieht sie jedoch auch aus der Nahrung. Cholesterin ist ein wichtiger Baustein der Zellwände und einiger Steuerungssubstanzen *(Hormone).* In der Allgemeinheit ist es vor allem bekannt, weil die Wissenschaftler seit Jahren darüber diskutieren, ob erhöhte Cholesterin-Blutwerte das Risiko von Gefäßverkalkungen *(Arteriosklerose)* und Herzinfarkten steigern.

Kohlenhydrate

DEFINITION

Kohlenhydrate *(Zucker, auch Saccharide):* Moleküle, die im Wesentlichen aus Kohlenstoff, Wasserstoff und Sauerstoff bestehen.

Der überwiegende Teil der **Kohlenhydrate** in der menschlichen Nahrung stammt von Pflanzen. Die Einfach-, Zweifach- und Mehrfachzucker sind wasserlöslich und schmecken süß. Vielfachzucker (z. B. Stärke, Zellulose) hingegen lassen sich meist nicht in Wasser lösen und sind geschmacksneutral. Die Kohlenhydrate stellen den am schnellsten verfügbaren Energieträger. Im Verdauungskanal spalten Enzyme die Mehrfach- in Einfachzucker auf, die dann rasch ins Blut übertreten und von den Körperzellen direkt verwendet werden können.

Kohlenhydratlieferanten sind vor allem Getreide und Kartoffeln. Sie kommen aber auch in Milchprodukten vor.

In diesen natürlichen Quellen liegen die Kohlenhydrate als langkettige Zucker vor, deren Zerlegung der Körper nur schrittweise bewältigt. Deshalb nimmt der Darm die Zuckermenge einer Mahlzeit nur nach und nach auf. Anders ist dies nach dem Genuss von Süßigkeiten. Der Zucker flutet auf einen Schlag in den Blutgefäßen an und übersteigt den vom Körper vorgegebenen Grenzwert. Daraufhin muss die Bauchspeicheldrüse (➤ Kap. 2.7.7) umgehend viel Insulin freisetzen. Es senkt den Blutzuckerwert so stark, dass etwa eine halbe Stunde nach dem Essen ein erneutes Hungergefühl auftritt. Isst der Betreffende dann noch einmal Süßes, wiederholt sich der gesamte Vorgang. Auf diese Weise nehmen Menschen viel mehr Kalorien zu sich, als notwendig wäre.

Ballaststoffe

DEFINITION

Ballaststoffe: Unverdauliche Kohlenhydrate.

Ballaststoffe dienen nicht primär der Ernährung, sondern der Passage des Nahrungsbreis im Magen-Darm-Trakt. Die pflanzlichen Fasern saugen Wasser in sich auf und stellen so eine gute Füllung des Darmes her. Dadurch entsteht ein anhaltendes Sättigungsgefühl, das sich günstig auf das Ernährungsverhalten auswirkt. Der Darm nimmt die Energie, speziell die Zucker, aus ballaststoffreicher Nahrung langsamer auf und deshalb steigt der Blutzuckerspiegel nach einer solchen Mahlzeit in einer flacheren Kurve. Außerdem bewirken Ballaststoffe eine **Verbesserung der Darmbewegungen** *(Peristaltik)* und regulieren den Stuhlgang. Ein Erwachsener sollte täglich etwa 40 Gramm Ballaststoffe zu sich nehmen. Sie sind vor allem in ungeschältem Getreide (Vollkornprodukten), Gemüse, Obst, Hülsenfrüchten und Nüssen enthalten (➤ Abb. 3.25).

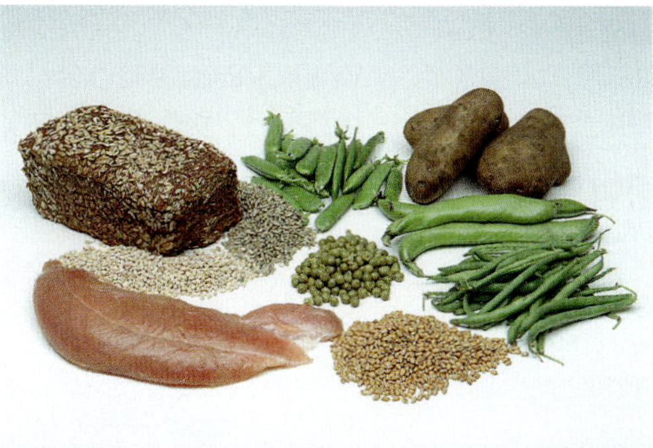

Abb. 3.25 Ballaststoffreiche Lebensmittel. [K115]

Bei der Umstellung auf ballaststoffreiche Ernährung ist allerdings Vorsicht geboten. Ein Mensch, der sie nicht gewohnt ist, kann zunächst mit Blähungen reagieren. Außerdem verlangen Ballaststoffe viel Flüssigkeit (50 Gramm binden knapp einen halben Liter Wasser), weil sie ansonsten verstopfend wirken können.

Vitamine

DEFINITION

Vitamine *(lateinisches Kunstwort aus vita = Leben und Amin = stickstoffhaltig):* Lebensnotwendige Substanzen, die der Körper nur in geringem Maße oder gar nicht selbst herstellen kann und deshalb aus der Nahrung beziehen muss.

Provitamine: Vitaminvorstufe, aus denen der Körper ein Vitamin herstellen kann.

Vitamine spielen keine Rolle für die Energieversorgung, sondern erfüllen wichtige Aufgaben im Stoffwechsel des menschlichen Körpers. Es gibt **wasserlösliche** und **fettlösliche** Vitamine (➤ Tab. 3.17). Sie unterscheiden sich vor allem dadurch, dass zu viel aufgenommene wasserlösliche Vitamine meist folgenlos über die Nieren ausgeschieden werden, während es bei einem zu großen Angebot an fettlöslichen Vitaminen (außer beim Vitamin E) zu einer **Vitaminüberversorgung** *(Hypervitaminose)* kommen kann.

Eine ausgewogene Ernährung, die ausreichend frisches Obst und Gemüse enthält, ist normalerweise geeignet, einen Vitaminmangel zu vermeiden. Dabei ist zu bedenken, dass Vitamine in der Regel sehr temperaturempfindlich sind und durch Einfrieren und Erhitzen zerstört werden können.

Tab. 3.17 Empfehlung der Deutschen Gesellschaft für Ernährung (DGE) für den Tagesbedarf an Vitaminen (Stand 2019). Die Werte unterscheiden sich (sofern nichts anders angegeben) für Frauen und Männer im Alter von 25 bis > 65 Jahren. Unter- oder Überdosierung kann zu Krankheiten führen. Die Tabelle zeigt eine Auswahl der wichtigen Vitamine.

Vitamin	Empfohlene Tagesdosis		Mögliche Erkrankungen bei Mangel/ Überversorgung (Beispiele)	Vorkommen (Beispiele)
	Mann	Frau		
Fettlösliche Vitamine				
A *(Retinol)*	1,0 mg	0,8 mg	**Mangel:** • Sehstörungen (z. B. Nachtblindheit) • Schnellere Hautalterung • Verlangsamtes Wachstum • Blutarmut **Überversorgung:** • Erbrechen • Durchfall • Kopfschmerzen • Osteoporose • Ausbleiben der Menstruation	Leber, Lebertran, Milchprodukte, Eigelb **Provitamin A:** Karotten, Salat, Spinat, Hagebutte, Paprika, Kürbis, Aprikose, Orange
D *(mehrere Substanzen: Calciferole)*	20 µg	20 µg	**Mangel:** • Englische Krankheit *(Rachitis)* bei Kindern • Knochenerweichung bei Erwachsenen *(Osteomalazie)* **Überversorgung** (sehr selten): • Zu hohe Kalziumwerte im Blut • Arteriosklerose	Lebertran, Hühnerei, Milch, Butter einige Käsesorten, auch vom Körper selbst hergestellt **Provitamin D:** Pilze, Hefe, Hühnerei
E *(Tokopherol)*	14 mg (25–50 Jahre) 13 mg (51–64 Jahre) 12 mg (> 65 Jahre)	12 mg (25–50 Jahre) 12 mg (51–64 Jahre) 11 mg (> 65 Jahre)	**Mangel:** • Vorzeitige Hautalterung • Leistungsschwäche • Arteriosklerose • Muskelabbau	Weizenkeim-, Mais-, Soja- und Sonnenblumenöl (sowie viele andere Speiseöle), Margarine, Nüsse, Mandeln
K *(Phyllochinon)*	70 µg (25–50 Jahre) 80 µg (> 51 Jahre)	60 µg (25–50 Jahre) 65 µg (> 51 Jahre)	**Mangel:** • Veränderung der Blutgerinnung **Überversorgung** (sehr selten): • Thrombosen	Eier, Kalbsleber, Grünkohl, Spinat, Kartoffeln, Erdbeeren
Wasserlösliche Vitamine				
B_1 *(Thiamin)*	1,2 mg (25–64 Jahre) 1,1 mg (> 65 Jahre)	1,0 mg	**Mangel:** • Wassereinlagerungen im Gewebe • Herzfunktionsstörungen mit Atemnot • Abgeschlagenheit • Verdauungsstörungen • Beriberi (Schafsgang)	Vollkorngetreide, Schweinefleisch, Hefe, Kartoffeln, Eigelb
B_2 *(Riboflavin)*	1,4 mg (25–50 Jahre) 1,3 mg (> 51 Jahre)	1,1 mg (25–50 Jahre) 1,0 mg (> 51 Jahre)	**Mangel:** • Hautveränderungen • Abgeschlagenheit • Skelettdeformitäten bei ungeborenen Kindern	Vollkorngetreide, Milch, Käse, Fleisch, Eier, Leber, Seefisch, Hefe
B_3 *(Pantothensäure)*	6 mg	6 mg	**Mangel:** • Haut- und Nervenschäden • Gewichtsabnahme • Verdauungsbeschwerden	Weizenkeime, Gemüse, Eier, Hefe, Leber
B_6 *(Pyridoxin)*	1,5 mg (25–64 Jahre) 1,4 mg (> 65 Jahre)	1,2 mg	**Mangel:** • Haut- und Schleimhautschäden • Krämpfe bei Säuglingen	Reis, Mais, grünes Gemüse, Leber, Nüsse, Vollkornprodukte, Hefe

Tab. 3.17 Empfehlung der Deutschen Gesellschaft für Ernährung (DGE) für den Tagesbedarf an Vitaminen (Stand 2019). Die Werte unterscheiden sich (sofern nichts anders angegeben) für Frauen und Männer im Alter von 25 bis > 65 Jahren. Unter- oder Überdosierung kann zu Krankheiten führen. Die Tabelle zeigt eine Auswahl der wichtigen Vitamine. *(Forts.)*

Vitamin	Empfohlene Tagesdosis		Mögliche Erkrankungen bei Mangel/ Überversorgung (Beispiele)	Vorkommen (Beispiele)
	Mann	Frau		
Wasserlösliche Vitamine				
B_9 *(Folsäure)*	300 µg	300 µg	**Mangel:** • Blutbildungsstörungen • Nervenschädigung	Kuh- und Muttermilch, Leber, Weizenkeime, grüne Pflanzenblätter, Kürbis, Hefe
B_{12} *(Cobalamin)*	4 µg	4 µg	**Mangel** (selten und nur nach operativer Entfernung des Magens/Darms): • Blutarmut • Nervenschäden	Leber, Fisch, Eier, Milch, Käse
C *(Ascorbinsäure)*	110 mg	95 mg	**Mangel:** • Abwehrschwäche • Abgeschlagenheit • Haut-, Knochen- und Zahnveränderungen • Skorbut • Wundheilungsstörung	Zitrusfrüchte, Kiwis, Beeren, Tomaten, Paprika, Leber
PP *(Niacin)*	15 mg (25–64 Jahre) 14 mg (> 65 Jahre)	12 mg (25–50 Jahre) 11 mg (> 51 Jahre)	**Mangel:** • Haut- und Schleimhautschäden • Durchfall • Depression • Pellagra	Fleisch, Fisch, Getreide, Leber, Hefe

1 µg = 1 Mikrogramm = 0,001 mg (ein Tausendstel Milligramm) = 0,000 001 g (ein Millionstel Gramm)

BEACHTE

Einige Erkrankungen erhöhen den Bedarf an Vitaminen. Dazu gehören Lebererkrankungen, schwere Infektionen und Durchfall. Vermehrter Vitamin-Bedarf besteht auch bei Rauchern, nach starkem Alkoholkonsum sowie während der Einnahme mancher Arzneimittel (z. B. Psychopharmaka, Antibiotika).

Mineralstoffe

DEFINITION

Mineralstoffe: Salze und Metalle, die der Körper zur Aufrechterhaltung seiner Funktionen über die Nahrung aufnehmen muss.

Die **Mineralstoffe** sind zu unterscheiden in (➤ Tab. 3.18):

- **Mengenelemente** *(Elektrolyte).* Sind Elemente, die im menschlichen Körper mit einer Konzentration von mehr als 50 Milligramm pro Kilogramm Körpergewicht vorkommen
- **Spurenelemente.** Sind Elemente, über die der Mensch nur in kleinsten Mengen verfügt. Die Menge liegt bei weniger als 50 Milligramm pro Kilogramm Körpergewicht.

Ein Mangel an diesen Mineralstoffen führt meist zu schweren Beeinträchtigungen verschiedener Organfunktionen. Eine zu hohe Zufuhr von Spurenelementen kann ebenfalls zu Erkrankungen führen. Einige von ihnen sind selbst in sehr geringer Dosis giftig (z. B. Arsen, Blei, Cadmium, Quecksilber).

Zusatz- und Schadstoffe

Wie der Mensch unterliegen auch Nahrungsmittel den Einflüssen aus der Umwelt. Die zunehmende Verschmutzung wirkt sich auf die Nahrungskette aus. **Schadstoffe** reichern sich in Pflanzen und Tieren an und gelangen über den Weg der Ernährung zum Menschen. Inzwischen sind schon mehrere tausend giftig wirkende Substanzen bekannt, doch es gibt weit mehr. Die Wissenschaft steht außerdem vor dem Dilemma, dass diese Stoffe untereinander reagieren.

Tab. 3.18 Empfehlungen der deutschen, österreichischen und schweizerischen Gesellschaften für Ernährung(sforschung)/D-A-CH für die tägliche Aufnahme von Mineralstoffen. Einige der genannten Werte beruhen auf Schätzungen. Die Wirkungen auf den Körper und Vorkommen sind nur beispielhaft aufgeführt.

Mineralstoff	Tagesbedarf eines Erwachsenen (in Milligramm)	Wirkung auf den Körper	Vorkommen
Mengenelemente			
Chlor (Chlorid) *Chemisches Symbol: Cl*	830 (Schätzwert)	**Funktion:** • Transport von Nährstoffen zu den Zellen • Regulierung des Wasserhaushalts • Produktion der Magensäure **Mangelerscheinung:** • Schwäche • Durchfall • Austrocknung • Eiweißstoffwechselstörung • Niedriger Blutdruck	Wurst, Käse, Fisch, Brot sowie alle kochsalzhaltigen Lebensmittel *(Kochsalz = Natriumchlorid)*
Kalium *Chemisches Symbol: K*	2 000 (Schätzwert)	**Funktion:** • Beeinflusst Muskel-, Nerven- und Herzfunktion • Regelung des Wasserhaushalts • Regelung des Säure-Basen-Haushalts **Mangelerscheinung:** • Abgeschlagenheit • Herzrhythmusstörungen • Verstopfung • Wassereinlagerungen • Niedriger Blutzucker	Gemüse, Getreide, Sojabohnen, Milch, Bananen, Kartoffeln
Kalzium *Chemisches Symbol: Ca*	1 000	**Funktion:** • Zahn- und Knochenfestigkeit • Erregungsleitung in Nerven und Muskeln • Blutgerinnung • Hormonsteuerung **Mangelerscheinung:** • Muskelkrämpfe • Osteoporose • Nervosität • Schlaflosigkeit	Milch, Milchprodukte, Getreide, Fisch, Fleisch, Eier
Magnesium *Chemisches Symbol: Mg*	300–350	**Funktion:** • Steuert die geregelte Muskelarbeit • Zahn- und Knochenaufbau • Umwandlung von Blutzucker in Energie **Mangelerscheinung:** • Muskelkrämpfe • Schwindel, Benommenheit • Herz-Kreislauf-Beschwerden	Milch, Milchprodukte, Gemüse, Getreide, Nüsse
Natrium *Chemisches Symbol: Na*	2 400 (Schätzwert)	**Funktion:** • Steuerung des Wasser- und Säure-Basen-Haushalts • Produktion von Magensäure • Blutdrucksteuerung **Mangelerscheinung:** • Muskelkrämpfe • Übelkeit • Müdigkeit	Wurst, Käse, Fisch, Brot sowie alle kochsalzhaltigen Lebensmittel *(Kochsalz = Natriumchlorid)*

Tab. 3.18 Empfehlungen der deutschen, österreichischen und schweizerischen Gesellschaften für Ernährung(sforschung)/D-A-CH für die tägliche Aufnahme von Mineralstoffen. Einige der genannten Werte beruhen auf Schätzungen. Die Wirkungen auf den Körper und Vorkommen sind nur beispielhaft aufgeführt. *(Forts.)*

Mineralstoff	Tagesbedarf eines Erwachsenen (in Milligramm)	Wirkung auf den Körper	Vorkommen
Spurenelemente			
Eisen *Chemisches Symbol: Fe (lateinisch ferrum = Eisen)*	10 (während der Schwangerschaft und Stillzeit erhöht)	**Funktion:** • Bildung der roten Blutkörperchen • Transport von Sauerstoff und Kohlendioxid im Blut • Beteiligung an Hormonstoffwechsel und Immunsystem **Mangelerscheinung:** • Müdigkeit und Appetitlosigkeit • Blutarmut *(Anämie)* • Haarausfall • Atembeschwerden • Brüchige Nägel	Fleisch, Fisch, Leber, Getreide, Milch, Gemüse, Aprikosen
Jod *Chemisches Symbol: I (auch Jod)*	0,1–0,3	**Funktion:** • Energiegewinnung aus der Nahrung • Steuerung der Herztätigkeit • Stressbewältigung und Konzentrationsfähigkeit • Cholesterinstoffwechsel **Mangelerscheinung:** • Unterfunktion der Schilddrüse mit Strumabildung • Wachstumsverzögerung • Müdigkeit, Unlust • Verlangsamter Stoffwechsel	Fisch, Meerestiere, Gemüse
Kupfer *Chemisches Symbol: Cu (lateinisch cuprum = Kupfer)*	1–1,5	**Funktion:** • Bildung von roten Blutkörperchen • Aufnahme von Eisen aus dem Darm • Verwertung von Vitamin C **Mangelerscheinung:** • Blutarmut • Wasseransammlungen im Gewebe • Häufige Infektionen • **Schwäche**	Fleisch, Fisch, Hülsenfrüchte, grüne Gemüse
Zink *Chemisches Symbol: Zn*	7–10	**Funktion:** • Baustein von Insulin • Eiweißproduktion • Unterstützung der Muskel- und Hirnfunktion • Unterstützung der Wundheilung • Zellteilung **Mangelerscheinung:** • Störung im Eiweiß-, Fett- und Kohlenhydratstoffwechsel • Wundheilungsstörungen • Lidido- und Potenzstörungen • Haarausfall • Verlust von Geschmacks- und Geruchssinn	Fleisch, Fisch, Meerestiere, Milch, Milchprodukte, Getreide

Daraus können neue Verbindungen mit unbekannten Risiken entstehen:

- **Biozide.** Gifte, mit denen v. a. in der Landwirtschaft Tiere oder Pflanzen vernichtet werden, um den Ertrag zu steigern
- **Schwermetalle** und andere **giftige Spurenelemente.** Stammen vor allem aus Abgasen von Verbrennungsmotoren und der Industrie
- **Aromatische Kohlenwasserstoffe.** Stammen aus der Farb- und Kraftstoffindustrie
- **Weichmacher.** Lösen sich aus Kunststoffverpackungen und gehen in die Lebensmittel über
- **Krankheitserreger.** Vermehren sich aufgrund unhygienischer Behandlung/Produktion in Lebensmitteln.

Neben den genannten Stoffgruppen existieren zahlreiche weitere Substanzen, die in Lebensmitteln für den menschlichen Gebrauch vorkommen können. Manche gehören bereits zur Grundausstattung der Nahrung, sodass der Gesetzgeber Grenzwerte erlassen hat, um zumindest die Menge einzelner Gifte im Rahmen zu halten.

Außerdem geben die Hersteller zahlreiche Stoffe in ihre Produkte, um Geschmack, Lagerungsfähigkeit oder Aussehen zu verändern. Diese Substanzen haben in der Regel keine Bedeutung für die Nährstoffversorgung. Sie können aber Allergien oder andere Erkrankungen auslösen.

Wasser

Der Körper des Menschen besteht zu knapp 70 % aus **Wasser,** das in verschiedenen Gewebebereichen in unterschiedlich hoher Konzentration vorliegt. Wasser ist eine unabdingbare Voraussetzung für das Leben, denn es ist als Lösungsmittel an nahezu allen Prozessen menschlicher, tierischer und pflanzlicher Organismen beteiligt (➤ Abb. 3.26).

Das Wasser im Körper befindet sich in einem ständigen Austausch. Über die Nieren (Urin), den Darm (Kot), die Haut (Schweiß) sowie Mund und Nase (feuchte Ausatemluft) scheidet der Mensch Flüssigkeit aus, die er durchs Trinken ersetzen muss.

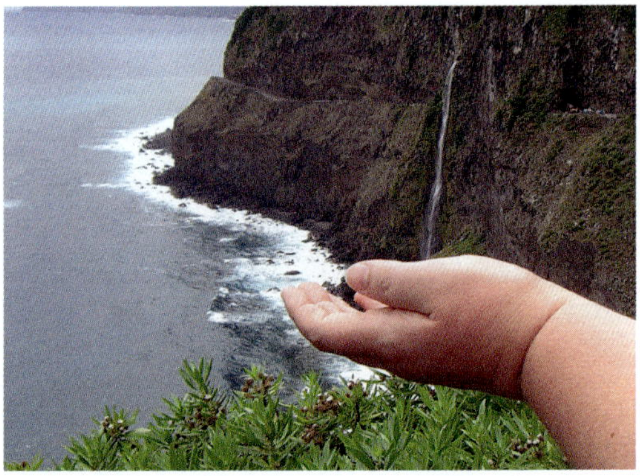

Abb. 3.26 Wasser ist eine Voraussetzung für das Leben. Es ist an fast allen Funktionen des Körpers unmittelbar beteiligt. [O513]

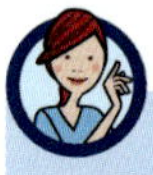

BEACHTE

Ein gesunder Erwachsener sollte täglich etwa 30 Milliliter Flüssigkeit pro Kilogramm seines Körpergewichts zuführen. Das entspricht 2,25 Litern bei einem Menschen, der 75 Kilogramm wiegt.

Bei der Bemessung ist zu bedenken, dass nicht die gesamte Menge in Form von Getränken zuzuführen ist. In der täglichen Nahrung sind etwa 600 Milliliter Wasser enthalten.

Als Getränke sind für gesunde erwachsene Menschen natriumarmes Mineralwasser, Leitungswasser (sofern das regionale Wasserwerk entsprechende Qualität zur Verfügung stellt), Früchte- und Kräutertees sowie ungezuckerte Säfte uneingeschränkt empfehlenswert.

Alkoholische Getränke können zur Sucht führen. Außerdem verstärken sie (ebenso wie Kaffee) die Urinausscheidung und entziehen dem Körper unterm Strich Wasser. Aus diesen Gründen sind sie zur Deckung des Flüssigkeitsbedarfes nicht geeignet.

Gezuckerte Getränke, z. B. Limonaden, führen dem Körper überflüssige Energie zu und begünstigen überdies die **Zahnfäule** *(Karies).*

Ernährungsempfehlungen

Zahlreiche Institutionen und auch die Bundesregierung haben Programme aufgelegt, die zur Schärfung des Bewusstseins für gesunde Ernährung beitragen sollen:

- „in form" – Ein umfassend angelegtes Aufklärungsprogramm des Bundesministeriums für Ernährung und Landwirtschaft sowie des Bundesministeriums für Gesundheit mit zahlreichen flächendeckenden Aktionen, die sich an Kinder und Erwachsene richten (www.in-form.de)
- „5 am Tag" – Ein Programm von Gesundheitsorganisationen und Wirtschaftsunternehmen, das fünf Portionen Obst und Gemüse täglich propagiert (www.5amtag.de)
- „GUT DRAUF bewegen, essen, entspannen – aber wie!" – Ein Programm von Sozialverbänden und anderen Organisationen zur Ernährungserziehung von Kindern (www.gutdrauf.net).

Die Deutsche Gesellschaft für Ernährung (DGE) gibt seit 1956 einen knapp gefassten Ratgeber für gesunde Ernährung heraus, der in regelmäßigen Abständen an neue Erfordernisse und Erkenntnisse angepasst wird. Er ist unter dem Namen „Zehn Regeln der DGE" bekannt geworden:

1. Vielseitig essen. Es kommt auf die Menge und Auswahl der Lebensmittel an, die man isst
2. Reichlich Getreideprodukte und Kartoffeln, z. B. Brot, Nudeln, Reis, Getreideflocken, am besten aus Vollkorn
3. Gemüse und Obst. Fünf Portionen Gemüse und Obst am Tag, am besten roh oder nur kurz gegart, zu jeder Hauptmahlzeit oder als Zwischenmahlzeit
4. Täglich Milch- und Milchprodukte, einmal in der Woche Fisch; Fleisch, Wurstwaren sowie Eier in Maßen
5. Wenig Fett und fettreiche Lebensmittel. 70–90 Gramm Fett pro Tag genügen, es sollte möglichst pflanzlicher Herkunft sein
6. Zucker und Salz in Maßen. Mit Zucker hergestellte Getränke nur gelegentlich. Jodsalz und Kräuter zum Würzen verwenden
7. Reichlich Flüssigkeit. Mindestens 1,5 Liter Flüssigkeit pro Tag trinken, Alkohol nur gelegentlich und in kleinen Mengen trinken
8. Schmackhaft und schonend zubereiten. Speisen kurz und bei möglichst niedrigen Temperaturen garen, wenig Wasser und Fett verwenden
9. Zeit nehmen beim Essen, das Essen genießen
10. Auf das Gewicht achten und täglich 30–60 Min. körperliche Bewegung.

Diätformen

DEFINITION

Diät *(griechisch Lebensweise, hier im Sinne von Krankenkost):* Entfernung von Nahrungsbestandteilen aus dem Speiseplan, um die Kostform den Bedingungen einer Erkrankung anzupassen. Bei einigen Diäten (z. B. kalorienreiche Ernährung bei Tumorleiden) werden auch gezielt Nahrungsmittel zusätzlich in den Speiseplan aufgenommen.

Eine medizinisch notwendige **Diät** hat eine ganz andere Bedeutung als die zahlreichen Diätpläne, die ausschließlich der Reduktion von Körpergewicht oder der Wellness dienen sollen.

Einige Erkrankungen zwingen Patienten, zeitweilig oder dauerhaft mit **Einschränkungen** in ihrem Speiseplan zu leben. Der Fortschritt in den Erkenntnissen über die Zusammenhänge körperlicher Funktionen führt jedoch auch dazu, dass Empfehlungen für strenge Diäten zugunsten allgemeiner Ernährungsrichtlinien verlassen werden. So ist es z. B. bei der Volkskrankheit Diabestes mellitus Typ 2 (➤ Kap. 2.10.3) geschehen. Noch vor wenigen Jahren war ein überwiegender Teil der Patienten auf ein strenges Ernährungsschema festgelegt und erhielt eine darauf abgestimmte Menge Insulin verabreicht. Modernere Behandlungsmethoden geben den Patienten die Möglichkeit, anhand ihres aktuellen Blutzuckerspiegels die nötige Menge Insulin selbst zu bestimmen. Inzwischen sagt man, für normalgewichtige Diabetiker gelten dieselben Ernährungsregeln wie für gesunde Menschen. Lediglich übergewichtigen Diabetikern empfehlen die Ärzte, ihre Energiezufuhr zu beschränken und den Energieverbrauch zu steigern – und das sind dieselben Ratschläge, die man auch dickleibigen Menschen geben würde, die nicht zuckerkrank sind.

Trotzdem kann es vorkommen, dass Krankenpflegehelfer mit der klassischen Diabetesdiät konfrontiert werden. Sie ist in **Broteinheiten** *(BE)* gegliedert. Eine Broteinheit entspricht in Deutschland 12 Gramm Kohlenhydraten, die 48 kcal Energie liefern. **Kohlenhydrateinheit** *(KE)* ist ein neueres Maß und entspricht 10 Gramm Kohlenhydraten. Um im täglichen Leben Brot- oder Kohlenhydrateinheiten der Nahrung berechnen zu können, wurden umfangreiche Tabellen erstellt, in denen alle gängigen Lebensmittel aufgeführt sind.

INTERNET

Informationsportal: www.diabsite.de
Die Internetseite stellt z. B. Tabellen mit vielen Nahrungsmitteln kostenlos zur Verfügung.

3.5.2 Beobachtung des Ernährungszustands und -verhaltens

Die Einschätzung des **Ernährungszustands** und des **Ernährungsverhaltens** ist eine grundlegende Beobachtungsaufgabe von Pflegenden. Der Ernährungszustand lässt Aussagen über das aktuelle körperliche Befinden des Patienten zu und ist häufig direkt mit der Erkrankung oder Einschränkung verknüpft. Die Beurteilung des Ernährungsverhaltens bezieht sich auf die Feststellung des Hilfebedarfs, wenn der Patient aus körperlichen (z. B. nach einem Schlaganfall) oder geistigen (z. B. wegen Demenz) Gründen nicht in der Lage ist, sich angemessen zu ernähren. Sie kann aber auch zum Bereich der Gesundheitsvorsorge und Beratung gehören, wenn der Patient Zeichen einer Fehl- oder Mangelernährung zeigt. Bei allen **Gesprächen** rund um das Thema Essen bedenken Pflegende, dass sie Verhaltensänderungen niemals gegen den Willen des Patienten erreichen können. Es ist wenig hilfreich, einem Menschen zu signalisieren, dass seine Gewohnheiten falsch und änderungsbedürftig sind. In den meisten Fällen wissen Patienten genau, wo ihre Defizite liegen, wollen aber aus Neigung oder Bequemlichkeit nichts daran ändern. Wie in allen Gesprächen gilt hier der Grundsatz „Auch Ratschläge sind Schläge". Erst wenn sich ein Vertrauensverhältnis zwischen Pflegendem und Patienten aufgebaut hat und sich eine geeignete Gelegenheit ergibt, versuchen Pflegende das Gespräch auf dieses Thema zu lenken. Am besten ist es stets, wenn der Patient selbst den Wunsch hat, seinen Speiseplan zu überdenken und die Pflegenden lediglich **Hilfen bei der Umsetzung** geben. Wenn Patienten weitergehende Fragen haben, verweisen Pflegende an Diätassistenten, die in vielen Kliniken Ernährungsberatung anbieten.

Ernährungszustand einschätzen

Der **Ernährungszustand** eines Menschen lässt sich häufig auf den ersten Blick einschätzen. Das Verhältnis von Körpergröße und Umfang, also die Proportionen des Körpers, geben darüber Aufschluss. Um eine sichere Aussage treffen zu können, ist es unerlässlich, Körperlänge und -gewicht zu messen.

Erwachsene kennen in der Regel ihre **Körperlänge,** sodass sie nur in seltenen Fällen zu kontrollieren ist. Allerdings kommt es im Laufe des Alterungsprozesses zu einer Veränderung der Knochen und die Bandscheiben zwischen den Wirbelkörpern werden schmaler. Dadurch kann sich die Körperlänge um 5–10 Zentimeter verringern. Bei alten Menschen, deren Größe zum letzten Mal vor vielen Jahren bestimmt wurde (bei Männern häufig im Zuge der Musterung zum Militärdienst), kann eine Messung sinnvoll sein. In stationären Einrichtungen gibt es meistens eine **Messlatte,** die an einer Wand angebracht ist. Der Patient stellt sich ohne Schuhe in aufrechter Körperhaltung mit dem Rücken zur Wand an diese Latte. Der Pflegende senkt den waagerecht abstehenden Messarm so weit, bis er den Scheitel des Patienten leicht berührt. Dann tritt der Patient zur Seite, der Pflegende liest den Wert ab und vermerkt ihn in der Dokumentation.

TIPPS & TRICKS

Im **häuslichen Bereich** kann sich der Patient zur Bestimmung der Körperlänge z. B. in den Türstock stellen und der Pflegende bestimmt die Scheitelhöhe mit einem großen Geodreieck, einer Wasserwaage oder einem geraden Holzstück. Er markiert sie mit einem Bleistiftstrich am Türstock und misst dann den Abstand bis zum Boden mit einem Metermaßstab.

Für die Bestimmung des **Körpergewichts,** die je nach Erkrankung regelmäßig erfolgt, verfügen stationäre Einrichtungen über Steh-, Sitz- oder Liegendwaagen. Um die Veränderungen des Körpergewichts im Verlauf sicher beurteilen zu können und exakte Ergebnisse zu erzielen, beachten Pflegende folgende Regeln:

- Waage ist geeicht, ein Etikett auf der Waage gibt Auskunft darüber, wann die nächste Eichung fällig ist
- Immer dieselbe Waage benutzen, denn selbst wenn sie kein völlig korrektes Ergebnis anzeigt,

lassen sich an ihr trotzdem Zu- und Abnahme des Gewichts exakt ablesen
- Immer zur selben Tageszeit (z. B. nüchtern und mit entleerter Harnblase) messen
- Patient trägt keine Schuhe und am besten lediglich Unterwäsche oder leichte Kleidung.

Bei der Verwendung von **Sitzwaagen** (➤ Abb. 3.27) beachten Pflegende, dass die Räder festgestellt sind, bevor sich der Patient darauf niederlässt. Für alle Waagen gilt, dass der Patient mit seinem gesamten Gewicht auf der Waagfläche ruht, er darf sich z. B. nicht an der Wand oder am Boden abstützen.

Body-Mass-Index

DEFINITION

Bodymass-Index/BMI *(auch Körpermasseindex/KMI):* Maß zur Bewertung des Körpergewichts im Verhältnis zur Körperlänge.

Der **Bodymass-Index** erlaubt eine verhältnismäßig genaue Einschätzung, ob ein Mensch unter-, normal- oder übergewichtig ist (➤ Tab. 3.19). Allerdings lässt er sich z. B. bei extrem athletisch gebauten Menschen nicht anwenden. Sie verfügen über einen hohen Anteil an Muskelmasse, die schwerer als Fettgewebe ist und daher das Ergebnis der Berechnung verfälscht.

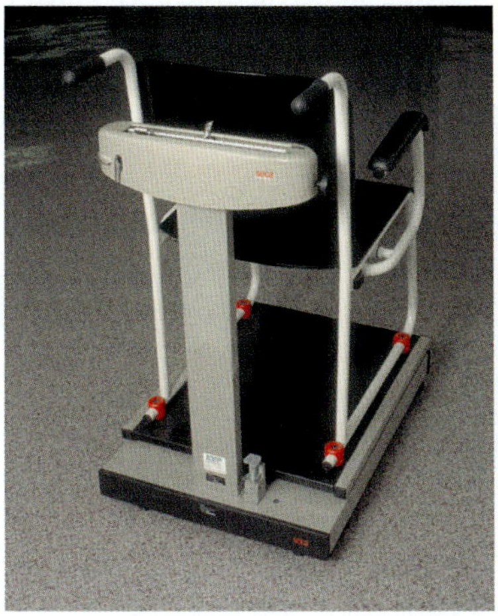

Abb. 3.27 Auf einer Sitzwaage, die in vielen stationären Einrichtungen vorhanden ist, können Pflegende das Gewicht auch jener Patienten bestimmen, die nicht stehen können. [K183]

BEACHTE

Berechnung des Bodymass-Index:
Körpergewicht (in Kilogramm) : Größe (in Meter)^2 = Indexzahl
Beispiel: Ein Patient wiegt 75 Kilogramm und hat eine Körperlänge von 1,80 Meter. Daraus ergibt sich folgende Rechnung:
75 kg : (1,8) m^2 = BMI 23,15
Dieser Patient ist normalgewichtig.

Tab. 3.19 Einteilung des Körpergewichts nach dem Bodymass-Index.

Klassifizierung des Körpergewichts	BMI-Bereich
Erhebliches Untergewicht	< 16
Untergewicht	16–20
Normalgewicht	20–25
Übergewicht	25–30
Fettleibigkeit *(Adipositas)* **Grad I**	30–35
Fettleibigkeit *(Adipositas)* **Grad II**	35–40
Fettleibigkeit *(Adipositas per magna)* **Grad III**	> 40

Die Rechnung lässt ebenfalls die körperlichen Unterschiede zwischen den Geschlechtern außer Acht. Deshalb kann der BMI nur als Richtschnur dienen und ist keineswegs sklavisch zu beachten. Im Alltag hat sich der Begriff **„Wohlfühlgewicht“** etabliert. Er beschreibt eine körperliche Verfassung, die Menschen als passend empfinden und die ihnen volle Leistungsfähigkeit und Behagen ermöglichen. Die strenge Orientierung an rechnerische oder gesellschaftliche Vorgaben kann zu einer psychischen Belastung werden.

Fettleibigkeit

Von **Fettleibigkeit** *(Fettsucht)* spricht man, wenn der BMI größer als 30 ist. Dieses erhebliche Übergewicht entsteht vor allem durch eine falsche Ernährung und mangelnde Bewegung. In den Industriestaaten wird Fettleibigkeit zu einem immer größeren Problem. Inzwischen betrifft es in steigender Häufigkeit auch sehr junge Kinder. Dazu trägt eine zunehmend passive Freizeitgestaltung bei, die sich in stundenlangem Fernsehschauen und Computerspielen erschöpft.

Fettleibige Menschen leiden häufiger an Wirbelsäulenschäden, Herz-Kreislauf-Erkrankungen und

Diabetes als normalgewichtige Menschen. Überdies sind sie stigmatisiert, denn Übergewicht lässt sich kaum verstecken. Die Regulierung des Körpergewichts gehört aus diesen Gründen zu den wichtigsten Säulen der Krankheitsvorsorge.

BEACHTE
In seltenen Fällen führen auch hormonelle Störungen zu einer erheblichen Zunahme des Körpergewichts.

Untergewicht

Untergewicht (BMI < 20) kann sehr unterschiedliche Ursachen haben. Häufig sind:
- Chronische Erkrankungen (z. B. Krebserkrankungen, Schilddrüsenüberfunktion)
- Fehlernährung durch falsche Gewohnheiten oder geistige Störungen (z. B. Demenz)
- Psychisch bedingte Erkrankungen (z. B. Ernährungsstörungen wie Anorexie oder Bulimie).

Armutsbedingter Hunger, die klassische Ursache für Untergewicht, kommt hierzulande extrem selten vor.

Austrocknung

Die **Austrocknung** *(Dehydratation, Exsikkose)* ist ein Zustand, in dem der Flüssigkeitshaushalt des Körpers entweder durch mangelnde Zufuhr oder eine vermehrte Ausscheidung aus der Balance gerät. Das Risiko mangelnder Zufuhr besteht vor allem für alte Menschen. Sie sind auf mehrfache Weise gefährdet:
- Altersbedingt schwindet das Empfinden für Durst. Es stellt sich häufig eine Abneigung gegen das Trinken ein
- Demente oder körperlich eingeschränkte Menschen sind nicht in der Lage das Trinkbedürfnis auszudrücken oder selbstständig zu befriedigen
- Harninkontinente Menschen schränken ihre Trinkmenge ein, in der irrigen Annahme, damit die Fähigkeit der Kontinenz erlangen zu können
- Zeitmangel hindert Pflegende, die Patienten ausreichend zu unterstützen, vor allem, wenn das Trinken aufgrund einer Beeinträchtigung des Schluckakts nur langsam gelingt.

Die aus solchen und ähnlichen Faktoren entstehende Austrocknung ist häufig ein langsamer und unbemerkter Prozess. Der Körper ist eine Zeit lang in der Lage, mit einem Flüssigkeitsmangel noch relativ normal zu funktionieren.

Schneller macht sich in der Regel eine Austrocknung bemerkbar, die aufgrund **vermehrter Ausscheidung** eintritt. Obwohl sie als erschwerendes Element zu dem Einfuhrmangel hinzutreten kann (etwa durch verstärktes Schwitzen, Behandlung mit Arzneimitteln zur Steigerung der Ausscheidung oder den Missbrauch von Abführmitteln) handelt es sich zumeist um ein akut auftretendes Ereignis:
- Durchfall aufgrund einer Infektion oder Lebensmittelvergiftung
- Starkes Schwitzen
- Erbrechen aufgrund einer Infektion, Vergiftung oder als unerwünschte Wirkung einer ärztlichen Behandlung, z. B. mit Arzneimitteln gegen Krebserkrankungen *(Zytostatika)*.

Durch den Flüssigkeitsmangel kommt es zu Verschiebungen im Mineralstoffhaushalt des Patienten, und weil alle Funktionen im Körper mehr oder minder stark auf Wasser basieren, sind alle Organsysteme davon betroffen.

BEACHTE
Gibt ein Patient **Durst** an, reichen Pflegende (sofern nicht z. B. eine Herz- oder Nierenkrankheit oder eine soeben überstandene Operation dagegen sprechen) umgehend ein Getränk an.

Folgende Zeichen, vor allem, wenn mehrere von ihnen gleichzeitig auftreten, deuten auf einen Flüssig-

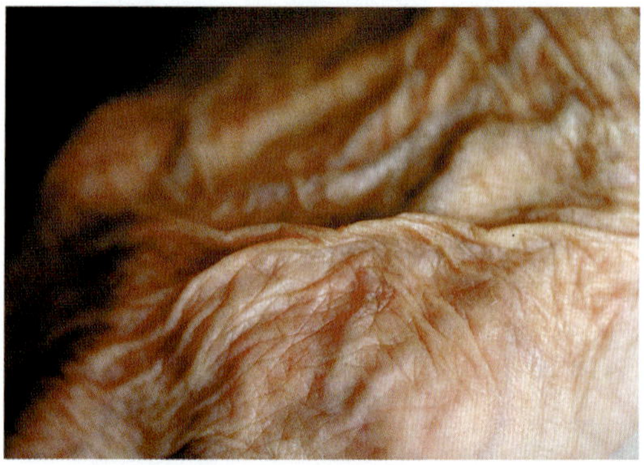

Abb. 3.28 Hautfalten, die über längere Zeit stehen bleiben, anstatt zu verstreichen, können ein Hinweis auf Flüssigkeitsmangel sein. Pflegende beachten jedoch, dass sie bei alten Menschen auch ohne Mangel auftreten können. [K157]

keitsmangel hin und erfordern ein schnelles Eingreifen der Pflegenden und des Arztes:

- Eine Hautfalte, die zwischen Zeigefinger und Daumen gebildet wird, bleibt bestehen (➤ Abb. 3.28, **Vorsicht:** Dieses Zeichen ist unsicher, da stehende Hautfalten bei alten Menschen auch ohne Flüssigkeitsmangel entstehen können und bei übergewichtigen jungen Menschen trotz Flüssigkeitsmangels nicht unbedingt auftreten)
- Trockene, rissige Mund- und Zungenschleimhaut, evtl. mit trockenen Borken auf der Zunge
- Schluckstörungen, die nicht durch eine andere Erkrankung erklärt sein können
- Zunehmende Verwirrtheit oder Teilnahmslosigkeit
- Verringerte Ausscheidung, der Urin ist dunkel gefärbt und stark riechend
- Stuhlverstopfung
- Beschleunigter Puls und erniedrigter Blutdruck.

NOTFALL

Eine plötzliche schwere Reaktion auf **Flüssigkeitsmangel** ist als Notfall zu behandeln. Pflegende informieren sofort einen Arzt, wenn Patienten, die bereits das Bild eines Flüssigkeitsmangels bieten, zusätzlich eines oder mehrere der folgenden Zeichen aufweisen: Muskelkrämpfe, plötzlich einsetzende Schläfrigkeit oder Verwirrtheit, Schwindel, stark erhöhter Puls.

Ernährungsverhalten beurteilen

Der Ernährungszustand ist das Ergebnis des **Ernährungsverhaltens.** Pflegende gewinnen einen Eindruck davon, indem sie die Patienten beobachten bzw. in einem Gespräch (mit dem Patienten selbst oder seinen Angehörigen) klären, welche Gewohnheiten sie bisher hatten. Dabei sind verschiedene Aspekte zu beachten.

Menge der zugeführten Nahrung

Wie bereits erwähnt, ändert sich der **Nahrungsmittelbedarf** im Laufe des Lebens. Vor allem Erkrankungen oder Phasen einer geringeren körperlichen Belastung können hier Einfluss nehmen. Um sicherzugehen, dass die Einschätzung der Nahrungsmenge, die der Patient zu sich nimmt, korrekt ist, verlassen Pflegende sich nicht nur auf Einzelbeobachtungen.

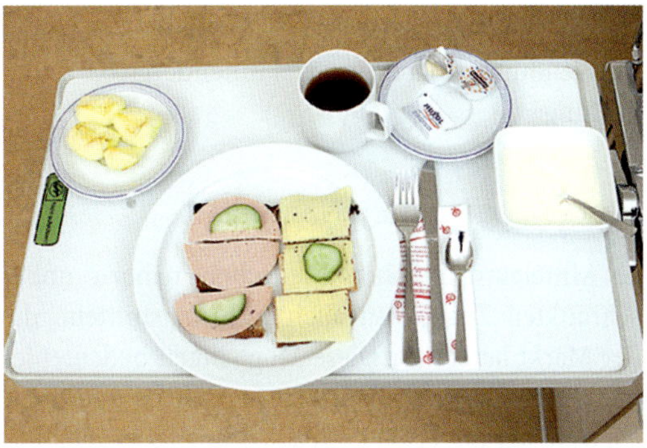

Abb. 3.29 Portionen, wie sie in Restaurants oder Krankenhausküchen angerichtet werden, sind üblicherweise so ausgelegt, dass sie dem Bedarf für eine Mahlzeit entsprechen. [K115]

Zunächst ist es wichtig, die bisherigen Gewohnheiten des Patienten zu ermitteln:

- Wie groß sind die Portionen, die dem Patienten üblicherweise zur Verfügung stehen? (Lässt sich recht gut beurteilen, wenn man Portionsgrößen, die in Restaurants oder Krankenhausküchen üblich sind, als Vergleich heranzieht ➤ Abb. 3.29)
- Wieviel davon isst der Patient in der Regel auf? (z. B. oft/immer mehr als eine Portion; überwiegend alles; selten alles, aber stets mehr als die Hälfte; stets weniger als die Hälfte)
- Hat sich im Verlauf der zurückliegenden Wochen/Monate an der Essensmenge etwas geändert – und wenn, was genau?

Diese im Gespräch abgefragten Angaben bilden die Basis für die täglichen Beobachtungen der Pflegenden. Sie beurteilen bei Patienten, bei denen eine Abweichung vom üblichen Essverhalten besteht, stets,

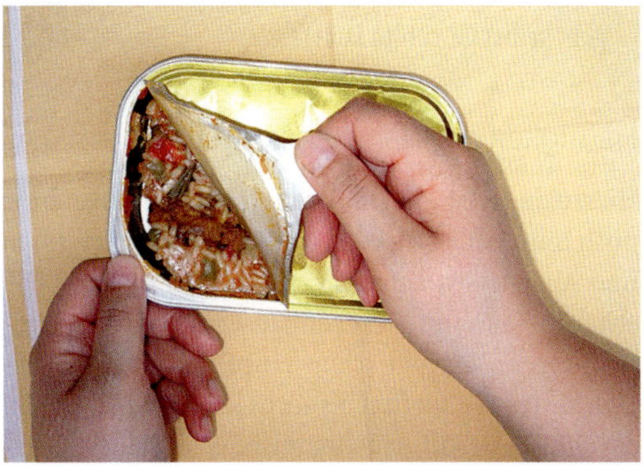

Abb. 3.30 Die Ausrichtung des Speiseplans auf Fertiggerichte kann zu Mangelerscheinungen führen. [M294]

welche Menge sie bei jeder angebotenen Mahlzeit zu sich genommen haben und dokumentieren die Beobachtung.

Art der zugeführten Nahrung

In Mitteleuropa haben Menschen nahezu unbeschränkten Zugang zu allen Nahrungsmitteln, die der Markt bereithält. Diese Möglichkeit bedeutet jedoch nicht, dass die Wahl stets nach gesundheitlichen Kriterien erfolgt. Ernährungswissenschaftler beklagen ein zu geringes Wissen in der Bevölkerung über die Qualitätsmerkmale von Nahrungsmitteln. Besonders Menschen mit geringem Einkommen (zu denen besonders häufig alte Menschen zählen) suchen aus dem Angebot jene Produkte aus, die für wenig Geld einen hohen Sättigungsgrad versprechen. Dabei handelt es sich häufig um stark verarbeitete Produkte, die während des Herstellungsprozesses einen großen Teil ihrer Vitamine verloren haben, bzw. um Nahrungsmittel, die von Haus aus minderer Qualität sind (z. B. viel raffinierten Zucker oder tierische Fette enthalten, aus Auszugsmehl hergestellt sind ➤ Abb. 3.30).

Folgende Aspekte sind zu beurteilen:

- Verwendet der Patient frische Zutaten bei der Speisebereitung?
- Ist der Speiseplan abwechslungsreich gestaltet (z. B. enthält er Obst, Gemüse, Vollkornprodukte, Milchprodukte, Fisch)? Wie sind diese Zutaten auf den Tag verteilt?
- Ernährt sich der Patient überwiegend von Fertiggerichten oder Fast Food?
- Setzt der Patient eine Diät um (z. B. Vegetarismus, ärztlich verordnete Diät aufgrund von Erkrankungen, selbst gewählte Diät)?

Häufigkeit der Nahrungsaufnahme

Hierzulande ist die **tägliche Nahrungsaufnahme** noch immer überwiegend in Frühstück, Mittagessen und Abendessen aufgeteilt. Diese Tradition hat sich erhalten (auch in Krankenhäusern und Pflegeeinrichtungen), obwohl schon lange bekannt ist, dass eine Verteilung auf fünf bis sechs kleinere Mahlzeiten sich günstiger auf den Organismus auswirkt. Trotzdem haben viele Menschen im Laufe ihres Lebens ein eigenes Essverhalten entwickelt – z. B. nehmen sie zusätzlich zu den Hauptmahlzeiten Nahrung zu sich. Ein klassisches Beispiel ist der Nachmittagskaffee mit Kuchen. Pflegende versuchen herauszufinden, welche Gewohnheiten der jeweilige Patient hat. Dazu können sie u. a. folgende Fragen stellen:

- Wie oft isst der Patient?
- Zu welchen Uhrzeiten isst er gewöhnlicherweise?
- Wie sind die Mengen der Nahrungsmittel auf die verschiedenen Tageszeiten verteilt?

Haltung des Patienten zur Ernährung

Da das Essen der Bedürfnisbefriedigung dient, ist es für gesunde Menschen üblicherweise mit positiven Gefühlen besetzt. Krankheiten und andere Störungen des Körperempfindens können jedoch das Verhältnis eines Menschen zur Nahrungsaufnahme verändern. Zu diesen Faktoren zählen:

- Stress (zu wenig Zeit, um das Essen in Ruhe einnehmen zu können)
- Magen-Darm-Erkrankungen (z. B. Magengeschwüre oder andere Krankheiten, die den Verdauungsprozess schmerzhaft machen)
- Einschränkungen der Beweglichkeit (z. B. der Arme, des Schluckapparats)
- Erkrankungen, die eine Diät erforderlich machen (z. B. Diabetes mellitus, Lebererkrankungen, Nierenerkrankungen, Allergien, andere Stoffwechselerkrankungen).

Pflegende können die Haltung des Patienten zur Ernährung erkennen, indem sie ihn bei der Nahrungsaufnahme beobachten. Folgende Verhaltensweisen können Aufschluss geben:

- Essen mit Genuss, langsames und sorgfältiges Kauen – oder hastiges Schlingen
- Lustloses „Stochern" im Essen
- Kommentare über die Qualität der Nahrung
- Rituale, die das Essen begleiten, z. B. Dekoration auf dem Tisch.

Mit der Frage „Wie hat es ihnen geschmeckt?" erhalten Pflegende zusätzliche Informationen.

BEACHTE

Eine plötzlich auftretende Änderung der Vorliebe kann auf eine Erkrankung hindeuten. Häufig entwickeln z. B. Patienten, die an Magenkrebs leiden, eine Abneigung gegen Fleisch.

Flüssigkeitsbilanz erstellen

Das Verhältnis von zugeführter zu ausgeschiedener Flüssigkeitsmenge gibt Aufschluss über den Wasserhaushalt eines Körpers. Korrekte Werte lassen sich mit Hilfe einer **Flüssigkeitsbilanz** erheben.

> **TIPPS & TRICKS**
> Regelmäßige **Gewichtskontrollen** sind geeignet, die Ausschwemmung oder Einlagerung von Flüssigkeit nachzuweisen und lassen sich deshalb gut zur Ergänzung bzw. Kontrolle von Flüssigkeitsbilanzen heranziehen.

Zu diesem Zweck legen Pflegende einen **Dokumentationsbogen** an, der in den meisten Einrichtungen standardisiert vorliegt. Sie beschriften ihn mit dem Namen des Patienten und dem Datum und notieren darin die über den Tag zugeführte Flüssigkeitsmenge (alle über den Mund oder Sonde aufgenommenen Getränke, flüssigen Nahrungsmittel sowie Infusionen).

Auf der Gegenseite listen sie die Ausfuhr auf. Sie besteht hauptsächlich aus Urin. Zusätzlich gibt der Körper jedoch auch über die Atemluft, die Haut (Schweiß), den Stuhlgang sowie ggf. künstlich angelegte Ableitungen (z. B. Magensonden, Wunddrainagen) Flüssigkeit ab. Die Menge der Ausfuhr kann stark schwanken, weil sie von körperlichen Bedingungen (z. B. Fieber, Anstrengung) sowie äußeren Gegebenheiten (z. B. hohe Zimmertemperatur, Jahreszeit) abhängt. Aus diesem Grund lässt sich eine hundertprozentige Bilanz nicht erstellen. Die Aufstellung ergibt jedoch einen Richtwert, der zusammen mit dem körperlichen Befinden eine Aussage zulässt.

> **TIPPS & TRICKS**
> Bei Patienten, die unter **Harninkontinenz** leiden und mit Vorlagen versorgt sind, können Pflegende die Menge der Urinausscheidung durch Wiegen der benutzten Windeln ermitteln. Sie stellen zunächst das Gewicht einer frischen Vorlage fest und ziehen es dann jeweils von dem Gewicht des verwendeten Produkts ab.

Zeitraum der Bilanzierung

Eine **Flüssigkeitsbilanz** (➤ Abb. 3.31) bezieht sich stets auf 24 Stunden. Bei manchen Patienten, die intensivpflegerisch betreut sind, kann zusätzlich eine stündliche Bilanzierung erforderlich sein.

Es ist zu empfehlen, den Beginn des 24-Stunden-Zeitraums auf den Schichtwechsel zwischen Nacht- und Frühdienst zu legen. Am Vormittag erhalten die behandelnden Ärzte dann das Ergebnis und können ihre Maßnahmen darauf ausrichten.

Die Bilanzierung sollte in drei achtstündige Teile gegliedert sein, nach denen jeweils eine **Zwischenbilanz** zu errechnen ist. Diese Zwischenstände können Hinweise darauf geben, wie die Tagesbilanz ausfallen wird und ermöglichen dem Arzt, z. B. die Zufuhr von Infusionslösung zu erhöhen oder zu verringern, um den angestrebten Wert zu erreichen.

> **BEACHTE**
> Eine Bilanz, bei der Einfuhr und Ausfuhr sich ungefähr entsprechen, nennt man **ausgeglichen.** Bei einer **positiven Bilanz** ist die Einfuhr höher als die Ausfuhr. Eine **negative Bilanz** bezeichnet eine Situation, in der die Einfuhr geringer als die Ausfuhr ist. Das Begriffspaar **positiv und negativ** ist also immer aus dem Blickwinkel des Körpers zu verstehen.

3.5.3 Einschränkungen bei der Nahrungsaufnahme

Viele Erkrankungen oder ärztliche Behandlungen schränken die **Nahrungsaufnahme** mehr oder weniger stark ein. Ob Pflegende daran etwas ändern können, hängt von der jeweiligen Ursache ab. Im Folgenden sind einige wichtige Einschränkungen benannt.

Diäten

Diäten (➤ Tab. 3.20) können selbst gewählt (z. B. zur Verringerung des Körpergewichts) oder durch eine Krankheit bzw. ärztliche Maßnahme erzwungen sein. Diese Unterscheidung ist wichtig, weil sie direkt auf die Motivation des Patienten wirken kann, die neuen Regeln für den Speiseplan einzuhalten.

Hat der Patient sich aus **eigenem Antrieb** entschieden, seine Ernährung umzustellen, wird er meist motiviert sein. Hier besteht die Aufgabe der Pflegenden vor allem darin, zu beurteilen, ob die Nahrungszufuhr mit den Regeln für eine ausgewogene Ernährung übereinstimmt. Bestehen daran Zweifel oder ist schon von vornherein klar, dass der Pati-

MARIENKRANKENHAUS
Klinik für Innere Medizin
Station:

Flüssigkeitsbilanzierung

Name:	Datum:
	Trinkmengenbeschränkung:

Einfuhr			**Ausfuhr**		
Zeit	Was? Wie?	Hz.	Zeit	Was? Wie?	Hz.
Summe Einfuhr:		ml	Summe Ausfuhr:		ml
Bilanzsumme					ml

Tasse	= 120 ml	Enteral	= E	Eintrag mit Bleistift	= hingestellt
Glas	= 180 ml	Enteral Sonde	= ES	Eintrag mit Kugelschreiber	= getrunken, gegeben
Schnabelbecher	= 250 ml	Parenteral	= P		
Suppentasse	= 300 ml	Urin	= U		
Nierenschale	= 600 ml	Stuhl	= S		

Abb. 3.31 Beispiel für ein Bilanzierungsprotokoll. In die Spalten tragen Pflegende die Flüssigkeitsmengen ein, wobei es ausreichend ist, sich auf Zehn-Milliliter-Schritte zu beschränken. Die Berücksichtigung von z. B. drei Millilitern, die als Arzneimittellösung zugeführt worden sind, täuscht eine Genauigkeit vor, die sich mit dieser Methode nicht erreichen lässt. [K115]

ent sich mit der Diät schaden könnte, versuchen Pflegende auf ihn einzuwirken, zu einer gesunden Kost zurückzukehren. Haben sie damit keinen Erfolg oder fühlen sie sich unsicher in der Bewertung, ist es empfehlenswert, einen Arzt oder einen Ernährungsexperten zu Rate zu ziehen bzw. zu einem Gespräch mit dem Patienten zu bitten.

Weitaus weniger ausgeprägt ist die Bereitschaft zur Mitarbeit seitens des Patienten meist, wenn es um erzwungene Nahrungsumstellung (z. B. wegen Diabetes mellitus, Nieren-, Leber- oder Herzerkrankungen, Übergewicht) geht. Oft sieht der Patient in erster Linie die Einschränkungen, denn vielfach ist er genötigt, ausgerechnet jene Speisen zu streichen, die er besonders mag. Pflegende leisten in diesen Fällen Überzeugungsarbeit, indem sie z. B. darauf hinweisen, dass der Verzicht ein Gewinn an Lebensqualität sein kann. **Beispiel:** Ein Patient mit Gicht erhält vom Arzt den Rat, künftig kein Hühnerfleisch (Geflügel enthält viel Harnsäure) mehr zu essen. In diesem Fall können

Tab. 3.20 Wichtige Kostformen, die von den allgemeinen Ernährungsrichtlinien abweichen und für die Krankenpflege eine Rolle spielen.

Kostform	Eigenschaften	Zu behandelnde Erkrankungen (Beispiele)
Pürierte Kost	• Alle festen Speisen sind zerkleinert	• Eingeschränktes Kauvermögen, z. B. nach Operationen am Mund • Schluckstörungen
Schonkost	• Leicht verdaulich • Nicht blähend (z. B. ballaststoffarm) • Fettarm	• Verdauungsstörungen • Nahrungsaufbau nach bestimmten Operationen • Erkrankungen im Magen-Darm-Trakt
Wunschkost	• Wünsche des Patienten	• Schwerkranke, z. B. krebskranke Patienten
Kalorienreduzierte Kost (Reduktionskost)	• Kaloriengehalt ist auf einen Wert unterhalb der für einen Tag empfohlenen Menge festgelegt, z. B. 1 000 oder 1 500 kcal	• Fettleibigkeit (➤ Kap. 3.5.2)
Kalorienreiche Kost	• Kalorienreich und hochwertig	• Untergewicht • Tumorerkrankungen
Aufbaukost	• Schrittweise Zurückführung des Patienten zu einer vollwertigen Ernährung: – Schluckweise Tee – Tee und Zwieback – Suppe – Pürierte Kost – Schonkost	• Nach Operationen am Magen-Darm-Trakt
Salzarme Kost	• Speisen mit verringertem (oder ohne) Kochsalz	• Bluthochdruck • Leberzirrhose
Fettarme Kost	• Verminderter Anteil tierischer Fette	• Fettstoffwechselstörungen
Purinarme Kost	• Wenig Fleisch und Fisch • Keine Hülsenfrüchte, Spinat und Pilze • Wenig Kaffee	• Erhöhte Harnsäurewerte im Blut *(Gicht)*
Keimarme Kost	• Ausschließlich gekochte Speisen (kein frisches Obst, Gemüse)	• Patienten nach Transplantationen • HIV-Infizierte
Glutenfreie Kost	• Gerste, Hafer, Roggen, Weizen, Dinkel und Grünkern enthalten Gluten – daher dürfen diese Patienten handelsübliche Brotsorten, Süßgebäck, Nudeln und Bier nicht zu sich nehmen	• Sprue/Zöliakie

Pflegende im Gespräch darauf hinweisen, dass es viele Alternativen gibt und dass der Verzicht auf stark harnsäurehaltige Lebensmittel das Risiko weiterer schmerzhafter Gichtanfälle bedeutend senkt.

Appetitlosigkeit

Appetit bezeichnet den Wunsch, Nahrung zu sich zu nehmen. Diese „Lust auf Essen" ist deutlich vom Gefühl des Hungers zu unterscheiden, der als Signal einsetzt, wenn der Zuckerspiegel (insbesondere Glykogen) im Körper zu weit fällt.

Im Gegensatz zum Hunger ist der Appetit meist auf eine spezielle Speise gerichtet. Man kann auch nach einer vollständigen Mahlzeit z. B. Appetit auf ein Stück Schokolade oder einen Vanillepudding verspüren.

Während es keinen Schaden anrichtet und meist nicht besonders schwer ist, seinen Appetit zu zügeln, bereitet es den Menschen oft erhebliche Probleme, trotz **Appetitlosigkeit** zu essen.

Das Desinteresse dem Essen gegenüber kann Ausdruck einer körperlichen oder psychischen Erkrankung sein. Beispiele: Patienten mit Krebserkrankungen verspüren oft (z. B. ausgelöst durch Arzneimittel) eine andauernde Übelkeit, die jeden Appetit vertreibt. Im Rahmen einer Depression kann es dazu kommen, dass Patienten jeden Wunsch nach Nahrungsaufnahme verlieren.

Verdauungsbeschwerden

Eine ganze Reihe von **Verdauungsbeschwerden** kann zu Einschränkungen der Nahrungsaufnahme führen. Dazu gehören:

- **Sodbrennen.** Aufgrund eines unvollständigen Verschlusses des Mageneingangs steigt Magensäure in den unteren Teil der Speiseröhre auf und verursacht dort ein heftiges Brennen. Tritt vor allem im Zusammenhang mit fettreichen, stark säurehaltigen Speisen sowie Kaffee- oder Alkoholgenuss auf
- **Übelkeit.** Kann durch Magen-Darm-Infektionen sowie einige andere Erkrankungen, aber auch durch Arzneimittel hervorgerufen sein
- **Völlegefühl und Blähungen.** Tritt auf nach fettreichen Mahlzeiten oder durch Verdauungsbeschwerden unterschiedlicher Ursachen.

Bewegungseinschränkungen

Einschränkungen der Bewegung können Patienten massiv an der Nahrungsaufnahme hindern oder in diesem Bereich sogar vollständig hilfsbedürftig machen. Wesentlich sind zwei Körperbereiche: die Bewegung der Arme und die Beweglichkeit des Schluckapparats (➤ Abb. 3.32). Besonders betroffen sind hiervon Patienten mit Schädigungen des Gehirns, wie sie z. B. von Schlaganfällen ausgelöst sein können.

Bewusstseinsveränderungen und Verwirrtheit

Menschen mit **Bewusstseinsveränderungen** oder **Verwirrtheit** haben das Problem, ihr Hungergefühl nicht befriedigen oder gar nicht erst wahrnehmen zu können. Sie sind unter Umständen auf eine künstliche Ernährung angewiesen, in deren Rahmen Pflegende sämtliche Tätigkeiten übernehmen müssen. Verwirrte Patienten, die z. B. an einem fortgeschrittenen Stadium der Alzheimer-Demenz leiden, haben manchmal die Fähigkeit verloren, zielgerichtet mit

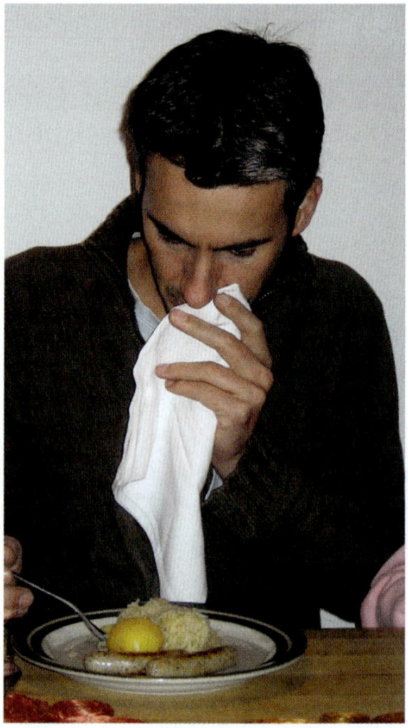

Abb. 3.32 Patienten, die nicht in der Lage sind, die Speisen in ihrem Mund zu organisieren, haben häufig Hemmungen, in Gesellschaft anderer Menschen zu essen. [O408]

Speisen umzugehen (z. B. einen Löffel zum Mund zu führen) oder Nahrungsbissen im Mund zu organisieren. Sie beim Essen zu unterstützen, ist eine sehr zeitintensive Tätigkeit.

Künstliche Ernährung

DEFINITION

Künstliche (enterale) Ernährung: Verabreichung von flüssiger Nahrung über eine Sonde in den Magen oder den Dünndarm. Als vollwertige Ernährung oder Ergänzung zu oral aufgenommener Nahrung möglich.

Künstliche (enterale) Ernährung erhalten Menschen, die nicht ausreichend essen können oder wollen. Die **künstliche Ernährung** bezeichnet Formen der Nahrungsverabreichung, bei denen zumindest die oberen Verdauungswege (Mund und Speiseröhre) durch eine Sonde umgangen werden. Hierbei stellt sich das Problem, dass der Patient vorübergehend oder dauerhaft auf das Erlebnis des Essens verzichten muss. Das bedeutet eine erhebliche Einbuße an Lebensqualität. Außerdem empfinden viele Menschen eine Sonde in der Nase als Stigma und scheuen, sofern sie mobil sind, den Kontakt mit der Öffentlichkeit.

Ernährungssonden

Ernährungssonden verbinden die Außenwelt mit dem Magen oder Dünndarm und überbrücken so den Schluckapparat und die Speiseröhre.

Sonden, die über längere Zeit liegen bleiben, bestehen aus Silikon. Dieses Material ist weich und verursacht weniger Schäden an den Schleimhäuten. Außerdem ist es unempfindlich gegen die Säure des Magens.

Es sind verschiedene Zugangswege für Sonden gebräuchlich:

- **Nasogastrale Sonde** (durch die Nase in den Magen eingelegt, ➤ Abb. 3.33). Für eine voraussichtlich kurz dauernde Ernährung. Diese Sonde kann (wenn sie aus Silikon besteht) bis zu 30 Tage liegen bleiben. Danach ist ein Wechsel nötig
- **Nasojejunale Sonde** (durch die Nase in den Darm eingelegt). Für eine voraussichtlich kurz dauernde Ernährung, die Anlage erfolgt durch den Arzt
- **Perkutan-endoskopische Gastrostomie**/*PEG* (durch die Bauchdecke in den Magen eingelegt ➤ Abb. 3.34). Für eine voraussichtlich länger dauernde Ernährung. Der Arzt legt die Sonde mithilfe einer Magenspiegelung (Gastroskopie). Es ist auch möglich, diesen Zugang bis in den Darm zu verlängern (perkutan endoskopische Jejunostomie/PEJ).

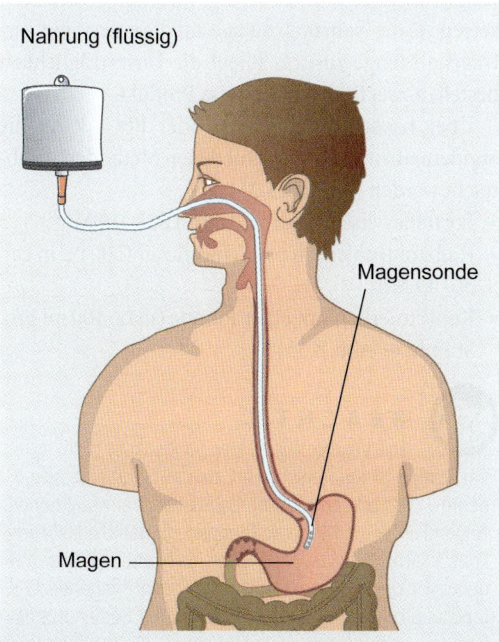

Abb. 3.33 Lage einer Magensonde. [L138]

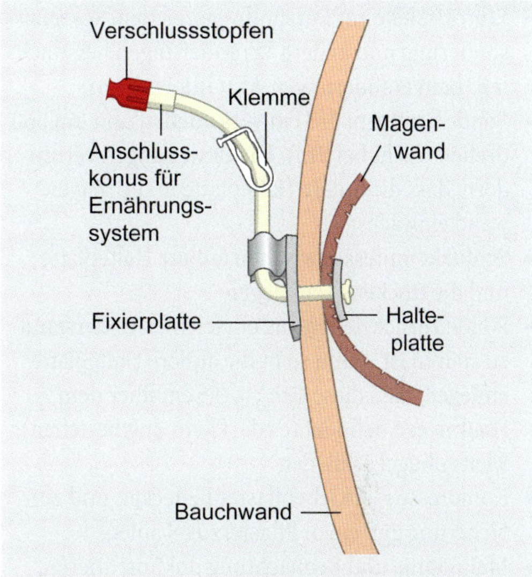

Abb. 3.34 Bestandteile und Lage einer PEG. [L215]

Sondenpflege

Sonden benötigen eine sorgfältige Pflege, um Druckschäden (z. B. an der Nasenöffnung) zu vermeiden. Pflegende wechseln das Pflaster an der Nase mindestens einmal täglich. Während des Pflasterwechsels halten sie die Sonde gut fest, um eine Lageveränderung zu verhindern. Die Sonde verfügt über eine Längenmarkierung und es ist ein Bestandteil der Dokumentation, festzuhalten, wie tief die Sonde jeweils liegt. Sie muss während des gesamten Anwendungszeitraums exakt in derselben Position bleiben.

Die Pflegenden tupfen das sondentragende Nasenloch während des Pflasterwechsels mit einem wassergetränkten Stieltupfer (ggf. Ohrenstäbchen verwenden) aus und bringen Dexpanthenolsalbe ein.

Eine **PEG** benötigt in den ersten 2–4 Wochen nach der Anlage einen aseptischen Verband.
Durchführung des Verbandswechsels:

- Äußere Halteplatte öffnen und Sonde aus der Halteplatte lösen
- Eintrittsstelle mit Kochsalzlösung reinigen und ggf. desinfizieren, Ober- und Unterseite der Halteplatte sowie Sonde reinigen

- Eintrittsstelle auf Entzündungszeichen, Sekretabsonderung und andere Veränderungen begutachten (bei Veränderungen Arzt informieren)
- Sonde bewegen: 2–3 cm verschieben und um 360° drehen (nicht bei PEJ). Die Bewegungen verhindern, dass die innere Halteplatte in die Magenwand einwächst
- Schlitzkompresse zwischen äußere Halteplatte und die trockene Haut legen
- Sonde zurückziehen, bis ein leichter Widerstand zu spüren ist. Dann so in die äußere Halteplatte einlegen, dass diese sich ca. 0,5 cm über dem Hautniveau befindet (es darf kein Zug bestehen), Klemmbügel schließen
- Kompresse mit Klebepflaster bedecken und zur Sicherung ggf. einen Pflasterzügel anlegen
- Maßnahme und Beobachtung dokumentieren.

BEACHTE

Wenn die Eintrittsstelle gerötet (entzündet) ist, wechseln Pflegende den Verband (mindestens) einmal täglich, behandeln die Wunde mit einem Schleimhautantiseptikum (z. B. Octenidin) und bedecken sie mit einer silberbedampften Kompresse.

Nach Abschluss der Wundheilung kann die Einstichstelle offen und unbehandelt bleiben. Pflegende reinigen sie lediglich mit klarem Wasser (evtl. mit ein wenig Waschlotion).

Sondenkost

Die Industrie bietet zahlreiche Formen von Sondennahrung an. Darunter befindet sich für jeden Patienten ein passendes Präparat, das seinen Bedarf an Nährstoffen deckt. Es gibt auch Kostformen, die auf die Erfordernisse spezieller Erkrankungen ausgelegt sind, z. B. Nierenerkrankungen. Deshalb ist es nicht geraten, selbst Sondenkost herzustellen (z. B. durch Pürieren von Speisen). Daraus können Fehlernährung und hygienische Probleme entstehen.
Zwei Arten der Sondenkost sind wichtig:

- **Hochmolekulare nährstoffdefinierte Diät** *(NDD, Formeldiät).* Sie enthält die Nährstoffe in einer festgelegten Zusammensetzung, z. B. Fresubin® original fibre. Zur Verwertung der Nährstoffe ist eine gute Verdauungsfunktion erforderlich. Die Präparate sind verwendungsfertig oder als Pulver zum Anrühren verfügbar und können auch als Trinknahrung benutzt werden. Meist sind die Diäten glutenfrei und vollbilanziert, d. h. sie decken bei der Einnahme der durch den Hersteller angegebenen Menge den Tagesbedarf des Betroffenen
- **Niedermolekulare chemisch definierte Elementardiät** *(CDD, Oligopeptiddiät).* Diese Präparate enthalten gespaltene Nährstoffe, die der Darm (fast) ohne Verdauungsleistungen aufnehmen kann (z. B. Survimed® instant, Precitene® MCT 50). Unter einer solchen Diät nimmt die Menge des Stuhls ab, nicht aber sein Bakteriengehalt. Von den Diäten profitieren Menschen mit schweren Störungen der Darmfunktion, z. B. aufgrund entzündlicher Darmerkrankungen.

Verabreichung von Sondenkost

Der Arzt ordnet die Dosierung und Art der Sondenkost an. Zunächst beginnt man mit einer geringen Menge (z. B. 20 ml/Std.). Man kann die Menge steigern, wenn der Patient die Nahrung gut vertragen hat. Um das zu kontrollieren, testen Pflegende mindestens einmal in 24 Std., ob sich mit der Blasenspritze Mageninhalt abziehen lässt (Reflux). Bei Unverträglichkeitsreaktionen (z. B. Erbrechen, Durchfall) setzen sie die Nahrungsmenge auf die zuletzt gut vertragene Menge zurück. Bliebt die Unverträglichkeit bestehen, wechselt der Arzt das Produkt.

Über nasogastrale Sonden oder PEGs kann die Sondennahrung mit verschiedenen Methoden verabreicht werden (➤ Tab. 3.21):

- Portionsweise (maximal 100 ml in 5–10 Min.)
- Halbkontinuierlich per Schwerkraft (500 ml in ca. 30–45 Min.)
- Kontinuierlich mit einer Pumpe (max. 100 ml pro Stunde ➤ Abb. 3.35)

BEACHTE

Die Verabreichung der Sondenkost mithilfe einer Pumpe ist empfehlenswert, da das Gerät eine ausgedehnte Kontrolle ermöglicht. Zahlreiche Alarmfunktionen zeigen Fehler an. Moderne Pumpen können die Nahrung kontinuierlich, bolusweise oder halbkontinuierlich fördern. Vor der ersten Benutzung müssen Pflegende laut Medizinproduktegesetz qualifiziert in die Bedienung der Pumpen eingewiesen werden.

Tab. 3.21 Checkliste „Verabreichung von Sondenkost".

Benötigtes Material	• Händedesinfektionsmittel • Einmalhandschuhe • Blasenspritze • Stethoskop • Ernährungssystem (steril) • Ausreichend Sondennahrung der verordneten Art (Nahrung muss mindestens zimmerwarm sein) • Ernährungspumpe mit Netzteil • Becher mit Trinkwasser
Vorbereitung	• Hände desinfizieren • Handschuhe anziehen • Blasenspritze mit der Sonde verbinden und Versuch unternehmen, Mageninhalt abzuziehen (bei weniger als 50 % der letzten Nahrungsportion kann erneut Sondenkost verabreicht werden) • Im selben Arbeitsgang Lage der Sonde überprüfen (per Blasenspritze ca. 20 ml Luft einblasen und blubberndes Geräusch per Stethoskop über dem Oberbauch abhören) • Patienten mit erhöhtem Oberkörper lagern (verhindert das Zurücklaufen der Sondenkost in die Speiseröhre)
Durchführung	**Verabreichung per Pumpe:** • Sondenkostflasche öffnen • Ernährungssystem mit vorhandenem Clip oder Rollklemme verschließen • Ernährungssystem mit der Flasche verbinden, Spiegel in der Tropfkammer durch rhythmisches Zusammendrücken herstellen; Ernährungssystem luftleer machen • Ernährungssystem in die Pumpe einlegen • Ernährungssystem an die Sonde anschließen • Clip an der Sonde öffnen • Pumpe einschalten und angeordnete Förderrate einstellen • Befinden des Patienten halbstündlich kontrollieren. **Verabreichung per Schwerkraft:** • Sondenkostflasche öffnen • Ernährungssystem mit vorhandenem Clip oder Rollklemme verschließen • Ernährungssystem mit der Flasche verbinden, Spiegel in der Tropfkammer durch rhythmisches Zusammendrücken herstellen; Ernährungssystem luftleer machen • Tropfgeschwindigkeit so einstellen, dass die Verabreichung einer Portion (500 ml) ca. 30–45 Min. dauert • Geschwindigkeit und Befinden des Patienten mehrfach kontrollieren. **Regeln für die Arzneimittelgabe per Sonde:** • Flüssige Arzneimittel bevorzugen • Medikamente getrennt von der Sondenkost geben, um eine Verstopfung zu vermeiden • Prüfen, ob Tabletten, Dragees, Kapseln zerkleinert werden dürfen (ggf. Arzt oder Apotheker fragen) • Nicht gemörsert werden dürfen: – Magensaftresistente Tabletten. Die Verletzung des Überzugs würde den Wirkstoff der Magensäure aussetzen und unbrauchbar machen – Retard-Tabletten. Die Zerstörung des Überzugs würde zu einer viel zu schnellen Freisetzung des Wirkstoffs (Überdosierung) führen • Medikamente einzeln verabreichen
Nachbereitung	• Sonde mit ca. 20 ml Wasser spülen, um Verstopfungen zu verhindern (wegen Ausflockungsgefahr keinen Tee verwenden) • Patienten nach der Verabreichung für ca. eine Stunde in Oberkörperhochlagerung belassen (auf Unverträglichkeitsreaktionen beobachten). • Maßnahme und Reaktion des Patienten dokumentieren
Bemerkung	• Ernährungssystem wegen der Kontaminationsgefahr spätestens alle 24 Std. wechseln • Geöffnete Sondenkostflaschen im Kühlschrank aufbewahren und innerhalb von 24 Std. verbrauchen (zur Verabreichung muss die Sondenkost mindestens auf Zimmertemperatur erwärmt sein) • Blasenspritze nach jeder Benutzung mit heißem Wasser spülen • Bei verstopfter Sonde: Spülversuch mit Pepsinwein oder Cola unter vorsichtig dosiertem Druck; lässt sich die Sonde damit nicht durchgängig machen, informieren Pflegende den Arzt

3

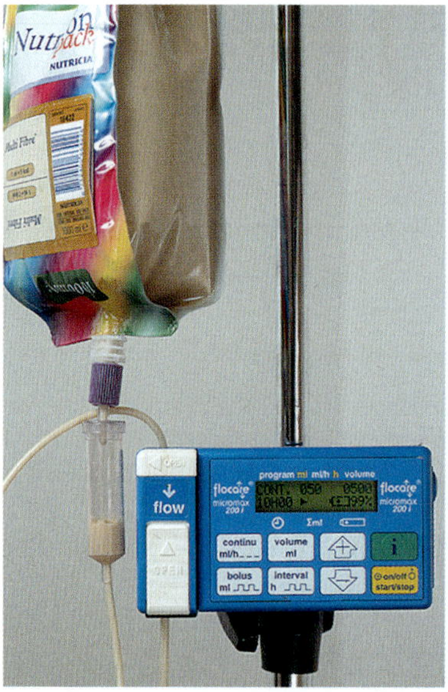

Abb. 3.35 Ernährungspumpe mit Fertigbeutel für die Sondenkost und Schlauchsystem zur Verabreichung (Teilansicht). [K115]

BEACHTE

Über eine Sonde, die im Dünndarm liegt, darf Sondenkost nicht portionsweise, sondern nur kontinuierlich verabreicht werden. Der Darm ist nicht in der Lage, viel Flüssigkeit auf einmal aufzunehmen und es würden Verdauungsprobleme entstehen.

Parenterale Ernährung

Bei der **parenteralen Ernährung** gelangen die Nährstoffe direkt in die Blutbahn. Diese Behandlungsform kann auf die Dauer schwere unerwünschte Wirkungen hervorrufen, weil der Magen-Darm-Trakt in dieser Zeit nicht mehr dem Reiz durch den Speisebrei ausgesetzt ist. Zu den Komplikationen gehören:

- Verminderte Speichelproduktion; durch fehlende Kautätigkeit
- Gallenstau und -steine; durch fehlende Bewegung der Gallenblase und darauf folgende Eindickung der Gallenflüssigkeit
- Leberzirrhose; durch mangelnden Reiz zur Ausschüttung von Gallenflüssigkeit.

3.5.4 Unterstützung bei der Nahrungsaufnahme

Es fällt vielen Patienten schwer, eine **Unterstützung bei der Nahrungsaufnahme** zu akzeptieren, denn die Fähigkeit, allein zu essen, ist ein wesentliches Merkmal der Selbstständigkeit. Deshalb wahren Pflegende bei allen damit zusammenhängenden Handlungen die Würde der Patienten. Vor allem gehen sie beim Anreichen von Nahrung behutsam und langsam vor (> Tab. 3.22, > Abb. 3.36). Hastiges Essen erhöht die Gefahr, dass der Patient sich verschluckt.

Die pflegerischen Maßnahmen unterscheiden sich nach den Ursachen, die zu einer Einschränkung der Nahrungsaufnahme führen.

Bei Patienten, die keinen Appetit verspüren, ist es geraten, die Attraktivität des Essens zu erhöhen. Dazu sind folgende Maßnahmen möglich:

- Lieblingsspeisen erfragen und anbieten, ggf. von zuhause mitbringen lassen. Das gilt insbesondere für Patienten ausländischer Herkunft. Sie sind häufig andere Speisen gewöhnt
- Appetitanregende Speisen auswählen. Gewürze mit entsprechender Wirkung sind Chili, Curry, Ingwer, Paprika, Piment, Senf, Pfeffer, Thymian, Lorbeer, Basilikum
- Mahlzeit in kleinere Portionen aufteilen und gefällig auf einem Teller anrichten
- Getränk nach Wunsch (sofern keine medizinischen Gründe dagegen sprechen, können es auch Bier oder Wein sein) bereitstellen

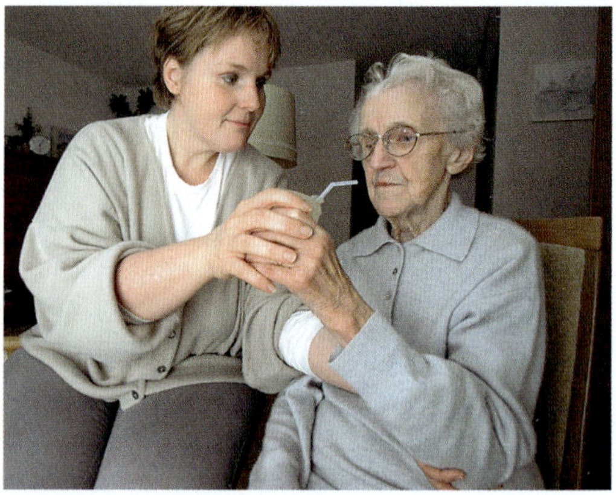

Abb. 3.36 Für das Anreichen von Getränken und Nahrung nehmen Pflegende sich Zeit. Eile erhöht das Risiko, dass die Patienten sich verschlucken. [K115]

Tab. 3.22 **Checkliste** „Essen anreichen".

Benötigtes Material	• Nahrungsmittel, die dem Wunsch/den Bedürfnissen des Patienten entsprechen • Ausreichende Menge eines Getränks (wenn möglich nach Wunsch des Patienten) • Besteck (bei Patienten mit Schluckstörungen einen Löffel mit abgerundeten Kanten verwenden) • Serviette zum Schutz der Kleidung • Zweite Serviette zur Säuberung der Lippen während des Essens • Feuchten Waschlappen • Gegebenenfalls Zahnbürste und Becher mit Wasser (bzw. Material zur Mundpflege ➤ Tab. 3.31) • Gegebenenfalls Handschuhe • Gegebenenfalls Stieltupfer • Nierenschale
Vorbereitung	• Hände waschen (ggf. desinfizieren) • Für eine ungestörte, geschützte Atmosphäre sorgen (sofern möglich, andere Patienten aus dem Zimmer bitten) • Patienten in eine aufrecht sitzende Körperposition bringen, die das Essen fördert. Faustregel: Neigung des Kopfes nach vorn unterstützt, Neigung des Kopfes nach hinten hindert den Schluckakt
Durchführung	• Patienten die Serviette um den Hals legen (lassen) • Je nach individueller Geschwindigkeit des Patienten nur einen Teil der warmen Speisen auf einen Extra-Teller legen, den Rest unter der Wärmehaube belassen • Sofern irgend möglich, ganz normales Besteck verwenden (stärkt das Selbstwertgefühl des Patienten) • Kopfposition bei Bedarf korrigieren (lassen) • Mundgerechte Portion der Speise waagerecht in den Mund einführen, dabei darauf achten, dass Gabel oder Löffel auf der Zunge zu liegen kommen • Gabel oder Löffel aus dem geschlossenen Mund ziehen (ggf. Speise an der Oberlippe abstreifen) • Mit der nächsten Portion warten, bis der Patient sicher heruntergeschluckt hat • Ist zwischendurch die Säuberung der Lippen notwendig, zweite Serviette verwenden (niemals den Löffel oder die Gabel) • Zwischendurch Getränk anbieten und nach Bedarf verabreichen
Nachbereitung	• Nach dem Befinden fragen: „Hat es Ihnen geschmeckt?" • Hautbereich um den Mund und Lippen des Patienten reinigen • Mundhöhle auf Essensreste inspizieren (insbesondere bei Patienten mit Lähmungen im Gesicht) und diese entfernen (mit behandschuhtem Finger oder Stieltupfer) • Zähne (bzw. Gebiss) putzen oder Mund ausspülen lassen • Serviette entfernen • Patienten unterstützen, die gewünschte Position einzunehmen (es ist geraten, nach dem Essen noch mindestens eine halbe Stunde aufrecht sitzen zu bleiben) • Kontrolle der Essensmenge • Beobachtungen und Maßnahme dokumentieren
Bemerkung	• Die Mahlzeit ist beendet, sobald der Patient signalisiert, er sei satt oder wolle nicht mehr essen. Pflegende versuchen niemals, Patienten zu weiterem Essen zu überreden • Ob Pflegende während des Anreichens von Essen ein Gespräch mit dem Patienten führen, hängt von den individuellen Umständen ab. Menschen mit Schluckstörungen sollten sich ganz auf das Essen konzentrieren, ohne durch Reden abgelenkt zu sein. Menschen mit Appetitmangel können von einem freundlichen, zugewandten Gespräch profitieren • Während der Verabreichung von Essen bleiben Pflegende bei diesem Patienten, die gleichzeitige Erledigung anderer Arbeiten ist entwürdigend und verdirbt dem Patienten den Spaß an der Mahlzeit • Medikamente, die im Zusammenhang mit der Mahlzeit einzunehmen sind, verabreichen Pflegende gemäß der Anordnung vor, während oder nach dem Essen • Pflegende verabreichen v. a. bei Patienten mit Schluckstörungen flüssige und feste Nahrung stets getrennt

- Sofern möglich und gewünscht: Einnahme der Mahlzeit in Gesellschaft anderer Patienten oder Familienangehöriger ermöglichen.

Verspüren Patienten plötzliche Übelkeit, ist eine Abklärung durch den Arzt notwendig. Zusätzlich können Pflegende bei hartnäckigem Unwohlsein:

- Patienten zum tiefen, ruhigen Atmen anleiten
- Verordnete Arzneimittel zur Linderung verabreichen
- Tee und Zwieback anbieten
- Essensgerüche von dem Patienten fernhalten.

Patienten, die wegen einer Bewegungseinschränkung an der ungestörten Nahrungsaufnahme gehindert sind, benötigen Unterstützung. Dabei beachten Pflegende den Grundsatz, nur bei solchen Handlungen zu helfen, die der Patient tatsächlich nicht allein bewältigen kann, damit seine Selbstständigkeit so weit wie möglich erhalten bleibt. **Sehbehinderte Patienten** benötigen häufig nur die Information, an welcher Stelle des Tabletts oder Tisches sich die entsprechenden Speisen befinden. Bei Patienten mit **unsicheren Bewegungen,** z. B. Händezittern, kann es ausreichen, für eine bequeme Sitzposition zu sorgen, die Nahrungsmittel übersichtlich anzuordnen und eine Serviette zum Schutz der Kleidung um den Hals zu legen.

BEACHTE

Pflegende achten auf ihre Wortwahl, um die Würde der Patienten zu wahren. Das Tuch oder Papier zum Schutz der Kleidung heißt **Serviette,** niemals „Lätzchen". Die Unterstützung bei der Nahrungsaufnahme heißt **„Essen anreichen",** niemals „Füttern".

Patienten nach Schlaganfällen kommen oft sehr gut zurecht, wenn sie Gerätschaften benutzen, die ihnen **einarmiges Essen** ermöglichen, z. B. Antirutschfolie unter den Tellern, ein Frühstücksbrett mit kleinen Nägeln, auf die das Brot gedrückt wird, damit es beim Streichen nicht verrutscht. Außerdem hilft es den Patienten, wenn die Speisen (z. B. Fleisch) in mundgerechte Stücke geteilt sind. Die in Krankenhäusern und stationären Pflegeeinrichtungen üblichen Portionsdöschen für Butter, Marmelade oder Streichwurst bereiten Schlaganfall-Patienten besondere Schwierigkeiten. Sie lassen sich mit einer Hand kaum öffnen. Deshalb ist es geraten, die so verpackten Nahrungsmittel z. B. auf Untertassen zu füllen.

Besonders anspruchsvoll ist der Umgang mit **Schluckstörungen.** Es besteht stets das Risiko, dass ein Teil der Speisen in die Luftröhre gelangt. Dies führt oft zu Atemnot, starken Hustenanfällen oder Erbrechen. In der Folge kann auch eine Lungenentzündung (➤ Kap. 2.6.4) entstehen.

BEACHTE

Bei Patienten mit einer Schluckstörung beginnt die Mahlzeit immer mit einem **Schluckversuch.** Dazu nimmt der Patient eine kleine Menge der Speise (am besten püriert oder passiert) in den Mund und versucht, sie weiterzubefördern. Gelingt das, kann die Mahlzeit fortgesetzt werden. Beginnt der Patient zu husten, unterbrechen Pflegende den Versuch sofort, unterstützen den Patienten, z. B. durch maßvolles Klopfen auf den Rücken zwischen den Schulterblättern, beim Aushusten der Speise und warten mindestens eine halbe Stunde, bevor sie den Versuch wiederholen.

Bei Patienten, die stark bewegungseingeschränkt sind, ist das Anreichen des Essens unvermeidbar. Hierfür gelten pflegerische Regeln (➤ Tab. 3.22).

Unterstützung beim Trinken

Ausreichende Flüssigkeitszufuhr beugt nicht nur einer Austrocknung vor, sondern trägt ebenfalls zur Vermeidung einer Stuhlverstopfung sowie zur Aufrechterhaltung der Nieren- und anderer Organfunktionen bei. In schweren Fällen ist eine Infusionstherapie (➤ Kap. 5.2.3) oder eine Zufuhr per Sonde unvermeidlich. Pflegende können jedoch auch mit anderen Maßnahmen dazu beitragen, dass die Patienten täglich 1,5–2 Liter Flüssigkeit zu sich nehmen (Ausnahmen gelten für Patienten mit chronischem Nierenversagen ➤ Kap. 2.8.3 sowie bei abweichenden ärztlichen Anordnungen):

- Lieblingsgetränke beim Patienten selbst oder seinen Angehörigen erfragen und anbieten
- Angemessene Trinkhilfe bereitstellen (z. B. Strohhalm, Tassen mit großen Henkeln an beiden Seiten, ➤ Abb. 3.37)
- Becher oder Tasse nur halb füllen, damit unsicher greifende Patienten keine Befürchtung hegen müssen, etwas zu verschütten
- Tagesration nicht auf einmal in das Blickfeld des Patienten bringen nach dem Motto: „Das alles

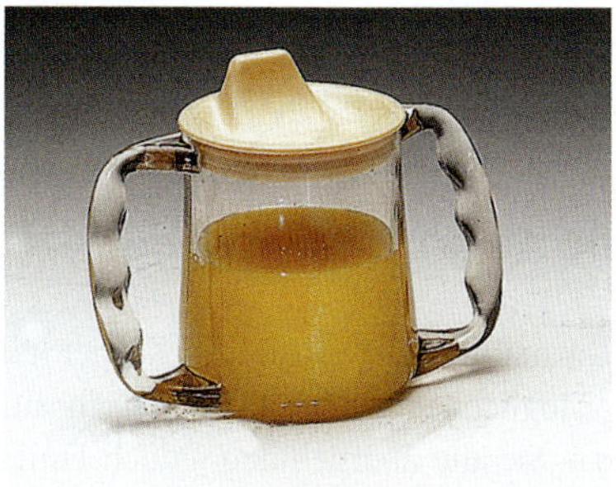

Abb. 3.37 Tassen mit großen Henkeln auf beiden Seiten gestatten einen sicheren Griff und erleichtern bewegungseingeschränkten Patienten das Trinken. [V143]

müssen Sie heute trinken!" Die Menge schreckt ab. Besser ist es, überschaubare Portionen anzubieten

- Getränke nicht nur zum Essen reichen, sondern unterstützungsbedürftigen Patienten auch im Laufe anderer Pflegehandlungen über den Tag verteilt kleinere Mengen anbieten
- Patienten darüber aufklären, dass die erforderliche Trinkmenge nicht abhängig vom Durstgefühl sein muss; Verständnis für die Ablehnung des Trinkens zeigen und darauf hinwirken, dass der Patient die Flüssigkeitsaufnahme als Notwendigkeit begreift
- Flüssigkeitsbilanz führen, um Ein- und Ausfuhr beurteilen zu können.

TIPPS & TRICKS

Der weit verbreitete **Schnabelbecher** wirkt als Trinkhindernis, weil der Schnabel verhindert, dass der Patient die Größe eines Schlucks mit den Lippen bestimmen kann. Die Flüssigkeit rinnt ungehindert in den Mund. Außerdem müssen Patienten, um daraus trinken zu können, den Kopf relativ weit nach hinten legen. In dieser Position ist das Schlucken deutlich erschwert.

3.6 Ausscheidung

Zur Aufrechterhaltung seines Stoffwechsels benötigt der menschliche Körper ebenso wie jeder andere lebende Organismus die Zufuhr von Flüssigkeit und Substanzen, aus denen er seine Energie schöpfen und die Bestandteile zum Aufbau seiner Gewebe und Steuerungsmechanismen gewinnen kann. Er entnimmt sie der Nahrung und den Getränken. Stoffe, die der Körper nicht verwenden kann sowie die Abfallprodukte aus den biologischen Prozessen scheidet er aus. Dazu stehen hauptsächlich zwei Wege zur Verfügung:

- Über den **Darm** (➤ Kap. 2.7.4) entledigt sich der Körper der unverdaulichen Bestandteile der festen Nahrung sowie der Schadstoffe, die im Verdauungsprozess anfallen
- Über die **Nieren, Harnblase und ableitenden Harnwege** (➤ Kap. 2.8) scheidet der Körper Flüssigkeit aus. Damit balanciert er seinen Wasserhaushalt. Gleichzeitig dient der Urin als Träger für Schadstoffe, die dem Blut von den Nieren entzogen werden.

Stuhl

Die Abstände, in denen ein gesunder Mensch **Stuhl** *(Kot, Faeces)* absetzt, sind sehr unterschiedlich und ändern sich je nach der Menge und Beschaffenheit der Nahrung sowie dem Maß der körperlichen Aktivität. Als normal ist eine Häufigkeit zwischen mehrmals täglich und dreitägig anzusehen.

Ballaststoffreiche Kost (enthält viele unverdauliche Pflanzenfasern) beschleunigt den Verdauungsvorgang, sofern sie mit ausreichend Flüssigkeit aufgenommen wird. Mäßige körperliche Bewegung fördert die Ausscheidung von Stuhl ebenfalls. Beim gesunden Menschen besteht der Stuhl aus einer halbfesten, länglich geformten Masse mit rundem oder ovalem Querschnitt, die in unterschiedlich intensiven Brauntönen erscheint. Er verströmt einen typischen Geruch.

Jede Veränderung in Form und Farbe des Kotes kann auf eine Erkrankung hindeuten (➤ Kap. 3.6.1) oder durch die Zusammensetzung der Nahrung bedingt sein. Stuhl besteht aus verschiedenen Bestandteilen:

- Wasser, nimmt 75 % des Gesamtgewichts ein
- Unverdauliche Nahrungsbestandteile (v. a. pflanzliche Fasern) und versehentlich verschluckte Fremdkörper (selten)
- Zelltrümmer aus der Darmschleimhaut und Schleim, der von den Zellen des Dickdarms produziert wird

- Bakterien aus dem Dickdarm (etwa zehn Milliarden pro Gramm)
- Farbstoff *(Sterkobilin)*, ein Produkt aus der Aufspaltung der roten Blutkörperchen, das während der Verdauung aus dem Gallenfarbstoff Bilirubin (➤ Kap. 2.6.6) entsteht, verleiht dem Stuhl seine charakteristische braune Färbung
- Rückstände der Gärung und Fäulnis (v. a. *Indol, Skatol* und geringe Mengen des giftigen Gases *Schwefelwasserstoff)*, die den Kot-Geruch verursachen
- Abbauprodukte aus dem Stoffwechsel und Bestandteile von Arzneimitteln.

BEACHTE

Zusätzlich zum Stuhl verlassen auch **gasförmige Abbauprodukte** den Darm *(Darmwind, Blähung, Flatus)*. Sie bestehen überwiegend aus Stickstoff, Wasserstoff und Methan und sind einerseits verursacht durch verschluckte Luft, anderseits durch Bakterien, die im Darm Gärungsprozesse in Gang setzen. Darmwinde sind ein völlig normales Phänomen, gesunde Menschen geben auf diese Weise innerhalb von 24 Stunden (abhängig von den genossenen Speisen) bis zu 1,5 Liter Gas ab. Problematisch wird es erst, wenn sich aufgrund von Störungen der Verdauung oder nach übermäßigem Genuss blähender Speisen (z. B. Zwiebeln, Hülsenfrüchte, Sauerkraut, grüne Gemüsesorten) erhebliche Gasmengen im Darm sammeln und zu Spannungsgefühlen oder Schmerzen führen *(Flatulenz)*.

Urin

Ein erwachsener Mensch scheidet pro Tag etwa 1,5–2 Liter **Urin** aus. Er besteht zu etwa 95 % aus Wasser und enthält unter anderem auch:

- Harnstoff, ein Abfallprodukt aus der Eiweißverdauung
- Harnsäure, entsteht bei der Spaltung von Eiweißen, die entweder aus der Nahrung stammen oder vom Körper selbst gebildet werden
- Kreatinin, das ebenfalls beim Eiweißabbau anfällt
- Salze, u. a. Kochsalz
- Farbstoffe *(Urochrome)*, die aus dem Abbau der roten Blutkörperchen stammen und die gelbe Farbe des Urins erzeugen
- Zucker, geringe Mengen (bis 0,2 g/Liter) sind ohne Bedeutung, steigt jedoch der Zuckergehalt im Urin an, kann dies ein Zeichen für eine Zuckererkrankung (Diabetes mellitus ➤ Kap. 2.10.3) sein.

Weitere Ausscheidungswege

Neben Darm und Niere verfügt der Körper über viele weitere Möglichkeiten, Substanzen nach außen zu befördern. Sie alle übernehmen jedoch Funktionen, die nicht in erster Linie der Ausscheidung dienen. Deshalb sind sie hier nur kurz erwähnt:

- **Haut.** Über sie gibt der Körper Flüssigkeit in Form von Schweiß ab. Die tägliche Menge schwankt zwischen 300 Millilitern und mehreren Litern und hängt von inneren (z. B. Fieber, erhöhte Muskelarbeit) oder äußeren Bedingungen (z. B. heißes Wetter) ab. Der Schweiß besteht zu 99 % aus Wasser. Er enthält außerdem u. a. Kochsalz, Eiweiße, Fettsäuren, Zucker und Buttersäure. Frischer Schweiß ist geruchsfrei. Der typische Schweißgeruch ist individuell unterschiedlich und entsteht erst durch die von den Hautbakterien verursachten Zersetzungsprozesse. Die Schweißbildung dient in erster Linie der Temperaturregulierung (➤ Kap. 3.4) des Körpers
- **Schleimhäute.** Ihre Zellen sind in der Lage, Sekrete abzusondern (z. B. weibliche Scheide, Atemwege). An vielen Schleimhäuten sind jedoch auch Ausführungsgänge von Drüsen zu finden (z. B. Tränendrüsen am Auge, Speicheldrüsen in der Mundhöhle). Diese Flüssigkeiten haben unter anderem die Aufgabe, die Schleimhäute vor dem Austrocknen zu bewahren. Viele der Sekrete dienen auch der Reinigung sowie der Aufrechterhaltung eines Milieus, in dem Bakterien und andere Keime nicht gut gedeihen können.

Beim **Erbrechen** scheidet der Körper z. T. erhebliche Flüssigkeitsmengen über den Mund aus. Dieses Krankheitszeichen erfüllt unter anderem eine Schutzfunktion, denn mit seiner Hilfe befreit der Körper den Magen-Darm-Trakt (z. B. nach der Aufnahme unverträglicher Nahrungsmittel) von Schadstoffen. Nach Operationen sind die meisten Patienten mit **künstlichen Körperöffnungen** (z. B. Drainagen) versehen, über die Wundflüssigkeiten abgeleitet werden (➤ Abb. 3.38). Damit verhindern die Ärzte u. a., dass sich in Wundnähe Sekretansammlungen bilden, die leicht von Krankheitserregern besiedelt werden könnten und damit den Heilungsprozess erschweren würden.

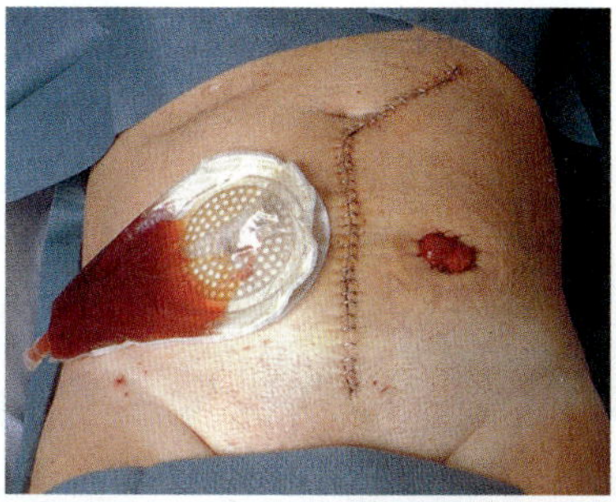

Abb. 3.38 Künstlich angelegte Körperöffnungen *(Drainagen)* ermöglichen z. B. nach Operationen den ungehinderten Abfluss von Wundsekret und erleichtern eine ungestörte Heilung. [K183]

3.6.1 Beobachtung der Ausscheidung

Flüssigkeitsbilanz ➤ Kap. 3.5.2

Die **Beobachtung der Ausscheidung** ist eine der wesentlichen Aufgaben der Pflegenden. Viele Erkrankungen wirken direkt auf diese Körperfunktionen oder verändern das Aussehen der Ausscheidungen oder die Häufigkeit, in der ein Mensch sie absetzt.

Traditionelle Erziehung hat das Thema mit einem Tabu belegt, das noch verstärkt wirkt, weil sich die Ausscheidung in der Nähe der Geschlechtsorgane vollzieht. In der europäischen Gesellschaft lehrt man Kinder sehr früh, dass Urin und Stuhlgang als unrein zu betrachten seien. Auch deshalb gehört die Verrichtung der Ausscheidung zu den intimen Bereichen des Lebens. Vor allem älteren Menschen fällt es schwer, über das Thema zu reden, sie versuchen häufig, Ausscheidungs-Probleme zu verheimlichen.

Die Tatsache, dass ein überwiegender Teil der erwachsenen Menschen gewohnt ist, den Stuhlgang und das Urinieren ungestört und allein zu verrichten, verlangt von Pflegenden besonderes Fingerspitzengefühl im Umgang mit diesem Thema.

Beobachtung der Urinausscheidung

Bei einem gesunden Menschen, egal ob Mann oder Frau, rinnt der Urin willentlich gesteuert in einem kräftigen Strahl und ohne Schmerzen. Seine Menge ist von der Menge der zugeführten Flüssigkeit abhängig und sollte zwischen 1–2,5 Liter pro 24 Stunden betragen. Der Urin eines Gesunden ist nahezu wasserklar (allenfalls leicht gelb gefärbt) und fast geruchlos. Der stechende Geruch *(Ammoniak)* stellt sich erst nach längerem Kontakt mit der Luft durch Zersetzungsprozesse ein, die von Bakterien ausgelöst sind. Der Urin ist keimfrei, wenn er die Nieren verlässt und in die Harnblase (➤ Kap. 2.8.2) gelangt. Die Harnröhre ist allerdings von Keimen besiedelt, die den Urin während des Austretens aus dem Körper kontaminieren.

Veränderung der Menge

Abgesehen von Erkrankungen können auch physiologische Gründe eine **Veränderung der Urinmenge** bewirken. Ein Mensch, der an einem Tag wenig Flüssigkeit zu sich nimmt, dafür jedoch relativ stark schwitzt, wird nur wenig Urin ausscheiden. Bei den Mengenabweichungen sind zu unterscheiden:

- Stark vermehrte Urinausscheidung *(Polyurie),* Urinmenge, die deutlich über 2,5 Liter täglich liegt (z. B. bei Diabetes mellitus, einige Phasen des Nierenversagens, Alkoholgenuss sowie als Wirkung von Arzneimitteln)
- Verringerte Urinausscheidung *(Oligurie),* Urinmenge von weniger als 500 Milliliter innerhalb von 24 Stunden (z. B. bei massiver Unterversorgung mit Flüssigkeit, Fieber, starkem Schwitzen, Nierenversagen, Herzinsuffizienz, Schock, Hindernissen in den Harnwegen)
- Keine Urinausscheidung *(Anurie),* Urinmenge von weniger als 100 Milliliter (etwa eine Kaffeetasse voll) innerhalb von 24 Stunden (z. B. bei Herz- und Nierenversagen sowie bei Sterbenden).

BEACHTE

Eine übermäßige Urinausscheidung in der **Nacht** kann auch auf eine Herzmuskelschwäche *(Herzinsuffizienz)* zurückzuführen sein, weil während der Ruhephase das Herz besser in der Lage ist, die Nieren zu durchbluten und deshalb mehr Urin gebildet wird.

Veränderung der Farbe und Zusammensetzung

Je weniger Urin die Nieren ausscheiden, desto dunkler ist er gefärbt. Farbveränderungen (➤ Abb. 3.39) sind häufig aber auch durch Beimengungen ausgelöst, z. B.:

- **Blut** *(Hämaturie)* kann von Steinen in Nieren, Blase oder Harnwegen, Verletzungen oder Tumoren verursacht sein. Der Urin sieht entweder deutlich rot, fleischwasserfarbig oder trüb aus
- **Bilirubin** *(Produkt aus dem Abbau der roten Blutkörperchen in der Leber)* färbt den Urin dunkelbraun, gelangt bei Leberfunktionsstörungen und Abflussbehinderungen in den Gallenwegen in den Urin, der dann wie dunkles Bier mit gelblichem Schaum aussieht (bierbrauner Urin mit Schüttelschaum)
- **Eiweiße** *(Proteinurie)* entziehen sich im Urin häufig dem Blick und sind nur mit einem Teststreifen nachweisbar. Steigt ihr Gehalt jedoch stark, machen sie sich als Trübung bemerkbar. Trüb ist der Urin auch, wenn er **Eiter** *(Pyurie)* **Schleim** oder **Samenflüssigkeit** enthält. Die Beimengung von Eiter kann eine Folge von Infektionen des Harnsystems sein.

Einige **Nahrungsmittel** verleihen dem Urin eine typische Färbung (z. B. rot nach dem Genuss von Rote Bete). Auch **Medikamente** können das Aussehen des Urins ändern. Nach hoch dosierter Gabe von Antibiotika erscheint er gelegentlich grünlich, aber auch braunroter und sehr dunkler Urin kommen aufgrund von Arzneimitteln vor.

Veränderungen der Häufigkeit

Ein gesunder Mensch erlangt etwa bis zum vierten Lebensjahr die vollständige Kontrolle über den Harndrang (➤ Abb. 3.40). Der Harnabgang *(Miktion)* ist dann willentlich ausgelöst, läuft jedoch im Einzelnen automatisch ab. Üblicherweise ist die Urinausscheidung auf die Wachphase beschränkt. Einige Erkrankungen sowie besondere Lebensumstände verändern jedoch diesen Rhythmus und können auch die willentliche Steuerung außer Kraft setzen.

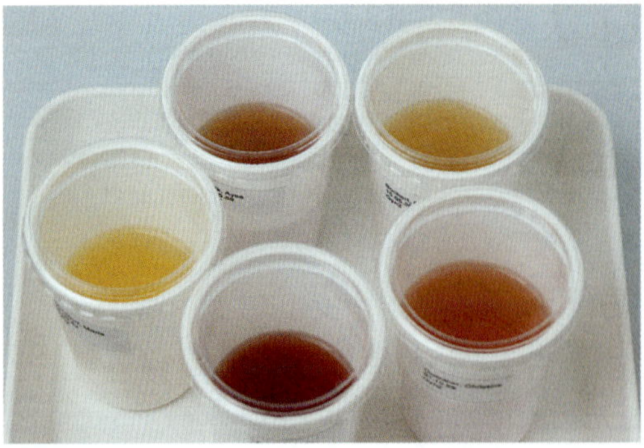

Abb. 3.39 Verschiedene Beimengungen verleihen dem Urin charakteristische Farben. Dies kann ein Krankheitszeichen sein. [K115]

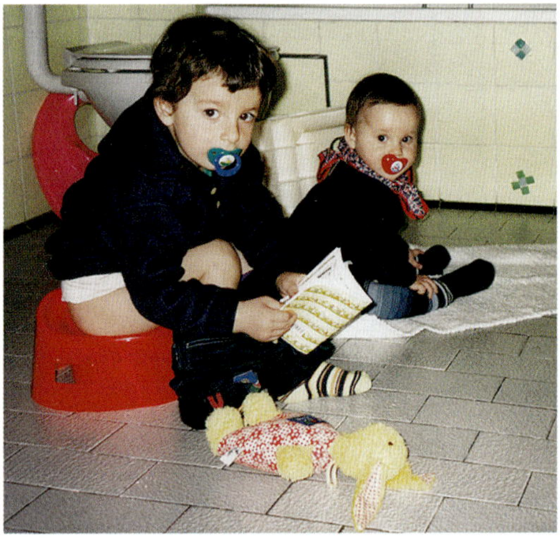

Abb. 3.40 Während der Erziehung zur Selbstständigkeit bringen Eltern ihren Kindern bei, dass sich die Ausscheidung in aller Abgeschiedenheit vollziehen soll. Zunächst aber ist sie – zumindest im Kreis der Familie – eine öffentliche Angelegenheit. [O408]

Vermehrtes **nächtliches Wasserlassen** *(Nykturie)* kann sich aus relativ harmlosen Gründen einstellen, z. B. wenn der Betroffene am Abend noch viel Flüssigkeit, v. a. alkoholische Getränke, zu sich genommen hat. Es kann aber auch Ausdruck einer schweren Erkrankung sein, z. B. einer Herzschwäche *(Herzinsuffizienz)*, bei der der Körper nachts überschüssiges Wasser ausscheidet, oder einem Diabetes mellitus. Normalerweise ist auch während des Schlafens die Fähigkeit, den Urin zu halten *(Kontinenz)* gewährleistet. Vor allem bei älteren Kindern, die eigentlich schon „sauber" sind, kann es jedoch zum **nächtlichen Einnässen** *(Enuresis nocturna)* kommen. Dies hat nicht zwangsläufig einen Krankheitswert, sondern kann Ausdruck eines bewegten Gefühlslebens am Tage sein.

Die **Unfähigkeit, den Urinfluss willentlich zu steuern** (*Inkontinenz* ➤ Kap. 3.6.2), ist aus folgenden Gründen eines der größten pflegerischen Probleme:

- Betroffene Patienten fühlen sich stark in ihrer Lebensqualität beeinträchtigt und scheuen aus Furcht vor einem unangenehmen Zwischenfall möglicherweise sogar den Kontakt zu ihrem sozialen Umfeld

- Die Eigenschaften der harnableitenden Systeme (z. B. Katheter) stellen ein Infektionsrisiko dar
- Die Eigenschaften der harnsaugenden Versorgungen (z. B. Vorlagen, Windeln) stellen ein Infektions- und ein Dekubitusrisiko dar
- Die Körperpflege ist erschwert
- Die Beurteilung der Ausscheidung ist erschwert.

Schmerzen und Hindernisse beim Urinieren

Die Ausscheidung von Urin kann durch Schmerzen oder Abflusshindernisse beeinträchtigt sein:

- **Schmerzhaftes Wasserlassen** *(Dysurie)* ist häufig von Harnwegsinfektionen, Vergrößerungen der Vorsteherdrüse, Tumoren oder Steinen in den Harnwegen bedingt
- Die **häufige Ausscheidung geringer Urinmengen** *(Pollakisurie, Harnträufeln)* belastet die betroffenen Patienten sehr, weil sie beinahe ständig unter Harndrang leiden. Sie ist verursacht durch Harnwegsinfektionen, Vergrößerungen der Vorsteherdrüse, Tumoren, Steinen in den Harnwegen, Stress
- Der **Harnverhalt** ist die Unfähigkeit, Urin zu lassen. Er kommt vor allem nach Operationen sowie in stressbeladenen Situationen vor. Oft fühlen sich Patienten allein durch die Anwesenheit eines fremden Menschen derart gehemmt, dass sie nicht in der Lage sind, den Schließmuskel zu entspannen.

BEACHTE

Tritt bei Patienten, die mit einem **Katheter** versorgt sind, der durch die Harnröhre führt, eine plötzliche Minderung der ausgeschiedenen Urinmenge ein, denken Pflegende daran, dass der Katheter verrutscht sein könnte. Trotz des flüssigkeitsgefüllten Ballons, der sich in der Nähe der Katheterspitze befindet und ein Verrutschen verhindern soll, kann ein unbeabsichtigter massiver Zug am Ableitungssystem dazu führen, dass die Katheteröffnungen in die Harnröhre geraten und von ihren Wänden völlig umschlossen werden. Ein kommunikationsfähiger Patient gibt dann starke Schmerzen an und die prall gefüllte Harnblase lässt sich im Unterbauch als harter Widerstand tasten. Die Beschwerden können auch bei einem Verschluss der Katheter entstehen, egal, ob sie durch die Harnröhre oder die Bauchdecke eingeführt sind. In allen Fällen ist ein sofortiger Katheterwechsel angezeigt.

Beobachtung der Stuhlausscheidung

Veränderung der Menge und Häufigkeit

Die **Menge des Kotes,** die ein gesunder Mensch ausscheidet, hängt stark von der Menge und Art der Nahrungsmittel ab, die er zu sich genommen hat. Die Kotmenge nimmt z. B. bei ballaststoffreicher Ernährung zu.

Krankheitsbedingte Erhöhungen können verursacht sein durch:

- Gestörte Fettverdauung
- Durchfall (die Ausscheidung ist mit Flüssigkeit verdünnt)
- Störungen an der Darmwand, die eine Aufnahme der Nährstoffe verhindert.

Eine verringerte Stuhlmenge ist bei gesunden Menschen zu beobachten, wenn sie sehr eiweißreiche oder sehr wenig Nahrung zu sich nehmen. Einen Krankheitswert hat sie bei:

- Stuhlverstopfung *(Obstipation)*
- Darmverschluss *(Ileus),* der durch Verengungen des Darmquerschnitts (z. B. bei Tumoren, Verdrehung, Fremdkörpern) oder Lähmungen (z. B. in Folge von Entzündungen, Operationen, Verschluss der Blutgefäße im Bauchraum) verursacht sein kann.

Die genannten Ursachen gehen meist auch mit einer veränderten Häufigkeit des Stuhlgangs einher. Bei einer Erkrankung, die Durchfall verursacht, kann es sein, dass ein Patient täglich dutzende Male Stuhlgang hat.

Veränderung der Festigkeit

Ideal geformter Stuhlgang ist voluminös und weich. Er lässt sich am besten durch eine ballaststoffreiche Ernährung mit ausreichender Flüssigkeitszufuhr erreichen. Diese Form des Kotes verursacht dem gesunden Menschen keine Beschwerden. Bei **Durchfällen** kann die Festigkeit des Kotes von breiig bis wässrig reichen. Bei heftiger Erkrankung scheiden die Patienten häufig nur noch leicht bräunlich gefärbte Flüssigkeit aus.

Bei länger dauernder **Verstopfung** verhärtet sich der Kot im Dickdarm. Er wird trocken und fest. Im Extremfall bilden sich Kotsteine, die den Darmausgang verlegen und die der Patient aus eigener Kraft nicht ausscheiden kann. In diesem Fall unterstützen

Pflegende ihn mit einer Entfernung des Kotes von Hand (*digitale Ausräumung* ➤ Kap. 3.6.3).

Veränderung der Farbe und Zusammensetzung

Die Wahl der Nahrungsmittel bestimmt beim gesunden Menschen auch die **Farbe des Stuhlgangs.** Einige Lebensmittel färben den Stuhlgang auf charakteristische Weise, z. B.:

- Rotfärbung durch Rote Bete
- Schwarzfärbung durch Spinat, eisenhaltige Arzneimittel, Aktivkohle
- Dunkelbraunfärbung durch Fleisch
- Gelbfärbung durch Ernährung mit Milch, besonders deutlich als Muttermilchstuhl gestillter Kinder
- Rotbraun-, Schwarzbraunfärbung durch rote und dunkle Beeren oder Rotwein.

Farbveränderungen können auch auf Erkrankungen hindeuten, z. B.:

- Weißer Stuhlgang entsteht u. a. bei einem Verschluss der Gallenwege, da dem Darminhalt in diesem Fall nicht das Bilirubin (Abbauprodukt des roten Blutfarbstoffs) zugesetzt wird
- Schwarzer Stuhl kann auf Blutungen im Magen oder Dünndarm hindeuten *(Teerstuhl);* Blutungen im unteren Teil des Magen-Darm-Trakts machen sich durch die Vermischung des Kotes mit rotem Blut bemerkbar
- Grauer Stuhlgang weist auf eine verminderte Fettaufnahme im Darm hin, dieser Kot weist einen typischen Glanz auf *(Fettstuhl).*

Auch bei intakter Verdauung ist der Kot eine Masse, die aus verschiedenen Substanzen besteht. Einige Nahrungsmittel durchwandern, wenn sie z. B. durch hastiges Kauen nur ungenügend zerkleinert wurden, nahezu unverändert den Magen-Darm-Trakt und sind im Kot deutlich erkennbar. Das gilt insbesondere für pflanzliche Produkte mit hohem Ballaststoffanteil (z. B. Getreidekörner). Allerdings kann auch eine Störung der Verdauung dazu führen, dass die Nahrung unzureichend zerlegt wird. Zu den **Beimengungen,** die auf eine Erkrankung hinweisen, gehören:

- **Blut**
- **Schleim.** Kann durch entzündliche Darmerkrankungen verursacht sein
- **Eiter.** Verursacht durch bakterielle Infektionen oder Entzündungen
- **Schleimhautfetzen.** Sind als graue Gewebsstücke sichtbar. Ist bis zu einem gewissen Maß ohne Krankheitswert, ihre Ablösung kann aber auch durch eine Entzündung ausgelöst sein
- **Parasiten.** Dabei handelt es sich meist um verschiedene Wurmarten (➤ Kap. 4.1.1) und deren Eier.

BEACHTE

Pflegende achten insbesondere auf **Blut** im Stuhl (frisch oder in verdauter Form als Schwarzfärbung), denn dies ist gelegentlich das einzige Zeichen einer Erkrankung des Magen-Darm-Trakts.

Schmerzen und Hindernisse beim Stuhlgang

Die Ausscheidung des Kotes ist bei gesunden Menschen schmerzlos und bedarf in der Regel eines nur mäßigen Einsatzes der Bauchpresse. Dabei entleert sich der zylindrisch geformte Kot, dessen erster Teil häufig eine etwas festere Konsistenz aufweist als die zweite Portion. Der Kot eines Gesunden hat einen rundlichen oder ovalen Querschnitt.

An der Veränderung dieser Form lassen sich **Hindernisse** im Darm erkennen. Tumoren, die den Innenraum des Darmes einengen, können den Querschnitt verändern. Sind sie z. B. im Enddarm angesiedelt, entstehen gelegentlich bleistiftdünne Stühle, deren Ausscheidung erhebliche Muskelarbeit erfordert.

Eine verringerte Häufigkeit der Stuhlentleerung *(Obstipation)* führt im Dickdarm zu einem verstärkten Wasserentzug aus dem Kot, der sich dadurch verfestigt und z. T. Knollen bildet. Sie lassen sich oft nur unter starken **Schmerzen** (➤ Abb. 3.41) entleeren.

Schmerzen beim Stuhlgang können auch von **Hämorrhoiden** (➤ Kap. 2.7.4) verursacht sein.

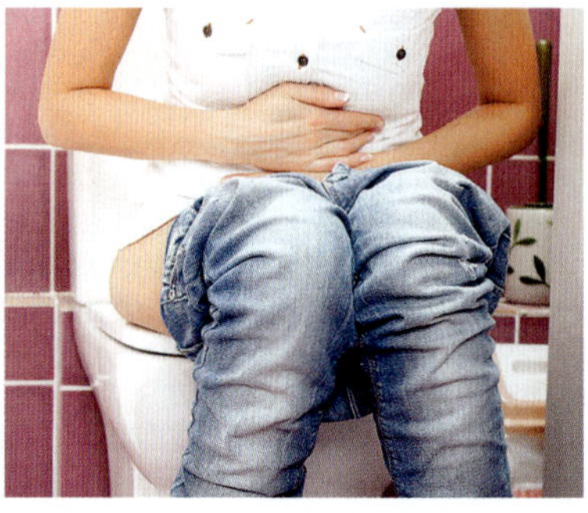

Abb. 3.41 Schmerzen beim Absetzen des Stuhlgangs können durch Verstopfung oder Durchfall ausgelöst sein. [J787]

3.6.2 Einschränkungen der Ausscheidung

Viele Erkrankungen nehmen Einfluss auf die Art, Häufigkeit oder Form der Ausscheidung. Die entsprechenden Beeinträchtigungen sind in den Abschnitten des Kapitels 2 zu finden, die sich mit einzelnen Krankheitsbildern befassen. An dieser Stelle gilt das Augenmerk den **Einschränkungen der Ausscheidung** selbst, die für sich keine eigenständigen Erkrankungen bilden, sondern als die Folgen verschiedener Organstörungen zu verstehen sind. Sie können ihrerseits jedoch Krankheiten verursachen.

Harnverhalt

DEFINITION

Harnverhalt: Unfähigkeit die Blase zu entleeren aufgrund einer Abflussbehinderung.

Das Bild eines **Harnverhalts** ist nicht selten und kann u. a. folgende Gründe haben:

- Anhaltende Wirkung der betäubenden Medikamente nach einer Operation
- Vergrößerung der Vorsteherdrüse (Prostataadenom oder -karzinom) beim Mann sowie Tumoren, die die Harnröhre blockieren bei beiden Geschlechtern
- Stress, z. B. die Anwesenheit einer fremden Person
- Neurologische Erkrankungen
- Fremdkörper in der Harnröhre, z. B. ein verrutschter Harnblasenkatheter.

Neben der mangelnden Ausscheidung sind Schmerzen im Unterbauch ein Zeichen des Harnverhalts. Bleibt er über längere Zeit unbehandelt, kann der Urin sich in die Nieren zurück stauen und dort Schäden verursachen, z. B. durch Infektionen.

TIPPS & TRICKS

Zur **Behebung eines Harnverhalts** ist es häufig notwendig, die Harnblase zu katheterisieren. Sofern es die Beschwerden eines Patienten zulassen, der nach einer Operation oder aufgrund von Stress unfähig ist, zu urinieren, können Pflegende versuchen, den Anreiz zu erhöhen, indem sie in der Toilette Wasser laufen lassen. Auch ein warmes Bad der Hände und Unterarme kann die Blockade lösen. Bei Kindern ist es oft hilfreich, sie ein warmes Sitzbad nehmen zu lassen.

Harninkontinenz

DEFINITION

Harninkontinenz: Unfähigkeit, die Urinausscheidung willentlich zu steuern.

Pflegende unterscheiden zwei Typen der **Harninkontinenz.** Bei der ständigen Form fließt der Urin nahezu ununterbrochen tropfenweise ab. Die situationsgebundene Form beschränkt sich auf Momente, in denen eine besondere Belastung auftritt, z. B. ein Hustenanfall oder abrupte Lageveränderungen.

BEACHTE

Inkontinenz ist nicht an das Lebensalter gebunden. Auch junge Menschen können betroffen sein. Typisch ist die **Belastungsinkontinenz** junger Frauen in der Folge der extremen Dehnung des Beckenbodens während einer Geburt.

Die Ursachen der Inkontinenz sind vielfältig:

- Lähmungen, z. B. aufgrund eines Schlaganfalls
- Schwächung des Beckenbodens, von der durch Geburten sowie den Mangel an Geschlechtshormonen während der Menopause hauptsächlich Frauen betroffen sind
- Unhaltbarer Harndrang bei nur wenig gefüllter Blase, z. B. aufgrund von Multipler Sklerose oder Rückenmarksschädigungen
- Harnwegsinfektionen
- Verlegung der Harnröhre, z. B. beim Mann durch eine Vergrößerung der Vorsteherdrüse *(Prostata),* die zu einem unkontrollierten Urinabgang bei maximal gefüllter Blase führt
- Verbindungen *(Fisteln)* zwischen Harnröhre und anderen Hohlorganen (z. B. weibliche Scheide) oder der Körperoberfläche, über die der Urin ungehemmt abläuft
- Stress durch belastende Ereignisse, z. B. den Tod naher Verwandter, Einweisung in ein Krankenhaus oder Umzug in eine Pflegeeinrichtung, Schmerzen, Einsamkeit.

3

BEACHTE

Pflegende vermitteln den Patienten, dass die Unfähigkeit, den Urin zu halten, keine zwangsläufige Erscheinung des Alters ist. Sie kann erfolgreich behandelt werden. Zumindest lässt sich durch die Wahl einer individuell passenden Versorgung Diskretion sicherstellen.

Pflegerische Maßnahmen

Am Beginn der **Behandlung einer Harninkontinenz** steht zunächst die Untersuchung durch einen Arzt. Dies ist jedoch nicht immer leicht sicherzustellen, weil viele der Betroffenen sich scheuen, über das Problem zu sprechen, das sie selbst sehr wohl bemerken. Häufig sind es die Pflegenden, die trotz des Widerstands der Patienten davon zuerst Kenntnis erhalten, weil sie z. B. befleckte Unterwäsche während der Unterstützung der Körperpflege sehen.

Es erfordert viel Einfühlungsvermögen, die Sprache auf das verdrängte Problem zu bringen. Hilfreich kann der Hinweis sein, dass es vielen anderen Menschen ganz ähnlich geht, und es durchaus die Möglichkeit einer erfolgreichen Behandlung gibt. Einige Formen der Inkontinenz, etwa, wenn sie durch einen Harnwegsinfekt oder eine Fistel bedingt sind, lassen sich durch geeignete Arzneimittel oder eine Operation heilen. Bei Inkontinenzformen, die sich diesem Zugriff entziehen, können die gemeinsamen Bemühungen von Ärzten, Physiotherapeuten und Pflegenden wirken, z. B.:

- Beckenbodengymnastik, wie sie auch zur Rückbildung nach Geburten empfohlen ist, stärkt das Muskelgewebe und den Schließmechanismus vor allem bei Frauen. Eine einfache Übung: „Atmen Sie bewusst und stellen Sie sich vor, Anus, Harnröhrenöffnung und Scheide könnten Ihnen ‚zuzwinkern' (Muskeln des Beckenbodens rasch anspannen und lockern, ähnlich wie ein Augenzwinkern). Bewegen Sie die entsprechenden Muskelpartien fünfmal in schneller Folge und wiederholen Sie diese Übung mindestens zehnmal am Tag, nicht aber während des Urinierens"
- Frauen können profitieren, wenn sie regelmäßig einen „Vaginalkonus"(➤ Abb. 3.42) tragen. Diese Plastikkörper sind wie Tampons geformt und in Sets erhältlich, in denen jeder Konus ein anderes Gewicht hat. Das Training beginnt mit dem leichtesten Konus. Die Frau versucht, ihn mindestens 15 Min. lang unter Alltagsbelastung und -bewegung in der Scheide zu halten. Sobald es gelingt, ihn 10 Min. lang auch unter hoher Belastung, z. B. Treppensteigen, an seinem Platz zu behalten, verwendet sie einen schwereren Konus. Mit dieser Übung lässt sich die Beckenbodengymnastik verstärken

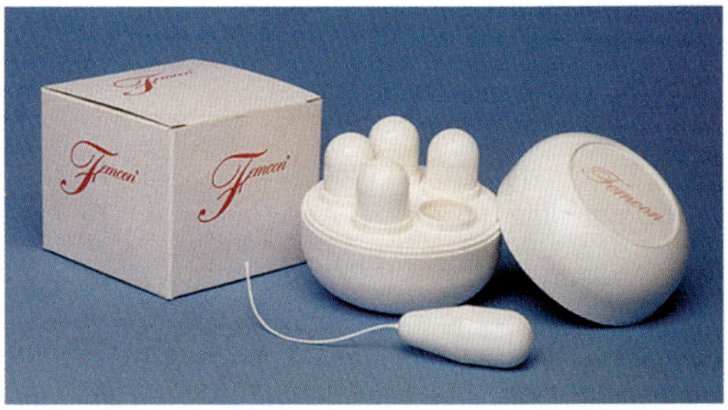

Abb. 3.42 Die Verwendung von verschieden schweren Vaginalkonen (hier Femcon® von Tomed) kann die Beckenbodenmuskulatur und damit die Schließmuskel der Blase stärken. [V096]

- Gewöhnung an regelmäßige Trinkgewohnheiten (alle zwei Stunden) und einen regelmäßigen Toilettengang (etwa eine halbe Stunde nach dem Trinken) können die Funktion der Schließmuskel trainieren
- Gewöhnung an eine ausreichende Trinkmenge (mindestens zwei Liter täglich). Viele Patienten mit Inkontinenz trinken zu wenig, um die Urinausscheidung zu verringern. Sie nehmen fälschlicherweise an, das Problem auf diese Weise bewältigen zu können. Statt dessen drohen ihnen häufige Harnwegsinfekte und eine Austrocknung (➤ Kap. 3.5.2)
- Anleitung zum Führen eines Harnausscheidungsprotokolls (➤ Abb. 3.43) mit dessen Hilfe ein Überblick über kontrollierte und unkontrollierte Abgänge von Urin sowie ihr zeitliches Verhältnis zur Aufnahme von Flüssigkeit und andere beeinflussende Faktoren zu gewinnen ist
- Anleitung zur Verwendung eines Elektrostimulators. Die Kontakte können in den Enddarm oder die Scheide eingeführt oder auf die Haut geklebt werden und geben Stromimpulse ab, die die umliegenden Muskeln anregen
- Anleitung, den Unterleib und die Füße stets warm zu halten. Kalte Füße wirken verstärkend auf den Harndrang
- Anleitung, Bewegungen zu vermeiden, bei denen vorzugsweise Harn unkontrolliert abgeht, z. B. bei

einer starken Beugung in der Hüfte, wie sie zum Aufheben von Dingen, die auf dem Boden liegen oder zum Binden von Schnürsenkeln notwendig ist. Hier können Greifzangen als Verlängerung des Armes oder die Benutzung von schnürsenkellosen Schuhen hilfreich sein

- Anleitung zur vollständigen Entleerung der Harnblase beim Toilettengang, z. B., indem der Patient mit dem Handballen seinen Unterbauch direkt über dem Schambein massiert
- Sorgfältige Hautpflege, um Schäden zu vermeiden.

TIPPS & TRICKS

Eine **scheinbare Inkontinenz** kann entstehen, weil der Patient den Weg zur Toilette nicht schnell genug hinter sich bringen kann. Ein schnellerer und sicherer Zugang, z. B. indem nachts das Licht im Klo angeschaltet bleibt, die Toilettentür mit einem einfach zu verstehenden Piktogramm bezeichnet und nur angelehnt ist, das Bett des Patienten näher zur Toilette gerückt wird, können Abhilfe schaffen. Auch ein Toilettenstuhl, der vor dem Bett steht, kann das Problem erleichtern.

MARIENKRANKENHAUS
Klinik für Innere Medizin
Station:

Urinbilanzierung

Name:	Datum:

Urinausscheidung

Zeit	Menge	Farbe	Beimengungen	pH	Hz.
06 – 13 Uhr					
13 – 21 Uhr					
21 – 06 Uhr					

Summe 06 – 13 Uhr	ml
Summe 13 – 21 Uhr	ml
Summe 21 – 06 Uhr	ml
Summe 06 – 06 Uhr:	ml

Farbe:
wässrig = 1
hell = 2
normal = 3
dunkel = 4
sehr dunkel = 5

Beimengungen
trüb = T
Gries = G
blutig = B
Koagel = K

Abb. 3.43 Harnausscheidungsprotokoll *(Miktionstagebuch)*, angelehnt an einen Vorschlag der Deutschen Kontinenz Gesellschaft. Mit dieser Dokumentation, die der Betroffene selbst aufzeichnet oder Pflegende stellvertretend führen, kann der behandelnde Arzt Aufschluss über die Form der Inkontinenz gewinnen. Außerdem steigern die Notizen die Sensibilität des Patienten gegenüber den Bedürfnissen seines Körpers. [K115]

Wenn sich die Unfähigkeit, den Urinfluss zu kontrollieren, durch die therapeutischen Bemühungen nicht korrigieren lässt, wie es häufig z. B. bei Demenzerkrankungen der Fall ist, verschaffen Hilfsmittel zum Auffangen des Urins, die den Bedürfnissen der Betroffenen angemessen sind, Sicherheit im Alltag (➤ Kap. 3.6.3).

BEACHTE
Inkontinenz ist **kein** ausreichender Grund zur Anlage eines Blasendauerkatheters. Der Fremdkörper in der Harnröhre stellt ein erhebliches Risiko für Harnwegsinfektionen dar und dient ausschließlich therapeutischen Zwecken, die auf einen überschaubaren Zeitrahmen begrenzt sind.

Stuhlverstopfung

DEFINITION
Stuhlverstopfung *(Obstipation):* Verzögerte und erschwerte Stuhlausscheidung. Der Kot ist oft verhärtet.

Wegen der zahlreichen Ursachen, die zu einer **Stuhlverstopfung** führen können, tritt sie sehr häufig und in unterschiedlichen Situationen des Lebens auf. Grundsätzlich ist zwischen einer plötzlich auftretenden und einer lang dauernden Stuhlverstopfung zu unterscheiden.

Ursachen einer plötzlich auftretenden *(akuten)* Stuhlverstopfung können sein:

- Darmverschluss *(Ileus)*. Er ist als Notfall anzusehen und bedarf sofortiger ärztlicher Behandlung
- Lähmung aufgrund eines Schlaganfalls, einer Rückenmarksverletzung oder eines Bandscheibenvorfalls
- Veränderungen der Lebensgewohnheiten, z. B. durch Reisen, Nahrungsumstellung, Stress, zeitlich begrenzten Bewegungsmangel
- Psychiatrische Erkrankungen, z. B. Depression
- Arzneimitteleinnahme, z. B. opioide Schmerzmittel, Eisenpräparate, Psychopharmaka, Mittel zur Ausschwemmung von Flüssigkeit, Abführmittel auf Basis von Ballaststoffen ohne ausreichende Flüssigkeitszufuhr.

Von einer lang dauernden *(chronischen)* Form der Stuhlverstopfung ist die Rede, wenn der Stuhlgang über mehrere Monate jeweils seltener als in dreitägigem Abstand erfolgte, das Absetzen schmerzhaft war und auch anschließend das Gefühl anhielt, der Darm sei noch gefüllt. Ursachen sind z. B.:

- Bewegungsmangel
- Ungenügende Flüssigkeitszufuhr
- Ballaststoffarme Ernährung
- Neurologische Erkrankungen wie Morbus Parkinson oder Multiple Sklerose
- Stoffwechselerkrankungen wie Diabetes mellitus, Nieren- oder Leberfunktionsstörungen
- Lang dauernde Einnahme von Arzneimitteln, darunter sehr häufig Abführmittel.

BEACHTE
Es kommt immer wieder vor, dass vor allem ältere Patienten genau auf die Häufigkeit ihres Stuhlgangs achten und bei (vermeintlichen) Störungen großzügig mit der Einnahme von **Abführmitteln** sind (➤ Abb. 3.44). Es ist ihnen häufig unbekannt, dass viele dieser Arzneimittel einen Gewöhnungseffekt hervorrufen, den Darm schädigen und ihrerseits zur Verstopfung führen können. Sobald Pflegende einen solchen Missbrauch beobachten, dokumentieren sie ihn und setzen den Arzt davon in Kenntnis.

Pflegerische Maßnahmen

Die **pflegerischen Aufgaben** beziehen sich zunächst auf die Vorbeugung einer Stuhlverstopfung *(Obstipa-*

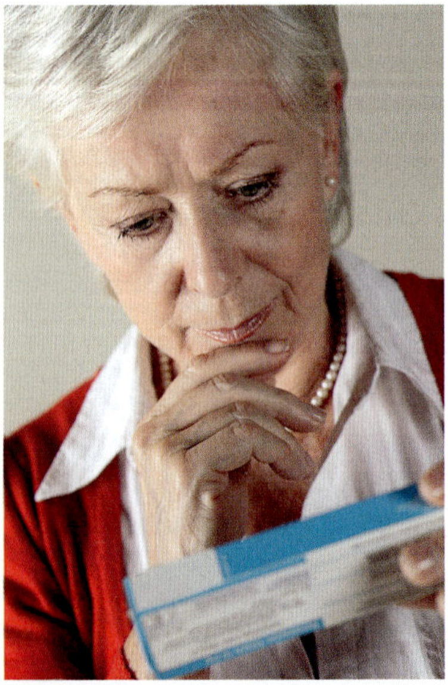

Abb. 3.44 Der Missbrauch von Abführmitteln begünstigt Stuhlverstopfung. [J787]

tionsprophylaxe). Dazu stehen Pflegenden u. a. folgende Möglichkeiten zur Verfügung:

- Patienten zu ausreichendem Trinken (etwa 1,5–2,5 Liter/Tag) anhalten
- Angemessenes Bewegungsprogramm ermöglichen, dazu können für mobile Patienten Spaziergänge gehören, Bei Bettruhe eignen sich Übungen, die gemeinsam mit Physiotherapeuten entwickelt werden
- Umstellung des Speiseplans. Stopfende Nahrungsmittel wie Schokolade und Backwaren aus Weißmehl durch verdauungsfördernde Nahrungsmittel wie Vollkorngetreide, Gemüse, Obst (auch Trockenobst), Beeren, Sauerkraut, Milchprodukte ersetzen
- Stuhlanregende Bauchmassagen, wobei die Bewegungen dem Verlauf des Dickdarms im Uhrzeigersinn folgen.

Besteht bereits eine Stuhlverstopfung, verabreichen Pflegende die ärztlich verordneten Arzneimittel und führen stuhlgangfördernde Maßnahmen (z. B. Einlauf, Ausräumung ➤ Kap. 3.6.3) durch.

BEACHTE

Verstopfungen bieten kein einheitliches Bild. Gar nicht so selten zeigen betroffene Patienten auch die Zeichen eines Durchfalls. Hierbei entleert sich breiiger oder flüssiger Darminhalt, indem er die festen Kotballen umgeht, die sich im Enddarm festgesetzt haben.

Stuhlinkontinenz

DEFINITION

Stuhlinkontinenz: Unfähigkeit, die Ausscheidung von Stuhl willentlich zu steuern.

Die **Stuhlinkontinenz** ist seltener anzutreffen als die Harninkontinenz, doch sie beeinträchtigt die Betroffenen meist erheblich stärker. Der Verschlussmechanismus des Darmes ist kompliziert aufgebaut und es erfordert eine deutliche Beeinträchtigung der körperlichen oder geistigen Funktionen, um ihn außer Kraft zu setzen.

Bei der Stuhlinkontinenz sind Schweregrade zu unterscheiden (➤ Tab. 3.23).

Tab. 3.23 Gradeinteilung der Stuhlinkontinenz.

Schweregrad	Zeichen
Grad I *(leichte Beeinträchtigung)*	• Darmwinde gehen unkontrolliert ab • Unterwäsche ist nur gelegentlich und geringgradig verschmutzt
Grad II *(mittelschwere Beeinträchtigung)*	• Darmwinde gehen unkontrolliert ab • Flüssiger Stuhlgang geht oft unkontrolliert ab • Geformter Stuhlgang geht gelegentlich unkontrolliert ab
Grad III *(schwere Beeinträchtigung)*	• Abgang von Darmwinden und Stuhlgang in allen Formen ist vollständig unkontrolliert

Die Ursachen für eine Stuhlinkontinenz liegen in verschiedenen körperlichen oder geistigen Störungen, z. B.:

- Neurologische Erkrankungen wie Schlaganfall, Morbus Alzheimer, Multiple Sklerose, Rückenmarksverletzungen oder Gehirntumoren, durch die die übergeordnete Steuerung beeinträchtigt ist
- Psychische Erkrankungen, die mit einer Veränderung des Umgangs mit Ausscheidungen einhergehen
- Krankhafte oder künstlich herbeigeführte Veränderungen am Enddarm oder After, z. B. Einrisse des Schließmuskels durch Geburten, Vorfall oder Entzündungen des Enddarms, Schwäche der Beckenbodenmuskulatur, Folgen von Operationen (u. a. Hämorrhoiden, Tumoren).

Pflegerische Maßnahmen

Wie bei der Harninkontinenz steht auch hier das Schamgefühl der Patienten der zunächst notwendigen ärztlichen Untersuchung im Wege. Pflegende versuchen geduldig, den Patienten den möglichen Nutzen einer Therapie nahe zu bringen. Hierbei kommen Arzneimittel zur Anwendung, die gegen Entzündungen des Darmes gerichtet sind. Als operative Verfahren stehen Tumorentfernung, Straffung der Beckenbodenmuskulatur sowie der Einsatz eines künstlichen Schließmuskels zur Verfügung. Auch die Verwendung von Geräten, die elektrische Impulse an die Muskulatur abgeben, kann hilfreich sein.

Große Bedeutung kommt der pflegerischen Versorgung und Anleitung der Patienten zu, die sich auf die Vorbeugung des unwillkürlichen Stuhlabgangs beziehen, z. B.:

- Normalisierung des Körpergewichts. Übergewicht belastet den Beckenboden und kann eine Stuhlinkontinenz verstärken. Die Umstellung des Speiseplans muss jedoch zugleich (im Rahmen der Möglichkeiten des Patienten) mit einer angemessenen Bewegung einhergehen. Hierbei handelt es sich stets um eine langfristig angelegte Strategie
- Toilettentraining. Die Einführung von festen Tageszeiten für den Toilettengang (z. B. kurz nach dem Aufstehen oder nach dem Mittagessen) kann den Darm an eine regelmäßige Entleerung gewöhnen. Ein Ausscheidungsreiz kann durch die Verabreichung eines Klysmas oder Einlaufs (➤ Kap. 3.6.3) gegeben werden
- Beckenbodengymnastik. Ist für Patienten geeignet, die über die geistigen und körperlichen Fähigkeiten verfügen, die entsprechenden Übungen durchzuführen. Sie entsprechen dem Muster, das für die Harninkontinenz gilt (➤ Abb. 3.45)
- Leichte Erreichbarkeit der Toilette gewährleisten. Auch die Stuhlinkontinenz ergibt sich nicht selten aus der Unfähigkeit der Patienten, rechtzeitig die Toilette aufsuchen zu können. Vor allem in stationären Einrichtungen sind die Wege gelegentlich weit. Eindeutige Beschriftungen der Klotüren, die Verkürzung der Wege durch das Verschieben des Patientenbetts sowie die Bereitstellung eines Toilettenstuhls können hilfreich sein.

BEACHTE

Gehbehinderte Patienten benötigen stets die Hilfsmittel, die sie für ihre Mobilität benötigen (z. B. Gehhilfen, Rollstuhl), in Griffweite, damit sie sich schnell zur Toilette begeben können.

Lässt sich die Stuhlinkontinenz durch die genannten Maßnahmen nur unzureichend oder überhaupt nicht beeinflussen, verschaffen Pflegende den Patienten Sicherheit durch die Anleitung zur Verwendung von Hilfsmitteln oder der zuverlässigen Übernahme entsprechender Tätigkeiten:

- Anlegen von Inkontinenzvorlagen und -slips
- Feuchtigkeitsdichte Unterlagen ins Bett legen
- Analtampons einführen
- Sorgfältige Hautpflege, um Schäden zu vermeiden.

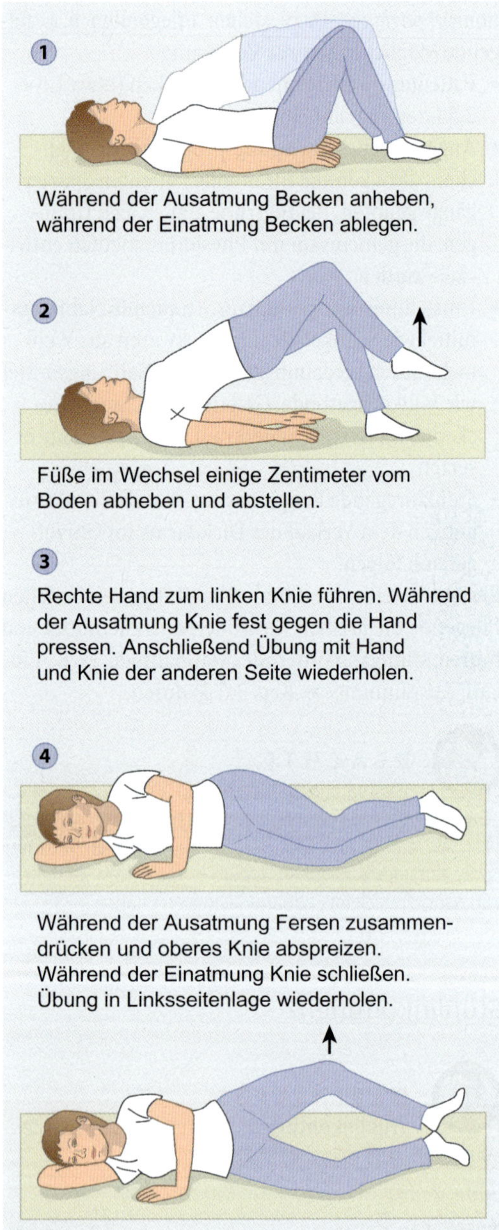

Abb. 3.45 Beckenbodenübungen helfen gegen Inkontinenz. [L138]

INTERNET

Deutsche Kontinenz Gesellschaft e.V.:
www.kontinenz-gesellschaft.de
Bundesweit arbeitender Verein, der es sich zum Ziel gesetzt hat, Maßnahmen zur Vorbeugung, Erkennung, Behandlung und Versorgung der Harn- und Stuhlinkonti-

nenz zu fördern. Bietet auf seiner Homepage umfangreiches Informationsmaterial zum Thema.

Künstlich angelegte Ausscheidungswege

Im Zuge der Behandlung von Erkrankungen des Magen-Darm-Trakts oder des Harnsystems legen Ärzte bei Bedarf **künstliche Ausscheidungswege** an. Sie haben in der Regel eine absolute Unfähigkeit zur Kontrolle der Ausscheidungen zur Folge. Allerdings hält die Industrie zahlreiche Versorgungssysteme bereit, mit deren Hilfe sich das Defizit meist gut kontrollieren lässt.

Künstlicher Darmausgang

DEFINITION

Künstlicher Darmausgang *(Enterostoma):* Kurzschluss zwischen Darm und Körperoberfläche (meist Bauchdecke) zur Umgehung der Richtung Anus liegenden Anteile des Darms.

Ärzte legen einen **künstlichen Darmausgang** entweder als dauerhafte Ausleitung des Stuhlgangs an oder zur vorübergehenden Entlastung eines Darmabschnitts. Dabei bedienen sie sich unterschiedlicher Techniken.

Tab. 3.24 Formen des künstlichen Darmausgangs, unterschieden nach dem Darmabschnitt, an dem sie angelegt sind.

	Künstlicher Ausgang des Dünndarms	**Künstlicher Ausgang des Dickdarms** *(Kolostoma)*		
	Ileostoma	Zökostoma/Zökalfistel (Stomaanlage im Blinddarm)	Transversostoma (Stomaanlage im querverlaufenden Kolon = Colon transversum)	Sigmoidostoma (Stomaanlage ims-förmigen Kolon =Colon sigmoideum)
Ursachen für die Anlage	• Entfernung des Dickdarms, z. B. wegen Colitis ulcerosa oder Morbus Crohn • Tumorbedingter Verschluss des Darmes, z. B. durch Dickdarmkrebs • Fehlbildungen, z. B. angeborener Verschluss des Darms • Vorübergehend zur Ruhigstellung des Darms nach Verletzungen oder Operationen	• Vorübergehend zur Ruhigstellung des Dickdarms nach Operationen oder nach Verletzungen z. B. durch Strahlenbehandlung	• Verschluss des Darms (z. B. durch Entzündungen, Tumoren) • Vorübergehend zur Ruhigstellung des Dickdarms nach Operationen oder nach Verletzungen z. B. durch Strahlenbehandlung	• Stuhlinkontinenz bei neurologischen Erkrankungen • Angeborene Störungen, z. B. fehlende Anlage des Anus • Operative Entfernung von Darmabschnitten (z. B. aufgrund von Krebserkrankungen) • Krankhafte Bildung von Verbindungsgängen in andere Hohlorgane (z. B. Scheide) • Schäden durch Verletzungen (z. B. nach Unfällen oder Strahlenbehandlung)
Ort der Anlage	• Im rechten oder linken Mittelbauch	• Im rechten Unterbauch	• Im rechten oder linken Oberbauch	• Im linken Mittel- oder Unterbauch
Form des Stomas	• Etwa 2–3 Zentimeter über die Haut hinausragend	• Auf einer Ebene mit der Haut oder etwa 0,5 Zentimeter hinausragend	• Etwa 0,5 Zentimeter über die Haut hinausragend	• Etwa 0,5 Zentimeter über die Haut hinausragend
Form der Ausscheidung	• In der ersten Zeit nach der Operation täglich ca. 1–2 Liter, später 500–750 ml flüssiger bis dünnbreiiger Stuhl über den Tag verteilt (Stuhleindickung im Dickdarm fehlt) • Aggressiver Stuhl (mit reichlich Gallensäuren und Verdauungsenzymen)		• Dickbreiiger bis geformter Stuhl (Festigkeit hängt von der verbliebenen Länge des Dickdarms ab) • Häufigkeit: 3- bis 4-mal/Tag	• Dickbreiiger bis geformter Stuhl • Häufigkeit: 1- bis 3-mal/Tag

Bei einem **endständigen künstlichen Darmausgang** ist nur der vom oberen Verdauungstrakt herführende Teil des Darmes nach außen geleitet. Der Darmabschnitt, der Richtung Anus führt, ist entweder blind verschlossen oder entfernt. Diese Stomaform bleibt fast immer lebenslang erhalten.

Zur Anlage eines **doppelläufigen künstlichen Darmausgangs** ziehen die Chirurgen eine Darmschlinge an die Körperoberfläche, wo sich dann zwei Darmöffnungen befinden. Eine bildet den Ausgang für den Darminhalt, der von den oberen Verdauungswegen kommt, die andere Öffnung ist der Beginn des Darmabschnitts, der Richtung Anus zieht. Diese Form des Stomas wählen Ärzte meist, wenn es notwendig ist, den zum Anus führenden Darmabschnitt zu schonen, etwa, weil dort eine operativ angelegte Naht Zeit zur Heilung benötigt oder eine entzündliche Darmerkrankung (z. B. Morbus Crohn ➤ Kap. 2.7.10) die Entlastung des Darms notwendig macht. Gelegentlich kommt das doppelläufige Stoma auch bei Tumoren zum Einsatz, die sich operativ nicht entfernen lassen. Es dient dann der Linderung der Leiden des Patienten in der ihm verbleibenden Lebenszeit.

Außerdem sind künstliche Ausgänge nach dem Darmabschnitt zu unterscheiden, der nach außen geführt wird (➤ Tab. 3.24).

Psychische Wirkungen

Die Anlage eines künstlichen Darmausgangs ist überwiegend zur Behandlung schwerer Erkrankungen notwendig. Entsprechend schwierig ist die Situation der Patienten, die sich zusätzlich zur Bewältigung des Krankheitsgeschehens mit dem Verlust der Fähigkeit, ihren Stuhlgang auf normalem Wege absetzen und kontrollieren zu können, auseinander setzen müssen. Nicht selten sind sie depressiv gestimmt, mutlos und leiden unter dem Verlust der Körperfunktion. Sie hegen Befürchtungen, ob sie ihre Körperpflege nach der Operation allein bewältigen können und fürchten um den Verlust ihrer sexuellen Attraktivität. Es ist hilfreich, die Patienten bereits vor der Operation auf die Situation vorzubereiten und sie über die Hilfsmittel zu informieren. In vielen Krankenhäusern arbeiten Pflegende, die eine Zusatzausbildung als „Stomatherapeuten" absolviert haben. Sie sind an der Planung des Stomas beteiligt und markieren in Zusammenarbeit mit den Ärzten den Ort, an dem es angelegt werden soll. Nach der Operation wählen sie die Hilfsmittel aus, die einerseits der Art des Stomas und andrerseits den Fähigkeiten und Bedürfnissen des Patienten entsprechen muss.

Es empfiehlt sich, den Patienten einen Kontakt zu einer Selbsthilfegruppe zu vermitteln.

INTERNET

Deutsche ILCO e.V.: www.ilco.de

Die Deutsche ILCO ist eine Solidargemeinschaft von Menschen mit künstlichem Darmausgang oder künstlicher Harnableitung. Sie hat sich selbst verpflichtet, allen Betroffenen in Deutschland beizustehen, dass sie auch mit dem Stoma und mit einer Darmkrebserkrankung selbstbestimmt und selbstständig handeln können.

Versorgungssysteme

Die Systeme zur Versorgung eines künstlichen Darmausgangs lassen sich in **einteilige und zweiteilige Produkte** unterteilen (➤ Abb. 3.46, ➤ Abb. 3.47, ➤ Abb. 3.48). Bei den zweiteiligen Hilfsmitteln kann die Hautschutzplatte, mit der sie auf die Haut geklebt sind, über längere Zeit belassen werden, während nur die Beutel zu wechseln sind. Die einteiligen Systeme sind nur komplett zu wechseln. Außerdem gibt es Ausstreifbeutel, die vor allem für künstliche Ausgänge des Dünndarms Verwendung finden, aus denen dünnflüssiger Stuhlgang ausgeschieden wird. Die geschlossenen Beutel eignen sich am ehesten für Darmausgänge, die am unteren Ende des Dickdarms angelegt sind. Die Beutel sind in unterschiedlichen Farben und Verarbeitungen auf dem Markt.

Zusätzlich stehen zahlreiche weitere Hilfsmittel zur Verfügung, die geeignet sind, das Leben der Patienten zu erleichtern, z. B.:

- **Aktivkohlefilter.** Sie ermöglichen einen geruchlosen Abgang von Darmgasen aus den Beuteln. Die Filter sind allerdings sehr feuchtigkeitsempfindlich und müssen nach einem Kontakt mit Flüssigkeit ausgetauscht werden
- **Stomakappen.** Stöpsel zum sicheren Verschluss des Darmausgangs (➤ Abb. 3.49). Sie eignen sich vor allem für Patienten, die mit einem Dickdarmstoma versehen sind und mithilfe von Einläufen (➤ Kap. 3.6.3) einen sehr regelmäßigen Ausscheidungsrhythmus erzielen. In den Zwischenzeiten ermöglicht die Kappe zahlreiche Freizeitaktivitäten, z. B. Schwimmen. Auch Sexualkontakte sind erleichtert.

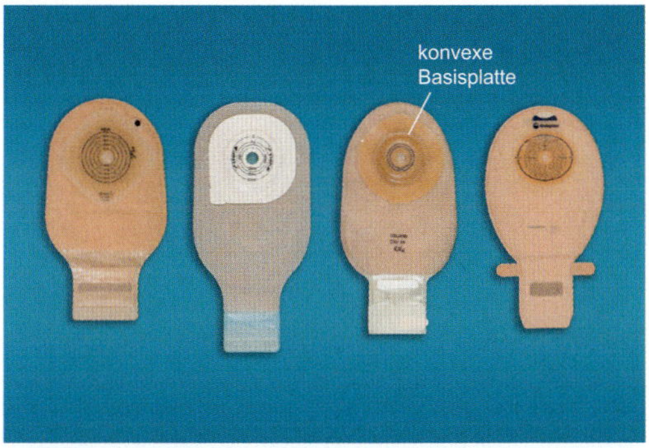

Abb. 3.46 Beispiele für einteilige Ausstreifbeutel zur Versorgung eines künstlichen Darmausgangs. [K115]

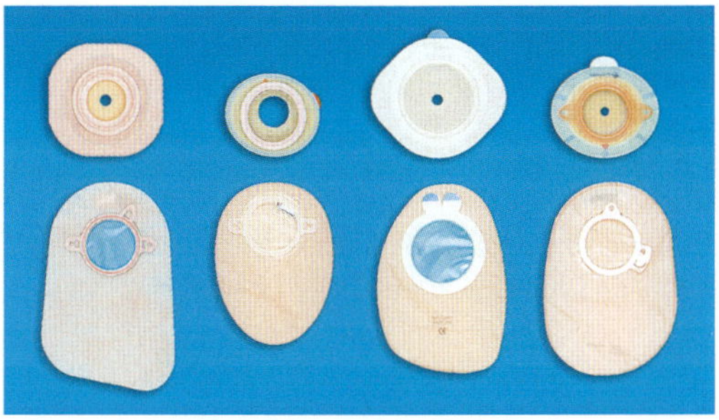

Abb. 3.47 Beispiele für geschlossene Beutel bzw. Ausstreifbeutel aus zweiteiligen Systemen. [K115]

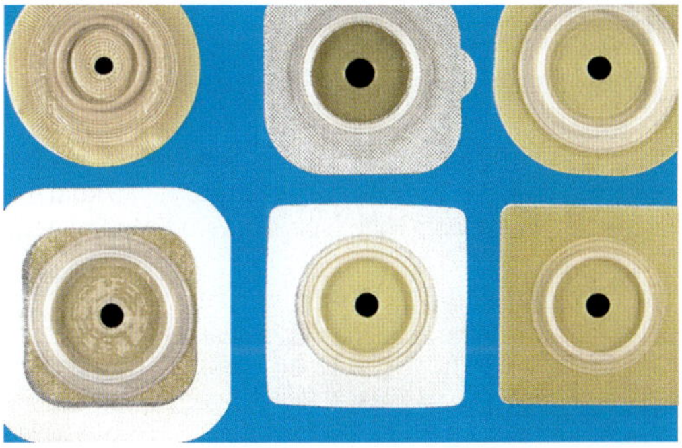

Abb. 3.48 Beispiele für Hautschutzplatten zweiteiliger Systeme. [M148]

Pflegerische Versorgung

Bei Patienten, die aufgrund körperlicher Defizite nicht selbst dazu in der Lage sind, übernehmen Pflegende die Versorgung des künstlichen Darmausgangs mit den dafür jeweils geeigneten Hilfsmitteln (➤ Tab. 3.25, ➤ Abb. 3.50).

Die Maßnahmen für den **Reinigungseinlauf** *(Irrigation),* der den Patienten mit einem künstlichen Dickdarmausgang längere stuhlgangfreie Zeiten verschafft, entsprechen im Wesentlichen denen des Einlaufs über den natürlichen Darmausgang und sind in ➤ Kap. 3.5.3 beschrieben.

Patientenbeobachtung

Die Anlage eines künstlichen Darmausgangs verändert nicht nur das psychische Befinden des Patienten, sondern kann durch die nun veränderte Form der Ausscheidung auch zu körperlichen Beschwerden führen. Auch das Stoma selbst ist regelmäßig zu kontrollieren. Es ist die Aufgabe der Pflegenden, u. a. auf folgende Zeichen zu achten:

- Zeichen eines Flüssigkeitsmangels (➤ Kap. 3.5.2), verursacht z. B. durch die Ausscheidung flüssiger Stühle über ein Stoma des Dünndarms
- Art, Aussehen und Menge des ausgeschiedenen Stuhlgangs
- Zustand der Haut rings um den künstlichen Darmausgang, z. B. Rötungen, Schuppungen, Entzündungen, Verletzungen

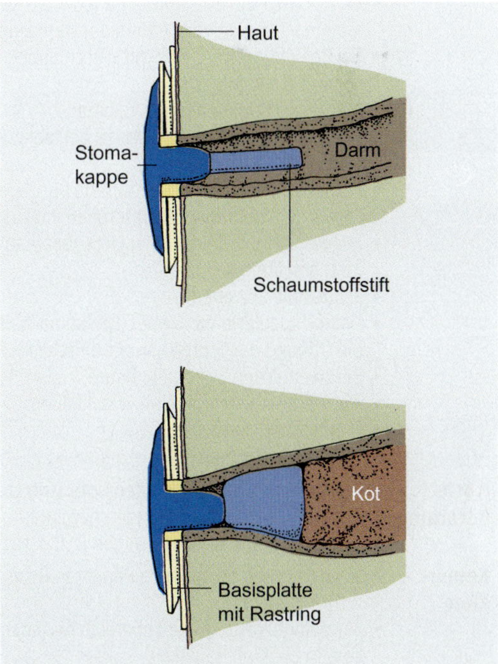

Abb. 3.49 Darstellung der Funktionsweise von Stomakappen. Die Kappe rastet in den Haltemechanismus der Hautschutzplatte ein. Im Inneren des Stomas dehnt sich der Schaumstoffstift durch den Einfluss der Körperflüssigkeit aus und dichtet den Darm ab. [L190]

Tab. 3.25 Checkliste „Versorgung eines künstlichen Darmausgangs".

Benötigtes Material	• Lauwarmes Wasser (evtl. mit pH-neutraler Seife) • Gegebenenfalls Waschlappen, Handtuch, alternativ: unsterile Kompressen oder Zellstoff • Wasserdichte Unterlage zum Schutz des Bettes • Abwurfbehältnis für die zu entsorgenden Materialien • Einmalhandschuhe • Evtl. Stieltupfer • Rasierer • Händedesinfektionsmittel • Schablone zum Ausschneiden der Hautschutzplatte • Wasserfester Filzstift • Schere • Bei zweiteiligem System: Hautschutzplatte und Beutel (bei Ausstreifbeuteln ist eine Verschlussklemme notwendig) • Bei einteiligem System: Beutel mit Hautschutzplatte • Evtl. Hautkleber/Stomapaste
Vorbereitung	• Patienten über die Maßnahme informieren • Alle Materialien griffbereit legen (ggf. auf einem rollbaren Tisch) • Für eine ungestörte Atmosphäre sorgen (ggf. andere Personen aus dem Raum bitten) • Kleidung, die den Bauch bedecken ausziehen (lassen) • Gegebenenfalls Patienten beim Einnehmen einer bequemen Position in Rückenlage unterstützen • Wasserdichte Unterlage unter den Patienten legen
Durchführung	• Sofern eine Schablone vorhanden ist, Hautschutzplatte auf die Stomagröße zuschneiden (zwischen Stoma und Hautschutzplatte darf kein Spalt entstehen, allerdings darf das Stoma auch nicht eingeengt werden) • Handschuhe anziehen • Hautschutzplatte mit Beutel vorsichtig von der Haut lösen • Gebrauchten Beutel sofort in den Müll entsorgen • Hautbereich um das Stoma mit feuchten Kompressen (ggf. Waschlappen) säubern, dabei zum Stoma hin arbeiten, um eine Verbreitung der Darmkeime zu verhindern • Bei Benutzung von Seife: mit Waschlappen oder Kompresse, die mit klarem Wasser befeuchtet sind, sorgfältig nachreinigen • Stoma ggf. mit Stieltupfern reinigen • Gegebenenfalls Haare an der zu beklebenden Hautfläche rasieren (dabei wegen Verletzungsgefahr vom Stoma weg arbeiten) • Hautunebenheiten mit Stomapaste ausgleichen, ggf. zur Erhöhung der Klebesicherheit Hautkleber auftragen • Luft in den Stomabeutel blasen, um ihn zu entfalten • Zugeschnittene Hautschutzplatte zwischen den Händen oder mit einem Föhn (Vorsicht: Verbrennungsgefahr) anwärmen • Schutzfolie abziehen • Hautschutzplatte von unten (Leiste) nach oben (brustwärts) faltenfrei aufkleben, dabei darauf achten, dass die Öffnung das Stoma korrekt umschließt • Bei zweiteiligen Systemen: Beutel in den Haltering einrasten lassen • Abstreifbeutel mit Klemme verschließen • Handschuhe ausziehen • Hände desinfizieren
Nachbereitung	• Patienten ggf. beim Ankleiden unterstützen und nach Wunsch lagern • Benutze Materialien entsorgen bzw. aufräumen • Maßnahme und Beobachtungen (z. B. Hautzustand) dokumentieren
Bemerkung	• Der Beutel soll bei mobilen Patienten Richtung Leiste hängen, bei bettlägerigen Patienten jedoch seitwärts Richtung Taille • Sorgfältige Rasur im Klebebereich bei jedem Systemwechsel verhindert Haarbalgentzündungen und verbessert die Klebefähigkeit • Nach der Abheilungsphase bleibt die Größe des Stomas meist stabil, deshalb lässt sich die Hautschutzplatte stets nach derselben, einmal angefertigten Schablone zuschneiden • Keine Salben, Cremes oder Lotionen auf die Klebestelle um den Darmausgang bringen, vermindert die Klebfähigkeit der Versorgung • Veränderungen an der Haut, z. B. Rötungen, Entzündungen melden Pflegende sofort dem behandelnden Arzt

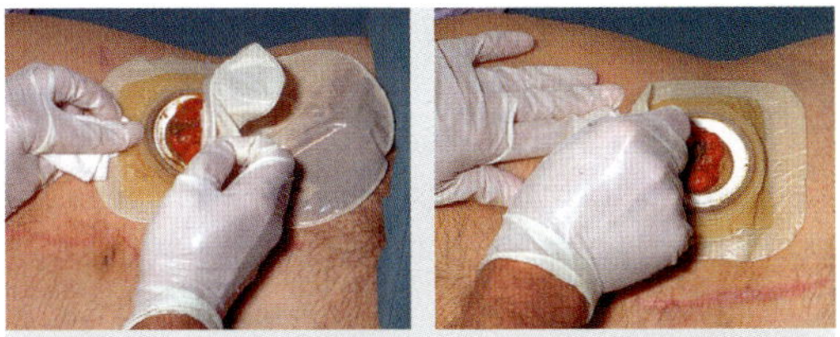

a Den gefüllten Stomabeutel von der Basisplatte lösen und entsorgen.

b Basisplatte vorsichtig von der Haut lösen.

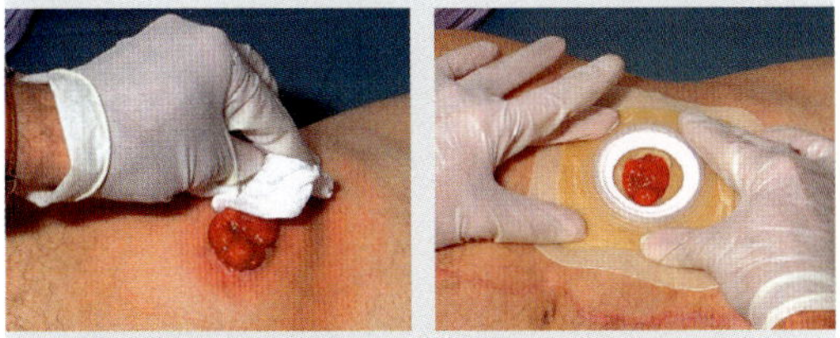

c Haut mit Seife reinigen und sorgfältig trocknen.

d Die neue Basisplatte anbringen.

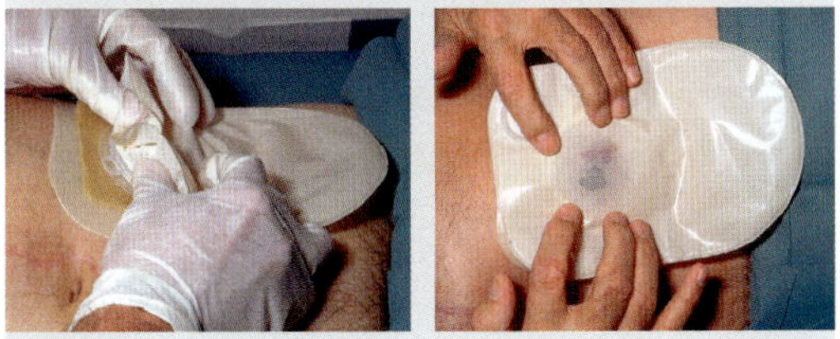

e Den frischen Beutel einrasten lassen.

Abb. 3.50 a–e Versorgung eines künstlichen Darmausgangs mit einem zweiteiligen System. [K183]

- Aussehen des Stomas selbst: Farbe (gibt z. B. Aufschluss über die Durchblutung), Veränderungen der Form (z. B. Heraustreten, Einziehung, Schwellung).

BEACHTE

Eine künstlich angelegte Verbindung zwischen dem Harnsystem und der Bauchdecke *(Urostoma)* zur Ableitung des Urins ist vor allem nach einer chirurgischen Entfernung der Harnblase (z. B. bei Blasenkrebs) notwendig. Die pflegerische Versorgung folgt weitgehend den Prinzipien, die für den künstlichen Darmausgang gelten.

Suprapubische Blasenfistel

DEFINITION

Suprapubische *(über dem Schambein liegende)* **Blasenfistel** *(Pufi, Zystostomie):* Umgehung des Harnleiters durch eine Punktion der Harnblase durch die Bauchdecke und Einlage eines Katheters.

Die **suprapubische Blasenfistel** ist eine vorübergehend oder auf Dauer angelegte Möglichkeit der Harnableitung (➤ Abb. 3.51). Gegenüber einem Blasendauerkatheter bietet sie mehrere Vorteile:

- Geringere Rate von Komplikationen (z. B. Verletzungen, Harnwegsinfektionen)
- Geschlechtsteile des Patienten bleiben unbeeinträchtigt
- Leichtere pflegerische Versorgung
- Möglichkeit der Urinausscheidung über die Harnröhre ist erhalten und kann bei Bedarf zum Blasentraining (zur Wiedererlangung der normalen Ausscheidungsfunktion) genutzt werden
- Kann auch bei hochgradiger Verengung der Harnröhre eingesetzt werden.

Die Gründe für eine suprapubische Blasenfistel entsprechen denen des Blasendauerkatheters.

Der Katheter tritt meist auf der direkten Linie zwischen Nabel und Symphyse in den Bauch ein. Gelegentlich verwenden die Ärzte für diese Ableitung einen Blasendauerkatheter, der dann mithilfe des in der Harnblase geblockten Ballons an seinem Ort gehalten wird. Es existieren jedoch auch spezielle Katheter für Blasenfisteln, die wesentlich dünnwandiger sind und einen geringen Durchmesser haben. Sie sind mit einer Hautnaht zu befestigen. Die Katheter sind, sofern sich die Einstichstelle nicht entzündet, vom Arzt etwa alle drei Monate zu wechseln.

Pflegerische Versorgung

Zur pflegerischen Versorgung einer Blasenfistel gehört der regelmäßige Verbandswechsel (spätestens

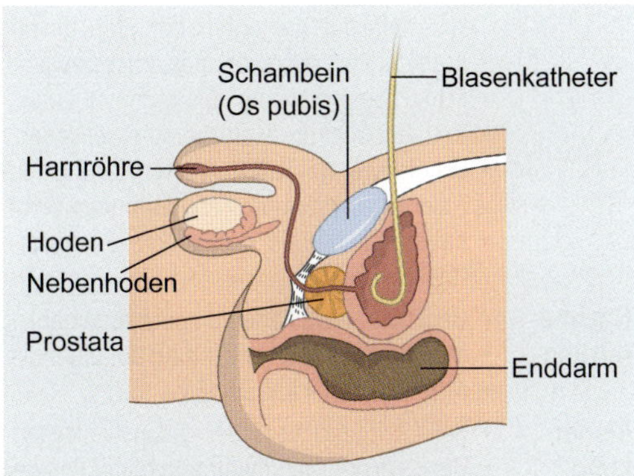

Abb. 3.51 Die suprapubische Blasenfistel leitet den Urin durch die Bauchdecke nach außen. [L138]

alle zwei Tage, bei Verschmutzungen des Verbands jedoch unverzüglich). Während dessen kontrollieren Pflegende auch das Aussehen der Einstichstelle auf Entzündungen oder andere Zeichen einer Irritation. Der Verbandswechsel ist in vielen Einrichtungen standardisiert und erfolgt unter sterilen Bedingungen (➢ Tab. 3.26).

Die anderen pflegerischen Maßnahmen (z. B. Wechsel des Urinauffangsystems) entsprechen denen, die für Blasendauerkatheter gelten.

Tab. 3.26 Checkliste „Verbandswechsel an einer suprapubischen Blasenfistel".

Benötigtes Material	• Händedesinfektionsmittel • Hautantiseptikum, z. B. Octenidin • Gegebenenfalls 10 ml sterile Kochsalzlösung und sterile Einmalspritze • Gegebenenfalls Jodlösung (z. B. Betaisodona®) • Tapetenpflaster (z. B. Fixomull®) • 1 Pck. sterile Schlitzkompressen (10 × 10 cm) • 2–3 Pck. sterile Kompressen (10 × 10 cm) • Hautverträgliche Pflasterstreifen • Gegebenenfalls sterile Stieltupfer • Schere • Abwurfbehältnis für benutzte Verbandmittel und Verpackungsmaterial • 2 Paar unsterile Einmalhandschuhe
Vorbereitung	• Patienten über die geplante Maßnahme informieren • Für eine ungestörte Atmosphäre sorgen, ggf. fremde Personen aus dem Zimmer bitten • Gegebenenfalls Unterstützung bei einer bequemen liegenden Lagerung • Kleidungstücke entfernen (lassen), die den Bauch bedecken • Etwa 5–6 cm langen Pflasterstreifen bereitlegen • Tapetenpflaster auf korrekte Größe zurechtschneiden (quadratisch, etwa 14 × 14 cm), damit es die Kompressen an allen Seiten etwa 2 cm überragt
Durchführung	• Hände desinfizieren • Handschuhe anlegen • Alten Verband vorsichtig entfernen • Bei Verklebungen durch Wundsekret: Kompressen mit Kochsalzlösung aus einer Spritze befeuchten • Handschuhe ablegen und benutztes Verbandmaterial sofort entsorgen • Einstichstelle ausreichend mit alkoholischem Hautdesinfektionsmittel besprühen und 30 Sek. Einwirkzeit abwarten • Handschuhe anlegen • Gegebenenfalls Krusten mit Stieltupfer entfernen • Bei unauffälliger Einstichstelle: Hautbereich mit sterilen Kompressen um den Katheter von innen nach außen reinigen • Bei entzündlich veränderter Einstichstelle mit sterilen Kompressen von außen nach innen reinigen und Einstichstelle mit Stieltupfern betupfen, die mit Jodlösung getränkt sind • Katheter vorsichtig vor und zurück bewegen, um Verwachsungen zu verhindern • Schlitzkompressen um den Katheter legen • Katheter über die Schlitzkompressen legen • Ein bis zwei sterile Kompressen darüber legen • Fixierung der Kompressen mit Tapetenverband • Katheter außerhalb des Tapetenverbandes mit einem Pflasterzügel versehen (beugt direktem Zug auf die Hautnaht vor)
Nachbereitung	• Gegebenenfalls Patienten bei bequemer Lagerung bzw. Anlegen der Kleidung unterstützen • Maßnahme und Beobachtung dokumentieren • Arbeitsmaterial aufräumen
Bemerkung	• Bei entzündlich veränderten Einstichstellen ist der Verbandswechsel täglich notwendig • Die Form der Dokumentation hängt von den Gewohnheiten in der jeweiligen Einrichtung ab. Es genügt, den Verbandswechsel in die Dokumentation einzutragen. In manchen Einrichtungen ist es jedoch üblich, zusätzlich mit wasserfestem Filzschreiber das Datum auf dem Verband zu vermerken

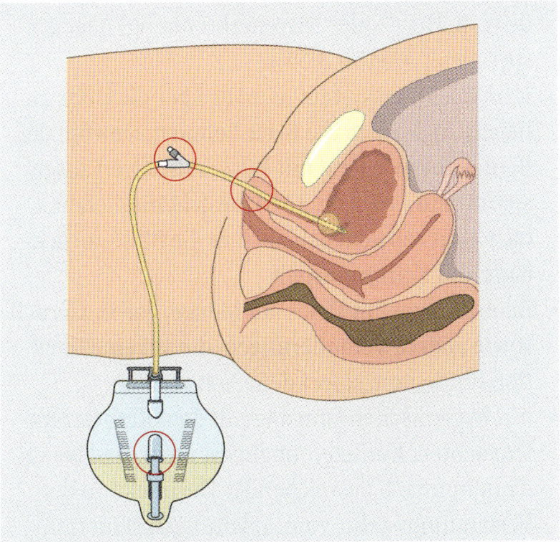

Abb. 3.52 Häufige Eintrittspforten für Krankheitserreger bei einem Blasendauerkatheter (rote Kreise). [L138]

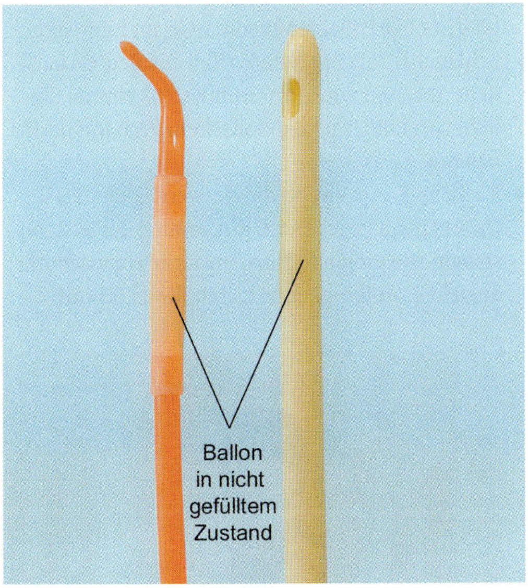

Abb. 3.53 Verschiedene Kathetertypen, Tiemann-Katheter (links) und Nélaton-Katheter (rechts). [K115]

Blasendauerkatheter

DEFINITION

Blasendauerkatheter: Ableitung des Urins über einen Katheter, der durch die Harnröhre in die Blase eingeführt ist.

Der **Blasendauerkatheter** ist, obwohl sein Name dies nahe legen würde, **nicht** zur dauerhaften Ableitung des Urins geeignet. Er durchstößt als Fremdkörper die natürlichen Keimbarrieren des Harnsystems und dient Krankheitserregern als Schiene, an der sie in die Blase und bis zu den Nieren aufsteigen können (➤ Abb. 3.52). Daran lässt sich auch mit ausgiebiger Katheterpflege nicht viel ändern. Deshalb ist es angezeigt, eine künstliche Harnableitung die über Monate bestehen bleiben muss, mittels einer suprapubischen Blasenfistel sicherzustellen.

Der durch die Harnröhre gelegte Katheter kommt vor allem im Krankenhaus zum Einsatz, wenn es gilt, die Harnableitung bei schwer eingeschränkten Patienten zu gewährleisten. Dies ist z. B. während und nach ausgedehnten operativen Eingriffen sowie Behandlungen auf einer Intensivstation der Fall. Hier trägt der Katheter auch zu einer sicheren Beurteilung der Ausscheidungsmenge *(Flüssigkeitsbilanz)* bei.

Katheterform und -material

Das **Kathetermaterial** muss widerstandsfähig gegen die aggressiven Bestandteile des Urins (z. B. Harnsäure) sein. Blasendauerkatheter bestehen häufig aus weichem Latex. Diese preisgünstige Variante eignet sich lediglich zu einer kurzzeitigen Harnableitung, da das Material Schäden an der Schleimhaut der Harnröhre verursachen kann. Für eine Liegezeit von mehr als zwei Tagen kommen (teurere) Silikonkatheter zum Einsatz. Einige Hersteller beschichten ihre Produkte mit Teflon. Es gibt auch Silikonkatheter, in die eine Temperatursonde zur ständigen Erfassung der Körperkerntemperatur eingearbeitet ist.

Die Katheter werden mit verschiedenen Durchmessern hergestellt. Meist finden bei Frauen Größen zwischen 12–14 Charrière (1 Ch. = ⅓ mm) und bei Männern zwischen 14–18 Ch. Verwendung. Die Katheter für Kinder sind entsprechend dünner.

Die anatomischen Bedingungen haben zur Entwicklung von verschiedenen **Katheterformen** geführt (➤ Abb. 3.53). Der gerade ausgebildete Nélaton-Katheter ist für die Katheterisierung von Frauen (sowie Männern) einsetzbar. Der Tiemann-Katheter (wie der Mercier-Katheter) weist an der Spitze eine Krümmung auf und ist deshalb besonders geeignet, dem längeren, gewundenen Harnröhrenverlauf beim Mann zu folgen.

Um die Katheter an ihrem Platz zu halten, besitzen sie üblicherweise neben dem Ausführungsgang für den Urin eine Zuleitung, über die sich von einem Ventil aus steriles Wasser in einen Ballon knapp unterhalb der Katheterspitze füllen lässt (Blockung). Die Menge der Flüssigkeit richtet sich nach den Angaben des Herstellers und ist am Ventil vermerkt.

Pflegerische Maßnahmen

Der durch die Harnröhre führende Blasendauerkatheter bedeutet für den Patienten ein erhebliches Risiko, eine Blaseninfektion *(Zystitis)* zu erwerben. Diese Gefahr ist auch durch sorgfältige Pflege nicht auszuschließen, aber deutlich zu verringern.

Die pflegerischen Aufgaben im Zusammenhang mit einem Blasendauerkatheter entsprechen im Wesentlichen denen zur **Zystitisprophylaxe,** wie sie auch für Menschen ohne Urinableitung gültig sind. In diesen Fällen sind natürlich alle katheterbezogenen Maßnahmen überflüssig.

Folgende Maßnahmen sind erforderlich:

- Intimhygiene mindestens zweimal täglich durchführen. Geschlechtsteile mit hautschonender Seife waschen, Krusten am Eingang der Harnröhre und Katheter entfernen, ggf. mit Schleimhautantiseptikum (z. B. Octenidin) abwischen

BEACHTE

Die **Einmalkatheterisierung** dient der kurzfristigen Entlastung der Harnblase, z. B. bei einem Harnverhalt nach einer Operation. Sie kann jedoch eine dauerhafte Form der Behandlung für Patienten mit anhaltenden Blasenentleerungsstörungen (z. B. nach Querschnittslähmungen) sein. Diese Patienten, vor allem, wenn sie noch relativ jung sind, lernen die Methode der **Intermittierenden Selbstkatheterisierung** *(ISK).* Sie hat meist das Ziel, eine ungenügende Leerung der Blase zu behandeln und den Restharn abzuleiten, der u. a. ein Risiko für häufig wiederkehrende Harnwegsinfektionen bildet. Für die Einmalkatheterisierung kommen Katheter aus PVC zum Einsatz.

- Reinigung der Analregion nach dem Absetzen von Stuhlgang ausschließlich von der Bauchseite Richtung Rücken, um ein Eindringen von Darmkeimen in die Harnröhre zu vermeiden
- Tägliche gründliche Intimtoilette. Auch hierbei ist die Wischrichtung von der Harnröhre zum Anus hin einzuhalten
- Patienten motivieren, täglich mindestens zwei Liter zu trinken, sofern keine medizinischen Gründe (z. B. Herz- oder Nierenerkrankung) dagegen sprechen (➤ Abb. 3.54)
- Urinableitungssystem niemals über die Höhe anheben, in der sich die Blase befindet. Obwohl die Beutel überwiegend mit Rücklaufsperren ausgestattet sind (➤ Abb. 3.55), besteht die Gefahr, dass Urin aus dem Schlauch in die Blase zurückläuft und Keime einspült
- Beobachtung des Urins auf Menge, Farbe, Geruch sowie andere Veränderungen, die auf eine Infektion hindeuten, sofort dem Arzt melden
- Auf hygienischen Umgang mit dem Kathetersystem achten, Katheter möglichst nicht, und wenn, dann nur nach ausreichender Desinfektion der Verbindungsstelle, vom Ableitungssystem trennen, Beutel nicht auf den Boden legen
- Abknicken des Systems unbedingt verhindern, da ein Rückstau des Urins das Risiko einer Infektion erhöht, mobile Patienten auf diese Gefahr hinweisen
- Schlauchansatz am unteren Teil des Beutels nach dem Ablassen von Urin (mindestens einmal täglich) sorgfältig mit alkoholischem Präparat desinfizieren
- Tägliche Kontrolle, ob die Notwendigkeit des Katheters noch gegeben ist. Entfernung des Systems so bald wie möglich. Dazu unsterile Handschuhe anziehen, Auffangbeutel leeren, Katheter mit

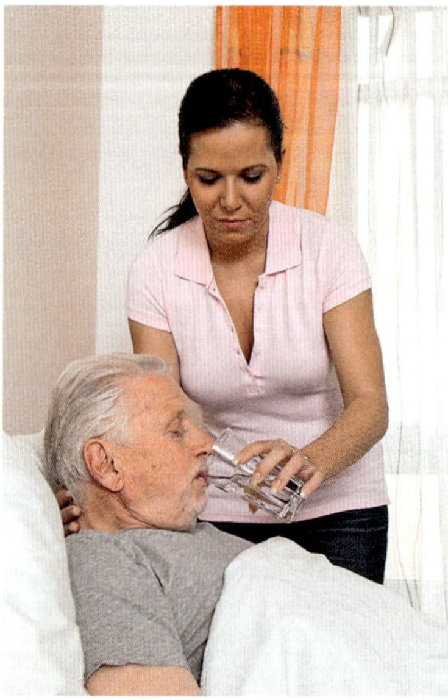

Abb. 3.54 Pflegende achten darauf, dass Pflegebedürftige über den Tag verteilt genug trinken. [J787]

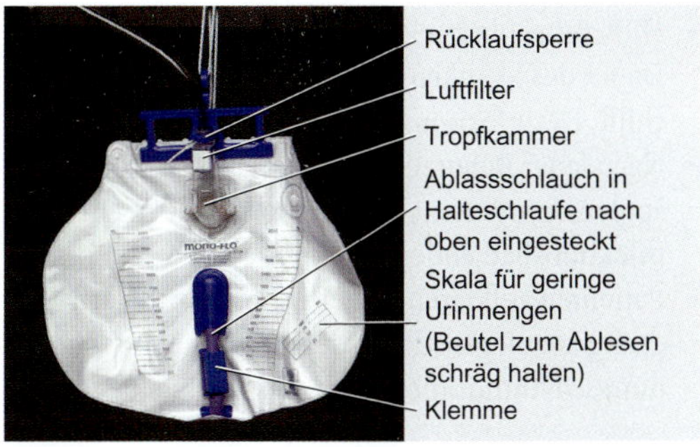

Abb. 3.55 Die geschlossenen Systeme zum Auffangen des Urins sind mit Rücklaufsperren ausgestattet, die verhindern, dass der Urin Keime in die Harnblase spült. [K183]

20-ml-Spritze entblocken, einige Blätter Zellstoff in die rechte Hand nehmen und nahe dem Harnröhreneingang unter den Katheter halten. Mit der linken Hand Katheter vorsichtig herausziehen und alle Teile des Systems sofort in den Restmüll entsorgen

- Bei Zeichen einer Infektion: Information des Arztes und nach Rücksprache Wechsel des Katheters, nachdem die ggf. notwendige Antibiotikatherapie begonnen wurde.

BEACHTE

Besteht zwei Tage nach der Anlage eines Latexkatheters weiterhin die Notwendigkeit einer Harnableitung durch die Harnröhre, entfernen Pflegende nach Rücksprache mit dem Arzt den Katheter und legen einen **Silikonkatheter,** der bei unauffälligen Verhältnissen sechs Wochen lang an seinem Platz bleiben kann. Sofern die Harnableitung mutmaßlich über einen längeren Zeitraum erforderlich bleibt, ist es geraten, die Anlage einer suprapubischen Blasenfistel zu erwägen. Allerdings ist zu bedenken, dass die erneute Katheterisierung mit einem Infektionsrisiko einhergeht. Dieses ist gegen das Risiko abzuwägen, dass durch das Latex eine Verengung der Harnröhre *(Striktur)* entstehen kann.

3.6.3 Unterstützung der Ausscheidung

Die **Unterstützung bei der Ausscheidung** ist ein wesentlicher Bereich pflegerischer Aufgaben und verlangt wegen der allgemeinen Tabuisierung dieser Körperfunktionen sehr viel Fingerspitzengefühl und ein hohes Maß an Kommunikationsfähigkeit. Patienten sind bei Störungen in diesen Lebensaktivitäten sehr verletzlich. Da der Kontakt zu Ausscheidungen auch für Pflegende mit Ekelgefühlen verbunden sein und ihren Unwillen auslösen kann, ist hier leicht die Grenze zur Ausübung psychischer Gewalt überschritten.

Hilfsmittel

Patienten mit Einschränkungen der Beweglichkeit oder mangelnder Fähigkeit, ihre Ausscheidung willentlich zu steuern, können auf Hilfsmittel zurückgreifen, die ihnen den Toilettengang erleichtern, die Toilette ersetzen oder die unkontrolliert abgegangenen Ausscheidungen sicher und diskret auffangen.

BEACHTE

Bei der Auswahl der Hilfsmittel orientieren sich Pflegende an den Fähigkeiten der Patienten. Das Ziel ist es, so nahe wie möglich an den **Toilettengewohnheiten** eines gesunden Menschen zu bleiben. **Beispiel:** Kann der Patient einen Toilettenstuhl benutzen, ist dieser dem Steckbecken vorzuziehen. Saugende oder ableitende Kontinenzprodukte sind stets die Hilfsmittel der letzten Wahl, da sie den Patienten in seinem Selbstwertgefühl am stärksten beeinträchtigen.

Urinflasche

Die **Urinflasche** (➤ Abb. 3.56) besteht aus Kunststoff, der gegen den aggressiven Urin widerstandsfä-

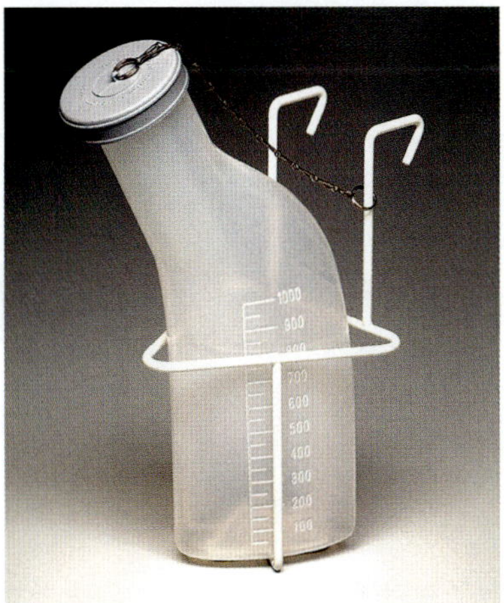

Abb. 3.56 Urinflasche für den Mann mit Halterung und Deckel. [K183]

hig ist. Das Modell für Männer hat einen weiten Hals, in den sich der Penis einführen lässt, um Verschmutzungen durch seitlich vorbeifließenden Urin sicher zu vermeiden. Der Flaschenhals setzt mit einer Krümmung am Flaschenkörper an. Deshalb lässt sich die Urinflasche im Liegen und Sitzen gleichermaßen verwenden. Die Flaschen besitzen überwiegend eine Skala, mit deren Hilfe die Urinmenge jedoch meist nur ungefähr zu schätzen ist.

Es wurden auch Flaschenmodelle für Frauen entwickelt, die mit einer länglichen Öffnung an der Oberseite des Halses versehen sind, die die gesamte Schamregion der Frau umfassen soll. Im täglichen Gebrauch erweisen sie sich jedoch als nicht sehr praktikabel, weil Patientinnen häufig die Befürchtung hegen, es könnte Urin danebengehen. Außerdem wird die Flasche unterschiedlichen anatomischen Gegebenheiten nicht völlig gerecht. Frauen empfinden die Benutzung eines Steckbeckens auch zum Urinieren meist als angenehmer. Regeln zum Umgang mit der Urinflasche:

- Für bettlägerige Patienten in Griffweite mit einer Halterung am Bettrahmen aufhängen und stets mit dem Deckel verschließen
- Hilfsmittel bleibt einem Patienten für die gesamte Dauer des Krankenhausaufenthalts zugeordnet (hilft, Desinfektionsmittel zu sparen)
- Nach jeder Benutzung entleeren und mit Wasser spülen, mindestens einmal pro Woche in ein Desinfektionsbad einlegen
- Patienten aufklären, die Flasche nur bei Harndrang anzulegen, damit der gewohnte Ausscheidungsrhythmus möglichst erhalten bleibt.

Steckbecken

Das **Steckbecken** (die Bezeichnungen Bettpfanne oder -schüssel sind unangemessen, weil sie die Ausscheidung in die gedankliche Nähe zur Küchenarbeit rücken) ist ein flaches Gefäß mit breitem Rand, auf dem sich das Gesäß abstützt. Sie besteht aus rostfreiem Stahl oder Kunststoff und ist mit einem lose aufliegenden Deckel versehen. An der Seite befindet sich ein stabiler Handgriff. Das Hilfsmittel ermöglicht Frauen das Absetzen von Urin sowie Stuhlgang und Männern das Absetzen von Stuhlgang im Bett (➤ Tab. 3.27).

Das Steckbecken ist auch für den Einsatz in vielen Toilettenstühlen geeignet.

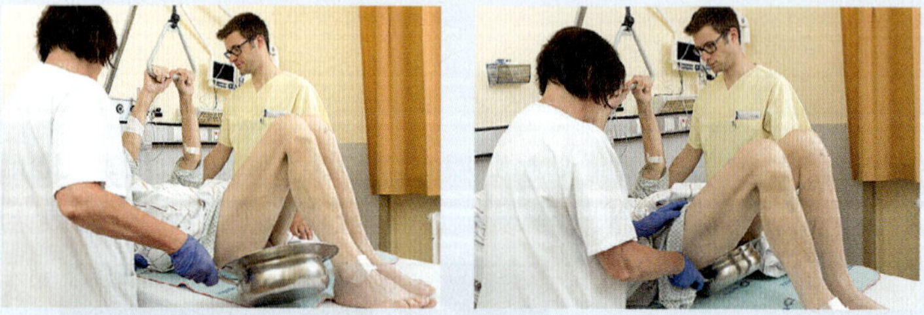

a Die Patientin hält sich am Patientenhaltegriff fest, die Pflegenden unterstützen ggf. am Kreuzbein das Anheben des Beckens.

b Wenn das Becken der Patientin angehoben ist, Steckbecken flach unterschieben.

Abb. 3.57 a–b Platzierung des Steckbeckens von unten. [K115]

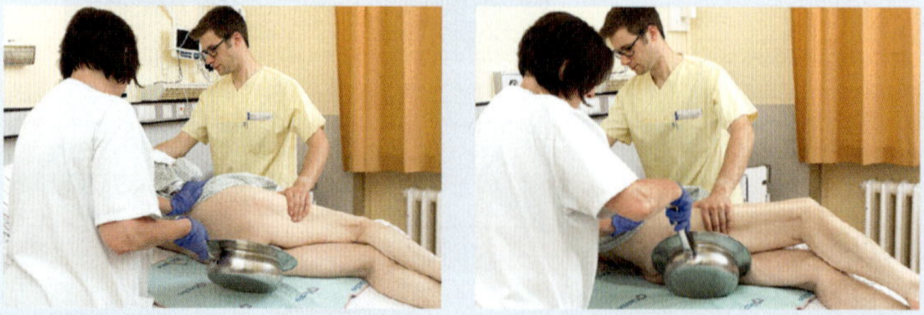

a Patientin zu zweit unterstützen, sich auf die Seite zu drehen, Steckbecken in Position halten.

b Steckbecken an das Gesäß halten und der Patientin beim Zurückdrehen behilflich sein.

Abb. 3.58 a–b Platzierung des Steckbeckens von der Seite. [K115]

Tab. 3.27 **Checkliste „Unterstützung bei der Benutzung eines Steckbeckens".**

Benötigtes Material	• Steckbecken • Toilettenpapier, ggf. Zellstoff • Reinigungsschaum oder Feuchttücher • Gegebenenfalls Waschlappen, Schüssel mit warmem Wasser (vorzugsweise ohne Seife), Handtuch • Händedesinfektionsmittel • 2 Paar Einmalhandschuhe • Feuchtigkeitsdichte Unterlage zum Matratzenschutz • Abwurfbehältnis für Restmüll
Vorbereitung	• Für eine ungestörte Atmosphäre sorgen, ggf. fremde Personen (Mitpatienten) aus dem Zimmer bitten • Patienten nur so weit entkleiden (lassen) wie unbedingt notwendig • Sofern möglich: Kopfteil des Bettes so weit hochstellen, bis eine angenehme Sitzposition erreicht ist • Gegebenenfalls Kissen in Schiffchenform zwischen Füße und Bettende einlegen, um Möglichkeit des Abstützens zu schaffen (abhängig von den Fähigkeiten des Patienten und der individuellen Bewegungseinschränkung)
Durchführung	**Platzierung des Steckbeckens** (➤ Abb. 3.57, ➤ Abb. 3.58): • Handschuhe anlegen • Steckbecken mit warmem Wasser ausspülen • Feuchtigkeitsdichte Unterlage unter das Gesäß legen • Steckbecken von der Seite oder von unten unter dem Gesäß des Patienten platzieren (Bemerkungen am Tabellenende), das Kreuzbein sollte flächig auf dem Beckenrand aufliegen • Gegebenenfalls Beckenrand mit einem gefalteten Handtuch polstern • Position korrigieren, bis Bequemlichkeit erreicht ist und Harnröhren- bzw. Darmausgang in einem richtigen Verhältnis zur Beckenöffnung liegen • Bei Männern: zusätzlich Urinflasche anlegen, da Stuhl- und Harnausscheidung häufig gekoppelt ablaufen • Patientinnen bitten, die Beine auszustrecken. Dies mindert die Gefahr, dass Urin daneben fließt • Handschuhe ausziehen • Bei Patienten mit ausreichender Bewegungsfähigkeit: Toilettenpapier, Zellstoff, Feuchttücher in Griffweite bereitlegen • Schwesternruf in Griffweite hängen • Zimmer verlassen, sofern möglich, um Intimsphäre zu wahren **Entfernung des Steckbeckens:** • Handschuhe anlegen • Bei Männern: Urinflasche aus dem Bett nehmen, ausleeren und spülen • Sofern möglich: Patienten auf die Seite drehen (lassen), dabei Steckbecken am Griff waagerecht halten, damit Ausscheidungen nicht ins Bett laufen • Analregion (bei Frauen die gesamten äußeren Geschlechtsteile) mit Toilettenpapier (bzw. Zellstoff) und Reinigungsschaum oder Feuchttüchern reinigen, ggf. mit Waschlappen nachreinigen, Analfalte sorgfältig abtrocknen • Feuchtigkeitsdichte Unterlage entfernen • Benutzte Hygienepapiere in den Restmüll geben (der **nicht** im Zimmer liegen bleibt) • Steckbecken im Spülautomaten entleeren und desinfizieren • Handschuhe ausziehen
Nachbereitung	• Steckbecken in Patientennähe deponieren • Sofern sich der Patient selbst gesäubert hat, Möglichkeit zum Händewaschen bieten oder Feuchttuch reichen • Patienten bekleiden, in bequeme Position bringen, gut zudecken, Fußstütze entfernen • Fenster sofern möglich, weit öffnen, um Gerüche zu vertreiben • Erst danach dürfen fremde Personen das Zimmer betreten
Bemerkung	• Grundsätzlich ist die Unterstützung bei der Benutzung eines Steckbeckens eine Aufgabe für zwei Pflegende. Es ist nicht selbstverständlich, dass Patienten mobil genug sind, eine Brücke zu machen. Bei übergewichtigen Patienten, oder der Unfähigkeit, sich auf die Seite zu drehen, kann es sogar notwendig sein, dass drei Pflegende die Unterstützung leisten (zwei heben den Patienten, der dritte reinigt ihn und entfernt das Becken) • Manche Patienten haben bei der Benutzung eines Steckbeckens Angst, seitlich aus dem Bett zu fallen. Pflegende können ihnen für diese Zeit anbieten, Bettgitter anzubringen, um das Sicherheitsgefühl zu erhöhen

3

BEACHTE

Der Stuhlgang ist im mitteleuropäischen Kulturkreis mit einem noch **deutlicheren Tabu** belegt als das Urinieren. Vielen Patienten ist es nicht nur unangenehm, dass sie Hilfe bei dieser Verrichtung benötigen, sondern auch die Tatsache, dass eine fremde Person ihre Ausscheidungen zu Gesicht bekommt. Daraus können Hemmungen entstehen, die zu einer länger dauernden Stuhlverstopfung führen.

3

Toilettenstuhl

Für Patienten, die zwar das Bett verlassen können, aber den Weg zur Toilette nicht bewältigen, eignet sich die Verwendung eines **Toilettenstuhls.** In den meisten Fällen besteht er aus einem Metallrahmen, der mit leicht zu reinigenden Kunststoffbezügen bespannt ist. Die Sitzfläche besteht ebenfalls aus Kunststoff und ist teilbar (➤ Abb. 3.59). In geschlossenem Zustand liegt ein gepolsterter Einsatz über der eigentlichen Toilettensitzfläche, die eine runde oder ovale Öffnung, ähnlich einer Kloschüssel besitzt. In geschlossenem Zustand ist der Stuhl deshalb auch zum Duschen zu benutzen.

Unter der Sitzfläche befinden sich Halterungen, in die ein Steckbecken eingeschoben werden kann. Der Stuhl verfügt über vier Räder mit Vollgummibereifung. Zwei Bremsen an den beiden hinteren Reifen lassen sich per Fußdruck feststellen und lösen. Vorn sind häufig Fußstützen angebracht. Sie verhindern, dass kraftlose Patienten, die ihre Beine während des Fahrens nicht selbst halten können, sich verletzen. Die Armlehnen sind mit einem leicht zu bedienenden Mechanismus nach unten zu klappen, um den Transfer eines Patienten vom Bett in den Stuhl zu erleichtern.

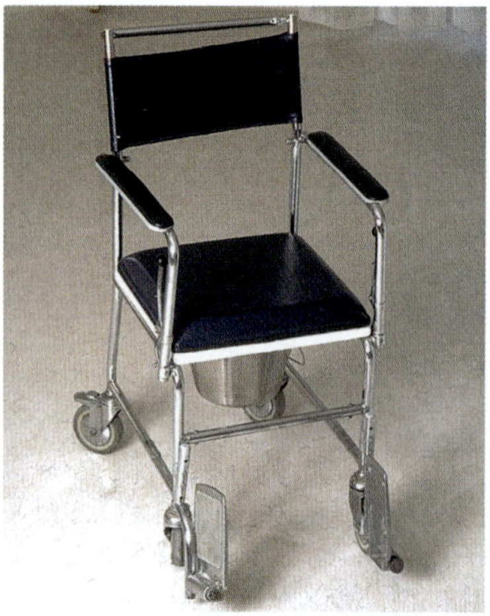

Abb. 3.59 Ein kunststoffbespannter Toilettenstuhl dieses Typs lässt sich auch zum Duschen verwenden. [K183]

In den meisten Fällen ist der Toilettenstuhl so hoch und weit gebaut, dass er sich ohne eingehängtes Steckbecken (bzw. einem anderen Gefäß zur Aufnahme der Ausscheidungen) problemlos über ein Toilettenbecken fahren lässt. Damit geben Pflegende den Patienten die Möglichkeit, eine normale Toilette zu benutzen und vereinfachen die Entsorgung der Ausscheidungen.

Regeln für die Verwendung eines Toilettenstuhls:

- Pflegende bieten Patienten, die aus dem Bett aufstehen können, stets den Toilettenstuhl anstelle eines Steckbeckens an
- Vor dem Transfer des Patienten stets Bremsen feststellen
- Toilettenstuhl bleibt für die Dauer des Krankenhausaufenthalts einem Patienten zugeordnet; anschließend ist eine gründliche desinfizierende Reinigung notwendig
- Sofern möglich: Patienten zur Verrichtung der Ausscheidung stets in die Toilette fahren.

Sitzhilfen für das WC

Manchmal sind Patienten durch die Unfähigkeit, sich auf das relativ niedrige Niveau der Toilettensitze hinunterzulassen (z. B. nach Bandscheibenoperationen) in der Fähigkeit zur Ausscheidung eingeschränkt.

Die Industrie bietet für diesen Fall **Sitzerhöhungen** (meist aus Kunststoff) an, die wie Ringe geformt sind und sich leicht und sicher auf dem Steingutrand des Toilettenbeckens befestigen lassen (➤ Abb. 3.60).

Für Patienten, die nur schwer ihr Gleichgewicht halten können ist es ratsam, seitliche **Armlehnen** über dem Toilettensitz anzubringen. In der etwas aufwändigeren Form sind sie in der Wand zu verankern. Es gibt auch Gestelle, die ähnlich wie ein Toilettenstuhl (jedoch ohne Räder) gebaut sind und um den Toilettensitz geschoben werden. Solche Anschaffungen lohnen sich vor allem im häuslichen Bereich. Es ist jedoch wichtig, beim Kauf auf die Qualität zu achten. Gumminoppen an den Beinen dieser Gestelle verhindern, dass sie wegrutschen. Die Armlehnen sollten schwenkbar sein, damit ggf. ein Transfer vom Rollstuhl leichter zu bewerkstelligen ist.

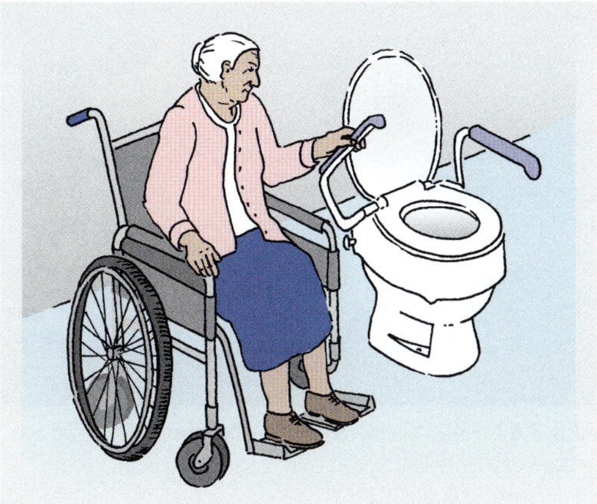

Abb. 3.60 Ringförmige Sitzerhöhungen erleichtern Patienten die Benutzung der Toilette. [L119]

Saugende Hilfsmittel

Sofern sich die Unfähigkeit, den Urin oder Stuhlgang zu kontrollieren, nicht behandeln lässt, besteht auf Dauer kaum eine Alternative zur Verwendung von **saugenden Hilfsmitteln.** Pflegende sprechen in diesem Zusammenhang nicht von „Windeln", weil dieses Wort stark mit Kleinkindern verknüpft ist, sondern von „Inkontinenzslips", „Vorlagen" oder „Einlagen" (➤ Abb. 3.61).

Die Vielzahl der auf dem Markt erhältlichen Produkte ist nahezu unüberschaubar. Die Auswahl richtet sich nach den Bedürfnissen des Patienten. Geht lediglich Urin in geringer Menge ab, genügt möglicherweise eine Vorlage, die nicht größer ist als eine Slipeinlage. Um diese Einlagen an Ort und Stelle zu halten, verwenden Pflegende Netzhosen, die sich den individuellen anatomischen Verhältnissen gut anpassen.

Für Inkontinenz größeren Ausmaßes kann es notwendig sein, seitlich verschließbare Slips einzusetzen. Regeln für die Verwendung saugender Hilfsmittel:

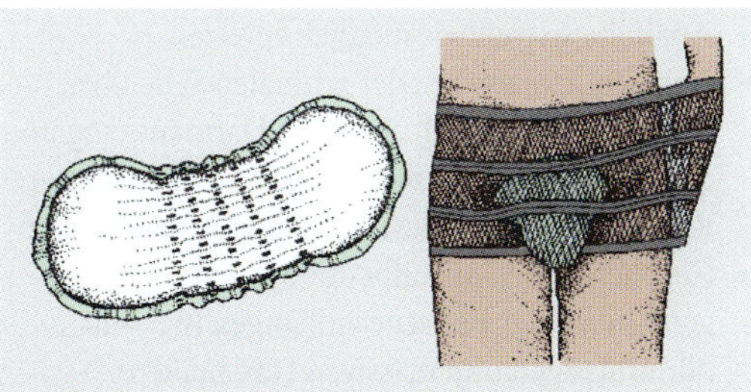

Abb. 3.61 Inkontinenzeinlagen lassen sich am besten mit Netzhöschen an Ort und Stelle halten. [L119]

- Hilfsmittel stets so klein und unauffällig wie möglich wählen
- Regelmäßiger Wechsel der Materialien, um einen zu lange dauernden Kontakt von Urin und Stuhl mit der Haut zu vermeiden
- Ausgiebige und sorgfältige Hautpflege zur Verhinderung von Schäden
- Trotz Verwendung von saugenden Hilfsmitteln kommt dem konsequenten Toilettentraining große Bedeutung zu. Es ist geeignet, die Kontinenz zu verbessern.

Kondom-Urinal

Neben den saugenden Hilfsmitteln verwenden Männer (z. B. mit einer Querschnittslähmung) das **Kondom-Urinal** als ableitendes Hilfsmittel zur Beherrschung der Harninkontinenz (➤ Abb. 3.62). Es besteht aus Latex oder Silikon, hat eine deutlich dickere Wandstärke als ein empfängnisverhütendes Kondom und ist an seiner Spitze mit einem kurzen Ansatz versehen, der zur Verbindung mit dem Schlauch eines Urinbeutels dient.

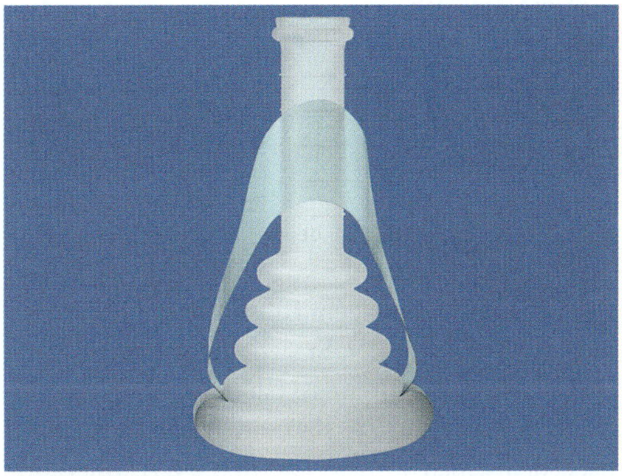

Abb. 3.62 Kondom-Urinal in gebrauchsfertigem Zustand. Der dazu gehörende Urinbeutel ist am Ober- oder Unterschenkel zu befestigen. [V130]

Manche Hersteller bieten die Kondome mit einer Klebebeschichtung auf der Innenseite an. Das Ende ist nahe der Peniswurzel mit einer Klebepaste zu fixieren. Der Urinbeutel kann in einer Stofftasche oder unter einer Manschette aus flexiblem, atmungsaktivem Material an Ober- oder Unterschenkel befestigt werden.

Regeln für die Benutzung des Kondom-Urinals:

- Haut des Penis sorgfältig trocknen, Vorhaut nicht zurückziehen
- Urinal über den nicht erigierten Penis rollen (Technik ansonsten wie beim normalen Kondom)
- Ende des Kondoms mit Hautkleber am Penisansatz fixieren
- Bei Männern mit ausgeprägter Schambehaarung kann eine regelmäßige Rasur des Bereichs um den Penisansatz notwendig sein, weil die Haare die Klebekraft vermindern und Haarbalgentzündungen auftreten können
- Verbindung zwischen Ableitungsschlauch und Kondom fest zusammenstecken
- Urinbeutel am Bein befestigen
- Patienten anziehen (lassen), darauf achten, dass der Ableitungsschlauch nicht knickt, weil sonst der Urin oben aus dem Kondom gepresst werden könnte
- Regelmäßige Kontrolle und Entleerung des Urinbeutels sicherstellen
- Entfernung des Urinals nach spätestens 24 Stunden (Silikon-Kondome können bis 48 Stunden angelegt bleiben).

BEACHTE
Für Männer mit extrem kurzem oder zurückgezogenem Penis ist das Kondom-Urinal nicht geeignet.

Fäkalkollektor

Der **Fäkalkollektor** ist ein Hilfsmittel zur geruchsarmen Ableitung von Kot. Er sieht fast genauso aus wie ein einteiliges Versorgungssystem für einen künstlichen Darmausgang (➤ Kap. 3.6.2) und funktioniert nach demselben Prinzip (➤ Abb. 3.63). Allerdings eignet er sich ausschließlich zur Verwendung bei bettlägerigen Patienten, da die Bewegungen, die durch das Gehen verursacht werden, die Klebekraft der Hautschutzplatte überstrapazieren würden. Außerdem bietet der Kollektor einem mobilen Menschen keinen Tragekomfort.

Der Einsatz dieses Hilfsmittels ist bei Patienten angezeigt, die unkontrolliert flüssige oder breiige Stühle in großer Menge absetzen. Er verhindert den Kontakt zwischen der aggressiven Ausscheidung und der Haut und trägt so zu ihrer Schonung bei.

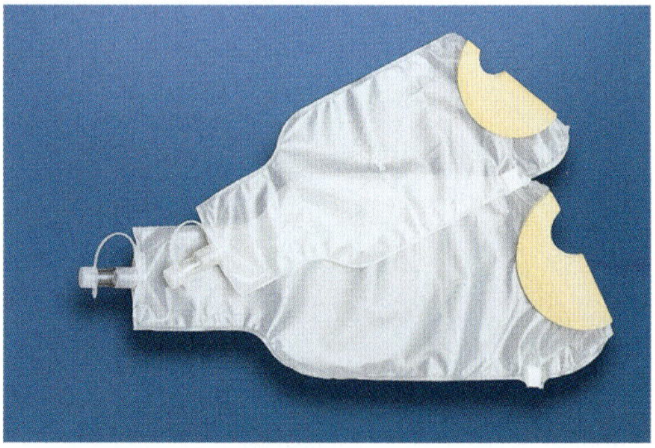

Abb. 3.63 Fäkalkollektoren sind nach demselben Prinzip aufgebaut wie einteilige Systeme zur Versorgung eines künstlichen Darmausgangs. [U143]

BEACHTE
Zur sicheren Anwendung eines **Fäkalkollektors** ist es notwendig, dass der bettlägerige Patient kooperativ ist oder kaum eigenständige Lagewechsel vornimmt. Heftige Bewegungen bergen die Gefahr, dass die Halteplatte sich löst und der Stuhlgang ausrinnt.

Regeln zur Verwendung eines Fäkalkollektors:

- Patienten über die geplante Maßnahme informieren
- Handschuhe anlegen
- Analfalte sorgfältig rasieren (Haare vermindern die Klebekraft der Hautschutzplatte) und vollständig trocknen
- Hautschutzplatte so ausschneiden, dass die Größe der Öffnung dem Darmausgang entspricht, aber so wenig Haut wie möglich dem Stuhlgang ausgesetzt ist
- Hautschutzplatte gemäß dem Verlauf der Analfalte knicken und zwischen den Händen oder mit einem Fön (Vorsicht: Verbrennungsgefahr) anwärmen
- Schutzfolie abziehen
- Analfalte so weit wie möglich spreizen
- Hautschutzplatte mit der schmalen Seite über dem Damm (Bereich zwischen Darmausgang und Scheide bzw. Hodensack) und dann nach hinten Richtung Steißbein fest und faltenfrei andrücken
- Gegebenenfalls Ablaufbeutel am Ansatz befestigen und an der Bettseite aufhängen (bei sehr dünnflüssigen und massiven Durchfällen)
- Regelmäßige Kontrolle des korrekten und dichten Sitzes.

Pflegerische Maßnahmen

Zu den pflegerischen Aufgaben in Bezug auf die Ausscheidung gehören auch Maßnahmen, die den Patienten einen selbstständigen Toilettengang mit befriedigendem Ergebnis ermöglichen, z. B.:

- Für Ruhe und ausreichende Zeit zur Ausscheidung sorgen, z. B. durch eine entsprechende Einteilung des Tagesablaufs. Zeiten erfragen, zu denen der Patient gewöhnlicherweise seinen Toilettengang verrichtet (z. B. nach dem Frühstück) und Beibehaltung dieser Gewohnheit gewährleisten (➤ Abb. 3.64)
- Im Gespräch mit den Patienten nach eventuellen Riten fragen. Manche Menschen lesen gern auf dem Klo, andere sind es gewohnt, währenddessen Radio zu hören
- Falls notwendig, Hygiene auf der Toilette sicherstellen, damit der Patient sich nicht ekelt und aus diesem Grund in seiner Ausscheidung beeinträchtigt ist
- Verabreichung von verordneten Arzneimitteln bzw. Anbieten von Speisen (u. a. Leinsamen), die geeignet sind, den Stuhlgang zu fördern.

Hautpflege

Da im Zuge einer Inkontinenz die Haut besonders häufig mit Ausscheidungen und den darin enthaltenen aggressiven Substanzen in Kontakt kommt, laufen Patienten Gefahr, Schäden zu erleiden, die im Extremfall sogar Ursache für ein Druckgeschwür (➤ Kap. 2.2.5) sein können. Deshalb ist die sachgerechte und sorgfältige **Hautpflege,** besonders in der Region des Darmausganges sowie der Geschlechtsteile, sehr wichtig.

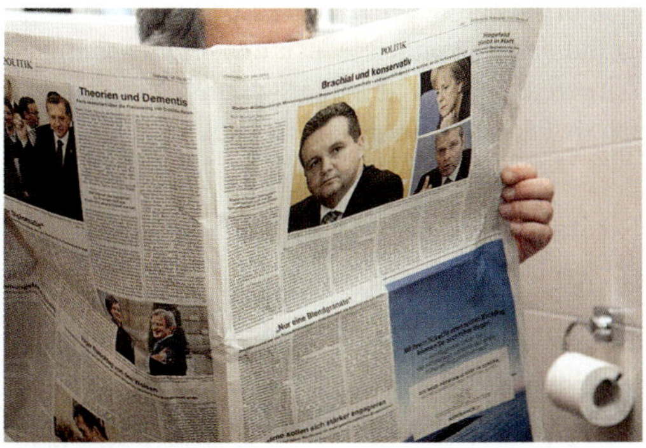

Abb. 3.64 Manche Menschen haben Rituale entwickelt, ohne die sie sich einen befriedigenden Toilettengang fast nicht vorstellen können. [K313]

Pflegende achten darauf, diese Körperstellen möglichst trocken zu halten. Sie wechseln saugende Kontinenzversorgungen regelmäßig und nicht erst, wenn die Produkte ihr Fassungsvermögen erreicht haben. So oft wie möglich lassen sie die Haut unbedeckt.

Ein besonderes Augenmerk gilt den Hautfalten, die im Anal- und Genitalbereich zahlreich vorhanden sind und ein Pflegeproblem darstellen können. Folgende Maßnahmen sind geeignet, Hautschäden zu verhindern und geschädigte Haut zu schonen:

- Waschen und Trocknen nach jedem Kontakt mit Urin oder Kot (Waschen mit klarem Wasser oder einem mäßigen Zusatz von hautneutralen, rückfettenden Präparaten)
- Massage der betroffenen Hautbezirke zur Verbesserung der Durchblutung
- Sparsame Verwendung von Salben oder Cremes, lediglich einen dünnen Film auftragen, damit die Hautporen nicht verstopfen.

BEACHTE

Pflegende pinseln keinesfalls **färbende Präparate** (z. B. Merbromin, Methylenblau) auf geschädigte Hautstellen, weil sie die Kontrolle der Hautveränderungen verhindern.

Einlauf/Klistier

DEFINITION

Einlauf: Verabreichung von Flüssigkeit in den Darm mit dem Ziel einer beschleunigten Ausscheidung des Stuhlgangs.

Klistier *(Klysma):* Einlauf mit geringerer Flüssigkeitsmenge (etwa 100–300 ml).

Einläufe und Klistiere regen zur Ausscheidung an, indem sie verschiedene Reize auf die Darmwand ausüben:

- **Mechanischer Reiz.** Die Flüssigkeit übt einen Druck auf die Darmwand aus. Dies wirkt gemeinsam mit der Manipulation am Schließmuskel stuhlgangfördernd
- **Temperaturreiz.** Eine Spülflüssigkeit, die kühler ist als die Körpertemperatur, wirkt anregend auf

die Darmbewegungen. In einem Bereich zwischen 32–35 °C kann sie dem Patienten jedoch Schmerzen verursachen. Deshalb verwenden Pflegende für einen Einlauf nur Flüssigkeit, deren Temperatur höchstens 1 °C unter der des Körpers liegt (Kontrolle z. B. mit einem Badethermometer)
- **Chemischer Reiz.** Die industriell hergestellten Spülflüssigkeiten sind gebrauchsfertig. Pflegende können dem Trinkwasser, das sie für den Einlauf verwenden, nach Rücksprache mit dem Arzt haushaltsübliches Salz (neun Gramm pro Liter, entspricht der isotonen Kochsalzlösung), Glyzerin (20 Gramm pro Liter) oder Rizinusöl (höchstens 20 ml pro Liter) zufügen. Die Zusätze ziehen aufgrund des osmotischen Drucks Flüssigkeit aus dem Körper in den Darm oder reizen die Darmschleimhaut zu einer verstärkten Flüssigkeitsabgabe.

Einläufe fördern die Ausscheidung von Stuhlgang sehr gut. Ihre Wirkung tritt meist unmittelbar nach der Verabreichung ein. Allerdings bedenken Pflegende, dass die Maßnahme für Patienten körperlich sehr anstrengend sein kann und deshalb bei stark geschwächten Patienten nicht oder nur nach Rücksprache mit dem Arzt durchgeführt werden darf.

BEACHTE

Einläufe sind auch wirksame Mittel für die Behandlung einiger organischer Erkrankungen, denn durch die Verabreichung spezieller Wirkstoffe lässt sich der Stoffwechsel bzw. der Mineralstoffhaushalt gezielt beeinflussen, z. B. Lactulose-Einlauf bei Leberzirrhose, Resonium-Einlauf bei Niereninsuffizienz zur Senkung des Kalium-Spiegels. Diese Einläufe bedürfen in jedem Fall der Anordnung durch den Arzt.

Die in der Pflege verwendeten **Klistiere** sind überwiegend gebrauchsfertige Produkte (z. B. Practo Clyss®, Klysma salinisch®), die von der Industrie in Flaschen mit Ansatzrohren angeboten werden (➤ Abb. 3.65). Zur tieferen Verabreichung lassen sie sich mit Darmrohren kombinieren. Miniklistiere enthalten 5 ml Flüssigkeit und sind zur Anwendung im Enddarm bestimmt. Zur Verabreichung bestreichen Pflegende das Ansatzrohr mit Gleitmittel, führen es in den Enddarm ein und drücken die Flüssigkeit vollständig aus dem Behältnis. Sie halten das Klistier zusammengedrückt, bis sie den Ansatz aus dem After entfernt haben. Der Patient sollte versuchen, seinen Stuhldrang mindestens 15 Min. lang zu beherrschen, damit die Flüssigkeit ihre Wirkung voll entfalten kann.

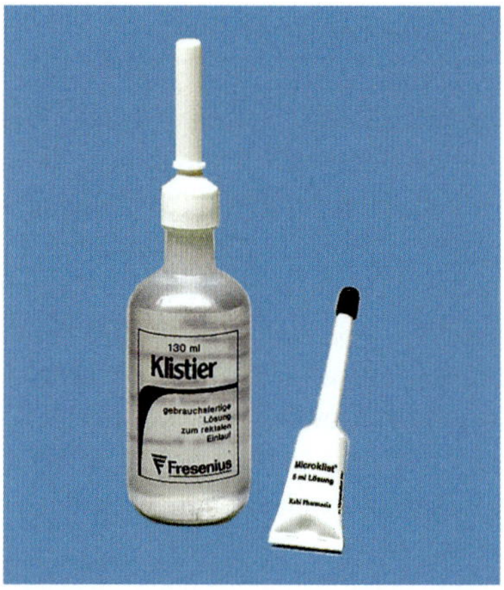

Abb. 3.65 Klysmen sind wirksame Mittel zur Regulierung des Stuhlgangs. [K183]

Bei der Verabreichung eines Einlaufs (➤ Tab. 3.28) bedenken Pflegende, dass die Maßnahme erheblich in die Intimsphäre der Patienten eingreift. Sie klären die Patienten sorgfältig über die Maßnahme, ihre Wirkung und möglichen Komplikationen (z. B. Kreislaufstörungen) auf. Bei folgenden Umständen ist ein Einlauf nicht gestattet:
- In den ersten drei Monaten einer Schwangerschaft sowie bei drohender Frühgeburt
- Akute Darmlähmung oder Darmverschluss *(Ileus)*
- Verletzungen des Darms
- Bauchfellentzündung *(Peritonitis)*
- Direkt nach Operationen
- Verbindungsgängen zwischen Darm und Scheide *(Fisteln)*.

Hämorrhoiden stellen keinen absoluten Hinderungsgrund dar, sie können jedoch die Verabreichung erschweren. Sofern Pflegende sich unsicher sind, halten sie Rücksprache mit einem Arzt.

Digitale Ausräumung

Bei länger bestehender Stuhlverstopfung kann es vorkommen, dass der Stuhlgang sich extrem verhärtet und in Form von **Kotsteinen** den Darmausgang verlegt. Da die betroffenen Patienten häufig geschwächt sind, ist es ihnen unmöglich, die Kotsteine aus eigener Kraft auszuscheiden. In diesem Fall kann eine **digitale Ausräumung** *(lateinisch digitus = Fin-*

Tab. 3.28 **Checkliste „Verabreichung eines Einlaufs".**

Benötigtes Material	• Gefäß mit mindestens 2 Liter Fassungsvermögen und einem Verbindungsstück für den Schlauch in Bodennähe *(Irrigator)*, oder einen geschlossenen Ablaufbeutel mit Schlauch (es sind auch Einwegsysteme für Einläufe erhältlich) • Schlauch, etwa 150 cm lang • Darmrohr (Durchmesser an die anatomischen Verhältnisse angepasst, für Erwachsene 28–35 Charrière, für Kinder 16–28 Charrière ➤ Abb. 3.66) • Körperwarme Spüllösung, je nach ärztlicher Anordnung mit Zusätzen • Badethermometer zur Kontrolle der Wassertemperatur • Gleitmittel (möglichst wasserlöslich, z. B. Gleitgelen®; bei Hämorrhoiden eignet sich ein anästhesierendes Gleitmittel, z. B. Xylocain-Gel) • Zwei unsterile Klemmen (bei Darmspülungen ist eine dritte Klemme nötig) • Toilettenpapier oder Zellstoff • Feuchtigkeitsdichte Unterlage • Einmalhandschuhe • Feuchtigkeitsdichter Schutzkittel • Abwurfbehältnis für Restmüll • Gegebenenfalls Steckbecken oder Toilettenstuhl • Gegebenenfalls fahrbares Tischchen als Materialablage • Händedesinfektionsmittel
Vorbereitung	• Patienten über die Maßnahme informieren, Ablauf erklären • Für eine ungestörte Atmosphäre sorgen, fremde Personen aus dem Zimmer bitten, vorzugsweise findet der Einlauf im Badezimmer statt, sofern dort eine Liege steht (wegen der Gefahr von Kreislaufstörungen Türe nicht abschließen, aber sicherstellen, dass niemand den Raum betritt) • Patienten bitten, den Unterkörper zu entkleiden, ggf. dabei unterstützen, danach zudecken • Darmrohr mit Gleitmittel bestreichen • Wasser temperieren (36–37 °C), in den Irrigator oder das System füllen, mit dem Badethermometer kontrollieren, Zusätze nach Arztanordnung hinzugeben • System und Darmrohr fest verbinden, Schlauch abklemmen
Durchführung	• Patienten bitten, sich auf die linke Seite zu drehen, die Knie leicht anzuziehen, ggf. entsprechend lagern (Linksseitenlage begünstigt wegen des Darmverlaufs das Einfließen der Flüssigkeit) • Feuchtigkeitsdichte Unterlage unter das Gesäß des Patienten legen • Handschuhe und Schutzkittel anziehen • Anus mit Daumen und Zeigefinger vorsichtig spreizen • Darmrohr mit leichten Drehbewegungen etwa 10–20 Zentimeter einführen, trifft das Rohr auf einen Widerstand, ein Stück zurückziehen und erneut vorschieben. Lässt sich der Widerstand nicht überwinden, Einlauf abbrechen und Arzt benachrichtigen • Sofern möglich: Patienten bitten, ruhig ein- und auszuatmen • System durch Lösen der Klemme öffnen, Irrigator langsam auf etwa 50 cm über das Niveau des Patienten anheben, Flüssigkeit einlaufen lassen (Wenn sie sich nicht entleert, Irrigator abstellen, Darmrohr ein wenig drehen, erneut versuchen) • Patienten nach seinem Befinden fragen, wenn sich massive Störungen einstellen, Einlauf abbrechen, Arzt benachrichtigen • Soll die Flüssigkeit in höhere Abschnitte des Darmes gelangen, zunächst nur die Hälfte der Flüssigkeit einlaufen lassen, System abklemmen, Patienten auf die rechte Seite drehen (lassen), Einlauf fortsetzen • Sobald die Flüssigkeit eingelaufen ist oder der Patient sagt, er könne sie nicht mehr lange halten, Darmrohr abklemmen, Schlauch abklemmen, Verbindung lösen, Irrigator wegstellen und Darmrohr herausziehen • Spitze des Darmrohrs mit Zellstoff umfassen, Darmrohr um die Hand aufrollen, Klemme Entfernen, einen Handschuh um das Darmrohr stülpen und sofort entsorgen • Sofern möglich: Patienten bitten, Flüssigkeit einige Min. zu halten und dabei im Zimmer umherzugehen • Falls der Stuhldrang unbezwingbar ist oder der Patient in seiner Kommunikationsfähigkeit beeinträchtigt ist: Steckbecken unter das Gesäß schieben, Patienten in Rückenlage und sitzende Position bringen oder auf Toilettenstuhl setzen (lassen)

Tab. 3.28 Checkliste „Verabreichung eines Einlaufs". *(Forts.)*

Nachbereitung	• Patienten (je nach Befinden) allein lassen, damit er den Stuhlgang ungestört absetzen kann • Einmalmaterial entsorgen • Irrigator, Schlauch und Klemmen in geeignete Desinfektionslösung einlegen • Hände desinfizieren • Nach dem Stuhlgang ggf. Patienten bei der Reinigung der Analregion und beim Ankleiden unterstützen; ggf. Menge und Beschaffenheit des Kotes beurteilen • Gegebenenfalls Steckbecken, Toilettenstuhl leeren • Gegebenenfalls Liege und andere benutze Einrichtungsgegenstände desinfizieren • Maßnahme und Beobachtungen dokumentieren
Bemerkung	• Da die Patienten eine seitliche Lage einnehmen, kann es sinnvoll sein, den Einlauf zu zweit durchzuführen, ein Pflegender steht an der Vorderseite des Patienten und vermittelt die Sicherheit nicht aus dem Bett (von der Liege) fallen zu können • Da die genannten Handlungen im Rücken des Patienten geschehen, ist es notwendig, sie Schritt für Schritt zu erläutern – jeweils **bevor** der Pflegende sie durchführt • Bei der Verabreichung eines Einlaufs können neben der in der Checkliste beschriebenen Form noch weitere Techniken zum Einsatz kommen, z. B.: – **Schwenkeinlauf, auch Hebe-Senk-Einlauf genannt.** (Pflegende senken den Irrigator, nachdem die Flüssigkeit eingelaufen ist, unter das Körperniveau des Patienten, damit sie wieder herausfließt und heben das Gefäß dann erneut an; Vorgang wiederholen, bis die Flüssigkeit deutlich braun gefärbt ist und keine Darmgase mehr abgehen) – **Darmspülung.** (unterscheidet sich vom Einlauf durch die größere Flüssigkeitsmenge, die etwa zwei bis fünf Liter beträgt und dadurch, dass der Zulaufschlauch mit einer Abzweigung versehen ist. Sie ist abgeklemmt, während der Pflegende zwischen 200–400 ml einlaufen lässt; dann Zuführung abklemmen und Ableitung, die in einem Gefäß endet, öffnen. Sobald sich die Flüssigkeit entleert hat, Ablauf zuklemmen und weitere Flüssigkeit nachfüllen. Vorgang so oft wiederholen, bis die Spülflüssigkeit klar aus dem Darm kommt) • Es finden auch Darmrohre mit Ballon zur Fixierung im Enddarm Verwendung, Pflegende benutzen sie vor allem, wenn der Patient nicht in der Lage ist, seinen Schließmuskel um das Darmrohr anzuspannen und so die Flüssigkeit zu halten

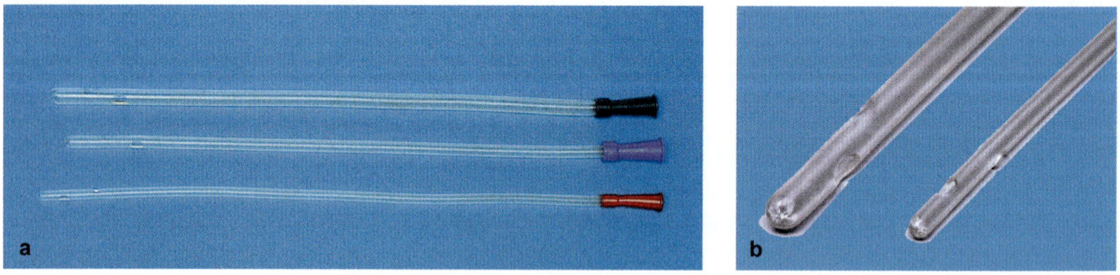

Abb. 3.66 a–b Darmrohre stehen in unterschiedlichen Größen zur Verfügung. (Für Kinder lassen sich auch Blaseneinmalkatheter verwenden.) Die Spitze der Rohre ist abgerundet, die Flüssigkeit gelangt über seitliche Öffnungen in den Darm. [K183]

ger) notwendig sein. Diese Maßnahme ist für den Patienten häufig mit Schmerzen verbunden. Außerdem besteht die Gefahr, die Darmschleimhaut zu verletzen. Hämorrhoiden können eine zusätzliche Schwierigkeit darstellen. Deshalb ist es geraten, dass ausschließlich Pflegende mit Erfahrung in dieser Technik die Ausräumung vornehmen.

BEACHTE

Kotsteine sind bei einem Patienten, der vollständig pflegerisch versorgt ist, stets ein Hinweis auf **mangelnde Pflegequalität,** weil sie sich nicht bilden, wenn der Patient regelmäßig abführt.

Bei der Ausräumung gelten folgende Regeln:

- Ungestörte Atmosphäre herstellen, ggf. fremde Personen und Mitpatienten aus dem Zimmer bitten

- Patienten über die Maßnahme informieren und bitten, den Unterkörper zu entkleiden und eine Linksseitenlage einzunehmen, ggf. dabei assistieren
- Feuchtigkeitsdichte Unterlage unter das Gesäß legen
- Handschuhe anziehen, an der Hand, mit der die Ausräumung vorgenommen wird, zwei Handschuhe übereinander ziehen oder zusätzlich einen Fingerling über den Zeigefinger stülpen
- Gleitmittel (ggf. anästhetisierendes Gel) auf den Zeigefinger auftragen
- Anus mit Daumen und Zeigefinger spreizen
- Doppelt geschützten Zeigefinger langsam in den Enddarm einführen, dabei mit dem Fingerrücken die Wand des Rektums aufsuchen
- Nach Kotsteinen tasten und sie mit dem gekrümmten Finger aus dem Darmausgang drücken
- Vorgang so oft wiederholen, bis keine Kotsteine mehr tastbar sind
- Sämtliche Handlungen vor der Ausführung erklären.

BEACHTE

Für die digitale Ausräumung ist es zwingend, dass die Pflegenden **kurze Fingernägel** tragen – so, wie es die Regeln der persönlichen Hygiene ohnehin erfordern.

3.7 Körperpflege und Kleidung

Geschlechterrolle ➤ Kap. 3.9

Mit der Art der **Körperpflege** und der Auswahl der **Kleidung** stehen den Menschen Symbole zur Verfügung, über die sie z. B. ihr Verhältnis zu sich selbst, die Rolle, die sie in der Gesellschaft spielen (wollen) sowie ihre Wertvorstellungen transportieren können. Nicht immer verhalten sie sich in diesen Bereichen so, wie es ihren eigenen Bedürfnissen entspricht. Vor allem in der Ausübung des Berufs sind sie nicht selten gezwungen, geltenden Regeln zu entsprechen. Menschen übernehmen auch modische Vorstellungen, die von gesellschaftlichen Gruppen oder aus Subkulturen geprägt sind.

Pflegende haben die Verantwortung, Patienten, die in diesem Bereich nicht selbstständig agieren können, bei der Verwirklichung der Bedürfnisse zu unterstützen. Im Zentrum steht die Freiheit des Menschen, sich so zu geben, wie es ihm passend erscheint.

BEACHTE

Pflegende sind nicht berechtigt, **eigenmächtige Veränderungen** am Erscheinungsbild der Patienten vorzunehmen, es sei denn, eine medizinische Notwendigkeit macht dies erforderlich. So ist z. B. der geringere Pflegeaufwand bei kurzer Haartracht kein hinreichender Grund, die langen Haare einer Frau oder eines Mannes abzuschneiden. Für solche massiven Eingriffe in das Körperbild bedarf es in jedem Fall einer Einwilligung des Betroffenen.

Einfluss auf das Selbstwertgefühl

Unter erwachsenen Menschen gilt überwiegend die gesellschaftliche Übereinkunft, dass der Körper keine unangenehmen Gerüche verströmen und die Kleidung nicht nur sauber sein, sondern auch allgemeinen modischen Erfordernissen entsprechen sollte. Ein bewusster Verstoß gegen diese Regeln kann beabsichtigt sein, und dient häufig als Zeichen, dass ein Mensch sich von der Mehrheit absetzen möchte.

Üblicherweise beruht jedoch ein Teil des Selbstbewusstseins eines Menschen darauf, den gesellschaftlichen Anforderungen zu entsprechen. Deshalb kann es einen erheblichen **Einfluss auf das Selbstwertgefühl** nehmen, wenn ein Patient in diesem Bereich Defizite erlebt.

Dies ist einer der Gründe, aus dem Patienten, die an einer Inkontinenz (➤ Kap. 3.6.2) leiden, sich häufig vor sozialen Kontakten scheuen.

Funktionalität der Kleidung

Die **Kleidung** schützt den Körper vor Umwelteinflüssen und dient der Unterstreichung der Persönlichkeit (➤ Abb. 3.67). Um beide Funktionen miteinander zu vereinen, ist es in den meisten Fällen notwendig, Kompromisse einzugehen, z. B. ist Winterbekleidung nur in Ausnahmefällen geeignet, die Körperformen zur Geltung zu bringen.

Für Pflegende steht in der Beurteilung der Bekleidung ihrer Patienten vor allem die Frage im Vordergrund, ob sie der jeweils herrschenden Witterung angemessen ist. Unzureichende Bekleidung kann eine Ursache für Krankheiten sein. Aspekte der Mode spielen erst in zweiter Linie eine Rolle.

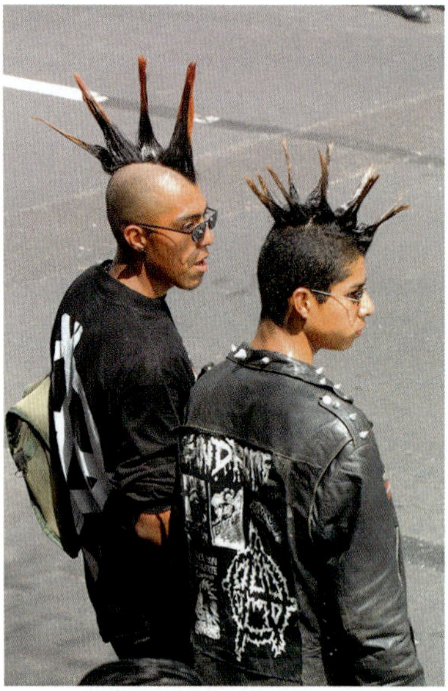

Abb. 3.67 Mit Kleidung drücken Menschen ihre Zugehörigkeit zu gesellschaftlichen Gruppen aus. [J787]

Darüber hinaus achten Pflegende darauf, dass die Patienten sich entsprechend ihrer Erkrankung kleiden. Grundsätzlich sollte die Kleidung weit geschnitten sein, um eine maximale Bewegungsfreiheit zu gewährleisten. Patienten mit einer Bewegungseinschränkung profitieren von einer einfachen Bedienbarkeit, z. B. Klettverschlüsse statt Knöpfe und Schnallen. Diese Anziehhilfen lassen sich auch unauffällig an der Kleidung anbringen.

Patienten, die an Einschränkungen ihrer Bewegungsfähigkeit (z. B. nach Schlaganfällen) oder an Gangunsicherheiten leiden, sind gut beraten, wenn sie Schuhe mit flachen Absätzen, rutschfester Gummisohle sowie Schäften, die über die Knöchel reichen, tragen. Pflegende raten älteren Patienten, auf hohe Absätze zu verzichten. Sie entsprechen vielleicht dem Modegeschmack, erhöhen jedoch das Sturzrisiko.

Schmuck

Schmückende **Accessoires** gehören für viele Menschen zum selbstverständlichen Bestandteil des äußeren Erscheinungsbilds. Konservativ orientierte Menschen lehnen alles, was über einen Ehering hinausgeht, möglicherweise ab. Der Ring kann ihnen jedoch so wichtig sein, dass sie ihn unter keinen Umständen ablegen wollen. Pflegende respektieren diese Einstellung, machen jedoch unmissverständlich klar, dass bestimmte Situationen, z. B. eine anstehende Operation, das Risiko von Wassereinlagerungen in einem Arm oder hygienische Gründe die zeitweilige Trennung von den Schmuckstücken notwendig machen kann.

Dasselbe gilt für anderen Schmuck. Diese Gegenstände besitzen nicht selten einen erheblichen Wert und sind deshalb sicher zu verwahren (im Krankenhaus kommt dafür ein stationseigener Safe in Frage, ggf. verfügt auch die Verwaltungsabteilung über entsprechende Verwahrungsmöglichkeiten). Grundsätzlich dokumentieren Pflegende im Krankenhaus Wertsachen, die Patienten bei sich führen, bei der Aufnahme. Sie sichern sich ab, indem stets zwei Pflegende die Liste unterschreiben.

Kleidung im Krankenhaus und anderen stationären Einrichtungen

Noch immer ist es üblich, dass Patienten mit dem Eintritt in ein Krankenhaus ihre Alltagskleidung in den Schrank hängen und während des gesamten Aufenthaltes ausschließlich Pyjama, Nachthemd und Morgenmantel tragen. In Anbetracht der Symbolwirkung von Kleidung versuchen Pflegende, auf diese Gewohnheit Einfluss zu nehmen.

Das **Ablegen der gesellschaftsfähigen Kleidung** ist oft als ein Zeichen dafür zu werten, dass die Patienten sich zur gleichen Zeit der Verantwortung für sich selbst entledigen. Aus diesem Blickwinkel wirkt das Krankenhaus wie ein Ort, in dem kaum noch Spielraum für eigene Entscheidungen bleibt. Obwohl der Alltag auf einer Station stark strukturiert ist, belegt er insbesondere Patienten, die nicht oder in geringem Ausmaß von pflegerischer Unterstützung abhängig sind, nur für relativ begrenzte Zeiträume mit Pflichten. Den Rest des Tages verbringen sie im Kontakt mit anderen Patienten oder Besuchern. Es besteht keine Notwendigkeit, dabei auf die in allen anderen Lebensbereichen geltenden Konventionen zu verzichten. Das morgendliche Ankleiden und das abendliche Auskleiden kann überdies als **tagesstrukturierende Aktivität** verstanden werden, auf die selbstständige Patienten direkten Einfluss nehmen. Dasselbe gilt für die Körperhygiene, sofern die Patienten sie ohne Hilfe verrichten können. Zuhause oder am Arbeitsplatz würde es den meisten Männern nicht im Traum einfallen, unrasiert herumzulaufen. Es gibt keinen einsichtigen Grund, im Krankenhaus nachlässiger zu sein.

Indem Pflegende darauf hinweisen, erfüllen sie einen therapeutischen Zweck. Das subjektive Gesundheitsgefühl hängt nicht zuletzt von der äußeren Erscheinung ab. Wer Schlafkleidung trägt, ist geneigt zu glauben, sein Platz sei im Bett.

BEACHTE

Die Überlegungen zur **Alltagskleidung** beziehen sich nur eingeschränkt auf schwerkranke und bettlägerige oder anderweitig (z. B. durch Untersuchungen) stark beanspruchte Patienten. Für sie gilt das Prinzip „so alltagsgerecht wie möglich". Jedes Detail, mit dem sie sich ein Stück vom klassischen Bild eines Kranken entfernen, kann ihre Psyche stützen und zur Heilung beitragen.

Offenes Patientenhemd

Patienten, die z. B. von einem Druckgeschwür bedroht oder nach einer Operation mit künstlichen Zugängen versehen sind, sind häufig mit einem **offenen Patientenhemd** passend und praktisch gekleidet (➤ Abb. 3.68). Das Krankenhaus stellt diese Hemden zur Verfügung. Sie bieten mehrere Vorteile:

- Sind aus kochfesten Textilien gearbeitet und deshalb auch nach einer Verschmutzung mit Körpersekreten, Blut oder Fäkalien gut zu reinigen
- Stehen meist in großer Stückzahl zur Verfügung
- Lassen sich mit minimalem Aufwand anlegen
- Gestatten einen schnellen Zugang zu allen Körperteilen des Patienten
- Lassen Schultergürtel, Rücken und Beckenregion des Patienten frei und bilden deshalb keine Falten, auf denen Patienten sich wund liegen könnten
- Bestehen aus einer dünnen Stofflage, sodass die Unterstützung bei der Regulierung der Körpertemperatur eines bettlägerigen Menschen ausschließlich mit Decken möglich ist (Arbeitserleichterung)
- Sind weit geschnitten und ermöglichen dem Patienten gute Bewegungsfreiheit.

BEACHTE

Pflegende meiden die Bezeichnung „Flügelhemd". Sie erinnert an Engel, die ein Symbol für das Jenseits darstellen. Vor allem Patienten mit eingeschränktem Bewusstsein können sich von dem Hemd unangenehm berührt fühlen, da es dem klassischen Bild eines Totenhemdes gleicht.

Körperpflege und Hygiene

Persönliche Hygiene ➤ Kap. 4.3

Die **Körperpflege** dient nicht nur der Beseitigung des Schmutzes, der sich während der Zeitspanne seit der vergangenen Waschung auf der Haut absetzt. In einer modernen Dienstleistungsgesellschaft haben viele Menschen oft über Wochen und Monate allenfalls mit den Händen einen direkten Kontakt zu schmutzigen Gegenständen. Deshalb sind längst andere Funktionen der Körperpflege in den Vordergrund getreten.

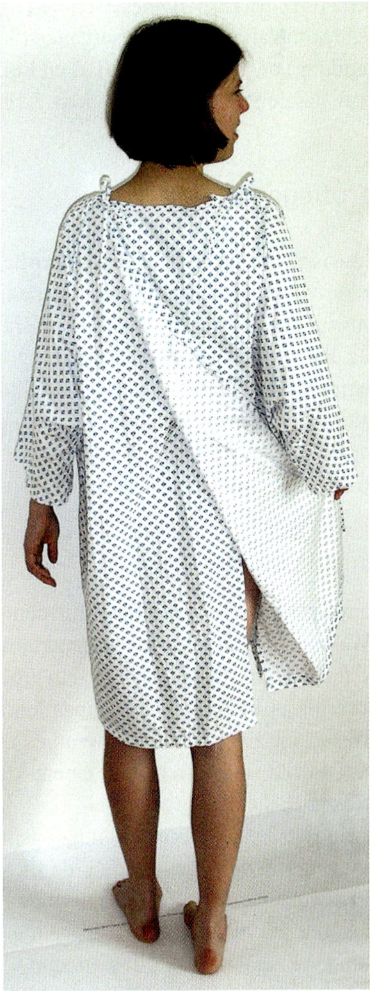

Abb. 3.68 Das offene Patientenhemd ist ein praktisches Kleidungsstück für schwerkranke, bettlägerige Patienten, wird jedoch im Laufe des Genesungsprozesses so schnell wie möglich durch eigene Kleidung ersetzt. [O200]

Im Alltag dient die Reinigung des Körpers vor allem dazu, unangenehme Gerüche zu vermeiden, die durch die bakterielle Zersetzung von Bestandteilen des Schweißes entstehen.

In der Krankenpflege sind weitere Aspekte von Bedeutung:

- Gezielte Verringerung des Keimspektrums auf der Haut und in Körperöffnungen
- Vermeidung von krankhaften Veränderungen der Haut durch sorgfältige Trocknung
- Vermeidung von Infektionen, die z. B. durch eine Verschleppung von Darmkeimen in Wunden entstehen können
- Verbesserung des körperlichen Wohlbefindens
- Gezielte Stimulation von Sinnesorganen durch die Anwendung von pflegetherapeutischen Konzepten, z. B. Basale Stimulation® (➤ Kap. 3.10.4).

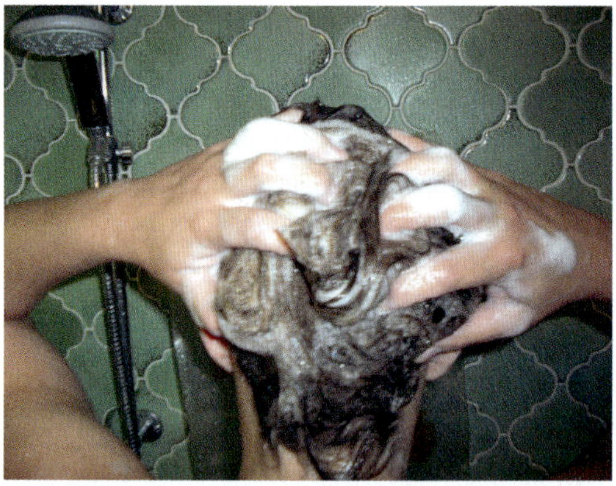

Abb. 3.69 Die meisten Mittel zur Körperreinigung bilden Schaum. [M294]

Körperpflegemittel

Die Industrie stellt eine Vielfalt an **Körperpflegemitteln** zur Verfügung. Nicht immer entsprechen sie den Bedürfnissen der Haut oder des Körpers. Hautärzte warnen z. B. dringend vor der Verwendung von geruchshemmenden *(deodorierenden)* Waschlotionen in der Intimzone. Sie sind geeignet, bei häufiger Verwendung die Haut der Geschlechtsorgane zu schädigen und Infektionen zu begünstigen.

Körperreinigung

Das grundlegende Reinigungsmittel für den Körper ist das **Wasser.** Mit klarem, entsprechend temperiertem und fließendem Wasser lässt sich ein großer Teil der Körperpflege bestreiten. Allerdings kann auch reines Wasser die Haut schädigen, wenn es zu lange einwirkt. Deshalb sind Duschbäder einem Wannenbad stets vorzuziehen.

Der grundsätzliche Rat lautet, Reinigungspräparate sparsam und gezielt anzuwenden, da die Inhaltstoffe vor allem auf geschädigter Haut sehr aggressiv wirken können (➤ Abb. 3.69). Pflegende geben rückfettenden Präparaten stets den Vorzug.

Überblick über gängige Gruppen von Mitteln zur Körperreinigung:

- **Seife.** Entsteht durch das Verkochen von tierischen oder pflanzlichen Fetten mit z. B. Natronlauge. Seife entfaltet eine reinigende Wirkung, indem sie die Oberflächenspannung des Wassers vermindert. Der Nachteil besteht darin, dass sie der Haut Fett entzieht. Dieser Mechanismus lässt sich durch die Beimischung von rückfettenden Substanzen nicht vollständig aufheben. Es dauert etwa zwei Stunden, bis die Haut nach einer Waschung mit reiner Seife ihre ursprüngliche Balance zurück gewonnen hat. Der Vorteil von Seifen ist ihre gute biologische Abbaubarkeit aus dem Abwasser
- **Syndet** *(Kunstwort aus synthetisches Detergenz = künstlich hergestelltes Reinigungsmittel).* Seifenfreie Waschlotion mit einem neutralen pH-Wert. Ob sie hautfreundlicher als Seife ist, hängt von ihren Inhaltsstoffen ab. Häufig mischen die Hersteller Tenside (z. B. Laurylsulfat) zu, die Allergien auslösen können
- **Badezusatz.** In vielfältiger Form erhältlich, z. B. als Reinigungsflüssigkeit auf der Basis von Tensiden, Ölbad, parfümiertes und unparfümiertes Salz
- **Peelingpräparat.** Creme oder Lotion, in der sich körnige Anteile befinden, die bei einer Massage die Hornschuppen von der Haut abschleifen und die oberflächliche Durchblutung anregen
- **Gesichtswasser.** Mischung aus Wasser und Alkohol (bis zu 50 %) oder anderen Wirkstoffen, meist pflanzlicher Herkunft. Die Mixturen sind auf unterschiedliche Hauttypen abgestellt
- **Shampoo.** Haarwaschmittel, überwiegend auf der Basis von Tensiden.

Hautpflege

Mittel zur Hautpflege sollen den gesunden Zustand der Haut erhalten, sie schützen oder ihr Stoffe zuführen, an denen ein Mangel besteht. Einige Hersteller bewerben ihre Produkte mit dem Versprechen, den Alterungsprozess der Haut aufhalten zu können. Ein nachvollziehbarer Beweis, dass dies gelingt, ist bisher nicht geführt worden.

Gleichwohl wirken verschiedene Präparate auf mehreren Wegen günstig auf die Beschaffenheit der Haut:

- **Wasser-in-Öl-Emulsion.** Enthält mit etwa 30 % einen relativ geringen Wasseranteil und ergibt einen luftdurchlässigen Schutzfilm. Eignet sich zur Pflege trockener Haut
- **Öl-in-Wasser-Emulsion.** Enthält mit etwa 60 % einen relativ hohen Wasseranteil. Eignet sich zur Pflege fettiger Haut
- **Fettsalbe.** Enthält wenig oder kein Wasser und bildet einen undurchlässigen Schutzfilm. Eignet sich, um die Haut für eine begrenzte Zeit von aggressiven Substanzen abzuschirmen. Fettsalben behindern die Ausscheidung von Stoffen über die Haut, weil sie die Ausführungsgänge der Hautdrüsen verlegen, deshalb verwenden Pflegende sie sparsam und zielgerichtet
- **Puder.** Trockene, sehr feinkörnige Substanz, die in der Lage ist, Flüssigkeiten zu binden. Trocknet und entfettet die Haut. Da Puder zusammen mit Flüssigkeiten Krümel bilden kann und dann zu Hautschäden führt, verwenden Pflegende diese Präparate zu Pflegezwecken nicht. Gelegentlich finden Puder als Träger von Arzneimitteln Anwendung.

Duftstoffe

In der Körperpflege haben **Duftstoffe** eine lange Tradition. Bereits im alten Ägypten verwendete man natürlich vorkommende Aromen, um sich für seine Mitmenschen attraktiver zu machen. Heutzutage kommt kaum ein Kosmetikartikel ohne Zusatz von Geruchstoffen auf den Markt. Die Düfte sind so vielfältig, dass die Bezeichnung „parfümfrei" schon als Qualitätsmerkmal gilt, mit dem Hersteller von Pflegepräparaten um Kunden werben, die an Allergien leiden.

Menschen verwenden Duftnoten u. a., um ihre Persönlichkeit zu unterstreichen oder den Körpergeruch an bestimmten Körperstellen, z. B. Achseln, zuverlässig zu unterdrücken. Einige verwendete Produkte:

- **Deodorants** *(Antitranspiranzien).* Mittel, um Schweißgeruch v. a. in der Achselhöhle zu verhindern oder die Schweißbildung zu verringern. Sind als Roller, Sprays, Puder, Stift oder Lotion erhältlich
- **Duftwässer.** Bestehen zu etwa 80 % aus Alkohol, in dem Düfte pflanzlicher, tierischer oder künstlicher Herkunft gelöst sind. Die Produkte unterscheiden sich nach der Konzentration der Duftstoffe; Eau de Cologne (3–8 %), Eau de Toilette (bis 12 %), Eau de Parfum (bis 15 %) und Parfum (15–30 %).

Kosmetika

Kosmetika wurden zu fast allen Zeiten der Menschheitsgeschichte von beiden Geschlechtern benutzt. Diese Mittel zur dekorativen Körperpflege dienen der Überdeckung von Schönheitsfehlern sowie der Betonung des natürlichen Aussehens. Sie können auch eindeutig sexuelle Signalwirkung besitzen. Viele Menschen verwenden sie jedoch hauptsächlich, um ihr eigenes Körperbild zu stärken. Einige der verwendeten Produkte:

- **Lippenstift.** Eignet sich, um die Konturen des Mundes zu betonen oder zu verändern. Ist in zahlreichen Farben erhältlich
- **Nagellack.** Ist in zahlreichen Farben erhältlich und dient der Färbung von Finger- und Zehennägeln
- **Make-up.** Ist in zahlreichen Formen, z. B. als Puder, Creme, Stift oder Tusche auf dem Markt und eignet sich zur Veränderung der Beschaffenheit der Gesichtshaut oder der Betonung der Augenpartie.

BEACHTE

Bei Patienten, die sich in einem kritischen gesundheitlichen Zustand befinden, entfernen Pflegende die Kosmetika (z. B. Lippenstift und Nagellack), weil sie z. B. die **Beurteilung** der Sauerstoffversorgung behindern können.

3.7.1 Beobachtung der Fähigkeiten zur Körperpflege und zum Ankleiden

Menschen entwickeln im Laufe des Lebens individuelle Gewohnheiten der Körperpflege und bei der Wahl ihrer Kleidung. Diese Gewohnheiten hängen eng mit dem Kulturkreis zusammen, aus dem sie stammen. So ist es z. B. für muslimische Frauen selbstverständlich, ihre Schambehaarung vollständig zu entfernen.

In Mitteleuropa gehört der überwiegende Teil der Körperpflege zur **Intimsphäre** und es ist üblich, bei diesen Verrichtungen allein zu sein. Inzwischen erfreuen sich jedoch gemeinschaftliche Reinigungsrituale, z. B. Besuche in der finnischen Sauna, der russischen Banja oder dem orientalischen Hamam auch hierzulande wachsender Beliebtheit. Daran zeigt sich, dass die Körperpflege ein Teil des sozialen Lebens sein kann.

Individuelle Gewohnheiten

Körperpflege und Kleidung spielen für das Selbstverständnis der Menschen eine große Rolle, weil sie sich darüber ihrer Umwelt direkt mitteilen. Das Erscheinungsbild ist gewissermaßen die **Projektionsfläche der Persönlichkeit.** In der heutigen, stark individualisierten Gesellschaft ergeben sich sehr viele Freiheiten und inzwischen sind Einflüsse aus nahezu allen Kulturen auch in Deutschland zu sehen. Vor allem jüngere Menschen zeigen sich in diesem Bereich sehr experimentierfreudig.

Aufmerksame Pflegende können bereits aus dem äußeren Erscheinungsbild eines Patienten auf sein Befinden schließen. Besonders zum Beginn einer Pflegebeziehung geht es auch darum, zu erfahren, welche **individuellen Gewohnheiten** der jeweilige Mensch hat. Kann er selbst darüber keine Auskunft geben, ist es geraten, die Informationen bei Angehörigen einzuholen. Von ihnen erfahren Pflegende auch, wie viel Unterstützung der Betroffene benötigt und mit welchen Hilfestellungen er vertraut ist.

TIPPS & TRICKS

Vor allem Menschen mit Einschränkungen, die bereits über lange Zeit bestehen, haben oft eigene Techniken zur **Bewältigung von Alltagssituationen** (z. B. Ankleiden) entwickelt, die auf den ersten Blick vielleicht seltsam anmuten, meist jedoch den gewünschten Zweck erfüllen. Professionell Pflegende versuchen nicht, die Patienten umzuerziehen, sondern übernehmen die gewohnten Handgriffe in ihre Pflegemaßnahmen. Dies dient auch der Vertrauensbildung.

Folgende Fragen sind geeignet, Aufschluss über individuelle Gewohnheiten zu geben (➤ Abb. 3.70):

- Welche Kleidung bevorzugt der Patient? Kleidet er sich im Laufe des Tages um?
- Welche Art der Körperpflege bevorzugt der Patient? (z. B. Waschen im Bett oder am Waschbecken, Duschen, Baden)
- In welchen Abständen und zu welchen Tageszeiten führt der Patient seine Körperpflege normalerweise durch? (z. B. Baden oder Duschen nur am Wochenende, sonst Waschen mit dem Waschlappen, Zähneputzen nach jeder Mahlzeit oder zweimal am Tag)
- Ist der Patient gewohnt, bestimmte Bereiche der Körperpflege von Fachleuten durchführen zu lassen? (z. B. Haarwäsche beim Friseur, das Schneiden der Nägel durch Fußpfleger)
- Genießt der Patient die Körperpflege oder empfindet er sie bloß als lästige Pflichtübung?
- Bestehen Besonderheiten, die spezielle Pflegemaßnahmen erforderlich machen? (z. B. Prothesen, Hauterkrankungen, Verbände, Wunden, künstlich angelegte Körperöffnungen, Allergien, Inkontinenz)

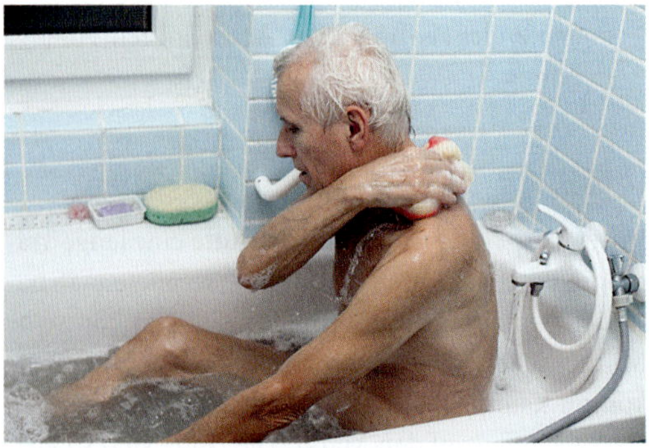

Abb. 3.70 Menschen entwickeln im Laufe ihres Lebens individuelle Gewohnheiten bei der Körperpflege. Es ist nicht selten, dass ältere Menschen sich an Wochentagen mit dem Waschlappen waschen und nur am Wochenende duschen oder baden. [J787]

- Verwendet der Patient spezielle Präparate zur Reinigung und Pflege des Körpers? (z. B. Shampoos, Waschlotionen, Seifen oder Cremes mit bevorzugten Duftnoten)
- Welche Form der Bartpflege bevorzugt der Patient? (z. B. Stutzen, Trocken- oder Nassrasur).

Bewegungsfähigkeit

Die **Bewegungsfähigkeit** ist eine Voraussetzung dafür, dass Menschen sich selbstständig pflegen und kleiden können. Bestehen Einschränkungen, wie sie z. B. durch Lähmungen oder auch medizinische Behandlungen, z. B. Gipsverbände, Bettruhe, eintreten können, ist ein Mensch auf pflegerische Unterstützung angewiesen. Pflegende beobachten u. a. folgende Aspekte:

- Ist die Bewegungsfähigkeit der Arme eingeschränkt?
- Kann der Patient selbstständig stehen, um z. B. zu waschen oder zu duschen? Wie lange kann er stehen?
- Kann der Patient sich selbstständig kleiden und pflegen? Bei welchen Verrichtungen benötigt er Hilfe?
- Könnten Hilfsmittel den Grad der Selbstständigkeit erhöhen? Verfügt der Patient über diese Hilfsmittel oder können sie beschafft werden?
- Sind die Techniken der Körperpflege an die ggf. bestehenden Einschränkungen des Patienten angepasst? Könnten entsprechende Änderungen (z. B. Duschen statt Baden) Vorteile bringen?

Bewusstsein

Patienten, die an einer Demenz oder anderen Störungen des **Bewusstseins** leiden, sind häufig auch in der Selbstständigkeit beim Kleiden sowie der Körperpflege eingeschränkt. In den unterschiedlichen Stadien der Bewusstseinseintrübung besteht überwiegend Bettlägerigkeit und die Pflegenden übernehmen die Körperpflege meist vollständig.

Demente Menschen verfügen zwar theoretisch über die notwendigen manuellen Fähigkeiten, doch sie können gehindert sein, komplexe Handlungen zielgerichtet zu Ende zu führen (*Apraxie,* ➤ Abb. 3.71).

Der Schweregrad dieser Einschränkung kann schwanken. Deshalb sind Pflegende genötigt, ihre Unterstützung den aktuellen Bedürfnissen anzupassen. Es gilt das Prinzip, stets nur die Tätigkeiten zu übernehmen, die der Betroffene selbst nicht ausführen kann. Dies bedeutet, Pflegende lassen Patienten mit fortgeschrittener Demenz nicht im Badezimmer allein, sondern bleiben anwesend, um bei Bedarf sofort unterstützend tätig werden zu können.

Wahrnehmung

Einschränkungen der **Wahrnehmung** können ebenfalls die Selbstständigkeit bei der Körperpflege beeinträchtigen. Vor allem eine Minderung des Sehsinnes stellt Patienten in diesem Bereich häufig vor erhebliche Schwierigkeiten.

Menschen, die bereits eine lange Zeit mit einer **Blindheit** oder einer schweren Sehschwäche leben, haben meist Techniken entwickelt, die ihnen helfen, diese Aktivitäten zu meistern. Sie sind von einer genauen Ortskenntnis abhängig. Solange sie wissen, an welcher Stelle sich welche Gegenstände befinden, kommen sie oft gut zurecht. Bei einem Krankenhausaufenthalt oder nach dem Einzug in eine stationäre Pflegeeinrichtung kann ihnen die Orientierung anfangs schwer fallen. Pflegende sorgen dafür, dass die Utensilien im Badezimmer sowie die Kleidung im Schrank übersichtlich angeordnet sind. Am besten ist es, die Dinge gemeinsam mit den Patienten einzuräumen.

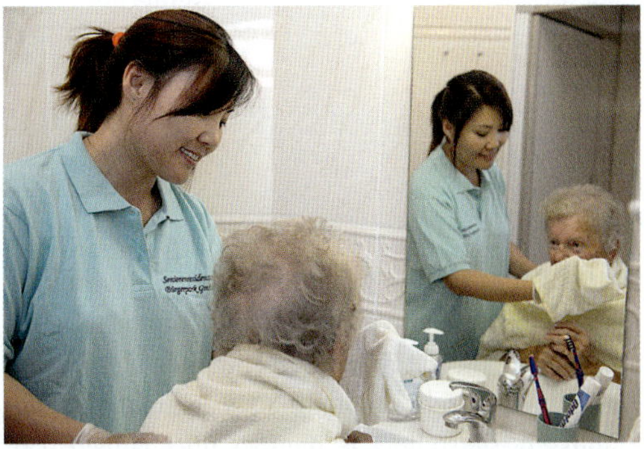

Abb. 3.71 Da demente Menschen häufig Schwierigkeiten haben, komplexe Handlungsabläufe zielgerichtet zu Ende zu führen, bleiben Pflegende während der gesamten Dauer der Körperpflege bei ihnen, um bei Bedarf unterstützend eingreifen zu können. [K157]

3

TIPPS & TRICKS

Viele blinde Menschen sind sehr auf ihr **äußeres Erscheinungsbild** bedacht, weil sie nicht sehen können, ob sie ihre Kleidung, z. B. beim Essen, verschmutzen. Da Flecken sich häufig dem Tastsinn entziehen, benötigen sie in dieser Frage die Rückmeldung von Sehenden. Pflegende können mit den Patienten vereinbaren, z. B. nach jedem Essen kurz die Kleidung zu inspizieren, um ihnen in diesem Punkt Sicherheit zu verschaffen.

Kleidungsmoden

Die Auswahl der Kleidung ist nicht nur an der Schutzfunktion der Textilien oder praktischen Gesichtspunkten orientiert. **Kleidungsmode** ist eine kulturelle Errungenschaft. Mit Kleidungsstücken zeigen die jeweiligen Träger u. a. ihre Zugehörigkeit zu einer Gesellschaftsschicht, Religionsgemeinschaft oder Berufsgruppe.

Kleidung verbirgt die Teile des Körpers, die den Blicken der Allgemeinheit entzogen sein sollen, kann aber auch dazu dienen, auf Vorzüge des Körpers hinzuweisen. Sie vermittelt z. B. auch das momentane Befinden ihres Trägers (z. B. Trauerkleidung). Insofern dient Kleidung als ein nichtsprachliches Kommunikationsmittel.

Es ist die Aufgabe von Pflegenden, auf die Kleidungswünsche ihrer Patienten Rücksicht zu nehmen. Wenn sich dabei Widersprüche zu den Erfordernissen einer Erkrankung oder Einschränkung ergeben (z. B. Schuhe mit hohen Absätzen bei Menschen mit Gangunsicherheit), versuchen sie, Kompromisse zu finden.

Hauttypen

Haut ➤ Kap. 2.2

Im Laufe des Lebens verändert sich die Beschaffenheit der Haut. Bei Säuglingen und Kindern ist sie straff und glatt. Die Hautzellen enthalten viel Wasser. Kinderhaut ist sehr empfindlich gegenüber Umwelteinflüssen, sie sollte z. B. niemals über längere Zeit direkter Sonneneinstrahlung ausgesetzt sein. Jeder Sonnenbrand erhöht das spätere Hautkrebsrisiko.

Im Zuge der Hormonumstellung während der Pubertät beginnen die Drüsen in der Haut mit der Talgproduktion. Bis die Funktion eingespielt ist, leiden Jugendliche nicht selten unter Akne. Sie tritt vor allem im Gesicht, am Rücken und an der Brust auf, diese Bereiche sind dann häufig sehr fettig.

Im **Erwachsenenalter** lassen sich fünf Hauttypen unterscheiden. Obwohl Menschen anlagebedingt meist zu einem dieser Typen neigen, kann sich die Beschaffenheit der Haut an verschiedenen Körperstellen unterscheiden.

- **Normale Haut.** Talgproduktion ist ausbalanciert. Die Haut erscheint glatt, glänzt matt und hat eine gut durchblutete, rosige Farbe
- **Trockene Haut.** Talgproduktion ist vermindert. Die Haut erscheint spröde und feinporig, neigt zu Faltenbildung und Einrissen
- **Fettige Haut.** Talgproduktion ist erhöht. Die Haut erscheint grobporig, glänzt schon kurze Zeit nach dem Waschen erneut fettig, es besteht eine Neigung zu Pickeln und Mitessern, die Schweißbildung ist meist verstärkt
- **Mischhaut.** Talgproduktion an manchen Hautstellen erhöht, z. B. seitlich der Nasenflügel und an der Stirn, es besteht in diesen Arealen eine Neigung zu Pickeln und Mitessern
- **Gealterte Haut.** Talgproduktion ist meist vermindert. Starke Faltenbildung durch einen Spannungsverlust möglich, die Haut ist trocken und dünn.

Die Pflegemaßnahmen sollten stets dem Hauttyp angepasst sein. Das grundlegende Prinzip lautet: Fettige Haut schonend reinigen, trockener Haut ausreichend Feuchtigkeit zuführen und bei allen Hauttypen übermäßige Belastungen (z. B. durch aggressive Waschpräparate) vermeiden.

TIPPS & TRICKS

In vielen stationären Einrichtungen steht für die Körperpflege z. B. lediglich eine einzige Sorte Reinigungsmittel und nur eine Hautcreme zur Verfügung. Da Pflegende in diesem Fall mangels Auswahlmöglichkeit keine Rücksicht auf den Hauttyp nehmen können, raten sie den Patienten, die gewohnten und bewährten Präparate zu besorgen oder von zu Hause mitbringen zu lassen.

Haare

Der menschliche Körper kann, außer an den Handinnenflächen, Fußsohlen und Lippen, überall behaart sein. Abgesehen davon, dass viele Menschen aus verschiedenen Gründen einen Teil ihrer Körperbehaarung entfernen, ist spezielle Pflege nur für das Haupthaar notwendig. **Fettige, trockene, brüchige Haare** sind häufig die Ergebnisse einer ausufernden Pflege mit Präparaten, die Haar und Kopfhaut auslaugen. Auch Dauerwellen, Färbemittel, heiße Luft aus dem Föhn, Lockenstäbe, Sonneneinstrahlung, Baden in Salz- und Chlorwasser sowie trockene Raumluft können die Haarstruktur angreifen. Beschädigte Haare sind nicht mehr zu reparieren. Auf die Verwendung stark entfettender Shampoos reagiert die Kopfhaut mit verstärkter Talgproduktion, sodass die Haare sehr schnell erneut fettig wirken.

Die Industrie stellt für die Pflege der unterschiedlichen Haartypen passende Präparate zur Verfügung.

Menschen messen vor allem dem Haupthaar einen hohen Symbolwert zu. Die Haare spielen eine große Rolle für das Selbstwertgefühl:

- Unterstützung der Geschlechterrolle und Erhöhung der sexuellen Attraktivität, z. B. langes Haar bei Frauen, graue Schläfen beim Mann
- Glatzenbildung kann bei beiden Geschlechtern psychische Probleme verursachen
- Frisuren können als Zeichen für die Zugehörigkeit zu einer gesellschaftlichen Gruppierung dienen.

Verschiedene Erkrankungen haben Auswirkungen auf die Beschaffenheit der Haare. Hormonelle Veränderungen, Stress, Infektionen, Schwangerschaft und Stillzeit sowie chronische Erkrankungen können z. B. zu Haarausfall führen.

Pflegende erfragen nicht nur die gewohnte Haarpflege, sondern versuchen im Gespräch auch herauszufinden, wie die Patienten ihr derzeitiges Aussehen beurteilen. Daraus lassen sich Maßgaben für die Haarpflege ableiten.

3.7.2 Unterstützung bei der Körperpflege und beim Ankleiden

Basale Stimulation® ➤ Kap. 3.10.4

Die **Unterstützung bei der Körperpflege und beim Ankleiden** ist eine traditionelle Aufgabe Pflegender und gehört in den Bereich, der üblicherweise als „Grundpflege" bezeichnet wird. Im Gegensatz dazu sind unter der Bezeichnung „Behandlungspflege" all jene Maßnahmen zusammengefasst, die der Linderung von Leiden dienen oder im Zusammenhang mit medizinischer Behandlung stehen. Diese Unterscheidung widerspricht einer pflegerischen Berufsauffassung, die den Menschen als Gesamtsystem begreift, in dem das körperliche „Gepflegt-sein" einen direkten Einfluss auf die Entwicklung von Erkrankungen nimmt. In der Krankenpflege selbst gibt es Strömungen, die den „grundpflegerischen" Kernaufgaben einen geringeren Wert zuschreiben als den Tätigkeiten, die sich auf den Umgang mit Arzneimitteln, Medizintechnik oder -produkten beziehen.

Tatsächlich entwickeln Pflegende ihre eigenständige **berufliche Kompetenz** nur im direkten Kontakt mit dem Patienten. Pflege ist Handarbeit. Sie vollzieht sich vor allem darin, den Patienten bei alltäglichen Verrichtungen zu assistieren, bzw. ihnen Wege zu zeigen, wie sie diese Aktivitäten trotz Einschränkungen selbstständig ausführen können.

Darüber hinaus können Pflegende viele Pflegediagnosen nur stellen, wenn sie Gelegenheit hatten, die Reaktionen, Fähigkeiten und Einschränkungen des Patienten unmittelbar und mit allen Sinnesorganen nachzuempfinden. Eine verbale oder mit Instrumenten gestützte Informationsermittlung kann dafür kein Ersatz sein.

In diesem Sinne dient eine sorgsame und zugewandte Assistenz bei der Körperpflege therapeutischen Zwecken, weil sie geeignet ist, eine positive Einstellung zum Leben zu wecken. Sie verschafft auch den Pflegenden selbst Befriedigung, weil sie merken, dass sie mit einer konzentrierten und zielgerichteten Arbeitsweise Wirkungen erzielen, die auf keinem anderen Weg hervorzubringen sind.

Ganzkörperwaschung

Basale Stimulation® ➤ Kap. 3.10.4

Die **Ganzkörperwaschung** ist eine Pflegemaßnahme zur Körperreinigung bei Patienten, die das Bett nicht verlassen dürfen oder wegen anderer Ursachen an einem Dusch- bzw. Wannenbad gehindert sind. Grundsätzlich übernehmen Pflegende dabei nur die Tätigkeiten, die der Patient selbst nicht erledigen kann (➤ Tab. 3.29, ➤ Abb. 3.72). Aus arbeitsorganisatorischen Gründen und um besonders schwache Patienten oder solche, deren Atmung bzw. Herzfunktion eingeschränkt ist, zu schonen, verbinden Pflegende

3

Tab. 3.29 Checkliste „Ganzkörperwaschung im Bett".

Benötigtes Material	• Zwei Waschschüsseln mit klarem Wasser, das entsprechend den Wünschen des Patienten temperiert ist (Temperatur etwas wärmer wählen, da das Wasser auf dem Weg über den Waschlappen zum Patienten auskühlt), das Wasser in einer Schüssel dient dem Abwaschen der Seifenreste • Zwei Handtücher (eines ausschließlich für den Intimbereich) • Drei Waschlappen (je einen für den Körper, den Intimbereich, zum Abspülen des Seifenwassers). Alternativ ist die Verwendung von Einmalwaschlappen für den Intimbereich möglich • Hautfreundlicher Waschzusatz (Auswahl nach Hauttyp oder Wünschen des Patienten) • Gegebenenfalls Material für spezielle Pflegemaßnahmen, z. B. zur Verhütung von Druckgeschwüren oder Lungenentzündungen sowie Verbandmaterial • Materialien für die Mundpflege (➤ Tab. 3.31) • Materialien für die Rasur • Kamm oder Haarbürste • Gegebenenfalls Kosmetika • Gegebenenfalls Restmüllbehältnis • Wasserfeste Schutzkleidung • Handschuhe • Händedesinfektionsmittel
Vorbereitung	• Patienten über die Maßnahme informieren • Krankenzimmer angenehm temperieren, ggf. Fenster schließen • Intimsphäre sichern, ggf. fremde Personen aus dem Zimmer bitten bzw. Stellwände verwenden • Gegebenenfalls Patienten beim Ablegen von Schmuck und Armbanduhr assistieren
Durchführung	• Hände desinfizieren • Bett auf angenehme Arbeitshöhe stellen, Kopfteil des Bettes anheben, damit der Oberkörper des Patienten leicht aufgerichtet ist • Dem Patienten beim Ablegen der Kleidung behilflich sein, anschließend mit der Bettdecke zudecken • Gegebenenfalls Handschuhe und wasserfeste Schutzkleidung anlegen • Handtuch um den Hals des Patienten legen • Gesicht ohne Seife waschen, bei den Augen (von außen nach innen) beginnen, dann trocken tupfen • In folgender Reihenfolge fortfahren, dabei stets Handtuch unter den zu waschenden Körperteil legen: Hals, Achselhöhlen und Arme nacheinander, Brust, Bauch, Beine nacheinander, Rücken bis zum Gesäß, Intimbereich (Geschlechtsteile und Analregion mit dem dafür bestimmten Waschlappen, ggf. vorher Handschuhe anziehen) • Waschzusätze sparsam verwenden • Nach der Waschung und dem Abspülen der Seifenreste jeden Körperteil einzeln sorgfältig trocknen bevor der nächste gewaschen wird, Haut entweder trocken tupfen oder Handtuch mit flächig aufliegenden Händen aufdrücken und frottieren • Bei Patienten, die sitzen können, Rücken direkt nach Bauch und Brust waschen • Stets nur den Körperteil aufdecken, der zu waschen ist • Schwerkranke Patienten nur einmal drehen und dann sofort den Wechsel der Bettwäsche durchführen • Zur Intimtoilette: Gegebenenfalls Wasserwechsel; Hautfalten zum Waschen sorgfältig auseinander ziehen, Vorhaut des Penis zurückziehen und anschließend wieder über die Eichel schieben; alle Bereiche sorgfältig trocknen, nach der Intimtoilette ggf. Handschuhe ausziehen/wechseln • Rasur und Haare kämmen sowie weitere notwendige Pflegemaßnahmen (z. B. Verbandswechsel) nach der Waschung durchführen • Mund- und Zahnpflege nach Wunsch des Patienten zu Beginn oder am Ende der Pflegemaßnahme
Nachbereitung	• Patienten beim Ankleiden assistieren • Patienten in eine bequeme/therapeutisch sinnvolle Lage bringen • Utensilien wegräumen • Hände waschen und desinfizieren • Maßnahme und Beobachtungen sorgfältig dokumentieren

Tab. 3.29 Checkliste „Ganzkörperwaschung im Bett". *(Forts.)*

Bemerkungen	• In dieser Checkliste ist die Ganzkörperwaschung in einer aufwändigen Form mit dem Abspülen der Seifenreste sowie in vollständiger Übernahme durch Pflegende dargestellt • Bei schwerkranken oder unruhigen Patienten Ganzkörperwaschung zu zweit durchführen. Ein Pflegender steht auf der Vorderseite des seitlich liegenden Patienten und hat ausschließlich die Aufgabe der Sicherung. Niemals zu zweit gleichzeitig waschen (z. B. jeder Pflegende einen Arm), weil die Vielzahl der Berührungen insbesondere bewusstseinsgetrübte Patienten überfordert • In der häuslichen Pflege ist es möglich Handtücher und Waschlappen mehrfach zu verwenden (dies gilt auch für das Krankenhaus oder andere stationäre Einrichtungen, sofern die jeweilige Wäsche ausschließlich von einem Patienten verwendet wird). Dann sollten sie (z. B. farblich) gekennzeichnet sein, um sicherzustellen, dass sie stets für den gleichen Körperbereich verwendet werden • Bei Patienten die das Bett verlassen können, ist es möglich, die Ganzkörperwaschung im Sitzen oder Stehen am Waschbecken durchzuführen • Ob Pflegende bei der Ganzkörperwaschung Handschuhe tragen wollen, hängt vom Grad der Verschmutzung des Patienten, seiner Keimbelastung und dem Verhältnis zwischen dem Pflegenden und dem Patienten ab. Häufig verwenden Pflegende lediglich für die Waschung des Intimbereichs Handschuhe • Grundsätzliche Prinzipien der Maßnahme: – Wünsche des Patienten beachten – Vom Kopf Richtung Taille arbeiten, danach die Beine und zum Schluss Intimbereich (zuerst Geschlechtsteile dann Analregion) waschen, stark keimbesiedelte Körperregionen (z. B. Wunden, pilzinfizierte Hautareale) immer zuletzt waschen – Regeln der Basalen Stimulation® (➤ Kap. 3.10.4) umsetzen, insbesondere Körperkontakt zum Patienten während der gesamten Waschung nicht abbrechen lassen, mit ruhigen, druckvollen Berührungen arbeiten • Bei Zeichen der Überanstrengung des Patienten Maßnahme sofort abbrechen

die Waschung häufig mit dem Wechsel der Bettwäsche sowie ggf. dem Verbandswechsel (➤ Kap. 2.2.5).

TIPPS & TRICKS

Pflegende verwenden zur Körperreinigung niemals **Badeschwämme.** Weder natürliche Schwämme noch solche aus Kunststoffen lassen sich bei hohen Temperaturen waschen. Außerdem trocknen sie nur langsam und bilden deshalb eine ideale Umgebung für die Vermehrung von Krankheitserregern.

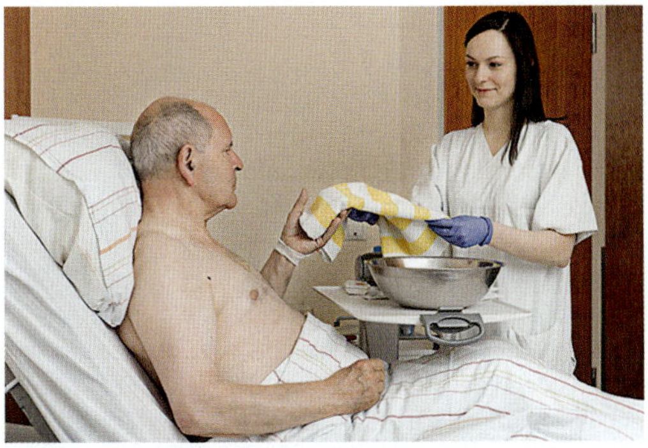

Abb. 3.72 Die Assistenz bei der Körperpflege ist eine Kernaufgabe der Krankenpflege. [K115]

Duschbad

Das **Duschbad** ist allen anderen Maßnahmen zur Reinigung des gesamten Körpers vorzuziehen. Dafür sprechen mehrere Gründe:

- Viele Patienten empfinden Duschen als angenehm, weil durch die großzügige Benetzung des Körpers mit Wasser ein stärkeres Gefühl der Sauberkeit sowie der Erfrischung eintritt
- Das fließende Wasser spült Krankheitserreger, Schmutz und Rückstände von Waschzusätzen unmittelbar ab
- Anregung des Kreislaufs und der Hautdurchblutung durch Temperaturwechsel bzw. Massage durch den Wasserstrahl
- Verbindung mit Haarwäsche leicht möglich
- Geringerer Wasserverbrauch als beim Wannenbad bei angemessener Duschdauer.

Grundsätzlich achten Pflegende darauf, dass eine rutschfeste Unterlage in der Dusche liegt. Sie ist geeignet, Stürze zu vermeiden.

Hilfsmittel

Ein weiterer Vorteil des Duschens ergibt sich, wenn das Badezimmer mit einer niedrigen Duschwanne oder einer ebenerdigen *(barrierefreien)* Duschecke ausgestattet ist (➤ Abb. 3.73). Diese Einrichtungen gestatten auch Patienten, die wegen ihrer Bewegungseinschränkungen am Einstieg in eine Badewanne gehindert wären, die Körperpflege selbstständig vorzunehmen.

Weitere Hilfsmittel, die das Duschen erleichtern:

- **Sitzbrett.** Bezeichnet ein Brett, das quer auf beiden Rändern der Badewanne verankert wird, deshalb nicht verrutschen kann und als Sitz dient. Wird von der Industrie aus Kunststoff angeboten, lässt sich für die häusliche Krankenpflege jedoch auch leicht aus feuchtigkeitsbeständigem (Hart-)holz herstellen
- **Haltegriffe.** Sind Bestandteile eines barrierefrei eingerichteten Badezimmers. Sie sollten auch im Bereich der häuslichen Pflege vorhanden sein, z. B. in der Nähe des Waschbeckens, des Toilettensitzes, über der Badewanne, in der Dusche. Sie können mit ausreichend stabilen Schrauben bedarfsgerecht befestigt werden
- **Duschstuhl.** Eignet sich zur Verwendung in einer ebenerdigen Duschecke oder einer Duschwanne. Ist idealerweise mit schwenkbaren Seitenteilen versehen. Die Lehnen erleichtern den Transfer in den Stuhl und vermitteln den Patienten größere Sicherheit
- **Mobile Duschwanne.** Nahezu ausschließlich zum Einsatz in stationären Einrichtungen gedacht. Besteht aus einer Liegefläche auf einem rollbaren Metallgestell und ermöglicht es, schwer bewegungseingeschränkte oder bettpflichtige Patienten in liegender Position zu duschen. Eine ähnliche Funktion haben **flexible Duschauflagen** für das Bett, deren Form einer flachen Wanne gleicht. Sie gestattet eine Ganzkörperwaschung unter Verwendung von größeren Wassermengen. Das Abwasser fließt über einen Schlauch ab, der z. B. in einen Eimer zu leiten ist
- **Waschbürste.** Eine Bürste mit langem Griff ermöglicht Patienten, deren Bewegungsfähigkeit eingeschränkt ist, z. B. auch ihren Rücken oder die Beine zu reinigen. Dazu lässt sich auch ein Waschlappen über den Bürstenkopf stülpen. Die Borsten sollten aus Kunststoff bestehen (lassen sich besser reinigen).

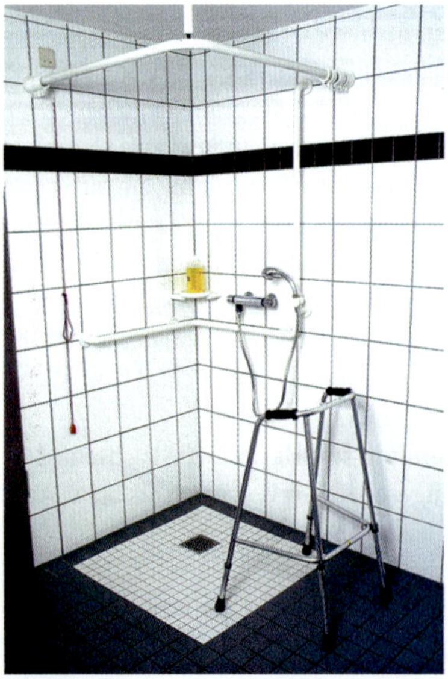

Abb. 3.73 Ansicht einer ebenerdigen Duschecke. Solche barrierefreien Badezimmer finden sich zunehmend auch in Privathaushalten. [K183]

Wannenbad

Das **Wannenbad** dient nicht in erster Linie der Körperreinigung, sondern erfüllt vor allem therapeutische Zwecke, z. B.:

- Anwendung von Wärme, z. B. zur Linderung von Schmerzen und Verspannungen
- Behandlung von Hautkrankheiten. Dazu sind dem Badewasser Arzneimittel zuzusetzen
- Förderung des Schlafs oder der Entspannung.

BEACHTE

Da bei einem Wannenbad fast der gesamte Körper von warmem Wasser umgeben ist, stellt diese Maßnahme eine erhebliche **Kreislaufbelastung** dar. Unter dem Einfluss der Wärme erweitern sich die Blutgefäße in der Haut und es kann zu einer relativen Minderdurchblutung der inneren Organe kommen. Insbesondere Patienten mit Herzerkrankungen baden daher nur nach Rücksprache mit dem behandelnden Arzt. In diesen Fällen verwenden Pflegende höchstens 35 °C warmes Wasser und begrenzen die Badezeit auf maximal 15 Min. Patienten mit Wunden, Infektionen oder Anfallsleiden baden nicht.

Wünschen Patienten ein **Reinigungsvollbad,** z. B., weil sie es gewohnt sind, gehen Pflegende folgendermaßen vor:

- Badezimmer angenehm temperieren
- Badehandtuch vorwärmen, z. B. über die Heizung hängen
- Zwei Waschlappen und Badezusätze bereitlegen
- Rutschfeste Kunststoffmatten in (und vor) die Wanne legen
- Wanne etwa zur Hälfte mit Wasser füllen, Temperatur nach Wunsch bzw. bei 35–38 °C (Badethermometer)
- Patienten ggf. beim Entkleiden und Einsteigen in die Wanne behilflich sein
- Je nach Befinden des Patienten beim Bad assistieren oder das Badezimmer verlassen (in stationären Einrichtungen ist es in diesem Fall notwendig, den Notrufknopf in Griffweite des Patienten zu platzieren und ein „Besetzt"-Zeichen an der Badezimmertür anzubringen)

BEACHTE

Die Tür des Badezimmers sollte niemals von innen mit einem Schlüssel abgeschlossen sein, solange ein Patient ein Wannenbad nimmt, weil dies im Notfall den Zugang blockieren würde.

- Nach Wunsch Haarwäsche im Anschluss durchführen
- Badewasser ablassen, Patienten mit der Handbrause abduschen, um Reste des Badezusatzes zu entfernen
- Gegebenenfalls Assistenz beim Aussteigen aus der Badewanne und Transfer in einen Dusch- oder Rollstuhl
- Gegebenenfalls Assistenz beim Abtrocknen, Ankleiden und Frisieren sowie weiteren Maßnahmen der Körperpflege (z. B. Rasur, Zähneputzen)
- Anschließend ggf. eine halbstündige Ruhezeit ermöglichen.

Hilfsmittel

Die Überwindung des Badewannenrandes stellt für bewegungseingeschränkte oder unsichere Patienten das größte Hindernis bei einem Wannenbad dar. Pflegende können verschiedene Hilfsmittel einsetzen:

- **Fußschemel.** Ein niedriger Hocker verringert die Höhe der Badewanneneinfassung. Der Boden der

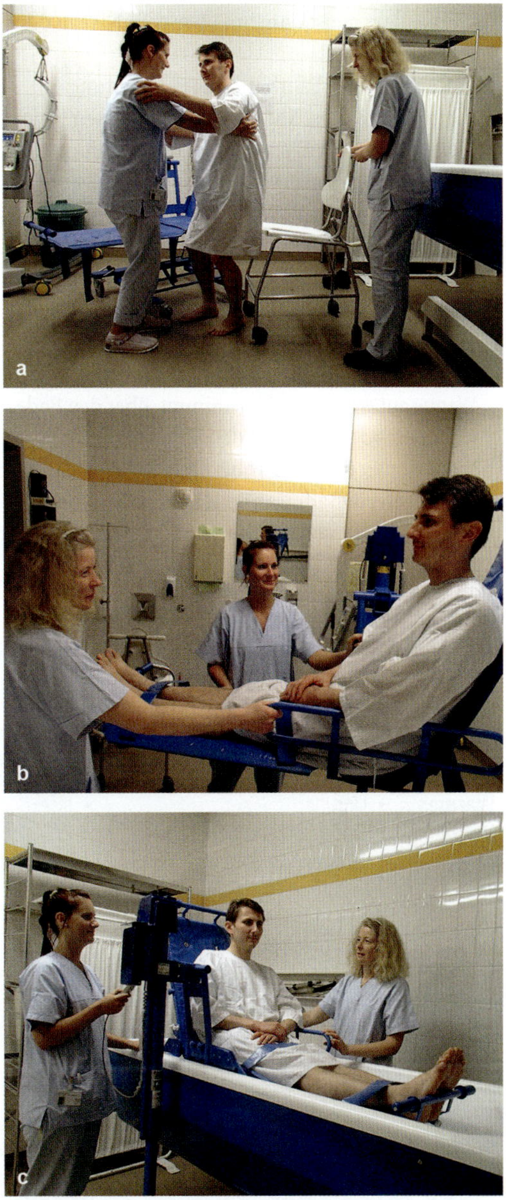

Abb. 3.74 a–c Transfer in die Badewanne mit Lifter (nachgestellt). [M294]

a: Der Pflegebedürftige wird vom Stuhl auf die Liege des Lifters mobilisiert.

b: Zur Sicherheit werden beim Transfer die Beine des Pflegebedürftigen fixiert und das Gitter hochgezogen.

c: Nun wird der Lifter langsam in die Badewanne hinabgesenkt. Der Pflegebedürftige kann während der Körperpflege auf der Liege des Lifters sitzen.

Wanne liegt meist ohnehin über dem Niveau des Fußbodens

- **Patientenlifter.** Fahrbare Hebevorrichtung in Form eines Krans. Mit diesem Gerät lassen Patienten sich ohne Einsatz von Körperkraft im Sitzen oder Liegen z. B. vom Bett in den Rollstuhl oder vom Rollstuhl in die Badewanne bewegen
- **Badewannenlifter.** Sitz oder Liege, die in die Badewanne zu stellen sind und deren Höhe durch einen Elektromotor oder mit Wasserdruck (aus der Trinkwasserleitung) zu verändern ist. Aufwändigere Geräte heben den Patienten, der außerhalb der Wanne auf einem Sitz Platz nimmt, über den Badewannenrand und senken den Sitz im Inneren der Wanne unter die Wasseroberfläche (➤ Abb. 3.74)
- **Barrierefreie Badewannen.** Sind in verschiedenen Ausführungen erhältlich. Sie verfügen z. B. über eine schwenkbare Wand, die sich wie eine Tür bewegen lässt.

Verschiedene Formen von Voll- und Teilbädern

Bäder können einen großen therapeutischen Nutzen erbringen, indem sie einerseits durch gezielte Anwendung verschiedener Wassertemperaturen Reize setzen oder als Medium dienen, mit dem sich der Haut Arzneimittel (in Form von Badezusätzen) zuführen lassen.

Der Allgäuer Pfarrer **Sebastian Kneipp** *(1821–1897)* entwickelte im 19. Jahrhundert ein Behandlungssystem, das fast ausschließlich die Wirkung des Wassers auf den Organismus nutzt *(Hydrotherapie, Kneipp-Medizin).* Viele Ideen Kneipps haben sich durchgesetzt und finden auch in der modernen Medizin und Pflege Anwendung.

Um gezielte Wirkungen zu erreichen, ist es nicht immer notwendig, den gesamten Körper zu baden – oft sind Teilbäder sogar effektiver. Sie entfalten verschiedene spezifische Wirkungen (➤ Tab. 3.30).

Tab. 3.30 Übersicht über verbreitete Formen von Teil- und Vollbädern. Pflegende halten stets Rücksprache mit dem behandelnden Arzt, bevor sie ein Bad anwenden, das einer speziellen Behandlung dient. Der Arzt wird dann ggf. Temperatur, Dauer und Badezusätze detailliert anordnen.

Form des Bades	Wirkt bei (Beispiele)	Gegenanzeigen (Beispiele)	Durchführung/Besonderheiten
Warmes Vollbad	• Unruhe • Einschlafstörungen • Muskelverspannungen (auch Spastiken und Kontrakturen) • Öffnung des Muttermundes zu Beginn einer Geburt	• Infektionen • Wunden • Anfallsleiden	• Wie Reinigungsbad
Heißes Vollbad	• Erkältungen • Muskelkater	• warmes Vollbad • Herz- und Kreislauferkrankungen	• Vor dem Schweißausbruch beenden, da es den Kreislauf des Patienten stark belastet • Anschließend Kreislauf überwachen (Kollapsgefahr)
Ansteigendes Vollbad	• Erkältungen	• warmes Vollbad • Herz- und Kreislauferkrankungen • Krampfadern	• Wasser innerhalb von 15–20 Min. von 30 °C auf 38–40 °C erwärmen (heißes Wasser hinzufügen) • Kreislauf überwachen (Kollapsgefahr)
Ansteigendes Halbbad	• Koliken • Krämpfe • Erkältungskrankheiten		• Wanne etwa zu einem Drittel mit ca. 36 °C warmem Wasser füllen, durch Hinzufügen von heißem Wasser auf ca. 43 °C erwärmen, Wanne etwa zur Hälfte füllen • Bei Schweißausbruch oder wenn der Patienten Unwohlsein angibt, Bad abbrechen • Dauer von 20–30 Min. nicht überschreiten • Patienten ggf. warmen Tee zu trinken geben • Zuletzt Wassertemperatur auf 37 °C senken und den Patienten kalt abwaschen • Anschließend Patienten warm zugedeckt im Bett ruhen lassen (fördert das Schwitzen) • Auch für wenig belastbare Patienten geeignet

Tab. 3.30 Übersicht über verbreitete Formen von Teil- und Vollbädern. Pflegende halten stets Rücksprache mit dem behandelnden Arzt, bevor sie ein Bad anwenden, das einer speziellen Behandlung dient. Der Arzt wird dann ggf. Temperatur, Dauer und Badezusätze detailliert anordnen. *(Forts.)*

Form des Bades	Wirkt bei (Beispiele)	Gegenanzeigen (Beispiele)	Durchführung/Besonderheiten
Absteigendes Vollbad	• Fieber (zur Senkung)	• Herz- und Kreislauferkrankungen	• Wasser 3–5 °C kälter als die Körperkerntemperatur (im Enddarm gemessen) • Innerhalb von 10–15 Min. Wasser auf ca. 30–25 °C abkühlen (kaltes Wasser zufügen) • Haut währenddessen mit einer weichen Bürste oder Waschlappen frottieren • Kreislauf überwachen (Kollapsgefahr) • Anschließend Ruhepause in einem vorgewärmten Bett
Absteigendes Halbbad	• Niedriger Blutdruck		• Wasser auf 37 °C temperieren, Wanne etwa zu einem Drittel füllen und innerhalb von 5 Min. auf 31 °C abkühlen; kaltes Wasser zufügen, bis die Wanne etwa halb gefüllt ist • Rücken des Patienten mehrfach mit dem Badewasser übergießen
Sitzbad	• Förderung der Wundheilung bei – Hämorrhoidenoperationen – Hautrisse im Analbereich – Gynäkologische Erkrankungen oder Operationen		• Sitzbadewanne etwa zur Hälfte mit Wasser füllen (38–40 °C), Badedauer 10–20 Min. • Badezusätze nach Arztanordnung
Handbad	• Finger- und Handversteifungen • Eitrige Entzündung der Finger (v. a. in Nagelnähe) • Vor der Nagelpflege zum Aufweichen der Fingernägel • Reiz zum Wasserlassen		• Hand in warmes Wasser tauchen (lassen)
Armbad	• Durchblutungsstörungen • Vorbereitung zur Blutabnahme		• Arm in einer Waschschüssel oder im Waschbecken baden lassen • Badedauer beim kalten Bad etwa 30 Sek. (führt zu einer verstärkten Durchblutung) • Beim warmen Bad liegt die Anfangstemperatur bei ca. 36 °C, dann Temperatur auf ca. 42 °C steigern, Badedauer etwa 10–15 Min.
Warmes Fußbad	• Durchblutungsstörungen • Zerrungen • Allgemeines Kältegefühl • Vor der Nagelpflege zum Aufweichen der Zehennägel		• Wassertemperatur liegt zu Beginn bei ca. 36 °C, dann auf ca. 42 °C steigern (warmes Wasser zufügen) • Bad nach ca. 15–20 Min. mit kalter Fußwaschung beenden
Wechselfußbad	• Gefäßtraining bei Durchblutungsstörungen • Allgemeine Abhärtung • Schlafstörungen	• Arterielle Verschlusskrankheit (AVK)	• Ein Gefäß (angemessene Größe) mit 40 °C warmem Wasser etwa zur Hälfte füllen • Ein Gefäß (angemessene Größe) mit 20 °C kaltem Wasser etwa zur Hälfte füllen • Beide Gefäße so vor einen Stuhl stellen, dass der Patient seine Füße leicht hineintauchen kann • Mit warmem Wasser (etwa 2 Min.) beginnen • Dann Füße 10–20 Sek. ins kalte Wasser tauchen • Vorgang dreimal wiederholen • Mit kaltem Wasser beenden

3

Intertrigoprophylaxe

DEFINITION

Intertrigo *(Hautwolf):* Nässende, gerötete oberflächliche Hautschädigung, die durch Feuchtigkeit (z. B. längerfristiger Kontakt mit Urin, starke Schweißbildung) sowie Reibung vor allem in Falten auftritt, etwa in der Leiste, unter der weiblichen Brust oder in den Zehenzwischenräumen.

Mangelnde Hautpflege, Inkontinenz und Übergewicht begünstigen die Entstehung einer **Intertrigo.** Diese Hautschädigung beeinträchtigt die Betroffenen durch starkes Jucken und bildet außerdem eine Eintrittspforte für Krankheitserreger, weil die Widerstandsfähigkeit der Haut in den betroffenen Bereichen vermindert ist.

Die Intertrigoprophylaxe basiert vor allem auf einer geeigneten Hautpflege. Folgende Maßnahmen sind bei den Patienten konsequent anzuwenden:

- Tägliche Kontrolle gefährdeter Körperstellen
- Regelmäßige (ggf. mehrmals tägliche) Reinigung der Intimregion mit lauwarmem Wasser und möglichst ohne Waschzusätze. Im Falle von Verschmutzungen sollen pH-neutrale Präparate verwendet werden. Reste von Waschsubstanzen sorgfältig von der Haut waschen
- Bei erhöhter Schweißbildung eine schweißreduzierende Waschung vornehmen, mit Salbeitee oder Essigzusatz (drei Esslöffel Essig auf drei Liter Wasser)
- Besonders gründliche Trocknung der Hautfalten (Vorsicht: Tupfen, nicht rubbeln, um die Haut zu schonen)
- Haut inkontinenter Patienten stets rasch vom Kontakt mit Ausscheidungen befreien
- Feucht gewordene Wäsche bzw. Kleidungsstücke schnell wechseln
- Betroffene Hautstellen so oft wie möglich unbedeckt lassen
- Vorzugsweise luftige Kleidung aus natürlichen Materialien, z. B. Baumwolle, tragen
- Mullkompressen in Hautfalten legen und nach Bedarf wechseln (➤ Abb. 3.75)
- Gegebenenfalls Ernährungsumstellung einleiten, z. B. auf stark säurehaltige Obstsorten und Säfte verzichten.

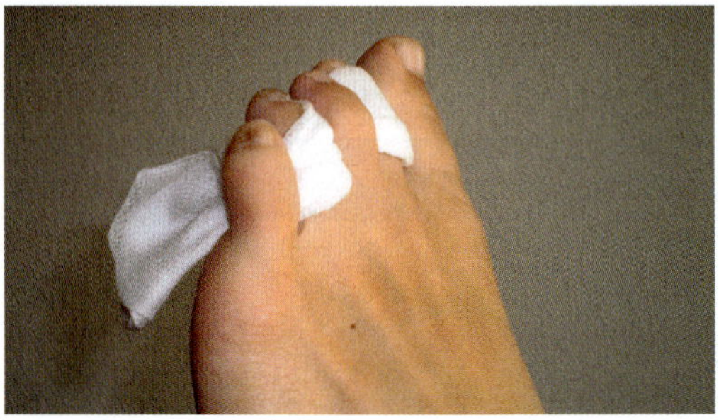

Abb. 3.75 Zur Intertrigoprophylaxe legen Pflegende Mullkompressen in Hautfalten, hier zwischen die Zehen. [O359]

Mundpflege

Die verschiedenen Maßnahmen der **Mundpflege** sind geeignet, das Wohlbefinden des Patienten zu erhöhen. Außerdem verhindern sie Erkrankungen (z. B. Soor, Ohrspeicheldrüsenerkrankungen, Karies) sowie Schäden an der Mundschleimhaut. Im Sinne der Basalen Stimulation® (➤ Kap. 3.10.4) kann die Mundpflege ein Weg sein, die Wahrnehmungsfähigkeit des Patienten gezielt anzusprechen. Sie stellt deshalb auch ein Mittel zur Kommunikation dar:

- **Allgemeine Mundpflege.** Entspricht den Maßnahmen, die gesunde Erwachsene täglich mehrmals selbstständig durchführen
- **Spezielle Mundpflege.** Maßnahmen, die über die Anforderungen der Hygiene hinausgehen und geeignet sind, therapeutische Wirkungen zu erzielen.

Zähneputzen

Zahnärzte raten, schon beim ersten Zahn, der sich aus dem Kiefer schiebt, mit dem **Zähneputzen** zu beginnen. Eine konsequente Zahnpflege, die bereits im Säuglingsalter beginnt, erhält nicht nur die Milchzähne (➤ Kap. 2.7.1) gesund, sondern schafft auch gute Voraussetzungen für das nachfolgende zweite Gebiss.

Viele Menschen haben die Gewohnheit, nach jeder Mahlzeit die Zähne zu putzen. Im Grunde genügt es jedoch, zweimal am Tag, morgens und abends, zur Bürste zu greifen. Die mechanische Reinigung direkt nach dem Essen kann die Zähne schädigen, weil vor allem säurehaltige Lebensmittel (z. B. Obst) den Zahnschmelz aufweichen. In diesem Fall ist es besser, etwa eine halbe Stunde abzuwarten, bis sich der pH-Wert in der Mundhöhle normalisiert hat.

Bei der Zahnpflege kommt es sowohl auf die geeigneten Hilfsmittel als auch auf die richtige Technik an.

Empfohlen ist die Reinigung der **Zahnzwischenräume,** die z. B. mit Zahnseide und *vor* dem Zähneputzen erfolgt:

- Etwa 30 Zentimeter Zahnseide abmessen
- Beide Enden um die Zeigefinger wickeln
- Seide straff halten und in die Zwischenräume der Zähne fahren (dazu am besten ein festes Schema einhalten, um keinen Zwischenraum zu übersehen)
- Sofern der Faden stark verschmutzt ist, ein neues Stück aus dem Spender abmessen.

Vorgehen beim Zähneputzen:

- Einen etwa 0,5 cm langen Strang Zahnpasta auf die feuchten Borsten der Bürste geben
- Kopf der Bürste etwa in einem 45°-Winkel so auf die Zahnreihe setzen, dass die Borsten Richtung Zahnfleisch weisen
- Mäßigen Druck ausüben
- Mit kreisenden Bewegungen über die Zähne fahren, dabei die Putzrichtung vom Zahnfleisch zum Zahn („Von Rot nach Weiß") einhalten
- Systematisch beide Zahnreihen (zuerst oben, dann unten) innen und außen sowie zum Schluss die Kauflächen der Backen- und Mahlzähne bürsten
- Dauer des Zähneputzens beträgt etwa 3 Min.
- Mund mit Wasser ausspülen.

Die Wahl der Hilfsmittel bestimmt entscheidend die Qualität der Zahnpflege. Allerdings kommt es auch darauf an, die richtige Technik zu verwenden (➤ Abb. 3.76):

- **Zahnbürste.** Die Borsten sollten mittelhart und an den Spitzen abgerundet sein. Ein kurzer Kopf erleichtert die Veränderung des Winkels, mit dem die Borsten auf den Zahn treffen. Zahnbürsten nutzen sich ab und erzielen dann keine effektive Reinigungsleistung mehr. Sie sind spätestens zu wechseln, sobald sich die Borsten nach außen biegen. Alternativ zur traditionellen Zahnbürste kann man auch elektrische Bürsten verwenden. Sie sind mit einem Motor ausgestattet, der den Bürstenkopf in Vibrationen versetzt. Die Putzleistung elektrischer Bürsten ist (abhängig von der technischen Ausstattung, z. B. Ultraschall) höher und die Handhabung einfacher als bei konventionellen Bürsten
- **Zahnpasta.** Gemisch aus reinigungsaktiven Substanzen, Aromen und Schleifkörperchen, die so beschaffen sind, dass sie den Zahnschmelz nicht schädigen. Zahnärzte empfehlen die Verwendung einer fluoridhaltigen Zahnpasta (zumindest zur Nacht). Der Mineralstoff Fluor härtet den Zahn. Nach der Verwendung dieser Zahnpasta sollte man den Mund nicht ausspülen und mindestens eine halbe Stunde lang nichts essen oder trinken
- **Zahnseide.** Stabiles Nylongarn, das gewachst oder ungewachst sowie mit und ohne Aromen (z. B. Pfefferminz) erhältlich ist. Wird zwischen den Fingern oder in einer Halterung gespannt und in die Zahnzwischenräume gezogen. Beim „Fädeln" zieht man den Faden im Zahnzwischenraum hin und her. Die Zahnseide ermöglicht die Entfernung von Belägen, die mit der Zahnbürste nicht zu erreichen sind. Die tägliche Verwendung von Zahnseide verhindert die Zahnsteinbildung und beugt Zahnfleischentzündungen vor
- **Mundspüllösungen.** Präparate mit verschiedenen Wirkstoffen, die entweder die Bildung von Zahnbelag vermindern oder ihn lösen, sodass er leichter mit der Bürste zu entfernen ist. Die Anwendung von Mundspüllösungen ersetzt nicht das Zähneputzen
- **Kaugummi.** Zuckerfreie Kaugummis haben eine zahnpflegende Wirkung. Außerdem wirken Kaugummis allgemein günstig auf das Milieu der Mundhöhle, da das Kauen die Speichelproduktion anregt.

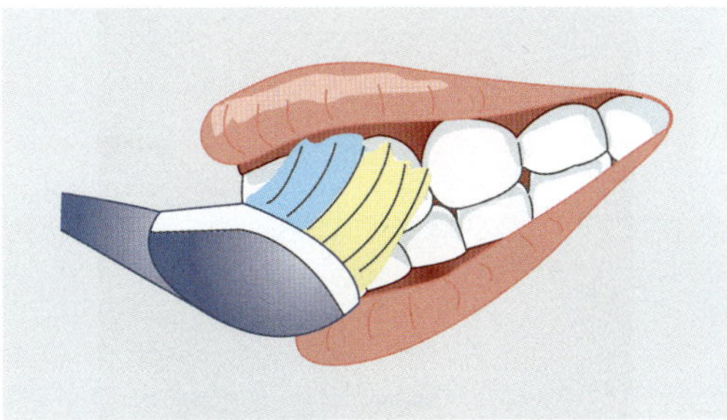

Abb. 3.76 Die Zahnbürste ist etwa in einem Winkel von 45° auf die Zähne zu setzen. Dabei weisen die Borsten Richtung Zahnfleisch. [L138]

Spezielle Mundpflege

Die **spezielle Mundpflege** (➤ Tab. 3.31) ist notwendig, wenn die reguläre Zahnreinigung nicht ausreicht. Sie dient der Behandlung oder Vorbeugung von Erkrankungen der Mundhöhle, gehört zu den Techniken der Basalen Stimulation® und reguliert die Verhältnisse im Mund. Außerdem wirkt sie erfrischend, hebt das Wohlbefinden und lindert den Durst von Patienten, die nicht trinken dürfen (z. B. direkt nach Operationen) oder wollen (z. B. Sterbende).

Ein besonders wichtiger Aspekt der speziellen Mundpflege ist die **Mundkrankheitenprophylaxe** *(früher meist: Soor- und Parotitisprophylaxe, Vorbeugung einer Speicheldrüsenentzündung,* ➤ Abb. 3.77, ➤ Abb. 3.78). Inzwischen spricht man in diesem Zusammenhang exakter von Mundkrankheiten, weil die pflegerischen Maßnahmen geeignet sind, neben einem Pilzbefall auch andere Veränderungen der Mundhöhle zu vermeiden.

Als **Soor** (➤ Kap. 2.7.8) bezeichnet man die Besiedelung der Mundhöhle mit Pilzen (meist Candida albicans). Diese Pilze kommen auch bei gesunden Menschen vor. Ihre Zahl wird jedoch von der Abwehr des Körpers und den anderen Keimen, die zur normalen Flora der Mundhöhle gehören, gering gehalten. Besonders Patienten, die mit Antibiotika behandelt werden oder aufgrund einer Erkrankung abwehrgeschwächt sind, tragen ein höheres Risiko, an einem Soor zu erkranken.

Eine **Entzündung der Speicheldrüsen** *(Parotitis)* kann sich einstellen, wenn ein Patient über eine längere Zeit einen verminderten Speichelfluss hat. Dann

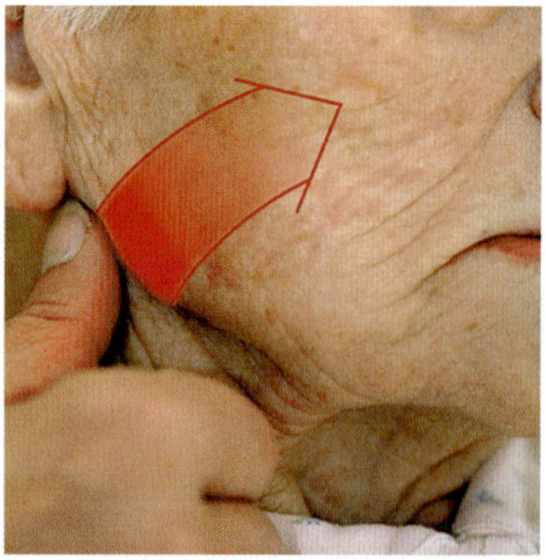

Abb. 3.77 Das Ausstreichen der Wangen dient vor allem der Parotitisprophylaxe. [K157]

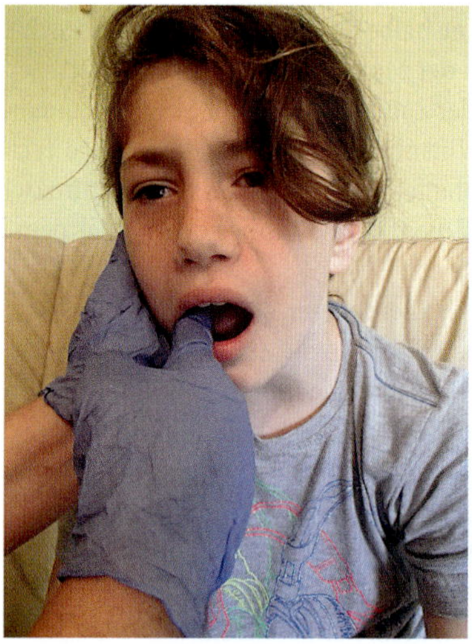

Abb. 3.78 Mit einer Massage der Mundschleimhaut regen Pflegende den Speichelfluss an. [O915]

dringen Krankheitserreger, die normalerweise vom Speichel fortgeschwemmt werden, in die Ausführungsgänge der Drüsen ein. Die Entzündung zeigt sich durch eine (überwiegend einseitige) Schwellung im Wangenbereich und starke Schmerzen.

Die vorbeugenden Maßnahmen gegen Soor und Speicheldrüsenentzündung sind nahezu identisch und deshalb hier zusammengefasst.

Pflegenden stehen sehr unterschiedliche Präparate für die spezielle Mundpflege zur Verfügung (➤ Tab. 3.32). Es ist nicht in jedem Fall notwendig, diese Maßnahme mit einem Wirkstoff durchzuführen. Grundsätzlich erzielt allein die **Massage der Mundschleimhaut** durchaus befriedigende Ergebnisse (➤ Abb. 3.78).

Deshalb können (auch im Sinne der Basalen Stimulation® ➤ Kap. 3.10.4) Getränke zur Anwendung kommen, die der Patient besonders mag. Die Häufigkeit der Mundpflege hängt von den Wünschen sowie dem Zustand des Patienten ab und kann zwischen zweimal pro Schicht und stündlich (bzw. noch öfter) schwanken.

Zahnprothesenpflege

Zahnprothesen erfordern eine spezielle Pflege, damit sie ihr Aussehen behalten und das Wachstum der Keime, die in den Nahrungsmittelresten gut gedeihen können, unterbunden wird. Je nach Erfor-

Tab. 3.31 Checkliste „Mundpflege".

Benötigtes Material	• Angenehm temperierte Mundpflegeflüssigkeit (➤ Tab. 3.32) • Dexpanthenolsalbe • Handtuch und feuchten Waschlappen • Gegebenenfalls Péan-Klemme • Gegebenenfalls unsterile Pflaumentupfer • Gegebenenfalls unsterile Kompressen (5 × 5 cm) • Gegebenenfalls Taschenlampe • Gegebenenfalls Holzspatel • Gegebenenfalls Absauggerät mit sterilem großlumigem Absaugkatheter • Gegebenenfalls Einmalhandschuhe • Händedesinfektionsmittel • Restmüllbehältnis
Vorbereitung	• Patienten über die Maßnahme informieren
Durchführung	• Patienten (sofern möglich) mit erhöhtem Oberkörper positionieren • Hände desinfizieren • Gegebenenfalls Handschuhe anziehen • Bei Patienten ohne Schluckfähigkeit: Sekret aus der Mundhöhle absaugen • Mundhöhle inspizieren: Patienten bitten, Mund weit zu öffnen; bei Patienten, die nicht mitarbeiten können: Wangentaschen mit Holzspatel oder Zeigefinger dehnen, Zahnreihen auseinander ziehen, Zunge begutachten • Bei Verwendung einer Péan-Klemme: – Pflaumentupfer mit Mundpflegeflüssigkeit tränken, so ausdrücken, dass er gut feucht bleibt aber nicht tropft. Dann so um die Branchen der Klemme legen, dass das Metall vollständig bedeckt ist – Wangentaschen von hinten nach vorn ausstreichen, ggf. flache Hand von außen an die Wange legen, Außenseite der Zähne vorsichtig abreiben – Tupfer wechseln, sobald er mit Sekret belegt ist – Zahnreihen öffnen (lassen): mit dem Tupfer unter und seitlich von der Zunge von hinten nach vorn streichen, danach harten Gaumen und Zungenoberfläche von hinten nach vorn abwischen – Weichen Gaumen von hinten nach vorn abwischen (bei Brechreiz Vorgang sofort abbrechen) • Bei Verwendung des Zeigefingers: – Unsterile Kompresse eng um den Finger wickeln – Arbeitsablauf wie bei Verwendung der Péan-Klemme – Vorsicht: Bissverletzungen bei bewusstseinsgetrübten Patienten möglich • Bei Patienten mit Schluckstörungen ggf. erneut Mundhöhle absaugen (neuen Katheter verwenden) • Mundhöhle erneut mit Taschenlampe begutachten • Bei borkiger Zunge: Dexpanthenolsalbe dünn auftragen • Mund mit Waschlappen abwischen, mit Handtuch trocken tupfen • Lippen eincremen
Nachbereitung	• Utensilien wegräumen • Handschuhe ablegen, Hände desinfizieren • Maßnahme und Beobachtungen dokumentieren
Bemerkungen	• Im Zuge der speziellen Mundpflege können Pflegende auch die Zähne mit einer Zahnbürste putzen • Der Einsatz von Mundkeilen zur Mundpflege widerspricht dem pflegerischen Selbstverständnis: erhöhte Verletzungsgefahr, Ausübung von Zwang auf den Patienten • Bei Patienten mit erhöhter Blutungsneigung keine scharfkantigen Gegenstände (z. B. Klemme) in den Mund einführen und ggf. auf das Putzen der Zähne mit einer Bürste verzichten

dernis fertigt der Zahntechniker sehr unterschiedliche Prothesen an. Es gibt Voll- und Teilprothesen. Sie sind entweder unbefestigt und müssen z. B. mit Haftcreme am Platz gehalten werden, oder besitzen einen Haltemechanismus, der sie mit noch vorhandenen Zähnen bzw. künstlich eingesetzten Ankern verbindet.

Eine besondere Schwierigkeit bei Vollprothesen besteht darin, dass die Mundhöhle sich durch veränderte Bewegungs- und Druckverhältnisse verformt und der Zahnersatz häufig nach einiger Zeit nicht mehr richtig passt. Daraus ergeben sich Probleme beim Befestigen sowie in der Kauleistung. Außerdem können sehr schmerzhafte Druckstellen entstehen, die den Patienten erheblich bei der Nahrungsaufnahme behindern. Deshalb begutachten Pflegende regelmäßig den Sitz der Prothesen sowie die Mundhöhle.

Prothesenpflege ist ebenso häufig notwendig wie das Zähneputzen, also morgens und abends. Zusätzlich empfiehlt es sich, Vollprothesen nach den Mahlzeiten herauszunehmen, um Nahrungsmittelreste, die sich darunter geschoben haben, mit einer Mundspülung zu entfernen (> Abb. 3.79).

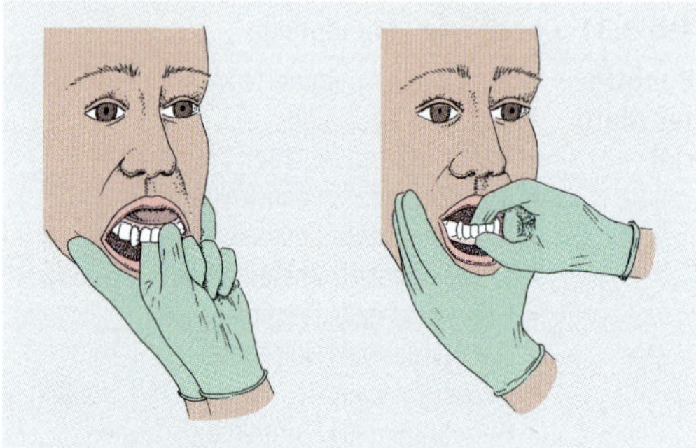

Abb. 3.79 Zum Herausnehmen der Zahnprothese lösen Pflegende zunächst die obere und danach die untere Zahnreihe. Das Einsetzen geschieht in umgekehrter Reihenfolge. [L190]

Tab. 3.32 Auswahl von Wirkstoffen zur Mundpflege.

Wirkstoff	Wirkung (Beispiele)	Dosierung	Bemerkungen
Salbei	• Desinfizierend • Schützt die Schleimhaut vor bakteriellen, chemischen und mechanischen Einflüssen	• Zur Mundspülung: einen Esslöffel getrocknete Salbeiblätter (entsprechend einem Aufgussbeutel) auf eine Tasse Wasser oder einige Tropfen ätherisches Salbeiöl • Gebrauchsfertige Tinktur zum Bepinseln (enthält Alkohol)	• Sehr gut wirksam gegen Entzündungen im Mund-Rachen-Raum • Unangenehmer Geschmack
Kamille	• Hemmt Entzündungen • Fördert Wundheilung	• Zur Mundspülung und zum Gurgeln: einen Aufgussbeutel auf eine Tasse Wasser • Gebrauchsfertige Tinktur zum Bepinseln (enthält Alkohol)	• Hervorragend zur speziellen Mundpflege • Angenehmer Geschmack • Kann austrocknend wirken
Dexpanthenollösung oder -salbe	• Weicht Borken auf • Hält Schleimhäute und Lippen geschmeidig • Fördert die Wundheilung • Hemmt Entzündungen	• Gebrauchsfertige Lösung zum Bepinseln • Salbe dünn auf Borken oder Lippen auftragen	• Vereinzelt treten allergische Reaktionen auf, sonst sehr gut geeignet zur Nasen-, Augen- und Lippenpflege • Fader Geschmack
Desinfizierende Lösungen (z. B. Hexoral®)	• Vermindern Keimwachstum	• Gebrauchsfertige Lösungen zur Spülung, lassen sich jedoch auch verdünnen (enthalten Alkohol)	• Unerwünschte Wirkungen u. a.: Geschmacksstörungen, Taubheitsgefühl, Allergien, Übelkeit, Verfärbung von Zähnen und Zunge • Nur nach ärztlicher Anordnung verwenden
Myrrhe	• Desinfizierend • Fördert Wundheilung	• Als Lösung zur Mundspülung etwa zehn bis zwanzig Tropfen Myrrhentinktur auf eine Tasse Wasser • Gebrauchsfertige Tinktur zum Bepinseln (enthält Alkohol)	• Bei infektiösen Entzündungen im Mund gut geeignet • Strenger Geschmack

Hinweise zur Prothesenpflege:

- Prothese unter fließendem Wasser mit einer Bürste (ggf. mit Zahnpasta) reinigen
- Zur Reinigung kann die Prothese auch in ein Reinigungsbad eingelegt werden. Dazu eine Reinigungstablette in **kaltem** Wasser auflösen und abgebürstete Prothese hineingeben. Besonders geeignet sind Prothesenschalen, die einen Einsatz mit durchbrochenem Boden besitzen
- Zahnersatz ist zerbrechlich. Waschbecken entweder mit Wasser füllen oder mit einem Tuch auslegen, damit die Prothese weich fällt, wenn sie Patienten oder Pflegenden aus der Hand gleitet

BEACHTE

Patienten mit einer Vollprothese tragen das künstliche Gebiss vorzugsweise auch **während der Nacht.** Damit verzögern sie die Verformung des Kiefers, die eine Anpassung oder Neuanfertigung der Prothese zwingend erforderlich macht.

- Vor dem Einsetzen spült der Patient seinen Mund aus, ggf. dabei assistieren; noch vorhandene natürliche Zähne mit einer Bürste putzen
- Nicht befestigte Prothesen vor dem Einsetzen an der Seite, die der Wand der Mundhöhle zugewandt sind, mit Haftmittel bestreichen; die Präparate gleichen Unregelmäßigkeiten aus und sollen die Zähne an ihrem Platz halten.

Haarwäsche

Die **Haarpflege** ist Bestandteil der täglichen Maßnahmen zur Körperpflege. Dazu gehört in erster Linie das Kämmen oder Bürsten des Haupthaares. Es dient dazu, die gewünschte Frisur zu formen. Bei bettlägerigen Patienten verfilzen die Haare recht schnell, deshalb ist es erforderlich, sie mindestens einmal am Tag gründlich zu kämmen. Besonders sorgfältig gehen Pflegende mit langen Haaren um. Die Patienten sind meist sehr stolz auf diese Haartracht und haben häufig viel Mühe verwandt und viele Jahre warten müssen, bis ihre Haare die gewünschte Länge erreichten. Um ihnen diesen Stolz zu erhalten, ist es geraten, die Haare in einen oder zwei seitliche Zöpfe zu flechten. Vor dem Frisieren fragen Pflegende unbedingt, welche Vorlieben die Patienten haben. So kann es z. B. sein, dass sich Patienten mit zwei Zöpfen unwohl fühlen, weil das Bild der Frisur an junge Mädchen erinnert.

Ein Haarknoten, der am Hinterkopf sitzt, beeinträchtigt die Bequemlichkeit beim Liegen. Zum Zusammenbinden der Zöpfe verwenden Pflegende niemals unbeschichtete Gummis (sie beschädigen das Haar), sondern Haarbänder. Im Notfall erfüllen zerschnittene Mullbinden denselben Zweck. Für liegende Patienten sind Klammern und Spangen absolut ungeeignet, da sie Druckstellen verursachen können.

Die Wahl der Haarpflegemittel hängt ebenso von den Vorlieben der Patienten ab, wie die Häufigkeit der **Haarwäsche.** Bei Patienten, die sich nicht äußern können, führen Pflegende (je nach Bedarf, der sich z. B. an der Schuppenbildung oder der Fettigkeit der Haare erkennen lässt) ein- bis zweimal in der Woche eine Haarwäsche durch. Bei Patienten, die nicht aufstehen können oder dürfen, ist es notwendig, die Haarwäsche im Bett vorzunehmen (➤ Tab. 3.33, ➤ Abb. 3.80).

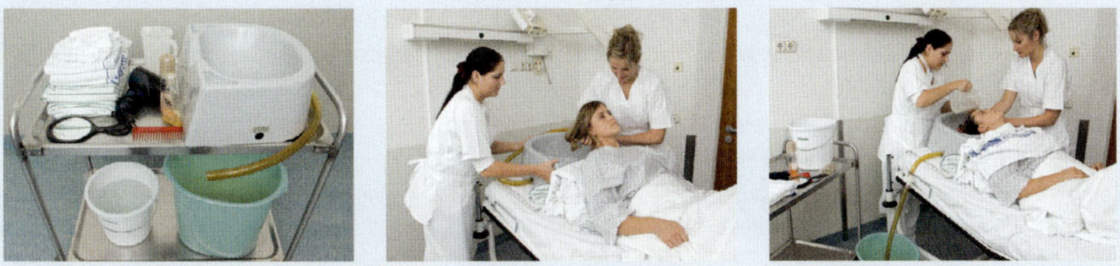

a Materialien für die Haarwäsche im Bett.

b Haarwaschbecken einführen, dabei Patienten am Kopf unterstützen.

c Haare mithilfe eines Schöpfgefäßes ausspülen.

Abb. 3.80 Für die Haarwäsche im Bett verwenden Pflegende ein Haarwaschbecken. [K115]

Tab. 3.33 Checkliste „Haarwäsche im Bett".

Benötigtes Material	• Haarwaschbecken • Großes Gefäß (Eimer oder Schüssel) mit warmem, klarem Wasser (Temperatur nach Wunsch des Patienten; Pflegende berücksichtigen, dass es während der Wäsche abkühlt) • Kleineres Gefäß (z. B. Messbecher) zum Schöpfen • Leeres, großes Gefäß zur Aufnahme des Abwassers • Zwei Handtücher • Waschlappen zum Schutz der Augen • Kopfkissen • Feuchtigkeitsdichte Unterlage als Bettschutz • Shampoo (nach Wunsch des Patienten oder je nach Haartyp auswählen) • Gegebenenfalls Präparat zur Haarspülung • Kamm/Bürste • Gegebenenfalls Handspiegel • Föhn • Händedesinfektionsmittel
Vorbereitung	• Patienten über die geplante Maßnahme informieren • Krankenzimmer angenehm temperieren, ggf. Fenster schließen • Fremde Personen aus dem Zimmer bitten • Arbeitsutensilien vorbereiten und griffbereit legen • Hände desinfizieren
Durchführung	• Bett auf Arbeitshöhe einstellen • Kopfteil des Bettes (sofern keine krankheitsbedingten Gründe dagegensprechen) flach stellen • Kopfkissen unter den Rücken des Patienten legen (in Abhängigkeit von der Form des Haarwaschbeckens sind ggf. zwei Kopfkissen nötig); Oberkante des Kissens schließt mit dem Übergang vom Schultergürtel zum Hals ab • Flüssigkeitsdichte Unterlage unter Kopf und Schultergürtel des Patienten ausbreiten • Kopf im Haarwaschbecken lagern, ggf. Rand des Beckens mit einem Handtuch polstern • Eimer unter den Abflussschlauch stellen • Falls gewünscht: Augen mit einem Waschlappen abdecken • Haare mit temperiertem Wasser ausreichend befeuchten • Shampoo in den Handflächen verteilen und gleichmäßig ins Haar einreiben • Kopfhaut mit den Fingerkuppen massieren • Shampoo sorgfältig ausspülen • Waschvorgang bei Bedarf wiederholen • Gegebenenfalls Haarspülung in denselben Arbeitsschritten wie die Wäsche durchführen • Haare gut ausdrücken und mit einem Handtuch bedecken • Haarwaschbecken und Lagerungsmaterialien entfernen • Kopfteil des Bettes anheben, sodass der Patient eine bequeme Lage einnimmt • Haare mit Handtuch trocknen • Trockenes Handtuch um die Schultern legen • Haare vorsichtig kämmen • Haare föhnen und frisieren (dem Patienten dazu ggf. einen Handspiegel reichen, damit er das Ergebnis begutachten kann)
Nachbereitung	• Utensilien reinigen und wegräumen • Maßnahme und Beobachtungen dokumentieren
Bemerkungen	• Ein zweiter Pflegender ist ggf. für die Positionierung des Patienten auf das Haarwaschbecken und die anschließende Entfernung des Beckens notwendig

Nasen-, Ohren- und Augenpflege

Die Sinnesorgane **Nase, Ohr** und **Auge** benötigen beim gesunden Menschen keine besondere Pflege. Sie sind mit sehr effektiven Selbstreinigungsmechanismen ausgestattet (z. B. Tränen, Ohrenschmalz). Im Zuge von Erkrankungen und speziellen Behandlungen kann es jedoch zu einer Verminderung dieser Selbstreinigung kommen.

Nasenpflege

Die **Nasenpflege** bezieht sich beim gesunden wie beim kranken Menschen auf die Entfernung von Fremdkörpern und Sekret aus den Nasenhöhlen sowie die Verhinderung von Schäden an der Haut der Nasenöffnungen.

Üblicherweise genügt es, die Nase zu schnäuzen, sobald ein Fremdkörpergefühl eintritt.

Patienten, die dazu nicht in der Lage sind, weil sie z. B. unter einer Bewusstseinseinschränkung leiden oder mit einer Sonde versorgt sind, die durch die Nase eintritt, benötigen die Unterstützung durch Pflegende. Folgende Maßnahmen sind möglich:

- Bei Borken in der Nase: Kochsalzlösung einträufeln und nach einer Wartezeit das gelöste Sekret ggf. mit einem Absaugkatheter entfernen
- Kleine Stieltupfer oder Ohrstäbchen mit Kochsalzlösung tränken und etwa 1–2 Zentimeter tief in die Nasenöffnungen einführen; mit Drehbewegungen Innenseiten der Nase abwischen
- Haut im Bereich der Nasenöffnungen mit Dexpanthenolsalbe eincremen, dazu ebenfalls Stieltupfer oder Ohrenstäbchen verwenden; ggf. ordnet der Arzt bei Erkrankungen eine Nasensalbe mit anderen Wirkstoffen an, diese sind ebenfalls in die Nasenöffnungen einzubringen.

Sofern der Patient mit einer **Nasensonde** versorgt ist, muss diese täglich mindestens einmal verbunden werden (➤ Abb. 3.81):

- Pflaster entfernen, Klebereste ggf. mit Alkohol oder Waschbenzin abwischen
- Sonde keinesfalls hinausziehen oder tiefer einführen (Markierung an der Sonde beachten)
- Dexpanthenolsalbe mit einem Stieltupfer in den Naseneingang einbringen
- Sonde mit neuem Pflasterset oder Heftpflasterstreifen befestigen; darauf achten, dass der Zug des Pflasters die Sonde nicht gegen denselben Hautbereich wie zuvor drückt; Pflaster darf keinesfalls zu straff sitzen, weil sonst innerhalb weniger Stunden Druckstellen entstehen können. Zum Hautschutz ist es möglich, eine Hautschutzplatte über den Nasenrücken zu kleben, auf dem der Pflasterstreifen zu befestigen ist. Diese Hautschutzplatte ist nicht beim täglichen Verbandswechsel zu entfernen, sondern erst, sobald sie sich von selbst löst.

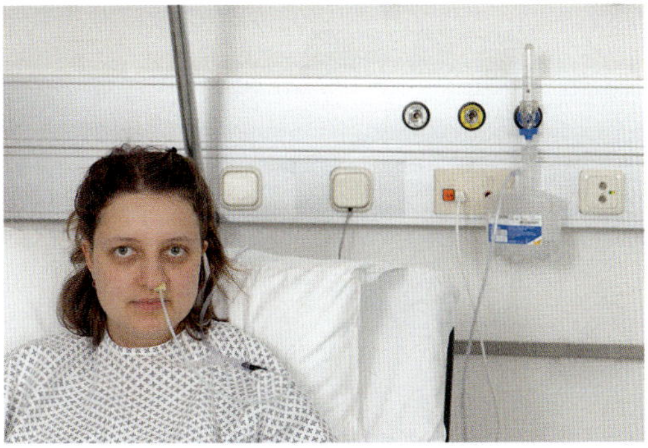

Abb. 3.81 Sonden, die durch die Nase führen, machen gesonderte Maßnahmen zur Nasenpflege notwendig. [K115]

Bei Patienten, die nicht schlucken können und bettlägerig sind, kann es erforderlich sein, das Nasensekret regelmäßig abzusaugen. Pflegende benutzen dafür einen möglichst dünnen Absaugkatheter und führen ihn sehr vorsichtig in die Nasenlöcher ein, um die empfindliche Schleimhaut nicht zu schädigen.

> **BEACHTE**
>
> **Nasenbluten** kann Ausdruck einer Erkrankung sein, aber auch durch einen Schleimhautriss in der Nase entstehen, der durch eine Verletzung (z. B. Nasenbohren) oder heftiges Schnäuzen ausgelöst ist. Durch die relativ große Blutmenge, die rasch aus der Nase austritt, bietet sich häufig ein sehr beeindruckendes Bild. Zur Erstversorgung bitten Pflegende den Betroffenen, sich möglichst aufrecht hinzusetzen und den Kopf nach vorn zu beugen. Ein Druck mit den Fingern auf die Nasenflügel kann das verletzte Gefäß komprimieren und die Blutung verringern. Pflegende legen einen Eisbeutel (notfalls auch einen Waschlappen, der mit kaltem Wasser getränkt ist), in den Nacken des Betroffenen. Der Kältereiz führt zu einer Verengung der Gefäße. Keinesfalls legen die Betroffenen den Kopf in den Nacken. Das Blut würde nach hinten in den Rachen laufen. Daraus entsteht die Gefahr einer Aspiration. Außerdem ist der Magen nicht in der Lage, eine relativ große Blutmenge zu verdauen, was zum Erbrechen führen kann. Führen die Erstmaßnahmen nicht rasch zu einem Stillstand der Blutung, ziehen Pflegende umgehend einen Arzt zu Rate.

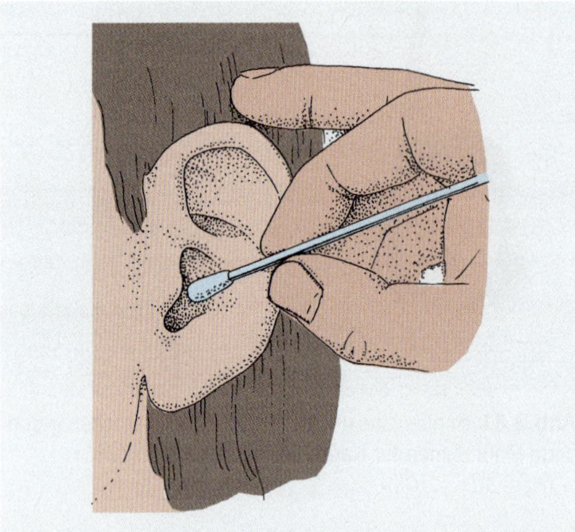

Abb. 3.82 Ohrenpflege mit Wattestäbchen ist sehr vorsichtig durchzuführen. Bei unruhigen oder bewusstseinsgetrübten Patienten sichern Pflegende das Stäbchen gegen ein zu tiefes Eindringen in den Gehörgang, indem sie ihre Hand, z. B. mit dem ausgestreckten Mittelfinger am Kopf abstützen. [L190]

Ohrenpflege

Zusätzlich zur **Reinigung des äußeren Ohrs** und der Falten zwischen Ohrmuschel und Kopf bei der allgemeinen Körperpflege, kann es notwendig sein, Ohrenschmalz und Verschmutzungen mit einem Stieltupfer (oder Wattestäbchen) aus der Öffnung des äußeren Gehörgangs zu entfernen (➤ Abb. 3.82). Pflegende tränken den Tupfer mit Kochsalzlösung oder Babyöl.

Bei der Verwendung von Ohrenstäbchen beachten Pflegende vor allem, nicht zu tief in den Gehörgang einzudringen. Es besteht die Gefahr, Ohrenschmalz tiefer in das Ohr hineinzuschieben oder gar das Trommelfell zu verletzen. Deshalb muss gewährleistet sein, dass sich der Patient in diesem Moment ruhig verhält.

Pflegende beobachten das **Sekret,** das aus dem Ohr austritt, sehr genau. Bemerken sie Eiter, Blut oder klare Flüssigkeit (dabei kann es sich um Hirnwasser handeln, das nach Schädelbrüchen gelegentlich über die Ohren abfließt), informieren sie unverzüglich den Arzt.

Augenpflege

Eine gesonderte **Augenpflege** kann bei Erkrankungen des Auges oder einem ungenügenden Lidschluss notwendig sein.

BEACHTE

Da das Auge sehr anfällig für Infektionen ist, desinfizieren Pflegende ihre Hände vor jeder Pflegemaßnahme, die dieses Organ betrifft.

Der **Lidschluss** verteilt die kontinuierlich austretende Tränenflüssigkeit über der Hornhaut und verhindert auf diese Weise eine Austrocknung. Patienten, die unter Bewusstseinseinschränkungen leiden oder einen Schlaganfall erlitten haben, können gelegentlich ihre Augen nicht mehr komplett schließen. In diesem Fall ist es notwendig, entweder Augentropfen oder -salbe ins Auge einzubringen, um es feucht zu halten (➤ Tab. 2.7). Zur Erweiterung des Augenschutzes kann ein Uhrglasverband dienen (➤ Abb. 3.83). Er besteht aus einem Pflaster, in das eine transparente Plastikschale eingearbeitet ist. Pflegende versorgen das Auge zunächst mit Salbe und kleben dann den Verband auf. Sie achten darauf, dass er dicht abschließt und kleben ihn möglichst nicht über die Augenbraue. In der Kammer zwischen Plastikschale und Auge entwickelt sich ein feuchtes Mikroklima, das das Auge schützt. Der Verband ist mindestens einmal täglich zu wechseln.

Verkrustete Augen behandeln Pflegende, indem sie zunächst die Borken aufweichen. Dazu können sie Kompressen, die in handwarmer Kochsalzlösung getränkt sind, auf das Auge legen. Sobald die Verkrustungen sich gelöst haben, reinigen Pflegende das Auge, indem sie es vom äußeren Augenwinkel Richtung Nase auswischen. Sie verwenden für jeden Wischvorgang einen frischen feuchten Tupfer.

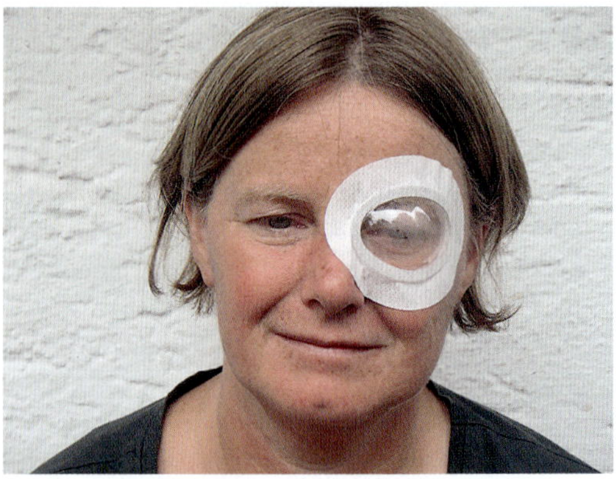

Abb. 3.83 Korrekt angelegter Uhrglasverband. [M294]

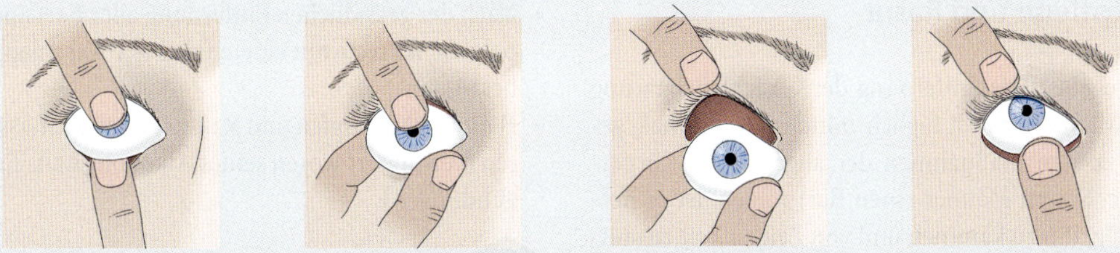

Abb. 3.84 Entfernung und Einsetzen einer Augenprothese. Für diese Maßnahme tragen Pflegende Handschuhe. [L190]

Pflege einer Augenprothese

Nach der Entfernung eines Augapfels (z. B. durch Unfall oder Operation) erhalten Patienten eine **Augenprothese** angepasst, die in der Farbgebung dem verbliebenen Auge entspricht. Es besteht aus einer queroval geformten Schale aus Glas oder Kunststoff, die häufig so echt wirkt, dass es schwer ist, zu erkennen an welcher Seite ein Betroffener eine Prothese trägt.

Die Augenprothese ist täglich herauszunehmen und zu säubern.

Vorgehen bei der Pflege einer Augenprothese (➤ Abb. 3.84):

- Patienten bitten, sich an einen Tisch zu setzen oder im Bett den Oberkörper aufrichten (lassen)
- Handtuch unterlegen (zum Schutz der Prothese, falls sie hinunterfällt)
- Patienten bitten, nach unten zu schauen
- Unterlid herunterziehen und Finger unter den Rand der Prothese schieben
- Prothese herausheben und mit klarem Trinkwasser oder Kochsalzlösung abspülen
- Augenhöhle mit Kochsalzlösung ausspülen
- Zum Einsetzen: Prothese so halten, dass der spitze Winkel zur Nase weist und ihren Oberrand unter das Oberlid schieben. Unterlid nach unten ziehen, Prothese anlegen und Lid zurückgleiten lassen
- Patienten bitten, die Lage durch mehrmaliges Blinzeln zu kontrollieren
- Zur Nacht kann die Prothese auch trocken in einem Behälter aufbewahrt werden. Am Morgen ist sie vor dem Einsetzen zu befeuchten.

Nagelpflege

Nägel ➤ Kap. 2.2.4

Die Finger- und Fußnägel wachsen zwischen einem bis zu vier Millimeter pro Monat, wobei sich die Geschwindigkeit auch von Finger zu Finger und von Zeh zu Zeh unterscheiden kann. Beim gesunden Menschen ist das Nägelschneiden die einzig notwendige Pflegemaßnahme. Grundsätzlich schneidet man die Fingernägel rundlich und die Zehennägel eher gerade. Die Nägel sind spätestens zu schneiden, sobald sie die Spitze von Fingern oder Zehen erreicht haben. Dies gilt nicht für Menschen, die aus modischen Gründen längere Fingernägel tragen wollen.

Vorgehen bei der **Nagelpflege:**

- Bei sehr festen Nägeln: Fuß- oder Handbad in warmem Wasser, um die Nägel aufzuweichen und das Schneiden zu erleichtern
- Hand oder Fuß trocknen und Handtuch unterlegen
- Nägel zurückschneiden (mit Schere oder Clip), Unebenheiten feilen (dabei stets vom Nagelrand zur Mitte feilen, damit der Nagel nicht ausreißt)
- Gegebenenfalls mit der Spitze der Feile Schmutz unter den Nägeln entfernen.

BEACHTE

Patienten mit Diabetes mellitus, Erkrankungen der kleinen Arterien oder erhöhter Blutungsneigung (z. B. durch Arzneimittel), sind gefährdet, durch unvorsichtige Nagelpflege schlecht heilende Wunden zu erleiden. Bei diesen Patienten sollten professionelle Fußpfleger die Nagelpflege übernehmen.

Bartpflege und Rasur

Die regelmäßige Entfernung der Gesichtsbehaarung (bei Männern meist täglich mindestens einmal) gehört zu den Maßnahmen der allgemeinen Körperpflege. Sofern Männer einen Bart tragen, ist es notwendig, ihn zu kämmen und von Zeit zu Zeit zu stutzen. Das Waschen der Barthaare erfolgt meist gemeinsam mit der Wäsche der Kopfhaare.

BEACHTE

Bei Patientinnen mit deutlicher Gesichtsbehaarung gehen Pflegende je nach Wunsch der Patientin vor. Ein schlichtes Schneiden der Haare kann zu einem kosmetisch ungünstigen Ergebnis führen, da die Haare dann ohne Spitze, also dicker und deshalb auffälliger nachwachsen.

Nassrasur

Für die **Nassrasur** (➤ Abb. 3.85) benötigen Pflegende Geschick und Erfahrung, denn mit den scharfen Klingen können sie den Patienten bei unsachgemäßem Vorgehen leicht Verletzungen zufügen.

- Gesichtsbereiche, auf denen Bartstoppeln zu sehen sind, mit einem Waschlappen befeuchten und bei Verwendung klassischer Rasierseife mit dem Pinsel, bei Verwendung von Tubenschaum mit den Fingern mit Schaum bestreichen
- Rasierklinge mit mäßigem Druck und mit der Wuchsrichtung der Haare über die Haut führen, faltige und schlaffe Hautbezirke dazu mit den Fingern spannen (eine anschließende Rasur gegen die Haarwuchsrichtung kann das Ergebnis verbessern, erfordert jedoch großes Geschick, da hierbei größere Verletzungsgefahr besteht)

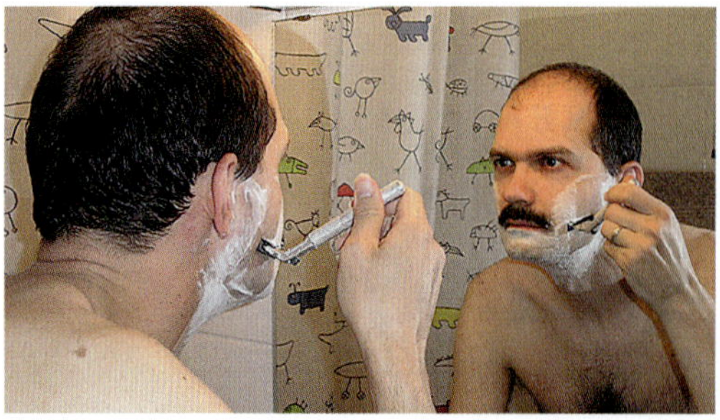

Abb. 3.85 Mit der Nassrasur lassen sich Barthaare besonders gründlich entfernen. [O200]

- Nach der gründlichen Entfernung aller Bartstoppeln, Seifenreste mit einem feuchten Waschlappen beseitigen
- Haut trocken tupfen und Rasierwasser einmassieren (verhindert wegen seines Alkoholgehalts Entzündungen).

BEACHTE

Für Patienten mit einer erhöhten **Blutungsneigung** oder anderen **Wundheilungsstörungen** sowie für **unruhige oder verwirrte** Menschen eignet sich die Nassrasur nicht.

Trockenrasur

Zur **Trockenrasur** verwenden Pflegende einen elektrischen Rasierapparat, vorzugsweise den des Patienten. Inzwischen gibt es Geräte, die für das Schneiden von feuchten Bartstoppeln ausgelegt sind. Normalerweise sollten die Haare jedoch trocken und die Haut nicht zu fettig sein. Deshalb ist es geraten, das Gesicht zunächst zu waschen.

Unterstützung beim An- und Auskleiden

Die **Unterstützung beim An- und Auskleiden** kann sich sowohl auf die direkte, manuelle Hilfe bei dem Vorgang an sich, als auch auf die Beratung bei der Auswahl der angemessenen Kleidung beziehen (➤ Abb. 3.86).

Insbesondere Patienten, die aufgrund einer Bewegungseinschränkung beim Umgang mit der Kleidung beeinträchtigt sind, benötigen u. U. Hilfe. Das Handlungsprinzip lautet stets: „Hilfe zur Selbsthilfe". Das bedeutet, Pflegende assistieren bei allen Bewegungen, die der Patient nicht allein ausführen kann und überlassen ihm ansonsten die Initiative. Einige Regeln für das Vorgehen:

- Falls nötig, Auswahl der Kleidung gemeinsam mit dem Patienten treffen – nie über seinen Kopf hinweg entscheiden, was er zu tragen hat
- Patienten das gewünschte Kleidungsstück richtig herum in die Hand geben oder auf den Schoß legen
- Knöpfe oder Reißverschlüsse öffnen, damit sie kein Hindernis für den Einstieg darstellen
- Das Anlegen der Oberbekleidung ist meist leichter zu bewerkstelligen als das Anlegen von Hosen, des-

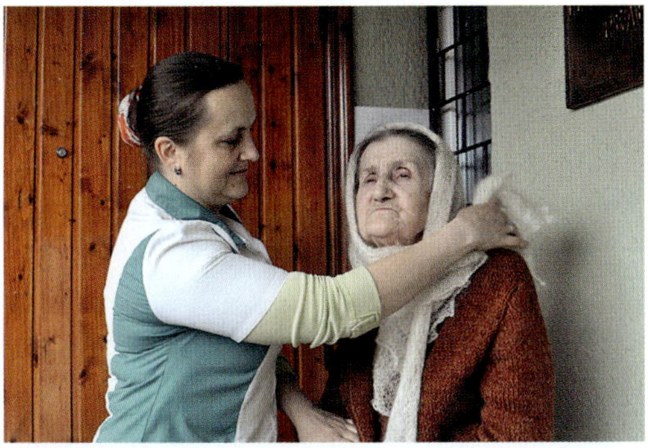

Abb. 3.86 Pflegende gestalten die Unterstützung beim An- und Auskleiden so, dass die Patienten die verbliebenen Fähigkeiten voll einsetzen können. [J787]

halb unterstützen Pflegende die Patienten, indem sie z. B. die Hose so halten, dass der Patient nur seine Beine hineinheben muss (Röcke lassen sich leichter anziehen, wenn man mit dem Oberkörper hineinschlüpft und sie dann nach unten zieht)
- Auf die Verwendung von weiten Kleidungsstücken achten, die sowohl das Anziehen erleichtern, als auch größere Bewegungsfreiheit ermöglichen
- Kleidung bevorzugen, die mit Klettverschlüssen versehen ist oder andere, möglichst leicht zu bedienende Verschlussmechanismen besitzt
- Unsichere Patienten anleiten, sich weitgehend im Sitzen anzukleiden und dann im Stehen stützen, während sie die Kleidung an den richtigen Platz rücken (auf diese Weise müssen die Patienten sich nur auf das Anziehen konzentrieren und fühlen sich sicher)
- Patienten vor einen Spiegel führen, damit sie ihre Kleidung begutachten können.

3.8 Bewegung

Nahezu alle Organfunktionen beruhen auf der Bewegungsfähigkeit des Körpers. Ein Teil der lebenswichtigen **Bewegungen** sind dem Willen des Menschen entzogen. Dazu gehören sämtliche Aktionen der glatten Muskulatur (➤ Kap. 2.3.2), die z. B. für Verdauungsvorgänge im Magen-Darm-Trakt zuständig ist, sowie die unabhängig organisierten Aktionen des Herzens (➤ Kap. 2.5.1).

Doch auch die Bewegung der Skelettmuskulatur nimmt unmittelbaren Einfluss auf die Gesundheit und den reibungslosen Ablauf körperlicher Vorgänge. Alle Grundbedürfnisse, z. B. Atmung, Ausscheidung, Wahrnehmung, Nahrungsaufnahme, Kommunikation, sind direkt von der zielgerichteten Aktivität der Muskeln abhängig.

Einfluss des Lebensalters

Die Bewegungsfähigkeit beginnt schon lange vor der Geburt. Das erste deutlich sichtbare Zeichen ist meist der Herzschlag, den der Arzt im Ultraschall etwa ab der fünften Schwangerschaftswoche sehen kann. Gesunde Neugeborene und Säuglinge bewegen sich zwar viel, doch sie lernen erst mit der Zeit, die Aktionen zielgerichtet zu steuern. Bewegung dient ihnen dazu, ihren eigenen Körper und die Umgebung kennen zu lernen. Die Bewegungsentwicklung dauert mehrere Jahre und ist etwa mit dem Erreichen des schulpflichtigen Alters abgeschlossen. Dann haben Kinder in der Regel auch komplexe Bewegungsmuster gelernt, z. B. das Halten der Balance, wie sie zum Fahrradfahren nötig ist.

Die **größte Bewegungsfähigkeit** besitzt ein Mensch, sobald sein Wachstum abgeschlossen ist und die Muskulatur voll ausgebildet ist (➤ Abb. 3.87). Diese Fähigkeit lässt sich mit kleinen Einschränkungen durch ein ausgewogenes Training über viele Jahre erhalten. In höherem Lebensalter nimmt die Stabilität der Knochen ab, Muskelmasse vermindert sich ebenso wie die Wahrnehmungsfähigkeit der Sinnesorgane. All dies schränkt die Beweglichkeit zunehmend ein. Allerdings lässt sich dieser Prozess durch angemessene Bewegungsübungen verlangsamen.

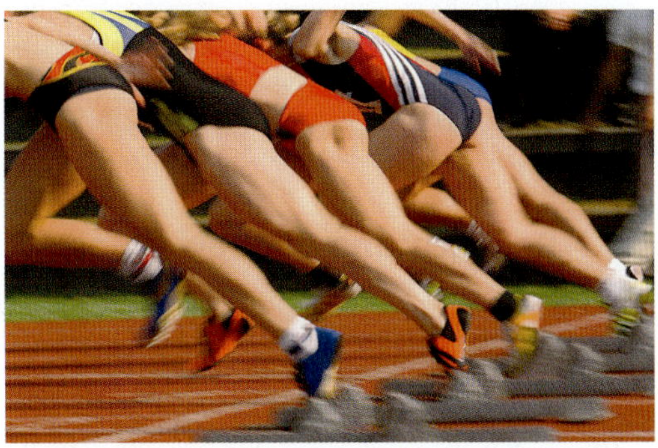

Abb. 3.87 Junge Erwachsene stehen auf dem Höhepunkt ihrer Bewegungsfähigkeit und Körperkraft. Deshalb können sie in dieser Zeitspanne sportliche Höchstleistungen erbringen. [J787]

Tab. 3.34 Wirkungen von Bewegung und Bewegungsmangel der Skelettmuskulatur auf die Organsysteme des Körpers.

Organsysteme (Auswahl)	Wirkung von Bewegung (Beispiele)	Folgen mangelnder Bewegung (Beispiele)
Haut	• Anregung der Durchblutung • Impulse zur Wahrnehmung der Körperoberfläche	• Minderdurchblutung (Gefahr eines Druckgeschwürs steigt ➤ Kap. 2.2.5)
Herz-Kreislauf-System	• Unterstützung des Blutflusses in den Venen durch den wechselnden Druck der Muskeln auf die Gefäßwände • Erhalt der Leistungsfähigkeit	• Risiko einer Thrombose (➤ Kap. 2.5.5) steigt • Durchblutungsstörungen • Bluthochdruck
Atmungsorgane	• Vertiefte Ein- und Ausatmung • Training der Lungenfunktion durch wechselnde Belastung • Abhusten von Sekret	• Sekretstau • Belüftung und Durchblutung der Lunge vermindert (Risiko einer Lungenentzündung steigt ➤ Kap. 2.6.4)
Magen-Darm-Trakt	• Beschleunigung der Darmpassage • Verbesserter Abgang von Darmwinden • Erhöhung der Verdauungsleistung	• Risiko einer Stuhlverstopfung (➤ Kap. 3.6.2) steigt • Risiko der Entwicklung eines Diabetes mellitus (➤ Kap. 2.11.3) • Appetitlosigkeit
Muskeln, Sehnen, Gelenke	• Erhalt der Funktion und Leistungsfähigkeit • Ernährung nicht durchbluteter Strukturen (z. B. Knorpel ➤ Kap. 2.3.1)	• Muskelschwund • Kräfteverfall • Verringerte Gelenkbeweglichkeit • Risiko von Gelenkfehlstellungen steigt • Rückenbeschwerden
Sinnesorgane	• Voraussetzung für die uneingeschränkte Funktion • Schutz empfindlicher Organe (z. B. Lidschluss)	• Verringerte Aufnahmefähigkeit und Verarbeitung von Sinnesreizen • Störungen der Körperwahrnehmung

BEACHTE

Bewegungsmangel ist häufig Ausdruck einer falschen Lebensführung. Ärzte und Ernährungswissenschaftler weisen darauf hin, dass dieses Phänomen nicht nur Erwachsene, sondern bereits Kinder betrifft. Als eine der Ursachen gilt ein passives Freizeitverhalten, das z. B. einseitig auf den Konsum von Massenmedien ausgerichtet ist. Im Erwachsenenalter spielen vor allem sitzende berufliche Tätigkeiten sowie mangelndes Interesse an sportlicher Betätigung eine entscheidende Rolle bei der Ausbildung von Bewegungsarmut. In der Folge körperlicher Passivität entstehen **Zivilisationskrankheiten** wie Fettleibigkeit, degenerative Wirbelsäulenerkrankungen, Bluthochdruck oder Arteriosklerose (➤ Tab. 3.34).

3.8.1 Beobachtung der Bewegung

Zahlreiche Erkrankungen führen zu einer Einschränkung oder gar einem vollständigen Verlust der körperlichen Mobilität.

Wie stark Patienten sich von dem jeweiligen Funktionsausfall beeinträchtigt fühlen, hängt entscheidend von ihrer gewohnten Lebensweise ab.

BEACHTE

Es ist von entscheidender Bedeutung, dass Pflegende zur Beurteilung von Bewegungseinschränkungen stets die individuelle Lebensgeschichte der Patienten einbeziehen.

Mit der Art seiner Bewegungen teilt ein Mensch etwas über sein Befinden mit. Meist sind bereits auf den ersten Blick Aussagen darüber möglich. Doch um zu einem professionellen und angemessenen Urteil zu kommen, strukturieren Pflegende ihre Beobachtung. So können sie anschließend die erhobenen Befunde begründen und z. B. im Team oder gegenüber anderen Berufsgruppen nachvollziehbar schildern.

Körperhaltung

Die **Körperhaltung** eines gesunden, beschwerdefreien Menschen ist gekennzeichnet von einer ausgeglichenen Muskelspannung. Die Schultern sind gerade, die Wirbelsäule ist aufrecht. Bereits aus dem Einfluss von Stimmungsschwankungen und Änderungen des Befindens, die ohne Krankheitswert sind, können sich charakteristische Veränderungen ergeben. So sinken z. B. unter dem Einfluss von Müdigkeit Schultern und Kopf nach vorn, während bei Erregung oder Zorn die Körperspannung häufig steigt und der Betroffene sich stärker aufrichtet („in die Brust wirft"), um instinktiv größer und damit dominanter zu wirken.

Krankheiten lassen sich an vielfältigen Änderungen der Körperhaltung ablesen, z. B.:

- **Gebeugt,** z. B. durch Gefühle wie Trauer und Mutlosigkeit, Veränderungen an der Wirbelsäule, neurologische Erkrankungen (u. a. Parkinson-Krankheit ➤ Kap. 2.4.2), psychische Erkrankungen (u. a. Depression) sowie aufgrund allgemeiner Alterungsprozesse (➤ Abb. 3.88)
- **Einseitig betont,** z. B. bei halbseitiger Lähmung nach Schlaganfällen oder Hirntumoren
- **Gekrümmt** oder stark **verspannt,** z. B. durch Schmerzen.

Bewegungsablauf

Der **Bewegungsablauf** gesunder Menschen wirkt unangestrengt, rasch und zielgerichtet. Beim Gehen befinden sie sich im Gleichgewicht und lassen die Arme zur Unterstützung im Rhythmus mitschwingen. Wenn gesunde Menschen einen Gegenstand greifen wollen, bewegen sie die Hand auf ihn zu und bringen die Finger in eine geeignete Position. Sie dosieren ihre Kraft so, wie es dem jeweiligen Zielobjekt angemessen ist. **Beispiel:** Ein Weinglas ist anders anzufassen als ein Hammer.

Krankheiten oder Alter zeigen sich auch am Bewegungsmuster der Betroffenen. Mögliche Veränderungen im **Gangbild:**

- **Hinken,** bezeichnet ein Bewegungsmuster, bei dem der Betroffene mit den Füßen ungleichmäßig auf dem Boden auftritt. Es entsteht z. B. bei Hüft- und Kniegelenkserkrankungen, Lähmungserscheinungen oder Schmerzen unterschiedlicher Ursache an einem Bein
- **Tappen,** unsicheres, meist breitbeiniges Gehen (eine größere Spurbreite vereinfacht die Balance), wie es bei neurologischen Erkrankungen, z. B. Multiple Sklerose, vorkommt
- **Trippeln,** kurze Schritte in schneller Frequenz, manchmal ohne Vorwärtsbewegung, ist z. B. typisch für die Parkinson-Erkrankung
- **Schlurfen,** ungenügendes Heben der Fußsohle oder der Fußspitze vom Boden; entsteht durch mangelnde Kraft, ungenügende Koordination (z. B. nach Alkohol- oder Drogenkonsum) oder extreme Nachlässigkeit beim Gehen.

An den Bewegungen der Arme, Hände und Finger lassen sich die feinmotorischen Fähigkeiten des Menschen, also die kleinteilige Beweglichkeit, besonders gut ablesen. Typische Störungen sind:

- **Zittern** *(Tremor),* unwillkürliche Muskelanspannungen führen zu einem nicht willentlich zu beeinflussenden Flattern der Hände und Finger. Dieses Zittern kann unter sehr verschiedenen Umständen auftreten. Bei der Parkinson-Erkrankung ist ein Zittern in Ruhe zu beobachten. Andere Erkrankungen verursachen das Zittern nur, wenn der Betroffene eine zielgerichtete Bewegung ausführt, und zwar verstärkt sich der Tremor, je näher z. B. die Hand dem zu fassenden Gegenstand kommt. Das Zittern kann auch ein Ausdruck psychischer Anspannung sein oder als Alterserscheinung auftreten
- **Mangelnde Greiffunktion** kann auf eine Störung des Tastsinnes zurückgehen. **Beispiel:** Diabetikern fällt aufgrund einer Schädigung der Nervenenden schwer, kleine Gegenstände zu erspüren. Deshalb sind die z. B. nicht in der Lage, eine Stecknadel von einer Tischplatte aufzuheben
- **Schlaffe Bewegungen** können von einer allgemeinen körperlichen Schwäche verursacht oder Ausdruck einer psychischen Erkrankung (z. B. Depression) sein.

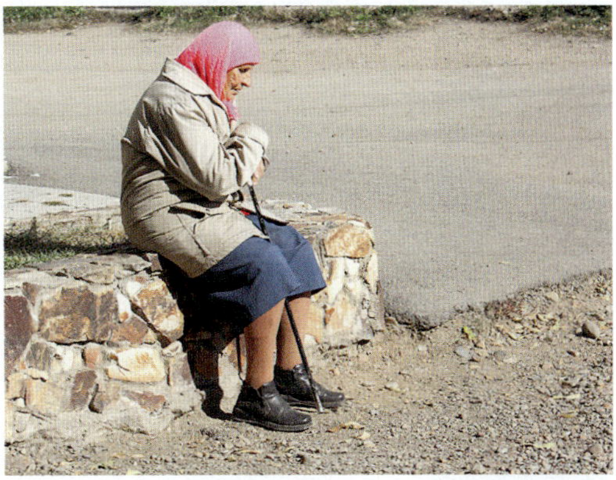

Abb. 3.88 Alter und Krankheit können den Rücken beugen. [J787]

3

Einschätzung von Bewegungseinschränkungen

Die Vielzahl der Bewegungen, zu denen der menschliche Körper in der Lage ist sowie die Variationsbreite möglicher **Bewegungseinschränkungen** erfordern von den Pflegenden eine sorgfältige Beobachtung, die während des ersten Kontakts, z. B. beim Aufnahmegespräch in eine stationäre Einrichtung oder zur Übernahme in die häusliche Versorgung, beginnt und sich dann über die gesamte Dauer der Pflegebeziehung erstreckt.

Chronische Erkrankungen sowie andere Ursachen für Bewegungsstörungen sind als dynamische Prozesse zu verstehen, in deren Verlauf sich Einschränkungen verstärken oder zurückbilden können. Insbesondere die fachgerechte Betreuung und Förderung durch Pflegende nimmt einen wesentlichen Einfluss auf diese Entwicklung und kann das Wiedererlangen verlorener Fähigkeiten fördern. Zur Gewinnung der notwendigen Informationen befragen Pflegende in erster Linie die Patienten selbst. Sind diese nicht in der Lage, entsprechende Auskunft zu geben, ziehen Pflegende Angehörige oder andere Bezugspersonen zu Rate. Auch die Dokumentation vorangegangener Behandlungsabschnitte (z. B. Pflegeberichte, Arztbriefe) kann eine wertvolle Informationsquelle sein.

Zur **Einschätzung von Bewegungseinschränkungen** sind z. B. folgende Fragen möglich (➤ Tab. 3.35):

- Leidet der Patient unter Erkrankungen, die sich auf die Bewegungsfähigkeit auswirken? Welche sind es? Wie ist die künftige Entwicklung zu beurteilen?
- Nimmt der Patient Arzneimittel ein, die seine Bewegungsfähigkeit beeinträchtigen?
- Benutzt der Patient Hilfsmittel? Wie kommt er mit ihnen zurecht? Könnten (weitere) Hilfsmittel seinen Aktionsradius erweitern (➤ Abb. 3.89)?
- Ist die Umgebung des Patienten seinen Bedürfnissen angepasst? (z. B. muss er Treppen steigen, um in seine Wohnung zu kommen, sind Türen breit genug für einen Rollstuhl, befinden sich die Räume, in denen sich das Alltagsleben abspielt auf einer Etage, gibt es weitere Hindernisse in den Wohnräumen?)
- Welche Haltungen nimmt der Patient überwiegend ein? Ist er in der Lage, sie selbstständig zu verändern?
- Bestehen bereits Bewegungseinschränkungen (z. B. durch Kontrakturen ➤ Kap. 3.8.2)? Welches Ausmaß haben sie?
- Verursachen Bewegungen dem Patienten Schmerzen? Bei welchen Bewegungen treten diese Schmerzen auf?

Tab. 3.35 In einem Protokoll nach diesem Schema lässt sich eine Momentaufnahme der Bewegungsfähigkeit dokumentieren. Es dient auch als Orientierungshilfe bei der Befragung von Patienten oder ihrer Angehörigen.

Aktivität	Beurteilung der Fähigkeiten und Einschränkungen					
	Vollständig unabhängig von Hilfestellung	Hilfsmittel erforderlich	Unterstützung durch Pflegende erforderlich	Unterstützung durch Pflegende und Hilfsmittel erforderlich	Keine Eigenaktivität möglich	Bemerkungen (z. B. spezielle Techniken, die der Patient sich angeeignet hat)
Positionswechsel (z. B. im Bett)						
Aufstehen aus dem Bett						
Ankleiden						
Mobilität						
Körperpflege						
Ausscheidung						
Hauswirtschaftliche Tätigkeiten und Beschäftigung						

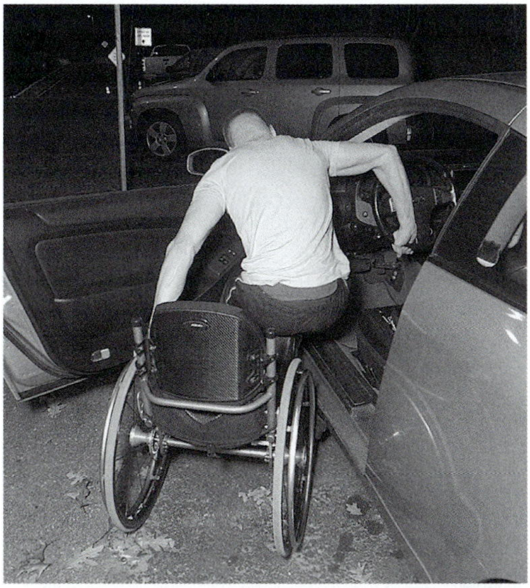

Abb. 3.89 Viele Menschen, die bei ihrer Mobilität auf Hilfsmittel angewiesen sind, haben Techniken entwickelt, die ihnen zur Selbstständigkeit verhelfen. Dieser Rollstuhlfahrer kann allein in sein Auto einsteigen. [G276]

- Bestehen Wahrnehmungsstörungen? Wirken sie sich auf die Bewegungsfähigkeit aus?
- Wie sicher fühlt der Patient sich bei Bewegungen im Alltag?
- Welche Einstellung hat der Patient zum Thema Bewegung? Ist sie ihm wichtig, weniger wichtig, unwichtig?
- Ist der Patient in der Lage, alle gewünschten Aktionen auszuführen? An welcher Stelle verspürt er Defizite?
- Hat sich die Bewegungsfähigkeit in der jüngsten Vergangenheit verändert? Aus welchem Grund?

3.8.2 Einschränkungen der Bewegungsfähigkeit

Druckgeschwür ➤ Kap. 2.2.5

Schmerzen

Schmerzen, die zu einer Bewegungseinschränkung führen, können von verschiedenen Körperteilen ausgehen und auf vielfältigen Ursachen beruhen. Entsprechend unterschiedlich gestaltet sich der pflegerische Umgang mit den Patienten.

- Schmerzen **nach Operationen** behandelt der Arzt mit einer angemessenen Schmerzmittelgabe. Sie erfüllt nicht nur den Zweck, die Schmerzen zu mindern, sondern versetzt die Patienten auch in die Lage, meist schon am ersten Tag nach dem Eingriff (manchmal auch am selben Tag) das Bett zu verlassen. Mit der frühen Mobilisation beugt man den Folgen von Bewegungsmangel (z. B. Thrombosen, Lungenentzündungen) vor. Den Zeitpunkt des ersten Aufstehens ordnet der Arzt in Abhängigkeit vom jeweiligen Eingriff sowie dem Zustand des Patienten an. In vielen Krankenhäusern wurden für Routineeingriffe Standards zur Pflege nach der Operation entwickelt, in denen auch die Mobilisation geregelt ist. Von diesen Vorgaben weichen Pflegende nur in begründeten Einzelfällen oder nach Arztanweisung ab
- Schmerzen nach einer **Schädigung des Bewegungsapparates,** z. B. Knochenbrüche, Sehnenrisse, Verstauchungen, bedürfen zunächst der ärztlichen Behandlung. Gegebenenfalls ist eine Operation notwendig. physiotherapeutische Übungen begleiten die Heilungsphase. Das Ziel ist in aller Regel, so früh wie möglich die maximale Bewegungsfähigkeit zu erreichen. Dabei sind Pflegende unterstützend tätig
- Schmerzen, die von **entzündlichen Veränderungen innerer Organe** ausgehen, z. B. Bauchspeicheldrüsenentzündung (➤ Kap. 2.7.12) machen gelegentlich strenge Bettruhe erforderlich. Um trotzdem ein Maximum an täglicher Bewegung zu erreichen, verordnet der Arzt Physiotherapie. Die Therapeuten zeigen den Patienten Übungen zur selbstständigen Durchführung. Pflegende unterstützen die Patienten dabei
- Schmerzen durch degenerative **Gelenks- oder Knochenerkrankungen,** z. B. Arthrose (➤ Kap. 2.3.4), Osteoporose (➤ Kap. 2.3.4) erfordert eine angemessene Behandlung mit Arzneimitteln. Bei schweren Schäden eines Gelenks durch Arthrose ist ein Gelenkersatz oft unumgänglich. Er bietet den Vorteil, dass sich die betroffene Extremität in den meisten Fällen anschließend schmerzfrei bewegen lässt

- Schmerzen durch **Krebserkrankungen** behandelt der Arzt mit Schmerzmitteln. Anschließend nehmen die Patienten, ggf. unter Anleitung von Physiotherapeuten, ein angemessenes Bewegungsprogramm auf. Sofern nötig, unterstützen Pflegende die Patienten.

Lähmungen

DEFINITION

Lähmung: Teilweise oder vollständige Unfähigkeit, ein oder mehrere Körperteile zu bewegen.

Lähmungen können unterschiedliche Ursachen haben und kommen in verschieden starker Ausprägung vor (➤ Tab. 3.36).

Die Patienten sind, je nachdem welche Körperteile betroffen sind und über wie viel Kraft sie in den weniger betroffenen Extremitäten verfügen, in unterschiedlichem Ausmaß auf Unterstützung im Alltag angewiesen. Die pflegerische Versorgung orientiert sich stets am Zustand und den Fähigkeiten des Patienten. Im Sinne der Aktivierung übernehmen Pflegende ausschließlich jene Tätigkeiten, die ein Patient allein nicht ausführen kann.

BEACHTE

Eine Besonderheit ergibt sich z.B. in der Betreuung von Patienten, die im Zuge eines **Schlaganfalls** eine halbseitige Lähmung erlitten haben. Gelegentlich ist es möglich, verloren gegangene Fähigkeiten zurück zu gewinnen. Als geeignete Pflegetherapie hat sich das Bobath-Konzept (➤ Kap. 3.10.4) etabliert. Die besten Erfolge lassen sich durch eine intensive Zusammenarbeit zwischen Pflegenden und Therapeuten anderer Fachrichtungen (z.B. Physio-, Ergo- und Sprachtherapeuten) erzielen.

Prothese

Anlegen einer Prothese ➤ Kap. 3.8.3

DEFINITION

Prothese *(griechisch voran stellen):* Konstruktion, die im Aussehen und der Funktion einem fehlenden oder erkrankten Körperteil ähnelt. Prothesen, die zum Einbau in den Körper bestimmt sind, heißen *Endoprothesen* (z.B. Hüftgelenke, Herzklappen). Prothesen, die außen am Körper zu tragen sind, werden als *Exoprothesen* (z.B. Beine, Arme) bezeichnet.
Orthese: Hilfsmittel zur Unterstützung, Korrektur oder zum Schutz erkrankter oder mangelhaft ausgebildeter Körperteile (z.B. Schienen, Korsetts).

Die Verwendung von **Prothesen** hat eine lange Tradition. Zunächst konnten diese Hilfsmittel eine verloren gegangene Körperfunktion nur sehr mangelhaft ersetzen.

Tab. 3.36 Einteilung der Lähmungen und ihre möglichen Ursachen.

Art der Lähmung	Betroffene Körperteile	Zeichen	Ursachen (Beispiele)
Unvollständige Lähmung *(Parese)*	• Eine Gliedmaße *(Monoparese)* • Eine Körperhälfte, jeweils Arm und Bein *(Hemiparese)* • Beide Arme **oder** beide Beine *(Paraparese)* • Alle Gliedmaßen *(Tetraparese)*	• Bewegungsfähigkeit teilweise erhalten • Erhöhte Muskelspannung *(Spastik)* möglich • Reflexe (z.T. krankhafte) vorhanden • Muskelkraft vermindert	• Schlaganfall • Hirntumor • Gewalteinwirkung auf das Gehirn *(Schädel-Hirn-Trauma)* • Degenerative Nervenerkrankungen (z.B. Multiple Sklerose, amyotrophe Lateralsklerose)
Vollständige Lähmung *(Plegie)*	• Eine Gliedmaße *(Monoplegie)* • Eine Körperhälfte, jeweils Arm und Bein *(Hemiplegie)* • Beide Arme **oder** beide Beine *(Paraplegie)* • Alle Gliedmaßen *(Tetraplegie)*	• Bewegungsfähigkeit der betroffenen Gliedmaßen vollständig erloschen • Keine Muskelspannung vorhanden (Reflexe nur geringgradig vorhanden oder erloschen) • Rascher Abbau der Muskelmasse	• Querschnittlähmung • Kinderlähmung *(Poliomyelitis)* • Frühkindlicher Hirnschaden z.B. durch Sauerstoffmangel während der Geburt *(infantile Cerebralparese)* • Verletzung eines Nervs oder Nervengeflechts, die die Extremitäten versorgen *(periphere Lähmung)*

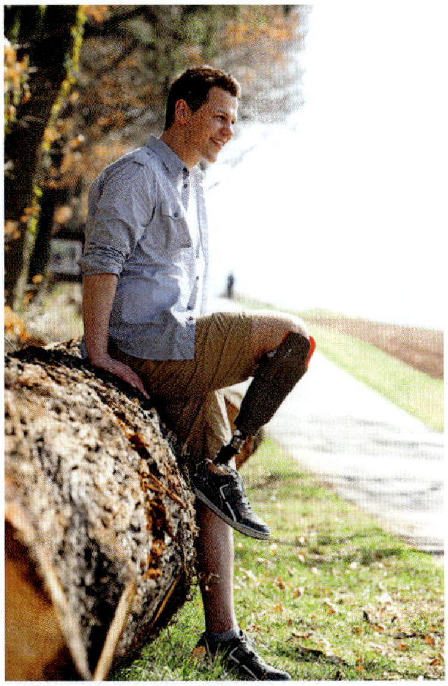

Abb. 3.90 Eine moderne Unterschenkelprothese ermöglicht einen fast natürlichen Gang und ein kosmetisch unauffälliges Körperbild. [V164]

Die moderne Prothesentechnik nutzt zahlreiche Werkstoffe, um eine möglichst optimale Funktion zu erreichen (➤ Abb. 3.90). Die Fortschritte in der Mikroelektronik haben zur Entwicklung von **myoelektrischen Prothesen** geführt. Sie verfügen über Elektroden, die in der Lage sind, Impulse der verbliebenen Muskulatur zu erkennen und in motorgesteuerte Bewegungen zu übersetzen. Auf diese Weise können die Patienten z. B. mit einer künstlichen Hand Gegenstände gezielt greifen und festhalten.

Orthese

In der Orthopädie *(medizinischer Fachbereich, der sich mit der Behandlung von Erkrankungen des Bewegungsapparates beschäftigt)* werden **Orthesen** zur äußeren Stützung von Körperteilen eingesetzt. Häufig ist es ihre Aufgabe, Bewegungen zu verhindern *(Lähmungsapparate)*. Orthesen können diese Funktion nur erfüllen, wenn sie exakt an die Körperformen des Patienten angepasst sind. Dazu verfügen sie entweder über stufenlos verstellbare Klettverschlüsse oder sind vom Orthopädietechniker nach Maß anzufertigen. Beispiele für Orthesen:

- Einlegesohle zur Stützung des Fußgewölbes
- Korsett oder Mieder zur Stabilisierung der Wirbelsäule
- Teilfixierende Schiene *(Lähmungsapparat)*, die vom Oberschenkel bis zur Fußsohle reicht und durch einen Sperrmechanismus Bewegungen im Kniegelenk verhindert
- Peronaeusschiene zur Stützung des Fußes bei einer Fußheberschwäche (häufig nach Schlaganfällen), sie reicht von der unteren Hälfte des Unterschenkels über die Ferse bis zu den Zehen (➤ Abb. 3.91)
- Maßgefertigte Schuhe, z. B. mit unterschiedlich dicken Sohlen, zum Ausgleich von Fehlstellungen oder einem Längenunterschied zwischen den Beinen.

Amputation

DEFINITION

Amputation *(lateinisch amputatio = das Abschneiden)*: Entfernung eines Körperteils, entweder durch einen Unfall oder als ärztliche Maßnahme. Häufigster Anlass zur Verwendung einer Prothese.

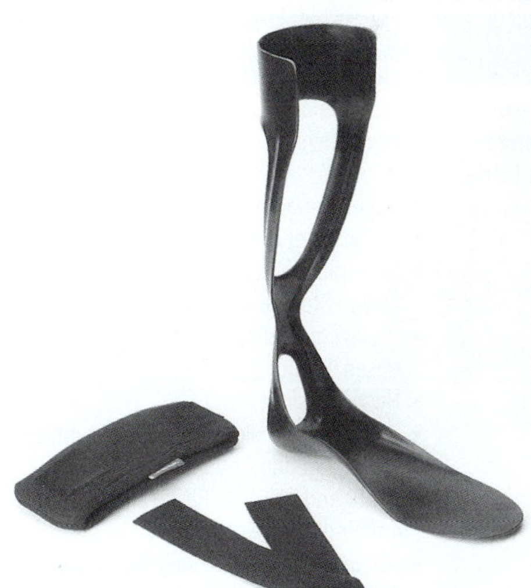

Abb. 3.91 Die Peronaeusschiene verhindert, dass der Fuß nach unten kippt und damit das Gehen erschwert. Die Schiene kommt häufig nach Schlaganfällen zum Einsatz und verschwindet unter der Hose bzw. im Schuh, sodass sie kein kosmetisches Problem darstellt. [V164]

Die **Amputation** einer Gliedmaße (oder eines Teils einer Gliedmaße) ist eine radikale Behandlungsform, die erst zum Einsatz kommt,

- Wenn alle anderen Maßnahmen nicht zum Ziel geführt haben
- Die Schäden an dem betreffenden Körperteil so groß sind, dass es sich nicht heilen lässt
- Von dem Körperteil eine Gefahr für das Leben des Patienten ausgeht.

Grundsätzlich versucht der Arzt, die Amputationshöhe so zu wählen, dass ein möglichst großer Teil der betroffenen Gliedmaße erhalten bleibt. Je weiter die Schnittführung vom Körperzentrum entfernt ist, desto besser ist die Funktion, die sich mit einer Prothese erzielen lässt.

Noch während des stationären Aufenthalts erhält ein Patient nach einer Amputation eine vorläufige Prothese. Mit ihrer Hilfe ist eine frühe Mobilisation möglich. Sie verhindert den Abbau von Muskelmasse, der sich während einer längeren Bettlägerigkeit einstellen und das Bewegungstraining behindern würde.

Tab. 3.37 Mangelnde Bewegung (z. B. im Rahmen einer Bettlägerigkeit) hat schädliche Auswirkungen auf Geist und Körper.

	Folgen mangelnder Bewegung (Beispiele)
Körperliches Befinden	• Muskelmasse und -kraft schwinden • Beweglichkeit der Gelenke nimmt ab *(Kontrakturen)* • Knochenmasse und -festigkeit nimmt ab • Verringerter Appetit • Darmtätigkeit verlangsamt (erhöhtes Risiko von Stuhlverstopfung) • Risiko von Druckgeschwüren und Thrombosen erhöht • Herzkraft sinkt • Atemgeschwindigkeit und -tiefe nehmen ab • Tiefer liegende Anteile der Lunge sind ungenügend belüftet (Risiko einer Lungenentzündung steigt) • Abhusten von Bronchialsekret vermindert • Sauerstoffversorgung des Gewebes vermindert (erhöhtes Risiko von Druckgeschwüren)
Geistiges *(psychisches)* **Befinden**	• Interesse an der Umgebung nimmt ab (verstärkt durch reizarme Umgebung und lange Phasen der Einsamkeit) • Insekten sehen

Sobald die Operationswunde verschlossen ist und der Amputationsstumpf eine stabile Form angenommen hat, messen Orthopädietechniker die endgültige Prothese an.

Immobilisationssyndrom

DEFINITION

Immobilisationssyndrom: Zusammenfassung von Beeinträchtigungen, die in der Folge von lang dauernder, schwerer Bewegungseinschränkung (meist im Rahmen einer Bettlägerigkeit) sowie mangelnder Reize aus der Umgebung und erheblicher Abhängigkeit von Pflege entstehen können.

Das **Immobilisationssyndrom** bezeichnet einen Zustand, in den Patienten aufgrund unsachgemäßer Pflege geraten können. Bewegungs- und Reizarmut haben massive Auswirkungen auf das geistige und körperliche Befinden eines Menschen (➤ Tab. 3.37, ➤ Abb. 3.92). Nicht selten führen diese Mangelzustände zum Tod.

Typisch sind ein schleichender Beginn, sowie ein Verlauf, in dem Ursachen und Wirkungen einander wechselseitig verstärken. Pflegende können diesen Prozess der abnehmenden Leistungsfähigkeit nicht in jedem Fall verhindern, aber sie besitzen Möglichkeiten, ihn zu verlangsamen. Das grundlegende Werkzeug ist die **Aktivierung.** Damit ist ein Vorgehen gemeint, bei dem die Pflegenden:

- **Analysieren,** welche Bedürfnisse, Fähigkeiten und Defizite ein Patient hat, ob sich seine Selbstständigkeit durch Training oder ein angemessenes Angebot an Hilfsmitteln fördern lässt, ob die Umgebung des Patienten seinen körperlichen und geistigen Voraussetzungen entspricht und wie sie ggf. zu verändern ist

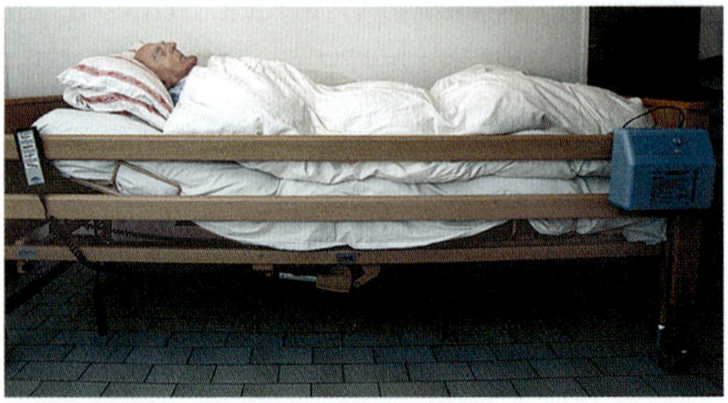

Abb. 3.92 Vor allem bettlägerige Patienten sind gefährdet, ihre Bewegungsfähigkeit zu verlieren. [K115]

- **Planen,** wie die Maßnahmen aufeinander folgen sollen und welchem Ziel sie dienen
- **Unterscheiden,** in welchen Situationen die Übernahme einer Handlung (z. B. das Waschen der Füße) bzw. eine Motivation oder ein Ratschlag langfristig ein besseres Ergebnis bringen
- **Unterstützen,** wenn Unterstützung notwendig ist
- **Überprüfen,** welche Wirkung das pflegerische Handeln erzielt
- **Korrigieren,** sobald sich zeigt, dass eine Pflegemaßnahme nicht zum gewünschten Erfolg führt.

Aktivierende Pflege umschließt alle Bereiche des Lebens, von der Nahrungsaufnahme bis zur Ausscheidung, von der Kommunikation bis zum Ankleiden. Allerdings beachten Pflegende auch, dass **Aktivierung kein Selbstzweck** ist. Insbesondere Menschen mit einer Erkrankung, die in absehbarer Zeit zum Tode führen wird, haben ein Recht darauf, sich den Anforderungen des Alltags zu verweigern. In diesen Fällen kann angemessene Pflege in der verständnisvollen Begleitung durch den Verlauf der Erkrankung bestehen. Sie enthält ebenfalls eine aktivierende Komponente, weil sie den Patienten z. B. ermutigt, sich mit dem Tod auseinanderzusetzen.

BEACHTE

Alle Maßnahmen zur pflegerischen Bewegungsförderung lassen sich unter dem Begriff der **Bettlägerigkeitsprophylaxe** zusammenfassen. Der Begriff der **Bettlägerigkeit** bezeichnet einen Zustand, in dem ein Mensch für längere Zeit (oder für den Rest seines Lebens) überwiegend oder vollständig auf das Bett als Aufenthaltsort angewiesen ist. Bettlägerigkeit entwickelt sich als Prozess, den man in fünf Phasen einteilen kann. In jeder dieser Phasen können Pflegende gezielte prophylaktische Maßnahmen anwenden, die insgesamt dem Thema der Bewegungsförderung zuzuordnen sind. Dabei geht es nicht ausschließlich um Ortsveränderung, sondern auch um ein sinnvolles Beschäftigungsprogramm und soziale Kontakte.

- Instabilität. In dieser Phase gehen die Betroffenen unsicher, erleben ggf. Stürze und neigen dazu, ihren Aktionsradius einzuschränken. Prophylaktisch wirken Physiotherapie (z. B. Gehschule), Wohnraumanpassung und der Einsatz von Gehhilfen
- Ereignis. Ein Sturz mit massiveren Verletzungsfolgen oder ein Zeitraum der Bettruhe aufgrund einer Erkrankung tritt wie ein Wendepunkt auf und verringert den Bewegungsumfang deutlich. Prophylaktisch wirken in dieser Zeit angemessene unterstützte Mobilisationen und eine positive Verstärkung der Betroffenen
- Immobilität im Raum. Die Betroffenen sind in ihrer Bewegung auf ein Zimmer beschränkt, ihr Bewegungsumfang beschränkt sich auf Wechsel zwischen Bett und Sitzgelegenheit. Prophylaktisch wirkt die Motivation, die Zeiträume außerhalb des Bettes so lange wie möglich auszudehnen. Unterstützung bei den Transfers (durch Pflegende oder den sicheren Umgang mit Hilfsmitteln) verringert die Sturzgefahr
- Ortsfixierung. Die Betroffenen sind nicht mehr in der Lage, unter den gegenwärtigen Umständen selbstständig ihren Aufenthaltsort zu wechseln, z. B. vom Bett in einen Stuhl zu gelangen. Prophylaktisch wirken z. B. verkürzte Transferwege, eine Anpassung der Hilfsmittel und positive Verstärkung. Ein strukturiertes Tagesprogramm mit sinnvoller Beschäftigung sowie möglichst zahlreiche Kontakte zu anderen Menschen helfen, die Stimmung der Betroffenen zu heben, und können deshalb als Mutmacher gelten
- Bettlägerigkeit. Die Betroffenen verlassen das Bett nicht oder nur selten. Sie nehmen diese Situation oft als sehr frustrierend wahr. Als Prophylaxen eignen sich in diesem Stadium häufige Wechsel der Körperposition und angemessene Beschäftigungsangebote. Eine zugewandte Pflegehaltung und die Vermeidung des Eindrucks, die Patienten seien Bittsteller bzw. eine Belastung, helfen, die Stimmung zu stabilisieren und Motivation zu erzeugen. Es ist manchmal möglich, den Zustand der Bettlägerigkeit durch gezielte Übungsprogramme auf eine mobilere Phase zurückzuführen.

Mit geeigneten pflegerischen Interventionen lässt sich der Prozess, der zu einer vollständigen Bettlägerigkeit führt, in vielen Fällen erheblich verzögern. Es ist dazu wichtig, dass Pflegende folgendes im Auge behalten: Die Entwicklung einer sich reduzierenden Bewegungsfähigkeit hängt nicht ausschließlich von einem Verfall körperlicher Kraft oder verminderter Bewegungssicherheit ab, sondern ist ganz wesentlich davon bestimmt, ob die Betroffenen motiviert sind, „in Bewegung" zu bleiben. Das heißt, es ist besonders wichtig, die Frage nach dem Sinn des Lebens positiv zu beantworten. Dazu tragen Pflegende vor allem durch die Beachtung der individuellen Bedürfnisse sowie mit einem möglichst vielfältigen und sinnstiftenden Beschäftigungsangebot bei.

Kontraktur

Kontrakturprophylaxe ➤ Kap. 3.8.3

DEFINITION

Kontraktur *(lateinisch contrahere = zusammenziehen):* Nicht zu behebende Einschränkung der Bewegungsfähigkeit eines Gelenks.

Die Bewegungsfähigkeit von Gelenken bleibt nur bei regelmäßigem Training in vollem Umfang erhalten. Eine verminderte Bewegung, wie sie z. B. bei Bettlägerigkeit nahezu zwangsläufig eintritt, führt nicht nur zu einem raschen Abbau von Muskelmasse, sondern auch zu einer zunehmenden Einschränkung des Aktionsradius von Gelenken, den **Kontrakturen.** Im Extremfall sind die Gelenke vollständig versteift, eine Bewegung ist an der betroffenen Stelle dann nicht mehr möglich. Der Prozess ist auf eine Schrumpfung des Halteapparates zurückzuführen, der die Gelenke umgibt. Das Bindegewebe, aus dem die Sehnen, Bänder und Gelenkkapseln bestehen, benötigt die ständige Beanspruchung, um geschmeidig und dehnungsfähig zu bleiben. Die Gelenksversteifung führt zu erheblicher Pflegeabhängigkeit.

BEACHTE

Der Abbau der Gelenkstrukturen und damit auch die Einschränkung der Bewegungsfähigkeit können bereits nach wenigen Tagen einsetzen. Die **Geschwindigkeit,** mit der sich dieser Prozess entwickelt, hängt von der Ausgangssituation des Patienten ab. Bei einem Menschen, der zuvor gesund war, entwickelt sich die Bewegungseinschränkung langsamer als bei jemandem, der schon zuvor beeinträchtigt war, z. B. durch Schmerzen oder Arthrose.

Mögliche Ursachen:

- Bettlägerigkeit, vor allem, wenn die Patienten kein ausreichendes Bewegungsprogramm absolvieren (z. B. bei Bewusstlosigkeit oder ausgeprägter Demenz)
- Medizinische Behandlungen, die mit einer Ruhigstellung von Körperteilen verbunden sind, z. B. Gipsverbände, Korsetts
- Mangelnde Veränderungen der Körperposition über längere Zeiträume, z. B. bewegungsloses Sitzen im Rollstuhl
- Schmerzen, die zu Schonhaltungen führen
- Große Narben, die über Gelenke hinweg ziehen (Narben üben einen Zug auf das umliegende Gewebe aus und sind starrer als Haut, deshalb schränken sie die Beweglichkeit ein)
- Lähmungen
- Positionierungen ohne angemessene Unterbrechungen durch z. B. Physiotherapie.

Spitzfuß

Spitzfußprophylaxe ➤ Kap. 3.8.3

DEFINITION

Spitzfuß: Kontraktur des Sprunggelenks.

Die am häufigsten anzutreffende Kontraktur ist der **Spitzfuß.** Er entsteht durch eine Verkürzung der Achillessehne (➤ Kap. 2.3.3) und zwingt den Fuß in eine typisch gestreckte Haltung (➤ Abb. 3.93). Patienten, die einen Spitzfuß entwickelt haben, können nur noch auf den Zehenspitzen stehen und häufig nicht mehr ohne Unterstützung gehen.

Ein Spitzfuß kann auch bei Patienten mit mangelnder Kraft in den Beinen entstehen, die z. B. über lange Zeiträume im Rollstuhl sitzen, ohne dass ihre Füße angemessen unterstützt sind. Der Schwerkraft folgend hängen ihre Füße nach unten und es besteht das Risiko, dass das Sprunggelenk in dieser Position einsteift (➤ Abb. 3.94).

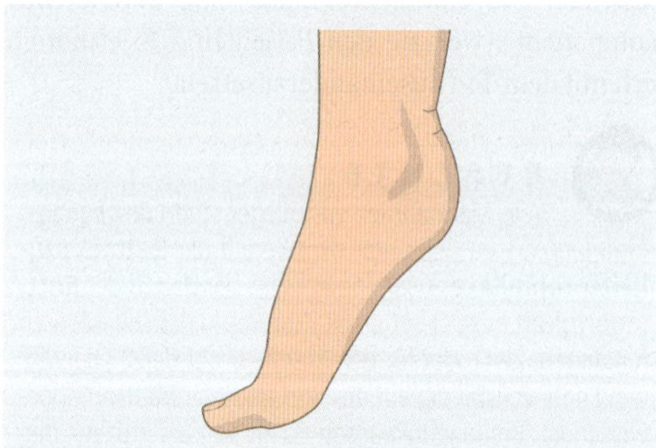

Abb. 3.93 Typische Stellung eines Spitzfußes. [L138]

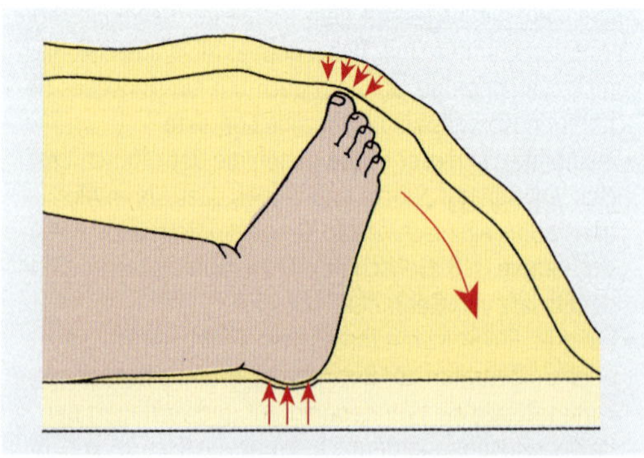

Abb. 3.94 Ein Spitzfuß entsteht bei bettlägerigen Patienten meist durch das Eigengewicht des Fußes sowie den Druck der Bettdecke auf die Zehen. [L157]

BEACHTE
In vielen Fällen ist ein Spitzfuß als Zeichen mangelhafter oder unprofessionell ausgeführter Pflege zu betrachten.

3.8.3 Unterstützung der Bewegung

Durch eine angemessene **Unterstützung der Bewegung** sowie die Vermittlung von geeigneten Techniken und Hilfsmitteln können Pflegende dazu beitragen, dass

- Patienten verloren gegangene Bewegungsfähigkeiten zurückgewinnen
- Die Folgen chronischer Erkrankungen gemindert oder verzögert werden.

Hilfsmittel

Körperpflege und Kleidung ➤ Kap. 3.7
Hilfsmittel, die z. T. von Orthopädietechnikern exakt an die Körpermaße und Fähigkeiten eines Patienten angepasst werden, sind geeignet, den Patienten Mobilität und eine größere Unabhängigkeit bei der Bewältigung des Alltags zu ermöglichen. Die Voraussetzung dafür, dass dies gelingt, ist die richtige Handhabung der Produkte. Es ist eine Aufgabe Pflegender, die Patienten darin zu schulen, denn durch eine ungeeignete Wahl oder die falsche Benutzung der Hilfsmittel kann der Patient sich erheblichen Schaden zufügen oder seine körperlichen Beeinträchtigungen verstärken.

Gehstock

Gehstöcke übernehmen die Funktion eines dritten (oder vierten) Beines, indem der Benutzer das Gewicht seines Oberkörpers darauf stützt und auf diese Weise das Standbein entlastet.

In der Krankenpflege sind verschiedene Modelle von Gehstöcken gebräuchlich (➤ Abb. 3.95). Besonderes Augenmerk liegt auf der anatomischen Ausformung des Griffs.

Die Länge ist von entscheidender Bedeutung. Ist der Stock zu kurz, verlagert sich die Haltung und damit das Körpergewicht des Patienten auf eine Seite. Dies kann zu Abnutzungserscheinungen an den Gelenken der übermäßig belasteten Körperseite oder zu einer Verstärkung von unwillkürlicher Muskelspannung führen.

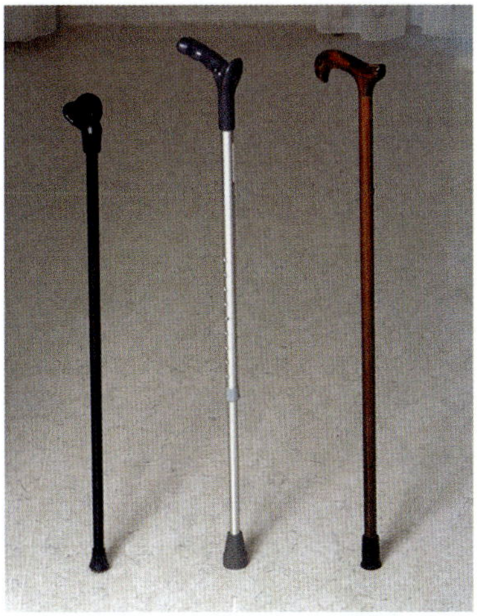

Abb. 3.95 Verschiedene Modelle von Gehstöcken mit Handgriff. Ergonomisch geformte Griffe sind jeweils für Rechts- oder Linkshänder ausgelegt. [K183]

BEACHTE
Die **Anpassung eines Gehstocks** an die Körpermaße des Patienten ist die Aufgabe geschulter Fachleute (z. B. Orthopädietechniker, Physiotherapeuten). Nur auf diese Weise lassen sich zusätzliche Schäden, die z. B. durch eine falsch gewählte Stocklänge entstehen können, zuverlässig vermeiden.

Für die Herstellung von Gehstöcken verwendet man verschiedene Materialien, z. B. Holz, Aluminium, Kunststoff, Kohlefaser.
Auswahl häufig verwendeter Gehstöcke:

- **Gehstöcke mit Handgriff** sind in unterschiedlichen Ausführungen erhältlich. Die Griffe sind so geformt, dass sie gut in der Hand liegen und auch bei höherer Belastung ein Abrutschen und damit das Sturzrisiko vermindern
- **Unterarmgehstöcke** verfügen über eine Verlängerung über den Handgriff hinaus, die in einer Halbschale endet, in die sich der Unterarm einlegen lässt (➤ Abb. 3.96). Die Konstruktion ermöglicht das Gehen auch, wenn ein Patient mit einem Bein gar nicht auftreten darf (z. B. nach Knochenbrüchen, Bänderrissen). Die Stöcke werden meist paarweise verwendet. Eine spezielle Variante ist

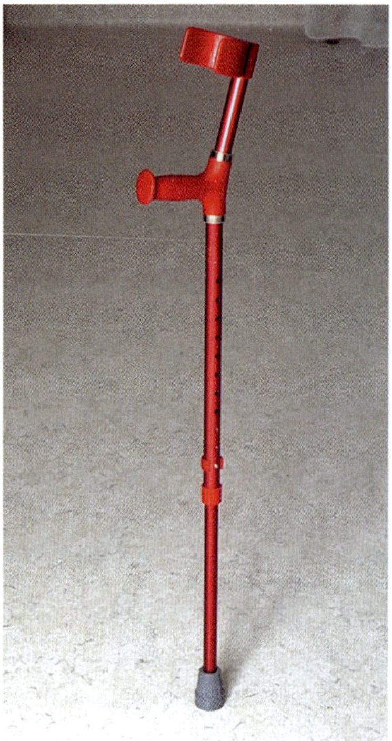

Abb. 3.96 Unterarmgehstütze. [K183]

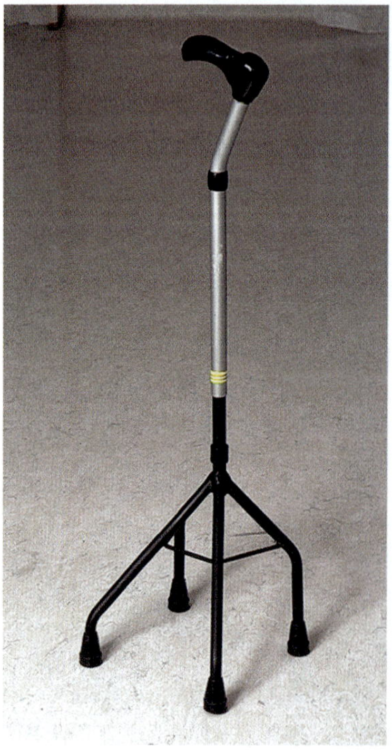

Abb. 3.97 Vierfußgehstöcke erhöhen die Standfestigkeit von Patienten, die an unkoordinierten Muskelbewegungen leiden. [K183]

die **Arthritis-Gehstütze,** auf der sich Patienten, die nur über sehr geringe Kraft in den Händen verfügen oder bei Belastung der kleinen Gelenke in den Händen Schmerzen haben, mit den waagerecht in einer Schale liegenden Unterarmen abstützen können

- **Vierfußgehstöcke** bieten eine größere Standfestigkeit, wenn der Patient z. B. unter unwillkürlichen Muskelanspannungen *(Spastiken)* leidet und seine Bewegungen nicht sicher koordinieren kann (➤ Abb. 3.97)
- **Gehstöcke mit Achselstück** sind überwiegend aus leichtem Metall gefertigt und höhenverstellbar. Sie besitzen an ihrem oberen Ende Polster, auf die der Patient seine Achsel stützt, zur leichteren Handhabung dienen waagerecht angebrachte Handgriffe.

Besonders wichtig ist die richtige Ausstattung der Stockspitze. Grundsätzlich ist eine möglichst weiche Gummikappe gut geeignet. Sie haftet auch auf glatten Böden. Patienten, die im Winter mit einem Gehstock draußen unterwegs sind, benötigen zusätzlich Metallspitzen, die auf glattem Eis sicheren Halt gewährleisten (➤ Abb. 3.98).

Gehgestelle sind eine aufwändigere Form des Gehstocks. Der Patient steht in einem Metallgestell, das mit vier Beinen auf dem Boden steht. Zur Fortbewegung muss das Gestell angehoben und eine Schrittlänge nach vorn versetzt werden.

Gehwagen

Viele Varianten von **Gehwagen** ermöglichen Patienten, die unsicher auf den Beinen stehen, eine komfortable Unterstützung bei der selbstständigen Fortbe-

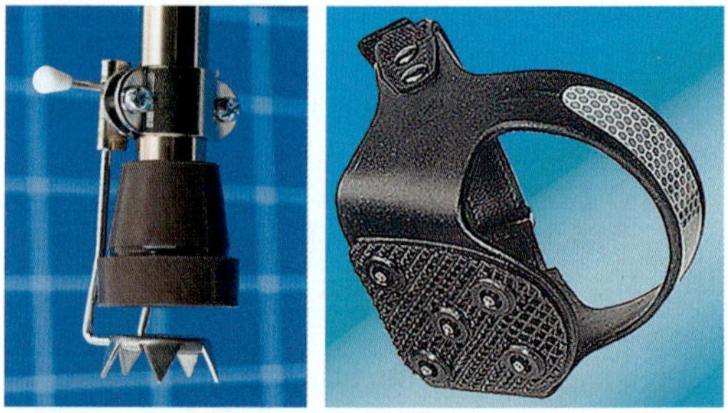

Abb. 3.98 Metallspitzen am Ende von Gehstöcken (li.) oder unter dem Fersenteil der Schuhsohle (re.) ermöglichen auch bei Glatteis sicheren Halt. [V486]

wegung zu Fuß. Die Wagen verfügen überwiegend über vier Räder und sind deshalb gut gegen das Umfallen gesichert (dreirädrige Modelle sind wendiger, kippen aber leichter). Die Hilfsmittel bestehen aus einem Metallrahmen, den der Patient so ähnlich wie einen Einkaufswagen vor sich herschiebt. Allerdings sind die Konstruktionen so ausgelegt, dass der Körperschwerpunkt zwischen den Rädern ruht. Dies erhöht die Sicherheit zusätzlich. Die Gehwagen verfügen meist über einen Korb, in dem sich kleinere Gegenstände (z. B. Einkäufe) leicht transportieren lassen (➤ Abb. 3.99). Außerdem ist in passender Höhe häufig ein Sitzbrett angebracht, damit die Patienten zwischen den Laufstrecken eine bequeme Pause einlegen können.

Bei der Auswahl ist unbedingt auf eine gut funktionierende und ohne großen Kraftaufwand zu bedienende **Bremse** (z. B. langer Bremshebel, Feststellfunktion) zu achten. Sie hat eine besondere Bedeutung, wenn die Patienten die Gehwagen auch außer Haus verwenden und ggf. abschüssige Wege bewältigen wollen. Straßengängige Gehwagen *(Rollatoren)* sollten mit luftgefüllten, nicht zu kleinen Reifen ausgestattet sein, damit sie Unebenheiten leichter überwinden und Stöße dämpfen können.

Rollstuhl

Rollstühle dienen der Fortbewegung im Sitzen. Die Orthopädietechnik hat in den vergangenen Jahren eine unglaubliche Vielzahl von Modellen für ganz unterschiedliche Anwendungen auf den Markt gebracht. Mit Sportrollstühlen können geübte Fahrer Höchstleistungen erbringen (➤ Abb. 3.100, ➤ Abb. 3.101). Es gibt starr gebaute und faltbare Modelle (sind z. B. gut im Kofferraum eines Autos zu verstauen).

Grundsätzlich lassen sich Rollstühle nach der Art ihres Antriebs einteilen in:

- **Elektrische Rollstühle.** Sind mit einem Motor und leistungsstarken Batterien ausgestattet. Sie erreichen eine Geschwindigkeit von 6 km/h (Citymobile sind u. U. schneller) und haben mit einer Batterieladung eine Reichweite von etwa 25 Kilometern. Die Steuerung elektrischer Rollstühle lässt sich individuell an die Fähigkeiten des Benutzers anpassen. Häufig sind sie über einen kleinen Schaltknüppel zu bedienen, der am vorderen Ende der Armstützen angebracht ist. Für Menschen, die ihre Arme nicht bewegen können, kann auch eine Steuerung über Kopf- oder sogar Augenbewegungen eingebaut werden

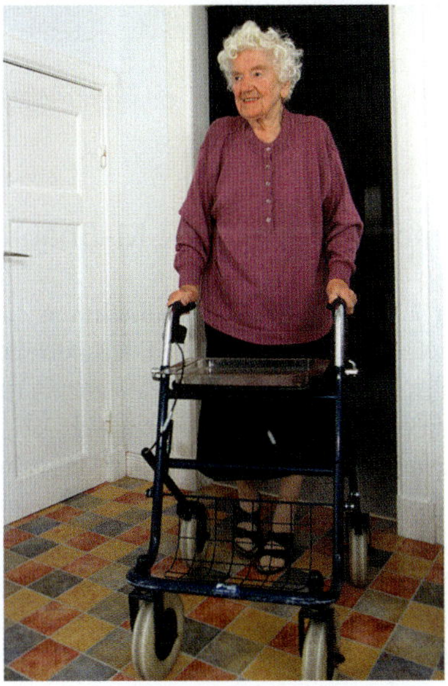

Abb. 3.99 Gehwagen sind häufig mit Körben ausgestattet, in denen sich z. B. Einkäufe problemlos transportieren lassen. Sitzbretter ermöglichen bequeme Pausen. [K115]

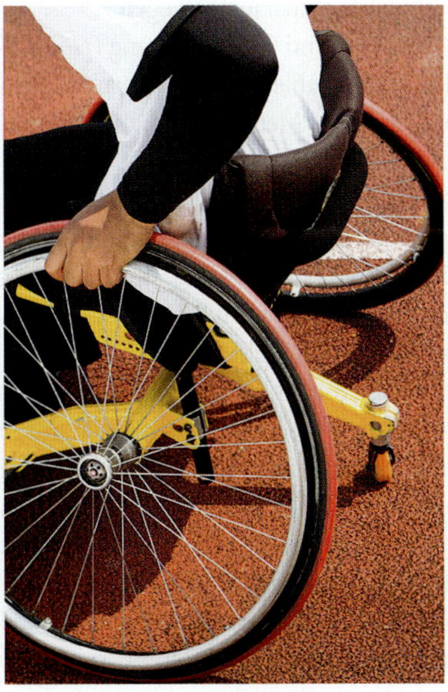

Abb. 3.100 Sportrollstühle sind für Freizeitaktivitäten ausgelegt. Die niedrigen Seitenlehnen ermöglichen eine große Bewegungsfreiheit des Oberkörpers. [J787]

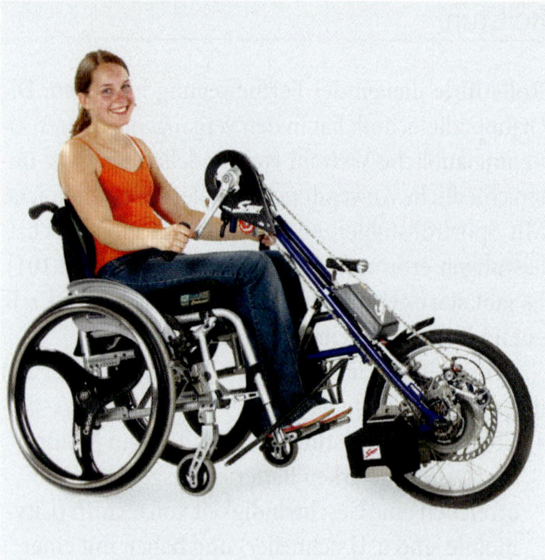

Abb. 3.101 Ein Handbike ist ein Rollstuhl-Zuggerät, dessen Antrieb nach dem Vorbild eines Fahrrades konstruiert ist, allerdings über eine Handkurbel funktioniert. Der Rollwiderstand wird durch die angehobenen Rollstuhl-Vorderräder um nahezu 80 % reduziert. [V417]

- **Rollstühle für den Handbetrieb**
  - Mit **Greifreifen,** also einem runden Griff an beiden Seiten, der einen etwas geringeren Durchmesser als die Hinterräder hat, können z. B. viele querschnittgelähmte Menschen sich leicht und schnell fortbewegen
  - Mit **Kurbel** und Gangschaltung *(Handbike)* ist eine komfortable und ausdauernde Fortbewegung auch für Menschen möglich, deren Kraftreserven begrenzt sind
  - Ein **Hebelantrieb** eignet sich für Patienten, die nur eine bewegliche Hand zur Verfügung haben
  - Eine **Schiebevorrichtung,** die am oberen Ende der Rückenlehne nach hinten ragt, ermöglicht es Helfern, den Stuhl zu schieben.

Pflegende haben es in der Regel mit Rollstühlen zu tun, die auf die klassischen Funktionen ausgerichtet und entsprechend konstruiert sind. Die Hinterräder sind bei fast allen Rollstühlen so groß wie Fahrrad-Räder und spurtreu befestigt. Vorn befinden sich zwei wesentlich kleinere, bewegliche Räder, damit der Rollstuhl Kurven fahren kann. Die Sitzfläche ist nach hinten von einer Lehne (ggf. mit Kopfstütze) und zur Seite von Armlehnen begrenzt, die so hoch sind, dass der Patient auch bei mangelnder Sicherheit in der Körperhaltung nicht hinausfallen kann.

Die Wahl eines passenden **Sitzkissens** verlangt erhebliche Aufmerksamkeit, da vor allem Menschen, die viele Stunden des Tages sitzend im Rollstuhl verbringen, ein großes Risiko tragen, ein Druckgeschwür (➤ Kap. 2.2.5) zu erwerben. Viele Rollstuhlfahrer verwenden Gelkissen, die zwar nicht übermäßig weich wirken, sich jedoch den individuellen Körperformen gut anpassen und deshalb den Druck des Körpergewichts auf die Fläche des Gesäßes und die betroffenen Partien der Oberschenkel gleichmäßig verteilen.

Ein entscheidender Faktor für die Sicherheit im Umgang mit Rollstühlen ist eine leicht zu bedienende und vollständig arretierende Bremse. Der Rollstuhl muss vor allem bei Transfers, z. B. vom Bett oder auf die Toilette, absolut unbeweglich stehen. Pflegende gewöhnen sich einen Automatismus an: Bevor sie einem Patienten beim Einsteigen in den Rollstuhl oder beim Verlassen des Rollstuhls assistieren, gilt der erste Handgriff dem Bremshebel. Eine Vernachlässigung dieser Regel kann zu Stürzen und schweren Verletzungen führen.

BEACHTE

Luftgefüllte Reifen von Rollstühlen sind unbedingt hart aufzupumpen. Der angemessene Druck ist in der Einheit bar auf den Mänteln der Reifen angegeben. Platte oder ungenügend aufgepumpte Reifen erschweren das Manövrieren. Sie berauben den Patienten seiner Selbstständigkeit und können die Motivation, sich mithilfe des Rollstuhls fortzubewegen, empfindlich vermindern.

Allgemeine pflegerische Maßnahmen

Nahezu alle **pflegerischen Maßnahmen** sind eng mit Bewegungen verknüpft. Die Pflegenden bewegen sich selbst, und – sofern sie die Patienten berühren – bewegen sie auch deren Körper (➤ Abb. 3.102).

Pflegende machen sich vor jeder Maßnahme bewusst, dass sie tief in das Erleben der hilfsbedürftigen Menschen eingreifen. Wie die Patienten auf eine Bewegung reagieren, ob sie bereit sind, mitzumachen oder ob sie sich gegen jede Maßnahme sträuben, hängt nicht zuletzt von den Signalen ab, die Pflegende vermitteln.

Beispiel: Ein Patient, der Schmerzen leidet, wird es als unangenehm empfinden, wenn ein Pflegender

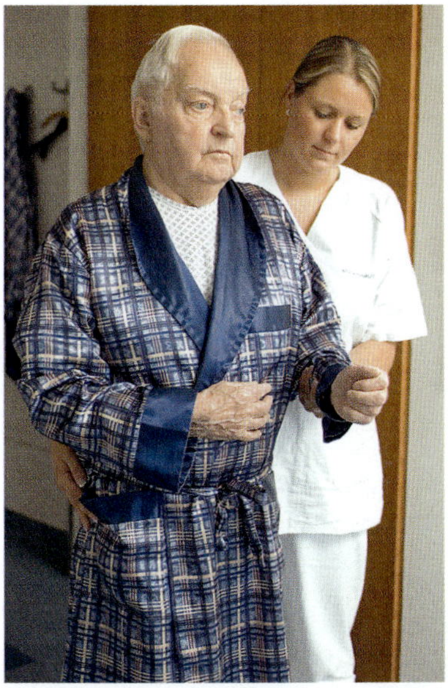

Abb. 3.102 Achtsamer Umgang mit dem Patienten zeigt sich auch in der Art der Assistenz. Anstatt den Patienten unter der Achsel zu fassen, und ihm damit einen Teil seiner Selbstbestimmung zu nehmen, hält diese Pflegende den Patienten mit einer Hand an der Hüfte und unterstützt mit der anderen Hand einen Unterarm. So kann sie die Bewegungsrichtung des Patienten optimal spüren und vermittelt ihm Sicherheit. [K115]

sein Handgelenk umklammert und mit diesem Griff den Arm in die Höhe zieht. Eine positive, zugewandte und rücksichtsvolle Bewegung entsteht, wenn der Pflegende den Unterarm des Patienten auf seinen eigenen Unterarm legt, den Ellenbogen mit der Hand umfasst und den Arm mit einem Bewegungsablauf anhebt, wie ihn der Patient ausführen würde, wenn er dazu in der Lage wäre.

Für die Unterstützung von Bewegungen lassen sich keine allgemein gültigen Rezepte entwickeln. Professionelle Pflege beweist sich durch die Fähigkeit, jeden Patienten entsprechend seiner Bedürfnisse, Fähigkeiten und Defizite zu behandeln. Dazu gehört übrigens das Recht, Fehler zu machen. Auch erfahrene Pflegende unterliegen Stimmungsschwankungen und sind nicht an jedem Tag in der Lage, den Patienten maximale Aufmerksamkeit zu widmen.

Die Forderung lautet stattdessen: Die einzelnen Handlungen lassen die personenzentrierte und bedürfnisorientierte Haltung der Pflegenden erkennbar werden.

Anlegen einer Prothese

Nach der Amputation (➤ Kap. 3.8.2) einer Gliedmaße werden die Patienten mit einer Prothese versorgt, die wesentliche Aspekte der mit dem Körperteil verloren gegangenen Funktionen erfüllen und das Erscheinungsbild des Körpers möglichst gut wiederherstellen soll.

An der Kontaktstelle zwischen dem Körper und der Prothese können Probleme auftreten, die umso schwerwiegender sind, je größer der Druck ist, den der Patient auf den künstlichen Körperteil bringt. Deshalb ist die Versorgung einer Beinprothese (➤ Tab. 3.38, ➤ Abb. 3.103), auf der regelmäßig das gesamte Körpergewicht lastet, grundsätzlich schwieriger zu bewerkstelligen als das Anlegen einer Armprothese, bei der es hauptsächlich auf Halte- und Greiffunktionen ankommt.

Dekubitusprophylaxe

Druckgeschwür (Dekubitus) ➤ Kap. 2.2.5

Die **Dekubitusprophylaxe,** also die Verhinderung der Entwicklung von Druckgeschwüren ist eine zentrale pflegerische Aufgabe bei Patienten, die bewegungseingeschränkt sind, z. B. das Bett nicht selbstständig verlassen oder ihre Körperhaltung nicht allein verändern können.

Zu den allgemeinen Maßnahmen gehören:

- **Sorgfältige Hautpflege.** Haut, die über längere Zeit feucht ist oder mit aggressiven Substanzen (z. B. Urin, Stuhlgang) in Kontakt kommt, ist anfälliger gegenüber Schädigungen. Deshalb gilt es, die Haut beim Waschen zu schonen (z. B. mit milden Waschzusätzen), anschließend sorgfältig zu trocknen und mit geeigneten Pflegemitteln zu massieren. Inkontinente Patienten, die saugende Hilfsmittel (z. B. Vorlagen, Inkontinenzhosen) verwenden, sollen unmittelbar nach dem Einnässen oder dem Absetzen von Stuhlgang gereinigt werden. Das von den Herstellern angegebene „Fassungsvermögen" der Vorlagen darf keine Rolle spielen
- **Ausgewogene, vitamin- und eiweißreiche Ernährung.** Bedarfsorientierte Nahrung unterstützt alle Körperfunktionen – und damit auch die Widerstandsfähigkeit der Haut. Es ist notwendig, Patienten in einem eingeschränkten Ernährungszu-

Tab. 3.38 Checkliste „Anlegen einer Beinprothese".

Benötigtes Material	• Maßgefertigter Nylonstrumpf • Schlauchverband in passender Weite (zwei Stücke) • Innenschaft der Prothese • Außenschaft der Prothese
Vorbereitung	• Patienten über die Maßnahme informieren • Hautverhältnisse des Extremitätenstumpfs begutachten • Gegebenenfalls Haut sorgfältig trocknen
Durchführung	• Nylonstrumpf faltenfrei über den Stumpf ziehen • Schlauchverband faltenfrei über den Nylonstrumpf ziehen, ein etwa 30 Zentimeter langes Stück über das Stumpfende hinaus hängen lassen • Innenschaft auf den Stumpf schieben, dabei Ende des Schlauchverbandes durch die dafür vorgesehene Öffnung fädeln • Ende des Schlauchverbands mit einer Hand fassen, Innenschaft mit der anderen Hand fassen und beide in gegenläufige Richtung ziehen/schieben; Innenschaft nimmt auf diese Weise den korrekten Sitz ein • Zweiten Schlauchverband über den Innenschaft ziehen • Außenschaft anziehen • Patienten bitten, aufzustehen, damit er kontrolliert, ob die Prothese richtig sitzt
Nachbereitung	• Maßnahme und Beobachtungen (bezüglich der Haut und ggf. der Narbenverhältnisse) dokumentieren
Bemerkungen	• Verfügt die Prothese über einen Silikon-Liner (maßgefertigter Stulpen mit einer Steckverbindung für die Prothese), besprühen Pflegende diesen Liner zunächst mit flüssigem Silikon und stülpen ihn dann über den Extremitätenstumpf. Erst darüber ziehen sie einen Schlauchverband und stecken dann die Prothese auf • Weist der Stumpf Hautveränderungen auf, umgehend einen Arzt informieren • Vorgehen beim Anlegen einer Prothese kann je nach Bauart und Gewohnheiten des Patienten variieren • Empfindet der Patient einen unangenehmen Druck am Stumpf, Prothese ausziehen und erneut anziehen, auf **faltenfreies** Anziehen des Nylonstrumpfes und des Schlauchverbandes achten • Stumpf nach dem Ablegen der Prothese mit einer weichen Bürste massieren, um die Hautdurchblutung zu fördern

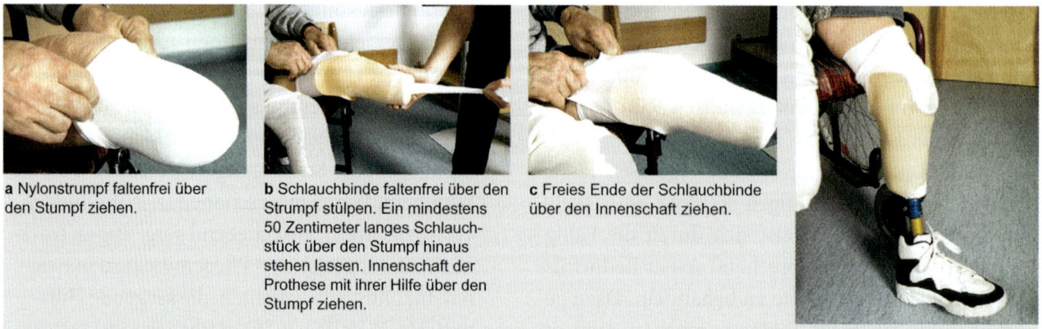

a Nylonstrumpf faltenfrei über den Stumpf ziehen.
b Schlauchbinde faltenfrei über den Strumpf stülpen. Ein mindestens 50 Zentimeter langes Schlauchstück über den Stumpf hinaus stehen lassen. Innenschaft der Prothese mit ihrer Hilfe über den Stumpf ziehen.
c Freies Ende der Schlauchbinde über den Innenschaft ziehen.
d Stumpf in die Prothese einführen.

Abb. 3.103 a–d Anlegen einer Unterschenkelkurzprothese. [M217]

stand z. B. über Trinknahrung zuverlässig mit den notwendigen Nährstoffen zu versorgen, sofern keine gewichtigen Gründe dagegen sprechen. Übergewicht ist ebenfalls ein Risikofaktor für Druckgeschwüre und lässt sich mit einer angemessenen Kalorienreduktion regulieren

- **Ausreichende Flüssigkeitszufuhr.** Wenn keine Begleiterkrankungen bestehen, die eine Beschränkung der Flüssigkeitszufuhr erfordern (z. B. Herzschwäche, Nierenkrankheiten), achten Pflegende darauf, dass die Patienten täglich etwa 2,5 Liter Flüssigkeit zu sich nehmen – ein Teil davon kann auch über flüssige bzw. stark wasserhaltige Speisen zugeführt werden. Ein Flüssigkeitsmangel des Körpers zeigt sich relativ schnell an der Haut. Sie wird trocken sowie schuppig und ist dann anfälliger für Schäden.

> **BEACHTE**
> Obwohl ein Dekubitus allgemein als ein Resultat mangelhafter Pflege angesehen wird, kommt es in seltenen Fällen vor, dass er sich auch durch tadellose Versorgung eines Patienten nicht verhindern lässt. Das kann vor allem bei schwerstkranken und sterbenden Menschen der Fall sein, weil in diesen Situationen z. B. die Körperfunktionen so schwer beeinträchtigt sind, dass die vorbeugenden Maßnahmen diese Defizite nicht aufwiegen können.

Einschätzung des Dekubitusrisikos

Dekubitusprophylaxe gelingt nur zuverlässig, wenn sie sorgfältig geplant und konsequent umgesetzt wird. Dabei kommt es vor allem auf eine reibungslose Zusammenarbeit aller Teammitglieder an. Notwendig ist, dass sie sich gemeinsam auf eine Strategie einigen, die dann rund um die Uhr zur Anwendung kommt. Es wäre nicht zielführend, wenn in jeder Schicht andere Maßnahmen gelten würden.

Eine zuverlässige Planung erfordert zunächst die Einschätzung des individuellen Risikos, einen Dekubitus zu entwickeln.

Pflegende können davon ausgehen, dass ein Dekubitusrisiko besteht, wenn der Betroffene seine Körperposition nur ungenügend oder gar nicht selbstständig verändern kann. Weitere Einschränkungen oder krankheitsbedingte Veränderungen wirken verstärkend (Beispiele):

- Verminderter Ernährungszustand
- Hautveränderungen an den druckgefährdeten Körperstellen
- Einwirkung von Scherkräften auf die Haut durch unsachgemäße Mobilisation
- Adipositas bzw. Kachexie
- Häufige oder lang dauernde Wirkung von Feuchtigkeit auf die Haut
- Minderdurchblutung, z.B. durch Gefäßerkrankung oder Arzneimittel.

> **BEACHTE**
> Nach Aussage des aktuellen Expertenstandards „Dekubitusprophylaxe" bietet die Verwendung von Risikoskalen (Braden oder Norton) zur Beurteilung einer Dekubitusgefahr keine Vorteile gegenüber einer Einschätzung, die auf den fachlichen Kenntnissen der Pflegenden beruht. Deshalb sollen sie nicht verwendet werden.

Positionierungen

Atemunterstützende Positionen ➤ Kap. 3.2.3
Bobath-Konzept ➤ Kap. 3.10.4

Grundsätzlich eignen sich alle Positionierungen für die Förderung und den Erhalt von Beweglichkeit. Pflegende bedenken, dass sie zunächst das Gegenteil von Bewegung darstellen, weil sie stets eine Körperhaltung beschreiben, die der Patient über einen definierten Zeitraum beibehält. Außerdem finden die entsprechenden Techniken überwiegend bei Patienten Anwendung, die nicht über eine uneingeschränkte Bewegungsfähigkeit verfügen. Deshalb kommt es unter dem Blickwinkel der Bewegungsförderung vor allem auf einen regelmäßigen Wechsel der Körperpositionen an. Diese Veränderungen sollen die spontanen Bewegungen ersetzen, die ein gesunder Mensch nahezu ständig und unbewusst vornimmt. Das Ziel ist vor allem, Druck auf gefährdete Hautstellen zu verhindern oder zumindest zeitlich stark zu begrenzen.

Um die Wirkung der Positionswechsel zu erhöhen und in einem Team ein einheitliches Vorgehen zu gewährleisten, ist es geraten, einen **Plan** zu erstellen. Methodisches Arbeiten trägt auch dazu bei, in regelmäßigen Abständen alle möglichen Körperpositionen zu erzielen und damit die vollständige Bandbreite der pflegerischen Unterstützung auszuschöpfen. Bei stark geschwächten oder schwerkranken Patienten sollte der Plan so aufgebaut sein, dass sich die nächste Position aus der vorangegangenen leicht entwickeln lässt. Damit erübrigt es sich, den Patienten bei jedem Wechsel starken Drehungen und damit einer hohen körperlichen Belastung auszusetzen.

Abhängig vom Zustand des Patienten und den therapeutischen Zielen kann jedoch auch das Gegenteil erwünscht sein, nämlich eine möglichst vollständige Veränderung der Körperposition.

Beispiel für einen **Positionierungsplan,** der auf die Schonung des Patienten ausgerichtet ist (erzielt während eines Positionierungszyklus die vollständige Drehung des Patienten um seine Längsachse; die Maßnahmen erfolgen stets in dieselbe Drehrichtung):

- Rückenlage (Gliedmaßen in Normal- bzw. Mittelstellung ➤ Abb. 3.109)
- 30°-Seitenlage (Drehung zur linken Körperseite hin, rechte Körperseite ist unterpolstert)
- 90°-Seitenlage (Drehung zur linken Körperseite hin, rechte Körperseite ist unterpolstert)

BEACHTE

Die **Bauchlage** ist therapeutisch sehr nützlich, da sie eine nahezu vollständige Entlastung der rückwärtigen Hautbereiche sowie der hinten gelegenen Anteile der Lungenflügel bewirken. Diesem Vorteil stehen jedoch mehrere kritisch zu beurteilende Aspekte gegenüber:

- Einschränkung der Bewegungsfreiheit und des Blickfeldes
- Viele Menschen empfinden die Lage als bedrückend, weil sie das Gefühl haben, nicht ausreichend atmen zu können
- Um die Positionierung schonend durchführen zu können sind (mindestens) zwei Pflegende erforderlich.

Auch wenn ein Patient zur Bauchlage bereit und fähig ist, sollte sie nicht länger als zwei Stunden am Stück bestehen bleiben.

- 135°-Lage (Patient liegt auf dem Bauch, rechte Körperseite ist unterpolstert, Gesicht schaut zur rechten Körperseite)
- 135°-Lage (Patient liegt auf dem Bauch, linke Körperseite ist unterpolstert, Gesicht schaut zur linken Körperseite)
- 90°-Seitenlage (Drehung zur linken Körperseite hin, linke Körperseite ist unterpolstert)
- 30°-Seitenlage (Drehung zur linken Körperseite hin, linke Körperseite ist unterpolstert)
- Rückenlage.

BEACHTE

Ein **Positionierungsplan** richtet sich nicht ausschließlich nach den pflegerischen Erfordernissen, sondern berücksichtigt auch die Vorlieben des Patienten. Manche Menschen mögen nicht auf dem Bauch liegen. Auf solche Wünsche nehmen Pflegende unbedingt Rücksicht. Sie beziehen auch die jeweiligen körperlichen Besonderheiten in die Planung ein. Patienten mit Atemnot oder nach Operationen sind z. B. nur eingeschränkt positionierungsfähig. Aus diesen Faktoren ergibt sich die Notwendigkeit, Positionierungspläne variabel zu gestalten.

Obwohl **Lagewechsel** nach einem starren Zeitschema kein optimales pflegerisches Vorgehen darstellen, ist es aus organisatorischen Gründen oft notwendig, zeitliche Abstände festzulegen. Sie sollten nicht mehr als drei Stunden betragen. Wenn der Arbeitsablauf es ermöglicht, sind die Positionswechsel in individuellen Zeitabständen vorzunehmen. Dabei stehen die Bedürfnisse des Patienten absolut im Mittelpunkt.

BEACHTE

Mikropositionierungen (➤ Abb. 3.104) werden zur Dekubitusprophylaxe häufig angewendet. Dabei geht es darum, die zahlreichen Positionswechsel, die ein Mensch während der Nachtruhe ausführt, durch eine unaufwendige und den Schlafenden möglichst nicht störende Weise nachzuvollziehen. Am besten eignet sich dazu ein gefaltetes Handtuch (oder ein flaches Kissen), das die Pflegenden in regelmäßigen Abständen (30 Min. bis eine Std.) unter jeweils andere Körperstellen des Patienten legen. Obwohl dieses Hilfsmittel nur ein sehr geringes Volumen hat, beeinflusst es die Druckverhältnisse an der Körperoberfläche entscheidend. Denkbar ist ein Muster nach dem Uhrzeigerprinzip:

- Hinterkopf
- Linke Schulter
- Linke Hüfte
- Linkes Knie
- Linke Ferse
- Rechte Ferse
- Rechtes Knie
- Rechte Hüfte
- Rechte Schulter
- Hinterkopf.

Die Mikropositionierungen erzielen allerdings keine vollständige Druckentlastung und eignen sich deshalb weder zur pflegerischen Behandlung von Patienten, die bereits ein Druckgeschwür entwickelt haben, noch als vollwertiger Ersatz fachgerechter und umfangreicher Positionierungen.

Bewegungsübungen

Bewegungsübungen verstärken den Effekt der zuvor beschriebenen Positionierungen oder sind als eigenständige Maßnahmen geeignet, die Bewegungsfähigkeit des Patienten zu erhalten bzw. zu verbessern. Die Durchführung der Bewegungstherapie liegt in den Händen der Physiotherapeuten. Sie sind auf die Funktion des Bewegungsapparates spezialisiert und verfügen über eine breite Palette therapeutischer Ansätze, mit denen sie gezielt auf den Verlauf vieler Erkrankungen einwirken können.

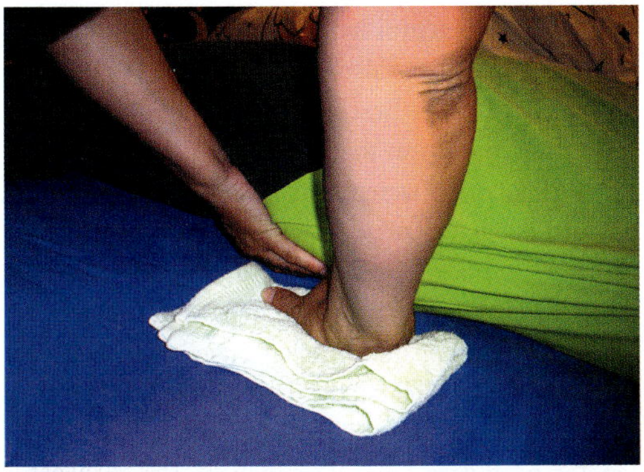

Abb. 3.104 Mikropositionierungen sind geringe Änderungen der Körperposition, wie sie etwa durch ein gefaltetes Handtuch unter dem Gesäß hervorgerufen werden. Diese schonende Maßnahme erspart den Patienten einen aufwendigen Pflegeablauf und eignet sich besonders gut während der Nachtruhe. [M294]

Pflegende können in viele Maßnahmen, die sie z. B. mit einem bettlägerigen Patienten durchführen, Elemente von therapeutisch sinnvollen Bewegungen einbauen (➤ Abb. 3.105).

Indem Pflegende diese Möglichkeit gezielt nutzen, verschaffen sie den Patienten eine zusätzliche Chance, ihre Beweglichkeit zu erhalten. Im häuslichen Bereich sind zudem viele Patienten anzutreffen, die keine Physiotherapie erhalten. Dabei handelt es sich überwiegend um chronisch kranke Menschen. Sie sind unbedingt auf die Anleitung sowie Unterstützung durch Pflegende angewiesen.

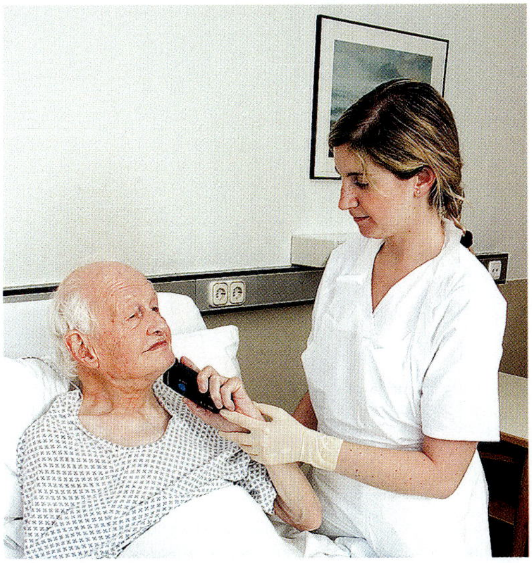

Abb. 3.105 Körperpflege eignet sich gut für eine systematische Bewegung des gesamten Körpers. [K115]

Das Maß der Eigenständigkeit der Patienten gibt die Form der Bewegungen vor. Es sind zu unterscheiden:

- **Passive Bewegungen.** Die Aktionen gehen vollständig von den Pflegenden aus. Sie bewegen (sofern nicht eine Erkrankung/Verletzung dagegen spricht) z. B. bei der Körperpflege den Patienten. Dabei achten sie darauf, physiologische Bewegungslinien und die Freiheitsgrade der Gelenke einzuhalten. Das früher weit verbreitete systematische „Durchbewegen" aller Gelenke ist als prophylaktische Maßnahme nicht mehr empfohlen. Trotzdem finden im pflegerischen Alltag häufig passive Bewegungen statt. Ihr Nutzen liegt u. a. darin, dass sie im Sinne der Basalen Stimulation® die Körperwahrnehmung der Patienten günstig beeinflussen
- **Unterstützte Bewegungen.** Die Aktionen gehen von den Patienten aus, die Pflegenden stützen und sichern die Ausführung.
- **Aktive Bewegungen.** Der Patient führt die Aktionen nach Anleitung selbstständig aus. Meist kommen Hilfsmittel, z. B. Gummibänder, zur Anwendung. **Bewegungen gegen einen dosierten Widerstand** sind eine sehr schonende Form aktiver Übungen. Patienten mit einer Neigung zur Spastik (z. B. nach Schlaganfällen oder mit Multipler Sklerose) dürfen sie jedoch nicht anwenden.

BEACHTE

Pflegende unterbrechen die Übungen sofort, sobald Schmerzen auftreten. Sie dokumentieren diesbezügliche Beobachtungen und informieren einen verantwortlichen Pflegenden oder den Arzt.

Mobilisation

Kinästhetik und Bobath-Konzept ➤ Kap. 3.8.4

Unter **Mobilisation** *(lateinisch mobilitas = Beweglichkeit)* sind sämtliche Änderungen der Körperposition eines Patienten zu verstehen. Deshalb gehören auch Maßnahmen der Körperpflege sowie Positionierungen selbstverständlich dazu.

Mobilisation im engeren Sinne bezeichnet jedoch eine umfangreichere Lageänderung, z. B. vom Liegen zum Sitzen (an der Bettkante oder im Stuhl) sowie vom Liegen oder Sitzen zum Stehen und Gehen.

In der Medizin und in der Pflege hat die Bedeutung von Maßnahmen, die eine Bettlägerigkeit verhindern oder verkürzen, im Laufe der vergangenen Jahrzehnte deutlich zugenommen. Für diese Entwicklung spielten auch finanzielle Aspekte eine Rolle. Je schneller Patienten nach einer Erkrankung mobil sind, desto früher können sie das Krankenhaus verlassen. Dadurch sinken die Behandlungskosten.

Viel wichtiger aber sind die Vorteile, die eine frühe Mobilisation für das Befinden des Patienten bringen:

- Vermeidung körperlicher Abbauerscheinungen (z. B. Schwund von Muskelmasse durch mangelnde Belastung)
- Verminderung des subjektiven Krankheitsgefühls (wer aufstehen kann, fühlt sich sofort viel gesünder)
- Vermeidung von Folgeerkrankungen, die aufgrund von Immobilität eintreten können (z. B. Druckgeschwür, Lungenentzündung, Kontrakturen, Thrombose ➤ Tab. 3.39)
- Verbesserung der Herz-Kreislauf-Funktion
- Förderung einer geregelten Verdauung
- Förderung des Schlafbedürfnisses durch angemessene körperliche Aktivität
- Erhalt der Eigeninitiative
- Erleichterung sozialer Kontakte
- Erweiterung der Beschäftigungsmöglichkeiten.

Die Entwicklung von medizinischen Behandlungsmethoden hat einen wesentlichen Beitrag dazu geleistet, dass Patienten heutzutage viel weniger Zeit im Bett verbringen als noch vor wenigen Jahren. Operative Behandlungen von Erkrankungen oder Verletzungen, die den Bewegungsapparat betreffen, erzielen überwiegend eine Belastungsstabilität, die dem Patienten das Gehen (ggf. unter Einsatz von Hilfsmitteln) oft bereits am ersten Tag nach dem Eingriff ermöglicht. Die „Schlüsselloch-Chirurgie“ *(minimal invasive Chirurgie)* vermeidet große Operationswunden und damit Schmerzen, die eine schnelle Mobilisation häufig verhindern.

BEACHTE

Der Verlauf des Mobilisations-Prozesses sowie der Umfang der Maßnahmen und die Dauer der täglichen Bewegungsphasen lassen sich nicht standardisieren. Die **Leistungsfähigkeit der Patienten** hängt von sehr vielen Faktoren ab, dazu gehören Alter, Art der Erkrankung, Allgemein- und Ernährungszustand sowie Einsichtsfähig-

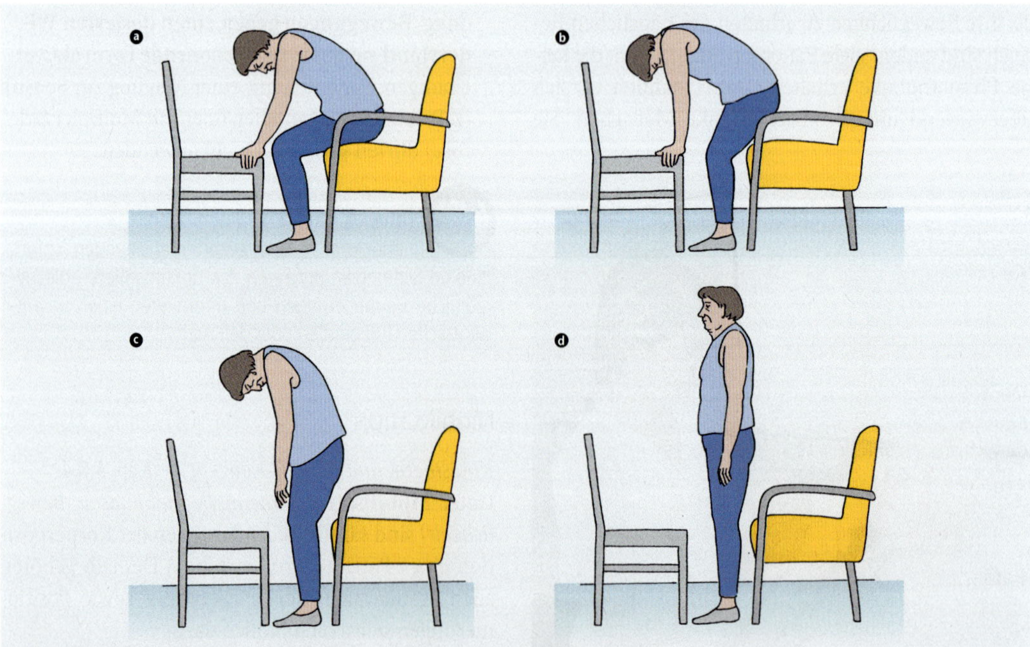

Abb. 3.106 Die Vermittlung der richtigen Technik erleichtert Bewegungen. Patienten können z. B. einen Stuhl benutzen, um mit geringerem Aufwand aufzustehen. a) An die vordere Kante des Sessels rutschen, Oberkörper nach vorn beugen, Hände auf die Seiten der Sitzfläche des Stuhls legen; b) Körpergewicht durch das Vorbeugen des Oberkörpers auf Beine und Arme verteilen und durch eine Streckbewegung der Beine nach oben bringen; c) Stuhl loslassen und Körperhaltung ausrichten; d) aufrecht stehen. [L119]

keit in den Sinn der Maßnahmen. Deshalb ist es die Aufgabe der Pflegenden, das Vorgehen angemessen zu gestalten (➤ Abb. 3.106). Die Patienten sollen weder über- noch unterfordert sein.

Eine besondere Stellung nimmt das „Erste Aufstehen aus dem Bett" ein. Diese Maßnahme markiert vor allem für das Empfinden der Patienten den Zeitpunkt, ab dem „es wieder aufwärts geht". Gleichzeitig ist es eine Belastungsprobe, und deshalb gehen Pflegende dabei sehr umsichtig vor. Die erforderlichen Maßnahmen entsprechen in Wesentlichen der Mobilisierung eines Schlaganfall-Patienten nach dem Bobath-Konzept (➤ Tab. 3.40).

Das „Erste Aufstehen aus dem Bett" findet stets mit der Assistenz und unter Überwachung durch Pflegende (ggf. in Zusammenarbeit mit Physiotherapeuten) statt. Auch nach diesem ersten Mal kann es notwendig sein, dass Pflegende die Patienten weiterhin beim Verlassen des Betts unterstützen, vor allem, wenn diese mit Kathetern oder Ableitungen für Sekrete versehen sind. Die Handhabung der Medizinprodukte überfordert die Patienten nicht selten.

Im Verlauf der Behandlung werden sie jedoch meistens sicher im Umgang mit Hilfsmitteln und erlernen Techniken, die geeignet sind, Bewegungen zu erleichtern (➤ Abb. 3.107).

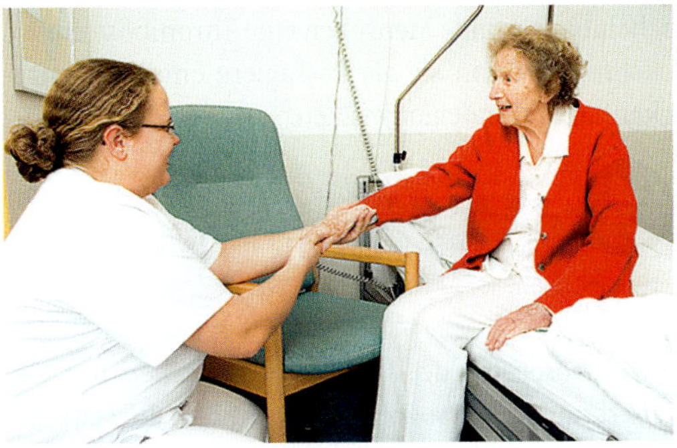

Abb. 3.107 Um die Folgen einer langen Bettlägerigkeit zu vermeiden, ist eine frühe Mobilisation angestrebt. Bereits der Wechsel vom Bett in einen Stuhl regt den Patienten an. [K115]

Thromboseprophylaxe

Tiefe Venenthrombose ➤ Kap. 2.5.5

Da eine tiefe Venenthrombose den Betroffenen extrem gefährdet (z. B. als Ursache für eine Lungenembolie), kommt der **Thromboseprophylaxe** durch die Pflegenden eine erhebliche Bedeutung zu (➤ Tab. 3.39).

Ein erhöhtes Risiko tragen vor allem Menschen, die plötzlich in ihrer Bewegungsfähigkeit eingeschränkt sind. Typisch dafür ist die Bettruhe nach operativen Eingriffen. Allerdings können auch

Tab. 3.39 Pflegerische Schwerpunkte der Thromboseprophylaxe sowie die jeweiligen Maßnahmen.

Schwerpunkte	Maßnahmen
Förderung der Bewegung	• Patienten zum regelmäßigen Gehen motivieren • Bettlägerige Patienten zu aktiven Bewegungsübungen anleiten; dabei insbesondere auf die Bewegung der Beine achten (z. B. Beine für etwa 30 Sek. in der Luft bewegen; Beine anstellen, Beckenboden anspannen, Becken heben) • Sohlendruck erzeugen, mehrmals täglich den Fuß zum Schienbein hin drücken
Venenkompression/Förderung des Blutflusses	• Anlegen von Kompressionsstrümpfen (➤ Kap. 2.5.5) • Anlegen eines Kompressionsverbands (schwierige Technik)
Atemübungen	• Patienten motivieren, mehrmals pro Tag mehrfach hintereinander tief ein- und auszuatmen (die durch die Atmung veränderten Druckverhältnisse im Brustkorb begünstigen den Rückstrom des Blutes aus den Venen)
Ernährung	• Patienten zur ausreichenden Flüssigkeitsaufnahme (ca. 2,5 Liter pro Tag) motivieren; dabei sind Erkrankungen zu beachten, die eine solche Trinkmenge nicht zulassen (verbessert die Fließeigenschaften des Blutes) • Patienten zum Verzicht auf Alkohol und Nikotin motivieren • Patienten motivieren, sein Übergewicht zu reduzieren • Ballaststoffreiche Ernährung anstreben (zur Verhinderung einer Stuhlverstopfung, die einen verminderten venösen Rückstrom begünstigt)

scheinbar gesunde Menschen eine Thrombose entwickeln, z. B. wenn sie als Passagiere eines Langstreckenfluges stundenlang sitzen.

BEACHTE
Faustregel: Liegen und Laufen ist besser als Sitzen und Stehen.

Thrombosegefährdet sind auch Menschen mit Gefäßerkrankungen sowie jene, deren Blut eine erhöhte Gerinnungsneigung aufweist.

Kontrakturprophylaxe

Kontrakturen ➤ Kap. 3.8.2
Alle Bewegungen sind als Maßnahmen anzusehen, die auch der **Kontrakturprophylaxe** dienen. Das Risiko der Gelenkversteifung betrifft überwiegend Menschen, die sich aus eigener Kraft nicht bewegen können. Maßnahmen zur Vermeidung von Kontrakturen:

- Mobilisation (früh beginnen, Arztanordnung)
- Angemessene Positionierung (➤ Abb. 3.108, ➤ Abb. 3.109)
- Aktivierung
- Angemessene Versorgung mit Schmerzmitteln (Pflegende überwachen die ärztlich verordnete Einnahme und die Wirkung).

BEACHTE
Auch mit sorgfältiger Pflege gelingt es nicht immer, eine Einschränkung der Gelenkbeweglichkeit zu verhindern. Dies gilt vor allem für degenerative Erkrankungen, z. B. Arthrose.

Bei alten Menschen kann es (z. B. wenn sie regelmäßige Lagewechsel nicht ertragen) ebenfalls zu einer zunehmenden Gelenkversteifung kommen. Um ihnen trotzdem eine möglichst gute Funktion der Gliedmaßen zu erhalten, achten Pflegende darauf, dass die Patienten überwiegend in Mittelstellung (➤ Abb. 3.110) positioniert sind. Diese Position entspricht ungefähr einer entspannten stehenden Haltung. Regeln für die Lagerung in Mittelstellung:

- Patient liegt auf dem Rücken, Matratze ist flach gestellt
- Kopf liegt mittig und in der Körperachse auf einem nicht zu dicken Kissen

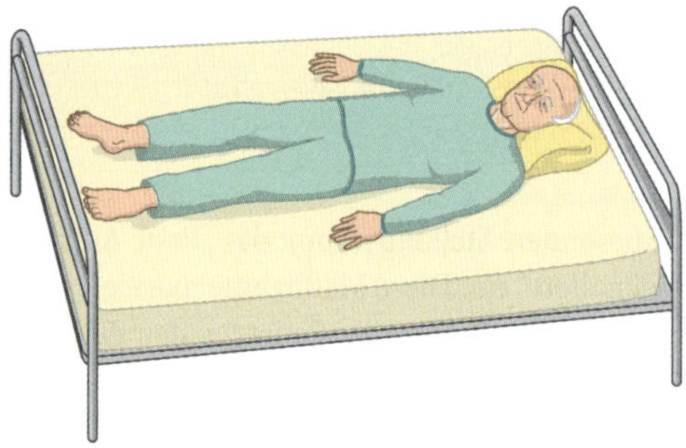

Abb. 3.108 Regelmäßige Lagewechsel, die jeweils die Streckung … [L138]

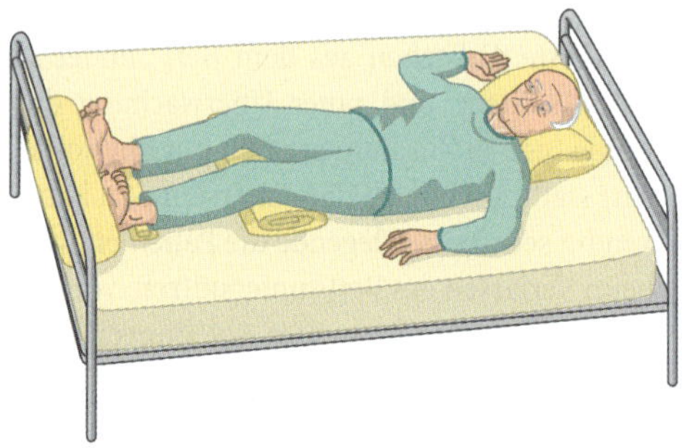

Abb. 3.109 … oder Beugung betonen, dienen der Erhaltung der Bewegungsfähigkeit. Dazu kann der Patient in Rückenlage (wie gezeigt) oder in einer 30°-Seitenlage liegen. [L138]

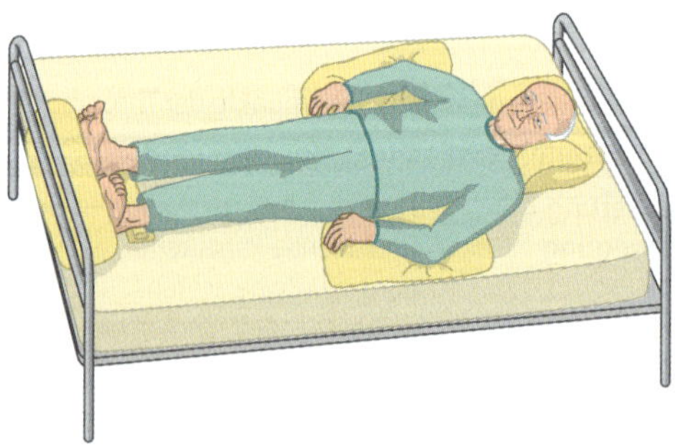

Abb. 3.110 Die Positionierung in Mittelstellung ermöglicht dem Patienten (selbst wenn sich Kontrakturen einstellen) einen vergleichsweise guten Gebrauch seiner Gliedmaßen. [L138]

- Oberarme sind leicht abgespreizt
- Unterarme nicht ganz gestreckt (etwa in einem 100°-Winkel zum Oberarm) und mit Kissen unterpolstert
- Hände liegen so, dass die Daumenseite zum Becken weist, Finger umgreifen das Ende des Kissens und sind leicht gebeugt

- Beine liegen gerade nebeneinander, kein Polster für die Kniekehlen verwenden
- Fußsohlen mit einem Kissen abstützen, sodass sie etwa im 90°-Winkel zum Unterschenkel stehen und die Zehen zur Decke weisen.

Zur **Spitzfußprophylaxe** eignet sich die Stützung der Fußsohlen mit einem weichen Kissen oder einem Schaumstoffblock. Pflegende achten darauf, dass der Druck auf den Fußballen nicht zu stark wird.

TIPPS & TRICKS

Ein Bettbogen hält die Bettdecke von den Füßen fern. In der häuslichen Krankenpflege lässt sich ein stabiler Pappkarton, von dem eine Seitenwand entfernt wurde, für diesen Zweck gebrauchen.

Bei Patienten, die eine Neigung zur Entwicklung einer Spastik haben (z. B. nach Schlaganfällen, bei Querschnittlähmung oder Multipler Sklerose) ist die Unterlagerung der Fußsohle nicht angezeigt. Der Widerstand kann zu einer Erhöhung der Muskelspannung führen. Die Pflegenden verwenden in diesen Fällen nur einen Bettbogen zur Spitzfußprophylaxe. Immer wenn die Patienten sitzen, stehen ihre Füße flach auf dem Boden (➤ Abb. 3.111). Diese Haltung soll der Kontraktur schonend vorbeugen.

BEACHTE

Aus pflegewissenschaftlicher Sicht gibt es für sämtliche pflegerischen Maßnahmen im Zusammenhang mit der Kontrakturprophylaxe keinen Nachweis einer unmittelbaren und eindeutigen Wirksamkeit. Allgemein gilt jedoch: Bewegung fördert den Genesungsprozess und dient dem Wohlbefinden. Außerdem regt sie den Kreislauf an.

3.8.4 Pflegetherapeutische Konzepte zur Unterstützung der Bewegung

Sobald Pflegende **Bewegungen unterstützen,** richten sie ihre Aufmerksamkeit nicht nur auf die Aktionen der Patienten, sondern im mindestens gleichen Maße auch auf das, was sie selbst tun. Hilfen können ganz verschiedene Signale senden. Allein die Art, einen anderen zu berühren, kann dazu führen, dass er die Lust verliert, sich an der geplanten Bewegung zu beteiligen. Deshalb ist es notwendig, sehr genau zu

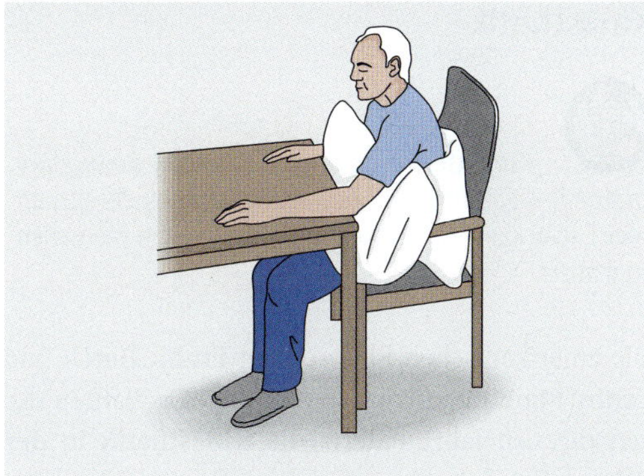

Abb. 3.111 Bei Patienten nach einem Schlaganfall ist die sitzende Position eine schonende Methode der Spitzfußprophylaxe. Die Füße stehen flach auf dem Boden. [L157]

beobachten, wie sich der jeweils betroffene Mensch verhält. Erst auf der Grundlage einer sorgfältigen Analyse der Fähigkeiten und Absichten eines Patienten ist es möglich, konstruktiv tätig zu werden. Es ergibt nicht viel Sinn, wenn Pflegende und Patient verschiedene Ziele bei einer Bewegung verfolgen. Da sich Pflegende – auch aufgrund ihrer größeren Körperkraft – meist in der stärkeren Position befinden, setzen sie sich mit ihren Absichten leichter durch. Damit erreichen sie jedoch das Gegenteil der eigentlich angestrebten Zusammenarbeit.

Ein wesentlicher Aspekt ist auch die **Gesundheit der Pflegenden** selbst. Je besser sie in der Lage sind, die Kräfte des Patienten zu fördern und für das gemeinsame Ziel einzusetzen, desto geringer ist die Anstrengung, die sie selbst aufwenden müssen. In einem Satz: Die Anwendung der pflegetherapeutischen Prinzipien, die sich aus der **Kinästhetik** und dem **Bobath-Konzept** ergeben, schont die Bandscheiben der Pflegenden.

BEACHTE

Die weit verbreitete Ansicht, **pflegetherapeutische Konzepte** seien für fortgeschrittene Pflegende gedacht und bildeten lediglich eine von mehreren möglichen Handlungsalternativen, führt in die falsche Richtung. Die Prinzipien gehören sämtlich zum grundlegenden Handwerkszeug der Pflegenden. Jeder, der sich mit der pflegerischen Betreuung von kranken Menschen befasst, verinnerlicht die Kernaussagen und bezieht sie in sein Handeln ein.

Kinästhetik

DEFINITION

Kinästhetik *(griechisch kinesis = Bewegung; aisthesis = Empfindung):* Bewegungstechnik, die sich an der Entwicklung der Bewegungsabläufe beim Menschen orientiert.

Die amerikanischen Philosophen **Frank Hatch** und **Lenny Maietta** entwickelten in den 80er-Jahren des vergangenen Jahrhunderts die **Kinästhetik in der Pflege.** Die Schweizer Krankenschwester **Suzanne Schmidt** machte sie für den deutschen Sprachraum zugänglich.

Kinästhetik ist kein festes Bewegungsprogramm, sondern vermittelt das Verständnis, wie Bewegung funktioniert. Auf dieser Grundlage lernen Pflegende, Techniken anzuwenden, die Patienten zum gesunden Bewegungsmuster zurückführen und ihnen selbst die Unterstützung leicht machen.

In der Kinästhetik existieren sechs Prinzipien, mit deren Hilfe sich das Wesen von Bewegung beschreiben lässt:

- Interaktion *(Wechselbeziehung)*
- Funktionale Anatomie
- Menschliche Bewegung
- Anstrengung
- Menschliche Funktionen
- Umgebung.

Interaktion

Im Sinne der Kinästhetik ist jeder Kontakt zwischen Pflegenden und Patienten ein Wechselspiel *(Interaktion)* von aktiven Partnern. Der Pflegende bewegt den Patienten nicht, sondern begleitet ihn bei seiner Bewegung. Hierbei spielt die Qualität der Berührung eine ebenso wesentliche Rolle wie bei der Basalen Stimulation® (➤ Kap. 3.10.4). Sie ist ruhig und deutlich auszuführen. Pflegende beachten, dass jeder Mensch seine Umgebung mit allen zur Verfügung stehenden Sinnen erfasst.

Beispiele: Pflegende sprechen verständlich und in kurzen Sätzen. So erhält der Patient die Möglichkeit, Informationen über das Ohr wahrzunehmen. Das Sehen nutzen Pflegende, indem sie Bewegungen langsam vorführen, die der Patient nachahmen kann.

BEACHTE

Pflegende sind ebenfalls auf ihre Sinne angewiesen, wenn sie sich ein Bild von der Situation des Patienten machen wollen. Sie trainieren ihre Wahrnehmung, um die individuellen Fähigkeiten des Betroffenen zu erkennen.

Erst aufgrund dieser Kenntnis können sie die Unterstützung genau auf die jeweiligen Bedürfnisse abstimmen. Manche Patienten vollziehen eine geforderte Bewegung bereits nach, wenn sie ein einziges Mal erklärt worden ist. Andere benötigen jedes Mal erneut eine schrittweise Anleitung. Bei sehr schwachen Menschen oder solchen, die unter eine Veränderung des Bewusstseins leiden, kann es notwendig sein, die Bewegung zu führen.

Funktionale Anatomie

Der menschliche Körper besteht nach der kinästhetischen Lehre aus **Zwischenräumen** und **Massen.** Insgesamt gibt es sechs bewegliche Zwischenräume. Sie verbinden sieben feste Massen (Kopf, Brustkorb, Becken, Arme, Beine) und ermöglichen ihre Bewegung (➤ Abb. 3.112).

Diese Aufteilung ergibt einen ganz praktischen Nutzen. Kinästhetisch geschulte Pflegende versuchen niemals, einen Körper insgesamt zu bewegen. Stattdessen verlagern sie seine Massen nacheinander und ermöglichen auf diese Weise dem Patienten, aktiv an der Bewegung teilzunehmen.

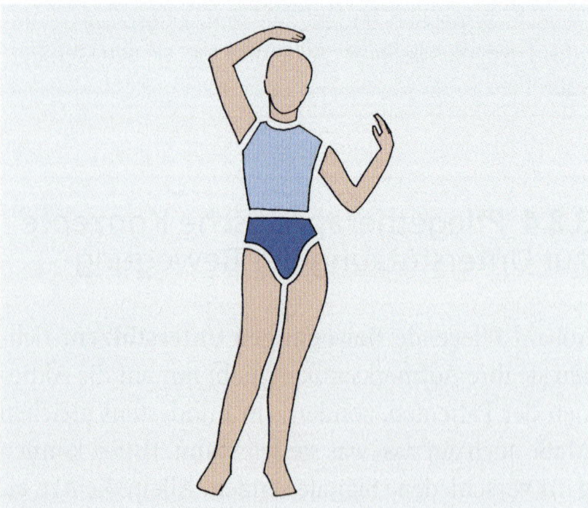

Abb. 3.112 Gemäß der kinästhetischen Lehre besteht der menschliche Körper aus sieben Massen und sechs Zwischenräumen. [L215]

TIPPS & TRICKS

Die kinästhetischen Prinzipien heißen:
- Bewegung nicht tragen, sondern über knöcherne Strukturen führen
- Massen fassen und Zwischenräume spielen lassen.

Beispiel: Im Stationsalltag ist häufig zu sehen, dass Pflegende das Bein eines liegenden Patienten aufstellen, indem sie mit einer Hand unter die Kniekehle greifen und Ober- und Unterschenkel aufwärts stemmen. Oft arbeitet der Patient dagegen und erschwert die Maßnahme. Nach kinästhetischen Grundsätzen funktioniert dieser Bewegungsablauf ganz anders: Der Pflegende fasst z. B. den Unterschenkel von unten mit beiden Händen und führt das Knie über eine seitliche halbkreisförmige Bewegung nach oben. Die Ferse schleift dabei über die Unterlage, um dem Patienten eine zusätzliche Information über den Bewegungsablauf zu vermitteln (➤ Abb. 3.113).

Diese Technik schafft mehrere positive Reize zur gleichen Zeit. Der Patient fühlt sich durch den sicheren Griff zweier Hände sorgsam behandelt. Er kann im Rahmen seiner Möglichkeiten bei der Bewegung mithelfen, weil die Hände das Gewicht des Unterschenkels stützen. Mit dem Kontakt an den Unterschenkeln gibt der Pflegende eine Orientierung über die Bewegungsrichtung.

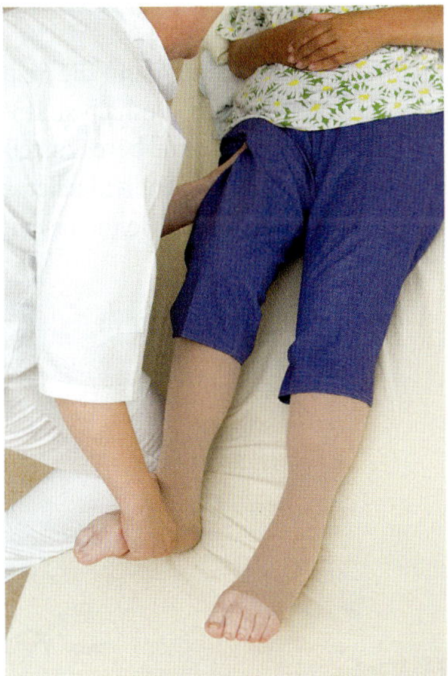

Abb. 3.113 Um das Bein eines Patienten im Bett aufzustellen, unterstützt der Pflegende den Unterschenkel mit beiden Händen. [K115]

Menschliche Bewegung

Die Kinästhetik vertritt die Auffassung, dass sich der Mensch in jeder Phase seines Lebens bewegt. Dabei ist zunächst zwischen Haltungs- und Transportbewegungen zu unterscheiden.

Die **Haltungsbewegung** findet auch im Zustand der körperlichen Ruhe statt. Ein Mensch, der still steht, führt zur Wahrung seines Gleichgewichts unablässig winzige Pendelbewegungen aus, mit denen er das Körpergewicht um seine Achse herum balanciert. Außerdem halten Muskeln ihre Spannung indem die Muskelfasern sich abwechselnd zusammenziehen und lockern.

Die **Transportbewegung** ist deutlich sichtbar, z. B. wenn ein Mensch ein Wasserglas in seiner Hand zum Mund führt. Sie lässt sich ihrerseits in parallele und spiralige Muster einteilen. Die **parallele Bewegung** ist typisch für Scharniergelenke, z. B. den Ellenbogen. Menschen neigen dazu, sich auf dieses Muster zu reduzieren, obwohl die Entwicklung der körperlichen Fähigkeiten vom Säugling zum Erwachsenen stets in der naturgemäßeren spiraligen Form verläuft. Das lässt sich gut nachvollziehen, wenn man den Weg eines Babys vom Liegen zum Laufen verfolgt. Das Kind lernt zuerst, sich vom Rücken auf den Bauch (oder andersherum) zu drehen. Mit einer weiteren Drehung kommt es zum Sitzen und eine dritte Drehung bringt es zum Vierfüßlerstand und endlich zum Stehen. Das Kind findet instinktiv die leichteste Möglichkeit, sein Ziel zu erreichen.

Spiralbewegungen sind mit weniger Anstrengung verbunden als parallele Bewegungen, weil sie die Körpermassen nacheinander ansprechen, anstatt sie mit schierer Muskelkraft anzuheben (➤ Abb. 3.114). Deshalb ermöglichen sie eine bessere Kontrolle des Bewegungsablaufs und sind vor allem für Patienten mit verminderter Körperkraft gut geeignet.

Anstrengung

Bewegung ist ohne **Anstrengung** nicht denkbar. Körperlich trainierte Menschen verbinden mit diesem Begriff eine erhebliche Leistung, doch für Patienten mit eingeschränkten Fähigkeiten können selbst geringe Bewegungen, wie das Ausstrecken eines Armes oder das Heben des Beines, zu Aufgaben werden, die sie nicht bewältigen können. Deshalb

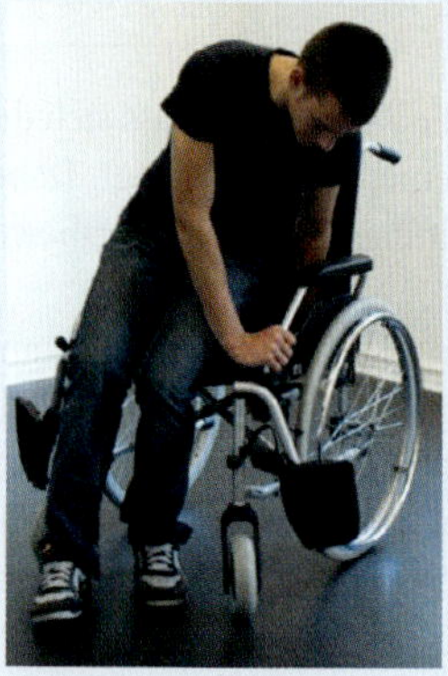

a Der Patient stützt sich mit beiden Händen seitlich am Stuhl ab und bringt seine Beine in Schrittstellung. Das Aufstehen wird durch eine Drehbewegung unterstützt.

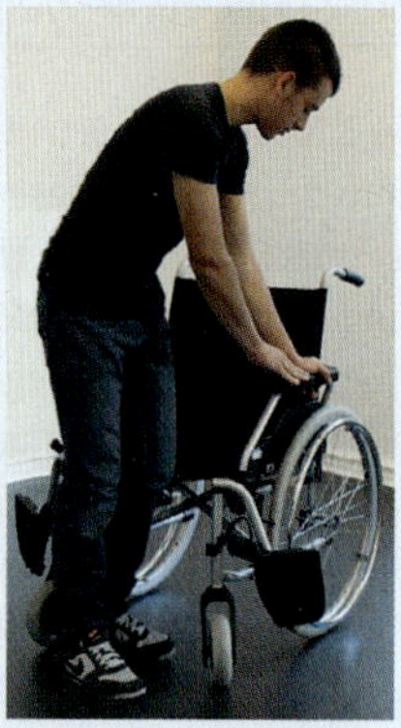

b Der Patient hat sich gedreht und kann sich nun langsam aufrichten. So kann er sich gut am Stuhl festhalten. Auch ein Hinsetzen ist über ein spiralförmiges Muster gut möglich und kann die Anstrengung reduzieren.

Abb. 3.114 a–b Spiralförmiges Aufstehen [O166]

bezeichnet man in der Kinästhetik auch solche Aktivitäten als Anstrengung, wobei das Wort wertfrei gemeint ist. Sie äußert sich entweder als **Ziehen** oder **Drücken** und stellt damit ganz unterschiedliche Forderungen an die beteiligten Muskeln.

Pflegende, die einen Patienten so unterstützen wollen, dass seine eigenen Bemühungen zum Ziel führen, achten darauf, in welcher der beiden Anstrengungsphasen er sich befindet und beantworten sie mit demselben Aktivitätsmuster. Kinästhetisch korrekte Unterstützung beim Aufstehen von einem Stuhl sieht z. B. so aus:

- Handgelenke des Patienten umfassen
- Kurze Schritte rückwärts machen
- An den Handgelenken ziehen und dabei die Handinnenseiten des Patienten nach oben drehen
- Unterstützung so lange gewährleisten, bis der Patient sicher steht.

BEACHTE

Die häufig verwendete Technik, bei der Pflegende mit ihren Händen unter die Achseln des Patienten fahren, nimmt keine Rücksicht auf seine Fähigkeiten und verursacht beim Pflegenden früher oder später einen Wirbelsäulenschaden, weil er sich damit jedes Mal das komplette Körpergewicht des Patienten aufbürdet, noch dazu in einer ungünstigen Haltung.

Menschliche Funktionen

Bewegungsfähigkeit ist in hohem Maße davon abhängig, ob ein Mensch eine sichere Körperhaltung einnehmen kann. Dazu ist es notwendig, dass er sein Körpergewicht in der Balance hält. Zu den **Grundpositionen des Menschen** zählen (➤ Abb. 3.115):

- Rückenlage
- Ellenbogen-Bauch-Lage
- Sitzen
- Vierfüßlerstand
- Einbein-Kniestand
- Einbeinstand
- Zweibeinstand.

Diese Positionen entsprechen den wesentlichen Schritten der **Bewegungsentwicklung,** die ein Mensch in der Kindheit durchläuft. Für Pflegende kommt es darauf an, den Patienten in diesen Grundpositionen zu unterstützen und sie gleichzeitig als Basis für weitergehende Bewegungen zu nutzen. Innerhalb eines komplizierten Bewegungsablaufs, z. B. das Aufstehen aus dem Bett, nimmt der Patient Zwischenpositionen ein, bevor er auf seine Füße zu stehen kommt. Das Sitzen am Bettrand kann in diesem Fall für eine Pause genutzt werden, oder es ist zunächst überhaupt das Ziel der Bewegungsübung.

Umgebung

Eine angemessene **Umgebung** kann die Selbstständigkeit des Patienten fördern. Deshalb sind Pflegende bestrebt, geeignete Hilfsmittel bereitzustellen. Die Auswahl richtet sich nach den individuellen Bedürfnissen. In Krankenhäusern und Heimen ist eine gan-

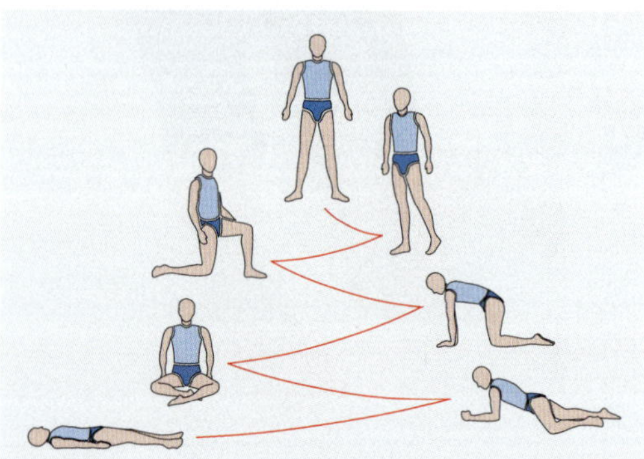

Abb. 3.115 Eine Analyse zeigt, dass Bewegung aus sieben Grundpositionen heraus entsteht. [L215]

ze Palette industriell gefertigter Einrichtungsgegenstände vorrätig. In der häuslichen Umgebung ist es oft günstiger, die eigene Phantasie spielen zu lassen, denn viele Alltagsartikel lassen sich ohne großen Aufwand in brauchbare Hilfsmittel verwandeln. So kann es genügen, den Griff eines Löffels mit Schaumstoff zu umwickeln, um Patienten mit einer rheumatischen Erkrankung das selbstständige Essen zu ermöglichen. Durch einfache Holzklötze lässt sich die Betthöhe exakt an die Körpermaße des Betroffenen anpassen.

Kinästhetik und die Gesundheit der Pflegenden

Die **Prinzipien der Kinästhetik** richten sich nicht nur auf das Wohl der Patienten sondern sie entlasten auch die Pflegenden. Rückenleiden sind seit langer Zeit als Berufserkrankung anerkannt. Nicht selten resultieren sie aus falscher Belastung der Wirbelsäule (➤ Kap. 4.3.1).

Konzeptlos arbeitende Pflegende setzen zu viel Kraft ein und begeben sich in Körperpositionen, die Bandscheibenleiden begünstigen. Oft nennen sie den Arbeitsdruck als Argument für ihr Verhalten.

Da die Kinästhetik vor allem auf die Förderung der Eigenaktivität des Patienten und die folgerichtigen Bewegungen von Massen ausgerichtet ist, profitieren Pflegende unmittelbar. Anstatt ein erhebliches Gewicht tragen zu müssen, können sie mit diesem Konzept den Körper des Patienten als Hilfe zur Bewegung einsetzen. Kenntnisse der kinästhetischen Prinzipien vermitteln auch Wissen über die eigenen Grenzen der Beweglichkeit und schaffen so ein neues Bewusstsein für den eigenen Körper.

INTERNET

Kinaesthetics-Verein Deutschland e.V.: www.kinaesthetics.de
Die autorisierten Trainer für Kinästhetik sind an nationale Institute angeschlossen. Dort sind auch weitergehende Informationen erhältlich.
Maietta-Hatch Kinaesthetics: www.kinaesthetics.com
Die Seite der Entwickler dieses Pflegekonzepts (liegt auf Deutsch vor).

Bobath-Konzept

DEFINITION

Bobath-Konzept *(auch Neurodevelopmental Treatment/NDT):* Konzept zur Befunderhebung und Behandlung von Patienten, die wegen einer Schädigung *(Läsion)* des zentralen Nervensystems in Beweglichkeit, Körperfunktionen und im Bereich der Muskelspannung *(Tonus)* eingeschränkt sind. (In Anlehnung an die Definition des Vereins der Bobath-InstruktorInnen Deutschland e.V.)

Die Schädigung des Gehirns durch einen Schlaganfall oder eine andere Einwirkung auf die Organsubstanz ruft häufig eine Bewegungseinschränkung hervor, die sich besonders deutlich an einer Körperhälfte zeigt und mit einer unwillkürlich erhöhten Muskelspannung *(Spastik)* verbunden ist. Früher ging die Medizin davon aus, dass sich diese Spastik nicht beeinflussen lässt. Mitte der 1940er-Jahre des vergangenen Jahrhunderts entdeckte die deutschstämmige Physiotherapeutin **Berta Bobath** *(1907–1991)* jedoch, dass gezielte Bewegungsübungen und Lagerungen lindernd wirken und sogar in der Lage sind, verloren gegangene Fähigkeiten zu reaktivieren. **Karel Bobath** *(1906–1991),* ihr Ehemann, untermauerte diese Erfahrung mit wissenschaftlichen Erkenntnissen. Seither hat sich das **Bobath-Konzept** weltweit in der Behandlung von Patienten, die an Hirnschädigungen leiden, durchgesetzt. Pflegende und Therapeuten entwickeln die Prinzipien beständig weiter.

Bewegung im Bobath-Konzept

Um das Bobath-Konzept zu verstehen und richtig anwenden zu können, machen Pflegende sich zunächst mit den Bedingungen vertraut, unter denen eine gesunde Bewegung stattfindet:

- Die **Unterstützungsfläche** bildet die Basis jeder Bewegung. Damit ist der feste Teil der Umgebung gemeint, gegen den die Kraft des Körpers wirkt. Beispiele: Beim Gehen drückt der Fuß auf den Boden und ein im Bett liegender Mensch, stemmt sich gegen die Matratze, um seine Lage verändern zu können
- Der **Haltungstonus** beschreibt den Spannungszustand der Muskeln, mit dessen Hilfe sie den Körper in der gewählten Position halten. Es gilt: Je kleiner die Fläche ist, auf die sich die Kraft ver-

teilt, desto stärker müssen sich die Muskeln anspannen. Ein liegender Mensch, der die Unterlage mit großen Teilen seines Körpers berührt, wendet weniger Arbeit zur Bewahrung seiner Position auf als ein stehender oder sitzender Mensch
- Bewegung ist Arbeit gegen die **Schwerkraft.** Deshalb achten Pflegende darauf, dass der Patient vor allen Verrichtungen eine möglichst anstrengungsfreie Haltung einnimmt
- **Schlüsselpunkte** (➤ Abb. 3.116) sind Körperzonen, an denen sich besonders viele Nervenendigungen befinden, mit deren Hilfe der Mensch seine Lage im Raum kontrolliert *(Propriozeptoren).* Der zentrale Punkt ist das Brustbein, an dem die Rippenbögen in der Mitte der Brust zusammenlaufen. Die Beckenregion und die Schultern sind die körpernahen Schlüsselpunkte. Füße und Hände werden als körperferne Schlüsselpunkte bezeichnet. Unbedachte Berührungen dieser Schlüsselpunkte können bei einem halbseitig gelähmten Menschen heftige unwillkürliche Beugebewegungen *(Spastik)* auslösen.

Grundlagen des Bobath-Konzepts

Bei einem Schlaganfall „vergisst" das Gehirn, wie eine gesunde Bewegung zu steuern ist. Das Bobath-Konzept stellt Pflegenden eine Reihe von Techniken

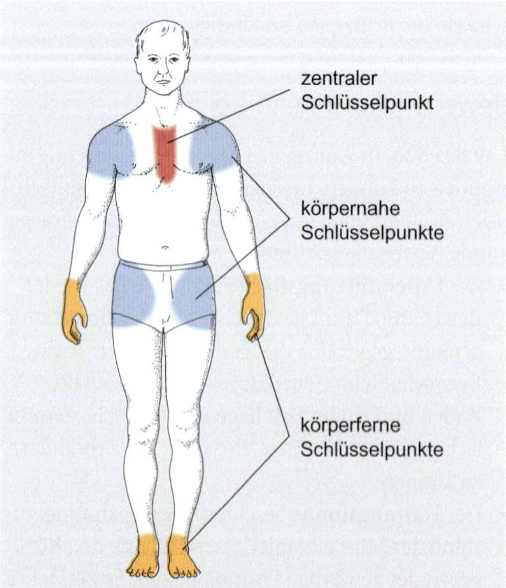

Abb. 3.116 Schlüsselpunkte im Bobath-Konzept. [L190]

zur Verfügung, mit deren Hilfe sich die körperlichen Einschränkungen beheben oder lindern lassen. Um seine optimale Wirkung zu entfalten, verfolgt das Konzept einen umfassenden Ansatz:
- **Förderung der Wahrnehmung.** Pflegende arbeiten mit dem Patienten bevorzugt über die stärker betroffene Körperhälfte. Dazu richten Sie das Zimmer, in dem sich der Pflegebedürftige hauptsächlich aufhält, so ein, dass er seine Aufmerksamkeit in die Richtung der stärker betroffenen Seite lenken muss, um z. B. mit Besuchern zu sprechen. Häufige Lagerungswechsel sind geeignet, den Patienten, die selbst nicht aus dem Bett aufstehen, vermehrte Anreize zu bieten, weil sich dadurch das Körpergewicht immer wieder neu auf den unten liegenden Körperteilen verteilt. Das Augenmerk liegt vor allem darauf, den Pflegebedürftigen zur Eigenständigkeit anzuleiten. Das bedeutet: Pflegende übernehmen nicht in erster Linie Verrichtungen für den Patienten, auch wenn das in der Regel schneller geht, sondern unterstützen ihn so, dass er die Handlungen selbst ausführen kann *(aktivierende Pflege)*

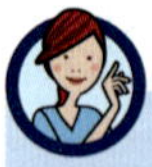

BEACHTE

Grundsätzlich verlangt die aktivierende Pflege sehr viel Einfühlungsvermögen. **„Aktivierung um jeden Preis"** kann Patienten überfordern und ihnen die Motivation rauben. Deshalb beobachten Pflegende genau, wie die Patienten auf die Maßnahmen reagieren und berücksichtigen auch die jeweilige Tagesform.

- **Beeinflussung der Muskelspannung.** Schnelle Bewegungen und flüchtige Berührungen können bei Patienten, die an den Folgen eines Schlaganfalls leiden, eine Erhöhung der Muskelspannung *(Spastik)* auslösen. Pflegende nehmen sich deshalb bei allen Verrichtungen Zeit, informieren den Patienten über die geplanten Bewegungen und unterstützen ihn mit flächigen, eindeutigen und ruhigen Griffen. Liegt hingegen eine schlaffe Lähmung mit stark verminderter Muskelspannung vor, kann es von Vorteil sein, schnelle, laute und kräftige Reize zu vermitteln. Die Abwägung erfordert Erfahrung
- **Normalisierung der Bewegungsabläufe.** Patienten, die nach einem Schlaganfall in ihrer Beweglichkeit eingeschränkt sind, versuchen häufig, die

Defizite der stärker betroffenen Körperhälfte durch vermehrte Aktion der anderen Seite auszugleichen. Dadurch verstärken sich krankhafte Bewegungsmuster und die erhöhte Muskelspannung. Pflegende achten deshalb darauf, stets beide Körperseiten in die Bewegungen einzubeziehen und vermitteln den Patienten entsprechende Techniken (➤ Tab. 3.40, ➤ Abb. 3.117).

Tab. 3.40 Checkliste „Positionierung eines Schlaganfall-Patienten auf die stärker betroffene Seite nach Bobath".

Benötigtes Material	• Krankenbett • Flaches Kopfkissen • Kleineres Kissen für den stärker betroffenen Arm • Kissen zur Abstützung des Rückens • Bettdecke zur Unterlagerung des weniger betroffenen Beines • Ein Bettgitter • Bettdecke • Gegebenenfalls bei Patienten mit eingeschränktem Mundschluss: Waschläppchen oder Handtuch zum Auffangen des Speichels
Vorbereitung	• Patienten über die beabsichtigte Maßnahme informieren und nach seinem Befinden fragen • Sofern möglich und nötig: fremde Personen aus dem Krankenzimmer bitten (oder Sichtschutz aufstellen) • Für ausreichende Beleuchtung sorgen (nachts genügt ein abgeblendetes Licht)
Durchführung	• Kopfteil vom Bett flach stellen (➤ Abb. 3.117) • Bett auf Arbeitshöhe stellen • Patienten in Rückenlage mit seiner weniger betroffenen Körperhälfte so nah wie möglich zur Bettkante bringen (Pflegender steht während dieses Lagerungsschrittes an der Bettkante, zu der der Patient rutschen soll, um das Sicherheitsgefühl zu gewährleisten) • Mit beiden Händen flach unter das Schulterblatt der stärker betroffenen Seite greifen und Schulter vorsichtig nach außen ziehen • Stärker betroffenen Oberarm leicht nach außen/oben drehen, sodass der Ellenbogen Richtung Kopfende weist • Arm in einem 30°-Winkel zum Körper legen • Beide Beine anstellen; der Pflegende unterstützt die Bewegung des stärker betroffenen Beines und hält es mit einem Druck auf das Knie in seiner Position • Drehung zur stärker betroffenen Seite von den Beinen ausgehen lassen, sodass sich eine spiralige Bewegung ergibt • Oberkörper mit einem Griff der flachen Hand an der weniger betroffenen Schulter nachziehen und dabei mit der flachen anderen Hand den stärker betroffenen Oberarm leicht vom Körperstamm wegziehen, sodass der Oberkörper nicht auf dem Schultergelenk sondern dem Schulterblatt zu liegen kommt • Hinter den Patienten treten, mit flachen Händen ober- und unterhalb des Beckens unter den Patienten fahren und das Gesäß zur Bettkante ziehen (Darauf achten, dass der Patient nicht auf Falten liegt) • Bettgitter am Rücken des Patienten in Position bringen • Kissen für die Unterstützung des Rückens wie ein Schiffchen formen und an den Körper modellieren • Zur anderen Bettseite gehen und das oben liegende Bein anheben, indem der gesamte Unterarm das Knie und den Unterschenkel stützt, gefaltete Bettdecke so unterlegen, dass das Bein von der Leiste bis zum Fuß gestützt ist, dabei besonders auf Druckentlastung am Knie und Knöchel achten • Stärker betroffenen Arm mit einem Kissen unterlagern, Handinnenfläche deutet zu den Zehen oder zum Fußboden, auf Druckentlastung am Ellenbogen achten, Handgelenk liegt zur Verbesserung der Bequemlichkeit auf einem höheren Niveau als der Ellenbogen • Gegebenenfalls Lage des weniger betroffenen Beines korrigieren (Wünsche des Patienten beachten) • Kontrolle, ob der Kopf des Patienten bequem liegt und die Ohrmuschel nicht umgeklappt ist • Gegebenenfalls Waschlappen oder gefaltetes Handtuch an die Wange des Patienten legen, um herausfließenden Speichel aufzufangen • Patienten nach Wunsch mit der Bettdecke zudecken • Gegebenenfalls Alarmglocke in erreichbare Nähe platzieren • Patienten nach seinem Befinden befragen
Nachbereitung	• Maßnahme und Beobachtungen sorgfältig dokumentieren

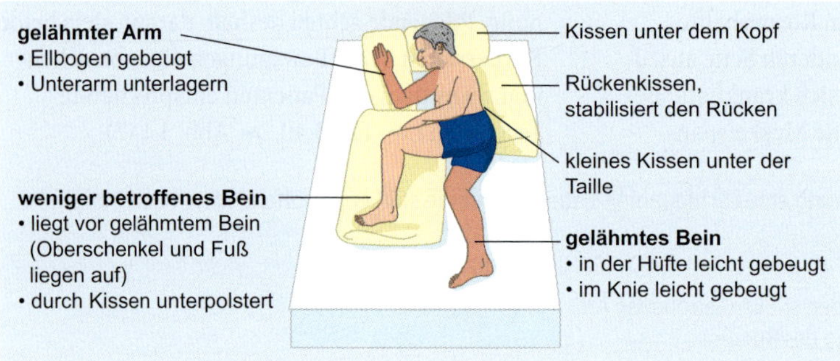

Abb. 3.117 Positionierung auf die stärker betroffene Körperseite. [L138]

Entscheidend für die Wirksamkeit der Bobath-Therapie ist ihre **konsequente Anwendung** rund um die Uhr. Das Konzept berücksichtigt sowohl Wach- als auch Schlafphasen. Während der Nacht entfalten die verschiedenen Positionierungen (bevorzugt auf der stärker betroffenen Seite ➤ Tab. 3.40) ihre heilsame Wirkung. Wichtig ist auch, dass das gesamte therapeutische Team, also Pflegende, Physiotherapeuten, Ärzte und Angehörige, sich auf eine gemeinsame Strategie einigt und sie dann auch einheitlich umsetzt.

BEACHTE

Je früher die Rehabilitationsphase beginnt, desto größer ist die Chance des Patienten, zu einem gesunden Bewegungsmuster zurückzufinden.

Positionierung auf die stärker betroffene Körperhälfte

Das Bobath-Konzept kennt verschiedene **Formen der Positionierung.** Für die Ruhephasen des Tages eignen sich kurzzeitige Formen, die mehr auf den therapeutischen Effekt ausgerichtet sind, indem sie z. B. den stärker betroffenen Fuß in einer physiologischen Stellung halten (Spitzfußprophylaxe ➤ Kap. 3.8.3). Während der Nacht sollte eine möglichst ungestörte Ruhe möglich sein. Für alle Körperpositionen jedoch gilt das Wohlbefinden des Patienten als oberster Grundsatz. Dies erfordert von den Pflegenden die Fähigkeit, einen Kompromiss zwischen dem therapeutischen Anspruch und den Gewohnheiten des Patienten zu finden.

BEACHTE

Pflegende beachten bei der Positionierung stets den Allgemeinzustand des Patienten. Leidet er an schwerer Atemnot, kann es z. B. nötig sein, vollständig auf Seitenlage zu verzichten.

Die Positionierung auf der stärker betroffenen Körperseite bringt die besten Erfolge in der Behandlung, weil sie die effektivsten Reize setzt. Außerdem behält der Patient ein großes Maß Beweglichkeit, weil seine weniger betroffenen Extremitäten oben zu liegen kommen. Aus diesen Gründen ist diese Positionierung hier stellvertretend für alle anderen Formen dargestellt.

Besonders, wenn Pflegende nicht über entsprechende Erfahrung im Umgang mit Schlaganfall-Patienten verfügen, ist es sicherer, die Positionierung zu zweit durchzuführen. Eine Pflegekraft bleibt in diesem Fall stets im **Blickfeld des Patienten** stehen und vermittelt ihm auf diese Weise Sicherheit. Wegen ihres veränderten Körperschemas und des eventuell gestörten Gleichgewichtssinnes befürchten Patienten nach einem Schlaganfall häufig, bei einer Drehung aus dem Bett zu fallen.

Transfer eines Patienten vom Bett in den Stuhl

Der **Transfer eines Patienten vom Bett in den Stuhl** ist einer der häufigsten Bewegungsabläufe im pflegerischen Alltag (➤ Tab. 3.41). Außerdem lassen sich anhand dieser pflegerischen Maßnahme viele Techniken darstellen, die auch bei anderen Gelegenheiten sehr nützlich sind. Das „Aufstehen“ erzielt mehrere positive Effekte. Bereits in der Frühphase nach einem Schlaganfall (sofern der Allgemeinzustand es zu-

Tab. 3.41 **Checkliste** „Umsetzen eines Schlaganfall-Patienten vom Bett in den Stuhl nach Bobath".

Benötigtes Material	• Krankenbett • Schuhe ohne Absätze, die über die Knöchel reichen und mit Klettverschlüssen versehen sind • Gegebenenfalls Bademantel • Rollstuhl (vor der Benutzung unbedingt überprüfen, ob die Bremse geschlossen ist) oder Stuhl mit umlaufender Lehne
Vorbereitung	• Patienten über die beabsichtigte Maßnahme informieren und nach seinem Befinden fragen • Sofern möglich und nötig: fremde Personen aus dem Krankenzimmer bitten (oder Sichtschutz aufstellen) • Für ausreichende Beleuchtung sorgen
Durchführung	• Bett auf eine Höhe bringen, aus der der am Bettrand sitzende Patient mit den Füßen sicheren Bodenkontakt hat • Gegebenenfalls Lagerungshilfsmittel entfernen; Patienten in Rückenlage bringen und näher zu der Bettkante rutschen lassen, der seine stärker betroffene Seite zugewandt ist (➤ Abb. 3.118) • Stärker betroffene Schulter mit den flachen Händen nach außen ziehen und den Arm etwa im 30°-Winkel zum Körper legen • Weniger betroffenes Bein anstellen lassen • Patienten auf die stärker betroffene Seite drehen • Weniger betroffenes Bein unter das stärker betroffene Bein schieben und dann beide Beine über den Rand der Matratze strecken lassen • Patienten bitten, sich mit dem weniger betroffenen Arm in die sitzende Position zu stemmen und Oberkörper dabei unterstützen (darauf achten, dass das Gesäß nicht vom Matratzenrand rutscht) • Haltung des Oberkörpers korrigieren • Sobald der Patient sicher sitzt: Schuhe anziehen und die Arme in die Ärmel des Bademantels schlüpfen lassen; der Mantel liegt gerafft hinter dem Patienten **Sofern** der Patient kräftig genug ist, selbst zu stehen: • Hände falten lassen, der weniger betroffene Daumen liegt über dem anderen • Arme so weit nach vorn (und leicht Richtung Fußboden) strecken lassen, bis das Gewicht des Körpers auf den Beinen ruht • Je nach Fitness des Patienten: Unterstützung an den Unterarmen oder mit einem festen Griff um die Hüften geben • Zum Stuhl (Rollstuhl) gehen und dabei den Patienten entweder von vorn führen oder von hinten den Oberkörper mit festem Griff unterhalb der Schulterblätter seitlich am Brustkorb stützen • Position einnehmen, in der der Patient mit seinen Kniekehlen die vordere Kante der Sitzfläche des Stuhles berührt • Die weiterhin gefalteten Hände nach vorn ausstrecken und Oberkörper in der Hüfte beugen lassen – langsam in die sitzende Position gleiten (Auf jeden Fall das Plumpsen „wie ein Sack" vermeiden) **Sofern** der Patient nicht sicher stehen kann: • Rollstuhl seitlich an die Bettkante fahren, bis die vordere Kante der Sitzfläche fast die Knie des Patienten berührt, ggf. Lehne entfernen, **Bremsen anlegen** • Stärker betroffenen Unterarm auf die Oberschenkel legen • Patienten bitten, den weniger betroffenen Arm auf die Schulter des Pflegenden zu legen • Auf dieser Seite unter dem Arm des Patienten hindurch greifen und seinen Rücken fassen • Mit dem anderen Arm die Hüfte des Patienten unterstützen • Mit den eigenen Knien die Knie des Patienten in ihrer Position fixieren • Das eigene Gesäß nach hinten/unten strecken und auf diese Weise den Körperschwerpunkt des Patienten nach vorn verlagern • Gesäß des Patienten auf den Rollstuhl bewegen **Danach** gilt für alle Patienten: • Sitzposition korrigieren, ggf. Seitenlehne und Rollstuhltisch anbringen • Bei Rollstühlen: Füße des Patienten auf Trittbretter stellen • Stärker betroffenen Arm mit einem Kissen unterlagern • Gegebenenfalls Alarmglocke in erreichbare Nähe platzieren • Patienten nach seinem Befinden fragen
Nachbereitung	• Maßnahme und Beobachtungen sorgfältig dokumentieren

3

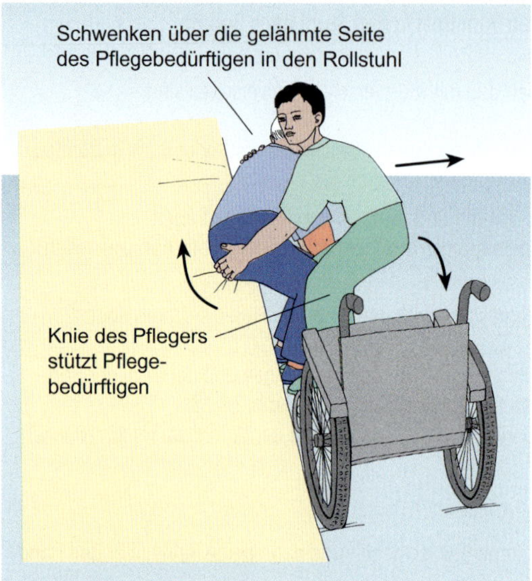

Abb. 3.118 Beim Umsetzen vom Bett in einen Stuhl stützen Pflegende einen halbseitig gelähmten Patienten mit der Hand an der Schulter, mit der Brust an der anderen Schulter und mit einer Hand am Gesäß. [L215]

lässt), soll der Patient das Bett verlassen. Die veränderte Körperhaltung regt seinen Kreislauf an und vermittelt ihm außerdem das Gefühl, die Heilung schreite voran. Darüber hinaus nimmt ein Mensch in aufrechter Position seine Umgebung anders wahr und verfügt über einen größeren Aktionsradius.

BEACHTE

Pflegende bedenken stets, dass es eine **erhebliche Anstrengung** für den Patienten bedeutet, sein Bett zu verlassen. Er teilt nicht in jedem Fall den Ehrgeiz der Pflegenden, den Heilungsverlauf zu beschleunigen. Sobald der Patient Überforderung signalisiert (z. B. durch plötzliche Blässe, Veränderung der Herzaktivität, Schwindelgefühl), brechen Pflegende die Maßnahme ab und bringen den Betroffenen sicher zurück in die liegende Position. Für die Abschätzung der Belastungsfähigkeit bedarf es pflegerischer Erfahrung. Es ist stets sicherer, in Zweifelsfällen auf die Mobilisation zu verzichten. Abhängig von der körperlichen Verfassung des Patienten führen Pflegende die Mobilisation zu zweit durch.

INTERNET

Bobath-Initiative für Kranken- und Altenpflege e.V.: www.bika.de
Die Seite listet Informationen zum Bobath-Konzept und eine Übersicht über entsprechende Fort- und Weiterbildungen.

3.9 Sexualität und Geschlechterrolle

DEFINITION

Sexualität: Alle Eigenschaften und Handlungen, die den Menschen in Bezug auf seine Geschlechtlichkeit charakterisieren. Im engeren Sinne umfasst der Begriff die Aktivitäten, die zur Befriedigung des Geschlechtstriebs dienen.
Geschlechterrolle: Erwartungen, die seitens der Gesellschaft aufgrund des Geschlechts an einen Menschen gerichtet sind. Die Erziehung führt häufig zu einer Verinnerlichung dieser Erwartungen, sodass der Mensch bemüht ist, ihnen zu entsprechen.

Die **Sexualität** begleitet den Menschen von seinem ersten bis zum letzten Lebenstag. Sie ist Ausdruck eines zentralen Bedürfnisses, das in seinem ursprünglichen Sinn über das Einzelwesen hinausgeht und die Erhaltung der Art durch Fortpflanzung zum Ziel hat. Im Vergleich zu anderen Lebewesen hat der Mensch für die Sexualität ein sehr kompliziertes Regelwerk entwickelt, in dem gesellschaftliche Normen eine erhebliche Bedeutung haben.

Sexualität ist als Eigenschaft zu verstehen, die ganz überwiegend auf das Verhältnis von Menschen untereinander wirkt. In einer freiheitlichen und demokratisch geprägten Gesellschaft gilt theoretisch für das Ausleben der Sexualität nur eine Grenze, nämlich die Autonomie und das Selbstbestimmungsrecht jedes Einzelnen. Das bedeutet: Der Mensch besitzt das selbstverständliche Recht, seine Sexualität frei auszuleben, sofern er dabei die Rechte der anderen nicht verletzt (➤ Abb. 3.119).

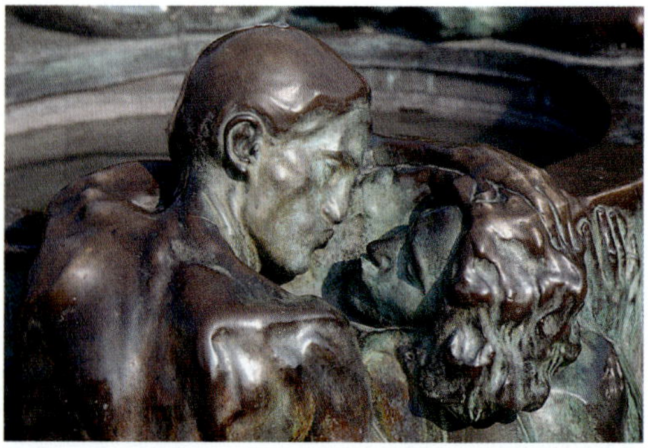

Abb. 3.119 Liebesszene aus künstlerischer Sicht. [J787]

Dieser sehr theoretische Grundsatz verlangt eine nähere Auskleidung durch Gesetze und gesellschaftliche Übereinkünfte *(Konventionen)*, wenn das Zusammenleben der Menschen gelingen soll. Im Laufe der Geschichte unterlagen diese Regeln einer deutlichen Wandlung. Aus der griechischen Antike wird von öffentlich ausgeübter Sexualität berichtet. Auch im ausgehenden Mittelalter wurde es nicht grundsätzlich als verwerflich angesehen, wenn Männer und Frauen, z. B. in Badehäusern, öffentlich geschlechtlich miteinander verkehrten. Allein die Tatsache, dass Großfamilien zu diesen Zeiten häufig gemeinsam einen Raum bewohnten, brachte es mit sich, dass der Geschlechtsverkehr von anderen Familienmitgliedern miterlebt wurde. Allerdings gab es beinahe während der gesamten Menschheitsgeschichte gesellschaftliche Strömungen, die strenge Einschränkungen für die Sexualität forderten oder auch durchsetzten. Besonders die christlichen Kirchen übten hier großen Einfluss aus, indem sie einerseits die **Abkehr von der Sexualität,** z. B. in Form des Zölibats für Priester, als besonders erstrebenswert erachteten und sie andrerseits auf die reine Fortpflanzung zu reduzieren suchten.

Im Zuge der Einflussnahme verschiedener Gruppen und Weltanschauungen bildete sich eine **Tabuisierung** dieser Lebensaktivität heraus, deren Ausmaße stark schwanken, die aber im Kern noch heute besteht. Sie lässt sich unter anderem an Kleidungsmoden ablesen (➤ Abb. 3.120). So gilt es in Mitteleuropa als schicklich, im gesellschaftlichen Verkehr die Geschlechtsteile mit Kleidung zu bedecken. Das Spiel mit diesem Gebot, z. B. weite Ausschnitte oder besonders eng anliegende Oberbekleidung für Frauen, eng geschnittene Hosen für Männer, tragen zur Vermittlung sexueller Attraktivität bei.

In moslemisch geprägten Gesellschaften verhüllen Frauen z. T. ihren gesamten Körper mit einer Kleidung, die keinen Rückschluss auf Körperformen zulässt und auch für Männer kann das Gebot gelten, Arme und Beine bedeckt zu halten.

Die Rollen der Geschlechter

Nach traditionellen Vorstellungen nehmen Männer und Frauen unterschiedliche **Geschlechterrollen** ein, die sich zumeist auf (u. U. vorgebliche) geschlechtsspezifische Eigenschaften beziehen. Danach sind Frauen eher schwach, gefühlsbetont, leidensfähig und sexuell passiv. Wie zum Ausgleich schreibt ihnen diese Aufteilung eine große soziale Kompetenz zu, die in dem Klischee der „liebenden Mutter" gipfelt. Männer übernehmen in diesem System den aggressiven Part. Sie seien geborene Führungspersönlichkeiten, durchsetzungsfähig und sexuell aktiv. Überspitzt formuliert kommt darin die Aufgabenteilung aus der Frühzeit zum Ausdruck, in der die Menschen als Sammler und Jäger lebten. Die Männer, ausgestattet mit größerer Muskelkraft, erlegten das Wild, während die Frauen sich der Aufzucht der Kinder und anderen häuslichen Aufgaben widmeten.

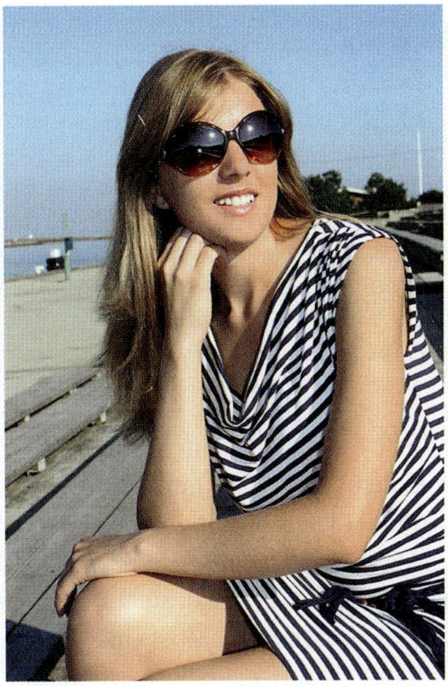

Abb. 3.120 Kleidermoden geben auch Aufschluss über das Verständnis der Geschlechterrolle. [J787]

Wandel der Geschlechterrollen

Seit dieser Zeit hat die menschliche Gesellschaft erhebliche **Wandlungen** vollzogen, in deren Folge die Aufgaben und Lebensentwürfe vielfältiger wurden. Der „Kampf ums Überleben" verlor seinen Stellenwert und ist heute nur noch eines von vielen Zielen, die Menschen sich in der Gestaltung ihrer Biografie stellen. Im Alltag bildet die klassische Aufteilung der Rollen die Wirklichkeit nicht mehr ab. Frauen gehen ebenso wie Männer ihren Berufen nach und setzen sich dabei ebenso erfolgreich durch.

BEACHTE

Interessanterweise unterscheidet die Erziehung auch in aufgeklärten Elternhäusern nach wie vor die Geschlechter. Dabei kommt immer noch – wenn auch versteckt – das klassische Modell zur Anwendung. **Beispiel:** Ein Kind baut einen Turm aus Holzklötzchen. Der Turm fällt um. Ist das Kind ein Junge, sagen die Eltern tendenziell: „Gib nicht auf, versuch es noch einmal." Ist das Kind ein Mädchen, heißt es oft: „Nicht so schlimm, du musst nicht alles können."

An die Stelle einer allgemeinen Übereinkunft, nach der die Rollen von Frauen und Männern festgelegt waren, ist nun die Verpflichtung jedes Menschen getreten, sich einen eigenen Platz in der Gesellschaft zu suchen (➤ Abb. 3.121). Dazu stehen (zumindest in der Theorie) zunächst alle Möglichkeiten offen. Beschränkungen erfährt die Selbstbestimmung durch soziale, finanzielle und persönliche Bedingungen, die dem Einfluss des Einzelnen entzogen sind. Im Umkehrschluss heißt dies auch, dass die Gefahr, mit dem gewählten Lebensentwurf zu scheitern, deutlich gestiegen ist. Das hat eine Auswirkung auf die tägliche Arbeit der Pflegenden, die sich z. B. mit Menschen auseinanderzusetzen haben, die aufgrund der von ihnen empfundenen Erfolglosigkeit Krankheiten entwickeln.

Sexualität in verschiedenen Lebensaltern

Bereits mit dem Moment der Geburt ist der Mensch ein sexuelles Wesen. Im Laufe der verschiedenen Lebensalter ändert sich das Verhältnis, das ein Mensch zu seiner Sexualität einnimmt. Es ist insbesondere von Erziehung und individuellen Erlebnissen geprägt.

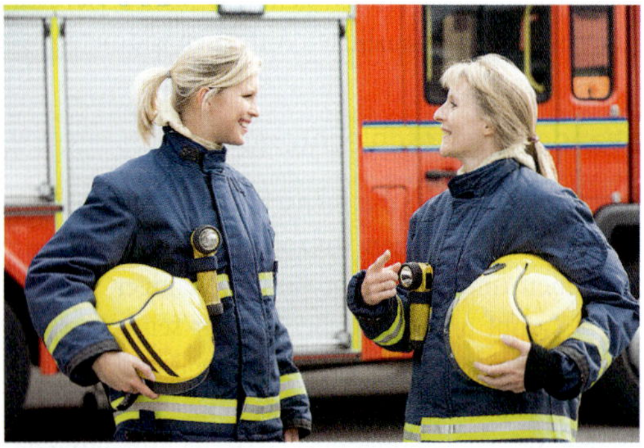

Abb. 3.121 Die klassische Rollenteilung, die noch in den Anfangsjahren der Bundesrepublik Frauen einen Platz im Haushalt zuwies, ist inzwischen überlebt. Frauen gehen in nahezu allen Branchen erfolgreich ihrem Beruf nach. [J787]

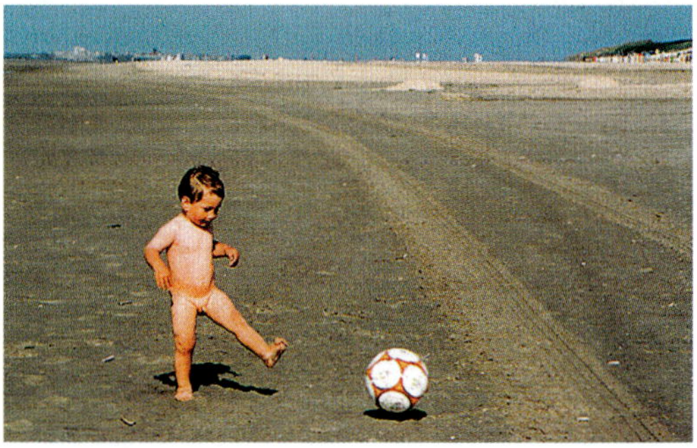

Abb. 3.122 Es gehört zu den Privilegien kleiner Kinder, in der Öffentlichkeit nackt zu sein. Erst im späteren Laufe ihres Lebens lernen sie das Gefühl der Scham und übernehmen gesellschaftliche Normen von ihren Bezugspersonen. [M294]

Säuglinge und Kinder

Säuglinge leben und erleben ihre Sexualität unmittelbar und sind dabei zunächst nicht von gesellschaftlichen Regeln beeinflusst. Sie fordern von den Bezugspersonen körperliche Zuwendung. Am Beispiel des Stillens lässt sich nachvollziehen, dass die Bedürfnisbefriedigung mehrere Aspekte umfasst. Es bedeutet Lustgewinn (durch das Nuckeln) und Sättigung zugleich. Im Verlauf der ersten Lebensmonate beginnt das Kind, seinen Körper buchstäblich zu „begreifen" und lernt dabei, dass die Berührung der Geschlechtsteile angenehme Empfindungen verursachen kann.

Das Interesse am eigenen Körper und den Körpern anderer Menschen (meist Eltern oder Geschwister) gehört zu der natürlichen Neugier, mit der die **Kinder** sich die Welt aneignen. Während der nächsten Lebensjahre treten durch aktive Erziehung und das Vorbild der Erwachsenen Regeln hinzu. Die Kinder lernen gesellschaftliche Normen zu beachten, jedoch zunächst, ohne sie zu verstehen (➤ Abb. 3.122). Eine typische Redewendung in diesem Zusammenhang lautet: „Das tut man nicht." Die Unterscheidung zwischen „privat" und „öffentlich" gewinnt an Bedeutung.

Pubertierende und Jugendliche

DEFINITION

Pubertät *(lateinisch Zeit der eintretenden Geschlechtsreife)*: Zeitraum, in dem aufgrund hormoneller Veränderungen die Funktionstüchtigkeit der Geschlechtsorgane ausreift und der Körper geschlechtstypische Formen und Merkmale annimmt.

Die **Pubertät** stellt den Übergang von der Kindheit ins Erwachsenenalter dar. Die körperlichen Vorgänge sind mit Veränderungen im Selbstverständnis verbunden, die sich nicht zuletzt auf die Sexualität beziehen. In diesem Zusammenhang erhalten andere Menschen einen neuen Stellenwert, sie werden als mögliche Geschlechtspartner interessant. Auch die Form der sozialen Bindungen ändert sich. Bisher bestanden zumeist Freundschaften, bei denen geschlechtliche Aspekte eine zu vernachlässigende Bedeutung hatten. Etwa um die Phase der Pubertät jedoch erleben viele Jugendliche die erste Verliebtheit und beginnen, andere Menschen als sexuell begehrenswert zu empfinden.

Eine Befragung des Emnid-Institutes, die von der Bundeszentrale für gesundheitliche Aufklärung veröffentlicht wurde, zeigt, dass 17 % der Jungen und 21 % der Mädchen im Alter von 14 Jahren den ersten Geschlechtsverkehr hatten. Von den 16-Jährigen hatte ungefähr ein Drittel der Befragten noch keinen Beischlaf vollzogen.

Typisch für die Pubertät ist eine große Unsicherheit, die sich auf viele Bereiche des Lebens erstreckt. Die Jugendlichen befinden sich auf der Suche nach einer Erwachsenenrolle sowie einer geschlechtlichen Identität, die ihnen entspricht. Das äußert sich oft auch in Auseinandersetzungen mit den Erziehungsberechtigten, deren Einstellungen sie nun nicht mehr kritiklos hinnehmen, sondern z. T. vollständig ablehnen.

Erwachsene

Die ausgereifte Sexualität gesunder **Erwachsener** schließt zwischenmenschliche Konflikte, einen späten Wechsel der Neigungen oder der geschlechtlichen Rolle nicht aus. Ganz überwiegend ist sie in dieser Lebensphase ein Teil von Beziehungen, deren Dauer und Intensität individuell sehr unterschiedlich ausfallen. Die Spannbreite der Lebensentwürfe reicht von der Einehe *(Monogamie)* bis hin zu kurzfristig angebahnten und schnell beendeten Kontakten.

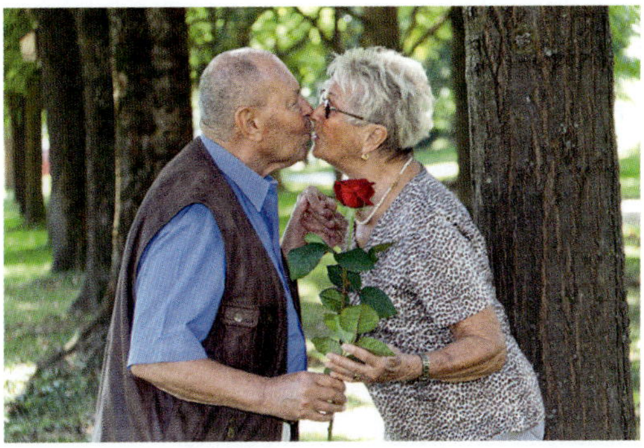

Abb. 3.123 In jedem Lebensalter spielt für den Menschen Sexualität eine wichtige Rolle. [J787]

In einer dauerhaften Beziehung wird nahezu zwangsläufig die Frage auftauchen, ob das Paar Kinder haben will oder nicht. Entscheidet es sich dafür, treten neue Aufgaben an die Partnerschaft heran. Die verantwortungsvolle Sorge um Kinder erfordert Stabilität, die ihnen die Voraussetzung für einen optimalen Start ins Leben verschafft. Dies hat auch Auswirkungen auf die Sexualität, denn Eltern können nicht mehr so frei über ihre Zeit verfügen wie kinderlose Paare.

Mit **steigendem Lebensalter** und den damit einhergehenden körperlichen Veränderungen wandelt sich die Sexualität erneut. Für Frauen stellen die **Wechseljahre** *(Klimakterium)* einen Einschnitt dar, denn sie leiten das Ende ihrer Zeugungsfähigkeit ein, die bei Männern bis ins hohe Alter erhalten bleiben kann. Für beide Geschlechter gleichermaßen gilt jedoch, dass das Bedürfnis nach Sexualität **keine Altersgrenze** kennt (➤ Abb. 3.123). Allenfalls die Praktiken ändern sich, z. B. kann eine nachlassende Fähigkeit zur Versteifung des Penis *(Erektion)* den Geschlechtsverkehr erschweren. An seine Stelle können andere Formen des sexuellen Austausches treten.

Sexualität und Recht

Da ein großer Bereich der Sexualität auf ein Verhältnis zwischen Menschen bezogen ist, bedarf es in einem demokratischen Rechtsstaat gesetzlicher Vorgaben, die den Rahmen der persönlichen Freiheit der

Bürger abstecken. Sie sind nicht darauf abgestellt, die Lebensgestaltung zu beschneiden, sondern dienen in erster Linie dem Schutz Schwächerer, die sich möglicherweise gegen Übergriffe nicht wehren können. Noch in der jüngeren Vergangenheit der Bundesrepublik Deutschland galt diese Zielrichtung nicht durchgängig und es fanden sich auch gesellschaftliche Vorstellungen in Rechtsnormen niedergelegt. Ein bedeutendes Beispiel ist der § 175 des Strafgesetzbuchs, der bis ins Jahr 1994 sexuelle Handlungen zwischen Männern unter Strafe stellte.

Derzeit regeln z. B. folgende Gesetze die Grenzen der erlaubten Ausübung der Sexualität:

- **Beischlaf zwischen Verwandten** (§ 173 StGB). Hier ist u. a. der Geschlechtsverkehr zwischen Geschwistern sowie Eltern und ihren leiblichen Kindern verboten
- **Sexueller Missbrauch von Schutzbefohlenen** oder sexueller Missbrauch von Menschen, die in einem Abhängigkeitsverhältnis stehen. Zu diesen Tatbeständen gelten mehrere Paragraphen des Strafgesetzbuchs. Sie beziehen sich z. B. ausdrücklich auch auf den Missbrauch von Kranken unter Ausnutzung der Krankheit oder Hilfsbedürftigkeit
- **Vergewaltigung.** Hier unterscheiden mehrere Paragraphen des Strafgesetzbuches unterschiedliche Tatmuster, bei denen dem Opfer sexuelle Gewalt zugefügt wird
- **Sexueller Missbrauch von Kindern und Jugendlichen.** Ist geregelt durch mehrere Paragraphen, die jeweils die Schwere und Umstände der Taten unterscheiden
- **Zuhälterei unter Ausbeutung der Person, die sich prostituiert.** (§§ 180a und 181a StGB)
- **Das Zeigen der Geschlechtsteile in der Öffentlichkeit** *(Exhibitionismus).* Das Verbot in § 183 StGB bezieht sich auf Männer
- **Die öffentliche Ausübung sexueller Handlungen** (§ 183 StGB). Dieses Verbot ist relativ allgemein gehalten
- **Verbreitung von Pornografie** (§ 184 sowie §§ 184 a–c). Verboten ist hier unter anderem, Jugendlichen unter 18 Jahren pornografische Publikationen zugänglich zu machen sowie die Verbreitung (bzw. Besitz und Erwerb) von pornografischen Darstellungen mit Kindern, Gewalt und Tieren.

Aufgaben der Pflegenden

Jenseits aller Diskussionen über Sinn und Unsinn von Regeln bezüglich der Sexualität orientieren Pflegende sich in ihrer täglichen Arbeit an einem **zugewandten Menschenbild** (> Kap. 1.1), das die Grundlage ihres Handelns bildet. Pflegende nehmen die Aufgabe wahr, Menschen, die unter Einschränkungen in den Lebensaktivitäten leiden, bei den entsprechenden Tätigkeiten zu assistieren. Im Extremfall fordern sie die Erfüllung der Bedürfnisse stellvertretend ein und gestalten eine Umgebung, in der die Patienten ihren Vorstellungen gemäß leben können. Daraus resultiert die Verpflichtung, entsprechend den Wünschen der Patienten zu handeln und sie keinesfalls in ihrer geschlechtlichen Autonomie zu verletzen, indem z. B. spezielle Kleidungswünsche unberücksichtigt bleiben oder die Möglichkeit sexueller Kontakte unterbunden wird. Dazu gehört selbstverständlich auch die Rücksicht darauf, dass manche männliche Patienten nur von Männern und manche weiblichen Patienten nur von Frauen gepflegt werden wollen.

BEACHTE

Es steht Pflegenden nicht zu, **Moralvorstellungen** oder sexuelle Gewohnheiten der Patienten im direkten Gespräch zu kritisieren. Diese Bedürfnisse sind die Summe einer lebenslangen Erziehung und Ausdruck der Identität. Es ist ein Teil der professionellen Berufshaltung, die Bandbreite menschlicher Lebensformen zu achten und gleichzeitig eine der wichtigsten Aufgaben, den Patienten jede mögliche Unterstützung zukommen zu lassen, damit sie ihren Vorstellungen entsprechend leben können.

3.9.1 Beobachtung der Fähigkeit, geschlechtliche Bedürfnisse auszuleben

Die Formen menschlicher Sexualität sind so zahlreich wie die Menschen selbst. Jeder Einzelne entwickelt im Laufe seines Lebens ein ganz eigenes Verhältnis zu dieser Lebensaktivität. Trotz der vielen Versuche, die inzwischen unternommen worden sind, entzieht sie sich einer Systematik. Bereits die Häufigkeit, in der Menschen sexuelle Kontakte pflegen, unterscheidet sich erheblich. Einfluss nehmen nicht nur das Alter und die jeweilige Situation, in der sich der Mensch bewegt, sondern auch das Stadium, in der sich die Beziehung zum Geschlechtspartner befindet sowie der Stellenwert, den sie dem Sexualleben jeweils einräumen. Es gibt Menschen, für die tägliche sexuelle Betätigung unabdingbar ist und solche, die über Jahre hinweg den Geschlechtsverkehr weder haben noch vermissen. Entscheidend ist das Maß der Zufriedenheit mit der gewählten Lebensweise, denn sowohl ein Zuviel als auch ein Zuwenig können sich nachteilig auf die geistige und körperliche Balance auswirken.

Unabhängig von dieser Tatsache lassen sich verschiedene **Formen der sexuellen Orientierung** unterscheiden. Für Pflegende ist dies insofern von Belang, als dass einige dieser Ausrichtungen mit gesellschaftlichen Vorurteilen belegt sind. Menschen, die sich nicht davon freimachen können, spüren nicht selten einen erheblichen Leidensdruck, der auch in psychischen oder körperlichen Krankheiten zum Ausdruck kommen kann. Zu den Formen sexueller Orientierung gehören:

- **Heterosexualität** *(griechisch heteros = anders).* Häufigste Form der Sexualität, die Zuneigung zu einem Menschen des anderen Geschlechts. In Mitteleuropa (sowie den meisten anderen Teilen der Erde) gilt die Heterosexualität als Normvariante
- **Homosexualität** *(griechisch homos = gleichartig).* Zuneigung zu Menschen des gleichen Geschlechts. Homosexuelle Frauen bezeichnen sich als „Lesben“ und homosexuelle Männer bezeichnen sich als „Schwule“. Der Prozess der Selbstreflexion, durch den homosexuelle Menschen Abstand von der heterosexuellen Ausrichtung der Gesellschaft gewinnen, heißt **coming out** *(englisch herauskommen).* Sie sind dabei, vor allem in einer traditionell geprägten Umgebung, noch immer einem erheblichen Druck ausgesetzt, der dazu führt, dass ein Teil der homosexuellen Menschen zeitlebens nicht wagt, die Neigung öffentlich bekannt werden zu lassen. In Extremfällen gestatten sie sich nicht einmal, ihre sexuellen Wünsche auszuleben. Noch immer besteht ein erheblicher Unterschied in der Bewertung homosexueller Männer und homosexueller Frauen. Die Schwulen haben in den vergangenen Jahren erheblich davon profitiert, dass viele männliche Persönlichkeiten des öffentlichen Lebens zu ihrer sexuellen Ausrichtung stehen. Lesben können auf diese gesellschaftliche Unterstützung nicht zurückgreifen, deshalb bemühen sie sich häufig darum, möglichst unauffällig zu leben (➤ Abb. 3.124)
- **Bisexualität** *(griechisch bi = zwei).* Zuneigung zu Partnern beiderlei Geschlechts. Von dem Begründer der Psychoanalyse, Sigmund Freud, stammt die Theorie, dass alle Menschen sowohl heterosexuelle als auch homosexuelle Anteile besitzen
- **Asexualität** *(Enthaltsamkeit).* Kein Ausleben der Sexualität mit einem Partner. Für diesen Lebensentwurf entscheidet sich eine Zahl von Menschen, deren Größe bislang aufgrund mangelnder Untersuchungen unbekannt ist. In den vergangenen Jahren formierten sich Gruppen, in denen bekennende Asexuelle jenen Menschen, die sich ihrer Ausrichtung nicht sicher sind, Unterstützung anbieten (Informationen z. B. unter www.asexuality.org/de)
- **Transsexualität** *(lateinisch trans = jenseits).* Ausrichtung von Menschen, die zwar körperlich mit den Merkmalen eines Geschlechts ausgestattet sind, sich jedoch dem anderen Geschlecht angehörig fühlen. Der Begriff **Transmänner** bezeichnet Menschen, die biologisch als Frauen geboren wurden. Im umgekehrten Fall lautet die Bezeichnung **Transfrauen.** Die besondere Schwierigkeit dieser sexuellen Ausrichtung besteht darin, dass sie nur mithilfe umfangreicher Behandlungen, sowohl der Verabreichung von Hormonen, als auch chirurgischer Korrekturen, zu realisieren ist.

Selbstbefriedigung

DEFINITION

Selbstbefriedigung *(Masturbation, Onanie):* Reizung der eigenen Geschlechtsorgane, meist mit dem Ziel, einen Orgasmus zu erleben.

Die **Selbstbefriedigung** ist eine weit verbreitete sexuelle Technik, die auch bei einem ausgewogenen partnerschaftlichen Sexualleben als zusätzliche Möglichkeit des Lustgewinns dienen kann. Außerdem ersetzt sie Menschen den Geschlechtsverkehr, die aufgrund von Erkrankungen oder Behinderungen keinen Sexualpartner finden.

Pflegerische Aufgaben

Die **Beobachtung** der Fähigkeit von Patienten, ihre sexuellen Wünsche zu verwirklichen, gehört ganz

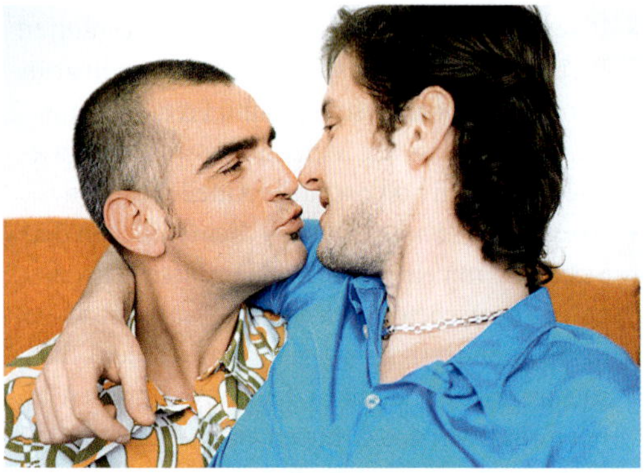

Abb. 3.124 Der selbstbewusste Kampf schwuler Männer für ihre Rechte hat dazu geführt, dass homosexuelle Paare ihre Neigung öffentlich zeigen können. [J787]

selbstverständlich zu den Aufgaben der Pflegenden. Allerdings ist sie sehr erschwert durch die bestehende Tabuisierung des Themas und meist davon abhängig, ob die Patienten aus eigenem Entschluss beginnen, darüber zu sprechen. Wenn sie das tun, unterscheiden Pflegende:

- **Störungen,** die möglicherweise einer ärztlichen Behandlung zugänglich sind (z. B. Erektionsstörungen). In diesen Fällen raten sie dem Patienten, sich an einen Facharzt (z. B. Urologe, Androloge) zu wenden oder bieten an, einen Termin zu vereinbaren
- **Umstände,** die das Ausleben der Sexualität verhindern und durch pflegerische Maßnahmen zu beeinflussen sind, z. B. der Mangel an Intimsphäre, in der sexuelle Begegnungen möglich wären.

Diskretion

Diskretion im Umgang mit Sexualität ist ein Teil der professionellen Berufshaltung. Dazu gehört auch, ein Zimmer, in dem sich ein Patient aufhält, niemals ohne Anklopfen zu betreten. Überraschen Pflegende unbeabsichtigt einen Patienten allein (oder zwei Patienten) bei einer sexuellen Betätigung, entziehen sie sich der Situation, indem sie sich entschuldigen und den Raum sofort verlassen.

Sind bei einem Patienten während einer pflegerischen Maßnahme Zeichen sexueller Erregung, hierzu zählt vor allem die Versteifung des Penis bei Männern, zu bemerken, unterbrechen Pflegende, sofern möglich, die Tätigkeit und setzen sie zu einem späteren Zeitpunkt fort. Zu beachten ist, dass bei Patienten mit Rückenmarksschädigung die Versteifung des Penis aufgrund der Störungen im Nervensystem unabhängig von sexuellen Einflüssen allein durch die Berührung des Geschlechtsteils einsetzen kann.

Umgang mit sexuellen Übergriffen

Die Tatsache, dass im pflegerischen Berufsalltag bei vielen Gelegenheiten (z. B. bei der Körperpflege) die Grenzen der Intimsphäre durchbrochen werden, die für die üblichen gesellschaftlichen Kontakte gelten, macht diesen Bereich anfällig für sexuelle Übergriffe. Sie können in verschiedene Richtungen verlaufen.

Übergriffe von Pflegenden auf Patienten

Wegen der Bedingungen des Schichtsystems arbeiten Pflegende (vor allem nachts) häufig allein und haben unkontrollierten Zugang zu den Patienten. Ein Opfer sexueller Gewalt, das aufgrund einer Erkrankung oder Behinderung nicht in der Lage ist, die Übergriffe zu melden, kann dem Täter über einen langen Zeitraum hilflos ausgeliefert sein.

Pflegende nehmen Zeichen, die auf den Missbrauch von Patienten schließen lassen (z. B. Prellmarken an den Geschlechtsteilen, Spuren von Samenflüssigkeit im Bett oder am Körper der Patienten) außerordentlich ernst. Sie erstatten ihren Vorgesetzten umgehend Bericht, die dann die notwendigen Schritte unternehmen.

Übergriffe von Patienten auf Pflegende

Die Grenze zwischen Berührungen, die eindeutig sexuell motiviert sind, von solchen, die einer Zuneigung entspringen und vielleicht Dankbarkeit ausdrücken, ist nicht immer leicht zu ziehen. Während vieler Handlungen sind sich die Körper von Pflegenden und Patienten sehr nah. Dies sowie die berufsbedingt zugewandte Haltung der Pflegenden kann dazu führen, dass Patienten die Situation (absichtlich) missverstehen und sich zu Übergriffen hinreißen lassen. Besonders problematisch ist dies, wenn die Pflegenden noch sehr jung sind und nicht über das Selbstbewusstsein verfügen, die Patienten unmissverständlich in die Schranken zu verweisen.

Solche Vorkommnisse sind umgehend im Pflegeteam und mit den Vorgesetzten zu besprechen. Sind die sexuellen Übergriffe eindeutig krankheitsbedingt, ist es geraten, den jeweiligen Patienten künftig nur noch zu zweit zu versorgen und sofort eine ärztliche Behandlung zu veranlassen. Richten sich die Übergriffe gegen ein einzelnes Mitglied des Teams, sollte es möglich sein, den Kontakt zu diesem Patienten dauerhaft zu beenden.

BEACHTE

Pflegende sind **nicht** genötigt, sich in irgendeiner Weise von Patienten berühren zu lassen. Jeder Einzelne sollte sich selbst klar darüber sein, wo seine eigenen Grenzen liegen und nicht zögern, diese deutlich zu machen.

Übergriffe von Pflegenden auf Pflegende

Sexuelle Übergriffe zwischen Arbeitnehmern sind kein Thema, das im Bereich der Pflege ein anderes Gewicht hätte als in anderen Berufsfeldern. Hier wie dort gilt es, wachsam zu sein und jeden Vorfall umgehend mit Konsequenzen zu beantworten. Ein Opfer sexueller Gewalt am Arbeitsplatz sollte sofort den Vorgesetzten und der Polizei Bericht erstatten. Zur Verfolgung des Täters stehen straf- und arbeitsrechtliche Instrumente zur Verfügung.

BEACHTE

Nicht betroffene Teammitglieder haben die Pflicht, allen Zeichen sexueller Übergriffe sorgfältig nachzugehen. Es kommt vor, dass ein Opfer sich allein nicht wehren kann.

Pflege ist ein kommunikativer Beruf und deshalb besteht ein besonders hoher Anspruch, sensibel für **sprachliche Entgleisungen** zu sein – auch wenn sie nicht unmittelbar zur Kategorie der sexuellen Übergriffe oder Gewalt zu rechnen sind.

Zoten oder Begriffe, die anzüglichen Charakter haben und geeignet sind, jemanden zu verletzen oder in seinem Empfinden zu beeinträchtigen, haben im Sprachgebrauch Pflegender keinen Platz. Gelegentlich ist zu beobachten, dass Pflegende (oder auch Ärzte) versuchen, Stress abzubauen, indem sie sich sprachlich durch eine besonders rüde Wortwahl von einer Situation (z. B. dem Sterben) distanzieren.

Hier ist von Pflegenden Zivilcourage verlangt. Sie sollten unmittelbar darauf reagieren, indem sie die Entgleisung benennen und das jeweilige Teammitglied zur Rede stellen. Als Rahmen sind Arbeitsbesprechungen oder Supervisionen gut geeignet. Auf diese Weise können Pflegende verhindern, dass die unangemessene Sprache einen Sog entwickelt und das allgemeine Niveau in einem Team nach unten zieht.

3.9.2 Einschränkungen der Fähigkeit, geschlechtliche Bedürfnisse auszuleben

Viele Erkrankungen gehen mit Einschränkungen einher, die den Patienten die **Verwirklichung ihrer sexuellen Wünsche** erschweren oder gar unmöglich machen. Dazu zählen neurologische Krankheitsbilder wie Schlaganfälle, die z. B. die Versteifung des Penis verhindern. Krebserkrankungen (vor allem, wenn sie Geschlechtsorgane betreffen) sowie deren Behandlung können tief in das Selbstverständnis oder die Fähigkeit zur sexuellen Betätigung bzw. zur Fortpflanzung eingreifen. Frauen, denen aufgrund von Brustkrebs eine Brust entfernt wurde, leiden u. a. an dem Verlust ihrer Attraktivität. Männer verlieren nach Operationen an der Vorsteherdrüse *(Prostata)* nicht selten die Fähigkeit, einen Samenerguss zu haben.

Auch einige Arzneimittel (z. B. Präparate zur Senkung des Blutdrucks) können sich nachteilig auf die sexuellen Fähigkeiten auswirken.

BEACHTE

Pflegende bedenken im Umgang mit Patienten, dass der Verlust der Fähigkeit, die Sexualität in der bisher gewohnten Weise leben zu können, eine erhebliche **Minderung der Lebensqualität** darstellt. Dies kann ein Grund für Unzufriedenheit, Aggressivität oder mangelnde Bereitschaft zur aktiven Beteiligung an den pflegerisch oder therapeutisch notwendigen Maßnahmen sein. Pflegende richten ihr Verhalten darauf ein und sind bemüht, entsprechende Äußerungen der Patienten nicht auf sich zu beziehen, sondern sie den Auswirkungen der jeweiligen Erkrankung zuzuschreiben.

Veränderungen des Körperbilds

Sexualität ist eng mit dem Verhältnis verknüpft, das ein Mensch zu sich selber pflegt. Wer sich in seinem Körper gut beheimatet fühlt, ist in der Lage, Zärtlichkeit zu empfangen und zu geben. Einige Erkrankungen jedoch stören das **Körperbild** empfindlich, z. B.:

- Lähmungen, wie sie nach Schlaganfällen, Schädigungen des Rückenmarks (z. B. durch Unfälle oder Tumoren) oder im Zuge anderer neurologischer Erkrankungen auftreten, behindern die Selbstständigkeit oder auch direkt die Funktion der Geschlechtsorgane
- Verlust von Körperteilen, z. B. durch Unfälle oder ärztliche Behandlungen, behindern die Bewegungsfähigkeit oder beeinträchtigen das Selbstwertgefühl der Patienten, die sich aus diesem Grund nicht mehr als vollwertige Menschen sehen und sich ihrer Attraktivität beraubt wähnen
- Veränderungen des Aussehens, die entweder für den Rest des Lebens bestehen bleiben (z. B. nach ausgedehnten Brandverletzungen) oder zeitweilig auftreten (z. B. Haarausfall im Zuge einer Krebsbehandlung).

Verlust der Zeugungs- oder Gebärfähigkeit

Obwohl die Sexualität weit mehr Bereiche umfasst als nur die **Zeugungs- und Gebärfähigkeit,** gehören diese Funktionen zu einem gesunden Menschen. Vor allem jüngere Patienten nehmen den Verlust der Möglichkeit, eigene Kinder zu haben, als sehr einschneidend wahr. Selbst wenn sie in gesunden Tagen Nachwuchs vielleicht ablehnten, kann die plötzliche Gewissheit, darüber nicht mehr frei entscheiden zu können, außerordentlich belastend wirken. Wenn abzusehen ist, dass nach einer ärztlichen Behandlung (z. B. Ganzkörperbestrahlung bei Blutkrebs) die Zeugungsfähigkeit erlöschen wird, erhalten die Patienten häufig die Möglichkeit, zuvor Ei- oder Samenzellen abzugeben, die dann entsprechend aufbewahrt werden.

Störung der Versteifungsfähigkeit des Penis

Störungen der Versteifungsfähigkeit des Penis *(Erektionsstörung, erektile Dysfunktion)* können Männer in jeder Altersgruppe betreffen. In jüngeren Jahren sind psychische Ursachen häufiger, z. B. beruflicher Stress oder Konflikte in der Partnerschaft. Inzwischen geht man jedoch davon aus, dass insgesamt betrachtet überwiegend körperliche Gründe zu dieser Einschränkung führen. Zu ihnen gehören:

- Einnahme von Medikamenten, z. B. Arzneimittel gegen Bluthochdruck
- Genussmittelmissbrauch, v. a. Alkohol und Nikotin
- Störungen des Hormonsystems
- Gefäßerkrankungen, z. B. Arteriosklerose
- Neurologische Erkrankungen, z. B. Schlaganfall, Multiple Sklerose, Querschnittslähmungen.

Veränderungen des Geschlechtstriebs

Verschiedene Erkrankungen wirken auf den **Geschlechtstrieb** *(Libido).* Der Wunsch nach sexueller Betätigung ist von den Sexualhormonen gesteuert. Einige Erkrankungen wirken sich mindernd auf ihn aus, dazu gehören Hormonstörungen, Lebererkrankungen, Depression, Essstörungen. Auch Drogen- und Genussmittelmissbrauch kann den Geschlechtstrieb verringern.

Seltener tritt eine krankhaft bedingte Steigerung auf. Ursachen können psychische Erkrankungen (z. B. Manie) und Schilddrüsenüberfunktion sein.

Bewegungseinschränkungen

Der Verlust oder die Verminderung der Selbstständigkeit durch **Bewegungseinschränkungen** kann das Sexualleben beeinträchtigen. Besonders in Bezug auf die Sexualität begreift der Mensch sich als eine eigenständige Persönlichkeit und kann es meist nur schwer verwinden, in diesem Bereich auf Hilfe angewiesen zu sein. Pflegende bedenken, dass bei Patienten, die unter einer dauerhaften Bewegungseinschränkung gleich welcher Ursache leiden, die Lebensaktivität Sexualität stets betroffen ist.

3.9.3 Unterstützung bei der Verwirklichung der geschlechtlichen Bedürfnisse

Die pflegerischen Möglichkeiten, einen Patienten bei der Verwirklichung seiner geschlechtlichen Bedürfnisse zu unterstützen, beziehen sich überwiegend darauf, einen entsprechenden Rahmen zu schaffen.

BEACHTE

Über den **vorurteilsfreien Umgang** mit dem Recht auf Sexualität besteht offensichtlich keine gesellschaftliche Übereinkunft. Belegen lässt sich dies u. a. mit den architektonischen Voraussetzungen von Langzeitpflegeeinrichtungen. Die dauerhafte Unterbringung von alten oder behinderten Menschen in Zweibettzimmern (oder auch Zimmern mit noch höherer Belegung) kommt einem Verbot der Sexualität gleich.

Unterstützend können Pflegende auch wirken, indem sie den Patienten bei der Körperpflege (➤ Kap. 3.7.2) und der Auswahl der Kleidung (➤ Kap. 3.7.2) die Möglichkeit schaffen, ihr äußeres Erscheinungsbild so zu gestalten, dass es ihren Vorstellungen entspricht.

Ungestörte Umgebung ermöglichen

Die Architektur und das Platzangebot in einer stationären Einrichtung begrenzen die Möglichkeiten der Pflegenden, ihren Patienten eine **ungestörte Umgebung** zu schaffen, in der auch sexuelle Begegnungen möglich sind (➤ Abb. 3.125). Auch die Haltung des Trägers einer Einrichtung kann hier als Grenze wirken. Sind diese äußeren Voraussetzungen günstig, suchen Pflegende nach Lösungen, sofern sie den Eindruck haben, dass seitens des Patienten oder des Partners entsprechende Wünsche bestehen. Geeignete Maßnahmen sind u. a.:

- Organisation des Tagesablaufs in einer Form, die dem Patienten ungestörte Freizeit lässt

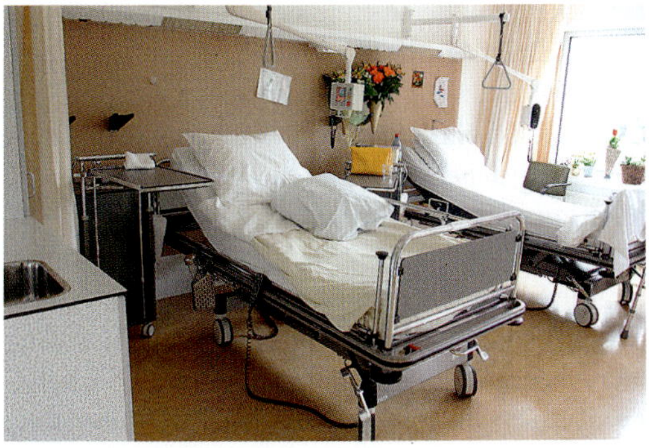

Abb. 3.125 Mehrbettzimmer lassen keine Intimsphäre zu. [J787]

- Angebot einer Übernachtungsmöglichkeit in der stationären Einrichtung für Partner, ggf. mit Bereitstellung eines zusätzlichen Bettes
- Sofern es der Zustand des Patienten zulässt und keine medizinischen Hinderungsgründe bestehen, Ermöglichung von „Urlaub zu Hause"
- Unbedingte Wahrung der Intimsphäre, indem Pflegende niemals ein Patientenzimmer betreten, ohne zuvor anzuklopfen und die Aufforderung zum Eintreten abzuwarten, bzw. eine kurze Zeit bis zum Öffnen der Tür verstreichen zu lassen.

Gleitgel

Nicht selten ist im Zuge von Erkrankungen der Geschlechtsverkehr für die Frau durch eine mangelnde Befeuchtung der Scheidenschleimhaut erschwert. Erhalten Pflegende von diesem Umstand Kenntnis, raten sie zur Verwendung von **Gleitgel.** Die Präparate sollten fettfrei sein und sind in Drogerien, Apotheken oder im Internethandel erhältlich.

Erektionshilfen

Männern, die aufgrund einer verminderten Versteifungsfähigkeit des Penis an einem befriedigenden Sexualleben gehindert sind, stehen verschiedene **Erektionshilfen** zur Verfügung. Zunächst ist es jedoch notwendig, die Ursachen ärztlich klären zu lassen. Pflegende können, sofern sie von dem Problem Kenntnis erhalten, den betroffenen Patienten ermutigen, das Thema mit einem Arzt zu besprechen. Manchmal ist es möglich, die Störung durch eine Umstellung von Arzneimitteln zu mildern.

Im Zuge der Behandlung wird der Arzt über die möglichen Hilfen sprechen. Dazu zählen Arzneimittel (z. B. Viagra® oder direkt am Penis anzuwendende Wirkstoffe), mechanische Hilfen oder operative Eingriffe.

INTERNET

Selbsthilfegruppe Erektile Dysfunktion (Impotenz): www.impotenz-selbsthilfe.de
Die Selbsthilfegruppe unterhält eine Homepage, auf der viele Informationen zum Thema zusammengetragen sind.

3.10 Kommunikation und soziale Kontakte

DEFINITION

Kommunikation: Bezeichnet, bezogen auf den Menschen, die Fähigkeiten, mit der belebten und unbelebten Umgebung in Beziehung zu treten und sich ihr gegenüber zu verhalten sowie Signale von außen zu empfangen.

Die biologische und geistige Ausstattung des Menschen macht **Kommunikation** zu einem starken Bedürfnis. Menschen sind nur über den Weg, sich ihrer Umgebung mitzuteilen sowie aus der Umwelt Informationen aufzunehmen und zu verarbeiten, in der Lage, sich als lebende Wesen wahrzunehmen. Auch die Entwicklung von körperlichen und geistigen Fähigkeiten ist an Kommunikation geknüpft (> Abb. 3.126).

Kommunikation basiert auf der Fähigkeit zur **Wahrnehmung** (> Kap. 2.5.3). Das bedeutet, jede Störung der Wahrnehmung beeinträchtigt den Menschen darin, sich mit seiner Umwelt in eine Beziehung zu setzen.

Pflegende bedenken in ihrem Umgang mit Patienten, dass der Informationsaustausch zwischen dem Menschen und der Umgebung ohne Unterbrechung stattfindet. Selbst während des Schlafens registrieren die Sinnesorgane Reize, die sie betreffen. **Beispiel:** Eltern, die an einer viel befahrenen Straße wohnen, werden nach einiger Zeit trotz des Verkehrslärms nachts weiterschlafen können. Auch ein aufheulender Motor wird sie nicht unbedingt wecken. Sobald jedoch ihr Kind weint, werden sie es hören und erwachen. Dieses Beispiel zeigt, dass das Gehirn auch während des Schlafens Reize in „wichtig" und „unwichtig" einteilt und entsprechende Antworten darauf gibt.

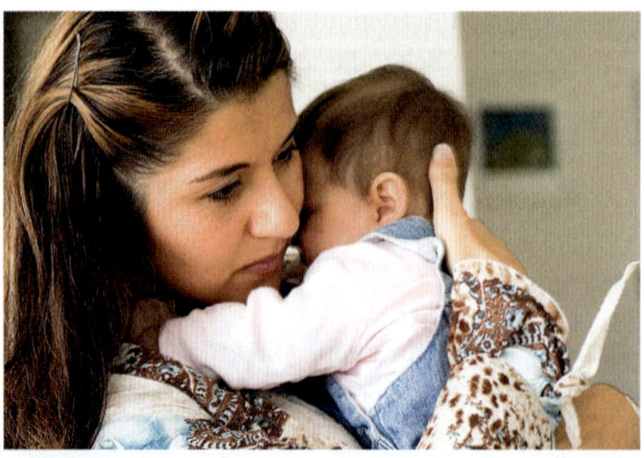

Abb. 3.126 Kinder benötigen den intensiven Austausch mit ihren Bezugspersonen, um sich entwickeln zu können. [K115]

BEACHTE

Wahrnehmung und damit die Kommunikationsfähigkeit sind **nicht** von einem ungestörten Bewusstsein abhängig.

Im pflegerischen Alltag lassen sich ähnliche Beobachtungen machen. Nicht selten reagieren auch komatöse Patienten, z. B. mit erhöhter Muskelspannung oder einem Anstieg von Pulszahl und Blutdruck, auf Schlüsselreize, wie etwa das Anschalten des Absauggeräts. Ihr Gehörsinn nimmt das typische Geräusch wahr und das Gehirn reagiert sofort anhand seiner Erfahrung, die ihm sagt, dass dem Einsetzen dieses Geräusches eine unangenehme Empfindung, nämlich der Reiz des Absaugkatheters in der Luftröhre, folgen wird.

BEACHTE

Da sich von außen niemals zweifelsfrei feststellen lässt, in welchem Umfang ein Mensch die Vorgänge um sich herum wahrnehmen kann (soll heißen: in welchem Maß er in der Lage ist, als Empfänger von Informationen zu kommunizieren), behandeln Pflegende jeden Patienten unabhängig von seiner körperlichen und geistigen Verfassung so, als ob er uneingeschränkt über seine Wahrnehmungs- und Kommunikationsfähigkeiten verfügen würde. Die Frage: „Wie würde ich selbst gern in dieser Situation behandelt werden?" liefert den Maßstab für das Handeln.

Wege der Kommunikation

Der Mensch hat als einziges Lebewesen eine Sprache entwickelt, mit deren Hilfe sich auch Informationen vermitteln lassen, die über die aktuelle Situation hinausgehen und abstrakte Themen zum Inhalt haben kann. Sie ist ein zusätzliches Werkzeug, denn dem Menschen stehen weiterhin die **Wege der Kommunikation** offen, über die auch Tiere verfügen. Diese Erweiterung der Fähigkeiten schafft einen Vorteil, birgt jedoch das Risiko von Missverständnissen. In nahezu jeder Kommunikationsform transportieren Menschen sowohl eine Information auf der **Sachebene,** als auch eine Information auf der **Gefühlsebene.** Diese beiden Ebenen sind nicht immer leicht auseinander zu halten. Besonders schwierig wird es, wenn die Informationen einander widersprechen.

TIPPS & TRICKS

Um Problemen in der Kommunikation vorzubeugen, bemühen Pflegende sich um **Eindeutigkeit.** Die Informationen auf der Sachebene müssen mit den Informationen auf der Gefühlsebene übereinstimmen, um Verwirrung beim Gesprächspartner zu vermeiden. Wenn ein Patient ein Gespräch wünscht, die Zeit dafür jedoch momentan fehlt, ist es sinnvoller, klar zu sagen, dass es günstiger wäre, das Gespräch an einem anderen Tag zu führen, anstatt dem Thema nicht gerecht werden zu können.

Das gesprochene Wort

Mithilfe des **gesprochenen Wortes** ist der Mensch in der Lage, sehr komplizierte Sachverhalte darzustellen. Damit Gesprächspartner einander verstehen, ist es notwendig, dass sie für dieselben Sachverhalte dieselben Bezeichnungen verwenden.

Zwei Menschen, die miteinander sprechen, können einen befriedigenden Austausch von Informationen nur in den Bereichen erzielen, in denen sie einen vergleichbaren Blick auf die Welt haben. **Beispiel:** Um sich über die Farbe „rot" verständigen zu können, ist es notwendig, dass beide Gesprächspartner zuvor Erfahrungen mit dieser Farbe gemacht haben. Mit einem Menschen, der von Geburt an blind ist oder einem, der an einer „Rot-Grün-Blindheit" leidet, wird man sich einer Vorstellung von dieser Farbe nicht oder nur über Umwegen nähern können.

Das geschriebene Wort

Im Vergleich zur gesprochenen Sprache stellt das **geschriebene Wort** eine noch höhere Stufe der Abstraktion dar. Um Texte verstehen zu können, muss ein Mensch zunächst die dafür verwendeten Zeichen, also die Buchstaben kennen und die Sprache beherrschen, in der die Texte verfasst sind. Doch dies allein genügt nicht. Der Leser benötigt einen inneren Bezug zum Thema des Textes, ohne den sich kein echtes Verständnis einstellt. **Beispiel:** Der Sinn einer philosophischen Abhandlung, in der die einzelnen Worte zum Sprachschatz des Lesers gehören, kann ihm verschlossen bleiben, weil er die Gedanken und Zusammenhänge nicht kennt, auf denen die Aussagen beruhen. Das lässt sich z. B. mit einem Zitat des Philosophen Immanuel Kant belegen: „Wenn wir nun aber alle Erkenntnis, die wir bloß von den Gegenständen entlehnen müssen, bei Seite setzen und lediglich auf den Verstandesgebrauch überhaupt reflektieren: so entdecken wir diejenigen Regeln desselben, die in aller Absicht und unangesehen aller besondern Objekte des Denkens schlechthin notwendig sind, weil wir ohne sie gar nicht denken würden." (Aus: Einleitung zur Logik.) Dieser Satz ist für einen Leser unverständlich, der nicht weiß, welche Unterschiede zwischen „Erkenntnis" und „Verstandesgebrauch" zu machen sind und was mit „Objekte des Denkens" gemeint ist.

BEACHTE

Schriftlicher Ausdruck erfordert eine **Übersetzungsleistung,** die einen Gedanken oder eine Empfindung in einen verständlichen Text verwandelt. Der Leser muss, um zu verstehen, was der Schreiber mitteilen wollte, den Text zurückübersetzen in Gedanken oder Empfindungen. Auf diesem komplizierten Weg gehen viele Informationen verloren. Andrerseits schafft das geschriebene Wort Raum für Phantasie. Jeder Leser liest einen Text auf seine Weise. Dies erklärt z. B. warum viele Menschen von Romanverfilmungen enttäuscht sind – sie hatten sich, als sie das Buch lasen, etwas ganz anderes vorgestellt, als der Regisseur ihnen nun im Film zeigt.

Bilder und Musik

Alternativ zur geschriebenen Sprache lassen sich Informationen auch über **Bilder** vermitteln (➤ Abb. 3.127). Sie sind oft leichter verständlich als Texte, weil sie nicht voraussetzen, dass der Empfänger lesen kann oder der jeweiligen Sprache mächtig ist. Bilder, die auf sachliche Informationsvermittlung zielen, heißen **Piktogramme** *(lateinisch, griechisch gemalte Schrift).*

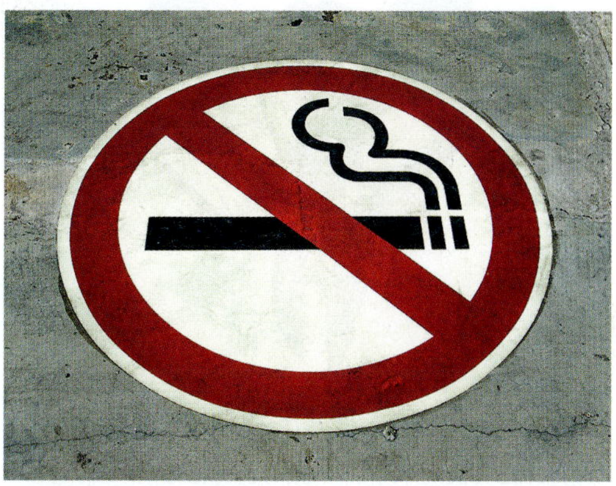

Abb. 3.127 Einige Piktogramme haben sich weltweit durchgesetzt und sind in ihrer Bedeutung eindeutig. [J787]

Pflegende können „gemalte Schrift" einsetzen, um Patienten die Orientierung zu erleichtern. Hängt das Bild eines Strichmännchens, das auf einer Kloschüssel sitzt, an einer Tür, erschließt sich auf den ersten Blick und über alle Sprachgrenzen hinweg, zu welchem Zweck der dahinter liegende Raum dient.

Mit **Malerei** lassen sich neben sachlichen Informationen auch Gefühle übermitteln. In vielen Kunstwerken teilt sich das Innenleben ihrer Schöpfer mit. Diese Form des Ausdrucks findet in der Kunsttherapie Verwendung. Vor allem Menschen mit psychiatrischen Erkrankungen können die Möglichkeit nutzen, ihren Ängsten, Zwängen, Erlebnissen und Stimmungen Ausdruck zu verleihen, für die sie vielleicht nicht die richtigen Worte finden würden (➤ Abb. 3.128).

Musik ist ein weiterer Weg, anderen etwas von sich selbst mitzuteilen, ohne auf Worte zurückgreifen zu müssen. Bei der Behandlung von Patienten spielen zwei Aspekte dieser Kommunikationsform eine Rolle:

- Musizieren erkrankte Menschen selbst, können sie auf diesem Weg Probleme bearbeiten

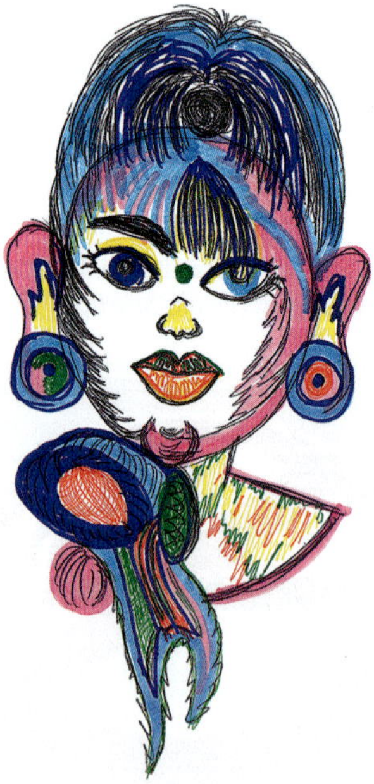

Abb. 3.128 Über die Form, in der Menschen ihren eigenen Körper malen oder zeichnen, zeigen sie, wie sie sich selbst empfinden. [L263]

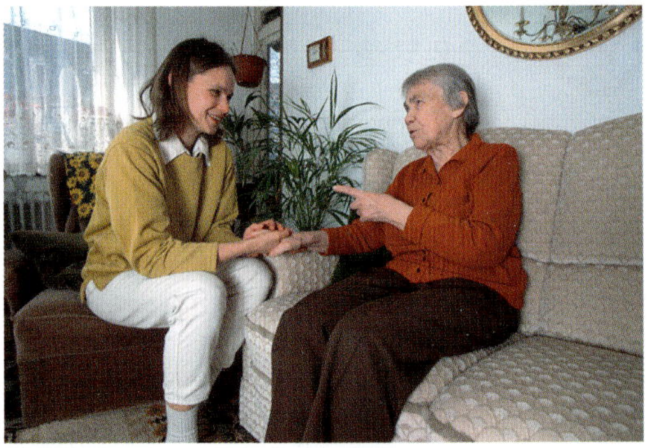

Abb. 3.129 Während einer Unterhaltung tauschen Gesprächspartner Informationen mit Worten aus. Gesten und Mimik können die Bedeutung des Gesagten unterstreichen oder ihr widersprechen. [K115]

- Durch das Hören von Musik lassen sich ganz gezielt Empfindungen wachrufen. So erhalten Pflegende z. B. durch das Singen von bekannten Kinderliedern Zugang zu dementen Menschen, denen bereits die Fähigkeit zur Sprache verloren gegangen ist.

Körperhaltung, Gestik und Mimik

Die **Körpersprache** teilt sich Gesprächspartnern sehr kraftvoll und unmittelbar mit und nur sehr geübte Menschen (z. B. Schauspieler) können einen anderen auch auf dieser Ebene der Kommunikation täuschen. Deshalb hat die Körpersprache für die Krankenbeobachtung eine extrem hohe Bedeutung. Als besonders irritierend nehmen Menschen auch jenseits des Bereichs der Pflege Widersprüche zwischen Körpersprache und anderen Kommunikationsformen wahr (➤ Abb. 3.129). Da sich der körperliche Ausdruck sehr viel schwerer beherrschen lässt als z. B. gesprochene Sprache, sind Gesprächspartner stets geneigt, den Informationen, die durch Körperhaltung, Gestik und Mimik vermittelt werden, mehr zu vertrauen als dem, was der andere sagt. Ist der Widerspruch beträchtlich, wirkt die betreffende Person unglaubwürdig.

LITERATUR

Molcho, Samy: „Das ABC der Körpersprache"; Ariston Verlag, München, 2006.

Bereits die **Körperhaltung** gibt Auskunft über das Befinden eines Menschen. Ein gebeugter Rücken, zögerliche und langsame Bewegungen lassen den Schluss zu, der Mensch leide, sei erschöpft oder traurig. Eine straffe Haltung des Oberkörpers sowie schnelle und sichere Schritte verraten, dass jemand sich im Besitz seiner Kräfte und unbeschwert fühlt.

Mit **Gestik** können Menschen unterstreichen, was sie sagen. Manchmal spricht die Geste für sich allein. Eine drohend erhobene Faust braucht keine begleitenden Worte. Fast noch stärker drücken sich Seelenleben und Gefühle in der **Mimik** *(Gesichtsausdruck)* aus. Ein strahlendes Lächeln wirkt einnehmend und weckt Sympathien. Verkniffene Lippen und hängende Mundwinkel deuten Freudlosigkeit, Trauer oder sogar aggressive Gefühle wie Neid, Missgunst oder Hass an.

Berührung

Basale Stimulation® ➤ Kap. 3.10.4

Berührung ist die einzige Kommunikationsform, bei der die körperliche Distanz zwischen den Kommunikationspartnern aufgehoben ist. Die so übermittelten Informationen kommen überwiegend ohne Symbole aus und stellen an den Empfänger keinerlei Voraussetzungen. Der Berührte muss weder einer Sprache mächtig sein noch hören oder sehen können, um die vermittelte Botschaft zu verstehen.

Die **Aufhebung des Abstands,** den Menschen bei Alltagsbegegnungen zueinander einhalten, kann jedoch mit Problemen verbunden sein, die besonders für Pflegende von Bedeutung sind. Da der Mensch für verschiedene Teile seines Körpers ein unterschiedliches Maß an Privatheit fordert, kann er sich im wahrsten Sinne des Wortes „unangenehm berührt" fühlen, wenn jemand z. B. ohne Vorbereitung den Mund oder die Geschlechtsteile anfasst.

Andererseits kann eine angemessene Berührung Sicherheit, Geborgenheit und Zuneigung vermitteln.

BEACHTE

Für die Kommunikation mit taub-blinden Menschen wurden Berührungssprachen entwickelt. Beim **Lormen** streicht oder klopft der „Sprechende" auf eine Hand des taubblinden Menschen nach einem Muster, das am Alphabet orientiert ist. Alternativ dazu lassen sich geführte Gesten (wie bei der Gebärdensprache für gehörlose Menschen) verwenden, die der Taubblinde ertastet.

Soziale Kontakte pflegen

Der Mensch nutzt seine Fähigkeiten zur Kommunikation auch dazu, **soziale Kontakte** aufzubauen und zu pflegen (➤ Abb. 3.130). Im Laufe des Lebens wandelt sich der Charakter der Bindungen, die ein Mensch mit anderen eingeht (➤ Abb. 3.131).

Kindheit

Zunächst setzt die Familie die sozialen Bezugspunkte im Leben eines Kindes. Im Laufe der **ersten Lebensjahre** treten Freundschaften zu anderen Kindern sowie Kontakte zu Erwachsenen, die Erziehungsaufgaben wahrnehmen, hinzu. In dieser Phase findet die Einordnung des Kindes in soziale Strukturen statt, es

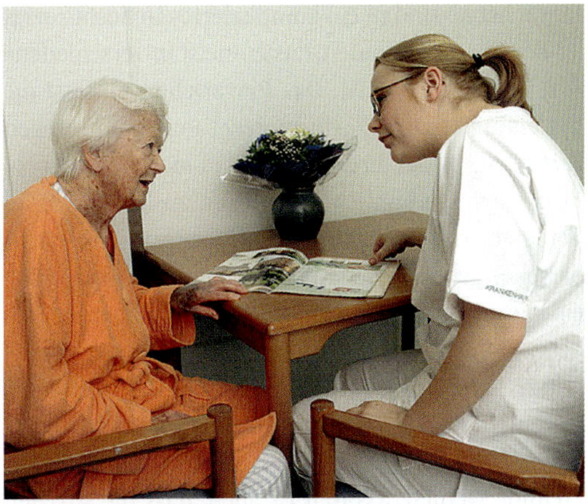

Abb. 3.130 Für intensive Gespräche wenden Pflegende sich den Patienten voll zu, nehmen sich Zeit und sorgen für eine ungestörte Atmosphäre. [K115]

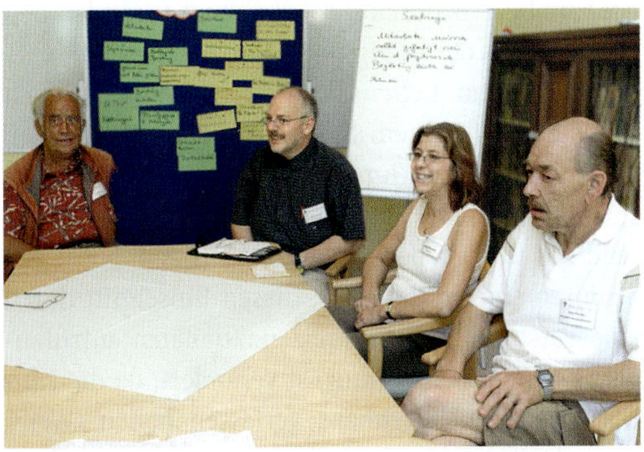

Abb. 3.131 Im Zuge der Berufsausübung können sich zahlreiche soziale Kontakte ergeben. Sie brechen zumeist mit dem Eintritt ins Rentenalter fort. [K157]

bestimmt seine Position gegenüber seinen Mitmenschen.

Jugend

Ältere Kinder und **Jugendliche** orientieren sich zunehmend aus dem Elternhaus hinaus, verbringen ihre Zeit z. B. mit gleichaltrigen Schulkameraden oder Freunden, die denselben Hobbys nachgehen. Die Familie kann einen Ruhepol darstellen, zu dem sie sich bei Problemen zurückziehen und in dessen Schutz sie Sicherheit gewinnen. Mit Einsetzen der Pubertät beginnen geschlechtliche Beziehungen eine Rolle zu spielen.

Erwachsene

Erwachsene sind in ein kompliziertes Geflecht sozialer Bezüge eingebunden, das zumeist in verschiedene Bereiche gegliedert ist. Das **Privatleben** umfasst die Beziehungen zum Partner, der Familie und engen Freunden. In der **Freizeit** ergeben sich Kontakte zu Menschen, die ähnliche Interessen ausleben, z. B. in Vereinen, Institutionen, Parteien, oder die in nachbarschaftlicher Nähe wohnen. Durch die Ausübung eines **Berufs** können vielfältige Beziehungen entstehen. Sie beruhen nicht zwangsläufig auf einer gegenseitigen Neigung. Oft kommt es vor, dass Personen aus einem Bereich der sozialen Kontakte in einen anderen wechseln, indem z. B. aus Arbeitskollegen Freunde werden. Typisch ist auch, dass die sozialen Kontakte einem Wechsel unterworfen sind. Bei einem Umzug, brechen z. B. die Beziehungen aus der Freizeit und dem beruflichen Umfeld weg. Eine Trennung von der Familie, z. B. durch eine Scheidung, verändert den engsten Kreis der Bezugspersonen massiv.

In **höherem Lebensalter** sehen Menschen sich ebenfalls häufig einem starken Wandel ihres sozialen Lebens ausgesetzt. Durch Berentung oder Pensionierung entfallen mit der Zeit die Bindungen, die während des Berufslebens aufgebaut wurden. Nicht alle Senioren sind in der Lage, diesen Einschnitt durch eine Verstärkung ihrer Freizeitaktivitäten aufzufangen. Die Familienstruktur ist verändert, da die Kinder meist das Elternhaus verlassen haben. Wenn dann der Lebenspartner und enge Freunde sterben, kann eine Einsamkeit entstehen, unter der die Betroffenen zumeist sehr leiden.

BEACHTE

Aus Mangel an Sozialkontakten, sinnvoller Beschäftigung, zwischenmenschlicher Kommunikation und durch räumliche Isolation ergibt sich nicht selten ein **Deprivationssyndrom** *(lateinisch deprivare = berauben)*. Darunter versteht man die geistigen und körperlichen Folgen, die sich z. B. in zunehmender Interesselosigkeit (Apathie), Verlust des Bewegungsumfangs und dauerhaft gedrückter Stimmung äußern. Der Zustand wirkt sich außerordentlich ungünstig auf Krankheitsverläufe aus und kann auch zu einem Suizid-Risiko führen.

Gefährdet sind insbesondere allein lebende Menschen, deren Aktionsradius aufgrund krankheitsbedingter Einschränkungen stark reduziert ist.

Zur **Deprivationsprophylaxe** gehört zunächst die Einschätzung des Patienten. Pflegende überprüfen dazu im Gespräch, ob der Betroffene

- Sich ausreichend bewegt
- Liebevolle Zuwendung durch Bezugspersonen erfährt, die sich u. a. durch körperliche Berührung ausdrückt
- Eine hinreichende Zahl sozialer Kontakte pflegt und durch sie Wertschätzung erfährt
- Intellektuellen Herausforderungen ausgesetzt ist, z. B. durch das Verfolgen des Zeitgeschehens (etwa mithilfe von Medien), die selbstständige Bewältigung von Alltagsproblemen oder beliebigen anderen Themen, die Abstraktionsfähigkeit verlangen. Auch das Erlernen neuer Fertigkeiten oder das Betreiben von Hobbys fällt in diese Kategorie.

Sobald in einem dieser Bereiche erhebliche Einschränkungen vorliegen, kann ein Mensch bereits als deprivationsgefährdet gelten.

Zur Prophylaxe versuchen Pflegende, den Betroffenen darin zu unterstützen, eine möglichst anregende Umgebung zu schaffen. Solange die Patienten mobil sind und ihre Wohnung bzw. ihr Zimmer verlassen können, ist es sinnvoll, den regelmäßigen Kontakt zu anderen Menschen anzuregen, z. B. in Gruppen der Tagespflege oder Seniorenclubs.

Für bettlägerige Menschen eignen sich Strategien der Basalen Stimulation® (➤ Kap. 3.10.4), etwa Massagen mit ätherischen Ölen oder atemstimulierende Einreibungen. Auch Ganz- bzw. Teilbäder vermitteln eine positive Körperwahrnehmung. Eine intellektuelle Anregung ergibt sich z. B. durch regelmäßige Kontakte zu anderen Menschen, die durch ehrenamtliche Besuchsdienste sichergestellt werden können.

Das zielgerichtete Gespräch

Gesprächshaltung gegenüber kommunikationseingeschränkten Patienten ➤ Kap. 3.10.3

Zielgerichtete Gespräche gehören zum kommunikativen Auftrag von Pflegenden.

Die Betreuung von Patienten ist nur in einem Team zu leisten. Um die Zusammenarbeit der Pflegenden und Angehörigen anderer Gesundheitsberufe zu koordinieren, müssen sich die beteiligten Personen untereinander austauschen. Auch mit dem Patienten selbst sowie seinen Angehörigen besteht rege Kommunikation. Es lassen sich verschiedene Gesprächsformen im Berufsalltag von Pflegenden unterscheiden, z. B.:

- **Dienstbesprechungen.** Dazu zählen z. B. Übergabebesprechungen zum Beginn und am Ende jeder Schicht, Pflegevisiten, Fallbesprechungen, Supervisionssitzungen und Beurteilungsgespräche. Für alle genannten Gesprächsrunden gilt, dass sie zielgerichtet, vorbereitet sind und in einem zuvor festgelegten Zeitrahmen stattfinden
- **Aufnahmegespräch.** Findet zu Beginn des Aufenthaltes eines Patienten in einer stationären Einrichtung oder am Anfang einer ambulanten Versorgung statt. Es ist meist der erste intensive Kontakt zwischen dem Patienten und den Pflegenden. Idealerweise übernehmen Pflegende, die anschließend für den Patienten zuständig sein werden, diese Aufgabe. Im Rahmen dieses Gespräches geht es im Wesentlichen darum, dass der Patient die Möglichkeit erhält, sich und seine Anliegen vorzustellen. Der Pflegende lenkt seine Fragen so, dass daraus ein möglichst vollständiger Überblick über die Erkrankungen, Beschwerden, Fähigkeiten, Defizite, Vorlieben und Abneigungen entsteht. Es ist allerdings nicht notwendig, bereits zu Beginn auf jedes Detail einzugehen, denn im Laufe der Versorgung ergeben sich weitere Gelegenheiten, bestimmte Aspekte zu vertiefen. Bei Patienten, die in ihrer Kommunikationsfähigkeit eingeschränkt sind, ist die Anwesenheit von Angehörigen wünschenswert, damit sie die Fragen stellvertretend beantworten, sofern das nötig ist. Außerdem nutzen Pflegende die Gelegenheit, über die Einrichtung zu informieren
- **Beratungsgespräch.** Bezeichnet eine Situation, in der Pflegende ein Informationsdefizit des Patienten oder seiner Angehörigen schließen. Es ist deshalb themenzentriert angelegt
- **Krisengespräch.** Hier liegt der aktive Part bei dem Patienten (oder den Angehörigen), die meist ein aktuelles und bedrohliches Problem haben und nach Unterstützung bei der Suche nach einer Lösung suchen. Pflegende bieten hier stets ein offenes Ohr an, verfallen jedoch nicht in den Fehler, zu glauben, sie allein müssten das Problem lösen können. Das Vorgehen ist stets von der jeweiligen Situation und der Art des Problems abhängig. Wenn Pflegende bemerken, dass sie von der Gesprächsführung und dem Ausmaß der zu bewältigenden Krise überfordert sind, versuchen sie darauf hinzuwirken, einen zusätzlichen Ansprechpartner, z. B. Seelsorger, Arzt, Sozialarbeiter, sonstige Therapeuten, hinzu bitten zu dürfen. Bedarf an solchen Gesprächen gibt es z. B., nachdem der Arzt dem Patienten eine schwere Erkrankung mitgeteilt hat, während der Sterbebegleitung, bei plötzlich entstehenden Selbsttötungswünschen. Eine Krise kann aber auch im Verlauf einer lang dauernden Erkrankung entstehen, wenn der Patient oder seine Angehörigen den Eindruck gewinnen, sie könnten die Belastungen nicht mehr tragen.

Bei allen Gesprächen, die Pflegende in Ausübung ihres Berufes führen, beachten sie Regeln, die geeignet sind, eine konstruktive und zielführende Atmosphäre entstehen zu lassen. Zu den Regeln gehören z. B.:

- **Erforderliche Zeit einplanen.** Ein Gespräch, das unter Zeitdruck geführt wird, verliert an Qualität. Falls dienstliche Pflichten das Gespräch an einem Tag verhindern, ist es ratsam, den Gesprächspartner ehrlich davon in Kenntnis zu setzen und einen Termin zu vereinbaren. Dieser Termin ist dann jedoch unbedingt einzuhalten
- **Zugewandte Gesprächshaltung zeigen.** Eine Voraussetzung für das Gelingen eines Gespräches ist, dass der Gesprächspartner sich darauf verlassen kann, er werde ernst genommen und der andere höre mit Interesse zu
- **Gesprächsdisziplin einhalten.** Ein Gespräch lebt davon, dass die Partner nacheinander sprechen. Das ist ein Gebot der Höflichkeit und dient außerdem dem gegenseitigen Verständnis
- **Selbstkritische Haltung bewahren.** Vor allem bei Konflikten liegt die Lösung häufig in einem Kompromiss. Um ihn zu finden, ist es oft notwendig, Standpunkte zu verlassen und auf den anderen zuzugehen. Dies gelingt nur, wenn die Gesprächspartner bereit sind, sich auf die Position

des Gegenübers zu stellen und zumindest den Versuch unternehmen, zu erfahren, wie ihr eigenes Handeln in der Außensicht wirkt
- **Diskretion gewährleisten.** Pflegerische Gespräche betreffen oft sehr intime Angelegenheiten. Abhängig von der jeweiligen Situation kann es notwendig sein, dass Pflegende über die ohnehin geltende Schweigepflicht hinaus die Gesprächsinhalte für sich behalten
- **Konsequenzen umsetzen.** Sofern ein Gespräch zu einem Ergebnis führt, das das künftige Handeln beeinflusst, ist es notwendig, sich tatsächlich danach zu richten. Nur auf diese Weise bleiben Pflegende dauerhaft glaubwürdig.

3.10.1 Beobachtung der Kommunikationsfähigkeit

Blindheit ➤ Kap. 3.14.2

Störungen in der Kommunikationsfähigkeit vermitteln sich dem geschulten Beobachter meist relativ schnell. Abgesehen davon, dass die meisten Menschen, die an einer krankheitsbedingten Einschränkung in diesem Bereich leiden, mehr oder weniger deutlich sichtbar mit **Hilfsmitteln** ausgestattet sind, ist es die **mangelhafte Verständigung,** die rasch auffällt. Pflegende beobachten genau, auf welchen Problemen die eingeschränkte Kommunikationsfähigkeit beruht und richten ihr Handeln danach ein.

Hörfähigkeit beobachten

Ein besonderes Problem bei schwindender **Hörfähigkeit** im Alter (➤ Tab. 3.42) ist gelegentlich die mangelnde Einsicht der Patienten. Altersbedingte Schwerhörigkeit entsteht meist in einem sehr langsamen Prozess, der dem Betroffenen seine Einschränkungen verschleiert. Während die Menschen rings um ihn schon lange erkannt haben, dass ein Hörgerät notwendig ist, kann der Schwerhörige in dem Gefühl leben, er sei unbeeinträchtigt.

BEACHTE

So wie bei der **Verminderung der Sehfähigkeit** entscheidet der Patient auch bei **nachlassendem Gehör** selbst, ob er ein technisches Hilfsmittel verwenden möchte. Weil das Maß der Beeinträchtigung dem Betroffenen jedoch nicht bewusst sein muss, versuchen Pflegende darauf hinzuwirken, dass der Patient sich bei einem Arzt vorstellt. Ein Hörtest beseitigt Zweifel über den Grad der Hörminderung.

Pflegende stellen zur Beobachtung der Hörfähigkeit u. a. folgende Fragen:
- Kann der Patient hören, was um ihn herum vorgeht?
- Wenn der Patient nicht gut hört – hat er Techniken entwickelt, seine Sicherheit, z. B. im Straßenverkehr zu gewährleisten?
- Bezieht sich die Beeinträchtigung eher auf hohe oder eher auf tiefe Töne?
- Wie geht der Patient mit seiner Beeinträchtigung um, leidet er darunter, ist es ihm gleichgültig?
- Hindert die Hörminderung den Patienten an der Pflege sozialer Kontakte?
- Befindet der Patient sich in der Behandlung eines Hals-Nasen-Ohren-Arztes? Wenn nicht – wie ist er einer solchen Behandlung gegenüber eingestellt?
- Seit wann besteht die Hörminderung und wie hat sie sich entwickelt? (Gegebenenfalls Angehörige um eine Einschätzung bitten)
- Wenn der Patient über Hilfsmittel zur Verbesserung des Gehörs verfügt – In welchem Umfang wendet er die Hilfsmittel an? Wie ist er ihnen gegenüber eingestellt? Wie kommt er damit zurecht? Benötigt er bei der Bedienung Unterstützung?

Tab. 3.42 Einteilung der Hörminderung (Quelle: Deutscher Schwerhörigenbund).

Grad der Schwerhörigkeit	Abstand, aus denen Worte in üblicher Lautstärke verstanden werden	Minderung der Hörfähigkeit
Geringgradig	mehr als 4 Meter	10–40 %
Mittelgradig	1–4 Meter	40–60 %
Hochgradig	0,25–1 Meter	60–80 %
An Taubheit grenzend	weniger als 0,25 Meter	80–95 %

Sprachfähigkeit beobachten

Die Einschränkungen in der Kommunikation, die auf eine Minderung der **Sprachfähigkeit** zurückgehen, beeinträchtigen die Patienten in der Regel schwer. Sie leiden darunter, sich nicht oder nur eingeschränkt verständlich machen zu können. Pflegende stellen u. a. folgende Fragen, um das Maß der Störung einschätzen zu können:

- Kann der Patient über Sprache kommunizieren, und wie tut er es?
- Besteht die Störung nur zeitweilig und wann ist dies der Fall?
- Wie hat sich die Störung entwickelt? (Gegebenenfalls Angehörige befragen)
- Hat der Patient Techniken entwickelt, um seine Einschränkung zu mindern und wie kommt er mit ihnen zurecht?
- Hat der Patient lediglich Schwierigkeiten, sich auszudrücken oder ist sein Sprachverständnis ebenfalls vermindert?
- Hat der Patient sich bereits in eine gezielte Behandlung begeben und wie ist er einer solchen Therapie gegenüber eingestellt?
- Beeinträchtigt die mangelnde Sprachfähigkeit auch das Verständnis für geschriebene Sprache?
- Beeinträchtigt die Störung die Fähigkeit, soziale Kontakte zu pflegen?

Sozialkontakte beobachten

Während kurzer Krankenhausaufenthalte haben Pflegende nur sehr begrenzte Möglichkeiten, die **Sozialkontakte** eines Patienten sicher zu beurteilen oder gar Einfluss darauf zu nehmen. Der Zugang zu diesem Bereich der Lebensaktivitäten erweitert sich jedoch in stationären Pflegeeinrichtungen und in der ambulanten Versorgung, weil dort der Pflegeprozess nicht selten auf viele Jahre angelegt ist. Da alle Menschen soziale Wesen sind und Beziehungen zu anderen Menschen für eine ausgewogene psychische Verfassung benötigen, kommt den zwischenmenschlichen Kontakten ein erheblicher Stellenwert zu. Um zu beurteilen, wie ein Patient mit seiner Umwelt verflochten ist und ob in diesem Bereich Einschränkungen vorliegen, stellen Pflegende u. a. folgende Fragen:

- Was erzählt der Patient von sich aus über Verwandtschaft, Freunde und Bekannte? Stimmt die Zahl der Besuche mit diesen Berichten überein?
- Wie ist das Verhältnis zur Familie gestaltet? Wohnen die Verwandten weit entfernt oder in der Nähe und welche Formen der Verbindung nutzt der Patient?
- Welche Interessen hat der Patient und setzt er sie im Kontakt zu anderen Menschen um?
- Wie verhält sich der Patient in Bezug auf Mitbewohner oder Nachbarn?
- Leidet der Patient an Einschränkungen, die ihm den Kontakt zu seiner Umwelt erschweren?
- Wie ist die Struktur der jeweiligen Umgebung beschaffen? Bestehen aus diesem Blickwinkel betrachtet Möglichkeiten, den Patienten zu integrieren?

3.10.2 Einschränkungen in der Fähigkeit zur Kommunikation

Sehr viele Erkrankungen gehen mit **Einschränkungen der Kommunikationsfähigkeit** einher. Besonders isoliert sind Patienten, bei denen nicht nur die Ausdrucksfähigkeit vermindert ist, sondern auch das Sprachverständnis.

Gehörlosigkeit

DEFINITION

Gehörlosigkeit *(Taubheit):* Vollständige oder weitgehende Unfähigkeit, Schall über das Hörorgan im Ohr wahrzunehmen oder die entsprechenden Reize im Gehirn umzusetzen.

Die **Gehörlosigkeit** ist überwiegend angeboren und geht dann auf Infektionen, die das Kind im Mutterleib betreffen (z. B. Röteln) oder Fehlanlagen zurück. Es kommt jedoch auch vor, dass Menschen durch ein plötzliches Ereignis ertauben (z. B. nachdem sie extremem Lärm oder einem hohen Druck, wie er beim Tauchen vorkommt, ausgesetzt waren). Das fehlende Hörvermögen geht **nicht** mit der Unfähigkeit zum Sprechen einher. Viele taube Menschen, vor allem, wenn sie ohne Gehör auf die Welt gekommen sind oder das Gehör vor Abschluss des Spracherwerbs verloren, haben jedoch erhebliche Schwierigkeiten, ihre Stimme zu kontrollieren.

> **BEACHTE**
> Früher war es üblich, Menschen, die nicht hören können, als **Taubstumme** zu bezeichnen. Pflegende verwenden diesen Begriff nicht, weil er als beleidigend und diskriminierend gilt. Das Wort „stumm" ist nah mit dem Wort „dumm" verwandt. Gegen das Eigenschaftswort „taub" haben gehörlose Menschen hingegen meist nichts einzuwenden. Viele ziehen es sogar der Bezeichnung „gehörlos" vor, weil es nicht so stark auf einen Mangel abhebt.

Hörminderung

Altersschwerhörigkeit ➤ Kap. 2.4.4

> **DEFINITION**
> **Hörminderung** *(Schwerhörigkeit):* Verlust eines Teils der Hörleistung, die überwiegend im Verlauf des Lebens eintritt und dann zunimmt.

Eine **Hörminderung** kann verschiedene Ursachen haben, z. B.:

- **Lärm.** Besonders in industrialisierten und dicht besiedelten Ländern ist Lärm (➤ Kap. 4.4) ein großes Umweltproblem geworden. Menschen sind beinahe Tag und Nacht Geräuschen ausgesetzt, unter deren Einfluss das Hörorgan verschleißt
- **Infektionskrankheiten,** u. a. Mumps, Scharlach, Diphtherie, Hirnhautentzündung
- **Hörsturz.** Dabei handelt es sich um eine plötzlich, meist einseitig auftretende Schwerhörigkeit, die vermutlich von Durchblutungsstörungen verursacht ist (auch **Infarkt des Ohrs** genannt)
- **Vererbung.** Kinder von Eltern, die im Laufe ihres Lebens schwerhörig werden, tragen ein höheres Risiko ebenfalls eine Hörminderung zu erleiden.

Hörminderungen haben eine große Bandbreite. Sie reicht von einer kaum merklichen Schwäche bis zu einer erheblichen Beeinträchtigung. Eine Untersuchung aus dem Jahr 1999 durch die Universität Witten/Herdecke hat bis jetzt die einzigen verlässlichen Zahlen zum Hörvermögen der Bevölkerung Deutschlands geliefert. Danach leiden 19 % aller Einwohner, die älter als 14 Jahre sind, an einem verringerten Hörvermögen. Von den über 70-Jährigen sind 54 % schwerhörig.

> **BEACHTE**
> Häufig sind schwerhörige Menschen extrem lärmempfindlich.

Sprech- und Sprachstörung

Der Unterschied zwischen **Sprech- und Sprachstörungen** liegt in der Fähigkeit, gesprochene Sprache verstehen zu können oder nicht. Bei einer isolierten **Sprechstörung** liegt ein Hindernis vor, das die Bildung von Sprache beeinträchtigt. Bei einer **Sprachstörung** kann neben der Fähigkeit, sinnvolle oder verständliche Worte hervorzubringen, auch das Verständnis für etwas, das ein anderer sagt, gestört sein.

Aphasie

> **DEFINITION**
> **Aphasie** *(griechisch Sprachlosigkeit):* Verlust der Fähigkeit Sprache zu bilden sowie zu verstehen.

Aphasien entstehen durch eine Schädigung des Sprachzentrums im Gehirn, die z. B. von Schlaganfällen, Tumoren oder Blutungen verursacht sein kann. Die Ausprägung dieser Sprachstörung ist sehr unterschiedlich und hängt vom Ausmaß und Ort der Schädigung ab. Trotzdem lassen sich Aphasien nach Umfang und Art unterscheiden. Es sind zahlreiche Formen beschrieben, die vier wichtigsten (mit aufsteigendem Schweregrad) sind:

- **Amnestische** *(griechisch vergessen)* **Aphasie.** Bei dieser Form stehen die Schwierigkeiten der Patienten im Vordergrund, Dinge richtig zu benennen *(Wortfindungsstörungen).* Deshalb verwenden sie oft Umschreibungen. Schreiben und Lesen sind kaum oder gar nicht beeinträchtigt
- **Broca-Aphasie.** Der Verlust der Fähigkeit, Grammatik richtig zu benutzen, steht bei diesen Patienten im Vordergrund. Deshalb bilden sie einfache Sätze und bleiben beim Sprechen oft hängen. Auch beim Schreiben können sie die Regeln der Grammatik nicht einhalten. Allerdings ist das Verständnis für Sprache oft gut erhalten und viele Patienten sind sich ihrer Schwäche bewusst

- **Wernicke-Aphasie.** Die Patienten finden nicht die richtigen Begriffe, um einen Gegenstand zu benennen, vertauschen Bestandteile von Worten und bilden häufig ganz neue Worte. Sie sprechen überwiegend sehr viel und schnell. Es fällt ihnen schwer, beim Thema zu bleiben. Das Verständnis für Sprache ist schwer gestört, die Schreibfähigkeit ebenfalls
- **Globale** *(umfassende)* **Aphasie.** Bezeichnet eine Form der Sprachstörung, bei der sowohl das Sprechen als auch das Sprachverständnis massiv beeinträchtigt sind. Häufig sind die Patienten nicht in der Lage, überhaupt erkennbare Worte zu bilden, sondern reihen lediglich gleichförmige Silben aneinander (z. B. dündündün), gelegentlich wiederholen sie Worte, die ein anderer vorspricht. Lesen und Schreiben sind häufig nicht mehr möglich.

Obwohl die Sprache der Patienten z. T. bis auf Restfunktionen reduziert ist, verfügen sie in der Regel über ein vollständig erhaltenes Denkvermögen. Sie sind jedoch nicht in der Lage, ihre Gedanken zu vermitteln.

BEACHTE

Die Kommunikation mit Menschen, die unter einer **Aphasie** leiden, stellt eine Herausforderung für Pflegende dar. Patienten, die ihre Störung selbst bemerken, reagieren oft aggressiv oder mit großer Trauer. Es ist wichtig, ihnen stets das Gefühl der Wertschätzung entgegen zu bringen. Es ist nicht immer leicht, in einem Gespräch mit ihnen ernst zu bleiben, denn die Wortneuschöpfungen enthalten häufig ungewollte Komik.

Dysarthrie

DEFINITION

Dysarthrie *(griechisch erschwertes Sprechen):* Störung der Aussprache.

Eine **Dysarthrie** ist überwiegend durch Störungen im zentralen Nervensystem bedingt und bezeichnet eine reine Sprechstörung. Das Sprachverständnis der Patienten ist erhalten. Mögliche Ursachen sind neurologische Erkrankungen, z. B. Multiple Sklerose, Parkinson-Krankheit, spastische Lähmungen, Muskelschwund oder Schlaganfall.

Ebenso wie bei der Aphasie sind die Sprachwerkzeuge intakt. Der Defekt liegt in ihrer Nervenversorgung. Auch Dysarthrien kommen in verschiedenen Ausmaßen vor. Bei einigen Patienten ist lediglich eine kloßige, verlangsamte Sprechweise zu bemerken, andere zeigen so schwere Beeinträchtigungen bei der Sprachproduktion, dass sie kaum zu verstehen sind.

BEACHTE

Das **Stottern** ist eine spezielle Form der Dysarthrie, bei der ein Mensch im Redefluss gehemmt ist. Die Ursachen sind unbekannt. Ein besonderes Problem stotternder Menschen liegt häufig darin, dass sie das Reden reduzieren, weil sie befürchten, nicht ernst genommen zu werden.

Kehlkopfentfernung und Luftröhrenschnitt

DEFINITION

Kehlkopfentfernung *(Laryngektomie):* Vollständige Entfernung des Kehlkopfes. Abhängig vom Ausmaß der Erkrankung sind auch Operationen möglich, bei denen Teile des Kehlkopfes belassen werden.

Luftröhrenschnitt *(Tracheotomie):* Künstliche Verbindung zwischen Luftröhre und der Vorderseite des Halses, die unterhalb des Kehlkopfs angelegt wird.

Die **Kehlkopfentfernung** (> Abb. 3.132) ist eine Maßnahme zur Behandlung bösartiger Kehlkopftumoren. Infolge des Eingriffs verlieren die Patienten ihre natürliche Sprache. Außerdem ist es notwendig, die Luftröhre am Hals auszuleiten. Die so geschaffene Öffnung heißt **Tracheostoma.** Er dient den Patienten anschließend als Eingang zu den Atemwegen. Durch Mund und Nase strömt keine Luft mehr.

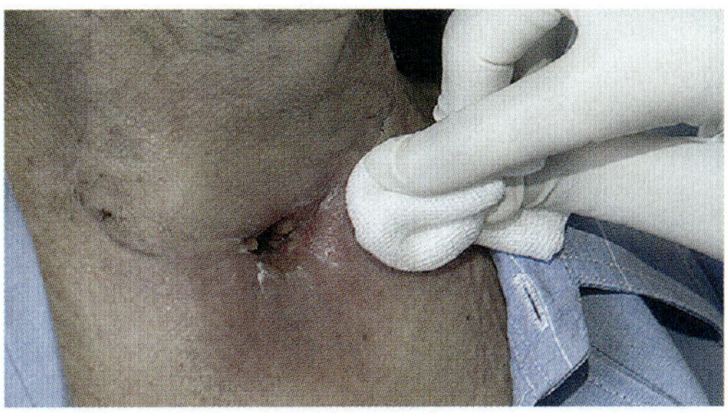

Abb. 3.132 Bei einer Kehlkopfentfernung legen die Ärzte einen künstlichen Eingang der Luftröhre am Hals an. Der Verlust der natürlichen Sprache ist eine Folge dieser Operation. Zunächst ist der Zugang mit einer Kanüle versorgt, damit der Luftweg stets frei bleibt. Später vernarben die Wundränder und eine Kanüle ist nicht mehr zwingend notwendig. [M270]

Ein **Luftröhrenschnitt** kann aus unterschiedlichen Gründen erforderlich werden:

- Der Patient benötigt eine künstliche Beatmung über einen längeren Zeitraum (oder dauerhaft)
- Ein Hindernis (z. B. Schwellung, Tumor) verlegt die oberen Atemwege. Kann auch im Rahmen eines Notfalls geschehen, z. B. nach einem Insektenstich
- Im Zuge einer Kehlkopfentfernung.

Nach einem Luftröhrenschnitt sind die Patienten zunächst nicht in der Lage, zu sprechen. Die Atemluft verlässt den Körper über die künstliche Öffnung und streicht nicht mehr zwischen den Stimmbändern im Kehlkopf hindurch. Im Verlauf der weiteren Behandlung kann der Patient jedoch mit einer Sprechkanüle ausgestattet werden, sofern keine medizinischen Gründe dagegen sprechen. Sie verfügt über ein Ventil, das die Ausatemluft zum Kehlkopf leitet.

Bewusstseinsstörung

Alle Formen der **Bewusstseinsstörung** gehen mit einer Einschränkung der Kommunikationsfähigkeit einher. Bei einer **qualitativen** Einschränkung, wie sie z. B. im Rahmen psychiatrischer Erkrankungen oder von Demenzen auftritt, haben die Patienten keinen unbeschränkten Zugang zur Realität (➤ Abb 3.133). Das bedeutet, sie nehmen zwar die Dinge um sich herum wahr, messen ihnen jedoch eine andere, möglicherweise von außen nicht nachvollziehbare Bedeutung zu. Patienten mit einer **quantitativen** Bewusstseinsstörung leiden hingegen an Wahrnehmungsstörungen, weil der Grad ihrer Wachheit vermindert ist. Ursachen können u. a. sein:

- Erkrankungen der Leber oder der Niere, bei denen die Abbauprodukte des Stoffwechsels nicht ausreichend ausgeschieden werden und die Funktion des Gehirns beeinträchtigen
- Erkrankungen, die mit einem Funktionsausfall des Kreislaufs einher gehen und Bewusstlosigkeit hervorrufen
- Unfälle, bei denen das Gehirn verletzt wird sowie alle Erkrankungen, die das Gehirn direkt betreffen (z. B. Blutungen, Infarkte, Tumoren)
- Missbrauch von Drogen und Genussmitteln sowie andere Vergiftungen
- Verabreichung von narkotisierenden Arzneimitteln, z. B. für eine Operation oder während der Behandlung auf einer Intensivstation.

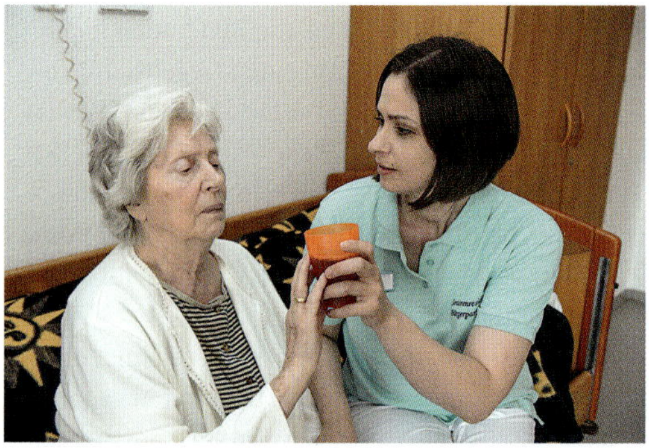

Abb. 3.133 Patienten, die z. B. aufgrund einer Demenz verwirrt sind, nehmen zwar ihre Umgebung wahr, doch sie reagieren darauf in einer Weise, die für andere Menschen kaum nachzuvollziehen ist. Deshalb ist die Kommunikationsfähigkeit dieser Patienten eingeschränkt. [K157]

Sprachbarrieren

Auch Menschen, die sich im Vollbesitz der geistigen und körperlichen Fähigkeiten befinden, leiden unter Einschränkungen im Bereich der Kommunikation, sobald sie sich zwischen Menschen bewegen, deren Sprache sie nur unvollständig oder überhaupt nicht beherrschen. Pflegende erfahren die Auswirkungen solcher **Sprachbarrieren** beinahe täglich. Die Gesellschaft der Bundesrepublik ist multikulturell. Die Integration hat mit dieser Entwicklung nicht Schritt gehalten und deshalb sprechen viele Menschen (auch solche, die schon seit Jahrzehnten im Lande wohnen) nicht immer genügend Deutsch, um die Dinge des Alltags regeln zu können.

Dieses Problem wirkt sich nicht nur auf die Patienten selbst aus, die z. B. über ihr Befinden keine ausreichende Auskunft geben können, sondern auch auf die Arbeit der Pflegenden, denen dadurch der Zugang zu den Patienten erschwert ist.

BEACHTE

Die Zahl der Menschen ausländischer Herkunft, die nahezu ihr gesamtes Berufsleben in Deutschland verbracht haben und altersbedingt pflegebedürftig werden, wächst. Daraus ergeben sich spezielle Anforderungen an die Pflegenden. Um eine angemessene Versorgung leisten zu können, müssen sie nicht nur im Austausch mit den **fremdsprachigen Patienten** stehen, sondern sich auch in Gewohnheiten und kulturelle Bedürfnisse einfinden, mit denen sie nicht vertraut sind.

Einschränkungen bei der Pflege von Sozialkontakten

Die **Pflege der Sozialkontakte** kann durch einen Mangel der körperlichen oder geistigen Beweglichkeit beeinträchtigt sein. Selbst wenn Patienten über ein stabiles Umfeld verfügen und viel Aufmerksamkeit erhalten könnten, ziehen sie sich nicht selten im Verlauf der Erkrankung von nahe stehenden Menschen zurück. Die Motive dafür sind individuell sehr unterschiedlich:

- Befürchtungen, den Erwartungen der anderen nicht gerecht zu werden, z. B. auf Spaziergängen das Tempo nicht halten zu können, beim Essen einen unappetitlichen Anblick zu bieten
- Befürchtungen, den anderen zur Last zu fallen, z. B. weil die Kommunikation erschwert ist
- Ängste, sich Freunden oder Bekannten gegenüber schwach zeigen und damit der bisher gelebten Selbsteinschätzung widersprechen zu müssen
- Krankheitsbedingte Unfähigkeit, Kontakte zu anderen Menschen aufrecht zu erhalten, z. B. durch psychiatrische Erkrankungen oder massive Störungen des Bewusstseins.

Andrerseits ist tatsächlich zu beobachten, dass für Kranke, vor allem, wenn sie schwer beeinträchtigt sind, das soziale Umfeld kleiner wird. Bekannte vermindern z. B. die Zahl ihrer Besuche, weil sie nicht mit dem jeweiligen Bild der Erkrankung umgehen können. Für ältere Menschen verschärft sich dieses Problem, weil auch ihre Bezugspersonen älter geworden sind und sich ihrerseits möglicherweise nicht in der Lage sehen, die Kontakte in der gewohnten Weise aufrecht zu halten.

Soziale Isolation

DEFINITION

Soziale Isolation: Zustand der Einsamkeit, den der Betroffene nur schwer durchbrechen kann.

Es gibt kein verbindliches Maß für die Zahl der Bezugspersonen, die ein Mensch benötigt, um ein zufriedenes Leben führen zu können. Die individuellen Unterschiede sind sehr groß, weil jeder Mensch ganz eigene Anforderungen an sein Umfeld richtet.

Der Begriff **soziale Isolation** beschreibt Lebensumstände, in denen der Betroffene:

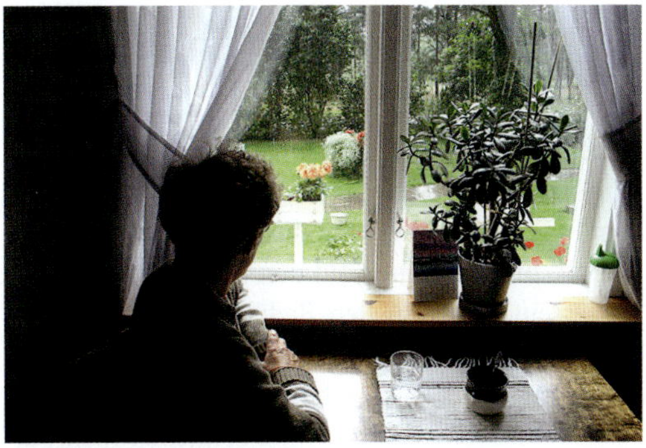

Abb. 3.134 Manchen Menschen genügt es, am Leben ihrer unmittelbaren Umgebung aus der Entfernung teilzunehmen. [J787]

- Kontakte zu Mitmenschen nur selten oder bei Gelegenheiten aufnimmt, in denen eine persönliche Beziehung nicht erforderlich ist (z. B. bei Einkäufen oder anderen Besorgungen)
- Kontakte zu Mitmenschen deutlich seltener hat, als es bei anderen Personen in einer vergleichbaren Situation der Fall ist.

Pflegende orientieren sich bei ihrer Einschätzung an dem Befinden des jeweiligen Patienten, sofern sie es ermitteln können. Nicht jeder isolierte Mensch leidet unter einem Mangel an Bezugspersonen (➤ Abb. 3.134). Wenn aber entsprechende Äußerungen den Schluss zulassen, dass ein Patient sich einsam fühlt und Hilfe benötigt, stellen Pflegende folgende Fragen:

- Haben sich die sozialen Kontakte in der vergangenen Zeit verändert? Wenn ja, aus welchem Grund und in welcher Weise?
- Gibt es spezielle Personen, mit denen der Betroffene gern (wieder) in Kontakt kommen würde?
- Welche Interessen, Hobbys, Fähigkeiten hat der Betroffene?
- Stellt der Betroffene bestimmte Ansprüche an die Personen, mit denen er in Kontakt treten würde?
- Wie ist das nähere soziale Umfeld des Betroffenen beschaffen? Lassen sich daraus Vorschläge zur Kontaktaufnahme ableiten?
- Benötigt der Patient Hilfe, um z. B. das Haus zu verlassen?

3.10.3 Unterstützung der Kommunikation

Unterstützung bei Sehschwäche ➤ Kap. 3.14.3

Kommunikationsfördernde Gesprächshaltung

Unabhängig von der Art der Kommunikationseinschränkung und den Hilfsmitteln, die unterstützend zum Einsatz kommen, sind die Pflegenden gefordert, ihre **Gesprächshaltung** auf den jeweiligen Patienten sowie seine individuellen Bedürfnisse einzustellen. Der Austausch mit Menschen, die nicht vollständig in der Lage sind, zu sprechen oder Gesprochenes zu verstehen, erfordert stets einen zeitlichen Mehraufwand. Da die gegenseitige Informationsvermittlung für den Pflegeprozess unabdingbar ist und außerdem eine Voraussetzung für das psychische Wohlbefinden des Patienten darstellt, können Pflegende darauf nicht verzichten. Folgende Regeln gelten:

- **Zeit nehmen.** Das Selbstbewusstsein kommunikationseingeschränkter Patienten ist oft verringert. Sofern sie ihr Defizit einschätzen können, fühlen sie sich anderen Menschen häufig unterlegen, weil sie deren Geschwindigkeit beim Sprechen nicht übernehmen können oder auch im gestischen Ausdruck behindert sind. Zeitdruck ist geeignet, diese negativen Gefühle zu verstärken und kann dazu führen, dass die Patienten sich zurückziehen
- **Zuhören.** Kommunikationseingeschränkte Patienten besitzen meist ein voll ausgeprägtes Gespür dafür, ob sich ihr Gegenüber für die Mitteilungen interessiert, die sie machen wollen. Bemerken sie, dass der Gesprächspartner mit seinen Gedanken woanders ist, z. B. weil er in bestimmten Gesprächssituationen nicht entsprechend reagiert, fühlen sie sich nicht ernst genommen und verlieren möglicherweise die Lust, die Kommunikation fortzusetzen
- **Zuwendung zeigen.** Bereits mit ihrer Körperhaltung können Pflegende zeigen, dass sie an dem interessiert sind, was ein Patient mitteilen möchte. Während des Austauschs blicken sie den Patienten an und wenden ihm ihre Vorderseite zu. Eine entspannte Gestik unterstreicht den Eindruck, dass sie sich auf ihr Gegenüber konzentrieren

BEACHTE

Ein häufiger **Kommunikationsfehler** besteht darin, dass Pflegende z. B. mit Angehörigen oder Kollegen über den Patienten sprechen und versäumen, ihn selbst einzubeziehen. Dieses Verhalten sendet Signale, die sich vernichtend auf das Selbstbewusstsein des Patienten auswirken können. Er fühlt sich entmündigt und von den Entscheidungen, die ihn betreffen, ausgegrenzt.

- **Zustimmung signalisieren.** Die positive Verstärkung der Anstrengungen, die ein Patient unternimmt, um sich verständlich zu machen, bestätigt ihn in seinen Bemühungen. Bei Gesprächen mit Patienten handelt es sich in den meisten Fällen nicht um Auseinandersetzungen, bei denen zwei verschiedene Positionen gegeneinander stehen, sondern um einvernehmlichen Informationsaustausch. Pflegende flechten an geeigneten Stellen immer wieder ein, dass sie verstanden haben, um was es ihrem Gesprächspartner geht, indem sie z. B. die Information wiederholen oder Fragen stellen, die darauf aufbauen. Sie scheuen sich nicht, klar zu sagen, wenn sie etwas nicht verstanden haben, denn auch dies weckt im Patienten das Gefühl, ernst genommen zu werden.

Empfehlungen für den Umgang mit Schwerhörigen

Der **Umgang mit Schwerhörigen** erfordert viel Disziplin, denn auch in Situationen, in denen Pflegende wenig Zeit haben, bleibt selbstverständlich die Einschränkung der Betroffenen bestehen. Sie können nicht mehr hören, als es die Restfunktion ihrer Ohren erlaubt. Um trotzdem eine befriedigende Kommunikation während jeder Begegnung zu gewährleisten, ist es geraten, die Empfehlungen zu verinnerlichen, die der Deutsche Schwerhörigenbund herausgegeben hat:

- Dem schwerhörigen Gesprächspartner das Gesicht zuwenden, damit er ggf. von den Lippen ablesen kann. Dazu muss der Raum ausreichend beleuchtet sein
- Nicht mit Kaugummi oder Zigarette im Mund sprechen oder die Hand vor den Mund halten
- Stets langsam, deutlich und mit guter Betonung sprechen
- Übertriebene Lippenbewegungen erschweren das Absehen vom Mund
- Keinesfalls überlaut sprechen oder schreien, denn dadurch verringert sich die Verständlichkeit. Ein Patient, der mit einem Hörgerät ausgestattet ist, empfindet Lärm schmerzhaft

- Möglichst kurze Sätze bilden, Fremdworte und Dialekt (sofern er von dem des Betroffenen abweicht) vermeiden, nicht in bruchstückhaften Sätzen sprechen, keine Babysprache verwenden
- Worte durch natürliche Gesten, Gebärden, Mimik und Körpersprache unterstreichen
- Vor allem in längeren Gesprächen Hilfen durch Gliederung anbieten, Themen oder wichtige Stichworte herausheben. Sehr lange Gespräche vermeiden, da die gleichzeitige Konzentration auf Lippen, Gesten, Mimik sowie die Laute sehr anstrengend ist
- Durch gelegentliche Rückfragen prüfen, ob der schwerhörige Gesprächspartner alles richtig verstanden hat
- Eine möglichst ruhige Umgebung ohne zu viele Hintergrundgeräusche für das Gespräch wählen, z. B. Radio oder Fernsehgerät ausschalten
- Hörgeschädigte Menschen nicht von hinten ansprechen, es kann sie erschrecken, da sie die Annäherung meist nicht bemerken
- Um einem Hörgeschädigten Isolationsgefühle in einer Gesellschaft zu ersparen, speziell für Ihn die wichtigsten Teile der allgemeinen Unterhaltung wiederholen, z. B. den Witz über den die gesamte Gesellschaft lacht.

Kommunikation mit Patienten, die nicht erkennbar reagieren

Immer wieder stehen Pflegende der Situation gegenüber, einen Patienten zu versorgen, der **nicht erkennbar auf Ansprache reagiert.** Dies betrifft häufig die Versorgung komatöser, schwer dementer sowie sterbender Menschen. Hier liegt eine besondere Schwierigkeit. Menschen sind gewohnt, ihre Kommunikation in einem Gegenüber gespiegelt zu sehen. Die Reaktionen des anderen halten den Gesprächsfluss aufrecht, weil sie Anregung bieten, Konfliktstoff darstellen oder Interesse beweisen. Bei der Kommunikation mit einem Menschen, der diese Spiegelfunktion nicht übernehmen kann, sind Pflegende auf sich allein gestellt.

BEACHTE

Die **ausbleibende Reaktion** eines schwer beeinträchtigten Patienten darf Pflegende nicht dazu verleiten, anzunehmen, er bekomme nichts von dem mit, was sie sagen. Von außen ist die Informationsverarbeitung im Gehirn kaum nachzuvollziehen. Mit einer technischen Untersuchung, der **Messung von Hirnströmen** *(EEG)*, ließe sich zwar nachweisen, ob bestimmte Bereiche des Gehirns durch Reize aktiviert werden, doch daraus lässt sich nicht schließen, welche Qualität die jeweilige Wahrnehmung erreicht. Deshalb gehen Pflegende stets davon aus, der Patient könne alles verstehen. Sie richten ihr Verhalten und die Form ihrer Ansprache darauf ein.

Hilfen für die **Kommunikation mit reaktionslosen Patienten** bietet das pflegetherapeutische Konzept der Basalen Stimulation® (➤ Kap. 3.10.4), indem es Zugänge eröffnet, die jenseits der gesprochenen Sprache liegen. Für die einseitige Gesprächsführung eignen sich folgende Strategien:

- Alle Maßnahmen, die im Zusammenhang mit dem Patienten stehen, ausführlich erklären, wobei die Erklärung stets beginnt, bevor die entsprechenden Berührungen und Handgriffe ausgeführt werden. Dabei ist der Patient immer mit seinem Namen anzusprechen
- Ein Thema suchen und dem Patienten darüber berichten. Dazu eignen sich aktuelle Ereignisse von allgemeinem Interesse, z. B. die Wahl der Bundesregierung, der Papstbesuch in Deutschland, ebenso wie Ereignisse aus dem Alltag der Pflegenden, z. B. der Bericht über die jüngste Wanderung im Gebirge oder Anekdoten von den eigenen Kindern. Das Thema ist frei wählbar, weil es hier nicht in erster Linie um den Inhalt des Gesprochenen geht, sondern um die Gefühlsebene, die Tatsache des „Angesprochenwerdens" selbst

BEACHTE

Bei der Ansprache **schwer bewusstseinsgetrübter Patienten** kann es sinnvoll sein, den Vornamen zu verwenden. Der Vorname begleitet den Menschen vom ersten Tag seines Lebens, ist deshalb ein vertrauter Klang und tiefer in der Erinnerung verankert als der Nachname. Allen anderen Patienten gegenüber wäre jedoch die Ansprache mit dem Vornamen, sofern das „du" nicht ausdrücklich angeboten wurde, eine grobe Unhöflichkeit.

- Singen. Bekannte Volks- oder Kinderlieder haben einen hohen Erinnerungswert und sind tief im Gedächtnis der meisten Menschen verankert. Zusammen mit der Melodie vermitteln sie starke Gefühle (Validation® ➤ Kap. 3.10.4).

Die Kommunikation in dieser Form ähnelt zunächst stark einem Selbstgespräch. Deshalb haben viele Berufsanfänger **Hemmungen,** damit zu beginnen. Dieses Gefühl legt sich mit wachsender Erfahrung, und wenn Pflegende zum ersten Mal bemerken, dass sich unter dem Einfluss einer sanften, ruhigen Stimme die Muskeln eines Patienten entspannen oder Puls und Atmung langsamer werden, haben sie den Beweis für den Sinn dieser Techniken erhalten.

Hilfsmittel für den Sprachersatz

Für den **Sprachersatz** wurden in den vergangenen Jahren gut funktionierende Hilfsmittel entwickelt, die das Leben der Patienten erleichtern oder ihnen einen Teil der verloren gegangenen Fähigkeiten zurückgeben. Besonders die Fortschritte in der Computerelektronik haben dazu beigetragen. Da nicht alle Patienten über die Fähigkeiten verfügen, mit diesen Geräten umzugehen, haben jedoch traditionelle Hilfsmittel ihre Bedeutung nicht verloren. Das einfachste Beispiel dafür sind Schreibblock und Stift, mit deren Hilfe ein Mensch, der nicht sprechen kann (z. B. während einer künstlichen Beatmung oder nach der Entfernung des Kehlkopfes), seine Anliegen in Stichpunkten aufschreibt oder zeichnet.

Sprechtafel

Die **Sprechtafel** eignet sich für Patienten, die nicht schreiben können, jedoch noch über die Fähigkeit verfügen, z. B. mit einem Stab auf Symbole zu deuten. Sie lässt sich leicht selbst herstellen. Pflegende verwenden dafür einen stabilen Pappkarton in geeigneter Größe, teilen ihn in Felder ein, in die sie Buchstaben, Stichworte oder Symbole (z. B. für Getränke, Toilette, Schmerz, Schlaf) eintragen. Die Auswahl erfolgt nach den individuellen Bedürfnissen des Patienten. Solche Sprechtafeln sind inzwischen auch in Form von Computerprogrammen erhältlich und können dort sehr viel umfangreicher gestaltet werden.

Nach demselben Prinzip funktionieren die **Kommunikationsbücher,** in denen den Symbolen und Bildern jeweils die schriftliche Bezeichnung zugeordnet ist.

Computergestützte Sprachwiedergabe

Inzwischen ist eine große Bandbreite von Geräten erhältlich, die auf der Basis von **Computerprogrammen** in der Lage sind, Sprache wiederzugeben (➤ Abb. 3.135). Einige sind über eine Tastatur zu bedienen, mit deren Hilfe der Patient Worte aufschreibt, die dann per Sprachausgabe hörbar werden. Diese Computer haben den eingängigen Namen „sprechende Schreibmaschine" erhalten. Die Stimme klingt häufig nahezu echt und die Geräte gestatten, zwischen einer weiblichen und einer männlichen Stimme zu wählen.

Viele Patienten benutzen nach einer Entfernung des Kehlkopfs eine **elektronische Sprechhilfe.** Das Gerät ist etwa so groß wie ein Handy und wird mit seiner Sensorfläche hinter das Kinn an den Mundboden gehalten. Dabei entsteht eine wenig modulationsfähige „Robotersprache", die jedoch gut verständlich ist.

Gebärdensprachen

Taube Menschen unterhalten sich mit ihren Händen. Sie nutzen dabei **Gebärdensprachen,** die nicht als ein Hilfsmittel oder ein Ersatz zu verstehen sind, sondern als unabhängige Sprachen. Sie verfügen über eine völlig eigenständige Grammatik und sind deshalb nur bedingt in die Lautsprache des jeweiligen Landes zu übertragen. Die Gebärdensprachen besitzen, ähnlich wie die Lautsprachen, erhebliche regionale Variationen, es sind inzwischen sehr viele Dialekte entstanden.

Diese Sprachform unterscheidet sich deutlich von den **lautsprachbegleitenden Gebärden,** mit denen z. B. auf einem Bildschirmausschnitt die gesprochenen Fernsehnachrichten für Gehörlose übersetzt werden.

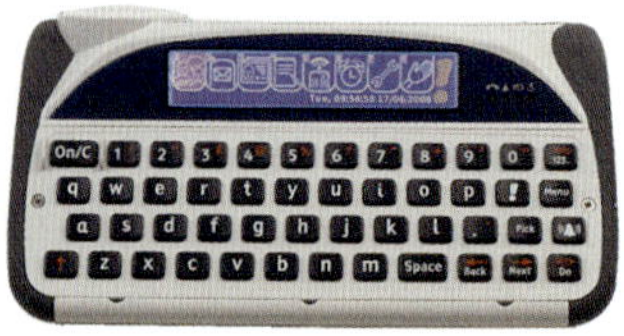

Abb. 3.135 Sprachcomputer „Lightwriter SL40". [V421]

INTERNET

Deutscher Gehörlosen-Bund e.V.:
www.gehoerlosen-bund.de
Deutscher Schwerhörigenbund e.V.:
www.schwerhoerigen-netz.de
Beide Vereinigungen treten für die Rechte der jeweils betroffenen Menschen ein und stellen auf ihren Homepages umfangreiche Informationen zur Verfügung.

Hilfsmittel für das Sprachverständnis

Hilfsmittel, die das **Sprachverständnis** verbessern oder überhaupt ermöglichen, tragen zur Selbstständigkeit der Patienten bei. Die Verwendung dieser Produkte und Techniken versetzt sie in die Lage, ihre Umgebung leichter wahrnehmen zu können.

Hörgeräte

Altersschwerhörigkeit ➤ Kap. 2.4.4

DEFINITION

Hörgerät: Technisches Produkt, das die Schallwellen verstärkt und damit den Hörsinn stärker reizt. Neuere Entwicklungen (Cochlea-Implantate, die im Zuge einer Operation in das Innenohr einzupflanzen sind) wandeln die Schallwellen in elektrische Impulse um und übertragen sie direkt auf den Hörnerv.

Ein **Hörgerät** hilft zwar, Schallwellen und damit die Geräusche aus der Umgebung besser wahrnehmen zu können, doch bisher kann noch keines dieser Hilfsmittel den verloren gegangenen Hörsinn vollwertig ersetzen. Patienten, die auf ein solches Produkt angewiesen sind, bemerken sehr rasch, dass sie bei seinem Einsatz weiterhin beeinträchtigt bleiben und in besonders lärmträchtigen Situationen (z. B. unter vielen Menschen, die durcheinander sprechen, bei plötzlich anschwellendem Straßenlärm) einer Reizflut ausgesetzt sind, die sie als sehr unangenehm empfinden. Inzwischen sind allerdings auch digitale Geräte im Einsatz, die bei einem ansteigenden Lärmpegel selbstständig ihre Sensibilität senken.

Als zusätzliches Hindernis empfinden viele schwerhörige Menschen die winzigen Ausmaße der Steuerungselemente. Besonders Patienten, die zusätzlich zur Schwerhörigkeit an einer Sehminderung leiden, können das Hörgerät häufig nicht regulieren oder die Wartung (z. B. Batteriewechsel) allein durchführen.

In diesem Sinne kollidieren zwei Ansprüche. Die Geräte sollen einerseits so klein bemessen sein, dass sie im Alltag nicht auffallen und andrerseits eine möglichst komfortable Bedienung ermöglichen.

Die genannten Schwierigkeiten führen nicht selten dazu, dass Patienten zwar seit Jahren ein Hörgerät besitzen, es jedoch nie anlegen, weil ihnen der Nutzen im Verhältnis zum Aufwand als zu gering erscheint. Damit schneiden sie sich selbst von der Kommunikation mit ihrer Umwelt ab und geraten die die Gefahr, sozial isoliert zu sein.

Unter den verschiedenen Arten der Hörgeräte sind einige besonders häufig anzutreffen. Zu ihnen zählen:

- **Hinter-dem-Ohr-(HdO-)Gerät.** Bei diesem Produkt sind die elektronischen Bauteile in einem Gehäuse in der Falte zwischen Ohrmuschel und Kopf zu tragen. Von hier zieht ein dünner und durchsichtiger Plastikschlauch zu einem Stöpsel, der an die individuelle Form des Ohreneingangs angepasst ist (➤ Abb. 2.84). Diese Geräte sind derzeit am häufigsten in Gebrauch
- **Im-Ohr-(IO-)Gerät.** Das gesamte Gerät ist in das Passstück eingearbeitet, das der Patient in den Vorhof des Gehörgangs einsetzt (➤ Abb. 3.136)
- **Hörbrille.** Entspricht dem Prinzip des HdO-Geräts. Allerdings sind die elektronischen Bauelemente in den Bügelteil der Brille eingearbeitet, der hinter der Ohrmuschel liegt (➤ Abb. 3.137).

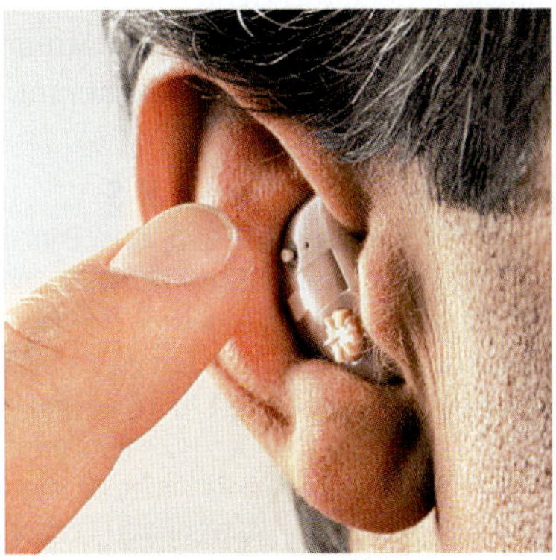

Abb. 3.136 Geräte, die in den Vorhof des Gehörganges eingepasst sind (IO-Geräte), erfordern relativ großes Geschick bei der Bedienung der Steuerungselemente. [V137]

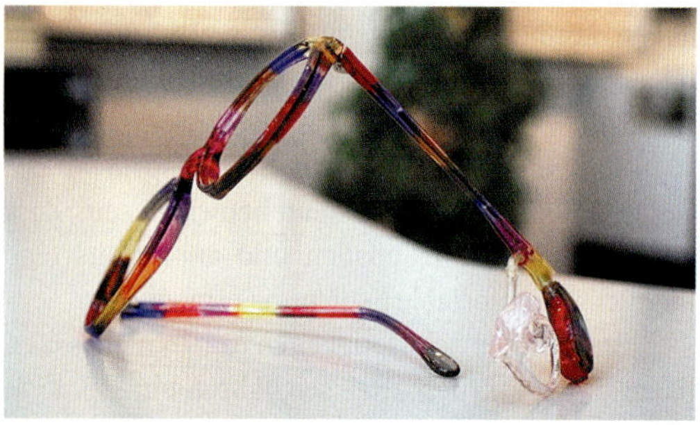

Abb. 3.137 Die Hörbrille kaschiert das Hörgerät. Es ist in den Teil des Bügels eingearbeitet, der hinter der Ohrmuschel zu liegen kommt. [K157]

Weil viele Patienten das Hörgerät nicht selbst bedienen oder korrekt einsetzen können, bieten Pflegende entsprechende Unterstützung. Je nach Bauart können sich die Handlungsschritte unterscheiden, doch generell gelten folgende Regeln für das Anlegen und die Einstellung eines HdO-Geräts:

- Überprüfen, ob das Hörgerät ausgeschaltet ist und der Regler auf der kleinsten Stufe steht (vermeidet schmerzhafte Pfeiftöne)
- Kontrollieren, ob der innere Teil der Ohrmuschel frei von Ohrenschmalz ist (kann die Schallleitung blockieren)
- Ohrpassstück so einsetzen, dass es den Gehörgang gut abdichtet
- Körper des Hörgeräts hinter das Ohr bringen und darauf achten, dass der Schlauch nicht verdreht oder geknickt ist, weil dies die Schallleitung behindert
- Hörgerät einschalten und den Regler langsam einstellen. Am besten ist es, wenn der Patient dabei fortlaufend spricht. Das Gerät ist optimal eingestellt, sobald der Patient seine eigene Stimme in einer angenehmen Lautstärke wahrnimmt.

TIPPS & TRICKS

Da Pflegende bestrebt sind, ihren Patienten zu einem Höchstmaß an **Selbstständigkeit** zu verhelfen, versuchen sie, ihnen die Hemmungen im Umgang mit den Hörgeräten zu nehmen. Oft fühlen sich die Patienten z. B. nicht in der Lage, die Arme so weit zu heben und oben zu halten, wie es zum Einsetzen des Hörgeräts erforderlich wäre. Es kann hilfreich sein, den Patienten an einem Tisch Platz nehmen zu lassen. Dort stützt er die Ellenbogen auf die Tischplatte und kann mit den Händen leicht das Ohr erreichen. Ein Rasierspiegel hilft bei der Orientierung.

Bei einem **Funktionsausfall** des Geräts denken Pflegende zunächst daran, dass die Batterie nicht mehr genug Strom liefert und gewechselt werden muss oder der Schalleitungsschlauch verlegt ist (z. B. durch Abknickung oder Ohrenschmalz). Lässt sich auf diese Weise der Defekt nicht beheben, ist es notwendig, einen Hörgeräteakustiker zu Rate zu ziehen.

Nachdem Patienten ein Hörgerät vom Arzt verordnet bekommen haben, benötigen sie meistens einige Zeit, um sich daran zu gewöhnen. Das liegt einerseits daran, dass sie nach einer (oft seit Jahren) verminderten Hörfähigkeit plötzlich wieder in der Lage sind, ihre Umgebung deutlich wahrzunehmen. Andrerseits ist die Qualität des Hörens verändert. Pflegende weisen die Patienten darauf hin, dass die Phase der Eingewöhnung mehrere Monate dauern kann und anfängliche Schwierigkeiten kein Grund sein sollten, den Gebrauch des Hörgeräts abzulehnen.

Telefonzusätze

Das Telefon ist ein Kommunikationsmittel, von dem Menschen mit verschiedenen Einschränkungen profitieren (➤ Abb. 3.138). Blinde Menschen finden sich auf der Tastatur leicht zurecht, vor allem, weil die Zahlen bei allen Telefonen in derselben Weise angeordnet sind. Menschen, die unter einer Hörminderung leiden oder taub sind, benötigen zusätzliche Geräte, um dieses Medium nutzen zu können. **Bildtelefone** sind relativ aufwändig. Leichter gelingt die Kommunikation mittels **Web-Cam,** die an handelsübliche Personalcomputer angeschlossen werden

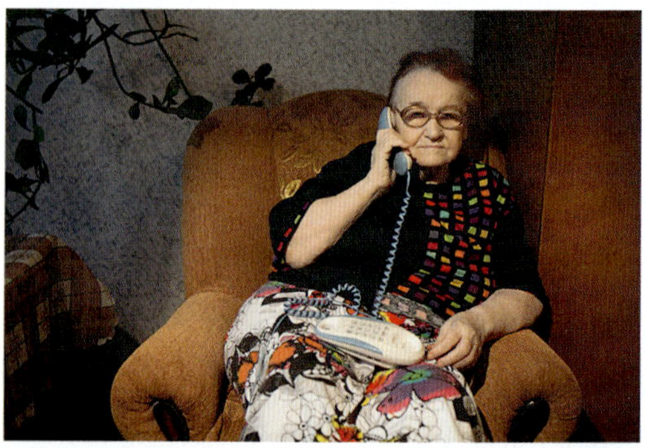

Abb. 3.138 Am Telefon können sehbehinderte Menschen ehrenamtliche Aufgaben wahrnehmen. Indem sie anderen Menschen Hilfe zukommen lassen, stärken sie ihr eigenes Selbstwertgefühl. [J787]

können und per Internet und DSL-Leitung auch Gespräche in Gebärdensprache zulassen. Eine Alternative stellen **Schreibtelefone** oder **Faxgeräte** dar, doch über diese Wege gestaltet sich der Verständigungsprozess relativ langwierig.

Blindenschrift

DEFINITION

Blindenschrift: Bezeichnung für verschiedene Systeme, mit denen Schriftsprache für blinde Menschen lesbar gemacht wird.

Von den verschiedenen Formen der **Blindenschrift** ist das **Braille-System** (benannt nach seinem französischen Erfinder **Louis Braille,** *1809–1852*) am weitesten verbreitet (➤ Abb. 3.139). Sie besteht im Wesentlichen aus einem Raster von sechs Punkten, die in einem Rechteck angeordnet sind (drei in der Höhe und je zwei nebeneinander). Die Kombination dieser Punkte ergibt die Möglichkeit, 63 verschiedene Symbole (Buchstaben, Zahlen, Satzzeichen) darzustellen. Zu diesem Zweck drücken Maschinen, die inzwischen computergesteuert arbeiten, jeweils bestimmte Punkte des Sechsersystems von der Rückseite in das Papier, sodass sie an der Vorderseite als Erhebungen zu tasten sind.

Diese Form der Textdarstellung ermöglicht es blinden Menschen, ohne die Hilfe anderer zu lesen. Romane und Sachbücher werden ebenso in Blindenschrift gedruckt wie Tageszeitungen.

INTERNET

Deutscher Blinden- und Sehbehindertenverband e.V.: www.dbsv.org

Der Verband bildet die Dachorganisation für die Landesverbände. Die Institutionen bieten umfangreiche Informationen sowie Beratung und andere Hilfen an. Außerdem verfügen sie über umfangreiche Bibliotheken, in denen spezielle Medien für blinde und sehbehinderte Menschen im Ausleihverfahren zur Verfügung stehen.

Großdruck

Um sehbehinderten Menschen den Zugang zur Literatur zu erleichtern, legen einige Verlage (z. B. dtv, Rowohlt) einen Teil ihrer Programme im **Großdruck** auf. Dieselbe Idee ist im Internet aufgegriffen worden. Viele Seiten ermöglichen die Veränderung der Schriftgröße und verbessern auf diese Weise die Lesbarkeit der Texte. Auch auf den Bildschirmen von **E-Books** lässt sich die Schriftgröße variieren.

Untertitel in Fernsehen und Film

Die **Untertitel,** also Schriftbänder, die an der unteren Seite des Bildschirms erscheinen, ersetzen die Übersetzung der Dialoge in Fernsehsendungen oder Filmen in andere Sprachen und erleichtern hörgeschädigten Menschen das Verständnis. Allerdings erreichen nur wenige Produktionen einen Standard, der annähernd der Qualität des gesprochenen Wortes entspricht. Das liegt vor allem am schnellen Szenenwechsel sowie der Tatsache, dass Lesen mehr Zeit beansprucht als Hören.

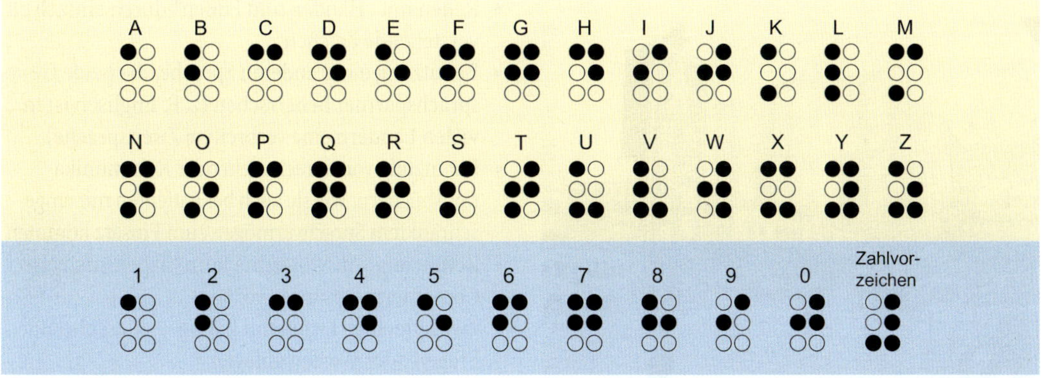

Abb. 3.139 Alphabet in Braille-Schrift. Die Zahlen lassen sich von Buchstaben unterscheiden, weil vor ihnen stets das Zahlvorzeichen steht. [A400]

Sprachbarrieren überwinden

Auch wenn Menschen über ihre Sprachfähigkeit verfügen und auch ihr Sprachverständnis intakt ist, kann es sein dass sie sich nicht verständigen können, weil sie unterschiedliche Sprachen sprechen (➤ Abb. 3.140).

Dieses Problem tritt nicht nur zwischen Menschen unterschiedlicher Nationalität auf. Auch Dialekte und manchmal allein die Zugehörigkeit zu verschiedenen Altersgruppen können Sprachbarrieren errichten.

BEACHTE

Pflegende berücksichtigen die **Entwicklung der Sprache,** indem sie im Gespräch mit Patienten, die zu einer anderen Altersgruppe gehören, auf umgangssprachliche Ausdrücke verzichten.

Sprache unterliegt einem ständigen Entwicklungsprozess. Beispielhaft lässt sich das an dem Wort „geil" zeigen. Menschen, die sich in vorgerücktem Alter befinden, lernten es in der Bedeutung „sexuell erregt" kennen, während jüngere Menschen es im Sinne von „schön, interessant" verwenden.

Leben in einem fremden Sprachraum

Viele alltägliche Handlungen, die selbstverständlich wirken, können stark erschwert sein, wenn man in einem **fremden Sprachraum** lebt. Menschen, deren Muttersprache deutsch ist, bemerken meist nicht bewusst, an wie vielen Stellen sie sich mithilfe der Schriftsprache orientieren. So sind z. B. längst nicht alle Hinweiszeichen, die man im Stadtbild findet, in Symbolform ausgearbeitet.

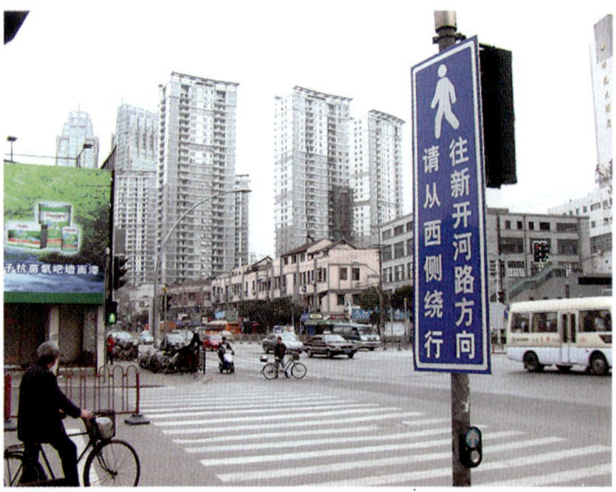

Abb. 3.140 In einem Land, dessen Sprache man nicht beherrscht, fällt die Orientierung schwer. [O513]

Die Situation von Menschen, die in einem Land zurechtkommen müssen, dessen Sprache sie nicht oder nur bruchstückhaft beherrschen, lässt sich allenfalls nachvollziehen, wenn man z. B. seinen Urlaub im Ausland verbringt, und zwar in einer Region, in der weder Kellner noch Polizisten oder das Hotelpersonal deutsch sprechen und auch die Speisekarten nur in der Landessprache geschrieben sind.

Für Menschen ausländischer Herkunft kann das Leben noch schwieriger sein, weil sie nicht nur die Dinge regeln müssen, die ein Urlauber zu tun hat, sondern, z. B. im Falle einer Krankheit, existenzielle Fragen zu klären sind. Kommen sie aus einem Land, in dem auch die Schriftzeichen ganz anders gestaltet sind (wie etwa Russland, China oder Thailand), können zusätzliche Probleme entstehen.

Für viele amtliche Angelegenheiten steht in Deutschland ein öffentlich bestellter Dolmetscher zur Verfügung, der in manchen Fällen aus der Staatskasse finanziert wird. In Krankenhäusern sowie stationären oder ambulanten Pflegeeinrichtungen gibt es diese Hilfe meist nicht. Um die Kommunikation trotzdem zu ermöglichen, können Pflegende z. B. auf folgende Hilfsmittel zurückgreifen:

- Viele Krankenhäuser verfügen inzwischen über Formulare, die zumindest in die hierzulande am häufigsten anzutreffenden Sprachen übersetzt sind (u. a. Türkisch, Italienisch, Serbokroatisch, Russisch, Spanisch, Griechisch, Englisch)
- Bei wichtigen Gesprächen Unterstützung durch Kollegen anfordern, die der jeweiligen Sprache mächtig sind
- Angehörige einbeziehen, die vielleicht besser deutsch sprechen
- Reden mit „Händen und Füßen", durch einfach zu verstehende Zeichen
- Benutzung einer anderen Sprache, die beide Gesprächspartner beherrschen (z. B. Englisch ist in vielen Ländern eine verbreitete Zweitsprache)
- Benutzung von Sprechtafeln oder Kommunikationsbüchern, wie sie auch bei Patienten mit eingeschränktem Sprachvermögen zum Einsatz kommen
- Benutzung von Wörterbüchern (liegen auch als Computerprogramme vor)
- Zweisprachige Listen mit häufig wiederkehrenden Fragen oder Worten anlegen
- Sprachkurse besuchen. Das kann für Pflegende ratsam sein, wenn sie häufig mit einer bestimmten

Sprache konfrontiert sind. Patienten profitieren von einem Kurs „Deutsch als Fremdsprache“ doppelt, da er ihnen die Kommunikation erleichtert und außerdem eine sinnvolle Freizeitbeschäftigung sowie die Stärkung sozialer Kontakte bedeutet.

Sprachlich isolierte Menschen stehen immer in der Gefahr, auch sozial isoliert zu sein. Denn mit dem angestammten Sprachraum haben sie oft auch ihre Kultur und ihr heimatliches Sittengefüge verlassen. In dieser Situation kann mangelnde Integration Einsamkeit und Heimweh verursachen.

BEACHTE

Pflegende sind durch **Sprachbarrieren** in ihrer Fähigkeit zur Patientenbeobachtung eingeschränkt. Wenn sie nicht in der Lage sind, den betreffenden Menschen zu verstehen, können sie z. B. nicht erfahren, wie er selbst sein Befinden einschätzt oder ob das, was er sagt, auf Verwirrtheit hindeutet.

Unterstützung bei der Pflege von Sozialkontakten

Mangel an Sozialkontakten kann Menschen aller Altersgruppen betreffen. Besonders häufig leiden jedoch alte Menschen darunter, die einerseits nicht mehr die Beweglichkeit besitzen, nach Lust und Laune ihr Haus zu verlassen und andrerseits Verluste in ihrem Familien-, Freundes- und Bekanntenkreis durch Todesfälle hinnehmen mussten. Insbesondere wenn sie zuhause wohnen, ist es nicht selten, dass die Pflegenden, die zur Unterstützung bei der Morgentoilette oder zur Verabreichung einer Insulinspritze ins Haus kommen, die einzigen Besucher sind, die der Patient erwartet.

Ein Versuch der Pflegenden, diesen Patienten die sozialen Kontakte selbst zu ersetzen, wäre zum Scheitern verurteilt, da enge Dienstpläne Gespräche, die über die begrenzten Themen der Pflege hinausgehen, nur sehr eingeschränkt ermöglichen.

BEACHTE

Einsamkeit, die über einen längeren Zeitraum dauerte, hinterlässt Spuren im Selbstwertgefühl eines Menschen und deshalb kann es zu der widersprüchlichen Situation kommen, dass ein Patient zwar unter dem Alleinsein stark leidet, sich jedoch mit allen Mitteln dagegen wehrt, neue Menschen kennen zu lernen.

Pflegende gehen mit einsamen Menschen sehr behutsam um. Es ist nicht geraten, schnelle Gesprächserfolge zu erwarten. Selbst wenn es Pflegenden gelingen würde, einen Menschen gegen seinen Willen zur Teilnahme an Gemeinschaftsveranstaltungen zu bewegen, würde sich wahrscheinlich ein gegenteiliger Effekt einstellen. Der Patient nähme mit seiner negativen Erwartung ein einziges Mal an der Unternehmung teil und würde dann sagen: „Nein, dort gehe ich nie wieder hin. Das war nichts für mich, so wie ich es schon vorher gesagt habe.“

Stattdessen versuchen Pflegende, im Gespräch herauszufinden, welche Interessen der Patient hegt. Dann hören sie sich um, ob in der unmittelbaren Umgebung ein entsprechendes Angebot besteht und besorgen dazu Informationen, z. B. Flugblätter. Die kann sich der Patient zunächst unverbindlich anschauen. In weiteren Gesprächen entsteht dann vielleicht der Wunsch, es doch einmal zu probieren. Wenn Pflegende eine positive Grundhaltung erreichen, erhöht sich die Wahrscheinlichkeit eines befriedigenden Ergebnisses.

BEACHTE

Für **Freizeitaktivitäten** stehen vor allem in Städten zahlreiche Institutionen und Einrichtungen zur Verfügung. Einige von ihnen sind speziell auf die Bedürfnisse von Menschen mit reduzierten Fähigkeiten zugeschnitten.

Vereine

DEFINITION

Verein: Zusammenschluss von mindestens sieben geschäftsfähigen Personen unter einem gemeinsamen Namen. Der Zweck des Vereins ist durch eine Satzung festzulegen.

Das in der Verfassung der Bundesrepublik garantierte Grundrecht auf die Bildung von **Vereinen** (Art. 9, Abs. 1 GG) hat zu einer unüberschaubaren Vielfalt geführt. Für nahezu jede Freizeitbetätigung oder jedes Anliegen gibt es Vereine. Sie sind ein Pfeiler des Gesellschaftslebens, weil die Mitglieder einander in mehr oder minder großer Regelmäßigkeit treffen, um Entscheidungen zu fällen oder bestehende Probleme zu besprechen. Hier besteht u. a. die Möglichkeit, ehrenamtlich tätig zu werden oder seinen Interessen gemeinsam mit Gleichgesinnten nachzugehen.

Insbesondere **Sportvereine** und **Selbsthilfegruppen** nehmen eine wichtige Aufgabe im Gesundheitswesen wahr. Sie bieten u. a. Hilfen und Programme für erkrankte Menschen an. Darüber hinaus eignen sie sich als Börse für soziale Kontakte, denn häufig unternehmen die Mitglieder gemeinsame Freizeitaktivitäten, die weit über das Vereinsziel hinausgehen (➤ Abb. 3.141).

Pflegende ermöglichen Patienten, deren Leiden das Thema einer Selbsthilfegruppe ist (z. B. Diabetes, Lungenerkrankungen, Demenz) stets einen Kontakt zu der entsprechenden Gruppierung. Auch die Mitgliedschaft in einem Sportverein kann sinnvoll sein, weil viele von ihnen im Rahmen ihres Auftrags, den Breitensport zu sichern, Bewegungsangebote für Menschen mit eingeschränkten Fähigkeiten oder speziellen Bedürfnissen (z. B. Fettleibigkeit) machen. Darüber hinaus kann eine Vereinsmitgliedschaft sich günstig auf die Pflege sozialer Kontakte auswirken.

3

Ehrenamtliche Helfer/Nachbarschaftshilfen

Das **Ehrenamt** hat in Deutschland einen hohen gesellschaftlichen und sozialen Stellenwert. Ohne Helfer, die ihre Leistung unentgeltlich anbieten, würden viele Bereiche des Sozialwesens brach liegen. Oft sind diese Helfer in Institutionen der Wohlfahrtspflege (z. B. Deutsches Rotes Kreuz, Caritas, Diakonie ➤ Kap. 7.4.2) organisiert, gehören kleineren Vereinen an oder sind innerhalb der Kirchen aktiv.

Die **Nachbarschaftshilfen** sind in der Regel Vereine, die in eigener Trägerschaft bestehen oder einer größeren Organisation angeschlossen sind. Ihnen liegen verschiedene Modelle zugrunde, aber überwiegend sehen sie ihre Aufgabe darin, hilfebedürftigen Menschen in der unmittelbaren Umgebung kostenlose Unterstützung zukommen zu lassen. Manchmal geschieht dies nach dem Prinzip der Gegenseitigkeit, indem die Mitglieder einander ihre jeweiligen Fähigkeiten zur Verfügung stellen. **Beispiel:** Ein Elternpaar benötigt einmal in der Woche jemanden, der drei Stunden lang auf seine zwei Kinder aufpasst. Eine ältere Nachbarin übernimmt diesen Dienst. Da sie selbst kein Auto besitzt, erledigen die Eltern der Kinder für sie den wöchentlichen Einkauf.

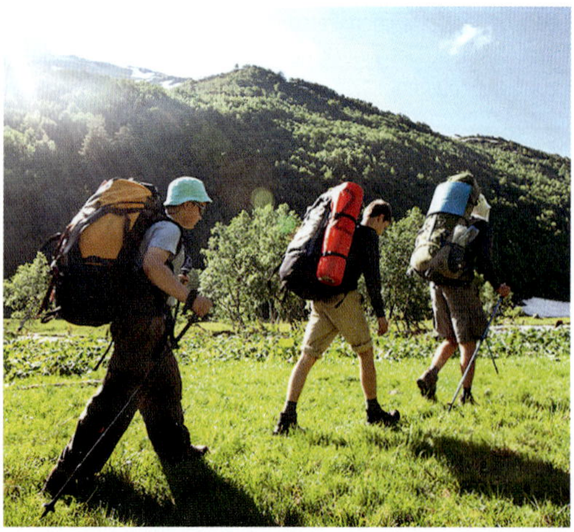

Abb. 3.141 Wandern. [J787]

Ehrenamtliche Helfer und Nachbarschaftshilfen tragen dazu bei, dass Menschen, die unter Behinderungen leiden und nicht alle Alltagsaktivitäten selbstständig ausführen können, länger in ihrem gewohnten Umfeld leben können. Zusätzlich geben sie auch eingeschränkten Menschen die Chance, die ihnen verbliebenen Fähigkeiten der Gemeinschaft nutzbringend zur Verfügung zu stellen. So kann z. B. ein sehbehinderter Mensch durchaus Telefondienste und damit eine wichtige Rolle in der Organisation einer Nachbarschaftshilfe übernehmen.

Pflegende versuchen, für die Patienten solche Bezüge zu ihrer unmittelbaren Umgebung herzustellen. Die Voraussetzung ist allerdings, dass die Pflegenden über die gesellschaftlichen Aktivitäten vor Ort informiert sind.

Volkshochschulen

Volkshochschulen sind Bildungseinrichtungen, die Menschen aller Altersgruppen offen stehen. Sie bieten umfangreiche Programme, die u. a. folgende Bereiche abdecken:

- Gesundheitsbildung
- Sport (auch krankheitsbezogene Bewegungsprogramme)
- Sprachen (auch Deutsch als Fremdsprache und Kurse für Schreib- und Leseunkundige)
- Berufsbegleitende Fort- und Weiterbildungen
- Kunst und Kultur (auch Kurse zur Vermittlung von gestalterischen Techniken)
- Reisen
- Schulabschlüsse (entsprechend den Anforderungen des jeweiligen Bundeslandes)
- Kurse für Kinder.

Der Deutsche Volkshochschul-Verband (Dachorganisation der etwa 1 000 Volkshochschulen) berichtet, dass jährlich neun Millionen Menschen aus dem Angebot von etwa 600 000 Veranstaltungen wählen. Die Volkshochschulen finanzieren sich aus Zuschüssen der Länder und Kommunen sowie den (vergleichsweise geringen) Beiträgen der Kursteilnehmer.

Wegen ihrer sehr breit gefächerten Angebote sind Volkshochschulen gut als Mittel zur Freizeitgestaltung geeignet. Auch ältere Menschen finden hier Themen, die sie interessieren.

Indem Pflegende ihre Patienten zur Wahrnehmung dieser Bildungsangebote motivieren, verhelfen sie ihnen zu Kontakten mit Gleichgesinnten und festen Terminen im Wochenplan sowie einem wachsenden Selbstbewusstsein, das aus dem Wissensgewinn resultiert.

Internet

DEFINITION

Internet *(englisches Kunstwort aus interconnected networks: verbundene Netzwerke)*: Ein weltweites System von Verbindungen zwischen Computern, Datensammlungen und Rechner- bzw. Speicherkapazitäten. Verschafft einen Zugang zu elektronisch gespeicherten Daten. Bei geschickter Benutzung lassen sich auf diesem Weg Informationen aus allen Wissensbereichen abrufen. Dient auch der Telekommunikation.

Das **Internet** hat den Informationsfluss beschleunigt und globalisiert. Inzwischen ist es möglich, von einem Personalcomputer, der zuhause steht, einen großen Teil der Alltagsgeschäfte zu erledigen, ohne dass es notwendig wäre, das Haus zu verlassen (➤ Abb. 3.142). Allerdings bestehen – besonders unter Menschen in fortgeschrittenem Alter – erhebliche Vorbehalte, dieses Medium zu nutzen. Das liegt vor allem daran, dass sie während ihres Berufslebens wenig Kontakt mit der Entwicklung der elektronischen Datenverarbeitung hatten und sich den Umgang damit nicht zutrauen.

Das Internet ist in der Lage, beeinträchtigten Menschen das Leben zu erleichtern. Mittels E-Mails oder im Chat ist eine Kommunikation nahezu in Echtzeit möglich. Fast alle Institutionen und Wirtschaftsunternehmen sind mit mehr oder weniger professionell gestalteten Auftritten *(homepages)* im Internet vertreten.

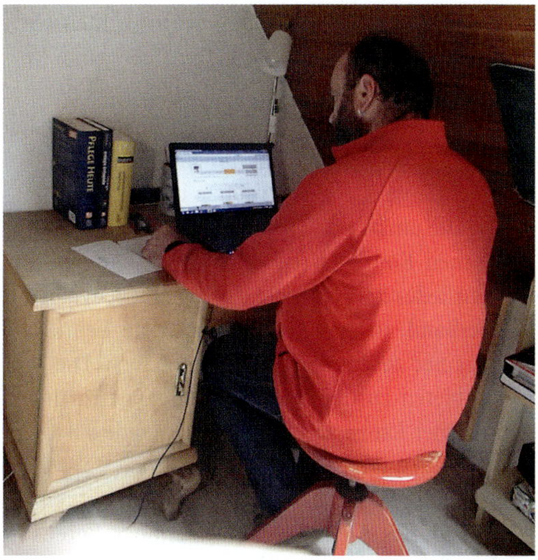

Abb. 3.142 Über das Medium Internet lassen sich vom Computer viele Alltagsgeschäfte erledigen, ohne dass es notwendig wäre, das Haus zu verlassen. [O915]

Der Aspekt der Kommunikation ist für eingeschränkte Patienten von besonderer Bedeutung. Über das Internet lässt sie sich kostengünstig und schnell abwickeln. Außerdem ist die Bandbreite deutlich erhöht. Nachrichten sind in Schriftform *(E-Mails)* leicht zu versenden, sofern die Kommunikationspartner ebenfalls über eine E-Mail-Adresse verfügen, die bei einem der zahlreichen Anbieter kostenlos einzurichten ist. Mithilfe von kleinen Kameras *(Web-Cams)* haben taube Menschen die Möglichkeit, Telefonate in Gebärdensprache zu führen, z. B. über den kostenlosen Dienst Skype® oder WhatsApp.

Pflegende weisen ihre Patienten auf diese Chance hin. Es gibt zahlreiche Möglichkeiten (z. B. in der Volkshochschule), das notwendige Wissen zu erwerben. Unter entsprechender Anleitung werden Patienten die Vorteile schnell zu schätzen wissen, die sich aus der sicheren Anwendung des Internets ergeben.

3.10.4 Pflegetherapeutische Konzepte zur Unterstützung der Kommunikation

Pflegende verfügen über wirkungsvolle **pflegetherapeutische Konzepte** zur Unterstützung der Kommunikation. Mithilfe dieser Techniken können sie jenseits der sprachlichen Kommunikationsebene einen

Kontakt auch zu schwer beeinträchtigen Menschen aufnehmen. Auf diese Weise entsteht eine Vertrauensbasis, die eine Förderung der verbliebenen Fähigkeiten ermöglicht. Einige der Konzepte zielen eher auf das körperliche Empfinden, andere beziehen sich auf die geistigen Funktionen oder die Gefühlsebene. Die umfassende Anwendung der pflegetherapeutischen Konzepte setzt eine Weiterbildung voraus. Für jedes der Konzepte existiert in Deutschland ein Verband, in dem sich spezialisierte Lehrkräfte und Trainer zusammengeschlossen haben. Die Verbände bieten zu den Themen Lehrgänge in unterschiedlicher Länge an, in denen Pflegende verschiedene Qualifikationen erwerben können.

Für die Anwendung der einfachsten Prinzipien genügt in der Regel jedoch ein Kurzseminar. Bereits in solchen Schnupperkursen lassen sich Techniken erlernen, die im pflegerischen Alltag eine große Hilfe sein können.

Basale Stimulation®

DEFINITION

Basale Stimulation® *(lateinisch basis = Sockel; stimulatio = Reiz):* Handlungskonzept, mit dessen Hilfe Pflegende wahrnehmungsgestörten Menschen Anregungen vermitteln.

Der Pädagoge und Psychologe **Andreas Fröhlich** entwickelte das Konzept der Basalen Stimulation® in den 1970er-Jahren. Ursprünglich war es auf die Förderung von behinderten Kindern und Jugendlichen ausgerichtet. Die Krankenschwester **Christel Bienstein** (➤ Abb. 3.143) war von den Ergebnissen so beeindruckt, dass sie das Konzept in Zusammenarbeit mit Fröhlich für den Einsatz in der Krankenpflege bearbeitete. Die Forscher stellten fest: Die Wirkung der Basalen Stimulation® beschränkt sich nicht auf junge, behinderte Menschen. Das Prinzip lässt sich auf alle Altersgruppen übertragen und eignet sich vor allem für Patienten:

- Im Koma
- Mit Schlafstörungen
- Mit Atemwegserkrankungen
- Im Sterbeprozess
- Die sich nicht selbstständig bewegen können

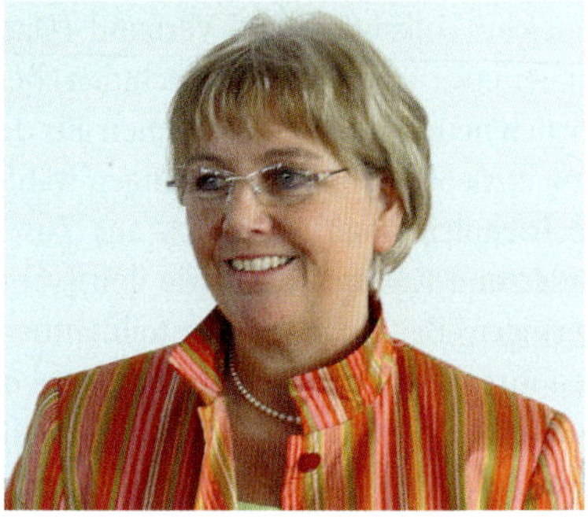

Abb. 3.143 Christel Bienstein übertrug das Konzept der Basalen Stimulation® auf die Pflege. [T352]

- Mit Lähmungen
- Mit Demenz (z. B. Morbus Alzheimer)
- Frühgeborene.

Wahrnehmung

Die **Wahrnehmung** findet über die Sinnesorgane (➤ Kap. 2.4.3) statt. Doch nicht allein die ungestörte Verarbeitung der Eindrücke, die aus der Umgebung auf den Menschen wirken, ermöglicht die Wahrnehmung. Sie setzt auch die Fähigkeiten voraus, sich zu bewegen und die Aufmerksamkeit auf Reize zu konzentrieren. Das Schmecken ist abhängig von Zungenbewegungen, zum Sehen benötigt man die Fähigkeit, seine Augen auf einen bestimmten Punkt scharf zu stellen und für das Riechen ist es notwendig, Luft und die darin enthaltenen Gerüche einzusaugen.

Bewegungsmangel und fehlende eindeutige Berührungen führen zu einer Auflösung des Körperschemas und zu Missempfindungen. Patienten berichten in diesem Zusammenhang von „Ameisenkribbeln" oder dem Gefühl, der Körper würde zerfließen.

BEACHTE

Es ist erwiesen, dass Menschen, die über einen längeren Zeitraum bewegungsunfähig in einem Bett liegen, das Gefühl für die Grenzen ihres Körpers verlieren. Fehlen angemessene äußere Reize, beginnt das Gehirn, unabhängig von der Realität Bilder oder Gefühle zu produzieren. So ist es nicht ungewöhnlich, dass Patienten, die über Tage hinweg auf eine weiße Zimmerdecke starren müssen, plötzlich schwarze bewegliche Punkte an der Decke sehen, die sie für Insekten halten.

Wege der Wahrnehmung

Schon vor der Geburt entwickeln sich verschiedene Wege der Wahrnehmung:

- **Körperliche Wahrnehmung** *(auch somatische = auf den Körper bezogene Wahrnehmung).* Umfasst Reize, die aus der Umgebung und dem Körperinneren kommen, z. B. Druck, Temperatur, Schmerz
- **Schwingungswahrnehmung** *(auch vibratorische Wahrnehmung, lateinisch vibrare: schwingen).* Fähigkeit, die sich noch im Mutterleib herausbildet. Das ungeborene Kind empfindet Herzschlag, Atmung und Bewegungen der Mutter
- **Gleichgewichtswahrnehmung** *(auch vestibuläre Wahrnehmung, lateinisch vestibulum = Vorplatz, Eingang).* Dient der Steuerung des Gleichgewichts und der Kontrolle der Körperlage im Raum. Wirkt auch auf die Bewegung der Augen.

Außerdem findet Wahrnehmung über die fünf klassischen Sinne statt, die z. T. ebenfalls schon vor der Geburt funktionsfähig sind:

- **Schmecken und Riechen** *(auch oraler Sinn, lateinisch os = Mund; und olfaktorischer Sinn, lateinisch olere = riechen).* Diese Sinne hängen eng zusammen, weil die Zunge nur zwischen süß, sauer, bitter und salzig unterscheiden kann. Alle weiteren Geschmacksrichtungen entstehen erst im Zusammenhang mit Gerüchen. Der Geschmackssinn verringert sich deshalb z. B. bei Erkältungserkrankungen
- **Hören** *(auch auditiver Sinn, lateinisch audire = hören)*
- **Tasten** *(auch taktil-haptischer Sinn, lateinisch tactio = Berührung und griechisch haptikos = greifen)*
- **Sehen** *(auch visueller Sinn, lateinisch videre = sehen, schauen).*

Die basale Stimulation® setzt an allen Sinnen an und versucht, den Patienten optimal zu fördern.

Die Haut ist das größte Wahrnehmungsorgan des Menschen. Sie ist die Kontaktfläche zur Umwelt und sehr viele pflegerische Handlungen sind mit einer Berührung der Haut verbunden. Auf diese Weise lassen sich positive oder negative Gefühle auslösen. Aus diesem Grund sind Pflegende besonders aufmerksam, sobald sie einen Pflegebedürftigen anfassen. Die Qualität der Berührung teilt sich auch Menschen mit, die in anderen Wahrnehmungsbereichen eingeschränkt sind.

TIPPS & TRICKS

Die Erkenntnisse aus dem Konzept der Basalen Stimulation® ermöglichen es Pflegenden, sehr bewusst mit **Berührung** umzugehen. Flüchtige und hastige Berührungen, die einen Pflegebedürftigen scheinbar aus dem Nichts treffen, können Angst und Unwohlsein verursachen. Eindeutig geführte Berührungen, die einen klaren Anfang und ein klares Ende erkennen lassen, dienen der Beruhigung und sind geeignet, auch eingeschränkt wahrnehmungsfähigen Patienten Vertrauen zu vermitteln.

Techniken der Basalen Stimulation®

Die Basale Stimulation® ist als Kommunikationsmittel zu verstehen. Auch Menschen, die nicht in ihrer Wahrnehmung beeinträchtigt sind, empfinden die **Techniken der Basalen Stimulation®** als angenehm, weil sie darauf ausgerichtet sind, dem Menschen in respektvoller Weise zu begegnen. Es entsteht eine Beziehung zwischen Pflegenden und Patienten, an der beide Partner gleichwertig mitwirken.

BEACHTE

Pflegende, die nach den Regeln der Basalen Stimulation® arbeiten, versuchen, sich in die Situation ihres Gegenübers einzufühlen, sie handeln nach dem Grundsatz: „Was du nicht willst, dass man dir tu, das füg auch keinem anderen zu."

Fast jede Pflegehandlung kann auf eine basal stimulierende Weise erfolgen. Grundsätzlich gilt: Basal stimulierende Maßnahmen sind nur nach Zustimmung des Patienten durchzuführen. Kann er sich nicht äußern, beobachten Pflegende seine Reaktionen genau und brechen die Maßnahme ab, sobald sie Zeichen des Unwohlseins bemerken.

Somatische Stimulation

Der Mensch erlebt seinen Körper vor allem durch Berührungen. Diese müssen nicht unbedingt von einem anderen Menschen verursacht sein. Im Alltag empfindet jeder beinahe ständig den Kontakt mit der Umgebung, z. B.:

- Kleidung, die auf der Haut anliegt
- Die eigene Hand, die verschiedene Körperteile berührt

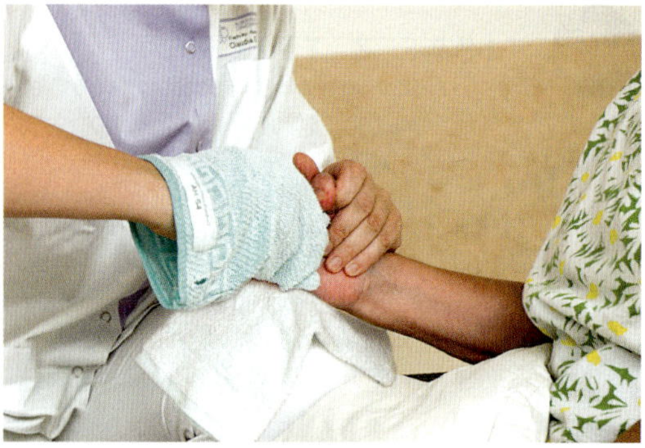

Abb. 3.144 Kräftige Berührungen, z. B. beim Waschen, liefern dem Patienten Informationen über Form und Befinden seines Körpers. [K115]

- Druck des Körpergewichts, das auf den Füßen lastet
- Wind, der über das Gesicht streicht.

Jede Berührung vermittelt dem Gehirn Informationen über Form und Befinden des Körpers (➤ Abb. 3.144). Auch hier ist die Bewegungsfähigkeit eine wichtige Voraussetzung der Wahrnehmung.

Pflegende beachten die Regeln der Basalen Stimulation®, indem sie die Berührungen von der Körpermitte ausgehen lassen und zu den Körpergrenzen fortsetzen. Sie beginnen am Rumpf und streichen z. B. weiter über die Arme bis zu den Händen. An Kopf, Brust und Bauch konzentriert sich die Wahrnehmungsfähigkeit. Die Berührungen erfolgen mit der flach aufgelegten, ganzen Hand, mit eindeutigem Druck und spiegelgleich *(symmetrisch)* an beiden Körperhälften. Diese Technik lässt sich in viele Pflegehandlungen integrieren.

TIPPS & TRICKS

Die Verwendung von Frotteehandtüchern und rauen Waschlappen vermittelt der Haut zusätzliche Anregungen.

Eine besonders wirksame Form der therapeutischen Berührung ist die **atemstimulierende Einreibung** (➤ Kap. 3.2.3). Sie unterstützt den Patienten bei der gleichmäßigen und tiefen Atmung, beruhigt und fördert den Schlaf.

BEACHTE

Berührung ist eine unmittelbare und wortlose Form der Kommunikation. Sie ist in der Lage, Stimmungen zu übertragen. Deshalb nehmen Pflegende sich für die Pflegehandlungen Zeit und bemühen sich um eine ruhige und ausgeglichene Atmosphäre. Sofern die Regeln der Hygiene es zulassen, verzichten sie dabei auf Handschuhe. So verbessern sie den Kontakt zum Patienten.

Vibratorische Stimulation

Im Gegensatz zur somatischen Stimulation ist es möglich, mit **Schwingungen** *(Vibrationen)* auch tiefer liegende Strukturen des Körpers gezielt zu reizen. Das ist eine Maßnahme, von der vor allem Patienten profitieren, die über einen längeren Zeitraum bewegungsunfähig im Bett liegen.

Die in der Pflege angewendete **vibratorische Stimulation** soll vor allem Knochen und Gelenke erreichen und dem Patienten ein Gefühl für die Tiefe, Fülle und Stabilität seines Körpers vermitteln. Damit ahmen Pflegende Empfindungen nach, die ein voll bewegungsfähiger Mensch beinahe ununterbrochen erlebt. Beim Gehen, Springen und allen anderen Bewegungen entstehen stets auch Schwingungen, die sich in die Gewebsschichten fortsetzen und auf diese Weise dem Gehirn Informationen über die Beschaffenheit des Körpers zukommen lassen.

Die Industrie hat spezielle vibrierende Massagegeräte entwickelt (➤ Abb. 3.145). Sie sind in Krankenhäusern und stationären Pflegeeinrichtungen vorrätig. In der häuslichen Pflege ist der Einsatz dieser teuren Produkte nicht in jedem Fall notwendig. Auch mit einem Rasierapparat oder einer elektrischen Zahnbürste

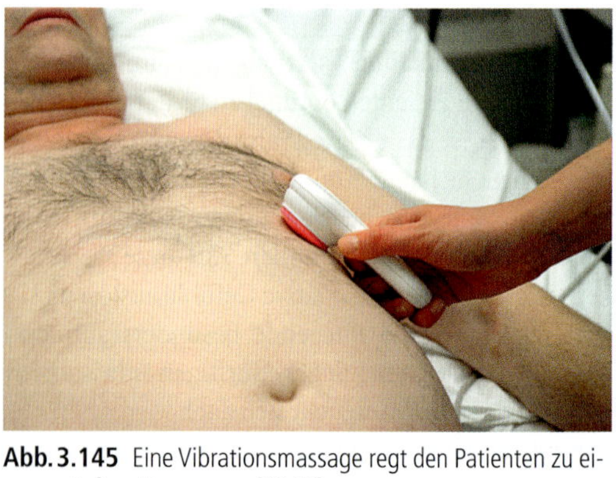

Abb. 3.145 Eine Vibrationsmassage regt den Patienten zu einer vertieften Atmung an. [K115]

lassen sich gute Ergebnisse erzielen. Schon beim üblichen Einsatz dieser Geräte während des Rasierens oder Zähneputzens leiten sie über die Schädelknochen einen therapeutischen Reiz weiter. Doch Pflegende können den Rasierapparat oder die Zahnbürste auch mit der Seitenfläche z. B. an die Ferse oder den Ellenbogen eines Patienten halten und auf diese Weise Vibrationen wirken lassen, die sich über die Knochen in der gesamten Extremität verbreiten. Zur Vibrationsbehandlung sind vor allem Körperstellen geeignet, an denen Knochen sehr dicht unter der Haut liegen.

Vestibuläre Stimulation

Die **vestibuläre Stimulation** zielt auf das Gleichgewichtsorgan *(Vestibulum)* ab, das sich im Innenohr befindet. Der Mensch empfindet über diese sehr empfindlichen Strukturen seine Lage im Raum und die Richtung seiner Bewegungen.

TIPPS & TRICKS

Pflegende können die Funktion des Gleichgewichtorgans selbst ausprobieren, indem sie sich, wie Kinder es häufig tun, einige Male schnell um die eigene Achse drehen. Der dadurch entstehende Schwindel ist durch eine kurzfristige Irritation des Vestibulums ausgelöst.

Patienten, bei denen das Gleichgewichtsorgan durch eine Erkrankung beeinträchtigt ist, empfinden häufig Schwindel. Der Unterschied zu der Erscheinung, die durch schnelle Drehung ausgelöst ist, besteht darin, dass sich das Gefühl bei ihnen nicht nach einiger Zeit legt. Auch körperliche Schwäche kann zu Schwindel führen. Deshalb ist es sinnvoll, Patienten, die über einen längeren Zeitraum im Bett gelegen haben, mit einer gezielten Reizung des Gleichgewichtssinnes auf das Aufstehen vorzubereiten.

Die Stimulation erfolgt über vorsichtige Schaukelbewegungen (➤ Abb. 3.146). Das Wohlbefinden, das sich als Folge dieser Bewegungen entwickelt, hat tiefe Wurzeln im Menschen. Neugeborene, Babys und Kleinkinder lassen sich z. B. durch sanftes Wiegen beruhigen.

Bei erwachsenen Patienten wenden Pflegende dasselbe Prinzip an. Folgende Techniken sind möglich:

- Den Kopf eines liegenden Patienten an beiden Seiten mit den flach aufliegenden Händen umfassen und vorsichtig nach rechts und links drehen. Dies ist eine sehr schonende Vorbereitung auf das Aufstehen

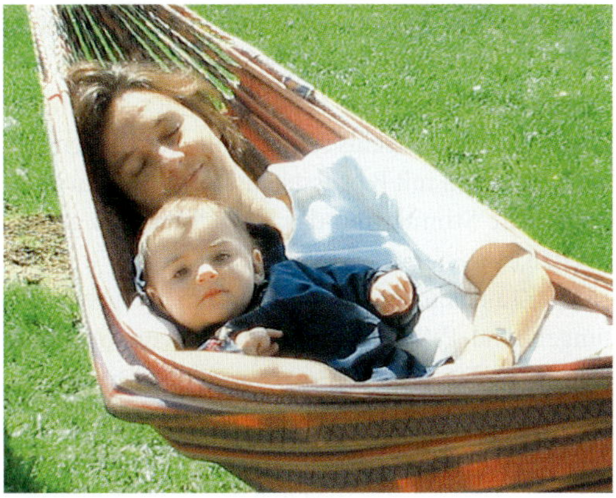

Abb. 3.146 Hängematte. [O359]

- Patienten, der an der Bettkante sitzt, von hinten mit den Händen stützen und sanft hin und her wiegen
- Bei Patienten, die im Bett liegen, greifen zwei Pflegende jeweils an den Längsseiten des Bettes mit beiden Händen in Höhe des Schultergürtels und der Hüfte unter die Matratze und heben sie abwechselnd einige Zentimeter an
- Leichtgewichtige Patienten (z. B. Kinder) lassen sich mit Hilfe eines Bettlakens wiegen. Dazu heben Pflegende das Tuch an der Kopf- und Fußseite an und versetzen es vorsichtig in schaukelnde Bewegung. Für schwerere Patienten eignet sich dazu auch ein Lifter (➤ Kap. 3.7.2), mit dem sie liegend angehoben werden können. In der häuslichen Pflege ist eine Hängematte gut geeignet.

Stimulation des Geruchssinns

Gerüche begleiten den Menschen ein Leben lang. Zwar ist das menschliche **Geruchsempfinden** nicht so stark ausgeprägt wie bei einigen Tieren (z. B. Hunden), doch es genügt, um Erinnerungen zu wecken, die bis in die frühe Kindheit zurückreichen können. Der Duft von Zimt ruft z. B. bei den meisten Menschen des europäischen Kulturkreises das Bild von Weihnachten hervor. Ebenso starke Gefühle entstehen durch die Wahrnehmung unangenehmer Gerüche. Oft ist den Menschen ihre Reaktion nicht bewusst. Der Geruchssinn spricht vor allem die Gefühlsebene an. Das zeigt sich auch in Redewendungen, die auf diese Tatsache Bezug nehmen, z. B. „Jemanden nicht riechen können“. Damit umschreiben Menschen die Ablehnung einer Person, die nicht durch sachliche Überlegungen zu begründen ist. Die Verarbeitung der Reize findet auf einer sehr tiefen Ebene des Bewusstseins statt und deshalb lassen sich auch Patienten mit Bewusstseinsstörungen durch eine gezielte **Stimulation des Geruchssinnes** gut erreichen (➤ Abb. 3.147).

Im Krankenhaus oder stationären Pflegeeinrichtungen sind Patienten einer Vielfalt von Gerüchen ausgesetzt. Sie wirkt umso verwirrender, je weniger der Betroffene in der Lage ist, seine Eindrücke zu ordnen. Häufig haben Menschen bereits Erfahrungen mit Krankenhäusern gemacht. Sie verbinden den Geruch von Desinfektionsmitteln mit der Erinnerung an Schmerzen. Patienten, die nicht kontaktfähig sind, zeigen ihre Angst z. B. mit Unruhe oder Schwankungen des Blutdrucks, sobald sie diese Gerüche wahrnehmen.

BEACHTE

Eine plötzliche Verlegung in ein Krankenhaus reißt den Betroffenen aus seinem gewohnten Geruchsumfeld. Er empfindet es als **Bedrohung,** nicht mehr von bekannten Düften umgeben zu sein. Gerade ältere Menschen sind in diesem Bereich häufig sehr festgelegt. Sie benutzen seit Jahren dasselbe Waschmittel, Deodorant, Parfüm, dieselbe Zahnpasta oder Gewürzmischung. Auch vertraute Menschen begleitet ein typischer Geruch.

Pflegende nutzen die starke Bindung von Menschen an Gerüche. Bereits während der Informationssammlung, z. B. während des Aufnahmegesprächs, fragen sie den Patienten oder seine Angehörigen nach den diesbezüglichen Gewohnheiten. Fördernde Reize lassen sich problemlos in den Alltag einbauen, z. B.:

- Gewohnte Seifen, Duschgels, Parfüms, Toilettenwässer, Rasiercreme, Körperlotion usw. von den Angehörigen mitbringen lassen und verwenden
- Einen zu Hause gewaschenen Kopfkissenbezug verwenden
- Ein vom Lebenspartner getragenes Kleidungsstück in Kopfnähe ins Bett legen
- Lieblingsspeisen von zu Hause mitbringen lassen und (falls die Nahrungsaufnahme gestört ist) zumindest in Riechnähe stellen
- Düfte, die der Patient besonders schätzt, in einer Duftlampe verdampfen.

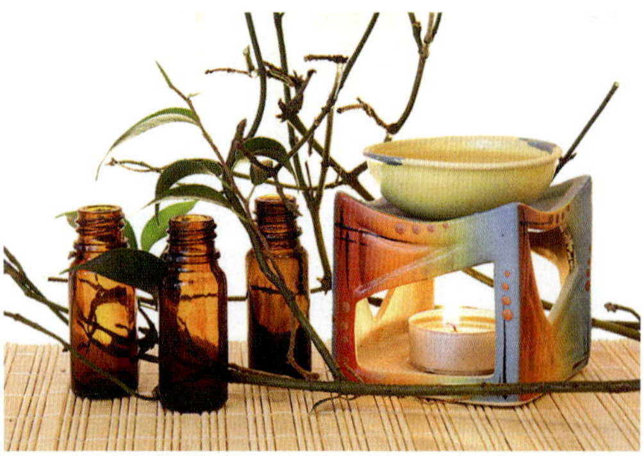

Abb. 3.147 Ätherische Öle, die in einer Duftlampe verdampft werden, können auch bewusstseinsgestörten Patienten positive Reize vermitteln. [J787]

BEACHTE

Pflegende beachten, dass eine **permanente Belastung** des Geruchssinnes zur Abstumpfung führt. Besser ist es, Gerüche gezielt einzusetzen und den Patienten längere Pausen zu gönnen.

Stimulation des Geschmackssinns

Der Mund ist ein sehr empfindlicher Bereich des menschlichen Körpers. Auch jenseits der Nahrungsaufnahme reagieren Pflegebedürftige stark auf jede Berührung dieser Zone. Die **Stimulation des Geschmackssinns** *(orale Stimulation)* ist meist mit dem Geruchssinn verknüpft.

Auch über den Geschmack lassen sich Menschen erreichen, die nur eingeschränkt kommunikationsfähig sind. Die Redewendung „Mir läuft das Wasser im Mund zusammen" beschreibt, dass ein Geruch und manchmal nur die Vorstellung eines Geruches oder Geschmacks ausreichen, um behagliche Gefühle zu wecken. Pflegende nutzen diese starke Verflechtung unterschiedlicher Sinne, indem sie Patienten, die keine Nahrung zu sich nehmen können oder wollen, gezielte Anreize bieten:

- Bei Appetitlosigkeit kann der Duft von Lieblingsspeisen hilfreich wirken. Pflegende fragen schon beim Aufnahmegespräch nach den Essensgewohnheiten
- Patienten, die auf künstlichem Wege ernährt werden, leiden unter einer Verarmung der Geschmacksempfindung. Sofern keine medizinischen Einwände bestehen, können Pflegende kleine Stücke von wohlschmeckendem Essen in eine

Kompresse einschlagen und sie einem Betroffenen in den Mund legen. Dies fördert den Kau- und Schluckvorgang sowie die Speichelproduktion und leistet einen wertvollen Beitrag zur Verhinderung von Entzündungen der Ohrspeicheldrüsen (➤ Kap. 2.7.8)

- Da der Mund zu den berührungsempfindlichsten Bereichen des Körpers zählt, reagieren bewusstseinsgestörte Patienten oft ablehnend auf Mundpflege. Die Verwendung eines bekannten und beliebten Geschmacks (z. B. Saft, Bier, Kaffee, Gemüsebrühe) kann den Betroffenen zum Mitmachen bewegen. Nach den Prinzipien der basal stimulierenden Pflege massieren Pflegende den Mundinnenraum mit einem Finger und verzichten auf Klemmen oder Zangen. Auf diese Weise können sie die Strukturen des Mundes besser austasten (spezielle Mundpflege ➤ Tab. 3.31).

Stimulation des Hörsinns

Das **Gehör** öffnet einen direkten Zugang zum Gefühlsleben. Beim gesunden Menschen verbinden sich die Hörreize mit dem Sehen, weil diese beiden Sinnesorgane einander ergänzen und kontrollieren. Nahezu instinktiv überprüfen Menschen Signale, die über das Ohr wahrgenommen wurden, mit einem raschen Blick. Wenn beide Informationen übereinstimmen, erfolgt eine Reaktion.

Patienten, die ihre Augen geschlossen halten, sind Tönen sehr viel stärker ausgeliefert. In einer unbekannten Umgebung, z. B. einem Krankenhaus, können ungewohnte Geräusche Unsicherheit auslösen. Deshalb bemühen sich Pflegende, eine ruhige Atmosphäre zu schaffen. Sie reden in Zimmerlautstärke, langsam und deutlich sowie immer mit dem Patienten anstatt „über seinen Kopf hinweg".

Vertraute Klänge (z. B. Stimmen) vermindern Ängste. Pflegende ermutigen z. B. Verwandte, auch mit bewusstseinsgetrübten Menschen zu sprechen.

BEACHTE

Schon im Aufnahmegespräch lassen sich **Hörgewohnheiten** ermitteln. Manche Pflegebedürftige haben stets einen speziellen Radiosender oder eine bestimmte Musikrichtung gehört. Auch hier gilt: Dauerberieselung schadet. Besser ist es, das Radio nur für eine gewisse Zeit anzuschalten und anschließend Ruhe einkehren zu lassen.

Stimulation des Tastsinns

Die Hände sind Werkzeuge, um die Welt zu erkennen. Der Tastsinn ist besonders an den Fingerkuppen stark ausgeprägt und gestattet eine sehr unmittelbare Form der Kontaktaufnahme (➤ Abb. 3.148). Ein Erwachsener wird eine glühende Herdplatte nicht anfassen müssen, um zu wissen, dass sie heiß ist. Die Erfahrung ermöglicht ihm eine Einschätzung der Situation und den geeigneten Selbstschutz. In den meisten Situationen ist der Tastsinn von anderen Wahrnehmungsformen flankiert. Trotzdem können Pflegende über die **Stimulation des Tastsinnes** einen Zugang zu einem Patienten öffnen.

Im Sinne einer Pflege, die sich auf alle Bereiche der menschlichen Wahrnehmung erstreckt, machen sie auch Tastangebote. Dazu eignen sich ganz alltägliche Gegenstände. Pflegende geben dem Patienten Dinge in die Hand, die er gut kennt, z. B. Haarbürste, Papierknäuel, Stein, Metalllöffel, Waschlappen oder Bleistift. Der Phantasie sind kaum Grenzen gesetzt, weil es vor allem auf die Unterschiedlichkeit der Reize ankommt. Nach den Regeln der basal stimulierenden Pflege erfolgen die Reize nicht kontinuierlich, sondern höchstens ein- bis zweimal täglich für etwa 10 Min.

Stimulation des Sehsinns

Bettlägerige Patienten nehmen nur einen sehr beschränkten Ausschnitt ihrer Umgebung mit den Augen wahr. Abhängig von der jeweiligen Lagerung sind ihre Augen auf die Decke oder die Wände des Zimmers gerichtet. Vor wenigen Jahrzehnten herrschte im

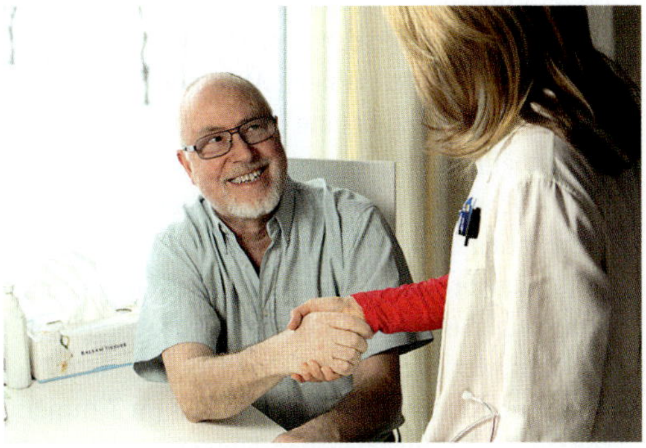

Abb. 3.148 Höflichkeit im gegenseitigen Umgang zeigt sich auch in der Form der Begrüßung. Inzwischen sind die Regeln sehr verschliffen, sodass ein Händedruck bereits als sehr formell gilt. [J787]

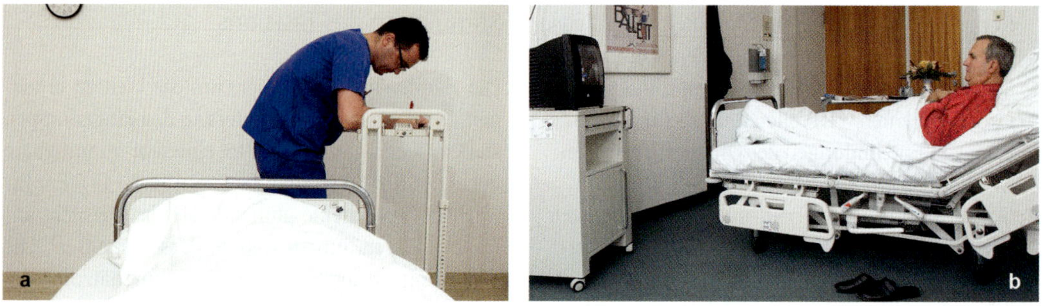

Abb. 3.149 a–b Reizarmes Patientenzimmer (links) und anregend gestalteter Raum. [K115]

Gesundheitswesen noch die irrige Auffassung, nur weiße Farbe sei geeignet, die notwendige Hygiene zu unterstützen (➤ Abb. 3.149). Inzwischen hat sich die Erkenntnis durchgesetzt, dass eine farbige Raumgestaltung nicht nur stimmungsfördernd wirkt, sondern auch der Hygiene nicht im Wege steht. Doch immer noch bestehen viele Räume in Krankenhäusern und Heimen aus kahlen, weißen Wänden.

BEACHTE

Aus der Sicht eines Patienten wirkt ein Tag häufig so: Stundenlang spielt sich in meinem Gesichtsfeld gar nichts ab. Ich schaue auf eine einfarbig gestrichene Wand. Plötzlich taucht aus dem Nichts ein Gesicht oder eine Hand auf, eine oder mehrere Stimmen reden irgendetwas, jemand nestelt an einem meiner Körperteile oder dreht mich irgendwo hin, ich fürchte, aus dem Bett zu fallen. Dann herrscht wieder Stille und ich schaue erneut auf eine Wand.

Pflegende können das Blickfeld eines Patienten ohne großen Aufwand anregend gestalten:

- Bilder mit großen Motiven und klaren Kontrasten an den Wänden und der Decke befestigen. Diese Bilder sind in regelmäßigen Abständen auszutauschen, weil auf Dauer eine Gewöhnung eintritt. Schon beim Aufnahmegespräch lässt sich erfragen, welche Motive der Betroffene bevorzugt
- Dem Patienten regelmäßig Fotos von Familienangehörigen, Freunden oder einer vertrauten Umgebung zeigen und gemeinsam darüber reden, bzw. erklären, wer oder was auf dem Foto zu sehen ist
- Tagsüber für ausreichende Helligkeit im Zimmer sorgen, nachts für Pflegehandlungen nur gedämpftes Licht einschalten, um auch über die visuellen Eindrücke den Schlaf-Wach-Rhythmus zu betonen
- Bett wenn möglich so an das Fenster stellen, dass der Patient hinausschauen kann und etwas vom Leben außerhalb des Gebäudes mitbekommt
- Patienten, die aufstehen können, beim Verlassen ihres Zimmers unterstützen
- Während der Kommunikation deutliche Gesten anbieten (➤ Abb. 3.150).

INTERNET

Internationaler Förderverein Basale Stimulation e. V.: www.basale-stimulation.de

Im Jahr 2000 haben Lehrer für Basale Stimulation® einen Verein gegründet, dessen Ziel die Weiterentwicklung des Konzepts ist. Über diesen Verein sind Informationen zu Fort- und Weiterbildungen sowie Infomaterial erhältlich.

Validation®

DEFINITION

Validation® *(lateinisch Gültigkeitserklärung):* Kommunikationstechnik, die einen Zugang zur Erlebniswelt dementer Menschen ermöglicht. Validierend arbeitende Pflegende versuchen nicht, den verwirrten Patienten an die Realität anzubinden. Sie signalisieren Verständnis für die Sorgen und Gedankengänge und vermitteln den Patienten das Gefühl, angenommen und wertgeschätzt zu sein.

Die amerikanische Sozialarbeiterin **Naomi Feil** *(*1932)* entwickelte in den Jahren 1963 bis 1980 die Methode der Validation®. Um zu beschreiben, welche die Haltung die Pflegenden bei dieser Kommunikationstechnik einnehmen, prägte sie das Bild: „In den Schuhe des anderen gehen".

Die Welt mit den Augen eines dementen Menschen sehen, das gelingt nur, wenn Pflegende in der

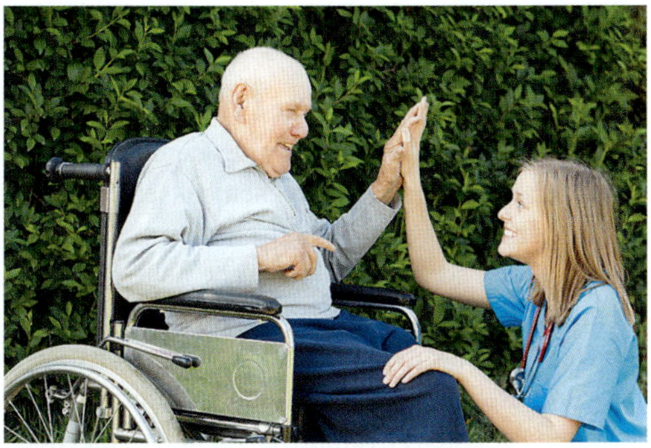

Abb. 3.150 Mit eindeutigen Gesten unterstreichen Pflegende die Bedeutung ihrer Worte und machen sich auch dementen Menschen verständlich. [J787]

Lage sind, seine Aussagen unabhängig von dem sonst üblichen Raster wahrzunehmen, in dem zwischen „richtig" und „falsch" unterschieden wird.

Eine richtige oder wahre Aussage ist in diesem Zusammenhang nicht gleichbedeutend mit der Darstellung eines realen Sachverhaltes (➤ Tab. 3.43).

Beispiel:

Eine 90-jährige demente Patientin sagt: „Ich muss sofort heimgehen. Meine Mutter macht sich bestimmt schon Sorgen, weil ich noch nicht von der Schule zurückgekommen bin. Sie wartet mit dem Mittagessen auf mich." In dieser Situation ist es sinnlos, der Patientin zu erklären, sie sei kein Schulmädchen mehr. Völlig verfehlt wäre es, ihr mitzuteilen, die Mutter sei längst gestorben. Da die Patientin in ihrer eigenen Vorstellung am Morgen noch in der Schulbank saß und deshalb selbstverständlich die Mutter daheim auf ihr Kommen wartet, würde diese Information wie eine unerwartete Todesbotschaft wirken. Demente Menschen vergessen kurz zurückliegende Gespräche sehr schnell und jeder neue Hinweis auf den Tod der Mutter löst massive Trauer aus, die immer wieder genauso stark ist wie beim ersten Mal.

Tab. 3.43 Naomi Feil hat herausgefunden, dass demente Menschen ihre Gefühle häufig in Symbole kleiden. Die Tabelle zeigt einige Beispiele, die sich oft beobachten lassen. Grundsätzlich kann ein Patient jeden Gegenstand und jeden Menschen seiner Umgebung als Symbol benutzen. Durch aufmerksamen Umgang und eine intensive Informationssammlung ist es Pflegenden möglich, die wahre Bedeutung zu entschlüsseln.

Symbol	Mögliche Bedeutung
Hand	Baby
Tuch	Dokumente, Kinder, Kleider
Knopf	Nahrung, Liebe
Essbesteck	Wut
Schaukelnde Bewegung	Mutterschaft, Sicherheit, Genuss
Strumpf, Schuh	Kind, Geschlechtsteil
Großer Sessel	Penis, Mann, Sex

Im Sinne einer validierenden Grundhaltung beurteilen Pflegende nicht die tatsächlichen Lebensumstände der Patientin, sondern beziehen sich auf den Wunsch, der hinter der Aussage steht. Im geschilderten Fall ist es die Sehnsucht nach der Mutter und das Heimweh nach der glücklichen Kindheit. Unter diesem Blickwinkel erhält die Situation eine ganz neue Bedeutung. Viele demente Menschen finden sich in ihrer aktuellen Umgebung nicht zurecht. Das gilt vor allem, wenn sie mit dem Vollbild einer Demenz in ein Heim einziehen. Ihre Unsicherheit drückt sich z. B. in der Sehnsucht nach vertrauten Menschen aus.

Im Sinne der Validation® beginnen Pflegende mit der Patientin ein Gespräch, das sie mit folgender Frage einleiten können: „Sie lieben Ihre Mutter sehr, nicht wahr?" Je nach der jeweiligen Stimmung und den kommunikativen Fähigkeiten der Patientin kann sich daraus eine Unterhaltung über die Kindheit entwickeln. Auf diese Weise vermitteln Pflegende den dementen Patienten das Gefühl, ernst genommen zu werden.

Die Anwendung der Validation® setzt drei Fähigkeiten der Pflegenden voraus:

- **Mitgefühl** *(Empathie)*. Der Patient benötigt Signale, die ihm zeigen, dass sein Gesprächspartner die jeweilige Situation nicht nur versteht, sondern auch nachempfinden kann. Ungekünstelte Anteilnahme verstärkt das Gefühl, gut aufgehoben zu sein
- **Anerkennung** *(Akzeptanz)*. Pflegende achten den Patienten als vollwertige Persönlichkeit. Sie sprechen mit ihm auf „gleicher Augenhöhe"
- **Übereinstimmung** *(Kongruenz)*. Auch sehr verwirrte Menschen besitzen eine feine Antenne dafür, ob ihre Gesprächspartner wirklich hinter dem stehen, was sie sagen. Falscher Trost oder andere Aussagen, die den Schluss zulassen, die Pflegenden nähmen den Patienten nicht ernst, verletzen das Selbstwertgefühl und können schlimmstenfalls zu einem noch stärkeren Rückzug aus der Gemeinschaft und der Realität führen.

Stadien der Desorientiertheit nach Feil

Demente Menschen ziehen sich schrittweise aus der Realität zurück, die Erkrankung verläuft als Prozess. In ihrer Arbeit mit Patienten hat Naomi Feil herausgefunden, dass sich dieser Prozess beschreiben lässt. Sie unterscheidet vier **Stadien der Desorientiertheit:**

- **Stadium I** *(mangelhafte oder unglückliche Orientierung).* Erkennbar an erhaltenem Rollenverständnis, Leugnung von Gefühlen, Scham über Gedächtnislücken, negative Grundhaltung zur Umwelt, Beschuldigung von Mitmenschen, Unbeirrbarkeit, starker Sammeltrieb, Erzählen erfundener Geschichten
- **Stadium II** *(Zeitverwirrtheit, Verlust der Denkfähigkeit und des Wissens).* Erkennbar an verstärktem Rückzug aus der Realität, Verlust des Kurzzeitgedächtnisses und der sozialen Fähigkeiten, Vereinfachung der Gefühlswelt (vorherrschend sind eindeutige Gefühle wie Hass, Liebe, Trauer und Angst), Rückzug in die Erinnerungen an die Kindheit, Verlust der Schreibfähigkeit (Lesen bleibt oft möglich), Verlangen nach unmittelbarer Triebbefriedigung (z. B. Sex, Liebe, Hunger)
- **Stadium III** *(Bewegungen ersetzen die Sprache).* Erkennbar an ausgelöschtem Denkvermögen, Verlust der Sprache und Konzentrationsfähigkeit (Singen ist oft noch möglich), ständig wiederholte Bewegungsmuster und starker Bewegungsdrang
- **Stadium IV** (*Vegetieren = kümmerliches Dahinleben).* Erkennbar an völliger Antriebslosigkeit, Verkennen auch naher Verwandter, Bewegungslosigkeit, meist geschlossenen Augen.

Diese Stadien sind nicht scharf voneinander zu trennen. Auch können die Betroffenen innerhalb von Stunden zwischen zwei Stufen wechseln. Das hat unter anderem mit dem Biorhythmus zu tun, dem Menschen im Tagesverlauf unterworfen sind, und in dem sich aktivere und passivere Phasen abwechseln.

BEACHTE

Bevor Pflegende die Validation® als Pflegetherapie anwenden, benötigen sie eine entsprechende **Fortbildung.** Diese Technik ist nicht durch die Lektüre eines Lehrbuches zu erlernen. Die komplette Fortbildung dauert etwa neun Monate, kürzere Grundkurse vermitteln das Basiswissen. Allerdings vergegenwärtigen sich Pflegende beim Umgang mit dementen Menschen stets die akzeptierende Grundhaltung, die in der Validation® zum Tragen kommt – unabhängig davon, ob sie eine Fortbildung besucht haben.

Anwendung der Validation®

Die Auswahl der **angemessenen Validationstechnik** richtet sich nach dem Stadium, in dem der Patient sich befindet. Pflegende sprechen mit einem Menschen, der an gelegentlich auftretenden Gedächtnislücken leidet, sonst aber über weite Teile des Tages orientiert erscheint, anders als mit jemandem, dessen Denkvermögen weitgehend aufgehoben ist.

Grundsätzlich ist es notwendig, Informationen über den Patienten zu sammeln. Vor allem Angehörige oder nahe Freunde können Einzelheiten erzählen, die als Schlüssel für das Verständnis mancher Eigenheiten und Handlungen dienen.

Oft verwenden demente Menschen **Symbole.** Weil sie nicht in der Lage sind, den tatsächlichen Sachverhalt, z. B. die Ursache für ein Schuldgefühl, zu benennen, übertragen sie ihr Gefühl auf einen Gegenstand oder eine Person in ihrer Umgebung und zeigen dies durch Worte oder Gesten. Für Pflegende ist es wichtig, die Symbole zu erkennen, denn auf diese Weise verstehen sie besser, was der Patient sagen will. Naomi Feil hat beobachtet, dass die Symbole sich überall auf der Welt ähneln und unabhängig vom Krankheitsbild des Patienten sind.

In der Validation® geht man davon aus, dass das Verhalten eines dementen Menschen weder zufällig noch unbegründet entsteht. Die Patienten haben das Bedürfnis, sich mitzuteilen. Ihnen fehlen jedoch die Worte und der Bezug zur Realität, um sich allgemein verständlich auszudrücken. Sie fühlen sich verunsichert, vor allem wenn sie im Laufe des Tages mit vielen Menschen, zumeist Pflegenden, in Kontakt kommen, die ihnen nicht vertraut sind. Jeder gut gemeinte Versuch, demente Patienten davon zu überzeugen, dass ihre Befürchtungen unnötig sind, treibt sie weiter in den Rückzug und kann den Krankheitsprozess beschleunigen.

Situationen, in denen die Patienten sehr aufgeregt sind, Verdächtigungen aussprechen oder gar aggressiv werden, können Pflegende durch eine zugewandte Haltung entschärfen. Menschen, die über die reine Sprache nicht zu erreichen sind, beruhigen sich oft, wenn Pflegende ein Lied singen, das ihnen aus der Kindheit bekannt ist. Selbst Patienten im dritten Stadium der Desorientiertheit, die das Sprechen verlernt haben, können manchmal noch ganze Lieder auswendig singen. Sie tun es nicht von selbst, fallen aber ein, wenn ein anderer Mensch beginnt. Auch bei Patienten, die bewegungslos im Bett liegen, entfalten gesungene Lieder eine entspannende Wirkung.

Berührung gehört ebenfalls zu den Validationstechniken. Hierbei ist jedoch äußerste Vorsicht geboten, denn nicht jeder Mensch lässt sich gern anfassen. Unsachgemäßer Körperkontakt kann deshalb nachteilig wirken.

INTERNET

Europäische Validations® Assoziation
(European Validation Association/EVA):
www.validation-eva.com
Die Seite liegt auch in deutscher Sprache vor. Sie listet unter anderem die anerkannten Fortbildungsinstitute in Deutschland auf und hält weitere Informationen bereit.

3.11 Lebenssinn und Religiosität

DEFINITION

Sinn des Lebens: Soll das Dasein des Menschen, seine Funktion in der Welt oder die Folgen seiner Taten und Entscheidungen erklären. Der Sinn des Lebens lässt sich auf religiösem oder philosophischem Wege eingrenzen oder bestimmen.

Die möglichen Antworten auf Fragen nach dem **Sinn des Lebens** sind vielfältig. Da Menschen mit der Fähigkeit begabt sind, die Abfolge der Zeit zu überblicken und die Tatsache zu begreifen, dass das Leben endlich ist, stellt sich nahezu jeder Einzelne im Laufe seiner Biografie die Fragen, aus welchem Grund er sich am Leben befindet oder welche Bedeutung sein Leben hat. Nicht selten setzen Krisen, die z. B. durch Erkrankungen, gescheiterte Pläne oder den Verlust nahe stehender Menschen ausgelöst sind, diesen Denkprozess in Gang.

Wie auch immer die jeweiligen Fragen lauten, gemeinsam ist ihnen, dass eine endgültige und für alle Menschen gleich befriedigende Antwort nicht möglich ist. Die zugrunde liegenden Gedanken stoßen in Bereiche vor, die außerhalb der fassbaren Welt liegen.

Gleichwohl ist das Bestreben, gerade in diesen Fragen Sicherheit zu erlangen, sehr alt. Viele Kulturen haben Zeugnisse hinterlassen, aus denen sich schließen lässt, dass die ihnen angehörenden Menschen überzeugt waren, es gebe Kräfte jenseits der menschlichen Fähigkeiten.

Auch aktuell bestehen diese Vorstellungen. Die Begriffe dafür lauten z. B. Gott, Geistwesen, Schicksal, Vorbestimmung. Damals wie heute schöpfen Menschen Trost aus der Gewissheit, ihr Leben sei der Teil eines größeren Planes.

Gesellschaftliche Werte

Sinnfindung ist auch auf der Ebene **gesellschaftlicher Werte** möglich. In ihnen konzentrieren sich Regeln für das Zusammenleben der Menschen. Sie dienen als Leitfaden für das Handeln und sind z. B. in Begriffen wie **Moral** zusammengefasst. Die Moral bietet Handlungsanweisungen für den einzelnen Menschen. Exemplarisch sind sie in den christlichen Geboten (z. B. Du sollst nicht töten, Du sollst nicht stehlen) dargestellt. Das Bewusstsein, diesen Ansprüchen zu genügen, kann Menschen einen Lebenssinn geben.

Solche moralischen Grundwerte bilden den Rahmen, in dem sich das Leben der meisten Menschen bewegt. In der Gesellschaft bestehen darüber hinaus weitere sinnstiftende Elemente, zu denen z. B. **Übereinkünfte** *(Konventionen)* gehören. Sie regeln das soziale Miteinander bis ins Detail. Ein Beispiel dafür ist der Begriff der **Höflichkeit,** in dem der gesellschaftliche Umgangston festgelegt ist. Sie schafft eine Disziplin, mit deren Hilfe auch Menschen, die sich nicht kennen, aufeinander zugehen können.

Die Beachtung dieser gesellschaftlichen Normen ermöglicht es, sich im Verhältnis zu anderen zu definieren, nach dem Motto: „Wenn die anderen mir mit derselben Achtung begegnen, die ich ihnen entgegenbringe, zeigen sie den Respekt, der mir zusteht."

Sinnfragen und Lebensphasen

Jeder Mensch, egal in welchem Lebensalter er sich befindet, verarbeitet seine Situation und alle Ereignisse, die ihn betreffen, auf eine individuelle Weise.

Kinder und Jugendliche

Bereits kleine Kinder sind in der Lage, Sinnfragen zu stellen – auch wenn sie vom Standpunkt Erwachsener vielleicht nicht bis in die entlegenen Bereiche menschlicher Vorstellungskraft gelangen. Für sie gilt dieselbe Regel wie für alle anderen Menschen: Nicht die objektive Tiefe einer Frage bestimmt ihr Gewicht, sondern die Dringlichkeit, mit der sie nach einer Antwort verlangt. Und unter diesem Aspekt können Kinderfragen Erwachsene schnell in einen Erklärungsnotstand bringen:

„Warum ist die Oma gestorben?" Ja, warum denn eigentlich? Erwachsene kennen den Grund genauso wenig wie die Kinder, aber sie sind in der Position, eine Antwort geben zu müssen.

Die Suche nach dem Sinn des Lebens beginnt also sehr früh und setzt sich durch das gesamte Leben fort. Eine wesentliche Veränderung ergibt sich aus dem wachsenden Wissen, das die entsprechenden Fragen zwar spezieller ausfallen lässt, doch nicht leichter zu beantworten macht.

BEACHTE

Pflegende sind gut beraten, wenn sie den Eindruck vermeiden, sie würden herausgehobenes Wissen über den Sinn des Lebens besitzen. Es ist ehrlicher, zu sagen „Ich weiß es nicht", als vorzugeben, man kenne eine Lösung für existenzielle Fragen. Selbst wenn Pflegende dieser Überzeugung sind, gilt ihre Auffassung höchstens für einen Teil der Menschen.

Brüche in der Biografie sind Zeiten, in denen Menschen die Sinnfragen neu stellen und zu anderen Ergebnissen kommen. Dazu gehören leidvolle Erfahrungen, z. B. Verlust des Arbeitsplatzes, Trennung von Partnern, Todesfälle in Familie und Freundeskreis (➤ Abb. 3.151), schwere Erkrankungen aber

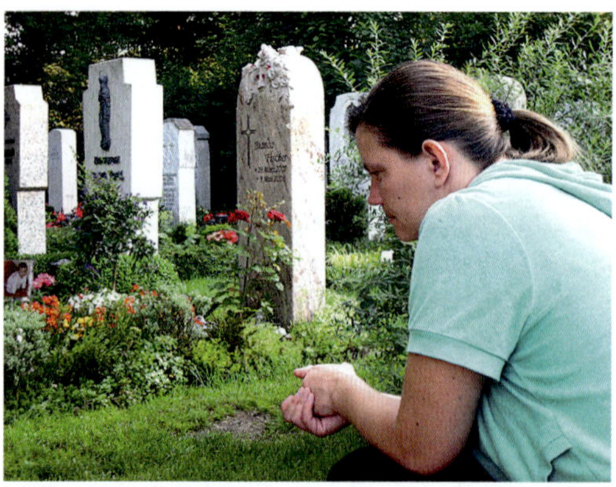

Abb. 3.151 Es ist nicht immer möglich, schwerwiegende Probleme im Gespräch zu lösen. Jeder Mensch findet eine eigene Strategie, mit existenziellen Fragen umzugehen. [M294]

auch massive Veränderungen in der Lebensführung, z. B. Gründung einer Familie, die Geburt eines Kindes sowie persönliche Entwicklungen, wie sie in der Pubertät, bei Eintritt in das Berufsleben oder in den Ruhestand stattfinden.

Nicht immer ist es leicht, sich neu zu orientieren, denn jeder Wechsel bedeutet auch, Abschied zu nehmen von Überzeugungen und Zielen, die in der vorhergehenden Lebensphase eine zentrale Bedeutung besaßen.

Während dieser Prozesse benötigen Menschen häufig Hilfe. Sie finden Unterstützung z. B. in religiösen oder weltanschaulichen Überzeugungen oder Gesprächen mit Freunden. Auch professioneller Rat, den z. B. Psychotherapeuten, Psychologen oder Seelsorger bieten, kann die Bewältigung der jeweiligen Situation erleichtern.

BEACHTE

Meistens lässt sich die Frage nach dem Sinn des Lebens nur für eine begrenzte Zeitspanne beantworten. Änderungen in den Lebensbedingungen erfordern ein neues Nachdenken. Stets geht es darum, dass sich der Mensch mit den jeweils für ihn geltenden Umständen in Übereinstimmung bringt und Zufriedenheit erreicht.

3.11.1 Beobachtung der Fähigkeit, Sinn im Leben zu finden

Personenzentrierte Pflege berücksichtigt auch die **Fähigkeit der Patienten, Sinn im Leben zu finden.** Krankheit und Behinderung besitzen nicht nur körperliche Auswirkungen, sondern betreffen auch immer das seelische Befinden des Menschen. Pflegende beachten, dass es in diesem Bereich keine absoluten Wahrheiten geben kann, sondern lediglich eine Unterscheidung zwischen gelungenen und misslungenen Bewältigungsstrategien. Es ist ein zentraler Bestandteil einer akzeptierenden und zugewandten Grundhaltung, den Patienten jede verfügbare Unterstützung zur Verwirklichung von z. B. spirituellen oder religiösen Bedürfnissen zukommen zu lassen – auch wenn die Pflegenden selbst ganz andere Auffassungen vertreten.

In einem solchen Fall beginnen Pflegende keine Diskussion darüber, ob christlicher Glaube erstrebenswert ist oder nicht. Sie schaffen stattdessen alle Voraussetzungen, damit die Patientin ihrem Bedürfnis nachkommen kann, z. B. organisieren sie einen Transportdienst zu den Gottesdiensten und vermitteln während des Krankenhausaufenthaltes den Kontakt zum zuständigen Seelsorger.

Religion

DEFINITION

Religion: System von Vorstellungen, die sich auf Bereiche jenseits der sinnlich fassbaren Welt beziehen; häufig verbunden mit Riten sowie Regeln zur Lebensführung.

Religionen stillen viele Bedürfnisse. Sie:

- Beantworten Fragen, die sich außerhalb dieser Systeme nur schwer klären lassen, z. B. Wo kommt der Mensch her, wohin geht er nach dem Tod?
- Binden den Menschen in ein Wertesystem ein
- Vermitteln ein Zusammengehörigkeitsgefühl unter den Mitgliedern der Gemeinschaft
- Weisen dem Menschen eine Stellung innerhalb einer meist jahrhundertealten Tradition zu
- Stellen Verhaltensregeln für das alltägliche Leben auf
- Ermöglichen soziale Kontakte
- Bieten Hilfen in Lebenskrisen.

Pflegende kommen im Zuge ihrer beruflichen Tätigkeit mit Menschen verschiedener Religionen in Kontakt. In diesem Zusammenhang ist es selbstverständlich, dass sie die speziellen Bedürfnisse, die aus der Zugehörigkeit zu den Religionsgemeinschaften entstehen, so weit wie möglich beachten und den Patienten die Gelegenheit geben, den **rituellen Vorschriften** zu entsprechen (➤ Tab. 3.44).

Tab. 3.44 Die Religionsgemeinschaften haben eigene Regeln zur Lebensführung aufgestellt. Sie vermitteln sehr unterschiedliche Ansätze zur Bewältigung von Lebenskrisen. Bezüglich der Stichpunkte in dieser Tabelle bedenken Pflegende, dass es Menschen gibt, die zwar einer Religionsgemeinschaft angehören, ihre Regeln jedoch nicht streng befolgen oder sich von den überkommenen Vorstellungen gelöst haben.

Religion	Strategien zur Bewältigung von Lebenskrisen/Umgang mit Leiderfahrungen (Auswahl)	Regeln zur Lebensführung (Auswahl)
Christentum (Grundlage ist die Bibel)	• Das Leben dient der Vorbereitung auf das Paradies, das die Gläubigen nach dem Tod erwartet • Lebenskrisen haben u. a. den Sinn, den Menschen näher zu Gott zu bringen • Viele katholische Christen legen Wert darauf, bei schwerer Krankheit mit den Sterbesakramenten (u. a. Salbung mit Öl) versehen zu werden • Seelsorgerliche Gespräche oder die Beichte (bei den Katholiken) können bei der Bewältigung von existenziellen Problemen helfen • Selbsttötung ist untersagt	• Abgesehen von dem Verzicht auf Fleisch an Freitagen (wird meist nicht streng gehandhabt) und einer Fastenzeit vor Ostern (in unterschiedlicher Ausprägung) gibt es keine Einschränkung bei der Auswahl von Speisen • Spezielle Vorschriften zur Körperhygiene existieren nicht • Erd- und Feuerbestattungen möglich
Islam (Grundlage ist der Koran)	• Sterbende sind so zu lagern, dass ihr Gesicht Richtung Mekka schaut • Tote sind mit rituellen Waschungen zu versorgen • Trauer wird offen und in der Gemeinschaft der Trauernden ausgelebt, Begleitung eines Sterbenden durch Familienangehörige stets erwünscht • Selbsttötung ist untersagt	• Es gilt ein absolutes Alkoholverbot • Schweinefleisch gilt als unrein, Tiere sind nach islamischem Ritus zu schlachten • Für Kinder, Schwangere, Frauen während der Menstruation und Kranke gilt der Fastenmonat Ramadan nicht verpflichtend • Der Prophet Mohammed hat fünf Regeln für die Körperhygiene aufgestellt: Die Entfernung des Schamhaars, die Beschneidung der Penisvorhaut, das Kürzen des Schnurrbartes, die Entfernung des Achselhaars und das Schneiden der Fingernägel • Wenn möglich, sollen die Gebetszeiten im Laufe des Tages eingehalten werden • Erdbestattung verpflichtend, möglichst ohne Sarg

Tab. 3.44 Die Religionsgemeinschaften haben eigene Regeln zur Lebensführung aufgestellt. Sie vermitteln sehr unterschiedliche Ansätze zur Bewältigung von Lebenskrisen. Bezüglich der Stichpunkte in dieser Tabelle bedenken Pflegende, dass es Menschen gibt, die zwar einer Religionsgemeinschaft angehören, ihre Regeln jedoch nicht streng befolgen oder sich von den überkommenen Vorstellungen gelöst haben. *(Forts.)*

Religion	Strategien zur Bewältigung von Lebenskrisen/Umgang mit Leiderfahrungen (Auswahl)	Regeln zur Lebensführung (Auswahl)
Judentum (Grundlage sind die Thora [enthält die Gebote], der Tanach und der Talmud)	• Die Seele wird als unsterblich angesehen, jedoch keine einheitliche Vorstellungen vom Jenseits • Starker Bezug zum Leben und Betonung des Diesseits • Nach einem Todesfall strenge Trauerzeit von sieben Tagen • Selbsttötung ist untersagt	• Detaillierte Speisevorschriften, die Speisen müssen rein *(koscher)* sein und dürfen z. B. kein Schweinefleisch enthalten, Tiere sind gemäß einem Ritus zu schlachten. Orthodoxe Juden essen niemals Fleisch und Milch in einer Mahlzeit, oft besitzen sie zwei komplette Küchenausstattungen, um den Kontakt von milchigen und fleischige Speisen auszuschließen, sie lehnen Speisen ab, die in einer nicht koscheren Küche zubereitet worden sind • Es bestehen zahlreiche Vorschriften für Körperhygiene und rituelle Reinigung, die z. B. nach bestimmten Tätigkeiten oder nach Berührung mit manchen Gegenständen notwendig wird • Erdbestattung vorgeschrieben, Gräber werden nicht aufgelassen
Buddhismus (Grundlage sind die Schriften des Religionsstifters Buddha)	• Der Mensch befindet sich in einem ewigen Kreislauf aus Werden und Vergehen, dem er nur entkommen kann, indem er die Erleuchtung erreicht und ins Nirwana (den Abschluss ohne Neubeginn) eintritt • Jede Handlung verursacht eine Wirkung, heilsame Handlungen erzeugen Freude und Glück, unheilsame Handlungen hingegen Leid • Krankheit ist die Folge der Begierde nach weltlichen Genüssen sowie eines falschen Verständnisses von der eigenen Person und der Welt • Völlige Eigenverantwortung des Menschen • In der Sterbephase ist eine ruhige Umgebung erwünscht, um sich auf den Tod vorbereiten zu können • Selbsttötung ist aus dem buddhistischen Blickwinkel sinnlos	• Es gilt das Prinzip der Gewaltlosigkeit. Vegetarismus ist weit verbreitet, um keine Tiere töten zu müssen • Möglicherweise Ablehnung von Schmerzmitteln, da eine der Regeln Buddhas lautet, sich nicht zu berauschen • Häufigkeit der Körperreinigung vorgeschrieben: Gesunde Mönche dürfen nur einmal in 14 Tagen baden (Ausnahmen bei Umständen, die zu erheblicher Verschmutzung führen) • Feuerbestattung üblich
Hinduismus (Grundlage sind die Veden und die dazugehörigen Kommentare)	• Der Kosmos unterliegt einem „Weltgesetz" • Gesundheit ist die Belohnung für die Einhaltung der Regeln, an einer Krankheit trägt der Mensch eine Mitschuld • Glaube an die Wiedergeburt der geistigen Anteile des Menschen in einem lebendigen Körper • Viele Sterbende bereiten sich rituell auf den Tod vor, z. B. indem sie jede Nahrung verweigern • Feuerbestattung vorgeschrieben, die Bestattung der Asche im heiligen Fluss Ganges ist für Hindus wesentlich • Rituelle Selbsttötungen sind nicht geächtet	• Einteilung der Menschen in Kasten, die ihnen spezielle Rechte und Pflichten zuordnen. Der Übergang von einer Kaste zur anderen ist zu Lebzeiten nicht möglich • Wegen des Gebotes der Gewaltlosigkeit sind viele Hindus Vegetarier • Kühe gelten als heilige Tiere, der Verzehr von Rindfleisch ist überwiegend verpönt • Strenge Gebote der Reinigung: Insbesondere die rituelle Morgenreinigung besitzt einen hohen Stellenwert • Strenge Sauberkeit bei der Essenszubereitung • Ausspülen des Mundes vor und nach den Mahlzeiten

BEACHTE
Da im Einzelfall viele verschiedene religiöse Riten einzuhalten sind, holen Pflegende bei Verwandten, Geistlichen oder anderen Personen, die mit den jeweiligen Regeln vertraut sind, Rat zum Umgang mit der Situation ein.

Selbstwertgefühl

DEFINITION
Selbstwertgefühl: Einschätzung des Wertes der eigenen Persönlichkeit, meist bezogen auf einen gesellschaftlichen Zusammenhang.

Das Bewusstsein, unverwechselbare Eigenschaften zu besitzen und einen ganz eigenen Platz in der Gesellschaft einzunehmen, gehört zu den Voraussetzungen des menschlichen Wohlbefindens. Das **Selbstwertgefühl** kann jedoch durch äußere oder innere Einflüsse verändert sein. Es ist seltener, dass Probleme aufgrund einer übermäßigen Steigerung entstehen. Dies kommt vor allem bei psychiatrischen Erkrankungen (z. B. Manien) vor.

Weit häufiger erleben Pflegende bei ihren Patienten ein vermindertes Selbstwertgefühl. Es kann den Charakter einer schweren Befindensstörung annehmen und entsteht z. B. aus folgenden Gründen:

- Verlust körperlicher oder geistiger Fähigkeiten
- Krankheitsbedingte Veränderungen des Aussehens
- Verlust der sozialen Stellung oder der beruflichen Aufgaben
- Einsamkeit
- Trennung vom Partner
- Plötzliche Krisen, die so wirken, als seien sie nicht zu bewältigen.

Pflegende erkennen die Veränderungen im Selbstwertgefühl auf dem Weg der Kommunikation (➤ Kap. 3.10). Häufig sind es ganz typische Äußerungen, die einen entsprechenden Schluss zulassen:

- Starke Betonung negativer Ereignisse und Gefühle
- Allgemein pessimistische Haltung
- Überbewertung auch geringfügiger Vorkommnisse (z. B. ein Fleck auf der Kleidung durch Unachtsamkeit beim Essen) und den Drang, sie in negativer Weise auf sich zu beziehen

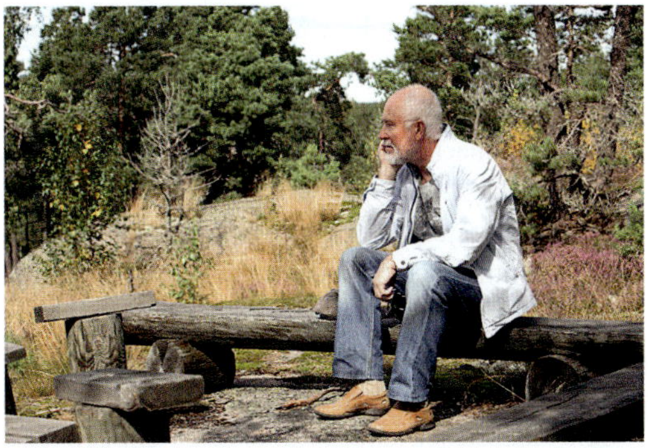

Abb. 3.152 Menschen, die unter einem verminderten Selbstwertgefühl leiden, ziehen sich häufig aus der Gemeinschaft zurück, um über ihr Leben nachzugrübeln. [J787]

- Bereitschaft, für alle Ereignisse die Schuld zu übernehmen und häufig wiederholte, unangemessene Entschuldigungen
- Ausbrüche von Aggression, die erkennbar auf das Gefühl zurückgehen, ungerecht behandelt worden zu sein
- Vernachlässigung der Körperhygiene und anderer Alltagspflichten
- Abwendung von anderen Menschen und demonstratives Desinteresse an der Umgebung (➤ Abb. 3.152).

BEACHTE
Pflegende beachten, dass sich ein **mangelndes Selbstwertgefühl** auch darin äußern kann, dass die Patienten plötzlich gar nicht mehr über ihr Befinden sprechen oder auf Nachfragen gleich bleibend sagen, es gehe ihnen gut *(Dissimulieren)*. Dies ist meist begründet durch ihr Gefühl, andere Menschen interessierten sich überhaupt nicht für sie.

Je besser Pflegende einen Patienten und seine gewohnte Haltung zu verschiedenen Themen kennen, desto besser sind sie in der Lage, plötzlich oder schleichend auftretende Veränderungen zu bemerken und entsprechend darauf zu reagieren.

Umgang mit schweren oder chronischen Erkrankungen

Menschen, die von einer **schweren oder chronischen Erkrankung** betroffen sind, müssen eine Einstellung dazu finden oder einen Weg, auf dem sie mit dieser Tatsache umgehen können. In diesem Zusammenhang hat das Wort „müssen“ eine besondere Bedeutung. Es macht klar, dass den Patienten keine Alternative bleibt.

Wie die Strategie jedoch aussieht, ist individuell außerordentlich verschieden und hängt nicht zuletzt von der Persönlichkeitsstruktur des Einzelnen ab. Pflegende bedenken bei der Beurteilung dieses Lebensbereichs, dass für ihn keine allgemein gültigen Regeln aufzustellen sind. Es gibt keine richtigen oder falschen Strategien der Krankheitsbewältigung, sondern nur solche, mit deren Hilfe der Patient seinen Frieden findet und solche, die dieses Ziel nicht erreichen.

BEACHTE

Da die Bedeutung einer Krankheit ausschließlich der **Einschätzung des betroffenen Menschen** unterliegt, konzentrieren sich Pflegende vor allem auf die Beobachtung, um möglichst schnell herauszufinden, ob ein Patient Hilfen benötigt. Patienten, die es vorziehen, ihre Probleme allein oder unabhängig von Pflegenden zu lösen, dürfen daran nicht gehindert werden. Jede Maßnahme, jedes Gespräch und jede Frage, die ein Patient als zudringlich empfinden könnte, sind zu unterlassen, weil sie das zwischenmenschliche Verhältnis belasten würden. Pflegende bieten sich als Zuhörer und Gesprächspartner an, sie drängen sich jedoch nicht auf.

Die **Bearbeitung von Lebenskrisen,** zu denen auch das Auftreten von Krankheiten gehört, findet im Rahmen eines Prozesses statt, zu dessen Dauer und Ausrichtung keine verbindlichen Aussagen möglich sind. Zum Thema „Sterben“ hat **Elisabeth Kübler-Ross** *(1926–2004)* eine Beschreibung der einzelnen Bewältigungsschritte vorgelegt (Sterben). Da auch Krankheiten einen Ablösungsvorgang erfordern (nämlich von dem zuvor gepflegten Selbstbild), kann dieser Versuch einer Gliederung auch hier gelten.

Sterben

DEFINITION

Sterben: Prozess, in dem die Lebensfunktionen des Menschen erlöschen und der mit dem Tod endet.

Das **Sterben** ist ein Teil des Lebens. Diese Aussage betonen Pflegende, Ärzte, Seelsorger sowie andere Gruppen, die sich mit diesem Thema befassen, immer wieder. Die jüngere Entwicklung legt jedoch den Schluss nahe, dass dies keineswegs eine allgemein akzeptierte Übereinkunft ist, sondern eher einem Wunsch oder der Mahnung gleicht, das Sterben zurückzuholen in die Mitte der Gesellschaft.

In der Geschichte der Menschheit gab es noch niemals eine ähnlich starke **Ausgrenzung des Sterbens** aus dem öffentlichen Blickfeld, wie sie derzeit in Mitteleuropa zu bemerken ist. Zwar wird das Sterben, z. B. unter den Blickwinkeln von Sterbehilfe (➤ Kap. 7.5.2), Krieg, Todesstrafe oder Abtreibung sehr engagiert öffentlich diskutiert, doch handelt es sich dabei um eine eher abstrakte Werteabwägung. Der konkrete Sterbeprozess von Menschen vollzieht sich überwiegend im abgeschlossenen Rahmen von Pflegeeinrichtungen, Krankenhäusern und Hospizen. Nicht sehr häufig entschließen sich Angehörige, ein Familienmitglied in der Endphase seines Lebens in die häusliche Umgebung zu holen.

BEACHTE

Die Ursache für diese Entwicklung liegt auch darin, dass das **Expertentum für Krankheit** und deren Folgen an Gewicht gewonnen hat. Das hat Vorteile, denn z. B. die Qualität von Pflege und Behandlung stieg enorm. Andrerseits wurde dadurch ein Prozess in Gang gesetzt, der dem Einzelnen den Zugang zum Verständnis des Sterbens erschwert.

Phasen des Sterbens

Der Abschied vom Leben vollzieht sich oft nicht freiwillig. Menschen, die auf ein erfülltes Leben zurückschauen, Zeit hatten, um Abschied zu nehmen und nun zufrieden in den Tod gehen, sind keineswegs die Regel. Oft geht dem Tod ein innerer Kampf voraus. Die Schweizer Sterbeforscherin **Elisabeth Kübler-Ross** hat den Versuch unternommen, den Ablösungsprozess durch die Einteilung in Kategorien sichtbar zu machen. Auch wenn Kritik an ihrem Werk berechtigt sein mag, eignet sich ihre Einteilung, um zu verstehen, welche Voraussetzungen notwendig sind, damit ein todkranker Mensch zu einer Übereinstimmung mit seiner Situation gelangt. Kübler Ross unterscheidet fünf Sterbephasen:

- **Nicht-Wahrhaben-Wollen.** Entspricht der Reaktion auf die Nachricht, dass z. B. eine Krankheit eingetreten ist, die unweigerlich zum Tode führt. Der Patient lehnt es ab, die Folgen auf sich zu beziehen
- **Zorn.** Richtet sich gegen die Krankheit und aus der gegebenen Situation auch gegen Personen, die zur Verfügung stehen. In dieser Phase ist es besonders wichtig, dass Pflegende den professionellen Überblick behalten. Die Angriffe sind persönlich geführt, aber nicht persönlich gemeint. Da das eigentliche Ziel, die Erkrankung, jedem Zugriff entzogen ist, verschaffen Patienten sich auf diesem Wege gewissermaßen ein Ventil
- **Verhandeln.** Bezeichnet eine Phase, in der ein Sterbender sich noch nicht in der Lage fühlt, der Situation ohne Widerspruch zu begegnen. Oft sind Dinge in seinem Leben nicht endgültig geordnet, bestehen Feindschaften, die eine Klärung verlangen. Die verhandelnde Haltung zeigt sich beispielhaft in diesem Satz: „Wenn ich dieses eine Problem (z. B. ein ungeklärter Streit mit einem anderen Menschen) noch lösen darf, bin ich gern bereit, zu gehen.“ Das Verhandeln kann sich auch an Ärzte oder Pflegende richten: „Ich gebe Ihnen, was sie wollen, wenn Sie mir nur helfen.“
- **Resignation.** Der Betroffene sieht ein, dass die Verhandlungsversuche am Ausgang der Krankheit nichts ändern und den Tod nicht verzögern werden. Gleichgültigkeit macht sich breit
- **Zustimmung.** Der Sterbende richtet seine Gedanken und Wünsche auf den Tod aus. Die Verbindungen zum Leben sind beendet.

Die hier vorgestellte Abfolge der Sterbephasen ist schematisiert. Das bedeutet, sie stellt den Prozess, um ihn verständlicher zu machen, in einem logischen Zusammenhang und sehr zielgerichtet dar. Menschen reagieren jedoch meist nicht logisch, das gilt insbesondere in Situationen, die mit einer hohen emotionalen Belastung verbunden sind.

Deshalb bedenken Pflegende, dass der Sterbeprozess ganz anders aussehen kann. Einige der Phasen können vollständig ausbleiben. Es kann auch sein, dass Menschen z. B. aus der resignierten Haltung zurückkehren in die Phase des „Nicht-Wahrhaben-Wollens“ oder selbst unmittelbar vor dem Tod nicht in der Lage sind, Zustimmung zu empfinden.

BEACHTE

Bei Patienten, die sich dem Tod nähern und an einer schweren Beeinträchtigung des Bewusstseins leiden (z. B. Demenz oder Koma) wird man Zeichen eines psychischen Konflikts meist vergeblich suchen.

Zeichen des nahenden Todes

Der Zeitraum, in dem die Lebensfunktionen eines Menschen erlöschen, ist individuell sehr unterschiedlich und hängt stark von seinen körperlichen Kräften sowie der Widerstandsfähigkeit der lebenswichtigen Organe ab. Oft ist die unmittelbare Phase des Sterbens bei Menschen, die schon lange an einer chronischen Erkrankung litten, verkürzt. Folgende Zeichen deuten auf den **nahenden Tod** hin:

- Bettlägerigkeit und extreme körperliche Schwäche
- Zunehmende Schläfrigkeit und deshalb verminderte Reaktion auf Ansprache
- Zeitweilige Verwirrtheit, manchmal mit zunehmender Tendenz
- Verlust des Interesses an der Umwelt
- Verlust von Hunger- und Durstgefühlen
- Zunehmender Verlust der Wahrnehmungsfähigkeit
- Schluckbeschwerden.

Zeichen des **unmittelbar bevorstehenden Todes** sind z. B.:

- Unruhe, Verwirrtheit
- Keine Reaktion auf Ansprache oder Berührung *(Apathie)*
- Flache Atmung mit unregelmäßigen Pausen, Schnappatmung (➤ Kap. 3.2.2)
- Eingefallene Gesichtszüge, spitze Nase
- Blässe im Bereich von Nase und Mund *(Nasen-Mund-Dreieck)*
- Blasse, bläulich marmorierte und kalte Haut
- Unregelmäßiger, fadenförmiger Puls, manchmal nicht tastbar
- Niedriger oder nicht messbarer Blutdruck
- Evtl. stark erhöhte Körpertemperatur.

BEACHTE

Oft können die Patienten ihre Beschwerden nicht mehr mündlich äußern. Da viele Erkrankungen mit starken Schmerzen verbunden sind und es die Aufgabe der Pflegenden ist, Leiden zu lindern, ist es extrem wichtig, auf körperliche **Zeichen von Schmerz** zu achten und den behandelnden Arzt sofort davon in Kenntnis zu setzen. Er wird dann Schmerzmittel in angemessener Dosierung verordnen, die vorzugsweise in Form einer Injektion zu verabreichen sind.

Todeszeichen

Es ist zwischen unsicheren *(klinischen)* und sicheren Todeszeichen zu unterscheiden (➤ Tab. 3.45).

Tab. 3.45 Unsichere und sichere Todeszeichen.

Unsichere Todeszeichen	Sichere Todeszeichen
• Atemstillstand • Pulslosigkeit • Weite, lichtstarre Pupillen	• Leichenstarre (tritt etwa 2–6 Stunden nach dem Tod ein und löst sich nach 2–3 Tagen) • Totenflecken (erscheinen zwischen dem Eintritt des Todes und etwa vier Stunden danach, haben eine rotviolette Färbung) • Fäulniserscheinungen und Verwesungsgeruch (Zeitpunkt des Auftretens hängt von der Umgebungstemperatur und der Krankheit des Verstorbenen ab)

BEACHTE

Da aus rechtlichen Gründen nur Ärzte den Tod wirksam feststellen können, informieren Pflegende umgehend einen Arzt, sobald sie die Todeszeichen bei einem Verstorbenen bemerken. Der Arzt ist verpflichtet, den Toten zu untersuchen und eine Todesbescheinigung auszustellen. Sofern eine **natürliche Todesursache** vorliegt (z. B. infolge des Alters oder einer schweren Erkrankung), dürfen die Vorbereitungen zur Bestattung eingeleitet werden. Eine **unklare Todesursache** liegt vor, wenn der Arzt nicht feststellen kann, aus welchem Grund der Patient gestorben ist. Eine **nicht natürliche Todesursache** besteht, wenn der Tod infolge von Gewalteinwirkung, Selbsttötung oder Vergiftung eingetreten ist. In den beiden letztgenannten Fällen kann es notwendig sein, dass der Verstorbene von einem Pathologen oder Rechtsmediziner untersucht werden muss. Dies erfordert von den Pflegenden die Einhaltung spezieller Regeln im Umgang mit dem Toten (➤ Kap. 3.11.3, ➤ Tab. 3.46).

Trauer

DEFINITION

Trauer: Prozess, in dem ein Mensch sich geistig und seelisch mit einem massiven Verlust auseinandersetzt.

Der Zustand der **Trauer** bezieht sich häufig auf die Erfahrung des Todes eines nahe stehenden Menschen. Sie kann sich aber auch auf den Verlust geliebter Lebensumstände, Tiere oder Gegenstände richten. Für den Zeitraum, in dem ein Mensch diesen Trauerprozess durchläuft oder den Zeitpunkt, an dem die Phase beendet ist, gibt es keine verbindlichen Regeln. Ebenso wenig lässt sich festlegen, über welche Umstände ein Mensch trauern dürfe und welches Maß von Trauer der jeweiligen Situation angemessen sei.

Subjektiv empfinden Betroffene die Trauer zunächst als einen Zustand der Ohnmacht und Hilflosigkeit. Doch im Verlauf oder in der Rückschau zeigt sich, dass die Fassungslosigkeit sowie die Überzeugung, den betrauerten Umstand nicht aushalten zu können, lediglich eine Zeit lang die Gefühle beherrschen. Trauer ist auch ein Bewältigungsprozess und insofern ein Vorgang, der das Ziel hat, den Menschen mit Strategien zur Neuausrichtung seines Lebens auszustatten.

Trauerphasen

Ähnlich wie bei der Beschreibung des Wandels, den ein Mensch angesichts des Todes vollziehen kann (Sterben), gilt auch für die Trauer, dass ihre individuelle Ausprägung und Entwicklung außerordentlich verschieden ausfällt. Wissenschaftler haben mehrere Modelle ausgearbeitet, um **Trauerphasen** darzustellen.

Neben dem in ➤ Tab. 3.47 dargestellten Modell gibt es weitere Versuche einer Systematisierung. Sie sind in unterschiedlich viele Schritte unterteilt und setzen teilweise andere Schwerpunkte. Gemeinsam ist ihnen jedoch die Darstellung eines Prozesses, in dem der Mensch vom Zeitpunkt des Verlustes durch eine Phase starker emotionaler Belastung zu einer Position kommt, von der aus die Fortsetzung des Lebens (wenn auch unter veränderten Bedingungen) möglich ist.

Ebenso wie für die Sterbephasen nach Kübler-Ross gilt, dass jeder trauernde Mensch seinen eigenen Weg nimmt und dass es kein Rezept für „ideale Trauer“ gibt.

Tab. 3.46 **Checkliste „Versorgung eines Verstorbenen".**

Benötigtes Material	• Todesbescheinigung, die einen natürlichen Tod attestiert • Krankenbett • Handschuhe • Gegebenenfalls Schutzkittel • Waschschüssel mit Wasser und Waschlappen • Handtücher • Gegebenenfalls Pflasterstreifen • Unsterile Kompressen • Mullbinde • Fetthaltige Augensalbe (z. B. Bepanthen®) • Gegebenenfalls Rasierapparat • Gewünschte Totenkleidung (im Krankenhaus ggf. offenes Patientenhemd verwenden) • Abwurfbehältnis für Restmüll • Ausstattungsgegenstände, z. B. Kerze, Rosenkranz, Gebetbuch • Leintuch oder Bettbezug • Gegebenenfalls Blumenschmuck • Zettel, auf dem Name, Geburtsdatum und Todesdatum sowie -zeitpunkt vermerkt sind, und der sich (z. B. mit einem Bindfaden) am Körper des Toten befestigen lässt • Händedesinfektionsmittel
Durchführung	• Handschuhe und ggf. Schutzkittel anziehen • Verstorbenen flach lagern • Lagerungshilfsmittel aus dem Bett entfernen • Gegebenenfalls Zugänge und Ableitungen (z. B. Katheter, Drainagen, Sonden, Kanülen) entfernen und sofort in den Restmüll entsorgen • Eintrittsstellen, sofern nötig, mit gefalteten Kompressen und Pflasterstreifen verbinden (Medizinprodukte, deren Entfernung mit einer erheblichen Entstellung des Leichnams verbunden wäre [z. B. Zugänge aus denen vermutlich viel Körperflüssigkeit ausläuft], verbleiben an Ort und Stelle und werden erst vom Bestatter entfernt) • Gegebenenfalls Leichnam waschen, rasieren und frisieren • Augenlider schließen, ggf. fetthaltige Augensalbe unter die Lider geben, alternativ ist die Beschwerung der Lider mit angefeuchteten Kompressen möglich • Gegebenenfalls Zahnprothese einsetzen • Gegebenenfalls Schmuck von Fingern, Armen, Hals sowie Piercings entfernen, bzw. belassen, sofern es gewünscht ist • Wunschgemäße Totenkleidung anlegen • Handtuch einrollen und unter das Kinn klemmen, damit der Mund geschlossen ist • Hände je nach Wunsch oder religiöser Ausrichtung neben dem Körper lagern oder über dem Bauch falten, ggf. einen Rosenkranz zwischen die Finger legen oder Finger um ein Gebetbuch schließen • Zettel mit Namen, Todeszeitpunkt und Geburtsdatum unter der Kleidung am Fuß (z. B. Großzehe) oder Unterschenkel befestigen • Körper des Verstorbenen bis zur Brust mit einem Leintuch oder Bettbezug bedecken • Kerze anzünden (Brandschutz und hausinterne Gepflogenheiten beachten), ggf. Blumenschmuck aufstellen • Zimmer lüften bzw. kühl halten
Nachbereitung	• Entfernung der Abfälle aus dem Totenzimmer • Händedesinfektion nach der Versorgung des Toten • Dokumentation aller Maßnahmen und, sofern es noch nicht geschehen ist, des Todeszeitpunktes sowie aller Beobachtungen
Bemerkungen	• Verstorbene, die einer Religionsgemeinschaft angehörten, in der spezielle Vorschriften zum Umgang mit Toten gelten, werden vorzugsweise von entsprechend beauftragten Mitgliedern dieser Gemeinschaft versorgt (gilt z. B. für Moslems und Juden) • Sofern möglich, Angehörige an der Versorgung des Toten beteiligen

3

Tab. 3.47 Zielgerichtetes Phasenmodell des Trauerprozesses (modifiziert) nach William Worden (1991).

Trauerphase	Inhalt
Ziel I	Realität des Verlustes akzeptieren
Ziel II	Trauerschmerz erfahren, annehmen und bearbeiten
Ziel III	Sich der Umgebung anpassen, die durch den jeweiligen Verlust verändert ist
Ziel IV	Dem Objekt der Trauer (z. B. Verstorbener, verloren gegangener Lebensumstand) einen neuen Platz in der Gefühlswelt zuweisen und das Leben unter den veränderten Bedingungen aufnehmen

Zeichen

So unterschiedlich wie die Trauerprozesse sind auch die **Zeichen,** an denen Pflegende erkennen können, ob und wie ein Mensch trauert. Meist erfahren sie zunächst, dass ein Ereignis eingetreten ist, das einen Anlass zum Trauern bietet. Ausgehend von diesem Wissen können sie ihre Beobachtungen leichter einordnen. Mögliche Zeichen von Trauer sind:

- Weinen, das sich über Stunden erstrecken kann
- Antriebslosigkeit, alle Bereiche des Lebens außerhalb des Trauergefühls sind dem Betroffenen unwichtig
- Rückzug von anderen Menschen
- Schlaflosigkeit und daraus entstehend eine Störung des Tag-Nacht-Rhythmus
- Appetitlosigkeit
- Teilnahmslosigkeit
- Verweigerung der Kommunikation
- Plötzlich einsetzender Alkohol- oder Arzneimittelmissbrauch zur Betäubung der übermächtigen Gefühle
- Verlust der Gefühlsbalance, es kann zu widersprüchlichen Reaktionen kommen, z. B. unmotiviertes Lachen, Verwendung einer unpassend wirkenden Sprache, die der Betroffene nicht kontrollieren kann
- Der Betroffene berichtet, er fühle sich wie gelähmt und leblos
- Der Betroffene äußert Todessehnsucht
- Ausbildung von psychischen oder psychosomatischen Störungen, z. B. Zeichen einer Depression.

BEACHTE

Bemerken Pflegende bei einem Patienten Zeichen von Trauer, ohne dass sie Kenntnis von einem auslösenden Ereignis in seiner Umgebung erhalten haben, bedenken sie, dass Menschen gelegentlich eine **Bilanz ihres Lebens** ziehen. Wenn sie dabei z. B. zu dem Schluss kommen, wichtige Ziele nicht erreicht zu haben, kann dies ein Auslöser für Trauer sein.

Folgen verdrängter Trauer

Ein schwerer Verlust, wie er durch einen Todesfall oder das Ende einer Lebensphase eintritt, verlangt danach, in einem Trauerprozess bearbeitet zu werden. Durch die Auseinandersetzung mit dem Thema, die sowohl auf der Gefühlsebene als auch auf der Ebene des Verstandes stattfindet, lernt der Betroffene, dem Ereignis einen Platz in seinem Leben und seiner Erinnerung zuzuweisen. Sehr häufig setzt die Trauer nicht unmittelbar ein, weil es eine gewisse Zeit braucht, bis der Betroffene den Verlust an sich heranlassen, ihn realisieren kann.

Dauert diese Phase zu lang, kann es zum Phänomen der **„verdrängten Trauer"** kommen. Das bedeutet, die Betroffenen finden keinen Weg, den Verlust auf der Gefühlsebene zu bearbeiten. Daraus ergibt sich ein Ungleichgewicht. Auf der Verstandesebene ist den Betroffenen die Situation bewusst, doch finden sie keine innere Haltung dazu. Tritt die Trauerreaktion sehr verzögert ein, dauert sie häufig länger und ist schwerer zu bewältigen. Es kann jedoch auch zu erheblichen psychischen Beeinträchtigungen kommen, z. B. ziehen sich die Betroffenen von der Umgebung zurück, sind von sozialer Isolation bedroht, leiden unter Kopfschmerzen, Schlaflosigkeit, Ängsten oder Schuldgefühlen. In seltenen Fällen entwickeln sie Zeichen einer Depression.

Sofern Pflegende Zeichen einer verdrängten oder verzögerten Trauer bemerken, weisen sie die Betroffenen auf die Möglichkeit einer Unterstützung durch Psychotherapeuten hin. Auch seelsorgerliche Gespräche können helfen, die Trauerphase abzuschließen. Bei schweren psychischen Beeinträchtigungen ist es geraten, einen Psychiater aufzusuchen.

Belastung durch übermäßige Trauer

Auch wenn die individuelle Ausprägung von Trauer nicht nach festen Regeln zu beurteilen ist, kann eine

übermäßige Trauer, aus der der Betroffene aus eigner Kraft nicht herausfindet, zu schweren Beeinträchtigungen führen. Man spricht in diesem Zusammenhang von **„krankhafter Trauer"** *(pathologischer Trauer).* Diesen Begriff verwenden Pflegende mit äußerster Zurückhaltung, weil er geeignet ist, Menschen zu stigmatisieren, deren Trauermuster nicht den landläufigen Erwartungen entspricht.

Allerdings kann es vorkommen, dass Trauernde therapeutische Hilfe benötigen, um ihre Gefühle bewältigen zu können. Der Anstoß sollte jedoch stets von den Patienten selbst kommen. Zwar werden sie nur in seltenen Fällen direkt nach professioneller Unterstützung fragen, doch zeigen sie möglicherweise auf andere Weise dieses Bedürfnis, ohne dass sie es für sich selbst klar formulieren können. Die Abschätzung richtet sich nach dem Leidensdruck des Betroffenen, den Pflegende im Gespräch zu ermitteln versuchen.

3.11.2 Einschränkungen der Fähigkeit, Sinn im Leben zu finden

Das geistige und seelische Wohlbefinden des Menschen ist auch abhängig davon, in welchem Maße er in der Lage ist, seinen eigenen Handlungen und der Lebenssituation, in der er sich befindet, einen Sinn zuzumessen. Besonders in Krisen besteht jedoch die Gefahr, dass ein Mensch die innere Balance verliert. Dann können negativ besetzte Gefühle zu beherrschenden Elementen werden, denen sich der Betroffene nicht leicht entziehen kann. Je nach dem Schweregrad in der **Einschränkung von Fähigkeiten, Sinn im Leben zu finden,** kann es notwendig sein, therapeutische Hilfe in Anspruch zu nehmen.

Angst

DEFINITION

Angst: Befürchtung, in der Zukunft einer unangenehmen Situation oder Empfindung ausgesetzt zu sein.

Da der Mensch in der Lage ist, zwischen Vergangenheit, Gegenwart und Zukunft zu unterscheiden und sich überdies die Folgen seiner Handlungen bzw. auch von Situationen und Begebenheiten vorstellen kann, sind **Ängste** zunächst als ein selbstverständlicher Teil der menschlichen Persönlichkeit zu werten.

Beispiel: Jemand, der der Erfahrung gemacht hat, dass eine zahnärztliche Behandlung Schmerzen verursachen kann, wird möglicherweise vor einem erneuten Zahnarztbesuch Angst haben.

Insofern geht der Angst ein Lernprozess voraus. Ein Mensch, der weiß, dass ein bestimmtes Ereignis unangenehme Folgen haben kann, wird befürchten, in einer ähnlichen Situation mit denselben, als negativ eingestuften Empfindungen konfrontiert zu sein (➤ Abb. 3.153).

Diese Form der Angst dient auch dem **Selbstschutz,** denn sie führt den Menschen dazu, Situationen auszuweichen, von denen eine Gefahr ausgeht *(Realangst).* Die Vorstellungskraft reicht über direkt vergleichbare Situationen hinaus. Wer weiß, dass ein Sturz aus dem Stand Schmerzen verursachen kann, ist in der Lage, sich vorzustellen, dass dem Sturz von einem Baum noch größere Schmerzen folgen. Insofern wird er besondere Sicherungsmaßnahmen einleiten, bevor er einen Baum besteigt – oder ganz darauf verzichten.

Genau an dieser Schnittstelle (Verzicht auf Handlungen wegen unbegründeter Befürchtungen) beginnen Ängste, den Menschen in seiner Lebensführung zu beeinträchtigen. Hier verliert die Angst ihre Schutzfunktion und hemmt den Menschen an der Entfaltung seiner Persönlichkeit. Im Extremfall leidet der Betroffene an einer **generalisierten Angststörung.** Das bedeutet, seine Ängste richten sich wahllos auf Menschen, Dinge oder Situationen. Die

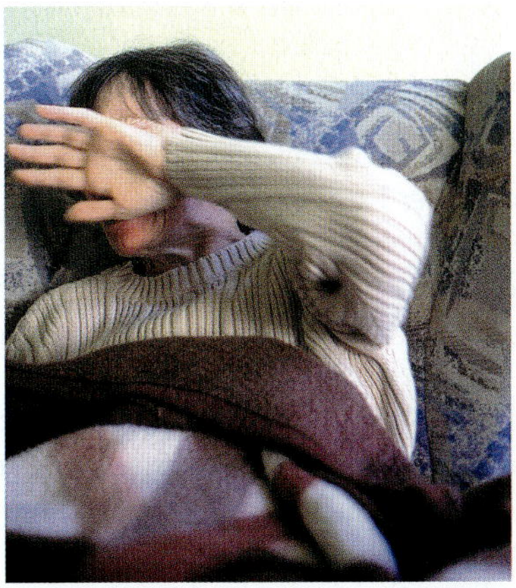

Abb. 3.153 Übersteigerte Angst kann dazu führen, dass bereits ein laut gesprochenes Wort zu einer übertriebenen Abwehrhaltung des Betroffenen führt. [K157]

Gefahr muss in Wirklichkeit nicht vorhanden sein. Es genügt bereits, sich ein Risiko vorzustellen. Die Betroffenen sind nahezu handlungsunfähig, trauen sich z. B. nicht mehr, das Haus zu verlassen, öffnen nicht, wenn es an der Haustür klingelt. Sie geraten in die soziale Isolation (➤ Kap. 3.10.2).

Die übersteigerte Angst kann ganz verschieden ausgeprägt sein und wird dann als **Panik** (meist plötzlich und sehr stark auftretend) oder **Phobie** (meist bezogen auf bestimmte Situationen oder Lebewesen) bezeichnet.

Zu den Phobien gehören:

- **Platzangst** *(Agoraphobie).* Angst vor weiten Plätzen
- **Angst vor geschlossenen, engen Räumen** *(Klaustrophobie).* Richtet sich oft auch gegen die Anwesenheit in einer großen Menschenmenge
- **Angst vor Tieren.** Kann sich auf Katzen, Hunde, Pferde, Spinnen sowie viele andere Tiere beziehen
- **Höhenangst** *(Akrophobie).* Angst davor, sich in großen Höhen aufzuhalten, Die **Flugangst** *(Aviophobie)* gehört zu diesem Formenkreis
- **Angst vor einer negativen Bewertung durch andere Menschen** *(soziale Phobie).* Bezeichnet Ängste, die sich auf verschiedene Situationen beziehen können, in denen der Betroffene fürchtet, bloßgestellt zu sein.

BEACHTE

Die genannten Ängste erzeugen bei den Betroffenen einen enormen **Leidensdruck** und können deshalb eine gezielte Behandlung erfordern. Sie besteht meist in Psycho- oder Verhaltenstherapie. Manchmal ist es notwendig, dass der Arzt entsprechende Arzneimittel (z. B. Angstlöser/Tranquilizer) verordnet.

Bei schwerkranken Patienten begegnen Pflegende nicht selten der **Existenzangst** oder auch der **Todesangst** *(Thanatophobie).* Sobald Pflegende entsprechende Zeichen bemerken, geben sie ihre Eindrücke per Dokumentation sowie bei der nächsten Besprechung an die Kollegen weiter. Gewinnen Pflegende die Überzeugung, der Betroffene sei unabhängig von der Erkrankung durch die Stärke der Angst selbst beeinträchtigt, ist es geraten, zusätzlich einen Arzt zu informieren. Mögliche Zeichen von Angst:

- Ängstlicher Gesichtsausdruck
- Unsicherheit im persönlichen Umgang
- Negative Grundstimmung
- Zitternde Stimme
- Starkes Schwitzen
- Abwehrhaltung (Muskeln sind stark angespannt)
- Blutdruck und Puls erhöht
- Atemzüge beschleunigt
- Geweitete Pupillen
- Schmerzempfindlichkeit erhöht.

INTERNET

Deutsche Angst-Selbsthilfe e.V. *(DASH):* www.panik-attacken.de

Selbsthilfegruppe, die viele Informationen über Angststörungen, Panikattacken sowie Möglichkeiten zu deren Behandlung bereithält.

Selbsttötungswünsche

In den überwiegenden Fällen ist der Wunsch, sich selbst zu töten, von einer psychischen Erkrankung oder einer vorschnellen Reaktion auf ein Lebensereignis verursacht. **Selbsttötungen,** die aus klarer Überlegung, nach einer besonnenen Abwägung aller Lebensumstände geschehen, sind relativ selten.

BEACHTE

Da es sich bei Selbsttötungen häufig um **Kurzschlussreaktionen** handelt, nehmen Pflegende diesbezügliche Äußerungen der Patienten unbedingt ernst.

Gefährdete Personen

In bestimmten Lebenslagen sind Menschen nachweislich eher geneigt, ihrem Leben ein Ende zu setzen. Zu den Ursachen für Selbsttötungswünsche gehören:

- Psychische Erkrankungen (besondere Gefährdung besteht bei Depressionen während der Behandlungsphase, in der die Wirkung der Arzneimittel die Antriebsschwäche bereits gelindert hat, die depressive Grundstimmung jedoch noch besteht)
- Suchterkrankung
- Hohes Alter im Zusammenhang mit Einsamkeit
- Verlust der Bezugspersonen (z. B. Familie, Freunde)
- Phasen der hormonellen Umstellung des Körpers (z. B. Pubertät, Wechseljahre)
- Erkrankungen, die aller Wahrscheinlichkeit nach mit dem Tod enden und eine längere Leidensphase verursachen

- Verlust der Heimat durch Flucht oder Vertreibung
- Einschneidende Erlebnisse, z. B. Verschuldung, Arbeitslosigkeit, Ende einer Partnerschaft, extreme persönliche Kränkung.

Besonders gefährdet sind auch Menschen, in deren Familien Fälle von Selbsttötungen vorgekommen sind oder die bereits einen oder mehrere Versuche unternommen haben, ihr Leben zu beenden. Es ist hinlänglich gesichert, dass Selbsttötungen zur Nachahmung anregen.

INTERNET

Deutsche Gesellschaft für Suizidprävention: www.suizidprophylaxe.de
Fachverband, der sich die Vorbeugung und Erforschung des Phänomens sowie die Hilfe für Betroffene zur Aufgabe gemacht hat.

Zeichen für Selbsttötungsabsichten

Es ist verständlich, wenn Pflegende gegenüber dem Thema Selbsttötung eine Scheu hegen. Die Tabus, die sich auf den Tod im Allgemeinen beziehen, gelten in verstärktem Maße für die Selbsttötung.

Trotzdem gehört es zur Professionalität in der Ausübung des Berufes, Menschen in diesen schwierigen Situationen Unterstützung zukommen zu lassen. Dies ist außerdem eine ethische Verpflichtung.

BEACHTE

Nach wie vor ist es umstritten, ob es ein **„Recht auf Selbsttötung"** gibt. Immer wieder nähern sich Fachleute u. a. aus juristischer, medizinischer, psychologischer oder theologischer Sicht diesem Thema. Derzeitig lautet die mehrheitliche Übereinkunft: Menschen die den Entschluss gefasst haben, sich zu töten, sind in ihrer freien Willensbildung eingeschränkt und deshalb ist es gerechtfertigt, sie – notfalls mit Zwangsmaßnahmen (z. B. Einweisung in eine geschlossene psychiatrische Abteilung) – an der Verwirklichung ihrer Pläne zu hindern.

Die **Zeichen für Selbsttötungsabsichten** sind oft nur schwer zu entdecken, weil sie so vielfältig sein können. Vor allem ältere Menschen sagen gelegentlich, dass sie ihren Tod herbeisehnen. In solche Aussagen dürfen Pflegende keinesfalls die Absicht einer Selbsttötung interpretieren. In den meisten Fällen handelt es sich lediglich um die Schilderung des Gefühls, das Leben habe lange genug gedauert, sei erfüllt gewesen und jetzt sei bald der Zeitpunkt gekommen, an dem es zu Ende gehen müsse.

Zu einer tragfähigen Beurteilung können Pflegende nur gelangen, wenn sie die Betroffenen über einen längeren Zeitraum beobachtet haben. Plötzliche Veränderungen des Verhaltens können Aufschluss geben, z. B.:

- Plötzlicher Umschwung der Stimmung von traurig zu heiter und gelöst – ohne eine nachvollziehbare Erklärung
- Plötzlich einsetzende Aktivitäten, die auf den Abschluss des Lebens gerichtet sein könnten, z. B. Verfassen eines Testamentes, Aufräumen unter den im Laufe des Lebens angesammelten Besitztümern, Verschenken von lieb gewonnenen Erinnerungsstücken an Menschen, die einen besonderen Bezug zum Betroffenen haben
- Abdriften in eine krankhaft veränderte Wahrnehmung, z. B. der Betroffene übernimmt Verantwortung für Begebenheiten, die nicht in seinem Einflussbereich liegen (etwa den Hunger in der Welt); der Betroffene berichtet, eingebildete Stimmen forderten ihn auf, sich zu töten
- Sprechen über handfeste Methoden, sich zu töten (etwa die Einnahme eines bestimmten Arzneimittels)
- Sprechen über die Reaktionen von Hinterbliebenen nach dem Motto „Wenn sie erst merken, dass ich nicht mehr bin …".

In der Psychiatrie zählt man die höchste Rate von Selbsttötungen. Dort hat es sich als besonders effektiv herausgestellt, gefährdete Patienten direkt auf ihre momentane Einstellung zur Selbsttötung anzusprechen. Die dazu verwendeten Fragen sollten stets in ein Gespräch eingepasst sein, um den Patienten nicht das Gefühl zu vermitteln, sie würden überwacht. Der Fragenkatalog nach Walter Pöldinger ermöglicht eine Einschätzung des Selbsttötungsrisikos (➤ Abb. 3.154). Allerdings ist es nicht notwendig, jede Frage exakt so zu stellen, wie vorgeschlagen. Der Katalog dient vielmehr als Anregung und Unterstützung der Pflegenden. Mit seiner Hilfe können sie alle Aspekte des Themas beleuchten.

Macht- und Hoffnungslosigkeit

Die Hoffnung, auch schwierige Situationen überstehen zu können, ist eine der wesentlichen Fähigkeiten

Je mehr Fragen im Sinne der angegebenen Antwort beantwortet werden, umso höher muss das Suizidrisiko eingeschätzt werden.

	Ja	Nein
1. Haben Sie in letzter Zeit daran denken müssen, sich das Leben zu nehmen?	X	
2. Häufig?	X	
3. Haben Sie auch daran denken müssen, ohne es zu wollen? Haben sich Selbstmordgedanken aufgedrängt?	X	
4. Haben Sie konkrete Ideen, wie Sie es machen wollen?	X	
5. Haben Sie Vorbereitungen getroffen?	X	
6. Haben Sie schon zu jemandem über Ihre Selbstmordabsichten gesprochen?	X	
7. Haben Sie einmal einen Selbstmordversuch unternommen?	X	
8. Hat sich in Ihrer Familie oder in Ihrem Freundes- und Bekanntenkreis schon jemand das Leben genommen?	X	
9. Halten Sie Ihre Situation für aussichts- und hoffnungslos?	X	
10. Fällt es Ihnen schwer, an etwas anderes als an Ihre Probleme zu denken?	X	
11. Haben Sie in letzter Zeit weniger Kontakte zu Ihren Verwandten, Bekannten und Freunden?	X	
12. Haben Sie noch Interesse daran, was in Ihrem Beruf und in Ihrer Umgebung vorgeht?		X
13. Haben Sie jemanden, mit dem Sie offen und vertraulich über Ihre Probleme sprechen können?		X
14. Wohnen Sie zusammen mit Familienmitgliedern oder Bekannten?		X
15. Fühlen Sie sich unter starken familiären oder beruflichen Verpflichtungen stehend?		X
16. Fühlen Sie sich in einer religiösen bzw. weltanschaulichen Gemeinschaft verwurzelt?		X

Anzahl der entsprechend beantworteten Fragen ____ Endzahl maximal 16

Abb. 3.154 Fragenkatalog zum Selbsttötungsrisiko nach Walter Pöldinger. Je mehr Fragen sinngemäß so beantwortet sind, wie in der Abbildung gezeigt, desto höher ist die anzunehmende Gefährdung. [R114]

des Menschen. Pflegende erleben in ihrem beruflichen Alltag immer wieder Patienten, die trotz objektiv schwerster Beeinträchtigungen keinen Gedanken darauf verwenden, sich selbst aufzugeben.

Aber es gibt auch Patienten, deren Befinden von dem überwältigenden Gefühl der **Macht- und Hoffnungslosigkeit** geprägt ist. Es kann sich gegen übergeordnete Instanzen, z. B. das Schicksal oder Gott, richten, kann seinen Ausdruck jedoch auch in der Einstellung zu Bezugspersonen finden.

Menschen, die aufgrund körperlicher oder geistiger Einschränkungen von der Hilfe anderer abhängig sind, sehen sich nicht selten einer Struktur ausgeliefert, auf die sie keinen Einfluss haben. Als klassisches Beispiel kann die stationäre Pflegeeinrichtung dienen. Hier verwehrt häufig allein die Personalsituation die Rücksichtnahme auf persönliche Bedürfnisse der Bewohner. Zusätzlich kann eine Unterbringung in Zwei- oder Mehrbettzimmern die Aufrechterhaltung der eigenen Gewohnheiten verhindern. Daraus entsteht nicht selten Frustration die in Aggression umschlagen und im weiteren Verlauf in eine Teilnahmslosigkeit münden kann.

Zeichen für Macht- und Hoffnungslosigkeit:

- Verweigerung von Pflegemaßnahmen
- Äußerung von Unzufriedenheit, ohne dass der Betroffene erkennen lässt, wie er sich Alternativen vorstellt
- Aggressivität
- Rückzug vom Gemeinschaftsleben
- Aufgabe der Selbstbestimmung, Rat- und Hilflosigkeit
- Ablehnung von Gesprächsangeboten
- Ungerichtete Wut auf „alles und jeden"
- Aufgabe von eigenen Wünschen.

Insbesondere älteren Menschen fällt es vielfach schwer, sich gegen Umstände zur Wehr zu setzen, die ihnen nicht gefallen. Sie sind häufig von einer Erziehung geprägt, in der Gehorsam ein wichtiges Element war. Deshalb sind sie eher geneigt, sich zu fügen. Trotzdem sind sie von dem Gefühl der Macht- und Hoffnungslosigkeit bedroht, sie zeigen es jedoch nicht so deutlich. Pflegende sind daher aufgerufen, besonders sorgsam zu sein und ihre Arbeitsabläufe so weit wie möglich an die Bedürfnisse und Wünsche der Patienten anzupassen. Oft genügen scheinbare Kleinigkeiten, um das Gefühl der Selbstbestimmung zu erhalten. **Beispiel:** Ein Patient, der es gewohnt war, sich erst kurz vor dem Mittagessen zu waschen, wird dankbar sein, wenn er diese Gewohnheit auch in einer stationären Pflegeeinrichtung beibehalten kann.

3.11.3 Unterstützung der Fähigkeit, Sinn im Leben zu finden

Beschäftigung ➤ Kap. 3.13

Pflegende können ihren Patienten nicht die Auseinandersetzung mit ihrer Erkrankung, dem Tod oder der veränderten Lebenssituation abnehmen. Sie können diesen Prozess jedoch durch eine zugewandte und personenzentrierte Gesprächshaltung erleichtern. Außerdem achten sie darauf, durch ihr Handeln die Selbstbestimmung nicht zusätzlich einzuschränken.

Die **Unterstützung der Fähigkeit, Sinn im Leben zu finden,** ist eine kommunikative Aufgabe. Pflegende signalisieren Interesse an den diesbezüglichen Mitteilungen der Patienten. Sie gestehen es sich selbst ein, wenn sie nicht in der Lage sind, Ratschläge zu erteilen. Allein die Tatsache, dass Menschen ein Gegenüber finden, mit dem sie über ihre Situation reden können, wirkt entlastend.

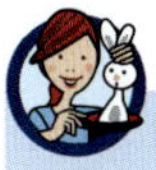

TIPPS & TRICKS

Es ist von entscheidender Bedeutung, dass Pflegende bei **Krisengesprächen** auf Floskeln verzichten. Sätze wie „Machen Sie sich mal keine Sorgen, die Zeit heilt alle Wunden, das wird schon wieder", kommen beim Gegenüber als Zeichen von Desinteresse oder als Spott an. Besser ist es, gezielt nachzufragen. Indem der Betroffene seine Gefühle in Worte kleidet, macht er sie sich bewusst. Das ist der erste Schritt zu einer Bewältigung.

Unterstützung bei der Ausübung religiöser Bedürfnisse

Der Glaube an Gott hilft Menschen bei der Bearbeitung von Lebenskrisen. Die meisten stationären Pflegeeinrichtungen verfügen über Kapellen, in denen christliche Gottesdienste gefeiert werden können (➤ Abb. 3.155).

Häufig sind den Einrichtungen Geistliche zugeordnet, die sowohl seelsorgerliche Gespräche anbieten, als auch die entsprechenden Riten (z. B. Abendmahl, Krankensalbung, Gebete, Segen) für einzelne Patienten ausführen.

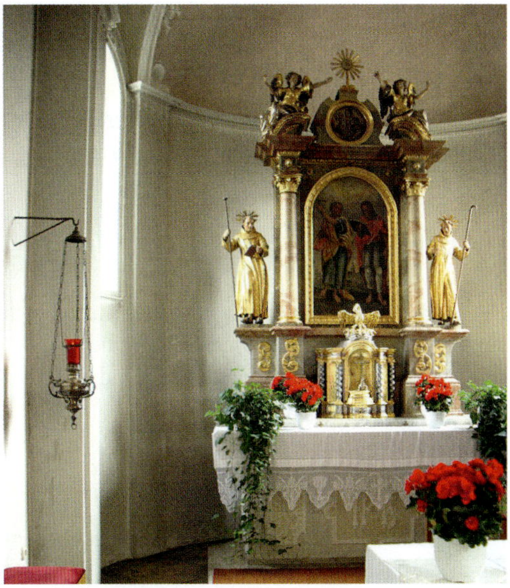

Abb. 3.155 Viele Krankenhäuser und andere stationäre Einrichtungen verfügen über Kapellen, in denen Gottesdienste stattfinden, oder die zum Gebet offen stehen. [M294]

Abhängig von ihrer eigenen Einstellung zum Glauben können Pflegende an diesen Riten teilnehmen und damit das Gemeinschaftsgefühl des Patienten stärken.

Es ist eine Selbstverständlichkeit, den Tagesablauf so zu planen, dass die Patienten die Möglichkeit haben, die Gottesdienste zu besuchen bzw. ihre Gebete zu verrichten. Darüber hinaus haben Pflegende zahlreiche Möglichkeiten, die Ausübung des Glaubens zu unterstützen:

- Bereitstellung von religiösen Symbolen (z. B. Weihwasser, Kreuze, Marienbilder)
- Gemeinsames Gebet (z. B. Tischgebet, Gebet zur Nacht)
- Vorlesen religiöser Texte (z. B. Vaterunser, Ave Maria, Bibeltexte, Rezitation von Suren aus dem Koran)
- Gemeinsames Singen geistlicher Lieder
- Kontakt zum örtlichen Geistlichen schaffen, ist besonders wichtig für Angehörige nichtchristlicher Religionsgemeinschaften, da sie meist nicht in den Einrichtungen vertreten sind (z. B. für Moslems den Imam der örtlichen Moschee, für Juden den Rabbi der zuständigen Synagoge)

- Berücksichtigung religiös motivierter Wünsche (z. B. Aufstellung des Krankenbetts Richtung Mekka für Moslems)
- Einhaltung religiös motivierter Lebensregeln, z. B. Speisenvorschriften, Fastenzeit, Körperreinigung.

Sterbebegleitung

Die **Sterbebegleitung** durch Pflegende richtet sich auf die Sterbenden selbst, umfasst aber auch die Betreuung der Angehörigen. Entsprechend vielfältig sind die Anforderungen.

Begleitung der Angehörigen

Die Gestaltung der **Begleitung von Angehörigen** durch die Sterbephase eines Patienten ist zunächst von den äußeren Umständen abhängig, in denen sich der Patient befindet. **Im Krankenhaus oder einer anderen stationären Einrichtung** geben schon die Regeln der Institution einen Rahmen vor. Hier ist es die Aufgabe der Pflegenden, Freiräume zu schaffen, den Angehörigen die Anwesenheit zu ermöglichen, eine ruhige Umgebung zu ermöglichen, für Gespräche zur Verfügung zu stehen sowie ggf. den Seelsorger zu benachrichtigen.

Falls die Angehörigen es wünschen, stellen Pflegende ein zusätzliches Bett oder eine Liege bereit, damit eine Übernachtung bei dem Sterbenden möglich ist.

Das Angebot von Gesprächen richtet sich nach den Bedürfnissen der Angehörigen. Wenn sie zu erkennen geben, lieber allein von dem Patienten Abschied nehmen zu wollen, halten Pflegende sich zurück und organisieren ihre pflegerischen Handlungen so, dass lange, möglichst störungsfreie Zeiträume entstehen.

Benötigen die Angehörigen Unterstützung, ist es geraten, Pflegende mit dieser Aufgabe zu betrauen, die den Sterbenden gut kennen. Die Zahl der **Ansprechpartner** ist auf zwei, höchstens drei Personen zu begrenzen, um Kontinuität in der Begleitung zu erzielen (➤ Abb. 3.156). In den Gesprächen geht es meist um Erinnerungen an frühere Zeiten oder die Einstellung, die der Sterbende früher zum Tod vertreten hat. Pflegende vermeiden Floskeln. Wenn sie keine persönlichen Aussagen machen können, beschränken sie sich darauf, den Angehörigen zu signalisieren, dass sie den

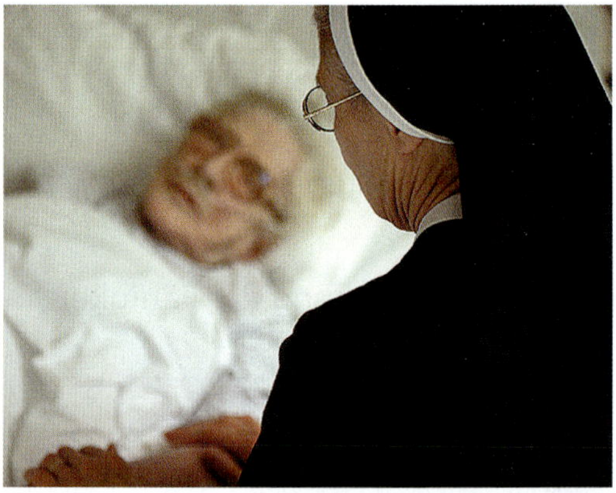

Abb. 3.156 Die Pflege Sterbender erfordert Kompetenz und die Zusammenarbeit verschiedener Berufsgruppen. [K115]

Schmerz und die Trauer verstehen und nachfühlen können.

Es hängt von dem Zustand des Sterbenden ab, ob diese Gespräche in seinem Beisein stattfinden. Wenn der Sterbende nicht einbezogen werden kann, weil er z. B. bereits mit dem Leben abgeschlossen hat und ganz auf den Tod ausgerichtet ist, erfordert es die Achtung vor dem Menschen, ihn in diesem Prozess nicht zu stören.

Pflegende ermutigen die Angehörigen, während der gesamten Sterbephase anwesend zu sein. Oft handelt es sich um mehrere Personen, die einander abwechseln können.

Findet der Sterbeprozess **zu Hause** statt, liegt die gesamte Organisation in den Händen der Angehörigen. Die Pflegenden können, sofern es notwendig ist, Ratschläge zur pflegerischen Versorgung geben (z. B. Flüssigkeitszufuhr, Schmerzbehandlung, Häufigkeit und Ausmaß der Körperpflege). Die Sicherheit, den Sterbenden richtig zu behandeln, kann den Angehörigen Kraft vermitteln.

Pflegende übernehmen in dieser Situation vor allem die körperliche Versorgung des Sterbenden. Sie stehen aber auch für Gespräche mit den Verwandten zur Verfügung und bestärken sie in der Entscheidung, den Sterbenden in der häuslichen Umgebung zu betreuen.

Begleitung und Pflege Sterbender in stationären Einrichtungen

Der Raum, in dem sich ein Sterbender befindet, ist angenehm zu temperieren. Da viele Menschen in der

Endphase sehr lichtempfindlich reagieren, sollte das Bett so stehen, dass die Sonne nicht unmittelbar auf das Gesicht des Sterbenden scheint. Häufig empfinden sterbende Menschen es als angenehm, aus dem Fenster schauen zu können. Pflegende ermuntern die Angehörigen, vertraute Gegenstände, z. B. Fotos, von zu Hause mitzubringen. Ein kahles Zimmer kann Ängste auslösen. Auch Lärm kann den Sterbenden belasten. Deshalb sorgen Pflegende – soweit es möglich ist – für eine ruhige Umgebung.

BEACHTE

Sterbende sollten in einem **Einzelzimmer** untergebracht sein. Sofern bei einem Patienten, der in einem Zwei- oder Mehrbettzimmer wohnt, der Beginn des Sterbeprozesses sichtbar wird, sorgen Pflegende dafür, dass der Betroffene ein Einzelzimmer erhält. Sofern möglich, verlegen Pflegende dazu die Mitpatienten. Ein Ortswechsel kann dem Sterbenden das Gefühl vermitteln, er werde zum Ende seines Lebens abgeschoben.

Außerdem gelten folgende Regeln für die Versorgung Sterbender:

- Phasen des Alleinseins sind zu vermeiden oder zumindest so kurz wie möglich zu halten. Hier sind die Angehörigen gefordert. Hat der Patient keine Familie, ist es geraten, ehrenamtliche Helfer (z. B. von einem Hospizverein) oder Sitzwachen zur Hilfe zu rufen (➤ Abb. 3.156)
- Berücksichtigung der Wünsche, die der Sterbende ggf. schon seit langer Zeit in einer Patientenverfügung (➤ Kap. 7.5.2) festgelegt hat
- Sorgfältige Beobachtung der Reaktionen des Patienten auf Ansprache und pflegerische Maßnahmen, insbesondere auf Schmerzäußerungen. Pflegende erzielen in Zusammenarbeit mit den behandelnden Ärzten eine angemessene medikamentöse Schmerzstillung
- Ablehnung pflegerischer Maßnahmen durch den Sterbenden beachten, aber nicht kritiklos akzeptieren. Es ist möglich, dass der Weigerung eine Ursache zugrunde liegt, die sich beheben lässt, z. B. Schmerzen beim Drehen im Bett, Vermutung des Patienten eine Maßnahme diene gegen seinen Willen dem Versuch, das Leben zu verlängern. Die Abstimmung im Team und mit dem behandelnden Arzt hilft, in diesen Fällen angemessen zu reagieren
- Pflegerische Schwerpunkte an die Phase des Sterbeprozesses anpassen
  - Mundpflege dient zum Ende des Sterbens hin als Ersatz für das Trinken und vermittelt ein angenehmes, kühlendes Gefühl, sie ist mindestens stündlich durchzuführen (Lippen ebenfalls befeuchten, ggf. eincremen)
  - Sterbenden bequem lagern, dabei besonders die Einschränkungen (z. B. erschwerte Atmung) berücksichtigen; Umlagerungen nur in Absprache mit dem Betroffenen und für pflegerische Maßnahmen
  - Waschen dient nicht mehr in erster Linie der Körperreinigung, sondern der Vermittlung eines angenehmen Körpergefühls. Wassertemperatur nach Absprache mit dem Betroffenen bzw. mindestens in Körpertemperatur wählen, Im Sinne der Basalen Stimulation® nehmen Pflegende bei Sterbenden beruhigende Waschungen vor, indem sie den Strich mit der Wuchsrichtung der Körperbehaarung führen (➤ Kap. 3.10.4). Sanfte Massagen können den beruhigenden Effekt verstärken
  - Stuhlgangfördernde Maßnahmen nur bei Beschwerden einleiten – keinesfalls, weil es der Abführrhythmus verlangen würde
  - Zur Vermeidung von massiven Hautschäden und einem unangenehmen Nässegefühl kann in Absprache mit dem behandelnden Arzt die Anlage eines Blasendauerkatheters erwogen werden
  - Genügend Zeit für die pflegerischen Maßnahmen einplanen. Hektische und gestresste Pflegende belasten einen Sterbenden eher, als dass sie ihn unterstützen
  - Vermeidung starker Gerüche, z. B. parfümierte Körperpflegemittel weglassen; Patienten reagieren oft sehr empfindlich auf Gerüche, auch wenn sie sie zuvor ausgesprochen gern hatten
- Einbeziehung der Angehörigen in die pflegerische Versorgung. Das Ausmaß richtet sich nach der Leistungsfähigkeit und nach der Bereitschaft, daran teilzunehmen. Pflegende versuchen keinesfalls, Menschen, die eine Abneigung gegen die Berührung des Sterbenden haben, zur Mithilfe zu nötigen.

BEACHTE

Die genannten Regeln für die pflegerische Versorgung Sterbender sind als **Anhaltspunkte** gedacht. Sie illustrieren, in welche Richtung Pflegende bei dieser Aufgabe denken. Im Einzelfall kann es sein, dass ein Patient ganz andere Wünsche hat. Manche Sterbende lehnen z. B. Gesellschaft ab, andere wollen, dass ihr Zimmer abgedunkelt ist und das Fenster verhängt wird. In diesem Sinne ist die Pflege Sterbender ein steter Prozess der Abwägung. Einerseits haben die Patienten ein unumstößliches Recht auf Selbstbestimmung, andrerseits können ihre Wünsche durch unbegründete Befürchtungen verursacht sein. Nur die exakte Beobachtung sowie eine tragfähige Kommunikation im Team und mit den behandelnden Ärzten ermöglichen eine personenzentrierte und befriedigende Versorgung.

Begleitung und Pflege Sterbender in häuslicher Umgebung

Die pflegerischen Maßnahmen, die sich auf die unmittelbare körperliche Versorgung eines Sterbenden richten, sind in der **häuslichen Umgebung** nahezu dieselben wie im stationären Umfeld. Ganz bedeutende Unterschiede ergeben sich jedoch aus den Rahmenbedingungen.

In der häuslichen Versorgung arbeiten Pflegende sehr viel eigenverantwortlicher, weil sie nicht ohne weiteres auf den Rat oder die Unterstützung von Teamkollegen zurückgreifen können. Zudem sind sie genötigt, auch aufwändige Pflegemaßnahmen allein oder mit Hilfe von Angehörigen auszuführen. Die ärztliche Betreuung ist schwieriger zu organisieren, weil sie meist von Hausärzten geleistet wird, die in die Pflichten ihrer Praxis eingebunden sind und nur in größeren Abständen einen Hausbesuch machen können.

Die Versorgung mit Hilfsmitteln für die Pflege benötigt einen längeren Vorlauf und erfordert oft einen Schriftwechsel für das Antrags- und Genehmigungsverfahren mit Kostenträgern, z. B. Kranken- und Pflegekassen, anderen Versicherungsunternehmen oder Sozialämtern. Dieser Aufwand ist häufig von Angehörigen zu leisten. Aus diesen Gründen ergibt sich für Pflegende die Notwendigkeit, weit im Voraus zu planen. Folgende Aspekte sind zu bedenken:

- Stehen genügend Arzneimittel zur Verfügung (z. B. Schmerzmittel) und genügen die ärztlichen Anordnungen dem zu erwartenden Bedarf?
- Entsprechen die zur Verfügung stehenden Hilfsmittel den Anforderungen? Welche Veränderungen im Befinden des Patienten sind zu erwarten und wie kann darauf mit einer Anpassung der Hilfsmittel reagiert werden?
- Wie belastungsfähig sind die Angehörigen? Haben sie freie Kapazitäten, weitere Teile der Pflege zu übernehmen oder ist es geraten, die Betreuung durch den Pflegedienst zu intensivieren?
- Wie ist die Stimmungslage der betroffenen Familie zu beurteilen? Benötigt sie zusätzlichen Beistand, z. B. durch Haushaltshilfen, ehrenamtliche Helfer, professionelle Sterbebegleiter, Therapeuten?
- Besteht eine Patientenverfügung? Unterstützen die Familienmitglieder den erklärten Willen des Sterbenden oder vertreten sie abweichende Ansichten?

BEACHTE

Obwohl stationäre Einrichtungen mit ihrer eingespielten Infrastruktur in der Lage sind, den Angehörigen sehr viel Arbeit abzunehmen, besitzt das Sterben in der häuslichen Umgebung eine ganz eigene Qualität. Sofern die **familiären Ressourcen** vorhanden sind, ist es möglich, die Versorgung ganz auf die Bedürfnisse des Betroffenen einzurichten. Außerdem wirkt sich das Bewusstsein, die letzte Phase des Lebens im vertrauten Zuhause verbringen zu können, häufig beruhigend auf die Sterbenden aus. Wenn sie eine Übereinkunft mit ihren Angehörigen getroffen haben, müssen sie z. B. nicht befürchten, dass Maßnahmen ergriffen werden, denen sie die Zustimmung verweigern würden. Die Angehörigen gewinnen den Vorteil, ganz ungestört und ohne Rücksicht auf den Tagesablauf einer Institution Abschied nehmen zu können. Dies erleichtert die Trauerarbeit.

- Ist den Familienmitgliedern klar, wie sie nach dem Eintritt des Todes reagieren müssen? Sind ggf. schon Bestimmungen bezüglich der Bestattung getroffen worden?
- Ist eine seelsorgerliche Begleitung gewünscht oder veranlasst?

Versorgung Verstorbener

Nach dem Eintritt des Todes muss ein Arzt den Verstorbenen untersuchen, den Tod feststellen und eine **Todesbescheinigung** ausstellen (➤ Abb. 3.157). Dies ist erst nach dem Eintreten sicherer Todeszeichen, also frühestens zwei Stunden nach dem Todeszeitpunkt möglich. Die Vorschrift besagt, dass der

Vorderseite stets mit Durchschrift ausfüllen

Wichtig!

Für die Anmeldung des Sterbefalles möglichst Geburts- und Heiratsurkunde (und bei Eheschließung nach dem 31. Dezember 1957 Abschrift oder Auszug aus dem Familienbuch) und amtlichen Personalausweis des Verstorbenen zum Standesamt mitbringen.

Vom Standesbeamten auszufüllen!
Standesamt ______
Eintragung vollzogen Sterbebuch Nr. ______
Eintragung vorgemerkt Vormerkliste Nr. ______

Todesbescheinigung[1])

I. Personalangaben

Familienname ______
(Ehename), ggf. Geburtsname – Vornamen
Geschlecht*) ☐ männlich ☐ weiblich
geboren am ______ in ______
Wohnung Straße, Hausnummer ______
Gemeinde – Kreis
Ort des Todes Straße, Hausnummer ______
Gemeinde – Kreis
(auch Name der Anstalt)
Zeitpunkt des Todes ______
Tag, Monat, Jahr, Uhrzeit
Für Neugeborene, die innerhalb der ersten 24 Stunden gestorben sind, Lebensdauer in Stunden ______

II. Todesart*) ☐ natürlicher Tod
☐ nicht natürlicher Tod[2]) (Unfall, Selbstmord, Tod durch strafbare Handlung oder sonstige Gewalteinwirkung)
☐ nicht aufgeklärt, ob natürlicher oder nicht natürlicher Tod

III. Zuletzt behandelnder Arzt Name, Anschrift und Fernsprechnummer des Arztes, der Anstalt

IV. War der Verstorbene an einer übertragbaren Krankheit im Sinne des Bundes-Seuchengesetzes erkrankt*) ☐ ja ☐ nein
Wenn ja, sind besondere Verhaltensmaßregeln bei der Aufbewahrung, Einsargung, Beförderung und Bestattung zu beachten?*) ☐ ja ☐ nein

Die Leiche wurde von mir heute zur Feststellung der Todesursache sorgfältig untersucht. Sichere Zeichen des Todes wurden von mir wahrgenommen. Diese und die umseitigen anderen Angaben auf Grund des von mir gewonnenen Urteils nach bestem Wissen gemacht zu haben, bezeuge ich mit eigenhändiger Unterschrift.

Ort ______
Datum ______
Unterschrift und Stempel des Arztes, der die Leichenschau vorgenommen hat

[1]) **Auch für Totgeborene ausfüllen!** Das sind totgeborene oder während der Geburt verstorbene Leibesfrüchte von mindestens 500 Gramm Gewicht.
[2]) Es genügen bereits Anhaltspunkte, die für einen nicht natürlichen Tod sprechen.
*) Zutreffendes im entsprechenden ☐ ankreuzen.

Rückseite ohne Durchschrift ausfüllen

V. Todesursache[1]) **(Bitte den Krankheitsablauf in der richtigen Kausalkette angeben, mit dem Grundleiden an letzter Stelle)** – Zeitdauer zwischen Krankheit und Tod

A. Klinisch
1. Welche Krankheit oder Verletzung hat den Tod **unmittelbar** herbeigeführt?[1]) a) ______
Als Folge von:
Welche Krankheiten oder Verletzungen lagen der Angabe unter a) b) ______
Als Folge von:
unter b) c) ______
Grundleiden
ursächlich zugrunde?
2. Welche **anderen** wesentlichen Krankheiten bestanden zur Zeit des Todes?

B. Sektionsbefund **(Bitte den Krankheitsablauf in der richtigen Kausalkette angeben, mit dem Grundleiden an letzter Stelle)**
1. Welche Krankheit oder Verletzung hat den Tod **unmittelbar** herbeigeführt?[1])a) ______
Als Folge von:
Welche Krankheiten oder Verletzungen lagen der Angabe unter a) b) ______
Als Folge von:
unter b) c) ______
Grundleiden
ursächlich zugrunde?
2. Welche **anderen** wesentlichen Krankheiten bestanden zur Zeit des Todes?

[1]) Hierunter fällt nicht die Art des Todeseintritts, z. B. Versagen des Herzens oder Kreislaufs, Atemlähmung, Verblutung, allgemeine Schwäche, sondern die Krankheit, Schädigung oder Komplikation, welche den Tod herbeigeführt hat.

VI. Zusatzangaben
A. Bei Unfall, Vergiftung und Gewalteinwirkung einschließlich Selbstmord
1. Äußere Ursache der Schädigung ______ (nähere Angaben über den Hergang)
2. Unfallkategorie*) ______
☐ a) Arbeits- oder Dienstunfall (ohne Wegeunfall)
☐ b) Schulunfall (ohne Wegeunfall)
☐ c) Verkehrsunfall (einschließlich Wegeunfall zu a) und b))
☐ d) Häuslicher Unfall
☐ e) Sport- oder Spielunfall (außer bei schulischer Veranstaltung oder im Haus)
☐ f) Sonstiger Unfall (nähere Angaben) ______

B. Bei Kindern unter 1 Jahr und Totgeborenen:
1. Wo wurde das Kind geboren*) ☐ a) im Krankenhaus ☐ b) zu Hause ☐ c) oder wo sonst? ______
2. Gewicht und Länge bei der Geburt ______ gr ______ cm
3. Mehrlingsgeburt?*) ☐ ja ☐ nein

C. Bei Frauen (im gebärfähigen Alter): Ist bekannt, ob die Verstorbene
1. schwanger war?*) ☐ ja Monat ______ ☐ nein
2. in den letzten 3 Monaten entbunden hat?*) ☐ ja Datum ______ ☐ nein

*) Zutreffendes im entsprechenden ☐ ankreuzen.

Abb. 3.157 Diese Todesbescheinigung findet in Bayern Verwendung. Die notwendigen Angaben unterscheiden sich in den einzelnen Bundesländern geringfügig. [E173]

Arzt den unbekleideten Leichnam vollständig untersuchen muss.

Kann der Arzt bei der Untersuchung keine vollständige Gewissheit über den Eintritt des Todes erlangen, muss eine zweite Untersuchung im Abstand von 2–4 Stunden folgen. Erkennt der Arzt eine „unklare" oder „nicht natürliche" Todesursache, sind weitere Untersuchungen, z. B. durch Pathologen oder Rechtsmediziner, erforderlich, und der verantwortliche Arzt gibt den Pflegenden detaillierte Anweisungen, wie mit dem Leichnam umzugehen ist. Gegebenenfalls informiert der Arzt umgehend die Polizei und die Staatsanwaltschaft.

Handelt es sich um eine natürliche Todesursache, z. B. aufgrund von Alter oder einer zum Tode führenden Erkrankung, ist der Leichnam nach der Untersuchung zur Bestattung freigegeben. Sofern nicht Verwandte oder spezielle Personen (z. B. bei Moslems und Juden) die Versorgung des Verstorbenen übernehmen, obliegt diese Aufgabe den Pflegenden (➤ Tab. 3.46).

Ein Verstorbener bleibt auch in stationären Einrichtungen mindestens 24 Stunden in seinem Zimmer oder einem speziellen Verabschiedungsraum (sofern nicht religiöse Gründe dagegen sprechen), damit sowohl die Angehörigen, als auch Pflegende und andere Mitarbeiter **gebührenden Abschied** nehmen können. Der Platz des verstorbenen Patienten bleibt mindestens für 24 Stunden unbelegt, um den Verlust zu betonen, der durch einen Todesfall stets eintritt. Diese Pause ermöglicht es dem betreuenden Personal, den Tod zu verarbeiten. Als begleitende Hilfen sind Teambesprechungen und Supervisionen sinnvoll.

BEACHTE

Für die **häusliche Aufbahrung** gelten in den Ländern der Bundesrepublik Deutschland unterschiedliche Gesetze. Nahezu überall ist es möglich, einen Leichnam für 36 Stunden an seinem Sterbeort aufzubahren. Lediglich der Freistaat Sachsen schreibt 24 Stunden als maximale Frist bis zur Überführung eines Leichnams in einen dafür vorgesehenen Raum vor. Diese Zeitspanne können Angehörige in häuslicher Umgebung zum Abschied von einem Verstorbenen nutzen.

Pflegende ermöglichen den Angehörigen die Einhaltung von Riten, die für Todesfälle eingeführt sind. Diese in der Tradition verankerten Verhaltensmaßregeln, z. B. Gebete, Trauerrituale, erleichtern die Bewältigung der Gefühle, die bei einem Todesfall entstehen.

Humor in der Pflege

BEACHTE

Obwohl Humor grundsätzlich positiv bewertet ist, bedenken Pflegende, dass das Verständnis und die Ansichten darüber, welche Aussagen lustig sind und über welche Begebenheiten man lachen darf, sehr unterschiedlich ausgeprägt sein können. Besonders ältere Menschen, die strengere **Moral- oder Wertvorstellungen** vertreten, reagieren nicht selten sehr empfindlich, wenn sie glauben, lächerlich gemacht zu werden – auch wenn es bei objektiver Betrachtung der Situation zu dieser Befürchtung keinen Anlass zu geben scheint.

Humor ist eine Form des zwischenmenschlichen Umgangs, mit deren Hilfe sich kritische oder peinliche Situationen sowie Probleme auf eine für alle Beteiligten angenehme Weise lösen lassen. In der Pflege ist mit Humor nicht das Lachen gemeint, das auf Kosten eines Menschen geht, sondern eine Kontaktaufnahme, bei der sich die Partner gleichberechtigt gegenüberstehen.

Humorvolle Menschen werden überwiegend als angenehme Gesprächspartner empfunden, doch dies dürfen Pflegende auf keinen Fall als eine Aufforderung verstehen, bei jeder Gelegenheit witzig sein zu müssen. Humor gewinnt an Kraft, wenn er mit ernsteren Stimmungen abwechselt. Dann aber kann er sich günstig auswirken, z. B. auf:

- **Trübsinnige Stimmungen,** aus denen die Patienten oft nicht allein herausfinden
- Ein **lebensbejahendes Klima** und die Kommunikation in Gemeinschaften, z. B. unter den **Bewohnern von Pflegeeinrichtungen**
- **Heilungsprozesse.** Es ist bekannt, dass eine ausgeglichene Gemütslage positive körperliche Auswirkungen hat
- Die **Mitarbeit der Patienten** bei der pflegerischen und ärztlichen Behandlung *(Compliance),* weil eine positive Grundhaltung eine ihrer Voraussetzungen ist
- Das **Vertrauensverhältnis** zwischen Patienten und Pflegenden, denn wer gemeinsam lacht stellt eine starke Gefühlsbindung her
- Die **Freisetzung von körpereigenen Glückshormonen** senkt u. a. die Empfindlichkeit für Schmerzen.

BEACHTE

Im Umgang mit psychiatrisch erkrankten Menschen gilt **äußerste Zurückhaltung** für die Verwendung von Humor. Depressive Patienten empfinden Lustigkeit häufig als unerträglich und bei manischen Patienten besteht die Gefahr, dass sie humorvolle Äußerungen als Aufforderung verstehen, immer noch einen Schritt weiterzugehen, bis die Situation eskaliert.

Klinikclowns

Die Erkenntnis, dass Humor auf vielfältige Weise heilsam sein kann, hat auch in Deutschland zur Einführung einer **Spaßtherapie** geführt. In vielen stationären Einrichtungen nehmen inzwischen **Klinikclowns** einen festen Platz im Behandlungskonzept ein (➤ Abb. 3.158). Sie richten sich an Patienten aller Altersgruppen und wählen jeweils einen speziell angepassten Zugang. Überwiegend arbeiten Künstler, z. B. Schauspieler, Tänzer, Pantomimen, Musiker als Klinikclowns. Sie spulen kein vorgefertigtes Programm ab, sondern nehmen direkten Bezug auf die jeweilige Situation der Patienten. Deshalb ist es notwendig, dass sie über medizinische Grundkenntnisse verfügen, die ihnen das Verständnis für Erkrankungen oder Einschränkungen öffnen.

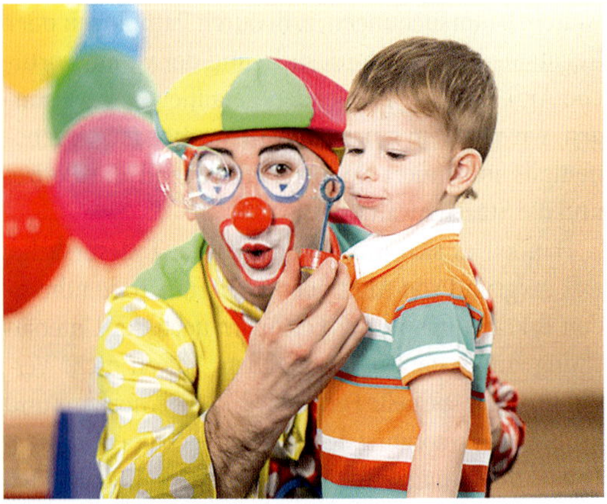

Abb. 3.158 Die Arbeit der Klinikclowns unterscheidet sich erheblich von der ihrer Kollegen in Zirkus oder Varieté. [J787]

INTERNET

Dachverband der Clowns für Kinder im Krankenhaus Deutschland e.V.: www.dachverband-clowns.de

Zusammenschluss mehrerer Vereine, der dem Erfahrungsaustausch und der Qualitätssicherung dient sowie gemeinsame Aktionen/Öffentlichkeitsarbeit ermöglicht.

KlinikClowns e.V.: www.klinikclowns.de

Der Verein ist zwar schwerpunktmäßig im Raum München tätig, hält auf seiner Homepage jedoch viele Informationen zum Thema bereit. Dort ist auch eine Linksammlung zu anderen Clowns-Vereinen zu finden.

Schule für Clowns: www.kunstdesstolperns.de

Pflegende, die Interesse an der Arbeit als Klinikclown haben und über entsprechende Fähigkeiten verfügen, können an dieser Schule eine Clown-Grundausbildung absolvieren. Vorkenntnisse sind nicht nötig. Allerdings sind die Kosten für das Seminar relativ hoch.

3.12 Schlaf

DEFINITION

Schlaf: Vom Gehirn selbst herbeigeführter Zustand, in dem das Bewusstsein vermindert ist. Dient der Regeneration geistiger und körperlicher Fähigkeiten.

Der **Schlaf** ist kein einförmiges Dahindämmern, sondern ein sehr bewegter Bewusstseinszustand, in dem sich leichter und tiefer Schlaf sowie REM-Phasen (*rapid eye movement: heftige Augenbewegungen; äußeres Zeichen für Träume)* in 90-minütigen Zyklen abwechseln. Der tiefe Schlaf, aus dem ein Mensch nur schwer erweckbar ist, stellt sich gewöhnlicherweise ausschließlich vor der dritten Morgenstunde ein. Anschließend wechseln leichter Schlaf und REM-Phasen einander ab (➤ Abb. 3.159).

LITERATUR

Jürgen Zulley, Barbara Knab: „Die kleine Schlafschule. Wege zum gesunden Schlaf"; Herder Verlag, Freiburg, 2006.

Körperfunktionen während des Schlafes

Der Schlaf ist nicht nur gekennzeichnet durch eine veränderte Bewusstseinslage, sondern wirkt auch auf

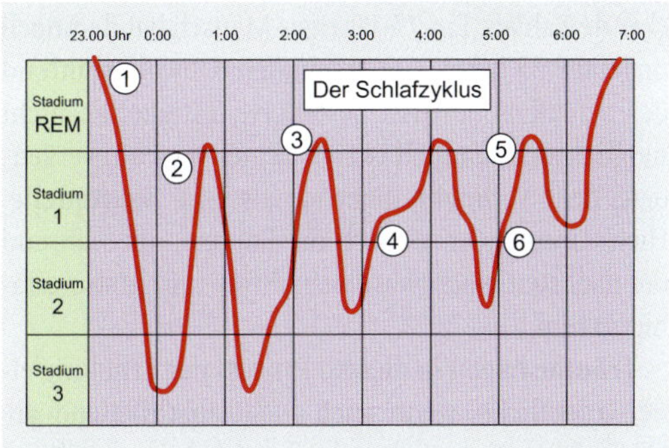

Abb. 3.159 Schematische Darstellung der Schlafzyklen eines gesunden Menschen. Der Schlaf ist, abhängig von der jeweiligen Phase, mit unbewusst ablaufenden Aktivitäten verbunden. Sie sind in der Abbildung mit den Ziffern 1–6 bezeichnet. (1) Muskelzucken und unverständliches Reden; (2) Beinbewegungen; (3) Traumphase, Muskeln sind schlaff; (4) Auftauchen aus dem Tiefschlaf; (5) Heftige Bewegungen des gesamten Körpers; (6) Abnehmende Schlaftiefe und längere Traumphasen.

andere Organsysteme. Zu den deutlich wahrnehmbaren Änderungen der **Körperfunktionen während des Schlafens** zählen (Werte gelten für Erwachsene):

- Häufigkeit der Herzschläge sinkt und pendelt sich etwa bei 50–60/Min. ein
- Häufigkeit der Atemzüge sinkt auf 10–15/Min., Atmung wird flacher
- Verlangsamung der Stoffwechselprozesse (z. B. Verdauung)
- Körpertemperatur sinkt im Verlauf der Nacht, erreicht am frühen Morgen einen Tiefstand und steigt dann erneut
- Muskelspannung lässt nach
- Durchblutung der Geschlechtsteile ist erhöht (führt zur Versteifung des Penis beim Mann bzw. Erhöhung der Feuchtigkeit in der weiblichen Scheide).

Diese körperlichen Reaktionen sind jedoch einem Wechsel unterworfen. Während der Traumphasen steigt der Blutdruck, die Tätigkeit des Gehirns erreicht ein Maximum. Während anderer Phasen ist die Muskelspannung höher und die Aktivität des Gehirns deutlich verringert.

3.12.1 Beobachtung der Fähigkeit zum Schlafen

Im Durchschnitt verbringt ein Mensch etwa ein Drittel seines Lebens schlafend. Rechnet man diesen Wert in Zeiteinheiten um, ergeben sich beeindruckende Zahlen. Ein 75-jähriger Mensch hat demnach ungefähr 25 Jahre lang geschlafen. Obwohl während des Schlafens bewusst gesteuerte Tätigkeiten nicht möglich sind, handelt es sich keineswegs um vergeudete Zeit. Vielmehr dient sie als eine **Kraftquelle.** Hier sammelt der Mensch die Energie, um während der nächsten Wachphase aufnahme- und leistungsfähig zu sein.

Träume haben in diesem Prozess der Erholung eine wesentliche, wenn auch nicht abschließend geklärte Bedeutung. Schon in der Antike beschäftigte man sich eingehend mit den Träumen. Eine nicht unerhebliche Faszination geht von der Tatsache aus, dass Träume sich dem Zugriff entziehen. Bis heute fehlen objektive Beweise für ihre Existenz, alle Aussagen müssen sich auf persönliche Erinnerungen stützen – die sehr unzuverlässig sind. Die Theorien zur Bedeutung der Träume sind vielfältig und reichen von der These, sie hätten keine Funktion, über die Annahme, Träume dienten dem Lernen, weil sie Gedächtnisinhalte festigen könnten, bis zu der Auffassung, sie seien ein Hilfsmittel zur Verarbeitung von Angst und anderen Gefühlen. Sie könnten auch ein schöpferisches Potenzial haben. Es gibt Berichte von Künstlern und Wissenschaftlern, denen ein Traum die Lösung für ein Problem gezeigt hat.

Schlafdauer und -aufteilung

Gesunde erwachsene Menschen schlafen täglich zwischen 4 und 12 Stunden. Das individuell sehr unterschiedliche Schlafbedürfnis lässt sich nur sehr eingeschränkt beeinflussen. Dauerhafter **Schlafmangel** kann zu Aufmerksamkeitsstörungen, Nervosität, Unausgeglichenheit sowie einer Schwächung des Abwehrsystems führen.

Säuglinge haben das größte Schlafbedürfnis, sie schlafen täglich bis zu 20 Stunden.

Für Kinder, Jugendliche und Erwachsene gilt zunächst eine relativ klare Einteilung des Tages in Wach- und Schlafphasen. Sie stehen morgens auf und bleiben (ggf. mit Ausnahme eines kurzen Schlafs nach dem Mittagessen) bis zum Abend wach. Der größte Teil des Schlafs fällt auf die Nachtstunden.

Bei älteren Menschen kann sich dieser Rhythmus verändern. Häufig halten sie im Laufe des Tages mehrere „Nickerchen", also **Ruhephasen unterschiedlicher Länge** (➤ Abb. 3.160). In der Nacht sind sie oft nicht in der Lage, von abends bis morgens durchzuschlafen. Pflegende weisen darauf hin, dass eine ununterbrochene Nachtruhe nicht zwingend erforderlich ist. Verkürzte Schlafphasen können zu den normalen Alterserscheinungen gehören und sollten den Betroffenen nicht beunruhigen.

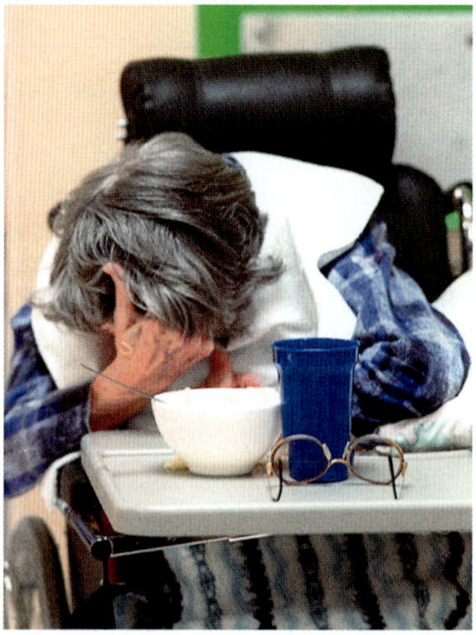

Abb. 3.160 Es genügt nicht, einen Patienten lediglich beim Verlassen des Bettes zu unterstützen. Fehlen angemessene Anregungen oder Beschäftigungen, besteht die Gefahr, dass der Patient im Stuhl einnickt. Diese kurzen Schlafphasen am Tage können sich nachteilig auf die Nachtruhe auswirken. [J787]

Das zentrale Kriterium für die **Beurteilung der Schlaffähigkeit** ist das Befinden des jeweiligen Patienten am Tage. Solange sich ein Mensch im Rahmen seiner Möglichkeiten leistungsfähig fühlt und nicht unter kontinuierlicher Müdigkeit leidet, entspricht die Schlafdauer den Bedürfnissen. Um eine unnötige Einnahme von Schlafmitteln zu vermeiden, kann es hilfreich sein, über einen Zeitraum von einigen Wochen ein Schlaftagebuch zu führen. Dazu notieren die Patienten:

- Wie lange und zu welchen Tageszeiten sie geschlafen haben
- Ob sie Hilfsmittel verwendeten (z. B. warmes Fußbad, Wärmflasche, Trinken von warmer Milch/Tee) vor dem Zubettgehen (➤ Abb. 3.161)
- Wie oft sie in der Nacht aufwachten, welche Gründe dafür vorlagen, wie lange die Wachphasen dauerten
- Ob es besondere Vorkommnisse im Tagesverlauf gab

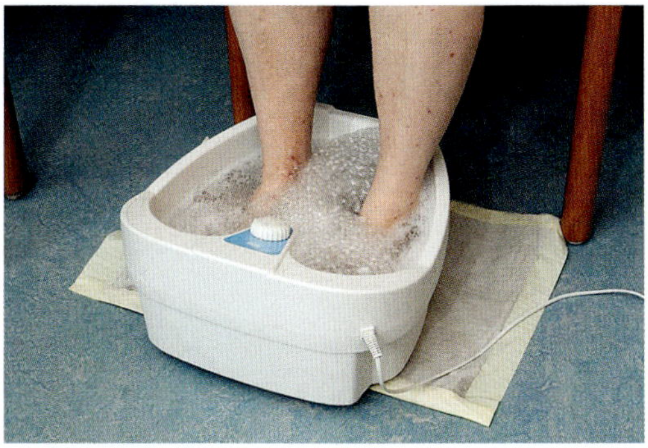

Abb. 3.161 Ein warmes Fußbad entfaltet eine schlafanregende Wirkung. [K115]

- Wie sie ihre Leistungsfähigkeit am Tag beurteilen
- Ob sie Schlafmedikamente eingenommen haben.

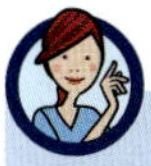

BEACHTE

Rechnet man alle Schlafphasen eines älteren Menschen zusammen, stellt sich oft heraus, dass die **Gesamtlänge** im Vergleich zu früheren Jahren nicht deutlich verändert, sondern jetzt lediglich anders aufgeteilt ist.

Schlafgewohnheiten

Menschen bilden im Laufe ihres Lebens unterschiedliche **Schlafgewohnheiten** aus, die u. a. von persönlichen Vorlieben und äußeren Umständen abhängig sind.

Persönliche Faktoren

Die hormonelle Steuerung des Körpers bringt einen **Biorhythmus** hervor, in dem Zeiten größerer Leistungsfähigkeit mit solchen abwechseln, in denen Körper und Geist nach Ruhe verlangen. Üblicherweise sind Menschen morgens am aktivsten. Nach einer angemessenen Nachtruhe ist es einem Gesunden nahezu unmöglich, um 10 Uhr vormittags erneut in den Schlaf zu finden. Am frühen Nachmittag, nach dem Mittagsessen, stellt sich hingegen häufig Müdigkeit ein, hier ist Gelegenheit für einen kurzen Schlaf. Am Nachmittag steigt die Leistungsbereitschaft erneut an, um sich zum Abend hin zu senken (➤ Abb. 3.162).

Unabhängig von diesem Rhythmus, der sich bei vielen Menschen findet, gibt es zwei sehr gegensätzliche Muster:

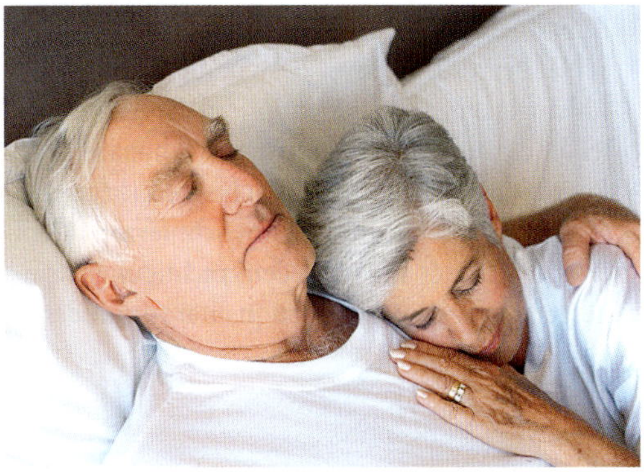

Abb. 3.162 Ein geruhsamer Schlaf ist notwendig, um tagsüber leistungsfähig zu sein. Im Verlauf des Lebens ändert sich jedoch häufig die Aufteilung der Schlafphasen. Ältere Menschen schlafen nachts oft mit Unterbrechungen und benötigen zum Ausgleich Ruhephasen am Tag. [J787]

- **Frühaufsteher** *(Lerchen)*. Sind direkt nach dem Aufstehen fit, können sich sofort konzentriert einer Aufgabe zuwenden. Gehen meistens recht früh zu Bett
- **Nachtmenschen** *(Eulen)*. Spüren am Abend ein Leistungshoch, gehen spät zu Bett und stehen am Morgen spät auf.

Diese Neigungen sind nur bedingt durch Gewöhnung zu beeinflussen. Man nimmt an, dass sie zumindest teilweise auf Vererbung zurückgehen.

Nicht nur der Zeitraum, in dem ein Mensch schläft, sondern auch der Schlaf ist von persönlichen Faktoren beeinflusst (➤ Tab. 3.49). Zu ihnen zählen:

- **Unterbrechungen** des Schlafes, z. B. wegen nächtlichen Harndrangs oder Durstgefühls
- Konsum von **Genussmitteln** oder **Drogen,** z. B. Koffein (Kaffee hält einen gesunden Menschen tendenziell wach, kann bei alten Menschen jedoch auch schlaffördernd wirken), Alkohol (verlängert zwar teilweise die Tiefschlafphasen, vermindert jedoch insgesamt die Schlafqualität), Nikotin (wirkt anregend und vermindert die Schlaftiefe)
- **Übermäßige Nahrungszufuhr** innerhalb von vier Stunden vor dem Zubettgehen beeinträchtigt das Einschlafen
- **Auslastung am Tag.** Körperliche Arbeit oder angemessene sportliche Betätigung verursacht ein Gefühl der Ermüdung und begünstigt den Schlaf
- Verwendung von **Schlafmitteln.** Können zwar in begründeten Fällen eine heilsame Wirkung entfalten, eignen sich überwiegend jedoch nicht als

Dauermedikation, da sie keinen natürlichen Schlaf hervorbringen. Es besteht die Gefahr einer Abhängigkeit, außerdem mindern die Arzneimittel die Leistungsfähigkeit in den Wachphasen
- **Erkrankungen,** z. B. viele psychische Erkrankungen sowie Krankheiten, die mit Schmerzen, Atemproblemen oder anderen Beeinträchtigungen einhergehen, können die Schlafqualität vermindern.

Äußere Faktoren

Zu den **äußeren Faktoren,** die den Schlaf beeinflussen, gehören sowohl die Bedingungen, unter denen er stattfindet, als auch die Gegebenheiten der Wachphasen, die einen Einfluss auf den Schlaf haben:
- **Ruhe.** Zahlreiche Studien belegen, dass eine ruhige Atmosphäre erholsamen Schlaf fördert. Das Bewusstsein ist während des Schlafes nicht ausgeschaltet. Das Gehirn nimmt alle Geräusche wahr. Auch Lärm, der den Schlaf nicht unterbricht, hinterlässt Spuren. Er verursacht erhöhte Hirnaktivität und verringert so die erholsame Wirkung des Schlafs
- **Dunkelheit.** Wie lichtgeschützt der ideale Schlafraum sein muss, hängt sehr stark von den jeweiligen Gewohnheiten ab. Manche Menschen fühlen sich sehr wohl, wenn eine Straßenlaterne auf ihr Kopfkissen leuchtet, andere brauchen eine dunklere Umgebung. Im Allgemeinen gilt, dass eine Raumbeleuchtung, die heller ist als eine handelsübliche Glühbirne, den Schlaf ernsthaft behindert. Andrerseits kann vollständige Finsternis das Aufwachen erschweren
- **Passende Unterlage.** Die Industrie bietet Matratzen an, die aus verschiedenen Materialien (z. B. Rosshaar, Latex) bestehen. Wichtig ist, die Matratze auf Körpergewicht und -größe abzustimmen. Die Wirbelsäule sollte in jeder Körperposition ihre natürliche Form behalten. Menschen, die hauptsächlich in Seitenlage schlafen, wählen am besten eine weiche Matratze, damit Hüfte und Schulter einsinken und die Wirbelsäule sich nicht verbiegt (➤ Abb. 3.163)
- **Raumtemperatur und -luft.** In welcher Atmosphäre ein Mensch sich wohl fühlt, hängt zunächst von seinen Gewohnheiten ab. Die Mehrzahl nimmt jedoch eine Raumtemperatur von 15–18 °C sowie ausreichende Frischluftzufuhr als angenehm und schlaffördernd wahr

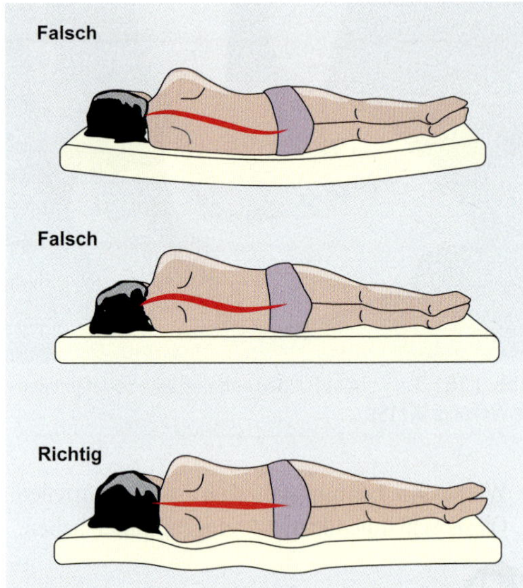

Abb. 3.163 Eine Matratze ist mit Rücksicht auf Körperlänge und -gewicht auszuwählen. Im Idealfall passt sie sich den Körperformen so an, dass die Wirbelsäule in jeder Lage ihre natürliche Form behält. [L157]

- **Witterung,** vor allem extreme Wärme und hohe Luftfeuchtigkeit mindern die Schlafqualität
- **Belastende Ereignisse,** z. B. Verluste, können den Menschen aus dem Gleichgewicht und damit um den Schlaf bringen
- **Beziehungsprobleme** schaffen Stress, der dem Schlaf im Wege steht.

Beobachtung eines Schlafenden

Während der Nacht können Pflegende das Verhalten des schlafenden Patienten direkt beobachten. Daraus lassen sich Schlüsse ziehen, die eine gute Ergänzung zu den subjektiven Eindrücken der Betroffenen bilden, wie sie z. B. in einem Schlaftagebuch/-protokoll niedergelegt sind (➤ Abb. 3.164):
- Zeitpunkt des Einschlafens
- Schlafhaltung (Wie liegt der Patient im Bett?)
- Schlafgeräusche (Schnarchen? Reden? Zähneknirschen? Schreien? Stöhnen?)
- Bewegungen im Schlaf (Drehen? Schlafwandeln? Grimassieren?)
- Unterbrechungen des Schlafs (Wie oft? Wie lange? Aus welchem Grund?)

Schlafprotokoll					Name:							
Bitte abends ausfüllen							Bitte morgens ausfüllen					
Datum	Genussmittel			Arzneimittel (Schlafmittel und andere)	Wann/ Wie lange tagsüber gelegen?	Wann ins Bett gegangen?	Wann aufgestanden?	Wie oft aufgewacht?	Wie haben Sie geschlafen? Und wie lange?			Bemerkungen
	Alkohol	Nikotin	Kaffee, Cola, Tee						Gut	Mittel	Schlecht	
14.6.14	*1 Bier (12.00 h)*	*5 Zig.*	*3 Tassen Tee (16.00 h)*		*13.00 h 1 Stunde*	*22.30 h*	*6.00 h*	*3x*			*4 Std.*	*Ärger mit dem Chef*

Abb. 3.164 Mithilfe eines Schlafprotokolls, das über mehrere Wochen geführt wird, lassen sich die Gewohnheiten eines Menschen bezüglich seines Schlafs sowie ggf. die Qualität von Störungen genauer beurteilen. [A400]

- Weitere Begleiterscheinungen (Einnässen? Eingeschlafene Körperteile?)
- Zeitpunkt des Aufwachens
- Befinden beim Aufwachen.

INTERNET

Deutsche Gesellschaft für Schlafforschung und Schlafmedizin *(DGSM):* www.dgsm.de

Die DGSM stellt auf ihrer Homepage umfangreiches Material zu verschiedenen Aspekten des Schlafs (u. a. Schlafstörungen und geeignete Behandlungen) zur Verfügung.

3.12.2 Einschränkungen der Fähigkeit zum Schlafen

Grundsätzlich gilt, dass alle Umstände, die geeignet sind, das Befinden im Wachzustand zu beeinträchtigen, auch negative Auswirkungen auf den Schlaf haben können. Die Schlafstörungen lassen sich in Gruppen einteilen (➤ Tab. 3.48). Die Deutsche Gesellschaft für Schlafforschung und Schlafmedizin schätzt, dass 20 % der Bevölkerung unter lebenslangen Schlafstörungen leiden und etwa jeder zweite Mensch zumindest zeitweise schlecht schläft.

3.12.3 Unterstützung der Fähigkeit zum Schlafen

Ein großer Teil der Maßnahmen, mit denen Pflegende den Schlaf der Patienten günstig beeinflussen können (➤ Tab. 3.49), findet nicht in einer unmittelbaren zeitlichen Nähe zu der Schlafphase statt. Die Vorbereitung auf die Nacht beginnt bereits mit dem Erwachen am Morgen. Die Gestaltung des Tages nimmt unmittelbaren Einfluss auf die Fähigkeit des Patienten, einen erholsamen Schlaf zu erleben. Angemessen organisierte Pflege trägt einen großen Teil dazu bei:

- Patienten im Rahmen ihrer Möglichkeiten zur Selbstpflege und damit zu körperlicher Aktivität motivieren. Dies stärkt das Selbstbewusstsein und ermöglicht eine ausgeglichene Grundhaltung
- Aufenthalt an der frischen Luft ermöglichen. Das bezieht sich nicht ausschließlich auf Ausflüge außer Haus. Auch auf einem Balkon oder am geöffneten Fenster haben Patienten die Möglichkeit, Witterung und Jahreszeiten zu spüren
- Patienten tagsüber so häufig wie möglich zum Verlassen des Bettes motivieren und ggf. dabei assistieren (im Rahmen ihrer körperlichen Möglichkeiten)
- Positionierung bei bettlägerigen Patienten so wählen, dass sie einen möglichst großen Aktionsradius erhalten. Nachts wenn irgend möglich auf **Mikropositionierungen** (➤ Kap. 3.8.3) ausweichen. Die minimale Änderung der Körperposition führt zu einer Verlagerung des Körpergewichts und ist eine geeignete und schlafschonende Maßnahme zur Vorbeugung von Druckgeschwüren (➤ Kap. 2.2.5)
- Anregungen bieten. Abwechslungen im Tagesablauf fordern den Patienten, sich auf neue Situationen einzustellen und damit schlafförderndе Anregung zu erleben

Tab. 3.48 Auswahl verschiedener Typen der Schlafstörung, ihre Zeichen und Ursachen.

Schlafstörung	Zeichen (Beispiele)	Ursachen (Beispiele)
Einschlafstörung	• Trotz Müdigkeit beim Zubettgehen lange Wachphase • Quälende Gedanken beim Warten auf den Schlaf • Müdigkeit bleibt wegen des Schlafmangels am nächsten Tag erhalten (Unausgeglichenheit, Konzentrationsstörungen)	• Genussmittel- und Drogenmissbrauch • Bedrohliche Situationen stehen in der unmittelbaren Zukunft bevor (z. B. Operationen, Prüfungen, Trennung von Bezugspersonen) • Ungenügende körperliche Auslastung am Tag • Psychische Erkrankungen • Fettreiche Mahlzeit kurz vor dem Zubettgehen • Ungewohnte Umgebung • Unerwünschte Wirkung von Arzneimitteln
Durchschlafstörung	• Unterbrochener Schlaf (Pausen sind unterschiedlich lang) • Müdigkeit bleibt wegen des Schlafmangels am nächsten Tag erhalten (Unausgeglichenheit, Konzentrationsstörungen)	• Genussmittel- und Drogenmissbrauch • Mangelnde körperliche Auslastung am Tag • Zeit der Regelblutung • Endphase der Schwangerschaft • Unerwünschte Wirkung von Arzneimitteln • Pflegerische Maßnahmen in der Nacht
Vorübergehende Schlafstörung (Dauer < drei Wochen)	• Kommen als Ein- und Durchschlafstörung vor • Sind nach Ausschaltung der Ursache behoben	• Bedrohliche Situationen stehen in der unmittelbaren Zukunft bevor (z. B. Operation, Prüfung) • Zwischenmenschliche Konflikte • Schmerzen (z. B. nach einer Operation)
Dauerhafte Schlafstörung (Dauer > drei Wochen)	• Kommen als Ein- und Durchschlafstörung vor • Können sich zu einem eigenständigen Krankheitsbild entwickeln • Ursache nicht immer eindeutig feststellbar	• Genussmittel- und Drogenmissbrauch • Psychische Erkrankungen (z. B. Manie, Depression, Demenz) • Chronische Schmerzen • Schichtarbeit
Vermindertes Schlafbedürfnis	• Kommt als vorübergehendes oder dauerhaftes Phänomen vor	• In höherem Lebensalter häufig (bezogen auf die Nachtruhe) • Bei geringer körperlicher Betätigung am Tag • Bedrohliche Situationen stehen in der unmittelbaren Zukunft bevor (z. B. Operationen, Prüfungen, Trennung von Bezugspersonen)
Erhöhtes Schlafbedürfnis	• Kommt als vorübergehendes oder dauerhaftes Phänomen vor	• Schwere Erkrankungen • Eintritt in den Sterbeprozess • Ungewohnte körperliche Belastung am Tag • Schwangerschaft (insbesondere während der ersten drei Monate)
Albträume	• Patient berichtet von den Träumen • Unruhiger Schlaf mit Unterbrechungen möglich	• Bedrohliche Situationen stehen in der unmittelbaren Zukunft bevor (z. B. Operationen, Prüfungen, Trennung von Bezugspersonen) • Genussmittel- und Drogenmissbrauch • Fieber • Psychische Erkrankungen

- Klare Unterscheidung zwischen Wach- und Schlafphasen. Eintöniges Dahindämmern raubt den Patienten die Lust zum Schlafen
- Tagesablauf nach den Bedürfnissen der Patienten einrichten (Frühschläfer/Spätschläfer). Patienten erst beim Zubettgehen assistieren, wenn sie tatsächlich müde sind. Das System vieler Krankenhäuser und stationärer Pflegeeinrichtungen, in denen mit Rücksicht auf den Nachtdienst (meist nur mit einem Pflegenden besetzt) alle pflegebedürftigen Patienten noch während des Spätdienstes zu Bett gebracht werden, ist nicht angemessen. Ebenso problematisch ist es, wenn die Nachtwache bereits deutlich vor sechs Uhr am Morgen beginnt, Patienten zu waschen oder ihnen bei der Toilette zu assistieren. Dazu besteht auch in Kran-

Tab. 3.49 Faktoren, die den Schlaf beeinflussen.

Schlaffördernde Faktoren (Beispiele)	Schlafbeeinträchtigende Faktoren (Beispiele)
• Geistiges und körperliches Wohlbefinden • Ruhe • Angemessene Schlafunterlage • Angemessene Lichtverhältnisse und Raumtemperatur • Ausreichende Aufnahme von Sonnenlicht während des Tages • Angemessene körperliche Bewegung während des Tages • Einhaltung des persönlichen Schlaf-Wach-Rhythmus • Einschlafrituale einhalten	• Krankheiten • Lärm • Stress • Ängste • Ungelöste zwischenmenschliche Probleme • Genussmittel- und Drogenmissbrauch • Schichtarbeit • Ungewohnte/unbequeme Umgebung • Übermäßige Lichteinstrahlung während des Schlafes • Schnarchen (das eigene oder das eines Mitschläfers)

kenhäusern keine Veranlassung, weil die Funktionsdienste (z. B. Diagnose, Operationsabteilung) mit dem Regeldienst meist frühestens um acht Uhr beginnen

- Pflegerische Verrichtungen nachts mit gedämpftem Licht und unter möglichst geringer Lärmentwicklung ausführen. Es ist nicht notwendig, in einer stationären Einrichtung Reinigungsarbeiten in die Nachtschicht zu verlagern.

Pflegerische Maßnahmen

Neben den Maßnahmen zur Tagesgestaltung können Pflegenden auch Techniken anwenden, die einen direkten Einfluss auf die Müdigkeit und Nachtruhe nehmen.

Bäder

Warme **Bäder** fördern die Bereitschaft zum Schlaf. Sofern der Allgemeinzustand des Patienten es gestattet, bieten Pflegende bei Schlafstörungen ein **warmes Vollbad** (➤ Tab. 3.30) an. Allein das warme Wasser mit seiner Wirkung auf den Kreislauf verstärkt die Schlafneigung. Ein Zusatz von Melisse oder Lavendel (zunächst mit dem Arzt besprechen) steigert diese Wirkung. Ein schlafförderndes Vollbad dauert nicht länger als 15 Min. Danach trocknet sich der Patient ab und geht sofort zu Bett. Es ist nicht geraten, dieses Bad mit einer Haarwäsche zu verbinden, weil die Trocknung des Haares zu viel Zeit in Anspruch nimmt und dadurch die schlafanregende Wirkung gemindert würde.

Weniger aufwändig aber ebenfalls sehr wirkungsvoll ist ein **warmes Fußbad** (➤ Tab. 3.30). Es ist nicht notwendig, einen Badezusatz zu verwenden, da es hierbei vor allem auf die Wirkung des warmen Wassers ankommt. Falls der Patient einen Zusatz wünscht, eignet sich z. B. Meersalz. Wie beim Vollbad gilt auch hier: Abtrocknen und möglichst schnell zu Bett gehen. Deshalb empfiehlt es sich, die Patienten bereits vor dem Fußbad zu bitten, ihre Schlafkleidung anzulegen (ggf. dabei assistieren). Eine Wärmflasche am Fußende unter der Bettdecke erhöht die Wirkung des Bades.

BEACHTE
Um ätherische Öle als Zusatz für Bäder oder Waschungen nutzen zu können, ist es notwendig, sie zunächst mit Milch oder Honig zu vermischen. Dadurch verteilen sich die Öle im Wasser und bleiben nicht als Film auf der Oberfläche liegen.

Waschung und Einreibung

Bei Patienten, die aufgrund ihres körperlichen Zustands nicht in der Lage sind, ein Bad zu nehmen, besteht die Möglichkeit einer **beruhigenden Waschung** nach den Prinzipien der Basalen Stimulation® (➤ Kap. 3.10.4). Pflegende verwenden dafür Wasser, das wärmer ist als die Körpertemperatur des Patienten. Sie achten darauf, die Berührungen in Richtung des Haarwuchses sowie bedächtig zu führen. Da die beruhigende Waschung nicht der Körperreinigung dient, lassen Pflegende den Intimbereich aus.

Für **beruhigende Einreibungen** gilt dieselbe Bewegungsrichtung. Pflegende verwenden körperwarme Lotionen oder Öle und achten darauf, dass ihre eignen Hände warm sind, bevor sie mit der Maßnahme beginnen (➤ Tab. 3.50).

Sowohl die Waschung als auch die Einreibung finden in ruhiger Atmosphäre und bei gedämpfter Beleuchtung statt. Anschließend muss die Haut des Patienten völlig trocken sein.

Tab. 3.50 Pflanzliche Aromastoffe (u. a. als ätherische Öle) mit entspannender und schlaffördernder Wirkung eignen sich als Zusätze für Bäder, Waschungen und Einreibungen. Pflegende beachten, dass auch diese Öle Arzneimittel sind und die Anwendung mit dem Arzt zu besprechen ist.

Pflanzliche Aromen	Anwendungsgebiete (Beispiele)
Baldrian *(Öl oder Aufguss)*	• Schlafstörungen • Nervosität • Angst
Bergamotte *(Öl)*	• Seelische Unausgewogenheit • Schlafstörungen • Ängste • Nervosität
Bitterorange, auch Pomeranze oder Neroli genannt *(Öl)*	• Angst • Verkrampfungen • Magen-Darm-Beschwerden • Seelische Unausgewogenheit • Negative Stimmungen
Hopfen *(Öl oder Aufguss)*	• Nervosität • Schlafstörungen
Kamille *(Öl oder Aufguss)*	• Ärger • Seelische Unausgewogenheit • Magen-Darm-Beschwerden
Lavendel *(Öl)*	• Nervosität • Schlaflosigkeit • Stress • Angst
Majoran *(Öl)*	• Muskelschmerzen und -verspannungen • Magen-Darm-Beschwerden • Menstruationsbeschwerden • Angst • Nervosität
Rosenholz *(Öl)*	• Angst • Seelische Unausgewogenheit • Verspannung • Menstruationsbeschwerden
Zitronenmelisse *(Öl oder Aufguss)*	• Einschlafstörungen • Stress

Entspannungsübungen

Zahlreiche **Entspannungsübungen** wirken günstig auf die Schlafneigung. Pflegende motivieren Patienten mit entsprechenden Problemen, z. B. Kurse für Yoga zu besuchen, die nahezu flächendeckend von Institutionen oder entsprechend geschulten Lehrern angeboten werden.

Für Patienten, die in ihrer Bewegungsfähigkeit deutlich eingeschränkt sind, eignet sich das **autogene Training** sehr gut, um Spannungen zu lösen. Bei dieser Form der Selbstsuggestion verharren die Ausführenden in einer Ruheposition. Entweder setzen sie sich bequem hin, legen die Hände auf die Oberschenkel, neigen den Kopf nach vorn oder sie nehmen eine andere Haltung ein (z. B. liegend). Wichtig ist eine möglichst gute Entspannung der Körpermuskulatur.

BEACHTE

Patienten sollten nicht sofort aufgeben, wenn das autogene Training zunächst **wenig Wirkung** zeigt. Es ist Übung und Disziplin nötig, um die Übungen korrekt durchzuführen.

Auch für das autogene Training gibt es Kurse bei Volkshochschulen, Krankenkassen oder Sportvereinen. Eine einfache Variante *(Unterstufe)* lässt sich jedoch auch ohne größeren Aufwand vermitteln. Sie besteht aus sieben Schritten, die nacheinander wesentliche Körperfunktionen und verschiedene Körperteile einbeziehen:

- **Ruhe.** Diese Übung versetzt Körper und Geist in einen Ruhezustand und hilft, sich zu konzentrieren. Mögliche gedankliche Vorstellung: „Ich bin ganz ruhig. Meine Gedanken kommen und gehen. Nichts kann mich stören"
- **Schwere.** Der Ausführende konzentriert sich zunächst auf einen bestimmten Teil seines Körpers. Mögliche gedankliche Vorstellung: „Mein Arm ist sehr schwer." Fortgeschrittene Ausführende können diese Vorstellung auf andere Körperteile und schließlich den gesamten Körper ausdehnen
- **Wärme.** Zunächst beschränkt sich der Ausführende auf einen bestimmten Teil des Körpers. Mögliche gedankliche Vorstellung: „Durch meinen Arm strömt Wärme." Später kann der Ausführende die Wärme über den gesamten Körper verbreiten
- **Atem.** Mögliche gedankliche Vorstellung: „Mein Atem geht ganz ruhig"
- **Bauch.** Die Konzentration richtet sich auf den Oberbauch *(Sonnengeflecht)*. Mögliche gedankliche Vorstellung: „Wärme strömt durch meinen Bauch"
- **Herz.** Den Herzschlag durch Konzentration gleichmäßig werden lassen. Mögliche gedankliche Vorstellung „Mein Herz schlägt ganz ruhig"

- **Stirn.** Der Ausführende konzentriert sich darauf, den Kopf leicht zu machen und störende Gedanken zu vertreiben. Mögliche gedankliche Vorstellung: „Meine Stirn fühlt sich angenehm kühl an."

BEACHTE
Das autogene Training ist eine Technik, die mit der Hypnose verwandt ist. Sie lässt sich auch bei Schmerzen, Ängsten und zur Leistungssteigerung einsetzen.

Schlafhygiene und Einschlafrituale

Aus den Ergebnissen der Schlafforschung lassen sich Verhaltensregeln zur **Schlafhygiene** ableiten. Diese Tipps richten sich nicht nur an Patienten, die an Schlafstörungen leiden, sondern sind als Hinweise zur allgemeinen Gesundheitsförderung zu verstehen. Jeder Mensch, der sie anwendet, kann davon profitieren.

Im Bezug auf das Schlafen haben **Rituale** eine besondere Bedeutung. Die immer gleichen Vorbereitungen stimmen auf die Nachtruhe ein. Sie sind geeignet, die Einschlafphase zu verkürzen. Im Prinzip sind hierbei der Phantasie kaum Grenzen gesetzt. Alle Handlungen, die Ruhe in der Umgebung erzeugen und die Hektik des Tages ausklingen lassen, können diesen Zweck erfüllen. Mögliche Rituale sind:

- Erholungsphase vor dem Zubettgehen einlegen. Dazu sind ein Spaziergang, Lesen, Musikhören oder Entspannungsübungen geeignet. Auch Nichtstun kann wohltuend sein. Fernsehen bietet hingegen keine Entspannung, da es mit einer Flut optischer Reize auf den Menschen wirkt (➤ Abb. 3.165)
- Zum Ausklang des Abends Tagebuch schreiben. Damit lassen sich Probleme gut bearbeiten, ggf. auch Lösungen oder Aufgaben für den nächsten Tag skizzieren
- Unmittelbar vor dem Zubettgehen warmen Kräutertee oder ein Glas warme Milch trinken
- Schlafzimmer lüften, Fenster ggf. leicht geöffnet lassen
- Wenn möglich, jeden Tag etwa zur gleichen Zeit zu Bett gehen
- Beim Zubettgehen bewusst an etwas Schönes denken (z. B. eine positive Erinnerung, ein erfreuliches Vorhaben)

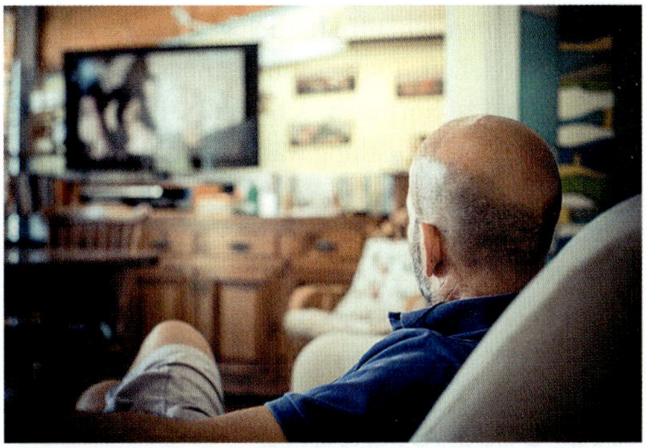

Abb. 3.165 Fernsehen kann eine wertvolle Informationsquelle sein. Andererseits setzt es die Zuschauer einer Flut von Reizen aus, die sie nicht immer angemessen verarbeiten können. [J787]

- Den nächsten Morgen vorbereiten, z. B. Lieblingslied als Weckmusik wählen, Frühstück herrichten, Weckzeit möglichst so einstellen, dass der Morgen stressfrei beginnen kann.

Allgemeine Hinweise zur Schlafhygiene:

- Das Bett ist ausschließlich für das Schlafen und den Sex reserviert. Deshalb gehört ein Fernsehgerät nicht ins Schlafzimmer. Auch für das Lesen, Arbeiten, Telefonieren oder Streiten ist das Bett nicht der geeignete Ort
- Erst dann schlafen gehen, wenn das Gefühl der Müdigkeit besteht (dann aber möglichst rasch)
- Bei Einschlafstörungen oder nächtlichen Wachphasen: Aufstehen, ggf. etwas Warmes trinken, erst wieder ins Bett gehen wenn sich Schläfrigkeit eingestellt hat. Nicht außerhalb des Bettes einschlafen
- Vier bis sechs Stunden vor dem Schlafengehen keine koffeinhaltigen oder alkoholischen Getränke konsumieren
- Nicht unmittelbar vor dem Zubettgehen oder während der Nacht rauchen
- Vor dem Zubettgehen keine schweren (fettreichen) oder scharf gewürzten Speisen essen. Eine leichte Nachtmahlzeit kann den Schlaf fördern
- Schlafmittel nur in Ausnahmefällen und lediglich kurzfristig verwenden. Einnahme über längere Zeiträume ist mit dem Risiko der Gewöhnung/Sucht verbunden, vermindert die Schlafqualität und den Grad der Wachheit am Tage
- Innerhalb der letzten vier Stunden vor dem Schlafengehen keine extremen körperlichen Anstrengungen unternehmen

- Schlafzimmer schlaffreundlich gestalten: Licht, Lärmpegel, Luft, Temperaturen anpassen, Matratze passend zu Körpergewicht und -länge wählen
- Bequeme Schlafkleidung wählen oder nackt schlafen
- Bei Schlafstörungen auf einen Mittagsschlaf verzichten.

3.13 Beschäftigung

Lebenssinn und Religiosität ➤ Kap. 3.11
Kommunikation ➤ Kap. 3.10

Das zielgerichtete Handeln, auch **Beschäftigung** genannt, gehört zu den Bedürfnissen des Menschen und ist ein Ausdruck des Lebens. In einem umfassenden Sinn geht Beschäftigung weit über Tätigkeiten hinaus, die Muskelarbeit erfordern. Der Begriff bezeichnet vielmehr sämtliche Gegebenheiten, die die geistige oder körperliche Kraft eines Menschen binden und geeignet sind, seine Lebenszeit mit Sinn zu füllen.

Vollständige Untätigkeit ist mit dem Leben nicht zu vereinbaren. In Abhängigkeit vom Schweregrad der körperlichen Beeinträchtigung eines Menschen können bereits die Aufrechterhaltung der Körperfunktionen (z. B. Atmen) oder die Befriedigung grundlegender Bedürfnisse (z. B. Nahrungsaufnahme) Beschäftigungen sein, mit denen die Leistungsgrenzen erreicht werden. Üblicherweise bezieht sich die Lebensaktivität jedoch auf Tätigkeiten, die jenseits der Bewältigung der Körperfunktionen angesiedelt sind.

Stets unterliegt die Beschäftigung einer gesellschaftlichen Bewertung. **Beispiele:** Bis heute halten Menschen mit einer sehr konservativen Werteordnung Beschäftigungen, die vor allem dem Spaßgewinn dienen, für überflüssig. Sie sehen Arbeit und Pflichterfüllung als zentrale Aufgabe. Menschen, die sich an pädagogischen Richtlinien orientieren, sind hingegen eher geneigt, Beschäftigungen nach dem Maß des Wissensgewinns oder ihres Nutzens zu bewerten. In diesem Sinne wäre reiner Zeitvertreib als Motiv einer Beschäftigung ungeeignet.

Pflegende vertreten ein akzeptierendes Weltbild. Deshalb verstehen sie zunächst alle Beschäftigungen als gleichwertig, sofern sie nicht die Gesundheit und das Wohlergehen des jeweiligen Menschen (oder seiner Umwelt) schädigen. Die Frage „Wie zufrieden und ausgefüllt fühlt sich der Mensch durch die Art seiner Beschäftigungen?" führt zu Antworten, die eine nähere Einordnung ermöglichen.

Zum Verständnis dessen, was Beschäftigung überhaupt ist und wie sie sich beurteilen lässt, kann folgende Einteilung beitragen:

- **Körperliche Beschäftigung.** Tätigkeiten, die mit Muskelarbeit verbunden sind. Umfasst sämtliche Aktivitäten von bezahlter Arbeit über Sport (z. B. Fußballspielen, Skaten ➤ Abb. 3.166) bis zur Handarbeit (z. B. Häkeln). Kann ganz unterschiedliche Bedürfnisse befriedigen, z. B. führt angemessene Muskelarbeit eine Ermüdung herbei, die sich positiv auf den Schlaf auswirkt; monotone Bewegungen über eine längeren Zeitraum (u. a. Yoga, Wandern) können meditative Qualitäten entwickeln und zur geistigen Ausgeglichenheit führen
- **Geistige Beschäftigung.** Die Betätigung der Phantasie oder die Konzentration auf ein intellektuelles Problem. Hierbei kann eine körperliche Aktion erfolgen, sie steht jedoch nicht im Zentrum der Aufmerksamkeit des Handelnden. Zu geistigen Beschäftigungen gehören z. B. Lesen, Musik hören, Aufarbeitung von Erinnerungen.

Sowohl die körperliche als auch die geistige Beschäftigung lassen sich auf zwei Wegen ausführen:

- **Aktive Beschäftigung.** Entweder geht der Anstoß zu der Tätigkeit von dem Handelnden selbst aus, oder die Tätigkeit setzt einen Prozess in Gang, in

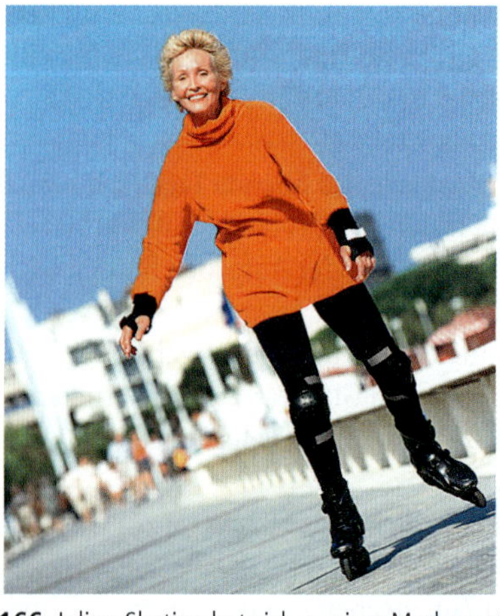

Abb. 3.166 Inline-Skating hat sich zu einer Modesportart entwickelt. In manchen deutschen Städten treffen sich regelmäßig zehntausende Läufer zum gemeinsamen Fahren. [J787]

dessen Verlauf der Handelnde in das Geschehen eingreift
- **Passive Beschäftigung.** Klingt zunächst wie ein Widerspruch, da jede Tätigkeit ein gewisses Maß an Aktion voraussetzt. Die Passivität bezieht sich auf den eigenen Antrieb sowie die Haltung der Beschäftigung gegenüber. Fernsehschauen kann als klassisches Beispiel für passive Beschäftigung gelten. Der Zuschauer nimmt die optischen und akustischen Reize auf. Seine Rolle beschränkt sich jedoch auf das Empfangen von Informationen. Es entsteht keine echte Kommunikation (also ein wechselseitiger Austausch) zwischen Menschen. Auch körperliche Beschäftigung ist in passiver Form möglich, z. B. im Rahmen geführter Bewegungsübungen.

3.13.1 Beobachtung der Fähigkeit, sich zu beschäftigen

Die **Fähigkeit, sich angemessen zu beschäftigten,** trägt erheblich zum Wohlbefinden bei. Unausgefüllte Zeit erscheint den Betroffenen sehr lang. Oft fühlen sie sich nutzlos und das Leben scheint ihnen sinnentleert. Diese Auffassung ist allerdings kulturell bedingt. Es gibt z. B. viele Meditationstechniken, deren Ziel die absolute innere Leere und Bedürfnislosigkeit ist. Solche Wünsche haben in Mitteleuropa vergleichsweise wenige Menschen. Außerdem spielt dabei die Freiwilligkeit eine zentrale Rolle. Tritt die Unfähigkeit zur angemessenen Beschäftigung zwangsweise ein, z. B. durch eine Erkrankung, entsteht sehr häufig Unzufriedenheit.

Pflegende widmen der Fähigkeit ihrer Patienten, sich zu beschäftigen, große Aufmerksamkeit. Sind die Patienten selbst nicht in der Lage, über ihr Empfinden zu berichten, holen Pflegende die Informationen z. B. von Angehörigen ein. Folgende Fragen können über diesen Lebensbereich Aufschluss geben:
- Welchen Beruf hat der Patient gelernt? Lassen sich aus den beruflichen Fähigkeiten Beschäftigungen für die Phase der Erkrankung/des Ruhestandes ableiten?
- Hat sich der Patient bisher vorzugsweise allein beschäftigt (➤ Abb. 3.167) oder eher zusammen mit anderen? Wie fühlte sich der Patient dabei?
- Ist der Patient aufgrund von Erkrankungen, dem Ausfall körperlicher oder geistiger Funktionen bzw. von Behandlungen (z. B. Verbände, verordnete Bettruhe) an der Ausübung gewohnter Beschäftigungen gehindert? Wenn ja, könnten Hilfsmittel die Situation erleichtern?
- Welche Beschäftigungen übt der Patient im Alltag aus? Wo liegen seine Interessen?
- Hat sich am Beschäftigungsmuster in der jüngsten Vergangenheit etwas geändert? Wenn ja, wodurch sind diese Veränderungen bedingt?
- Gibt es Beschäftigungen, die den Patienten schon lange gereizt haben, für die er jedoch nie die entsprechende Muße fand?
- Verspürt der Patient oft Langeweile?
- Hat der Patient Interessen, aus denen sich ein Ersatz für Beschäftigungen, die jetzt nicht möglich sind, entwickeln lässt?
- Besteht Interesse an Beschäftigung gemeinsam mit anderen Menschen?
- Ist der Patient Mitglied in einem Verein oder einer Interessengemeinschaft?
- Besitzt der Patient besondere Fähigkeiten (z. B. Musizieren, handwerkliches Geschick, Talent als Erzähler oder Schauspieler), mit denen er eine Aufgabe in der Gemeinschaft übernehmen kann?

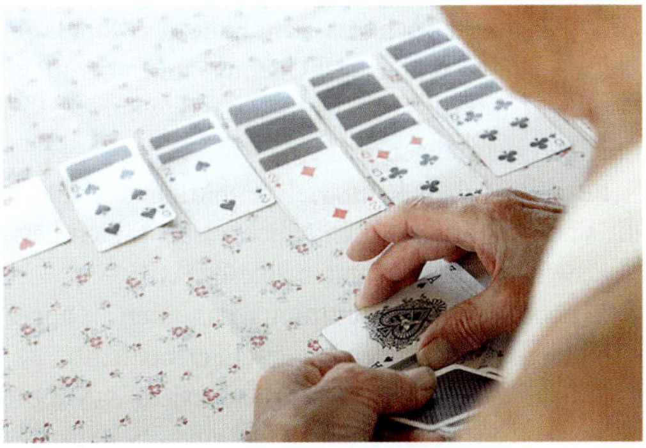

Abb. 3.167 Patienten können sich mit Kartenspielen auch gut allein beschäftigen. [J787]

Berufstätigkeit

Die **Berufstätigkeit** beansprucht bei den meisten erwachsenen Menschen etwa ein Drittel jedes Wochentages. Entsprechend wichtig ist das Verhältnis, das der Mensch zu der bezahlten Beschäftigung einnimmt.

Im Idealfall stimmen die beruflichen Tätigkeiten mit den jeweiligen Interessen und Fähigkeiten überein. Allein die Tatsache, dass am Ende des Monats ein Lohn auf dem Konto eingeht, genügt auf Dauer meistens nicht, um zur Zufriedenheit mit den beruflichen Pflichten zu gelangen.

Bezahlte Arbeit kann viele Funktionen erfüllen, die sich auch am unterschiedlich ausgeprägten Leistungswillen der Arbeitenden ablesen lässt:

- Erzielung eines **Einkommens,** das einen als angemessen empfundenen Lebensstil ermöglicht
- Erzielung eines **sozialen Status,** bezieht sich überwiegend auf Berufsgruppen, die ein hohes Einkommen erzielen und zeigt sich in entsprechenden Besitztümern, z. B. Häuser, Autos, oder kostspieligen Interessen, z. B. Sportarten wie Fliegen
- Verwirklichung von **persönlichen Idealen,** ist z. B. in sozialen Berufen (Pflegende, Ärzte) nicht selten
- Erzielung von **Unabhängigkeit,** z. B. durch Gründung einer eigenen Firma oder Freiberuflichkeit
- Umsetzung **besonderer Fähigkeiten,** z. B. in künstlerischen Berufen.

Häufig ist eine Mischung aus mehreren Motiven anzutreffen. Je nachdem, wie stark der Wunsch ist, eines oder mehrere der genannten Ziele zu erreichen, wird die Einsatzbereitschaft des Arbeitenden hoch oder niedrig sein. So ist es nicht selten, dass Menschen weitaus länger arbeiten, als es z. B. die Tarifverträge für gewerkschaftlich organisierte Berufsgruppen vorsehen.

Einen entscheidenden Einfluss nimmt auch die Konkurrenz auf dem Arbeitsmarkt (➤ Abb. 3.168). Insbesondere bei gut bezahlten Tätigkeiten wirkt ein hoher Druck auf die Beschäftigten. Einerseits sind die Ziele zu erreichen, die vom Arbeitgeber gestellt wurden, andrerseits ist es notwendig, sich gegenüber Mitbewerbern zu behaupten, die häufig aus dem Kreis der Kollegen stammen. Diese Belastung führt über eine bestimmte Zeitspanne zu einer Leistungssteigerung und einem möglicherweise erhöhten Interesse am Beruf. Sobald die Fähigkeiten ausgereizt sind, besteht die Gefahr einer körperlichen oder geistigen Erschöpfung.

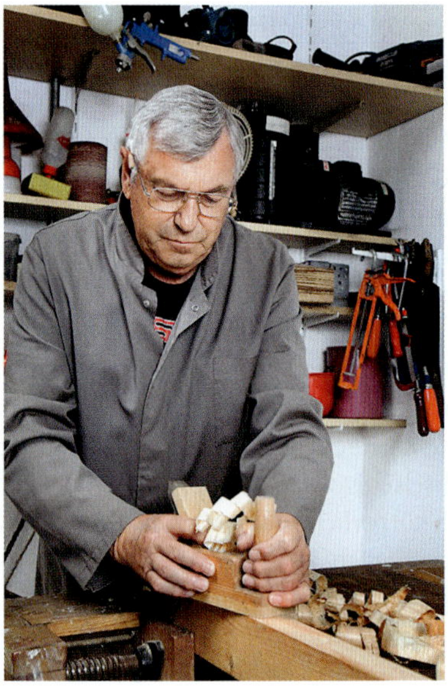

Abb. 3.168 Berufliche Situationen, in denen ein Mensch geruhsam seinen Pflichten nachkommen kann, sind sehr selten geworden. Das moderne Berufsleben ist von Konkurrenz und Hektik geprägt. [J787]

Stress

Als **Stress** bezeichnet man in der Psychologie und Medizin eine Belastung, die auf den Menschen wirkt. Sie kann u. a. durch Krankheiten, zwischenmenschliche Konflikte und berufliche Anforderungen entstehen. Überwiegen die positiven, motivationssteigernden Elemente, spricht man von nützlichem Stress *(Eustress).* Treten unangenehme Folgen in den Vordergrund, spricht man vom schädlichen Stress *(Disstress).* Dieser schädliche Stress kann zu Erkrankungen (z. B. Erschöpfung, erhöhte Infektanfälligkeit, Aufmerksamkeitsdefizite, Bluthochdruck, Menstruationsstörungen, Burnout-Syndrom) führen (➤ Abb. 3.169). Als Maßnahmen zur Verminderung der Stressfolgen eignen sich verschiedene Entspannungstechniken, aber auch eine sorgfältige Lebensplanung, die genügend Freiraum für Erholungsphasen bietet.

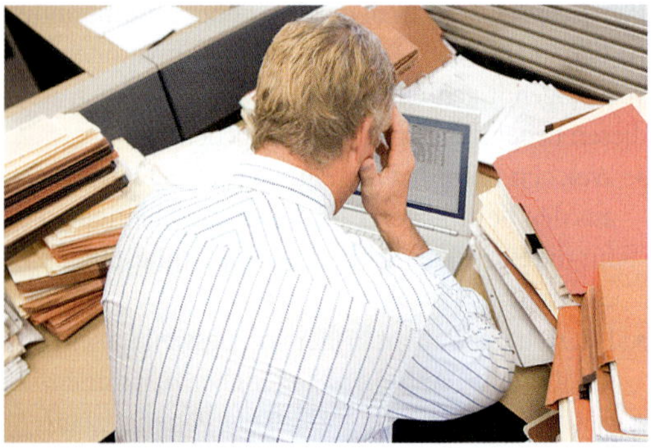

Abb. 3.169 Beruflicher Stress kann zu einer verminderten Leistungsfähigkeit aber auch zu Erkrankungen führen. [J787]

Arbeitslosigkeit

Der Begriff der **Arbeitslosigkeit** ist zwar im allgemeinen Sprachgebrauch verankert, trifft jedoch die zu beschreibende Situation nur ungenau. Es fehlt den betroffenen Menschen nicht ganz allgemein an Arbeit, sondern an einer **bezahlten Beschäftigung.** Dieser Unterschied macht die Geringschätzung deutlich, die die Gesellschaft verschiedenen Formen der Arbeit entgegenbringt. So können z. B. auch Hausfrauen, deren Alltag von vielen Pflichten (u. a. Kindererziehung, hauswirtschaftliche Tätigkeiten) geprägt ist, als arbeitslos gemeldet sein.

Die Arbeitslosigkeit ist ein Phänomen, das erst mit einer zunehmenden Aufteilung der Produktionsprozesse im Zuge der Industrialisierung auftauchte. Ab diesem Zeitpunkt entstanden Strukturen, die den Menschen die Rückkehr in z. B. bäuerlich arbeitende Familienverbände unmöglich machten, in denen alle Mitglieder ihren Anteil zur Versorgung leisteten.

In Deutschland betrug im März 2014 der Anteil erwerbsloser Menschen nach Angaben des statistischen Bundesamts 5,5 %. Die regionalen Unterschiede sind erheblich.

Der fehlende Zugang zum Arbeitsmarkt (➤ Abb. 3.170) wirkt sich auf die soziale Stellung, die Bildung und die Gesundheit der Betroffenen aus. Zu den unmittelbaren Folgen zählen u. a. Suchterkrankungen, Depressionen und vermehrte Selbsttötungswünsche. Die Kinder von Eltern, die über längere Zeit arbeitslos sind und deshalb unter sehr eingeschränkten finanziellen Bedingungen leben, haben u. a. deutlich verminderte Chancen, einen höheren Schulabschluss zu erwerben.

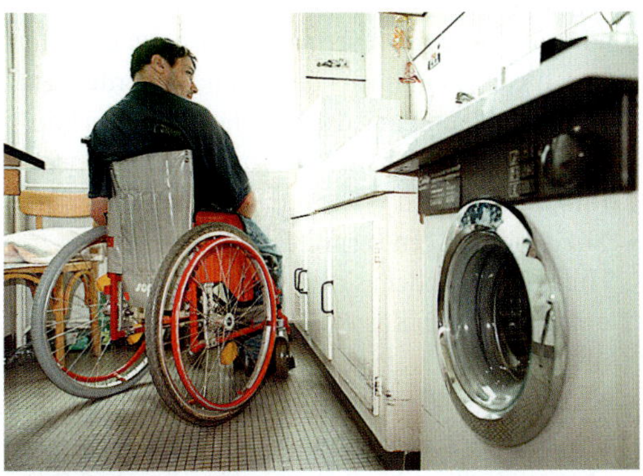

Abb. 3.170 Erkrankungen können die Arbeitsfähigkeit eines Patienten lebenslang beeinträchtigen. Das hat meistens erhebliche Auswirkungen auf seine finanzielle Situation. [J787]

Freizeit und Hobbys

Als **Freizeit** ist der Teil des Tages, der Woche oder des Jahres gemeint, der nicht vom Schlaf oder der bezahlten Arbeit belegt ist. Kritisch betrachtet handelt es sich aber hierbei nicht um einen Zeitraum, der dem Menschen zur freien Verfügung steht, sondern er dient der Erholung von beruflichen Pflichten und damit dem Erhalt der unverminderten Arbeitskraft.

Aus der Innensicht des jeweiligen Menschen kann dies jedoch ganz anders wirken.

In der Freizeit gehen Menschen im Idealfall ihren **Hobbys** nach. Diese können in ganz unterschiedlichen Bereichen angesiedelt sein, z. B.:

- **Familie.** Berufstätigkeit erfordert in den meisten Fällen eine Abwesenheit von der Familie. Deshalb verbringen viele Menschen die arbeitsfreie Zeit mit ihren Kindern, Partnern oder Verwandten. Die gemeinsamen Aktivitäten können zu anderen Kategorien der Freizeitgestaltung gehören, z. B. Sport, Konsum, geistige Interessen
- **Sport.** Die körperliche Betätigung hat seit vielen Jahrzehnten eine überragende Stellung bei der Freizeitgestaltung inne. Im Breitensport vereinen sich nahezu alle Sportarten. Die Ausübenden zielen jedoch nicht auf Spitzenleistungen, sondern üben die Aktivitäten mit dem Ziel der körperlichen Ertüchtigung oder zum Ausgleich für einseitige Belastungen aus. Sport unterliegt wechselnden Moden, die durch erfolgreiche Spitzensportler oder Werbekampagnen der Industrie ausgelöst sein können. So erlebte der Tennissport während der aktiven Zeit von Boris Becker und Steffi Graf großen Zulauf und wandelte sich das antiquierte Rollschuhlaufen mit der Einführung von Inline-Skates zu einem Massenvergnügen
- **Geistige Interessen.** Diese Kategorie umfasst alle Betätigungen, die mit Kultur und Wissenschaft zusammenhängen. Darunter sind sowohl produzierende (z. B. Musizieren, Theater spielen, Schreiben, Malen) wie konsumierende (z. B. als Zuschauer, Zuhörer, Teilnehmer) Aktivitäten zu verstehen
- **Konsum.** Richtet sich auf den Erwerb von Gegenständen (z. B. Kleidung) oder die Teilnahme an Ereignissen (z. B. Kulturveranstaltungen), kann aber auch Lesen, Fernsehen sowie alle anderen Tätigkeiten beziehen, bei denen die passive Haltung überwiegt

- **Alternative Arbeit.** Darunter sind Freizeitbeschäftigungen wie Heimwerken oder Gartenarbeit zu verstehen, die sowohl berufsmäßig wie auch als Hobby betrieben werden können.

Muße und Langeweile

Nichtstun ist ein wenig aus der Mode gekommen, da Aktivität auch während der Freizeit im gesellschaftlichen Trend liegt. Mit **Muße** bezeichnet man einen meist festgelegten Zeitraum, den ein Mensch absichtslos verstreichen lässt. Es handelt sich dabei jedoch nicht darum, die Zeit einfach nur „totzuschlagen", sondern eine durchaus sinnvolle Pause vom Alltagsgeschehen einzulegen. Auf diese Weise schöpfen Menschen neue Kraft oder nehmen ganz bewusst eine Auszeit, um Distanz zu einem Problem zu gewinnen. Anschließend können sie sich mit größerer Energie ihren Aufgaben zuwenden.

Erzwungene Untätigkeit, z. B. durch Erkrankungen, kann hingegen zur **Langeweile** führen. Dies ist ein Gefühl der inneren Leere, dem sich die Betroffenen hilflos ausgeliefert fühlen. Sie sehen möglicherweise nur noch den Verlust, z. B. einer Fähigkeit, und weigern sich, Alternativen zu suchen. Im Extremfall kann die Langeweile den Menschen so blockieren, dass er in die soziale Isolation (➤ Kap. 3.10.2) gerät.

Einschränkungen durch Krankheit

Menschen, die durch eine Erkrankung, die Umstände einer Behandlung oder ihr Alter an Beschäftigungen gehindert sind, mit denen sie gewöhnlicherweise ihre Zeit verbringen, reagieren häufig mutlos.

Abhängig davon, ob die Einschränkungen von Dauer sind, können Patienten:

- Eine negativ gefärbte Stimmung entwickeln, aus der sie sich durch passende Beschäftigungsangebote relativ leicht herausholen lassen
- Unter einem massivem Verlust des Selbstwertgefühls leiden, der sich einem raschen Zugriff entzieht und möglicherweise sogar eine ärztliche Behandlung erforderlich macht.

BEACHTE

Pflegende beobachten das **Beschäftigungspotenzial** ihrer Patienten und geben ihre Einschätzungen, die auf ein starkes Ungleichgewicht zwischen Anspruch und Wirklichkeit hindeuten, unverzüglich im Behandlungsteam weiter.

3.13.2 Unterstützung bei der Beschäftigung

Da eine angemessene und attraktive Beschäftigung sich günstig auf die Stimmung der Patienten auswirkt und damit auch einen Einfluss auf den Verlauf einer Erkrankung bzw. die Heilung nehmen kann, gehört es zu den Aufgaben der Pflegenden, entsprechende Angebote zu machen und geeignete Hilfen zur Verfügung zu stellen.

Voraussetzung dafür ist die Kenntnis der Wünsche sowie die korrekte Einschätzung der Fähigkeiten des jeweiligen Patienten. So ist es z. B. wenig sinnvoll, einem Menschen, der an einer Demenz leidet und deshalb nicht mehr in der Lage ist, komplexe Zusammenhänge zu überblicken, ausgerechnet Schach als Beschäftigung vorzuschlagen.

Im Krankenhaus oder stationären Pflegeeinrichtungen arbeiten mehrere Berufsgruppen an der Sicherung der Lebensaktivität „Beschäftigung" sowie der Aktivierung der Patienten mit, u. a.:

- **Beschäftigungstherapeuten** *(Ergotherapeuten)* vermitteln Techniken, mit denen auch eingeschränkte Menschen Fähigkeiten zurückgewinnen oder ein möglichst großes Maß an Selbstständigkeit erreichen können (➤ Abb. 3.171)
- **Physiotherapeuten** vermitteln körperliche Übungen, die die Zeit füllen können und außerdem auf eine Beschleunigung des Heilungsprozesses oder zumindest den Erhalt der vorhandenen Körperfunktionen zielen
- **Sozialpädagogen** vermitteln u. a. den Zugang zu Hilfsmitteln, indem sie die Verhandlungen mit entsprechenden Kostenträgern anbahnen oder übernehmen
- **Kunst-, Musik- oder Tanztherapeuten** ermöglichen eine Beschäftigung in den jeweiligen Bereichen und geben den Patienten überdies die Möglichkeit, ihre Gefühle auszudrücken und die jeweilige Erkrankung zu bearbeiten.

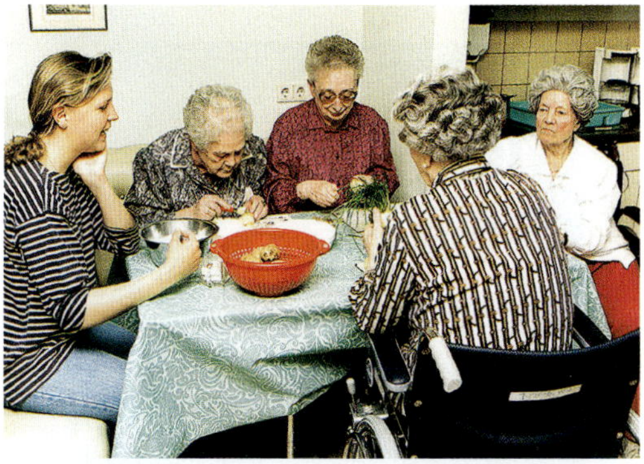

Abb. 3.171 Beschäftigungstherapeuten sind auf Alltagshandlungen spezialisiert. Die Therapeutin demonstriert dem Patienten die Zubereitung von Nahrungsmitteln. Sie gibt Tipps, auf welche Weise sich individuelle Einschränkungen ausgleichen lassen. [K151]

All diese Therapien und Angebote decken jedoch nur einen verhältnismäßig kleinen Teil des Tages ab, weil es sich überwiegend um Maßnahmen handelt, die auf bestimmte Zeiträume beschränkt sind. In diesem Sinne übernehmen Pflegende in stationären Einrichtungen die Aufgabe, den Patienten darüber hinausgehende Betätigung zu ermöglichen. Das ist prinzipiell auf zwei Wegen möglich. Pflegende motivieren und assistieren den Patienten bei Übungen, die ein Teil des therapeutischen Programms sind. **Beispiel:** Physiotherapeuten zeigen den Patienten häufig Bewegungsabläufe zur selbstständigen Wiederholung. Diese einfachen Bewegungen sind geeignet, Muskelkraft zu erhalten oder verloren gegangene Fähigkeiten zu trainieren. Manchmal haben die Patienten wenig Lust, allein zu üben, bzw. erinnern sich nicht daran, wie die Übungen richtig durchzuführen sind. Pflegende weisen die Patienten darauf hin, wie nützlich die Übungen sind und assistieren, sofern nötig, bei der Durchführung. Dazu ist es notwendig, dass sie die jeweiligen Bewegungsabläufe kennen und wissen, wie oft sie zu wiederholen sind. Dies lässt sich z. B. sicherstellen, wenn Physiotherapeuten die Maßnahmen zumindest bei unterstützungsbedürftigen Patienten – in der Dokumentation vermerken.

Doch der Beschäftigungsbedarf geht über die **krankheitsbezogenen Aktivitäten** hinaus. Da Pflegende lediglich über eine begrenzte Zeit verfügen, die sie dem jeweiligen Patienten zur Verfügung stellen können, liegt der Schwerpunkt der Assistenz in diesem Bereich darauf, Hilfsmittel zu organisieren, die den Patienten Selbstständigkeit ermöglichen, oder einen Kontakt zu Gruppen oder Einzelpersonen herzustellen, mit deren Hilfe die Freizeitgestaltung möglich wird.

Pflegende können dazu häufig auf **ehrenamtliche Helfer** zurückgreifen. Während in stationären Einrichtungen oft ein gut organisiertes ehrenamtliches Netzwerk besteht, ist es in der ambulanten Pflege häufig nötig, zunächst einen Kontakt zu örtlichen Nachbarschaftshilfen, der Kirchengemeinde oder anderen Institutionen herzustellen.

BEACHTE

Angemessene Beschäftigung ist nicht mit einem pausenlosen Entertainment zu verwechseln. Bei der Auswahl des Angebots achten Pflegende darauf, Ruhezeiten zu ermöglichen und eine sinnvolle Mischung aus aktiven und passiven Beschäftigungselementen zu erzielen. Im Mittelpunkt der Bemühungen stehen stets die Patienten und ihre Bedürfnisse. Beschäftigung ist kein Selbstzweck. Lehnt ein Patient entsprechende Vorschläge ab, ist diese Entscheidung unbedingt zu respektieren.

Beschäftigung im stationären Umfeld

Im **stationären Umfeld** stehen meist zahlreiche Einrichtungen, Hilfsmittel und Geräte zur Verfügung, die auch Patienten mit Einschränkungen eine Auswahl möglicher Beschäftigungen bieten.

Die Beschäftigungen dienen nicht nur dem Zeitvertreib sondern erreichen, ganz nebenbei, auch therapeutische Ziele, indem sie die Bewegungskoordination trainieren, Erfolgserlebnisse vermitteln und (sofern sie in einer Gruppe stattfinden) die zwischenmenschliche Kommunikation fördern.

BEACHTE

Besonders schwierig gestaltet sich die Situation in **Krankenhäusern.** Hier gelten Hygieneregeln, die die Betätigung des Patienten möglicherweise einengen. Außerdem ist die Umgebung überwiegend (Ausnahmen bilden Kinderkliniken) sehr funktional gehalten. Pflegende müssen auf diese Bedingungen Rücksicht nehmen, können jedoch mit entsprechender Phantasie auch bettlägerigen Patienten angemessene Angebote machen. Viele der folgenden Beschäftigungsmöglichkeiten lassen sich an die jeweiligen Bedingungen anpassen.

- **Handwerkliche Tätigkeiten** (z. B. Basteln, Weben, Stricken, Häkeln) eignen sich gut zur Freizeitgestaltung, weil sie meist an die Erfahrungswelt der Patienten anknüpfen
- **Künstlerische Tätigkeiten** (z. B. Malen) sind auch für bettlägerige Patienten zu bewerkstelligen. Als Hilfsmittel können Klemmbretter oder Patiententische dienen, deren Fläche sich neigen lässt. Musizieren ist im Krankenhaus nur eingeschränkt möglich, da die Geräusche die Mitpatienten u. U. beeinträchtigen
- **Spiele** (z. B. Schach, Dame, Mühle, Memory, Karten, Computerspiele) lassen sich ohne großen Aufwand beschaffen und eignen sich zur Beschäftigung allein, zu zweit oder in einer Gruppe.

Zehn-Minuten-Aktivierung

Das Beschäftigungskonzept der **Zehn-Minuten-Aktivierung** wurde von Ute Schmidt-Hackenberg speziell für die Betreuung von Menschen mit Demenzerkrankung entwickelt. Seine Vorteile:

- Es dauert nur kurz und überfordert die Betroffenen nicht
- Es knüpft durch die verwendeten Gegenstände an die Alltagserfahrungen der Patienten an
- Es lässt sich leicht in dem pflegerischen Tagesablauf integrieren und ist auch von Pflegenden ohne umfangreiche Ausbildung zu diesem Thema durchführbar.

Die Aktivierung findet am besten täglich in kleinen Gruppen oder im Sinne einer Einzelbetreuung (z. B. von bettlägerigen Menschen) statt.

Dabei präsentieren die Pflegenden den Patienten wohlbekannte Gegenstände des Alltags und lassen diese betrachten und betasten (➤ Abb. 3.172). Dazu sind z. B. Haushaltsgeräte wie Bügeleisen, Waschbrett, Fleischwolf, Milchkanne, Sammeltassen geeignet. Auch Handwerkszeug, etwa Bohrer, Hammer, Hobel, Schraubenzieher, weckt Assoziationen. Die Pflegenden können auch Textilien und Kleidungsstücke oder Bilder und Zeitungen anbieten.

Wichtig ist, dass es in der Gruppe zu einem Austausch über die Gegenstände kommt oder dass der Patient in Einzelbetreuung beginnt, sich an Situationen oder Erlebnisse zu erinnern und darüber zu berichten.

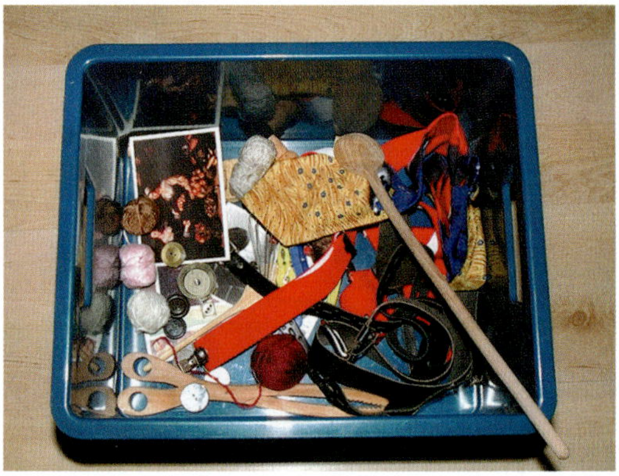

Abb. 3.172 Material für die Zehn-Minuten-Aktivierung. [O148]

Es ist wichtig, die Gegenstände so auszuwählen, dass sie einen Anknüpfungspunkt für den betroffenen Menschen bieten. Dabei sind vor allem Geschlechterrollen zu beachten – Ältere Männer werden vermutlich mit einer Stricknadel keine persönlichen Erinnerungen verbinden können.

BEACHTE

Um den Aufwand für jede Aktivierungsrunde so gering wie möglich zu halten, ist es sinnvoll, einen Fundus geeigneter Gegenstände anzulegen und sie nach Themen geordnet in Kisten zu lagern. Ebenso nützlich ist eine ausgedruckte Kurzanleitung für die Durchführung dieses Angebots, damit auch Pflegende, die diese Aktivierung noch nicht geleitet haben, sie problemlos bewältigen können.

Beschäftigung im häuslichen Umfeld

Im **häuslichen Umfeld** stehen den Patienten prinzipiell alle Möglichkeiten zur Verfügung, die sie auch vor ihrer Erkrankung nutzten. Nicht selten unterschätzen die Betroffenen jedoch ihre Fähigkeiten – auch, weil sie nicht über entsprechende Hilfsmittel informiert sind. Der Sanitätsfachhandel hält eine breite Palette von Geräten bereit, die z. B. Menschen mit eingeschränkter Bewegungsfähigkeit bei der Verrichtung von Alltagstätigkeiten unterstützen. Mit ein wenig Phantasie lassen sich jedoch auch preiswerte Haushaltsgegenstände so umfunktionieren, dass sie den Bedürfnissen der Kranken gerecht werden:

- **Zeitschaltuhren** schalten elektrische Geräte oder eine Raumbeleuchtung zu einer vorher festgeleg-

ten Zeit ein, ohne dass der Patient selbst daran denken müsste. An einem Herd dient eine Zeitschaltuhr u. U. der Sicherheit, denn sie kann so eingestellt werden, dass sie die Platten nach einiger Zeit vom Stromnetz trennt
- **Saugnäpfe** dienen der Befestigung von Toilettenartikeln (z. B. Nagelfeile, Kamm) oder Küchengeräten (z. B. Messer, Spülbürste) in Griffnähe
- **Biegsame Stiele** an Besen oder Schrubber ermöglichen die Fußbodenreinigung unter den Möbeln, ohne dass der Patient sich bücken müsste
- **Stecknadeln** sind eine einfach zu bedienende Hilfe beim Bügeln, Nähen oder Stopfen, da mit ihnen die Textilien auf der Unterlage fixiert werden können und so gegen Verrutschen gesichert sind
- **Große Bürsten** können mit ihrem Rücken auf den Tisch gelegt werden, die Borsten dienen dann z. B. als Halterung für Spielkarten
- **Holzklötze** können zur Höhenanpassung von Möbeln verwendet werden. Beim Bett erleichtern sie das Einsteigen, unter den Beinen eines Tisches machen sie z. B. Arbeiten im Stehen möglich
- **Campingtische** können zu Gestellen für Blumenkästen umfunktioniert werden und ermöglichen dann auch Patienten, die sich nicht bücken können, leichte Gartenarbeit
- **Schraubzwingen** aus dem Heimwerkermarkt sind in verschiedenen Größen erhältlich und können zur flexiblen Befestigung von Küchengeräten am Tisch eingesetzt werden.

Mit solchen und ähnlichen Hilfsmitteln lassen sich viele Hindernisse bei häuslichen Tätigkeiten überwinden.

Patienten können ihr **soziales Umfeld** als Ressource für die Beschäftigung nutzen. Sofern sie Familie haben oder in einen Freundes- und Bekanntenkreis eingebunden sind, erhalten sie überwiegend aus diesem Personenkreis die notwendige Unterstützung. Fehlen hingegen solche Bezugspersonen, bemühen sich Pflegende darum, soziale Kontakte zu knüpfen (➤ Kap. 3.10.3). Mögliche Anlaufstellen:
- Nachbarschaftshilfen
- Ehrenamtliche Dienste der Wohlfahrtspflege (z. B. Rotes Kreuz, Caritas, Diakonie)
- Vereine.

In diesem Zusammenhang besitzt das **Internet** (➤ Kap. 3.10.3) einen besonderen Wert, weil es den Kontakt zu anderen Menschen erleichtert und einen Zugang zu einem sehr vielfältigen Beschäftigungsangebot schafft, ohne dass der Patient gezwungen wäre, das Haus zu verlassen (➤ Abb. 3.173). Besonders ältere Menschen haben jedoch Scheu vor Computern. Hier können Kurse, die speziell auf Senioren zugeschnitten sind, eine wirksame Hilfe geben.

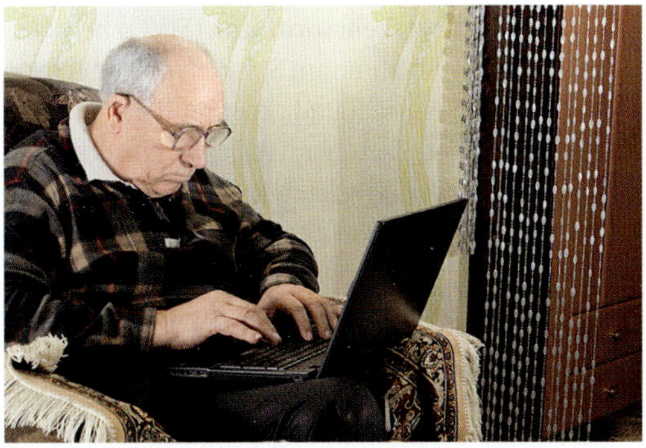

Abb. 3.173 Zunehmend entdecken auch ältere Menschen die Möglichkeiten, die das Internet bietet. [J787]

INTERNET

Landesseniorenvertretung Hessen:
www.senioren-auf-draht.sozialnetz.de
Auf dieser Website sind umfassende Informationen zu Themen versammelt, die Senioren interessieren können, u. a. zahlreiche Tipps zur sicheren Nutzung des Internets.

3.14 Sicherheit im Alltag

Die meisten Tätigkeiten von Krankenpflegehelfern, die sich auf die Unterstützung der Patienten beziehen, umfassen auch Sicherheitsaspekte. Körperliche oder geistige Einschränkungen gehen fast immer mit einer verringerten Fähigkeit einher, Gefahren abzuwenden und in angemessener Weise für die persönliche Unversehrtheit zu sorgen.

Das Thema **Sicherheit im Alltag** reicht weit über die Krankenpflege hinaus. Es ist auch eine staatliche Aufgabe. Der Gesetzgeber kommt dieser Verpflichtung nach, indem er ganz konkrete Vorschriften erlässt, die sich auf zahlreiche Lebensbereiche beziehen und Mindestanforderungen bezüglich der Sicherheit formulieren. Zwei Beispiele:

- In der **Straßenverkehrsordnung** (StVO) heißt es im § 1: „Die Teilnahme am Straßenverkehr erfordert ständige Vorsicht und gegenseitige Rücksicht. Jeder Verkehrsteilnehmer hat sich so zu verhalten, dass kein Anderer geschädigt, gefährdet oder mehr, als nach den Umständen unvermeidbar, behindert oder belästigt wird." (➤ Abb. 3.174)
- Das **Geräte- und Produktsicherheitsgesetz** (GPSG) fordert im § 4: „Ein Produkt darf nur in den Verkehr gebracht werden, wenn es so beschaffen ist, dass bei bestimmungsgemäßer Verwendung oder vorhersehbarer Fehlanwendung Sicherheit und Gesundheit von Verwendern oder Dritten nicht gefährdet werden."

Nahezu alle Gesetze befassen sich in mehr oder minder großem Maße mit der Sicherung von Lebensumständen. Damit entsprechen sie der Bedeutung, die die Sicherheit für den Menschen hat. Der amerikanische Psychologe **Abraham Maslow** *(1908–1970)* entwickelte eine Bedürfnispyramide, in der auf die Befriedigung der körperlichen Erfordernisse (z. B. Hunger, Durst, Sexualität) sofort das Bedürfnis nach Sicherheit, Stabilität und Ordnung folgt.

Maslow geht davon aus, dass mangelnde Sicherheit schwere geistige und körperliche Beeinträchtigungen hervorrufen kann. Zumindest wird ein Mensch, der in diesem Bereich Defizite verspürt, sein Handeln stark darauf ausrichten, Sicherheit herzustellen.

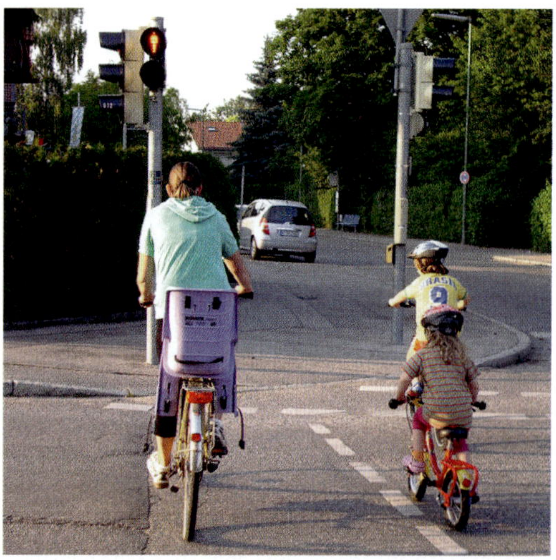

Abb. 3.174 „Bei Grün darfst du gehen, bei Rot musst du stehen." Manchmal sind Ampelphasen so kurz geschaltet, dass man sie in der zur Verfügung stehenden Zeit nicht überqueren kann. [M294]

BEACHTE

Das Gefühl von Sicherheit oder Unsicherheit lässt sich nicht messen. Deshalb sind Pflegende bei der Beurteilung ausschließlich auf die Aussagen des Betroffenen angewiesen. Sie bedenken, dass Menschen ganz **unterschiedliche Maßstäbe** anlegen. Ein Bergsteiger fühlt sich z. B. in einer Steilwand durch einen Haken und ein relativ dünnes Seil ausreichend gesichert, während ein anderer Mensch sich möglicherweise bereits fürchtet, eine Leiter zu besteigen. Beide Haltungen haben ihre Berechtigung und es steht Pflegenden nicht zu, sich über das Sicherheitsbedürfnis von Patienten hinwegzusetzen, selbst wenn diese sich vor Situationen scheuen, von denen augenscheinlich keine Gefahr ausgeht.

Obwohl Sicherheit ein ganz elementares Bedürfnis ist, missachten Menschen häufig die entsprechenden Verhaltensmaßregeln und gefährden dadurch sich und andere.

Die Bundesanstalt für Arbeitsschutz und Arbeitsmedizin schätzt, dass jährlich 5,36 Millionen Unfälle in Heim und Freizeit geschehen. Im Jahr 2011 wurden in Deutschland etwa 20 500 Unfälle mit tödlichem Ausgang gezählt, ca. ein Drittel davon ereigneten sich in der häuslichen Umgebung (Angaben des Bundesamts für Arbeitsschutz und Arbeitsmedizin).

Im Rahmen ihrer Fürsorge- und Aufsichtspflicht haben Pflegende die Aufgabe, für eine sichere Umgebung zu sorgen, sofern Patienten dazu selbst nicht in der Lage sind. Alle Pflegehandlungen sind so durchzuführen, dass keine Gefährdung des Patienten entsteht. **Beispiel:** Beachtung der R-Regeln bei der Verabreichung von Arzneimitteln (➤ Kap. 5.3.3).

Sicherheitsbedürfnis in verschiedenen Lebensaltern

Das **Bedürfnis nach Sicherheit** begleitet den Menschen durch sein gesamtes Leben. In der Kindheit besteht häufig ein Ungleichgewicht zwischen den körperlichen Fähigkeiten und der Einschätzung von Risiken. Das zeigt sich deutlich beim Umgang mit elektrischem Strom oder am Verhalten im Straßenverkehr. Kinder sind auf den Schutz ihrer Eltern angewiesen.

Bereits Säuglinge fordern die Befriedigung ihres Sicherheitsbedürfnisses ein, indem sie z. B. nach körperlicher Nähe verlangen.

Kinder lernen mit zunehmendem Alter ihre Umwelt immer genauer kennen und gewinnen Erfahrungen, die ihnen **angemessene Reaktionen** zur Vermeidung von Gefahren ermöglichen. Obwohl Jugendliche gelegentlich dazu neigen, Risiken einzugehen und ihre Fähigkeiten zu überschätzen, ist ihre Sicherheitserziehung im Wesentlichen abgeschlossen.

Sobald Menschen das 18. Lebensjahr vollendet haben, besitzen sie laut Gesetz einen unbeschränkten Zugang zu allen Bereichen des öffentlichen Lebens, sie sind erwachsen. Das bedeutet jedoch auch, dass sie die Verantwortung für ihr Handeln und die daraus entstehenden Folgen tragen. Erwachsene, die in ihrem Umfeld sozialisiert sind, verfügen über die entsprechenden Kenntnisse und Fähigkeiten, für die eigene Sicherheit zu sorgen. Darüber hinaus sorgen sie häufig auch noch für die Sicherheit der von ihnen abhängigen Personen, z. B. für die ihrer Kinder. Ändern sich jedoch die Lebensumstände massiv, z. B. durch eine Erkrankung oder den Wechsel in ein unbekanntes Umfeld wie etwa ein Krankenhaus, entstehen häufig Unsicherheiten, die von entsprechend geschulten Personen abzufangen sind.

Im Alter kann es zu – individuell sehr unterschiedlich ausgeprägten – Einschränkungen körperlicher und geistiger Fähigkeiten kommen. Nachlassende Seh- oder Hörfähigkeit, verminderte Muskelkraft und verlangsamte Bewegungen sind oft Ursachen dafür, dass alte Menschen sich unsicher fühlen. Dies kann im Extremfall zum Rückzug aus der Gemeinschaft und zu sozialer Isolation (➤ Kap. 3.10.2) führen.

3.14.1 Beobachtung der Fähigkeit, das Leben sicher zu gestalten

Das Sicherheitsbedürfnis von Menschen bezieht sich sowohl auf die Funktionen des eigenen Körpers als auch auf die vielfältigen Bedingungen ihrer Umwelt. Dazu gehören:

- Wirtschaftliches Auskommen, um materielle Bedürfnisse wie Wohnung und Kleidung erfüllen zu können, z. B. durch eine feste Arbeitsstelle
- Schutz vor Übergriffen anderer Menschen, z. B. durch Gesetze
- Verringerung eines finanziellen Risikos, das durch unvorhergesehene Ereignisse eintreten kann, z. B. mittels Versicherungen
- Rückhalt in der Gesellschaft, z. B. durch die Beachtung der zwischen den Menschen geltenden Übereinkünfte *(Konventionen)* wie Verhaltensregeln, Höflichkeit
- Klärung der Sinn-Frage, z. B. durch religiöse Überzeugungen (➤ Kap. 3.11.1).

Der Bereich der **persönlichen Gesundheit** nimmt in diesem Zusammenhang eine besondere Stellung ein. Krankheiten lassen sich nur eingeschränkt durch eigene Anstrengungen verhindern. Deshalb stellen sie eine ständige Bedrohung dar. Manche Menschen reagieren darauf, indem sie übermäßig häufig ärztliche Untersuchungen durchführen lassen.

BEACHTE

Tritt eine Erkrankung ein, kann sie die Fähigkeit eines Menschen, sein Leben sicher zu gestalten, empfindlich einschränken. Viele Krankheiten behindern z. B. die Arbeitsfähigkeit dauerhaft. Daraus entstehen nicht selten finanzielle Probleme, die u. a. den Verlust des sozialen Status bedeuten können.

Pflegende beobachten bei ihren Patienten sämtliche Aspekte, in denen die Fähigkeit, das Leben sicher zu gestalten, zum Tragen kommt. Sie tun dies zu Beginn der Pflegebeziehung, um einen Eindruck von der jeweiligen Lebenssituation zu bekommen. Anschließend führen Pflegende die Beobachtung über die gesamte Dauer des Pflegeprozesses fort. Im Vergleich mit den anfänglich erhobenen Informationen lassen sich alle Veränderungen leicht nachvollziehen und die erforderlichen Maßnahmen rasch einleiten. Folgende Fragen helfen, ein umfassendes Bild zu gewinnen:

- Welche Fähigkeiten besitzt der Patient, sein Leben sicher zu gestalten, lassen sich Defizite erkennen?
- Bestehen Einschränkungen in der Fähigkeit, die unmittelbare Umgebung angemessen einzurichten? Worin bestehen sie und auf welche Teilbereiche beziehen sie sich?
- Gehen von der Umgebung des Patienten Gefahren aus, denen er aus eigener Kraft nicht begegnen kann? Könnten Hilfsmittel bzw. eine Anpassung das Risiko vermindern?
- Bestehen Risikofaktoren, die die Erkrankung verstärken können? Lassen sie sich abstellen oder vermindern?

- Nimmt der Patient Medikamente ein, die sich auf seine Wahrnehmung auswirken? Ist z. B. seine Teilnahme am Straßenverkehr eingeschränkt?
- Welche Haltung zeigt der Patient bezüglich seiner Einschränkungen? Wirkt er z. B. passiv, zornig?
- Verhält der Patient sich angemessen zu den Sicherheitsrisiken?
- Verfügt der Patient über Bezugspersonen, die ihn unterstützen?
- Befindet der Patient sich in ärztlicher Behandlung? Wenn nicht – ist er entsprechenden Vorschlägen gegenüber offen?

3.14.2 Einschränkungen der Fähigkeit, das Leben sicher zu gestalten

Bewegung ➤ Kap. 3.8

Sehschwäche und Blindheit

Kommunikationshilfen für blinde und sehbehinderte Menschen ➤ Kap. 3.10.3
Erkrankungen der Sinnesorgane ➤ Kap. 2.4.4
Unterstützung sehbehinderter Menschen ➤ Kap. 3.14.3

DEFINITION

Sehschwäche: Verminderung der Wahrnehmungsfähigkeit des Auges.
Blindheit *(Amaurose):* Restfunktion des Sehsinnes beträgt höchstens 2 % der Normalsichtigkeit bzw. Sehfähigkeit ist vollständig verloren.

Nach Angaben des Blinden- und Sehbehindertenverbands leben in Deutschland etwa 155 000 **blinde** und eine halbe Million **sehbehinderte** Menschen. Von ihnen gehen etwa 28 % einer bezahlten Beschäftigung nach.

Blindheit kann **angeboren** sein, und geht dann z. B. auf eine fehlerhafte Anlage der entsprechenden Strukturen im Gehirn oder des Sehapparates zurück. Die betroffenen Kinder kommen bereits blind zur Welt. Defekte in den Erbanlagen können im Laufe des Lebens ebenfalls zu einer Erbildung führen. Die weltweit häufigste Ursache für **erworbene** Blindheit ist der Graue Star (➤ Kap. 2.4.4). In den Industrieländern ist die Schädigung der Netzhaut *(Makula),* oft durch Diabetes mellitus hervorgerufen, für etwa die Hälfte der Erblindungen verantwortlich. Grüner Star, Netzhautablösung, Schlaganfälle sowie Verletzungen können ebenfalls eine Blindheit verursachen.

Der Sehsinn erfüllt eine sehr wichtige Funktion für die Fähigkeit, das Leben sicher zu gestalten. Mit seiner Hilfe orientieren Menschen sich im Raum, erkennen Hindernisse sowie Gefahren und finden Wege, sich aus der Gefahrenzone zu entfernen.

In vielen größeren Städten existieren Vorrichtungen (z. B. summende Ampeln, Markierungen an Gehwegen), die sehbehinderten Menschen die Orientierung erleichtern. Besonders für Menschen, die erst in höherem Alter ihre Sehkraft verloren haben, ist es trotzdem extrem schwierig, sich im z. B. Straßenverkehr zurecht zu finden. Meist nehmen sie nicht an Schulungen teil, in denen entsprechende Techniken vermittelt werden. Da häufig zusätzliche Einschränkungen vorliegen, sind sie in ihrer Lebensführung stark eingeschränkt bzw. gezwungen, in ihren Wohnungen bleiben, sofern sie keine sehende Begleitung haben (➤ Abb. 3.175).

Arzneimittel als Sicherheitsrisiko

Eine Vielzahl von Arzneimitteln verändert die Reaktionsfähigkeit oder die Wahrnehmung der Patienten. Daraus kann sich, vor allem in Situationen, in der große Aufmerksamkeit gefordert wäre (z. B. im Straßenverkehr), ein **Sicherheitsrisiko** ergeben. Bei eini-

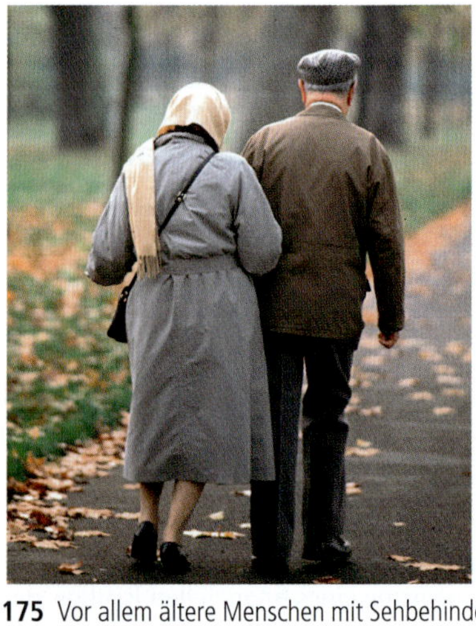

Abb. 3.175 Vor allem ältere Menschen mit Sehbehinderung sind auf eine Begleitperson angewiesen, wenn sie das Haus verlassen wollen. [J787]

Tab. 3.51 Viele Arzneimittelgruppen können unerwünschte Wirken bezüglich der Sicherheit der Patienten entfalten.

Arzneimittelgruppe	Art des Sicherheitsrisikos (Beispiele)
Psychopharmaka	• Bewegungsstörungen • Vermindertes Reaktionsvermögen • Erhöhte Sturzgefahr • Müdigkeit
Opioide Schmerzmittel	• Vermindertes Reaktionsvermögen • Erhöhte Sturzgefahr • Müdigkeit
Schlafmittel/Beruhigungsmittel	• Vermindertes Reaktionsvermögen • Erhöhte Sturzgefahr • Müdigkeit
Blutdrucksenkende Mittel	• Bewusstseinsstörungen durch starken Blutdruckabfall • Müdigkeit
Blutzuckersenkende Mittel	• Bewusstseinsstörungen durch starken Blutzuckerabfall *(Hypoglykämie)*
Mittel zur Erweiterung der Herzkranzgefäße	• Bewusstseinsstörungen durch starken Blutdruckabfall
Herzkraftsteigernde Mittel (Glykoside)	• Sehstörungen
Mittel zur Steigerung der Harnausscheidung	• Bewusstseinsstörungen durch starken Blutdruckabfall
Mittel zur Erweiterung der Pupille	• Sehstörungen durch Unfähigkeit des Auges sich auf unterschiedliche Lichtverhältnisse einzustellen

gen Arzneimitteln sind nach der Einnahme das Steuern eines Kraftfahrzeugs sowie die Bedienung von Maschinen oder andere potenziell gefährliche Arbeiten untersagt (➤ Tab. 3.51).

Solche unerwünschten Wirkungen sind stets in den Beipackzetteln aufgelistet.

Verwirrtheit

Demenz ➤ Kap. 2.4.2

Verwirrtheit tritt nicht nur im Zuge einer demenziellen Erkrankung (z. B. Alzheimer-Erkrankung) auf, sondern kann auch andere Ursachen haben, z. B.:

- Andere psychische Erkrankungen
- Unerwünschte Wirkung nach Arzneimitteleinnahme (häufig durch Narkosemittel nach Operationen)
- Drogenmissbrauch (häufig während eines Entzuges)
- Mangelnde Sauerstoffversorgung des Gehirns
- Zeiten hoher psychischer Belastung wie Trauer, Einsamkeit, (erzwungener) Ortswechsel.

Die betroffenen Patienten sind deutlich in der Fähigkeit eingeschränkt, für ihre Sicherheit zu sorgen. Sie gefährden sich nicht selten selbst, indem sie z. B. Geräte im Haushalt falsch verwenden (Brandgefahr durch unausgeschaltete Küchenherde, Bügeleisen), Kleidung anlegen, die der Witterung nicht angepasst sind, Ernährung und Hygiene vernachlässigen oder ausgehen und den Weg nach Hause nicht mehr finden.

BEACHTE

Die Versorgung verwirrter Menschen ist in stationären Einrichtungen extrem schwierig zu bewerkstelligen. Im ambulanten Bereich übersteigt diese Aufgabe nicht selten die Kapazitäten von Pflegediensten und Angehörigen. Pflegende nehmen entsprechende Zeichen ernst und ziehen umgehend weitere Institutionen oder Berufsgruppen (z. B. kommunale Sozialdienste) zur Unterstützung heran, bevor die Situation eskaliert.

3.14.3 Unterstützung der Fähigkeit, das Leben sicher zu gestalten

Krankenbeobachtung ➤ Kap. 1.7
Umgang mit Arzneimitteln ➤ Kap. 5.3
Hygiene ➤ Kap. 4

Im Zusammenhang mit Erkrankungen tritt bei Patienten häufig das Gefühl auf, sie seien der jeweiligen Situation ausgeliefert. Ihnen erschließen sich zunächst kaum Chancen, den Verlauf aktiv zu beeinflussen. Stattdessen sehen sie sich mit ärztlichen und pflegerischen Maßnahmen konfrontiert, die sie oft nur notgedrungen erdulden, weil sie sich davon Linderung oder Heilung versprechen. Überwiegend verstehen sie die Zusammenhänge zwischen Krankheit und der angewendeten Behandlung nur unvollständig. All dies führt zu einem (gelegentlich überwältigenden) **Gefühl der Unsicherheit.**

Pflegende leiten aus dieser Tatsache zunächst ihre umfassende Pflicht zur Aufklärung ab. Dabei beachten sie sehr genau die Aufteilung der Kompetenzen zwischen Ärzten und Pflegenden. Alle Informationen, die sich unmittelbar auf die Krankheit, ihren Verlauf und die einzuleitende Therapie beziehen, vermittelt ausschließlich der Arzt. Pflegenden obliegt es, die pflegerischen Maßnahmen so zu erklären, dass die Patienten nicht nur nachvollziehen können, wieso sie notwendig und nützlich sind, sondern im Idealfall die Ausführung wünschen. Dieser Wille zur Mitarbeit befriedigt das Bedürfnis nach Sicherheit, denn wenn die Patienten überzeugt sind, dass die Pflege im Einklang mit ihren Interessen steht, mobilisieren sie die ihnen zur Verfügung stehenden Kräfte, um einen Erfolg der Maßnahmen herbeizuführen.

Hilfen bei Sehbehinderung und Blindheit

Mangelnde Sehfähigkeit verursacht bei den betroffenen Patienten starke Unsicherheit. Sie sind nicht in der Lage, ihre Umgebung einzuschätzen und auch bei der Beurteilung ihrer Gesprächspartner auf indirekte Informationen, z. B. Klang der Stimme oder Qualität der Berührung angewiesen.

Pflegende bemühen sich, diese Informationen zu ergänzen, indem sie z. B. etwas über sich erzählen. Die geplanten pflegerischen Handlungen erklären sie besonders detailliert, weil die Patienten nicht in der Lage sind, durch die Betrachtung der verwendeten Pflegeutensilien oder den Vorbereitungen der Pflegenden eigene Schlüsse zu ziehen.

Bei der Unterstützung blinder und stark sehbehinderter Menschen gilt das gleiche Prinzip wie für den Umgang mit anderen Patienten. Pflegende vermeiden, mit ihren Bewegungen die Selbstständigkeit des anderen zu behindern. Wenn sie einen Blinden führen, erklären sie zunächst den geplanten Weg. Dann bieten sie ihren Arm an, damit der Blinde ihn umfassen kann. Der Blinde passt sich dann den Bewegungen des Sehenden an. Pflegende können auch den Unterarm des Blinden auf der ihnen zugewandten Seite von hinten unten fassen und den Patienten um Hindernisse herum führen. Während des Weges erklären sie, welche Richtung als nächste einzuschlagen ist und wie weit der Blinde von dem Punkt entfernt ist, an dem er sich drehen soll. Wichtig ist, dass dieses Führen ohne Hektik geschieht. Es sollte Zeit bleiben, in der die Patienten die Möglichkeit haben, sich durch Tasten über die Beschaffenheit der Umgebung zu informieren – dies gilt insbesondere, wenn sie sich an einem Ort befinden, den sie nicht kennen.

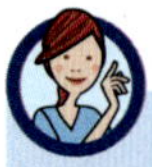

BEACHTE

Damit ein Blinder **Ortsangaben** einschätzen kann, ist eine möglichst genaue Beschreibung notwendig. Also nicht: „Dort ist Ihre Zahnbürste", sondern „Die Zahnbürste liegt neben Ihrer rechten Hand".

Langstock

Mit einem **Langstock** *(Blindenstock)* sind blinde oder stark sehbehinderte Menschen in der Lage, sich selbstständig in einer Umgebung (auch außerhalb eines Hauses) fortzubewegen, die ihnen zumindest halbwegs vertraut ist. Der Stock ist etwa anderthalb Meter lang und lässt sich meist falten. Er besteht aus Leichtmetall, Kunststoff oder Kohlefaser. Seine weiße Farbe dient Sehenden als Erkennungszeichen (➤ Abb. 3.176).

An der Spitze tragen die Stöcke unterschiedlich geformte Gummikappen. Der Blinde versetzt den Stock in **Pendelbewegungen,** die etwas breiter sind als seine eigene Spur. Die Spitze des Stocks kann über den Boden schleifen oder in rhythmischen Abständen auf den Boden auftreffen. Auf diese Weise leitet der Stock Informationen über mögliche Hindernisse an das Tastempfinden des Blinden weiter. Eine alternative Technik ist die senkrechte Haltung des Stocks. Sie er-

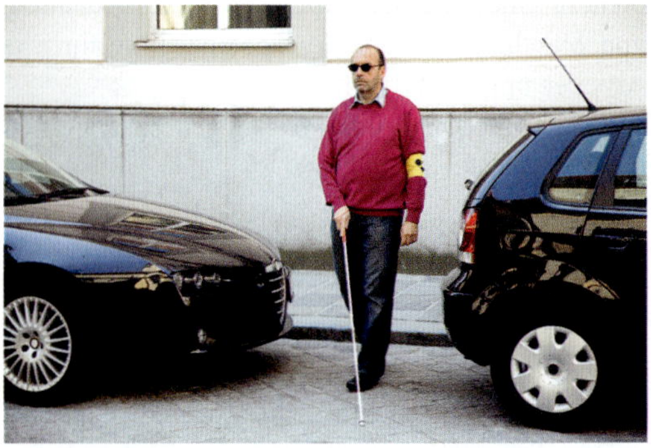

Abb. 3.176 Blinde Menschen ertasten die Beschaffenheit des Bodens mithilfe eines Langstocks, den sie mit pendelnden Bewegungen in Höhe ihrer Füße vor sich hertragen. [J787]

möglicht eine andere Qualität der Informationsgewinnung.

Die Benutzung des Langstocks bedarf der Übung. Blindenverbände bieten entsprechende Kurse an.

INTERNET

Weißer Stock e.V.: www.weisser-stock.org
Dieser Verein stellt auf seiner Homepage zahlreiche Informationen zum Thema Sehbehinderung zur Verfügung – und gibt klare Verhaltensmaßregeln zum Umgang mit blinden Menschen.

Blindenführhund

Die ständige Begleitung eines blinden durch einen sehenden Menschen wäre sicher die optimale Mobilitätshilfe. Diese Konstellation lässt sich jedoch nur in seltenen Fällen realisieren. Als nahezu ebenbürtige Alternative kann ein **Blindenführhund** gelten. Diese Tiere sind darauf trainiert, Hindernisse und Gefahren zu erkennen und zu vermeiden. Dabei handelt es sich um eine hoch spezialisierte Fähigkeit, denn der Hund muss nicht nur solche Hindernisse erkennen, die ihn selbst betreffen, sondern auch jene, die dem Blinden im Weg stehen (z. B. einen Ast, der sich in der Kopfhöhe eines Menschen befindet).

Blindenführhunde sind nach einer mehrmonatigen Ausbildung in der Lage, 20–40 gesprochene Anweisungen zu befolgen. Bei der Arbeit tragen sie ein Geschirr, an dem sich ein Handgriff befindet, über den der Blinde die Bewegungen des Hundes erspüren und sich entsprechend verhalten kann. Bleibt der Hund stehen, ist dies entweder ein Zeichen für drohende Gefahr (z. B. eine rote Ampel) oder für eine erfüllte Aufgabe (z. B. ein freier Platz im Bus ist gefunden).

Elektronische Orientierungshilfen

Elektronische Orientierungshilfen sind bislang noch nicht weit verbreitet. Eine mögliche Form sind Ultraschall- oder Lasergeräte, die Hindernisse durch hörbare Signale anzeigen. Sie sind in Kombination mit einem Langstock zu benutzen. Der Vorteil liegt darin, dass diese Hilfsmittel auf Gefahren hinweisen, die sich über ein Abtasten des Bodens nicht erkennen lassen (z. B. niedrige Türen).

INTERNET

Verein zur Förderung der selbständigen Lebensführung Blinder und Sehbehinderter e.V. *(Fokus):* www.fokus-ev.de
Der Verein ist auf die Hilfsmittel-Schulung blinder Menschen spezialisiert.

Notrufanlagen

In stationären Einrichtungen gehören **Notrufanlagen** zur Grundausstattung. Die Druckknöpfe sind an Orten installiert, an denen pflegebedürftige Menschen häufig Hilfe benötigen (z. B. an den Betten, in der Nähe des Toilettensitzes, über Badewannen, in Duschen, an Waschbecken).

Für die häusliche Umgebung sind **Hausnotruf-Systeme** (➤ Abb. 3.177) eingerichtet worden, die meist per Telefon funktionieren. Die Patienten alarmieren eine Zentrale, sobald sie sich in einer Situation befinden, aus der sie sich selbst nicht befreien können oder eine plötzliche Verschlechterung ihres Befindens bemerken.

Meist funktioniert das System in mehreren Stufen. Geht ein Notruf ein, versucht ein Mitarbeiter der Zentrale zunächst, per Telefon zu klären, welches Problem vorliegt. Lässt sich keine Verbindung zu dem Betroffenen herstellen, kommen entsprechend geschulte Helfer ins Haus. Nach vorheriger Prüfung des Bedarfs übernimmt die Pflegeversicherung einen Teil der Kosten für die Installation und den Betrieb des Systems.

Zur technischen Ausstattung gehören eine Basisstation, die direkt mit dem Telefon in Verbindung steht sowie mindestens ein mobiler Sender, den der Betroffene am Körper trägt.

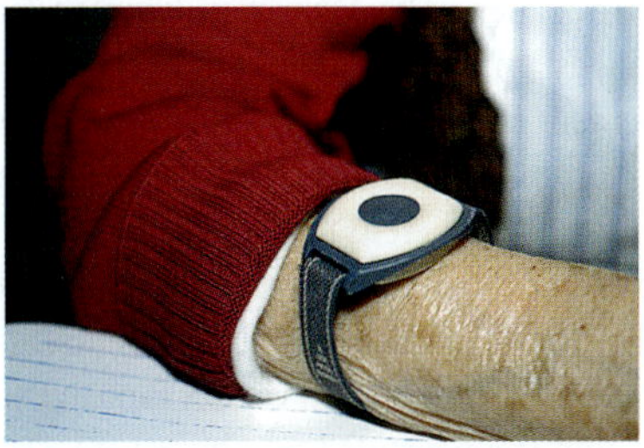

Abb. 3.177 Das System des Hausnotrufs ermöglicht es auch allein lebenden Menschen, die in ihren körperlichen Fähigkeiten eingeschränkt sind, in der häuslichen Umgebung wohnen zu bleiben. [K115]

Der Notruf lässt sich um Brand-, Bewegungs- und Gasmelder erweitern.

INTERNET

Bundesverband Hausnotruf:
www.bv-hausnotruf.de
Zusammenschluss von Wohlfahrtsverbänden zur Organisation eines Hausnotrufsystems.

3

Handy

Die flächendeckende Verbreitung von **Handys** eröffnet auch der Pflege neue Möglichkeiten. Patienten, die allein zuhause leben, können die kleinen Geräte ständig bei sich führen und damit im Notfall Hilfe herbeiholen. Voraussetzung ist, dass sie in der Lage sind, die meist sehr kleinteilige Tastatur zu bedienen. Das System der Kurzwahlen lässt sich zur Unterstützung einsetzen.

Patientengerechte Einrichtung der Wohnräume

Unterstützung der Bewegung ➤ Kap. 3.8.3
Die **alltäglichen Hindernisse** verfehlter Architektur werden zu unüberwindlichen Hürden, sobald die Bewohner ihre Gelenkigkeit einbüßen. Das kann vorübergehend sein, etwa durch einen Beinbruch, oder aber auf Dauer, z. B. durch den Alterungsprozess des Körpers.

Bislang machen sich nur wenige Bauherren und Architekten bereits in der Planungsphase für eine Immobilie Gedanken über eine Gestaltung der Wohnräume, die auch behinderten Menschen eine problemlose Nutzung ermöglicht. Mit einer konsequenten Umsetzung barrierefreier Bauweise lassen sich viele Unfallrisiken ausschalten. Alte Menschen könnten länger in ihrem angestammten Umfeld wohnen bleiben.

Außerdem ist barrierefreies Bauen nicht teurer als die herkömmliche Bauweise. Erst Umbaumaßnahmen, die an einem bereits fertig gestellten Haus durchzuführen sind, verursachen erhebliche Kosten. **Beispiel:** Bei fast allen Häusern, die in Deutschland errichtet werden, befindet sich vor der Eingangstür mindestens eine Treppenstufe (➤ Abb. 3.178). Dafür gibt es (außer in hochwassergefährdeten Gebieten) keinen einleuchtenden Grund. Im Gegenteil: Diese Treppe ist ein massives Hindernis für gehbehinderte Menschen,

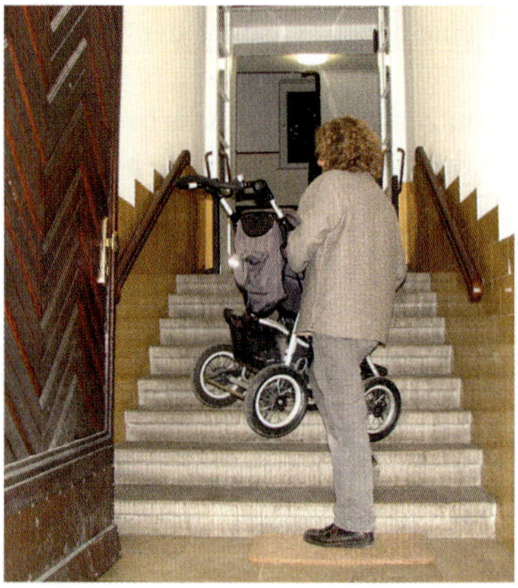

Abb. 3.178 Die Tradition, den Eingang in ein Haus mit Stufen zu erschweren, stellt für Bewohner ein tägliches Hindernis dar. Außerdem erhöhen solche Treppen das Sturzrisiko. [O440]

Rollstuhlfahrer und auch Eltern junger Kinder, die jeden Tag den Kinderwagen über die Stufen stemmen müssen. Im Winter ist die Treppe nicht selten mit Schnee und Eis bedeckt und verursacht ein großes Sturzrisiko.

Vor allem Pflegende, die in der häuslichen Betreuung von Patienten arbeiten, sind immer wieder mit der Frage konfrontiert, wie sich Wohnräume an die Bedürfnisse eingeschränkter Menschen anpassen lassen. Geeignet sind folgende Maßnahmen (neben vielen anderen), die z. T. nur einen unerheblichen finanziellen Aufwand erfordern:

- Fenster bis zum Boden herunterziehen lassen. Dies verbessert die Lichtverhältnisse (geringere Unfallgefahr) und ermöglich auch Rollstuhlfahrern den Ausblick nach draußen
- Breitere (rollstuhlgerechte) Türen einbauen lassen, wo es möglich ist, Türblätter entfernen
- Höhe der Lichtschalter an die Körpergröße der Bewohner anpassen lassen. Faustregel: Die Schalter sind so niedrig anzubringen, dass sie sich auf der Höhe der Hände befinden, wenn der Bewohner steht und seine Arme locker hängen lässt. Zur Bedienung müssen gehbehinderte Menschen dann ihre Stöcke nicht mehr aus der Hand legen
- Tische, Arbeitsflächen und Waschbecken auf geeignete Höhe bringen, sodass die Verrichtungen ggf. im Sitzen ausführbar sind (verringerte Sturzgefahr)
- Duschwanne entfernen und ebenerdige Duschecke einrichten
- Treppenlifter einbauen

- Rampen für Treppen mit wenigen Stufen anfertigen lassen, hilft z. B. Gehwagenbenutzern und Rollstuhlfahrern
- Wohnungen, die sich über mehrere Stockwerke erstrecken, so umorganisieren, dass die täglich genutzten Räume auf einer Ebene (möglichst im Erdgeschoss) liegen
- Höhenverstellbares Krankenbett anschaffen und so aufstellen, dass es von allen Seiten zugänglich ist
- Bett entfernen, Matratze auf einen Lattenrost am Boden legen, vermeidet v. a. bei dementen Menschen die Gefahr, sich bei einem Sturz aus dem Bett zu verletzen
- Krankenzimmer, in denen inkontinente Menschen wohnen mit flüssigkeitsstabilem Bodenbelag ausstatten lassen (Verbesserung der Hygiene)
- Türglocke und Telefon auch auf Lichtzeichen umstellen (nützt Menschen mit vermindertem Hörvermögen).

BEACHTE

Die Pflegeversicherung kann Umbauten, die auf eine behindertengerechte Ausstattung von Wohnräumen gerichtet sind, in begründeten Fällen bezuschussen (➤ Kap. 7.3.1).

Sturzprophylaxe

Menschen, die nicht über die volle Bewegungsfähigkeit verfügen, leben mit einem erhöhten Sturzrisiko. Selbst wenn sie lediglich aus dem Stand fallen, die Höhe also gering ist, können sie sich erhebliche Verletzungen zuziehen, die nicht selten zu einer Bettlägerigkeit und im Extremfall zum Tode führen. Eine der häufigsten Verletzungen infolge eines Sturzes ist der Oberschenkelhalsbruch.

Aus diesem Grunde hat die pflegerische **Sturzprophylaxe** eine große Bedeutung für die Erhaltung der Lebensqualität der Patienten.

Die entsprechenden Maßnahmen lassen sich in passive und aktive Maßnahmen einteilen.

Passive Maßnahmen

Patientengerechte Einrichtung der Wohnräume

Die **passiven Maßnahmen** zur Sturzprophylaxe beziehen sich auf die Anpassung der Umgebung sowie die Verwendung von schützenden Hilfsmitteln.

In erster Linie ist es wichtig, potenzielle Hindernisse aus der Umgebung des Patienten zu entfernen. Das kann vor allem bei älteren Menschen, die im Laufe ihres Lebens zahlreiche Gegenstände gesammelt haben, die sie jetzt in ihren Wohnräumen verwahren, auf Widerstand stoßen. Hier ist es die Aufgabe Pflegender, verständnisvoll zu reagieren, aber trotzdem darauf hin zu wirken, das Unfallrisiko zu minimieren, z. B. durch:

- Ausstattung der Dusch- oder Badewanne mit rutschfesten Matten
- Lose liegende Teppiche entfernen (die Kanten sind Stolperfallen, ➤ Abb. 3.179)
- Kabel außerhalb häufig begangener Bereiche verlegen
- Glatte, rutschige Böden mit griffigem Belag versehen
- Raumbeleuchtung so gestalten, dass sie dem Bedarf der Patienten angemessen ist, Blendende Lichtquellen sowie Flackerlicht vermeiden
- Haltegriffe an allen risikoreichen Stellen der Wohnung anbringen (z. B. Badezimmer)
- Wege, die der Patient täglich geht, von Hindernissen befreien (speziell Gegenstände oder Möbel entfernen, die niedriger sind als Kniehöhe)

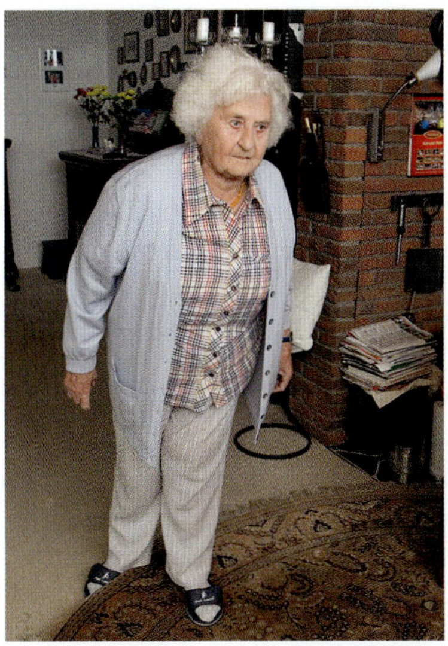

Abb. 3.179 Die Kanten von lose liegenden Teppichen sind Stolperfallen. [K115]

- Gegenstände des täglichen Bedarfs an leicht erreichbare Orte räumen
- Funktionstüchtigkeit der Möbel überprüfen (z. B. wackelnde Stühle ausrangieren, Räder von Möbeln entfernen)
- Möbel, die als Haltegriffe dienen, mit Schrauben an der Wand befestigen
- Schuhe mit flachen Sohlen und gutem Halt (z. B. durch eine Sicherung der Ferse) wählen
- Kleidung auswählen, die so weit geschnitten ist, dass sie volle Bewegungsfreiheit ermöglicht
- Unterhosen mit eingearbeitetem Hüftschutz tragen (➤ Abb. 3.180).

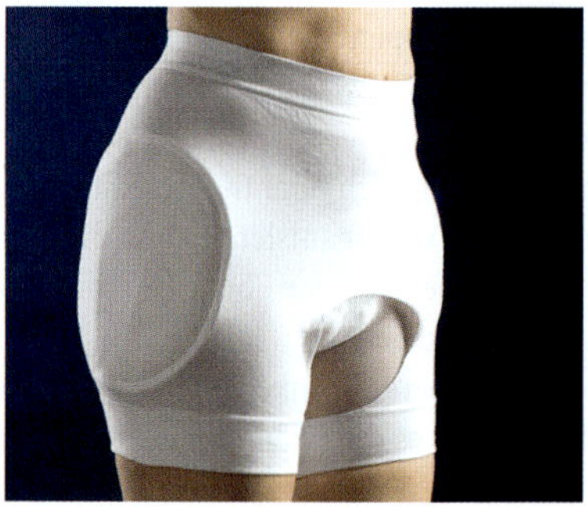

Abb. 3.180 Zum Schutz der Hüfte vor Verletzungen eignen sich Unterhosen, in die Schutzschalen eingearbeitet sind. [U118]

Aktive Maßnahmen

Zur Ergänzung der Umgebungsanpassung kann auch das Training der Fähigkeiten der Patienten der Vermeidung von Stürzen dienen. Zu den **aktiven Maßnahmen** der Sturzprophylaxe gehören gezielte physiotherapeutische Übungen. Sie erhalten die Beweglichkeit und stärken die Selbstständigkeit der Patienten. Unterstützend wirken auch:

- Verwendung von Hilfsmitteln, die der Verbesserung der Wahrnehmungsfähigkeit dienen
- Angemessene Ernährung und Flüssigkeitszufuhr
- Bewegungsabläufe planen
- Hektik vermeiden
- Assistenz durch andere Menschen in Anspruch nehmen (z. B. einen stützenden Arm beim Gehen).

Wiederholungsfragen

1. Nennen Sie vier Merkmale der Atmung, die der pflegerischen Beobachtung unmittelbar zugänglich sind. (➤ Kap. 3.2.1)
2. Erläutern Sie den Unterschied zwischen verminderter Atemtätigkeit und einer Minderbelüftung der Lunge. (➤ Kap. 3.2.2)
3. Was verstehen Sie unter Rasselgeräuschen? (➤ Kap. 3.2.2)
4. Nennen Sie fünf Fragen zur Abschätzung des Risikos einer Lungenentzündung (basierend auf der Atemskala von Bienstein). (➤ Kap. 3.2.3)
5. Welchen Sinn hat die Lippenbremse? (➤ Kap. 3.2.3)
6. Wie führen Sie eine Klopfmassage durch? (➤ Kap. 3.2.3)
7. Nennen Sie drei Maßnahmen zur Aspirationsprophylaxe und begründen Sie diese. (➤ Kap. 3.2.3)
8. Erklären Sie, wie der obere und der untere Blutdruckwert zustande kommen und was sie bedeuten. (➤ Kap. 3.3)
9. Wie reagieren Sie, wenn Sie bei einem Patienten einen unregelmäßigen Puls tasten? (➤ Kap. 3.3)
10. Wie funktioniert ein Infrarotthermometer und wie ist es zu verwenden? (➤ Kap. 3.4.1)
11. Nennen Sie vier häufige Begleiterscheinungen des Fiebers. (➤ Kap. 3.4.2)
12. Welche Nahrungsmittel sind gute Eiweißlieferanten? Nennen Sie vier Beispiele. (➤ Kap. 3.5.1)
13. Wie wirken Ballaststoffe auf die Verdauung? (➤ Kap. 3.5.1)
14. Wie viel Wasser sollte ein gesunder Mensch täglich zu sich nehmen? (➤ Kap. 3.5.1)
15. Erläutern Sie, wie der Bodymass-Index zu errechnen ist. (➤ Kap. 3.5.2)
16. Wie erstellt man eine Flüssigkeitsbilanz? (➤ Kap. 3.5.2)
17. Wie nehmen Sie einen Schluckversuch bei einem Patienten vor? (➤ Kap. 3.5.4)
18. Nennen Sie zwei Bestandteile, die in gesundem Urin nicht enthalten sind. (➤ Kap. 3.6.1)

19. Zählen Sie drei typische Veränderungen der Farbe des Stuhlgangs auf und nennen Sie deren mögliche Ursachen. (➤ Kap. 3.6.1)
20. Nennen Sie drei häufige Ursachen für Harninkontinenz. (➤ Kap. 3.6.2)
21. Wie beurteilen Sie den Wert eines Blasendauerkatheters bezogen auf Inkontinenz? (➤ Kap. 3.6.2)
22. Beschreiben Sie die Versorgung eines künstlichen Darmausgangs mit einem zweiteiligen System. (➤ Abb. 3.50)
23. Nennen Sie die grundsätzlichen Regeln für die Verwendung eines Toilettenstuhls. (➤ Kap. 3.6.3)
24. Skizzieren Sie die Bedeutung der Kleidung für den Menschen. Beziehen Sie sich dabei auf alle Aspekte, die eine Rolle spielen. (➤ Kap. 3.7)
25. Beschreiben Sie zwei Hauttypen, die bei erwachsenen Menschen vorkommen. (➤ Kap. 3.7.1)
26. Erklären Sie den Ablauf einer Ganzkörperwaschung im Bett. (➤ Tab. 3.29)
27. Was ist ein Sitzbad und in welchen Fällen kommt es zur Anwendung? (➤ Tab. 3.30)
28. Welche Regeln gelten für das Frisieren eines Patienten mit langen Haaren? (➤ Kap. 3.7.2)
29. Wie kommt es zum Zittern, das bei älteren Menschen gehäuft auftritt? (➤ Kap. 3.8.1)
30. Warum ist ausreichende Flüssigkeitszufuhr eine wichtige Maßnahme der Dekubitusprophylaxe? (➤ Kap. 3.8.3)
31. Erläutern Sie das Prinzip der Mikrolagerungen. (➤ Kap. 3.8.3)
32. Nennen Sie drei Schwerpunkte der Thromboseprophylaxe und jeweils zwei dazu passende Maßnahmen. (➤ Tab. 3.39)
33. Welche Bedeutung hat die physiologische Mittelstellung in der Kontrakturenprophylaxe? Nennen Sie auch deren Nachteile gegenüber anderen Pflegemaßnahmen. (➤ Kap. 3.8.3)
34. Erklären Sie die Bedeutung von „Massen" und „Zwischenräumen" im Pflegekonzept der Kinästhetik. (➤ Kap. 3.8.4)
35. Wie lässt sich die Muskelspannung nach dem Bobath-Konzept beeinflussen? (➤ Kap. 3.8.4)
36. Beschreiben Sie zwei pflegerische Möglichkeiten, pflegebedürftigen Menschen das Ausleben ihrer Sexualität zu ermöglichen. (➤ Kap. 3.9.3)
37. Welche Techniken stehen Ihnen für eine kommunikationsfördernde Gesprächshaltung zur Verfügung? (➤ Kap. 3.10.3)
38. Nennen Sie fünf Regeln zum Umgang mit hörbehinderten Menschen. (➤ Kap. 3.10.3)
39. Erklären Sie drei Wahrnehmungskanäle, die im Konzept der Basalen Stimulation® eine Rolle spielen. (➤ Kap. 3.10.4)
40. Was bedeutet „Übereinstimmung" im Pflegekonzept der Validation®? (➤ Kap. 3.10.4)
41. Erläutern Sie drei der Sterbephasen, die Elisabeth Kübler-Ross formuliert hat. (➤ Kap. 3.11.1)
42. Menschen mit Selbsttötungsabsichten geben oft Signale. Nennen Sie drei Beispiele und erläutern Sie den pflegerischen Umgang damit. (➤ Kap. 3.11.2)
43. Welche Prinzipien gelten für die Pflege sterbender Menschen? Worin unterscheiden Sie sich von der Pflege bei Menschen, die nicht unmittelbar vom Tod bedroht sind? (➤ Kap. 3.11.3)
44. Nennen Sie vier äußere Faktoren, die den Schlaf beeinflussen und erklären Sie, wie diese idealerweise beschaffen sein sollten. (➤ Kap. 3.12.1)
45. Pflanzliche Aromastoffe können den Schlaf begünstigen. Nennen Sie drei Beispiele und deren Anwendungsgebiete. (➤ Tab. 3.50)
46. Erläutern Sie den Unterschied zwischen Eustress und Disstress. (➤ Kap. 3.13.1)
47. Welche Funktion hat ein Langstock für blinde Menschen und wie ist er einzusetzen? (➤ Kap. 3.14.3)
48. Nennen Sie fünf passive Maßnahmen der Sturzprophylaxe und erklären Sie deren Nutzen. (➤ Kap. 3.14.3)

KAPITEL

4 Hygiene

Geschichtlicher Überblick

DEFINITION

Hygiene *(griechisch Hygieia = Göttin der Gesundheit):* Pflegerischer und medizinischer Fachbereich, befasst sich mit der Gesunderhaltung und Krankheitsvorsorge und betrachtet dazu sämtliche Einflüsse der Umwelt auf den Menschen.

Die Tradition der **Hygiene** reicht bis in die Antike und sogar zu den ägyptischen Pharaonenreichen zurück. In der westlichen Medizin erlangte die Hygiene erst vor knapp 200 Jahren eine wichtige Stellung. Zu Beginn des 19. Jahrhunderts war es üblich, dass Ärzte ohne Handschuhe eine Leiche untersuchten und danach, ohne sich die Hände zu waschen oder die Schürze zu wechseln, eine Geburt begleiteten oder einen Patienten operierten. In dieser Zeit waren Krankheitserreger noch unbekannt.

Der österreichische Geburtshelfer **Ignaz Semmelweis** *(1818–1865)* entdeckte den Zusammenhang zwischen ungewaschenen Händen und der hohen Sterberate von Wöchnerinnen. Er ordnete in seiner Klinik an, dass Ärzte und Studenten sich nach den Untersuchungen von Leichen die Hände mit Chlorkalk waschen sollten und senkte damit die Sterblichkeit von 12,3 auf 1,3 %. Allerdings konnte Semmelweis sich mit den Erkenntnissen gegen den Standesdünkel der Ärzteschaft nicht durchsetzen.

Nach dessen Tod führte der schottische Arzt **Joseph Lister** *(1827–1912)* die Ideen von Semmelweis in die Chirurgie ein. Er schrieb seinen Mitarbeitern die Chlorkalkwaschungen vor und ließ in den Operationssälen Karbol zerstäuben und Wunden mit karbolgetränkten Verbänden bedecken. Auch diese Maßnahmen führten zu einer deutlichen Verminderung der Sterblichkeit von Patienten.

In den folgenden Jahrzehnten begannen Mediziner an vielen Universitäten, nach Krankheitserregern zu forschen. Lister selbst entdeckte eine Bakterienart, die Streptokokken, doch als eigentlicher Begründer der **Bakteriologie** *(Lehre von den Krankheitserregern)* gilt der deutsche Arzt **Robert Koch** *(1843–1910)*. Er fand die Erreger von Milzbrand, Tuberkulose und Cholera, forschte über die Malaria und die Schlafkrankheit. Außerdem unternahm Koch 1881 die ersten Versuche zur Sterilisation mit heißer Luft und Wasserdampf und wurde zehn Jahre später zum ersten Direktor des „Königlich Preußischen Instituts für Infektionskrankheiten“ ernannt. Aus dieser Einrichtung entstand das **Robert Koch-Institut** *(RKI)*, dessen Experten in Deutschland inzwischen als Berater bei der Gesetzgebung mitwirken und auch verpflichtende Hygienerichtlinien für die Gesundheitsberufe herausgeben.

INTERNET

Robert Koch-Institut: www.rki.de

Das Institut stellt umfassende und kostenlose Informationen zur Verfügung. Ein Schwerpunkt der Arbeit bezieht sich auf ansteckende Erkrankungen, deren Behandlung und die dazu gehörenden Vorsorgemaßnahmen.

Zwei weitere Meilensteine der Hygiene waren die Einführung von Gummihandschuhen durch den amerikanischen Arzt **William Stewart Halsted** *(1852–1922)* im Jahre 1896 sowie die Entdeckung des ersten Wirkstoffes gegen Bakterien (aus dem später das Penicillin entwickelt wurde) durch den Briten **Alexander Fleming** *(1881–1955)* im Jahre 1928.

Inzwischen ist die Hygiene in Fachbereiche unterteilt:
- Umwelthygiene
- Krankenhaushygiene (Hygiene in stationären und ambulanten Einrichtungen)
- Seuchenhygiene
- Lebensmittelhygiene
- Arbeitshygiene
- Sozialhygiene.

Pflegende sind nicht nur mit der Hygiene in Krankenhäusern sowie stationären und ambulanten Pflegeeinrichtungen beschäftigt, sondern erfüllen im Rahmen der Gesundheitsförderung und Krankheitsvorbeugung auch wichtige Aufgaben in fast allen anderen Bereichen. Sie beraten Patienten bezüglich einer gesunden Lebensführung und sind aufgerufen, auch in ihrem privaten Umfeld hygienische Regeln umzusetzen.

4.1 Hygiene in stationären Einrichtungen

Die **Hygienemaßnahmen in Krankenhäusern und stationären Pflegeeinrichtungen** richten sich vor allem auf die Verhütung von **Infektionen** *(Ansteckung; Eindringen von Krankheitserregern in den* *menschlichen Körper).* Vor allem in Krankenhäusern gibt es gehäuft Patienten mit **Wunden.** Sie bilden eine Eintrittspforte für Krankheitserreger. In Kliniken wie in anderen stationären Pflegeeinrichtungen befinden sich überdies häufig Patienten, deren Abwehrkräfte durch Erkrankungen geschwächt sind. Sie sind deshalb besonders gefährdet eine zusätzliche Infektion zu erwerben.

Erschwert wird die hygienische Situation in stationären Einrichtungen durch das massive Auftreten von **Krankheitserregern.** Hier befinden sich Menschen mit sehr unterschiedlichen Erkrankungen, die jeweils verschiedene Keime in sich tragen können.

BEACHTE

Der Einsatz von Antibiotika hat zur Entstehung von widerstandsfähigen Krankheitserregern geführt. Einige dieser Keime *(Krankenhauskeime)* sind inzwischen gegen jedes verfügbare Antibiotikum immun und deshalb kaum noch zu behandeln. Das bekannteste Beispiel ist der **multiresistente Staphylococcus aureus** *(MRSA).* Bereits in den 1960er-Jahren bemerkte man erstmals, dass diese Bakterienart unempfindlich gegen Antibiotika wurde.

Diese Tatsache macht die Häuser zu **hygienischen Brennpunkten** und verlangt von den Pflegenden eine besonders strenge Einhaltung aller Richtlinien, die sich nicht nur auf den Umgang mit den Patienten beziehen, sondern auch die persönliche Hygiene des Personals (➤ Kap. 4.3) umfassen.

Antisepsis und Asepsis

DEFINITION

Antisepsis *(griechisch gegen Fäulnis):* Maßnahmen zur Abtötung oder Hemmung von Krankheitserregern auf der Haut, in Wunden oder im Inneren des Körpers.

Asepsis *(griechisch ohne Fäulnis):* Maßnahmen, die ein keimfreies oder keimarmes Arbeitsfeld schaffen, um den Eintrag von Krankheitserregern in den Körper zu verhindern.

Grundsätzlich lassen sich die hygienischen Maßnahmen von Pflegenden und Ärzten in zwei Bereiche einteilen. Die **Antisepsis** bezieht sich direkt auf den menschlichen Körper, und zwar den des Patienten und den des Pflegenden oder Arztes. Die Haut ist von vielen Keimen besiedelt. Die Mehrzahl von ihnen verursacht keine Erkrankungen, solange sie auf der Körperoberfläche oder den Schleimhäuten verbleibt *(physiologische Flora).* Im Gegenteil: Diese Flora erfüllt sogar Schutzaufgaben, z. B. verhindern die milchsäurebildenden Bakterien in der weiblichen Scheide das Wachstum von Pilzen.

Im Körperinneren können aber auch diese normalerweise harmlosen Keime Krankheiten auslösen. Da die Haut bei einer vollständigen Vernichtung der Keime Schaden nehmen würde, beschränken sich die Maßnahmen auf die antiseptische Behandlung (➤ Kap. 4.1.3) von Händen, Haut und Wunden.

In der **Asepsis** stehen mehr Möglichkeiten zur Verfügung. Sie zielt auf die Verringerung oder Abtötung aller Keime in der Umgebung des Patienten. Im Krankenhaus und in stationären Pflegeeinrichtungen sind mehrere Berufsgruppen an aseptischen Maßnahmen beteiligt. Sie beginnt grundlegend mit der Sauberkeit der Räume, die vom Reinigungspersonal mittels feuchter Reinigung von Böden, Wänden und Einrichtungsgegenständen, ggf. auch der regelmäßigen **Scheuer-Wisch-Desinfektion** (➤ Kap. 4.1.3), sicherzustellen ist.

In Krankenhäusern und stationären Pflegeeinrichtungen benutzen häufig mehrere Patienten dasselbe Hilfsmittel (z. B. Badewanne, Bett, Wäsche). Je nach seiner Beschaffenheit ist deshalb eine Desinfektion notwendig, bevor ein anderer Patient es erhält, oder auch nach jeder Verwendung (z. B. Steckbecken, Fieberthermometer). Bei Patienten, die unter einer starken Einschränkung der Abwehrkraft leiden, kann es notwendig sein, die Gerätschaften zu sterilisieren.

TIPPS & TRICKS

Faustregel: Je näher ein Gegenstand an den Körperteil des Patienten herankommt, der empfindlich für das Eindringen von Keimen ist, desto höher ist der Standard, der für die Keimfreiheit dieses Gegenstandes gilt. Alle Gegenstände, die in den Körper des Patienten eindringen (auch in Wunden), müssen **keimfrei** *(steril)* sein (➤ Kap. 4.1.4).

Alle medizinischen Geräte und Materialien, die in direkten Kontakt mit Wunden kommen, müssen unbedingt keimfrei sein. Dieses Gebot gilt insbesondere für **Operationssäle,** in denen es nicht genügt, ledig-

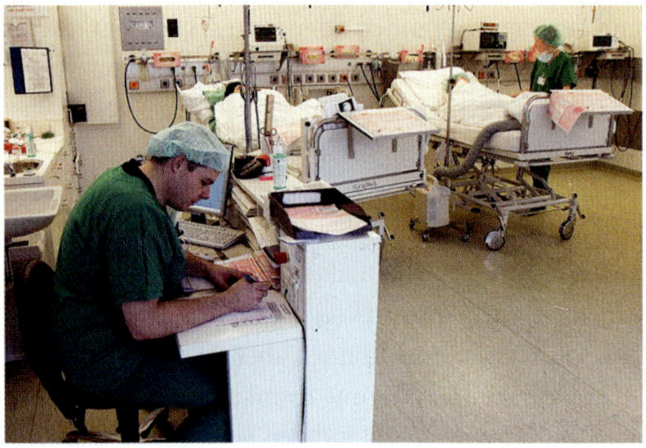

Abb. 4.1 Aufwachraum. [K115]

lich die Instrumente steril zu halten (➤ Abb. 4.1). Auch der gesamte Arbeitsbereich muss steril bedeckt sein und das Operationsteam benötigt sterile Kleidung. Krankenhäuser, die auf die Versorgung von extrem immungeschwächten Patienten spezialisiert sind (z. B. Schwerbrandverletzte, Knochenmarktransplantierte), verfügen über Sterileinheiten, in denen unter hohem Aufwand eine keimreduzierte Umgebung geschaffen wird.

Sterilität ist auch bei einigen pflegerischen Maßnahmen notwendig. Die Verabreichung von Injektionen, Wundbehandlung und das Einführen von Zugängen in den Körper (z. B. Blasenkatheter) verlangt keimfreies Arbeiten.

BEACHTE

In vielen stationären Einrichtungen wurden **Hygienepläne** und **Pflegestandards** erarbeitet, die das Vorgehen im Einzelfall regeln. Sie gelten als Dienstanweisungen. Bei einem nachweisbaren Verstoß gegen diese Anweisungen, aus dem für den Patienten ein Nachteil entsteht, können Pflegende vor einem Gericht zur Rechenschaft gezogen werden. Sie tragen die Durchführungsverantwortung für alle hygienischen Maßnahmen, die in ihre Zuständigkeit fallen. Die Zahl der Regressansprüche hat in den vergangenen Jahren zugenommen.

4.1.1 Krankheitserreger

Die **Krankheitserreger** unterscheiden sich hinsichtlich ihrer Formen, Aggressivität und Widerstandsfähigkeit gegen äußere Einflüsse (➤ Abb. 4.2). Das hat einen direkten Einfluss auf die Maßnahmen, die zur Erzielung von Keimarmut bzw. Keimfreiheit zu treffen sind.

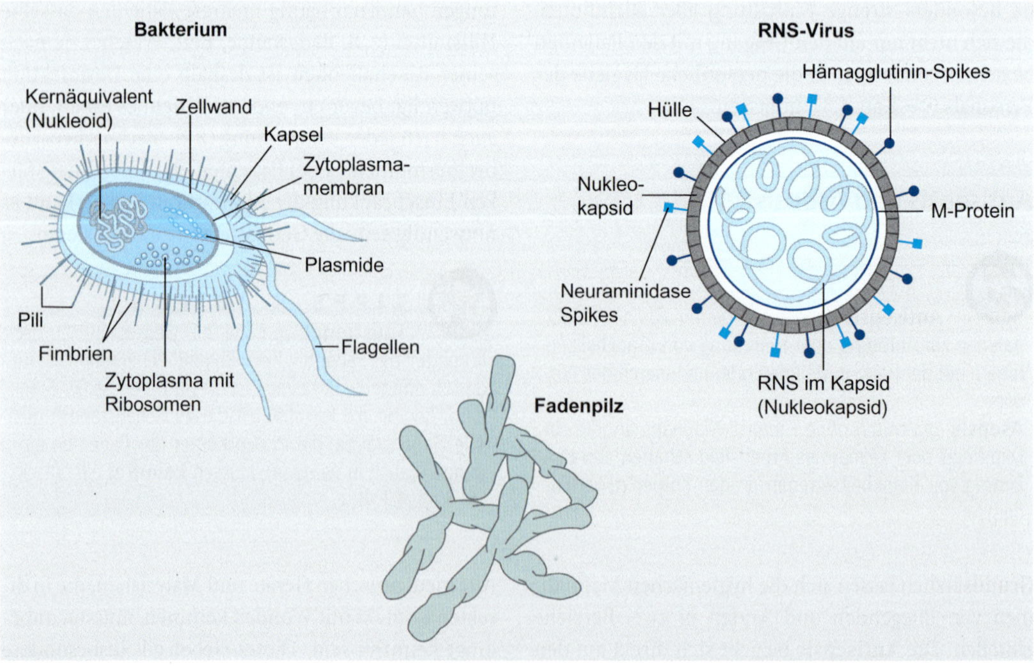

Abb. 4.2 Bakterien, Viren und Pilze lassen sich auch anhand ihrer äußeren Form unterscheiden. [L138]

Bakterien

DEFINITION

Bakterien *(griechisch Stäbchen):* Meist einzellige Lebewesen, die keinen Zellkern besitzen und zwischen 0,5 µm bis 0,75 mm groß sind.

Die Wissenschaft hat etwa 6 000 Bakterienarten identifiziert. Ihre tatsächliche Vielfalt ist jedoch erheblich größer. Aus praktischen Gründen sind **Bakterien** in der Regel nach ihrer äußeren Form eingeteilt (➤ Abb. 4.3):

- **Kugelförmige Bakterien** *(Kokken);* können sich in Haufen *(Staphylokokken),* Ketten *(Streptokokken)* oder paarweise *(Diplokokken)* lagern
- **Stäbchenförmige Bakterien** *(Stäbchen)*
- **Spiralförmige Bakterien** *(Spirochäten).*

Darüber hinaus unterscheiden Bakterien sich durch ihren Sauerstoffbedarf. Einige Arten benötigen zwingend Sauerstoff, also Luftzufuhr, um gedeihen zu können *(aerobe Bakterien).* Bakterien, die nur unter Abschluss von Sauerstoff wachsen *(anaerobe Bakterien)* können vor allem bei tiefen Wunden mit geringem Durchmesser problematisch sein. Außerdem gibt es Arten, die sowohl mit als auch ohne Sauerstoff *(fakultativ aerob, fakultativ anaerob)* gut lebensfähig sind.

Eine gängige Einteilung beruht auch auf dem Färbeverhalten, das Bakterien im Labor zeigen (➤ Tab. 4.1). Der dänische Arzt **Hans Christian Gram** *(1853–1938)* entwickelte ein Verfahren, um die Erreger unter dem Lichtmikroskop sichtbar zu machen. Einige Bakterien nehmen die Farbe gut an *(gram-positiv),* andere bleiben farblos, sind also gram-negativ. Obwohl sich die Labortechnik seither viel weiter entwickelt hat und Grams Technik nur noch eine untergeordnete Bedeutung besitzt, ist die Unterscheidung weiterhin gebräuchlich.

Aufbau

Bakterien sind von einer festen Zellwand umhüllt. Dieser Wand liegt innen eine zweite feine Haut an, die zytoplasmische Membran. Im Inneren befinden sich Zytoplasma und eine Struktur, die dem Kern in anderen Zellen entspricht (➤ Kap. 2.1.1). Einige Bakterienarten besitzen zusätzlich:

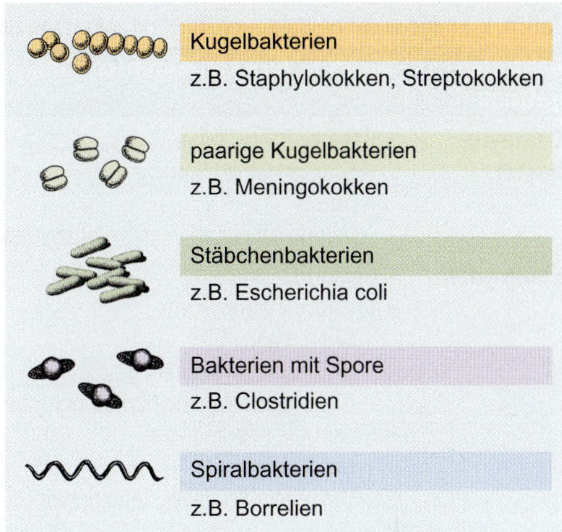

Abb. 4.3 Bakterien kommen in verschiedenen Formen vor. [A400]

- Fadenförmige Fortsätze
  - **Geißeln,** die der Fortbewegung dienen
  - **Pili,** die es dem Bakterium ermöglichen, auf festem Untergrund zu haften
- Eine **Kapsel,** das ist eine Hülle aus Schleimsubstanzen, die das Bakterium vor Umwelteinflüssen schützt.

Außerdem sind einige Bakterien in der Lage, sich bei ungünstigen Lebensbedingungen in eine sehr widerstandsfähige und langlebige Form *(Spore)* zu verwandeln. Diese Sporen sind unempfindlich gegen Hitze, Trockenheit, Druck und Chemikalien. Sobald das Milieu lebensfreundlicher wird, entsteht (z. T. noch nach Jahrzehnten) wieder ein aktives Bakterium. Sterilisation (➤ Kap. 4.1.4) ist die einzige Methode, Sporen zuverlässig abzutöten.

Viren

DEFINITION

Viren *(lateinisch Gift):* Sehr kleine Krankheitserreger, die sich nur in den Zellen ihres Wirtsorganismus vermehren können. Es ist nicht abschließend geklärt, ob Viren zu den Lebewesen zählen.

Die Frage, ob ein Krankheitserreger als **Virus** zu bezeichnen ist, lässt sich anhand seiner Eigenschaften beantworten. Typisch für Viren ist:

Tab. 4.1 Einige wichtige Bakterien, die Erkrankungen beim Menschen auslösen.

Bakteriengattung	Wichtige Vertreter/Eigenschaften/ausgelöste Erkrankungen
Campylobacter	• Campylobacter jejuni – Gramnegatives Stäbchen – Aerob – Verursacht vor allem nahrungsmittelbedingte Durchfälle
Chlamydien	• Chlamydia psittaci • Chlamydia trachomatis – Gramnegativ – Verursachen vor allem Bindehaut- und Harnröhrenentzündungen, Unfruchtbarkeit sowie die Geschlechtskrankheit Lymphogranuloma venerum • Chlamydia pneumoniae – Gramnegativ – Verursacht Atemwegsinfektionen
Clostridien	• Clostridium tetani – Grampositives Stäbchen – Anaerob – Bildet Sporen – Verursacht Wundstarrkrampf – Es existiert ein Impfstoff • Clostridium perfringens – Grampositive Stäbchen – Anaerob – Bildet Sporen – Verursacht den Gasbrand
Enterobacter	• Colibakterium (Escherichia coli) – Gramnegatives Stäbchen – Fakultativ anaerob – Besiedelt natürlicherweise den menschlichen Darm – Verursacht vor allem Harnwegserkrankungen durch Schmierinfektion sowie Wundinfektionen
Enterokokken	• Enterococcus faecium – Grampositives Kugelbakterium – Besiedelt natürlicherweise die Darm- und Scheidenschleimhaut – Verursacht vor allem Infektionen des Bauchraums
Helicobacter	• Helicobacter pylori – Gramnegatives Stäbchen – Aerob – Verursacht vor allem Magenentzündungen (Gastritis), Magen- und Zwölffingerdarmgeschwüre und vermutlich auch Magenkrebs
Legionellen	• Legionella pneumophila – Gramnegatives Stäbchen – Aerob – Vermehrt sich vor allem in stehendem Leitungswasser und Klimaanlagen und ist deswegen häufiger in stationären Einrichtungen zu finden – Verursacht eine gefährliche Form der Lungenentzündung
Mykobakterien	• Mycobacterium tuberculosis – Säurefestes Stäbchen – Aerob – Verursacht die Tuberkulose (Tbc, Schwindsucht)

Tab. 4.1 Einige wichtige Bakterien, die Erkrankungen beim Menschen auslösen. *(Forts.)*

Bakteriengattung	Wichtige Vertreter/Eigenschaften/ausgelöste Erkrankungen
Neisserien	• Neisseria gonorrhoea (Gonokokken) – Gramnegatives Kugelbakterium – Aerob – Verursacht vor allem die Geschlechtskrankheit Tripper (Gonorrhö) • Neisseria meningitidis (Meningokokken) – Gramnegatives Kugelbakterium – Aerob – Ist bei bis zu 10 % der Bevölkerung im Nasen-Rachen-Raum zu finden – Verursacht vor allem Hirnhautentzündungen und Blutvergiftungen (Sepsis), die beide meldepflichtig sind
Pseudomonaden	• Pseudomonas aeruginosa – Gramnegatives Stäbchen – Aerob – Überall verbreiteter Wasserkeim – Verursacht vor allem Wund- und Harnwegsinfektionen
Staphylokokken	• Staphylococcus aureus – Grampositives Kugelbakterium – Kommt fast überall in der Natur vor, besiedelt beim Menschen gern Haut, obere Atemwege und Geschlechtsorgane – Hat inzwischen erhebliche Immunität gegen Antibiotika erworben (MRSA) – Verursacht vor allem Harnwegsinfektionen, Herzentzündungen, Lungenentzündungen, Furunkel, Blutvergiftung (Sepsis)
Streptokokken	• Streptococcus pyogenes (A-Streptokokken) – Grampositives Kugelbakterium – Verursacht vor allem Scharlach, akutes rheumatisches Fieber und Hautenzündungen • Streptococcus agalactiae (B-Streptokokken) – Grampositives Kugelbakterium – Verursacht vor allem Haut-, Lungen- und Harnwegsinfektionen, Kindbettfieber sowie Blutvergiftungen (Sepsis) bei Neugeborenen • Streptococcus pneumoniae (Pneumokokken) – Grampositives Kugelbakterium – Verursacht vor allem Lungen- und Hirnhautentzündungen sowie Blutvergiftungen (Sepsis) – Es existiert ein Impfstoff

- Sie verfügen über eine Erbsubstanz, die entweder aus RNS *(Ribonukleinsäure)* oder DNS *(Desoxyribonukleinsäure)* besteht
- Sie besitzen keine Zellorganellen und sind bei der Energiegewinnung auf eine andere Zelle angewiesen
- Sie können sich nur mit Hilfe einer Wirtszelle vermehren.

Zur Vermehrung dringt ein Virus in eine Körperzelle ein und setzt seine Erbinformationen frei. Die Wirtszelle verändert ihre Funktion und beginnt, Virusbestandteile herzustellen, die sich zu neuen Viren zusammensetzen. Die Viren verlassen die Zelle, die anschließend meist abstirbt. Einige Virenarten zerstören jedoch ihre Wirtszelle nicht, sondern bleiben darin und werden nur zu bestimmten Zeiten aktiv.

BEACHTE

Nach einer Erkrankung an **Windpocken** bleibt das Virus lebenslang im Nervensystem des Menschen und macht gewöhnlicherweise keine Krankheitszeichen. In seltenen Fällen kann es jedoch (vor allem im Alter und bei einer Schwächung der Abwehr) plötzlich zutage treten und eine **Gürtelrose** *(Herpes zoster)* hervorrufen.

Im Gegensatz zu Bakterien verfügen Viren nicht über einen eigenen Stoffwechsel. Damit bieten sie Medikamenten *(Virustatika)* kaum eine Angriffsfläche und sind extrem schlecht zu behandeln. Auch der Nachweis gestaltet sich sehr schwierig. Im Labor lassen sie sich nur mit aufwändigen und sehr teuren Verfahren anzüchten, sodass Ärzte die Diagnose einer Virusin-

Tab. 4.2 Einige wichtige Viren und ihre Auswirkungen auf den Menschen.

Virusfamilie	Virusart/Eigenschaften/ausgelöste Erkrankungen
Adenoviren	• DNS-Viren • Kubisch • Nackt • Verursachen Augen-, Atemwegs- und Magen-Darm-Erkrankungen • Verfügbare Impfung wird selten verabreicht
Hepadnaviren	• DNS-Viren • Kubisch • Umhüllt • Verursachen Hepatitis B und D • Impfung gegen Hepatitis B verfügbar
Herpesviren	DNS-Viren • Varicellavirus – Kubisch – Umhüllt – Verursacht Windpocken und Gürtelrose (➤ Abb. 4.4, ➤ Abb. 4.5) – Impfung verfügbar • Simplexvirus – Kubisch – Umhüllt – Verursacht Herpes • Zytomegalievirus – Kubisch – Umhüllt – Verursacht Infektionen nach Transplantationen und bei AIDS-Kranken
Orthomyxoviren	• Influenzavirus – Helikal – Umhüllt – Verursacht Grippe – Impfungen werden nahezu jährlich an die stark wandelbaren Erreger angepasst
Picornaviren	RNS-Viren • Poliovirus – Kubisch – Nackt – Verursacht Kinderlähmung – Impfung verfügbar • Enteroviren (Nummern 68–71) – Kubisch – Nackt – Verursachen u. a. Atemwegserkrankungen, Hirnhaut- und Bindehautentzündung • Hepatovirus – Kubisch – Nackt – Verursacht Hepatitis A – Impfung verfügbar • Rhinoviren (Nummern 1–117) – Kubisch – Nackt – Verursachen Schnupfen

Tab. 4.2 Einige wichtige Viren und ihre Auswirkungen auf den Menschen. *(Forts.)*

Virusfamilie	Virusart/Eigenschaften/ausgelöste Erkrankungen
Retroviren	RNS-Viren • Lentivirus – Umhüllt – Verursacht AIDS
Rhabdoviren	RNS-Viren • Lyssavirus – Helikal – Umhüllt – Verursacht Tollwut – Impfung verfügbar

fektion meist anhand der Krankheitszeichen stellen (➤ Tab. 4.2).

Für viele Virusformen wurden Impfstoffe entwickelt, die z. T. eine lebenslange Immunität hervorbringen. Im Fall der Pocken ist es sogar gelungen, einen Virus auszurotten. Der Erreger existiert seit 1980 nur noch in einigen streng gesicherten Laboren.

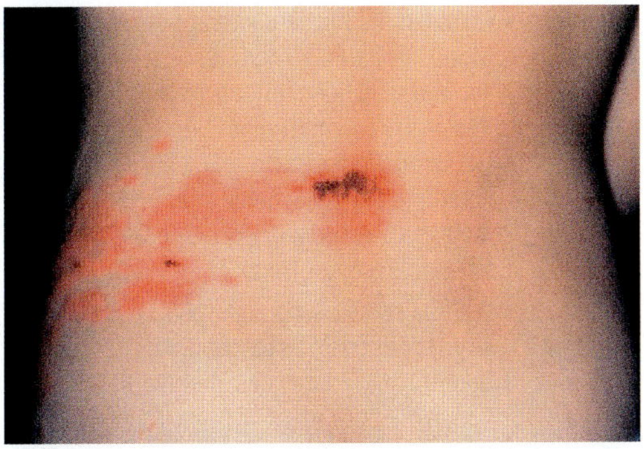

Abb. 4.4 Eine Windpockeninfektion erzeugt eine lebenslange Immunität. Allerdings verbleiben die Viren *(Varizellen)* im Körper und können in seltenen Fällen eine Gürtelrose *(Herpes zoster)* auslösen. Hier ein typischer Hautbefund bei Gürtelrose. [G274]

Aufbau

Alle Viren bestehen aus den zwei folgenden Strukturen (➤ Abb. 4.6):

- **Erbinformation,** die krankheitserregende Substanz
- **Eiweißhülle,** umschließt die Erbinformation.

Verschiedene Virusarten besitzen außerdem eine Hülle aus Fetten und Eiweißen, mit deren Hilfe sie sich vor dem Immunsystem des Körpers verbergen können. Deshalb unterscheidet man nackte *(ohne Hülle)* von behüllten Viren. Die Hülle dient jedoch nicht dem Schutz des Virus sondern macht ihn im Gegenteil empfindlicher gegenüber Austrocknung und Desinfektionsmitteln.

Außerdem kommen Viren in verschiedenen Formen vor: u. a. als Würfel *(kubisch)*, Spirale *(helikal)* oder mit komplexem Umriss.

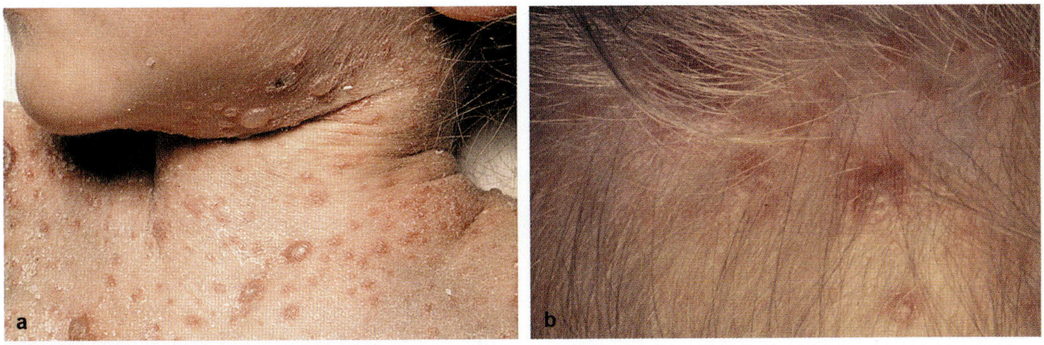

Abb. 4.5 Typischer Hautausschlag bei Windpocken, hier am Hals (a) und am Kopf (b). Windpocken befallen hauptsächlich Kinder, die Durchseuchungsrate in der erwachsenen Bevölkerung liegt bei über 94 %. Eine Impfung ist möglich. [T409]

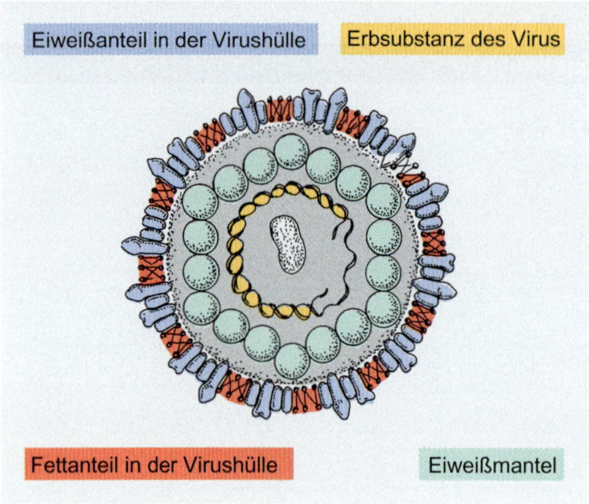

Abb. 4.6 Schematischer Aufbau eines Virus. [L190]

Prionen

Vor einiger Zeit erregte die Krankheit **BSE** *(Bovine spongiforme Enzephalopathie, auch Rinderwahnsinn)* Aufsehen. Sie wird durch **Prionen** hervorgerufen. Diese winzigen Eiweißstücke bezeichnet man auch als „unkonventionelle Viren". Prionen verursachen zwar in erster Linie Tierkrankheiten, doch scheint gesichert, dass die BSE-Erreger auf den Menschen übertragbar sind und dann eine Form der **Creutzfeld-Jakob-Krankheit** auslösen. Dabei handelt es sich um eine sehr langsam aber unaufhaltsam voranschreitende Zerstörung des Gehirns, die stets tödlich endet.

Pilze

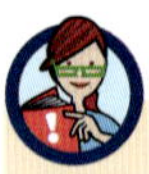

DEFINITION

Pilze *(Mycetes, Fungi):* Einzellige Krankheitserreger, die größer als Bakterien sind.

Wissenschaftler zählen auf der Erde etwa 50 000 Pilzarten. In Europa beschränkt sich die Zahl der krankheitsauslösenden **Pilze** auf etwa ein Dutzend (➤ Tab. 4.3). Pilze kommen in vielen Bereichen der Umwelt vor, ihr Formenreichtum ist immens. Ihre Fortpflanzung kann geschlechtlich (über Sporen) oder ungeschlechtlich stattfinden.

Das Immunsystem eines gesunden Menschen ist gut gegen Pilze gerüstet. Deshalb liegen diesen Infektionen meist besondere Umstände zugrunde, z. B.:

Tab. 4.3 Die wichtigsten krankheitserregenden Pilze und ihre Wirkung auf den Menschen.

Pilzfamilie	Eigenschaften/ausgelöste Erkrankungen
Dermatophyten (Hautpilze)	
Trichophyten	• Verbreiten sich durch Kontakte, z. B. in Saunen, Duschen und Sporthallen • Befallen Haut, Nägel, Haare und Kopfhaut
Mikrosporen	• Verbreiten sich v. a. durch Kontakte mit Tieren, die Sporen sind hochansteckend • Befallen hauptsächlich die Haare von Kindern • Können bei Erwachsenen auch auf die Haut übergehen
Epidermophyten	• Verbreiten sich durch Kontakte, z. B. in Saunen, Duschen und Sporthallen • Befallen ausschließlich Haut und Nägel
Hefen (Sprosspilze)	
Candida	• Die Familie umfasst etwa 150 Arten, von denen **Candida albicans** die für den Menschen bedeutsamste ist • Kommen natürlicherweise auf der Haut, im Mund, im Darm, an den Geschlechtsorganen vor und schädigen unter normalen Umständen den Menschen nicht • Bei verminderter Abwehrlage können sie sich sprunghaft in der Scheide oder im Mund vermehren *(Soor)* oder auch innere Organe befallen (z. B. Lunge, Herz)
Kryptokokken	• Die für den Menschen bedrohliche Art heißt **Cryptococcus neoformans** und wird hauptsächlich durch das Einatmen von Vogelkot übertragen • Die Erkrankung (Kryptokokkose) ist in Westeuropa selten, betrifft hauptsächlich extrem immungeschwächte Menschen (z. B. AIDS-Kranke) und ruft Atemwegserkrankungen hervor • Bei Streuung über den gesamten Körper kann eine tödlich verlaufende Hirnhautentzündung entstehen
Schimmelpilze	
Aspergillen	• Überall vorkommende Pilzgattung, v. a. in Nüssen, Biomüll, feuchten Mauern und Blumenerde nachzuweisen • Übertragung durch Einatmung von Stäuben • Verursacht Atemwegserkrankungen und Allergien • Kann ein tödliches Pilzgift erzeugen, das auch zur Entstehung von Leber- und Magenkrebs beiträgt
Mucorales-Pilze	• Kommen in der Erde vor • Übertragung durch Einatmung oder Kontakte • Verursacht u. a. Haut-, Ohren-, Lungen- und Gehirnerkrankungen

- Abwehrschwäche bei AIDS, Leukämie oder im Zuge von Transplantationen und Krebsbehandlungen
- Verringerter Allgemeinzustand im Alter oder bei länger anhaltendem Flüssigkeitsmangel
- Behinderte Belüftung der Haut durch kunststoffhaltige Kleidung oder Schuhe
- Antibiotikatherapie, z. B. erwerben Frauen nach Antibiotikaeinnahme häufig eine Scheideninfektion mit Pilzen.

Pilzinfektionen treten an umschriebenen Körperteilen auf (z. B. Nagelpilz), können aber auch den gesamten Körper betreffen.

Aufbau

Die in der Medizin bedeutsamen Pilze bestehen aus:

- Zellwand. Sie verleiht der Zelle Festigkeit
- Zellkern. Er ist durch eine Membran vom Raum der Pilzzelle abgegrenzt und enthält das Erbgut
- Zytoplasma, in dem sich die Zellorgane (➤ Kap. 2.1.1) befinden, die für den Stoffwechsel zuständig sind.

Pilze zeigen zwei grundlegende Erscheinungsformen (➤ Abb. 4.7). Die **Fadenpilze** *(Myzelen)* wachsen ähnlich wie ein Strauch, dessen Äste sich immer weiter verzweigen. Die **Hefen** bilden Bläschen, die vereinzelt liegen oder zu Ketten bzw. Haufen angeordnet sind. Zusätzlich gibt es Arten, die beide Wachstumsformen kombinieren *(dimorphe Pilze)*.

Gegen Pilze stehen der Medizin nur wenige Wirkstoffe zur Verfügung. Besonders wenn es gilt, einen Pilz zu behandeln, der sich über den gesamten Körper verteilt hat, sind unerwünschte Wirkungen nicht selten. Antipilzmittel *(Antimykotika)* können die Leber- und die Nierenfunktion beeinträchtigen.

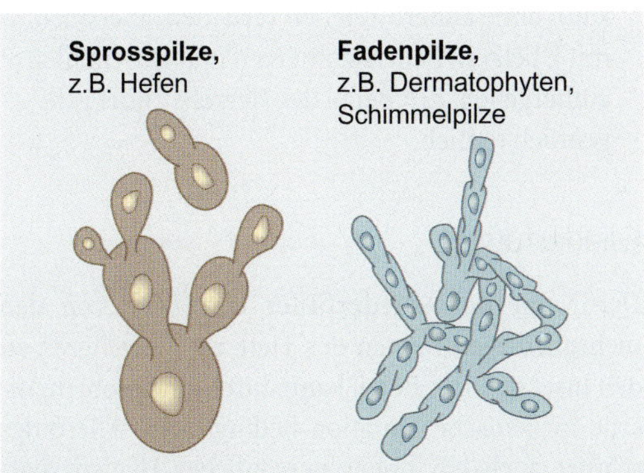

Abb. 4.7 Zwei typische Wuchsformen von Pilzen. [L138]

BEACHTE
Pilze reagieren sehr empfindlich auf Desinfektionsmittel. Impfungen gegen Pilzinfektionen existieren nicht.

Parasiten

DEFINITION
Parasit *(griechisch Schmarotzer):* Lebewesen, das sich von einem anderen Organismus ernährt und ihn schädigt.

Parasiten benutzen in aller Regel nicht nur einen Wirt, sondern wechseln im Laufe ihres Lebens zu dem Organismus, der ihnen für den jeweiligen Lebensabschnitt die besten Voraussetzungen bietet. Es lassen sich Parasiten, die im Inneren ihres Wirtes leben *(Endoparasiten)* von jenen unterscheiden, die an der Oberfläche des Wirtsorganismus bleiben *(Ektoparasiten)*.

Protozoen

DEFINITION
Protozoen *(griechisch das erste Tier):* Einzellige, kompliziert aufgebaute Lebewesen. Es sind mehrere zehntausend Arten bekannt, nur wenige verursachen Erkrankungen beim Menschen.

Protozoen bestehen aus einer wandlosen und deshalb sehr verformbaren Zelle. Zahlreiche Organellen dienen ihrem Stoffwechsel und der Fortbewegung. Die Erreger vermehren sich durch Teilung. Einige Arten können eine Dauerform *(Zyste)* bilden und so auch längere Zeiträume mit ungünstigen Lebensbedingungen überstehen. Gegen Protozoen gibt es keine Impfungen. Sie reagieren empfindlich auf Desinfektionsmittel.

Die zwei wichtigsten Vertreter sind:

- **Toxoplasma.** Kommt sehr häufig vor. Fast 80 % der Bevölkerung haben bereits Kontakt mit Toxoplasma gehabt. Die Katze ist das eigentliche

4

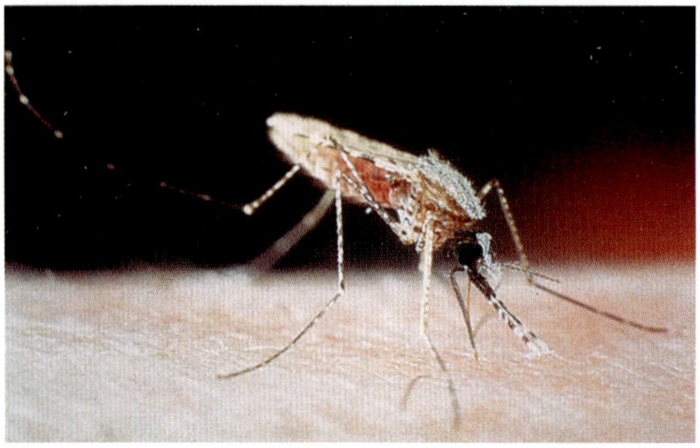

Abb. 4.8 Die Anopheles-Mücke überträgt Plasmodien, die Erreger der Malaria. [U136]

Wirtstier dieses Erregers. Menschen infizieren sich vor allem durch den Verzehr von ungenügend erhitztem Fleisch und den Kot von Haustieren. Bedrohlich ist die Toxoplasmose vor allem für schwangere Frauen bzw. ungeborene Kinder, die unter anderem schwere Hirnerkrankungen davontragen können. Abwehrgeschwächte Menschen sind ebenfalls gefährdet, bei ihnen löst die Infektion u. U. Lymphknoten-, Herzmuskel- und Lungenentzündungen aus

- **Plasmodium.** Malaria ist die wohl bekannteste durch Protozoen hervorgerufene Erkrankung. Nach Informationen der WHO sterben jährlich etwa 1,5–2,7 Millionen Menschen daran. Das Plasmodium wird durch den Stich der Anopheles-Mücke (➤ Abb. 4.8) auf den Menschen übertragen und verursacht eine Verklumpung und Zerstörung der roten Blutkörperchen. Die Erkrankung geht mit schwerem Fieber und Schüttelfrost einher. Trotz jahrzehntelanger Forschung ist es bisher nicht gelungen, einen wirksamen Impfstoff zu entwickeln. Gegen die vorbeugenden Medikamente entwickelt der Erreger zunehmende Immunität.

Würmer

Es gibt zahlreiche **Würmer,** die den Menschen befallen und dabei auch lebensgefährliche Erkrankungen verursachen können. Sie gehören zu den wirbellosen Tieren und besitzen meist vollständige Organsysteme, z. B. Verdauungstrakt, Nervensystem. Auch in Mitteleuropa leben einige dieser Parasiten:

- **Leberegel.** Kommt weltweit vor. Menschen können ihn durch den Verzehr von wild wachsenden Kräutern oder rohen Innereien aufnehmen. Setzt sich in den Gallengängen fest und verursacht Fieber, Oberbauchschmerzen und eine Leberschwellung. Die Krankheitszeichen klingen nach einigen Wochen ab
- **Fuchs- und Hundebandwurm.** Kommen vor allem in Mitteleuropa vor. Menschen nehmen die Wurmeier meist durch Kotpartikel von Füchsen oder Haustieren auf. Tierhalter sind besonders gefährdet. Der Wurm zerstört im Laufe der Zeit alle Organe, in die er sich einnistet, z. B. Leber, Lunge, Herz und Milz. Da der Befall häufig erst nach einem Jahrzehnt festgestellt wird, ist eine Therapie meist nicht möglich und die Erkrankung endet tödlich
- **Schweinebandwurm.** Kommt weltweit vor, ist jedoch durch die verpflichtende Fleischbeschau in Europa fast komplett zurückgedrängt. Der Wurm erreicht eine Länge von vier Metern. Der Mensch nimmt die Eier meist über ungenügend erhitztes Schweinefleisch auf. Sie entwickeln sich zu Finnen, die sich vor allem im Gehirn festsetzen und Kopfschmerzen sowie neurologische Ausfälle hervorrufen
- **Trichine.** Kommt weltweit vor, wurde aber durch verpflichtende Fleischbeschau in Europa weit zurückgedrängt. Der Mensch nimmt die Larven durch den Verzehr von ungenügend erhitztem Schweinefleisch auf. Sie bohren sich in die Dünndarmwand, entwickeln sich zu erwachsenen Tieren. Jedes Weibchen kann bis zu 1 500 neue Larven gebären, die durch die Darmwand in den Blutkreislauf gelangen und sich dann in der Muskulatur (v. a. in Zunge, Zwerchfell, Augenbereich, Armen und Beinen) festsetzen. Die Krankheit kann ohne äußere Zeichen verlaufen, aber auch mit Übelkeit, Bauchschmerzen und Durchfällen einhergehen. Ein Befall des Herzens endet gelegentlich tödlich.

Gliederfüßer

Der Name der **Gliederfüßer** leitet sich von den mehrgliedrigen Beinen der Tiere ab. Sie gehören zu den Insekten. Der Befall kann durch eine problematische hygienische Situation bedingt sein. Allerdings schützt auch ein hoher persönlicher Hygienestandard nicht immer, da selbst ein kurzer Kontakt mit besiedelten Menschen für die Weitergabe der Parasiten ausreicht. In Kindergärten und anderen Orten, an denen regelmäßig viele Menschen zusammenkommen, treten z. B. immer wieder Läuse auf.

BEACHTE

Den besten Schutz bietet ein umfassendes Wissen über die Art der Verbreitung, hygienische Maßnahmen und die Möglichkeiten zur Bekämpfung der Schädlinge. Besonders Pflegende achten auf Zeichen, die für einen Befall sprechen und richten ihr Verhalten darauf ein. Sie hüten sich davor, betroffenen Patienten mit Ablehnung zu begegnen.

Läuse

Die **Kleiderlaus** und die **Kopflaus** (➤ Abb. 4.9) haben besondere Bedeutung als Krankheitsüberträger. Die Kleiderlaus wird bis zu 4 mm groß und zeigt eine bräunliche Färbung. Sie bewohnt vor allem Wäsche und behaarte Körperstellen. Unhygienische Lebensumstände begünstigen ihr Gedeihen. Die Kopflaus wird bis zu 3,5 mm groß, ist grau-braun gefärbt und besiedelt fast ausschließlich die Kopfbehaarung. Dort sind auch die Eierpakete *(Nissen)* zu sehen, die das Lausweibchen an die Haare klebt. Die Kopflaus gedeiht auch bei guter Hygiene.

Läuse besitzen einen Rüssel, den sie durch die Haut bohren, um Blut zu saugen. Die Einstiche sind als blutige Punkte zu erkennen und jucken häufig. Da Läuse weder fliegen noch springen, verbreiten sie sich meist durch direkten Körperkontakt. Vor allem in den Tropen verursachen sie durch die Übertragung von Bakterien verschiedene Fiebererkrankungen. Die Behandlung besteht aus mechanischer Entfernung der Eier (mit einem Nissenkamm) und Arzneimitteln, die als Shampoos in Apotheken erhältlich sind.

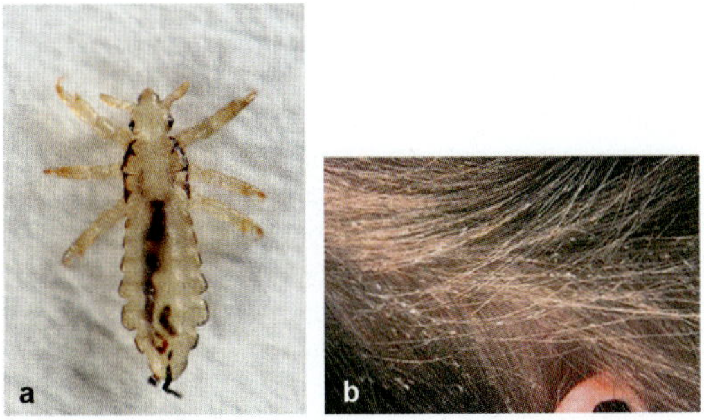

Abb. 4.9 Laus (a) und Nissen (b). [J751–043, M123, O593]

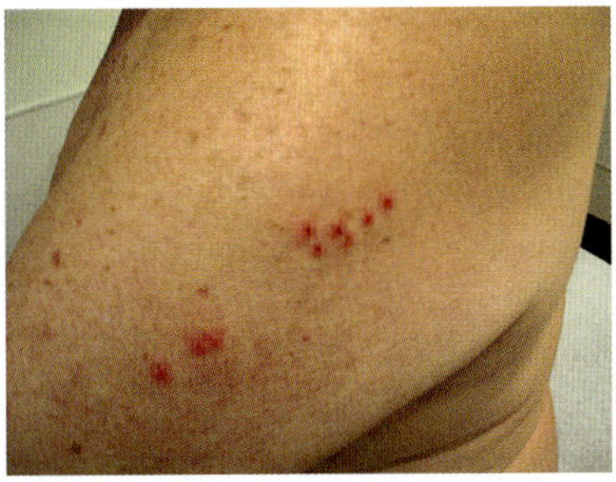

Abb. 4.10 Einstichmuster nach Flohbissen. [G277]

BEACHTE

Läusebefall in Gemeinschaftseinrichtungen ist in Deutschland beim Gesundheitsamt zu melden.

Flöhe

Von den rund 2 500 Floharten spielt vor allem der **Menschenfloh** eine Rolle als Krankheitsüberträger. Allerdings können auch Katzen- und Hundeflöhe auf den Menschen übergehen. Das Tier wird etwa 3 mm groß, hat eine braune Färbung und einen seitlich abgeplatteten Körper. Es ist mit sehr kräftigen Hinterbeinen ausgestattet, die ihm ermöglichen, bis zu einen Meter weit zu springen. Der hygienische Standard in Europa hat den Parasiten weit zurückgedrängt aber nicht ausgerottet. Der Befall zeigt sich oft durch erhebliche Mengen von Kot, der wie zerbröckeltes, trocknes Blut aussieht sowie das charakteristische Muster der Einstiche, die in einer Linie verlaufen *(Perlschnur)*.

Am Einstich ist eine punktförmige Einblutung zu sehen, die von einer rötlichen Schwellung umgeben ist. Flöhe können mehrere Fiebererkrankungen, Würmer und die Pest übertragen. Ihre Stiche jucken heftig und das instinktive Kratzen kann zu Hautentzündungen führen (➤ Abb. 4.10). Die Behandlung erschöpft sich in penibler Körperpflege und der Wäsche aller benutzten Textilien. Für den Hautausschlag sind nach ärztlicher Anordnung juckreizstillende Salben empfehlenswert.

Milben

Die Ordnung der **Milben** gehört zu den Spinnentieren und umfasst etwa 20 000 Arten. Vor allem die **Hausstaubmilbe** und die **Krätzmilbe** betreffen als Schädlinge den Menschen (➤ Abb. 4.11). Die **Zecken** gehören ebenfalls zu den Milben.

Die Hausstaubmilbe kann bis zu einem halben Millimeter groß sein und kommt praktisch in jedem Haushalt in Polstermöbeln, Bettzeug und Stofftieren vor. Sie ernährt sich von Hautschuppen, die der Mensch verliert. Ihr Kot verteilt sich als Staub in der Luft und wird eingeatmet. Er kann zu Allergien führen. Ein wöchentlicher Wechsel der Bettwäsche und häufiges feuchtes Staubwischen beugt der Ausbreitung vor.

Die Krätzmilbe ist ein etwa 0,3 mm großes Insekt, dessen weibliche Vertreter sich in die Haut des Menschen bohren. Dort graben sie Gänge, in denen sie Eier und Kot ablegen. Dies führt zu den schuppigen Hautrötungen, die als **Krätze** *(Scabies)* bezeichnet werden. Bevorzugt siedeln die Tiere an Händen, Armen, Geschlechtsorganen, Beinen und Füßen. Die Krätzmilbe kommt weltweit vor und ihre Verbreitung ist nicht von der persönlichen Hygiene abhängig. Meist ist enger und lang dauernder Körperkontakt für die Übertragung notwendig, Brennpunkte sind Orte, an denen viele Menschen zusammenkommen, z. B. stationäre Pflegeeinrichtungen, Kindergärten und Schulen. Für die Behandlung stehen Medikamente zur Verfügung, befallene Textilien sollten bei 90 °C gewaschen werden, die Umgebung des betroffenen Menschen ist gründlich zu desinfizieren.

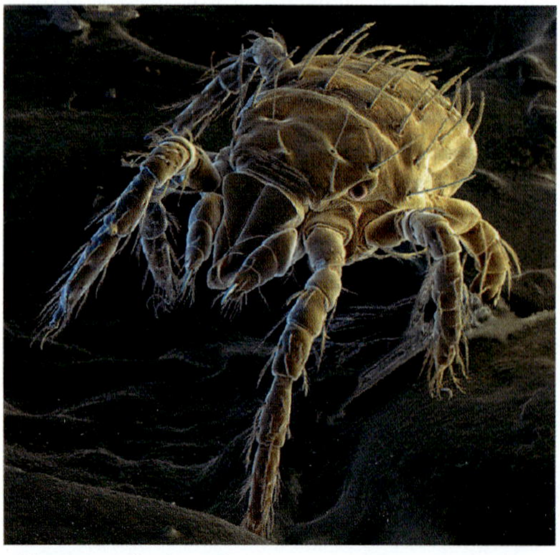

Abb. 4.11 Milbe. [G278]

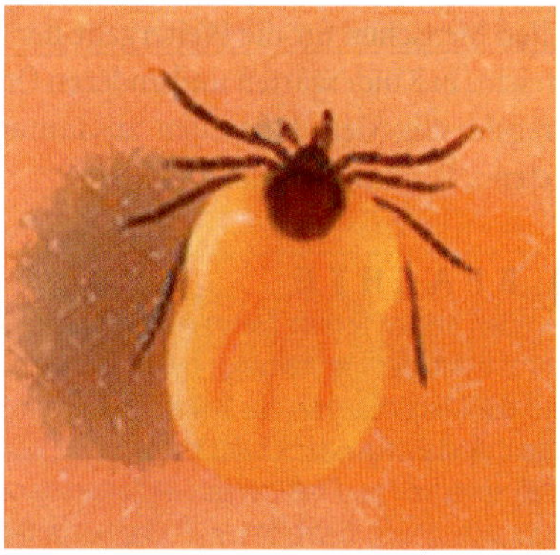

Abb. 4.12 Vollgesogene Zecke. [J787]

Zecken

Die **Zecken** bilden die größte Familie der Milben, in Europa sind vor allem **Schildzecken** heimisch (➤ Abb. 4.12). Weibliche Tiere können im vollgesogenen Zustand bis zu drei Zentimeter groß sein. Ihr Hinterleib hat dann eine graue Färbung. Im Normalzustand sind Zecken etwa 2–4 mm groß und bräunlich gefärbt. Sie leben auf Gräsern und Büschen bis etwa 1,5 Meter über dem Erdboden und gelangen zu ihrem Wirt (Tier oder Mensch), indem sie sich von den Pflanzen abstreifen lassen.

Danach kriechen sie mitunter stundenlang über den Körper, bis sie eine geeignete Hautstelle für ihren Biss gefunden haben. Sie bevorzugen dünne, leicht feuchte Hautpartien, z. B. Haaransatz, Leisten, Kniekehlen.

TIPPS & TRICKS

Für die Entfernung einer Zecke, die sich an der Haut festgesetzt hat, verwendet man am besten eine spitze Pinzette. Falls dieses Instrument nicht verfügbar ist, kann man das Tier auch zwischen den Fingernägeln fassen oder mit einem Faden umschlingen. Dann hebelt man das Tier rasch aus der Haut, eine Drehbewegung ist nicht notwendig. Insbesondere ist darauf zu achten, dass kein Druck auf den Hinterleib der Zecke ausgeübt wird, weil dadurch Darminhalt in die Wunde gepresst werden kann, der möglicherweise erst Krankheitserreger in den Körper befördert.

Der Zeckenstich ist problematisch, wenn die Zecke mit Erregern infiziert ist. Die **Lyme-Borreliose** und die **Frühsommermeningoenzephalitis** sind in Europa die beiden wichtigsten Erkrankungen, die von Zecken übertragen werden.

Bei der **Lyme-Borreliose** entsteht häufig (gelegentlich erst vier Wochen später) eine kreisförmige Rötung um die Stichstelle. Außerdem können Fieber und Kopfschmerzen auftreten. Nach Monaten folgt bei unbehandelten Fällen das zweite Stadium mit z. B. Nervenschmerzen, Hirnhautentzündung, Lähmungen. Das dritte Stadium zeigt sich gelegentlich erst Jahre später, v. a. durch Gelenkentzündungen. Etwa 20–30 % der Zecken hierzulande sind mit dem Erreger infiziert. Diese nicht meldepflichtige Krankheit lässt sich recht gut mit Antibiotika behandeln, wird jedoch wegen der vieldeutigen Zeichen häufig nicht erkannt.

BEACHTE

Eine Schutzimpfung gegen Lyme-Borreliose existiert nicht, derzeit sind Wirkstoffe in Erprobung.

Die **Frühsommermeningoenzephalitis** *(FSME)* ist eine virale Erkrankung, die etwa eine Woche nach dem Zeckenstich mit den Zeichen einer Grippe, Fieber, Kopf- und Gliederschmerzen beginnt. Damit kann die Erkrankung geheilt sein. Bei etwa einem Drittel der Betroffenen beginnt jedoch nach einer symptomfreie Zeit von etwa einer Woche das zweite Stadium mit einer Hirnhautentzündung. Dieses Stadium ist mit Medikamenten kaum zu beeinflussen.

BEACHTE

Gegen FSME existiert eine Impfung. Die Erkrankung ist meldepflichtig.

Wanzen

Aus den zahlreichen Arten der **Wanzen** hat nur die **Gemeine Bettwanze** in Europa für Menschen eine Bedeutung als Parasit (➤ Abb. 4.13). Die etwa 3–8 Millimeter langen, sehr flachen Tiere sind braun gefärbt und verkriechen sich tagsüber in Mauerritzen und Betten. Nachts gehen sie auf Nahrungssuche und stechen dazu häufig dicht nebeneinander in die Haut.

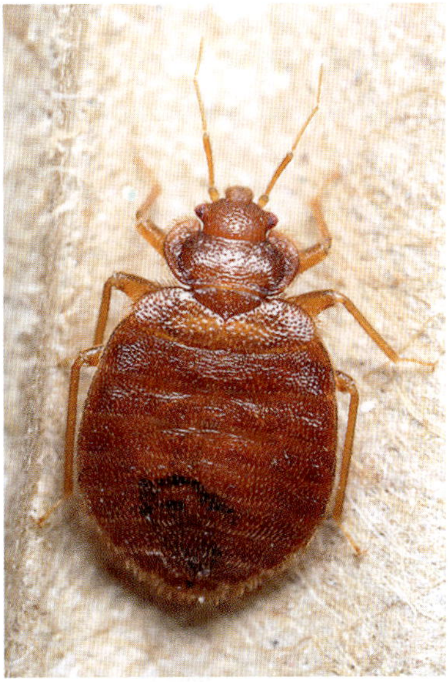

Abb. 4.13 Bettwanze. [J787]

Unhygienische Bedingungen begünstigen das Gedeihen der Insekten. Ihre Stiche verursachen einen lang dauernden Juckreiz und können zu Entzündungen führen. Außerdem übertragen Wanzen gelegentlich Hepatitis B sowie Milzbrand. Da die Wanzen aus einer Drüse an ihrem Hinterleib Duftstoffe absondern, lässt sich ihre Anwesenheit bereits an einem charakteristischen süßlichen Geruch in Schlafräumen erkennen. Die Einhaltung allgemeiner Hygienevorschriften sowie Insektengifte sind wirksame Mittel gegen Wanzen.

4.1.2 Reinigung

DEFINITION

Reinigung: Mechanische Entfernung von Schmutz und den darin enthaltenen Krankheitserregern. Trägt zur Verringerung der Keimzahl, nicht aber zur Inaktivierung der Erreger bei.

Die **Reinigung** der Räume und Einrichtungsgegenstände ist eine grundlegende hygienische Maßnahme, die regelmäßig durchzuführen ist (➤ Tab. 4.4).

Dabei sind alle Oberflächen in wechselndem Rhythmus einzubeziehen. Stark beanspruchte Flächen, z. B. der Fußboden, bedürfen der häufigsten Reinigung, spätestens dann, wenn Schmutz sichtbar ist.

Tab. 4.4 Reinigungsverfahren.

Art der Gegenstände	Reinigungsverfahren
Fußböden	• Wischen mit Wasser und Reinigungsmitteln (bei Teppichen auch Staubsaugen) • In stationären Einrichtungen: mindestens einmal täglich • In der häuslichen Umgebung: je nach persönlichen Vorlieben aber mindestens einmal wöchentlich, bei sichtbarer Verschmutzung sofort
Sanitäreinrichtungen	Wischen mit Wasser und Reinigungsmitteln • In stationären Einrichtungen (bei nicht infektiösen Patienten): mindestens einmal täglich (Gemeinschaftstoiletten und -bäder sind desinfizierend zu reinigen, die Badewannen sind nach jeder Benutzung zu desinfizieren) • In der häuslichen Umgebung: je nach persönlichen Vorlieben aber mindestens zweimal wöchentlich, bei sichtbarer Verschmutzung sofort; hier verwendete Lappen sollten nicht woanders eingesetzt werden
Wände/Möbel/ Arbeitsflächen	Wischen mit Wasser und Reinigungsmitteln • In stationären Einrichtungen (bei nicht infektiösen Patienten): mindestens einmal täglich • In der häuslichen Umgebung: je nach persönlichen Vorlieben aber mindestens einmal wöchentlich, bei sichtbarer Verschmutzung sofort
Geschirr	Abspülen mit Wasser und Reinigungsmitteln • In stationären Einrichtungen meist mit zugelassenen Industriespülmaschinen • In der häuslichen Umgebung mit haushaltsüblichen Geschirrspülmaschinen oder von Hand
Textilien (Wäsche, Kleidung)	Waschen mit Wasser und Reinigungsmitteln • In stationären Einrichtungen meist mit Industriewaschmaschinen und entsprechend der Art der Verschmutzung (z. B. infektiöse Wäsche aus dem Operationssaal) • In der häuslichen Umgebung mit haushaltsüblichen Waschmaschinen oder von Hand

Grundsätzlich ist eine feuchte Reinigung empfehlenswert, da sie die Verwirbelung von Staub verhindert. In stationären Einrichtungen ist sie – zumindest für gemeinschaftlich genutzte Räume – meist vorgeschrieben.

BEACHTE

Im häuslichen Umfeld sind die Zimmer häufig mit **Teppichen** versehen, die eine feuchte Reinigung nur selten zulassen. Steht zu erwarten, dass in einem Raum regelmäßig stärkere Verschmutzungen auftreten, z. B. in einem Krankenzimmer, das ein inkontinenter Patient bewohnt, sollten die Wohnungsbesitzer erwägen, den Fußboden mit einem wischfesten Belag zu versehen.

Schmutz und Staub können Krankheitserreger bergen, z. B. enthält der Straßenschmutz, der mit Schuhen in Gebäude hineingetragen wird, häufig Erreger von Wundstarrkrampf oder Pilze. Außerdem dient er Schädlingen (z. B. Schaben, Silberfischchen, Milben) als Nahrung und trägt zu ihrer Vermehrung bei.

Durchführung

Für die feuchte Reinigung verwendet man am besten warmes Wasser, dem Seife oder ein anderes Reinigungsmittel zugesetzt ist. Dabei sind jeweils die Herstellerhinweise zu beachten, die Aufschluss über die optimale Konzentration geben.

Die feuchte Reinigung von Fußböden erfolgt mit Eimer, Lappen und Schrubber oder einem gleichwertigen Werkzeug. In Kliniken und stationären Pflegeeinrichtungen haben sich **Eimersysteme** durchgesetzt, bei denen das Schmutzwasser nicht mit der frischen Reinigungslösung in Kontakt kommt (➤ Abb. 4.14).

BEACHTE

Feuchte Fußböden stellen vor allem für ältere, gangunsichere Menschen ein **Sturzrisiko** dar. Deshalb ist es notwendig, Räume in der Zeit der Reinigung mit Warnschildern zu versehen oder die Türen während dieser Zeit zu versperren.

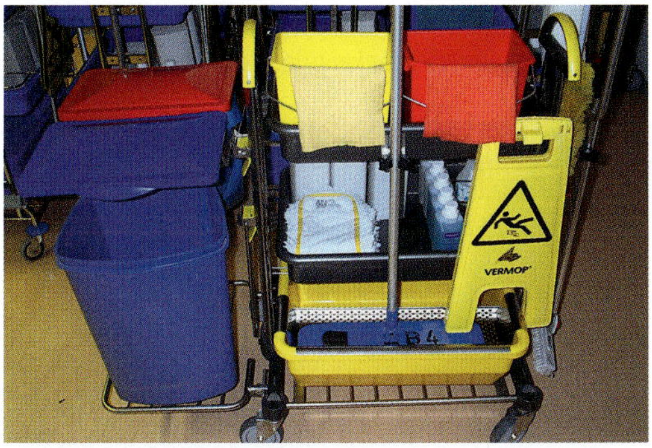

Abb. 4.14 Eimersystem für das Halbnass-Einstufen-Wischverfahren, das sich in der professionellen Raumpflege durchgesetzt hat. [M119]

Für die Reinigung aller anderen Flächen, z. B. Wände, Möbel, verwendet man Eimer und Lappen. In stationären Einrichtungen sind Handschuhe zu tragen und die verwendeten Lappen nach jedem Reinigungsgang in die Wäsche zu geben.

Außer den genannten Gegenständen bezieht sich die Reinigung auch auf Geschirr und Wäsche. Allerdings sind hier im stationären Bereich die Grenzen zur Desinfektion fließend.

TIPPS & TRICKS

Faustregel: Für alle Gegenstände, die mit mehr als einem Patienten in engen Hautkontakt kommen, Schleimhautkontakt haben oder durch Körpersekrete verschmutzt werden, genügt die Reinigung nicht. Hier ist mindestens eine Desinfektion, ggf. auch eine Sterilisation notwendig, um den hygienischen Anforderungen gerecht zu werden.

4.1.3 Desinfektion

DEFINITION

Desinfektion *(lateinisch Entkeimung):* Chemische oder physikalische Maßnahmen, mit deren Hilfe Bakterien, Viren, Pilze und einige Parasiten abgetötet werden. Führt **nicht** zur Keimfreiheit.

Nahezu alle Gegenstände, die in der Kranken- und Altenpflege benötigt werden, lassen sich einer **Desinfektion** unterziehen. Die desinfizierende Behandlung von Haut und Schleimhäuten nennt man antiseptische Verfahren.

Tab. 4.5 Desinfektionsplan für pflegerische Tätigkeiten auf einer Normalstation im Krankenhaus. Die Regeln sind fast komplett auf stationäre Pflegeeinrichtungen übertragbar. In der ambulanten Krankenpflege gelten in einigen Bereichen andere Maßgaben (➤ Kap. 4.2).

Zu desinfizierender Bereich	Zeitpunkt	Durchführung
Hände	**Vor** • Kontakt mit infektionsgefährdeten Patienten • Aseptischen Tätigkeiten (z. B. Verbandswechsel) (auch wenn bei den Tätigkeiten Handschuhe getragen werden) **Nach** • Kontakt mit infektiösem Material, Gegenständen oder Patienten • Ablegen von Handschuhen	**Bei sauberen Händen:** • Alkoholisches Desinfektionsmittel 30 Sek. lang gründlich einreiben **Bei verschmutzten Händen (z. B. durch Ausscheidungen, Sekrete):** • Sichtbare Verschmutzung mit einem desinfektionsmittelgetränkten Einmalhandtuch entfernen • Einmaltuch sofort entsorgen • Hände desinfizieren • Hände waschen, ohne weitere Gegenstände zu berühren • Sorgfältig abtrocknen • Trockene Hände erneut desinfizieren
Haut	**Vor** • Blutentnahmen, Injektionen • Wundversorgungen	• Hautareal mit alkoholischem oder Octenidin-Präparat benetzen • Mindestens 15 Sek. einwirken lassen; Dauer unterscheidet sich je nach Hauttyp; bei fettiger Haut kann sie bis zu einer Min. betragen (Haut muss in dieser Zeit vom Präparat befeuchtet sein) • Desinfektionsmittel eintrocknen lassen

Tab. 4.5 Desinfektionsplan für pflegerische Tätigkeiten auf einer Normalstation im Krankenhaus. Die Regeln sind fast komplett auf stationäre Pflegeeinrichtungen übertragbar. In der ambulanten Krankenpflege gelten in einigen Bereichen andere Maßgaben (➤ Kap. 4.2). *(Forts.)*

Zu desinfizierender Bereich	Zeitpunkt	Durchführung
Schleimhaut	**Vor** • Legen eines Blasenkatheters	• Mehrere sterile Tupfer mit Jod- oder Octenidin-Präparat tränken und die Schleimhaut abwischen; jeden Tupfer nur einmal verwenden • 30 Sek. einwirken lassen
Pflegerische und medizinische Instrumente	**Nach** • Gebrauch	• Instrumente (z. B. Pinzetten, Scheren) in ein Desinfektionsbad einlegen • Bei 0,5-prozentiger Konzentration des aldehydischen Präparats 1 Std. einwirken lassen • Anschließend trocknen und sterilisieren (lassen)
Wäsche-, Verbands- und Sitzwagen, Rollstühle sowie andere medizinisch-technische Geräte mit direktem Kontakt zum Patienten	**Nach** • Gebrauch • (Mindestens einmal am Tag, bei sichtbarer Verschmutzung unverzüglich)	• Mit Desinfektionsmittel abwischen (Einwirkzeit: siehe Herstellerangaben) • Kleinere Geräte oder Flächen besprühen oder abwischen (Einwirkzeit: siehe Herstellerangaben)
Arbeitsflächen	**Vor** • Reinen Tätigkeiten (z. B. Aufziehen von Injektionslösungen) **Nach** • Verschmutzungen	• Mit Desinfektionsmittel abwischen (Einwirkzeit: siehe Herstellerangaben)
Wiederverwendbare Sekretbehälter, Waschschüsseln, Steckbecken, Urinflaschen, Blumenvasen	**Nach** • Gebrauch	**Kleine Behälter** • In Desinfektionsmittellösung einlegen (Einwirkzeit: siehe Herstellerangaben, dann mit Wasser spülen und trocknen lassen) **Größere Behälter** • Im stationären Bereich oft Reinigung in automatischen Spülgeräten, sonst nach Vorreinigung in Lösung einlegen oder mit geeignetem Präparat abwischen (Einwirkzeit: siehe Herstellerangaben, dann mit Wasser abspülen und trocknen lassen)
Betten, Matratzen	**Nach** • Entlassung des Patienten (Bei sichtbarer Verschmutzung sofort; für besonders infektanfällige Patienten können erweiterte Regeln gelten)	• Mit Desinfektionslösung abwischen (Einwirkzeit: siehe Herstellerangaben)
Patientenschränke	**Nach** • Entlassung des Patienten	• Mit Desinfektionsmittel auswischen (Einwirkzeit: siehe Herstellerangaben)
Bettgitter, Nachttisch (Oberflächen)	**Nach** • Bettenmachen (Bei sichtbarer Verschmutzung sofort)	• Mit Desinfektionsmittel abwischen (Einwirkzeit: siehe Herstellerangaben)
Badewannen, Dusche	**Nach** • Gebrauch	• Mit Desinfektionsmittel auswischen (Einwirkzeit: siehe Herstellerangaben), evtl. vorher mit Scheuermilch reinigen

Desinfektion ist eines der wichtigsten Instrumente, um Infektionswege zu versperren. Sie dient dem Schutz der Patienten und aller Berufsgruppen, die an der Betreuung und Versorgung beteiligt sind. Allerdings erfordert dieses Ziel die konsequente Umsetzung der hygienischen Regeln (➤ Tab. 4.5). In der ambulanten Versorgung lastet erhebliche Verantwortung auf den Pflegenden und Angehörigen, denn nur ihre eigene Disziplin, z. B. bei der Händedesinfektion und beim Umgang mit Pflegeutensilien, sichert die Hygienequalität.

BEACHTE

Im Krankenhausalltag unterscheidet man zwischen der **Routinedesinfektion,** die in Schlüsselsituationen während der Behandlung und Pflege eines Patienten durchzuführen ist, und der **gezielten Desinfektion,** die z. B. das Zimmer, in dem ein infektiöser Patient untergebracht war, von Krankheitserregern befreit.

Chemische Desinfektion

Bei der **chemischen Desinfektion** kommen Wirkstoffe zum Einsatz, die Krankheitserreger möglichst rasch töten. Ihre Wirksamkeit soll nicht durch fremde Substanzen (z. B. Blut, Eiter, Seifen) beeinflussbar sein. Ideal ist es, wenn sie sowohl umweltverträglich als auch billig zu beschaffen sind. Zudem sollen sie die Gesundheit nicht schädigen und keine Allergien auslösen.

Folgende Stoffgruppen sind in der Krankenpflege gebräuchlich:

- **Alkohole.** Der **Ethanol** *(Trinkalkohol)* wirkt nur in einer Konzentration zwischen 70–80 % desinfizierend, greift aber Sporen (➤ Kap. 4.1.1) nicht an. **Propanol** und **Isopropanol** besitzen ein sehr breites Wirkspektrum, sind unkompliziert anzuwenden und (vor allem in Kombination mit rückfettenden Substanzen) sehr hautfreundlich. Deshalb werden sie vor allem für die Desinfektion von Haut und Händen verwendet
- **Oberflächenaktive Verbindungen.** Neben anderen Wirkstoffen gehört das **Octenidin** in diese Gruppe. Es ist ein Desinfektionsmittel neuerer Generation, sehr nebenwirkungsarm (verursacht kein brennendes Gefühl) und eignet sich gut zur Haut-, Schleimhaut- und Wunddesinfektion
- **Halogene.** Als gebrauchsfertige Tinktur findet **Jod** vor allem bei der Schleimhautdesinfektion Anwendung. Da der Körper das Spurenelement über die Haut aufnimmt, ist bei Patienten mit Schilddrüsenüberfunktion und bei Säuglingen Vorsicht geboten. In einigen Präparaten zur Wunddesinfektion ist **Brom** enthalten
- **Aldehyde.** Zu dieser Gruppe zählen **Formaldehyd, Glutaraldehyd** und **Glyoxal.** Sie alle wirken hervorragend auf ein großes Keimspektrum. Allerdings sind Aldehyde giftig und führen zu Schleimhautreizungen und Allergien. Vermutlich lösen sie auch Krebs aus. Sie finden vor allem in speziell ausgestatteten Sterilisationsabteilungen von Krankenhäusern Verwendung
- **Glucoprotamin** (z. B. Incidin®). Gut wirksames Desinfektionsmittel, das vor allem für Flächen geeignet ist. Es ist in der Umwelt gut abbaubar. Bisher ist keine allergieauslösende Wirkung bekannt.

Neben den genannten Wirkstoffen gibt es weitere desinfizierend wirkende Substanzen. Einige von ihnen weisen jedoch Nachteile auf, sodass ihre Verwendung nur begrenzt empfehlenswert ist.

INTERNET

Verbund für angewandte Hygiene:
www.vah-online.de
Über diese Seite kann man die Desinfektionsmittelliste kostenpflichtig bestellen.

Die Auswahl der Präparate richtet sich nach der Desinfektionsmittelliste des **Verbundes für angewandte Hygiene** *(VAH),* der sie in Zusammenarbeit mit Fachgesellschaften und Berufsverbänden regelmäßig aktualisiert. Aus der Liste lässt sich auch ablesen, gegen welche Keime ein Desinfektionsmittel wirkt. Präparate, die nicht in der Liste erscheinen, kommen in stationären Einrichtungen oder Krankenhäusern nicht zum Einsatz.

Desinfektionslösung zubereiten

Viele Desinfektionslösungen kommen als **gebrauchsfertige Präparate** auf den Markt. Desinfektionsmittel für größere Flächen sind jedoch meist als Konzentrate erhältlich und müssen unmittelbar vor Gebrauch mit Wasser verdünnt werden (➤ Tab. 4.6).

Pflegende beachten den Umweltschutz und wählen stets die niedrigste Konzentration, die für den jeweiligen Fall möglich ist. Sie berücksichtigen die Herstellerangaben und die Desinfektionspläne der Einrichtung.

Tab. 4.6 Checkliste „Ansetzen und Verwenden einer gebrauchsfertigen Desinfektionslösung".

Benötigtes Material	• Schutzkleidung (wasserdichte Schürze, Handschuhe) • Gefäß aus Kunststoff oder Metall für die gebrauchsfertige Lösung • Messbecher • Trinkwasser • Desinfektionsmittelkonzentrat
Vorbereitung	• Schutzkleidung anlegen • Material bereitstellen
Durchführung	• Kaltes Wasser abmessen • Konzentrat abmessen • Mengenverhältnisse für 1 Liter Lösung mit folgenden Konzentrationen, Beispiele: – 1 % = 990 ml Wasser → 10 ml Konzentrat – 2 % = 980 ml Wasser → 20 ml Konzentrat – 5 % = 950 ml Wasser → 50 ml Konzentrat • Zur Herstellung einer Lösung mit korrekter Konzentration beachten Pflegende, dass die Menge des Wirkstoffkonzentrates plus die Menge des Lösungsmittels exakt die gewünschte Menge des gebrauchsfertigen Desinfektionsmittels ergibt (x Teile Wasser + y Teile Konzentrat = 100 Teile Desinfektionslösung) • Zuerst das Wasser ins Gefäß füllen, erst anschließend Desinfektionsmittelkonzentrat zugeben • Flüssigkeiten sorgfältig vermischen • Desinfektionsgut einlegen oder Oberflächen mit einem in Desinfektionslösung getränkten, feuchten (nicht nassen) und fusselfreien Tuch lückenlos abwischen • Einwirkzeit (siehe Herstellerangaben) beachten
Nachbereitung	• Eingelegtes Desinfektionsgut mit Wasser spülen, sorgfältig trocknen und an einem staubarmen Ort deponieren • Abgewischte Flächen trocknen lassen • Gebrauchte Lösung über die Kanalisation entsorgen • Maßnahme ggf. dokumentieren

BEACHTE

Zum Ansetzen von Desinfektionslösungen verwenden Pflegende kaltes Trinkwasser (höchstens Zimmertemperatur), denn aus warmer Lösung können gesundheitsschädliche Dämpfe entstehen.

Physikalische Desinfektion

Unter allen Verfahren zur **physikalischen Desinfektion** hat in der Krankenpflege hauptsächlich die Anwendung von Hitze größere Bedeutung. Für diese **thermischen Verfahren** sind in der Regel entsprechende Geräte notwendig:

- **Pasteurisation** *(nach Louis Pasteur [1822–1855], franz. Chemiker).* Erhitzen v. a. von Lebensmitteln, z. B. Milchen, zur Verhinderung von Gärprozessen, auf 65–85 °C. Gebräuchlich hauptsächlich in Kinderkrankenhäusern
- **Auskochen.** Relativ einfach durchzuführende Maßnahme, bei der temperaturunempfindliche Gegenstände z. B. in einem Topf auf dem Herd in brodelndem Wasser mindestens 15 Min. lang liegen bleiben. Verwendet man eine 0,5-prozentige Soda-Lösung, verringert sich die Auskochzeit auf drei Min. Dieses Verfahren ist besonders gut im häuslichen Bereich anzuwenden, weil es nur geringe technische Voraussetzungen verlangt. **Vorsicht:** Die Siedetemperatur des Wassers ist vom Luftdruck und damit auch von der jeweiligen Höhe des Ortes über dem Meeresspiegel abhängig. Als Faustregel gilt, dass jeweils 300 Höhenmeter die Siedetemperatur um 1 °C senken. Auf dem Mont Blanc (4 792 Meter) kocht Wasser z. B. bereits bei 84 °C – eine ausreichende Keimreduktion ließe sich dort auf diese Weise nicht mehr erzielen
- **Verbrennen.** Dient der desinfizierenden Beseitigung von Abfall.

Händedesinfektion

Die **Händedesinfektion** ist die effektivste Maßnahme, um die Verbreitung von Krankheitserregern zu verhindern. Im pflegerischen Alltag genügt die **hygienische Händedesinfektion.** Die **chirurgische Händedesinfektion** ist besonders sensiblen Bereichen vorbehalten, z. B. Operationen oder anderen Eingriffen in das Körperinnere des Patienten.

Hygienische Händedesinfektion

Jeder normal bewegungsfähige Mensch berührt täglich, bewusst und unbewusst, mehrere tausendmal verschiedene Gegenstände und Oberflächen. In der Krankenpflege kommt es darauf an, diesen Weg der Verbreitung von Krankheitserregern zu unterbrechen.

BEACHTE

Da Pflegende in kurzer Zeit mit vielen Personen in Körperkontakt treten, ist die korrekte Durchführung der **hygienischen Händedesinfektion** eine **berufliche Pflicht** und dient sowohl dem eigenen Schutz, als auch dem der Patienten (➤ Tab. 4.7). Sie ist nicht durch eine Händewaschung zu ersetzen, weil diese die Zahl der Keime bestenfalls senkt. Eine Händewaschung ist notwendig zum Dienstantritt und bei Dienstende.

Tab. 4.7 Checkliste „Durchführung der hygienischen Händedesinfektion" Die Handlungsanweisung ist bewusst so gehalten, dass den Pflegenden Spielraum bei der exakten Durchführung bleibt. Neue Studien haben gezeigt, dass eine sorgfältige Desinfektion unter Verzicht auf eine detaillierte Handlungsanweisung bessere Ergebnisse bringt.

Benötigtes Material	• Geeignetes Händedesinfektionsmittel • Spender, der mit dem Unterarm zu bedienen ist (oder Kitteltaschenflasche)
Vorbereitung	• Für trockene Hände sorgen
Durchführung	• Desinfektionsmittel aus dem Spender (oder der Kitteltaschenflasche) in eine hohle Hand geben, Menge muss ausreichen, um beide Hände komplett zu befeuchten (i. d. R etwa 5–10 ml); dies entspricht zwei Sprühstößen aus einem Desinfektionsmittel-Spender • Andere Hand darüber legen und die Handflächen mit aneinander liegenden Fingern gegeneinander reiben • Handrücken benetzen • Fingerzwischenräume benetzen • Handgelenke benetzen • Alle Hautpartien der Hände ausdauernd mit Desinfektionsmittel einreiben, bis das Präparat vollständig eingezogen ist • **Die Desinfektion umfasst die gesamte Hand von den Fingerspitzen bis über die Handgelenke**
Nachbereitung	• Vor Aufnahme der geplanten Tätigkeit muss das Desinfektionsmittel getrocknet sein

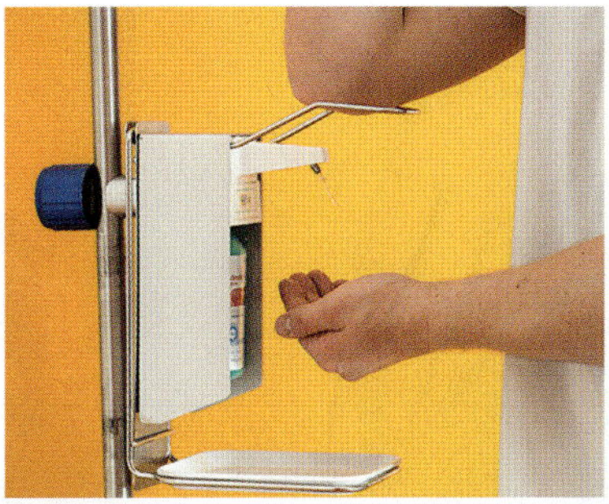

Abb. 4.15 Bedienung eines Desinfektionsmittel-Spenders mit dem Ellenbogen. Meist sind zwei Hübe des Präparats erforderlich, um eine ausreichende Desinfektion der Haut an den Händen sicherzustellen. [K115]

Krankenhäuser müssen über Spender für Händedesinfektionsmittel verfügen, die im Idealfall z. B. in Türnähe außerhalb und innerhalb der Patientenzimmer, an den Handwaschbecken, in den Stationsbädern, in den Schmutzräumen und allen anderen Arbeitsräumen sowie Funktionsbereichen angebracht sind. Diese Spender sollen mit dem Unterarm oder dem Ellenbogen zu bedienen sein (➤ Abb. 4.15).

Für stationäre Einrichtungen der Altenpflege eignen sich die fest installierten Spender nicht, da sie ein Risiko für verwirrte Menschen bergen. Die darin enthaltenen Präparate lassen sich nicht zuverlässig gegen versehentliches Trinken sichern. Aus demselben Grund sollte Pflegende in diesen Einrichtungen Desinfektionsmittel nicht auf dem Pflegewagen stehen lassen, sondern in **Kitteltaschen-Flaschen** (➤ Abb. 4.16) mit sich führen.

In vielen Einrichtungen (auch Krankenhäusern) ordnen die Hygiene-Beauftragten noch immer die Händedesinfektion in sechs Schritten nach DIN EN 1500 an. Viele Pflegepädagogen glauben, ohne diese detaillierte, mehrschrittige Anweisung die Händedesinfektion nicht vermitteln zu können. Tatsache ist jedoch, dass unstreitig belegt ist: Händedesinfektion gelingt zuverlässig, wenn schlichte Voraussetzungen erfüllt sind. Eine wirksame Händedesinfektion erfolgt, sobald alle Partien der Handoberfläche bis über die Handgelenke für mindestens 30 Sek. mit Desinfektionsmittel komplett befeuchtet sind. Die einzelnen Bewegungen der Einreibung spielen für die Wirkung keine Rolle. Wesentlich ist lediglich die lückenlose Benetzung der Haut.

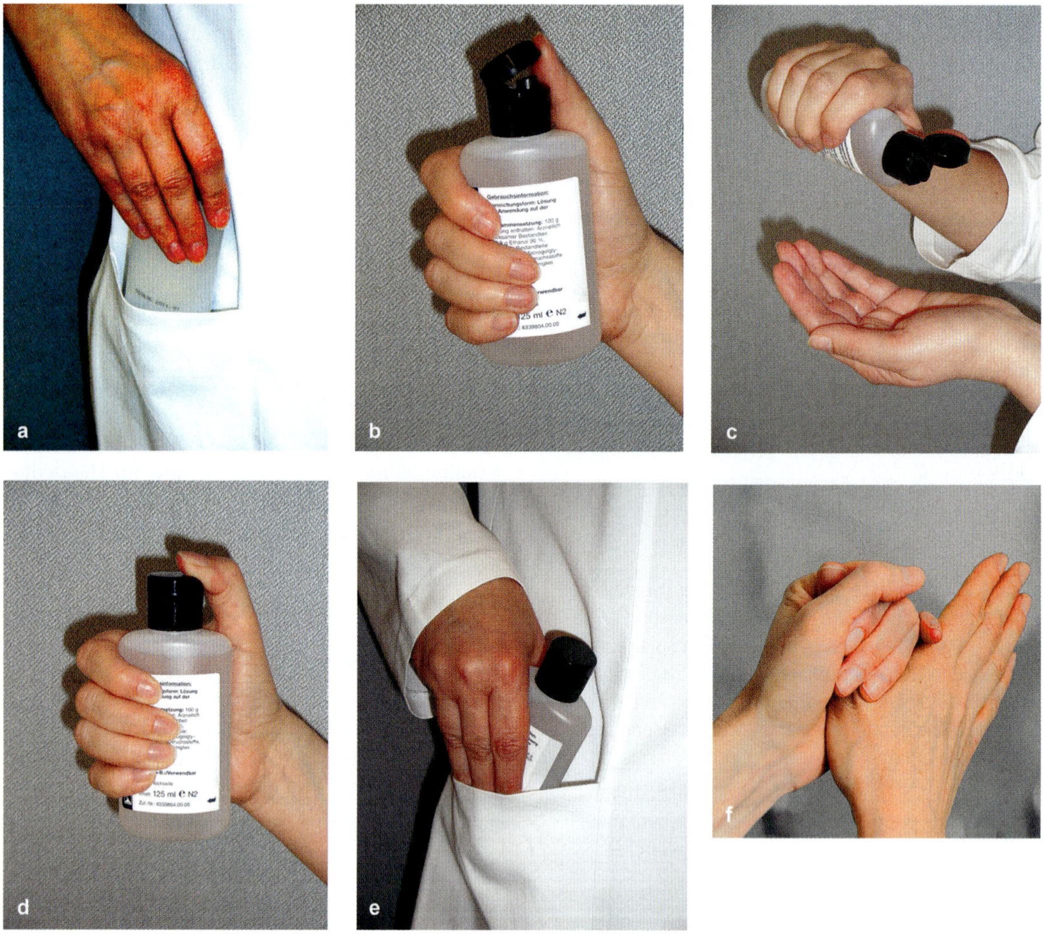

Abb. 4.16 a–f Arbeitsschritte zur korrekten Verwendung einer Kitteltaschen-Flasche zur Händedesinfektion nach der Einhand-Methode. [M119]

a: Flasche mit der rechten Hand aus der Tasche nehmen.
b: Flaschenverschluss mit dem Daumen öffnen.
c: Desinfektionsmittel in ausreichender Menge auf die linke Hand geben.
d: Flaschenverschluss mit dem rechten Daumen zudrücken.
e: Flasche in die Tasche stecken.
f: Hände desinfizieren.

BEACHTE

Die vollständige Benetzung der gesamten Handoberfläche bis über die Handgelenke mit Desinfektionsmittel (inklusive aller Falten und Zwischenräume) für den Zeitraum, der vom Hersteller des Desinfektionsmittels angegeben ist, entspricht einer sachgerechten Händehygiene. Die Einhaltung einer – wie immer gearteten Einreibetechnik – verbessert die Ergebnisse nicht.

BEACHTE

Die Händedesinfektion nach der Einreibetechnik in sechs Schritten (DIN EN 1500) ist nicht zur routinemäßigen Anwendung während des pflegerischen Alltags gedacht. Sie wurde als standardisierte Methode konzipiert, mit deren Hilfe sich Anwendungsmuster für die Überprüfung der Wirksamkeit neuer Präparate sinnvoll reproduzieren lassen. Es handelt sich also um eine technische Richtlinie, die ausschließlich der Wirksamkeitsprüfung von Desinfektionsmitteln dienen soll. Überdies birgt eine komplizierte Anweisung stets die Gefahr, Fehler zu begehen. Sinnvoller ist es, sich auf die vollständige Befeuchtung der gesamten Hand zu konzentrieren.

TIPPS & TRICKS

Im Unterricht lassen sich praktische Übungen zur Händedesinfektion leicht umsetzen. Der Erfolg der Techniken zur hygienischen Händedesinfektion lässt sich eindrücklich demonstrieren, wenn die Unterrichtenden fluoreszierendes Desinfektionsmittel (z.B. schülke optics®, Bode Visirub® conc.) verwenden lassen und die Hände anschließend mit einer UV-Lampe (366 nm) beleuchten. Areale, die nicht ausreichend behandelt sind, erscheinen unter dem Licht dunkel. Auf diese Weise lässt sich sehr genau nachvollziehen, an welchen Stellen Pflegeschüler Fehler in der Handhabung zeigen bzw. eine ungenügend intensive Technik verwenden.

INTERNET

Aktion „Saubere Hände" zu diesem Thema: www.aktion-sauberehaende.de/fileadmin/ash/downloads/pdf/ASH_Positionspapier_Einreibemethode_30092011.pdf

Die Aktion „Saubere Hände", hat sich (als Bündnis aller dafür maßgeblichen Organisationen) entschlossen, eine Händedesinfektion zu favorisieren, bei der Handbewegungen keine Rolle spielen, sondern bei der lediglich eine ausreichende Benetzung aller Teile der Hand wesentlich ist. Diese Regel ist in den Kliniken sowie allen anderen Ausbildungseinrichtungen für Pflegeberufe zu befolgen.

BEACHTE

In der ambulanten Pflege hat sich die Verwendung von Kitteltaschen-Flaschen durchgesetzt. Pflegende beachten, dass diese Flaschen nicht nachgefüllt werden dürfen und dass die Beschriftung der Etiketten während der gesamten Verwendungszeit der Flasche lesbar sein soll. In stationären Einrichtungen der Altenpflege können Kitteltaschen-Flaschen ebenfalls zum Einsatz kommen. In Krankenhäusern erfolgt die Händedesinfektion aus fest installierten Desinfektionsmittel-Spendern, die sich ohne Hilfe der Hände bedienen lassen müssen. Angebrochene Desinfektionsmittel-Flaschen müssen mit einer Markierung versehen sein, die Auskunft über das Verfallsdatum gibt.

Da Alkohol die Haut austrocknet, enthalten die meisten Händedesinfektionsmittel rückfettende Substanzen. Trotzdem achten Pflegende besonders auf die Pflege ihrer Haut, indem sie ihre Hände z. B. zu Beginn einer Arbeitspause, auf jeden Fall aber nach dem Ende der Arbeitszeit sorgfältig eincremen.

Chirurgische Händedesinfektion

Die **chirurgische Händedesinfektion** ist normalerweise nur vor ärztlichen Maßnahmen notwendig, in deren Verlauf ein künstlicher Zugang zum Körper des Patienten geschaffen wird. Sie betrifft alle Personen, die einen direkten Kontakt zu sterilen Instrumenten oder zum Wundgebiet haben, unterscheidet sich wesentlich von der hygienischen Händedesinfektion und ist in drei Schritten durchzuführen, die insgesamt (Schwankungen je nach verwendetem Präparat möglich) 3 Min. dauern:

- Desinfektionsmittel von den Fingerspitzen bis zum Ellenbogen in die Haut einmassieren (Dauer: 1 Min.)
- Hände einschließlich Handgelenke (Bereich der Handschuhe) desinfizierend einreiben (Dauer: 1 Min.)
- Hände desinfizierend einreiben, wobei das Muster dem der hygienischen Händedesinfektion entspricht (Dauer: 1 Min.).

Anschließend dürfen keine nicht desinfizierten Körperpartien oder Gegenstände mehr berührt werden bis die operative Maßnahme beendet ist.

4.1.4 Sterilisation

DEFINITION

Sterilisation *(lateinisch unfruchtbar machen):* Vollständige Befreiung eines Gegenstands von Krankheitserregern.

Es stehen mehrere Verfahren zur **Sterilisation** zur Verfügung. Ihr Einsatz hängt von der Beschaffenheit des zu sterilisierenden Gegenstands und den technischen Möglichkeiten der Einrichtung ab, in der das Verfahren zur Anwendung kommt. Wegen der hohen Anforderungen an die Keimfreiheit ist jeder sterilisierte Gegenstand verpackt. Die Verpackung darf einerseits das Sterilisationsverfahren nicht behindern, das heißt, die sterilisierende Wirkung muss zu dem Gegenstand vordringen können. Andrerseits ist es notwendig, dass sie seine Sterilität erhält, das heißt, als zuverlässige Barriere für Keime aller Art dient. Diesen Ansprüchen genügen Kunststofffolien und spezielle Papiere. Die meisten Sterilprodukte sind in eine Kombination aus beiden Materialien verpackt.

BEACHTE
Papier ist wasserdurchlässig. Eine unbeabsichtigte Befeuchtung von Sterilgutverpackungen macht das Material unbrauchbar, weil mit dem Wasser auch Keime ins Innere der Verpackung dringen. Pflegende achten darauf, Sterilgut trocken und staubarm zu lagern. Feuchtes Sterilgut ist zu verwerfen (Einwegmaterial) oder erneut zu verpacken und zu sterilisieren.

Physikalische Sterilisationsverfahren

Die **physikalischen Sterilisationsverfahren** sind in die Anwendung von trockener und feuchter Hitze sowie Strahlen zu unterscheiden. Die **Strahlensterilisation** spielt für die Krankenpflege keine unmittelbare Rolle. Wegen der sehr aufwändigen Gerätschaften, die für den Einsatz von Radioaktivität (v. a. Beta- und Gammastrahlen) notwendig sind, kommt sie fast ausschließlich in der Industrie zum Einsatz. Mit ihrer Hilfe lassen sich sterile Einmalartikel (z. B. Kanülen, Spritzen, Handschuhe) kostengünstig und in großer Zahl produzieren.

Dampfsterilisation

Für die **Dampfsterilisation** werden Autoklaven verwendet (➤ Abb. 4.17). Dabei handelt es sich um druckstabile Kammern, die sich luftdicht verschließen lassen. Vor dem Sterilisationsvorgang entfernt eine Pumpe die Luft aus der Kammer und stellt so ein Vakuum her. Dann strömt Dampf ein, bis ein Überdruck von 2 bar entstanden ist. Um eine zuverlässig sterilisierende Wirkung zu gewährleisten, ist es notwendig, dass eine Temperatur von 134 °C mindestens fünf Min. lang auf alle Teile des Sterilguts wirkt.

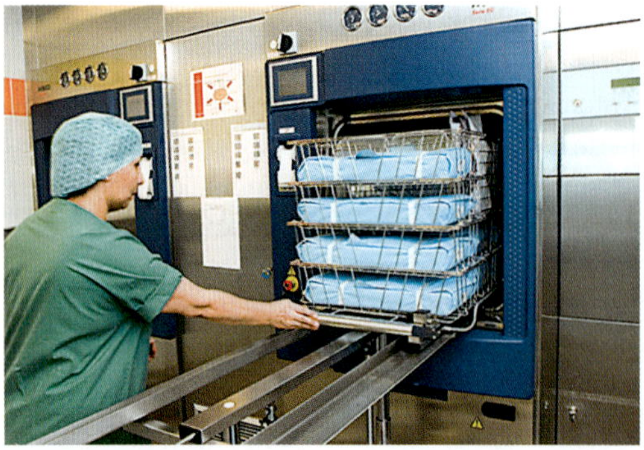

Abb. 4.17 Autoklav. [K115]

Im Autoklaven lassen sich hitzestabile Gegenstände (z. B. Metallinstrumente, einige Kunststoffe, Textilien) keimfrei machen.

BEACHTE
Die Anwendung trockener Hitze zur Sterilisation kommt im Bereich der Krankenpflege praktisch nicht zum Einsatz. Das liegt an ihrem geringeren Durchdringungsvermögen. Es sind viel höhere Temperaturen (zwischen 180–200 °C) notwendig und die Wirksamkeit ist außerhalb von industriellen Anwendungen kaum zu garantieren.

Physikalisch-chemische Sterilisationsverfahren

Medizinisch verwendete Materialien, die die Hitze im Autoklaven nicht unbeschädigt überstehen würden, weil sie aus hitzeempfindlichen Materialien bestehen, z. B. optische Instrumente, lassen sich durch **physikalisch-chemische Sterilisationsverfahren** keimfrei machen. Hierbei nutzt man die keimtötende Wirkung verschiedener Chemikalien bei milden Temperaturen, die zwischen 30–65 °C liegen.

Weil die Chemikalien wesentlich schwerer in das Sterilgut eindringen als der Dampf und zudem weniger leistungsfähig sind, ist es notwendig, die Geräte vor der Sterilisation gründlich zu reinigen und zu desinfizieren. Ansonsten besteht die Gefahr, dass bereits kleinste Rückstände von Sekreten, Blut oder Eiter den Sterilisationserfolg verhindern, denn sie schirmen die Keime in ihrem Inneren vor der Wirkung der Chemikalien ab.

Außerdem wirken die verwendeten Stoffe auch auf den Menschen giftig. Nach dem Sterilisationsvorgang muss eine Ausgasungsphase eingehalten werden, in der die entstehenden Dämpfe abgesaugt und in Filteranlagen aufgefangen werden.

Im Krankenhaus kommen am häufigsten die Gase **Ethylenoxid** und **Formaldehyd** zum Einsatz.

4.1.5 Krankenhausinfektionen

DEFINITION
Krankenhausinfektionen *(nosokomiale Infektionen):* Infektionen durch Erreger (meist Bakterien), die im Zuge einer medizinischen Behandlung (ambulant oder stationär) in den Körper der Patienten gelangen.

Eine problematische Form der **Krankenhausinfektionen** wird durch resistente Bakterienstämme hervorgerufen. Dabei handelt es sich um Krankheitserreger, die im Laufe der Zeit gegen eines oder mehrere Antibiotika widerstandsfähig geworden sind. Diese Keime lassen sich nur sehr schwer medikamentös behandeln und verbleiben häufig lebenslang im Körper. Die Häufigkeit der Infektionen, die durch solche Keime ausgelöst werden, ist in den vergangenen Jahren stark gestiegen.

BEACHTE

Im Zusammenhang mit Krankenhausinfektionen ist noch einmal auf die große Bedeutung der Händedesinfektion (➤ Kap. 4.1.3) hinzuweisen. Etwa ein Drittel aller Krankenhausinfektionen wären vermeidbar. Von ihnen werden etwa 90 % durch Hände übertragen.

Besonders gefährdet sind Patienten mit:

- Bösartigen Krebserkrankungen
- Immunschwäche (z. B. bei Mangel an weißen Blutkörperchen, AIDS)
- Harnblasenkatheter
- Wunden und Wunddrainagen
- Gefäßzugängen (z. B. zentraler Venenkatheter)
- Zuckererkrankung
- Fehl- oder Mangelernährung
- Hohem Alter
- Schwangerschaft
- Langer Bettlägerigkeit.

Die meisten Krankenhausinfektionen gehen von Patienten aus und werden durch Mitarbeiter (v. a. deren Hände) übertragen. Eine Studie zeigte, dass die Harnwegsinfektionen (40 %) gefolgt von Infektionen der Lunge (20 %) und von Wunden (15 %) den Hauptteil dieser Erkrankungen ausmachten.

In Deutschland zählt man etwa 500 000 Krankenhausinfektionen pro Jahr. Sie verlängern den Krankenhausaufenthalt der Betroffenen um etwa 10–14 Tage und verursachen Mehrkosten von etwa 1,5 Milliarden Euro im Gesundheitssystem.

BEACHTE

Die effektivste Möglichkeit, die Zahl der Infektionen im Krankenhaus zu verringern, besteht in der konsequenten Anwendung der hygienischen Regeln. Hier tragen alle Mitarbeiter eine ganz persönliche Verantwortung.

4.1.6 Pflegerische Maßnahmen zur Verhinderung von Infektionskrankheiten

Arbeits- und Schutzkleidung

Die „Berufsgenossenschaft für Gesundheitsdienst und Wohlfahrtspflege“ schreibt Pflegenden verpflichtend vor, während der Dienstzeiten **Arbeitskleidung** zu tragen. Diese Kleidung dient der Verhütung von Unfällen (z. B. Schuhe, die um Zehen und Fersen geschlossen sind und eine rutschfeste Sohle haben), aber auch der Hygiene. Korrekte Arbeitskleidung besteht aus Hose und Kasack bzw. einem Kittel, die weit genug geschnitten sind, um volle Bewegungsfreiheit zuzulassen. Das Material muss mindestens bei 60 °C waschbar, am besten aber kochfest sein.

Die Kleidungsstücke sind in der stationären Einrichtung anzulegen und in regelmäßigem Abstand (bei sichtbarer Verschmutzung unverzüglich) zu wechseln. In Bereichen mit hoher Keimbelastung oder bei der Versorgung stark abwehrgeschwächter Patienten ist ein täglicher (oder noch häufigerer) Wechsel der Arbeitskleidung notwendig. Pflegende achten darauf, dass die Dienstkleidung in der Personalgarderobe nicht mit der Privatkleidung in Kontakt kommt.

Die **Schutzkleidung** dient Tätigkeiten, bei denen ein direkter Kontakt mit keimbelastetem Material oder anderen Verschmutzungen zu erwarten ist. Sie kann aus mehreren Teilen bestehen:

- **Plastikschürze.** Eignet sich zum Schutz der Arbeitskleidung z. B. beim Duschen eines Patienten oder anderen Arbeiten mit Wasser
- **Gummi- oder Plastikhandschuhe.** Für alle Tätigkeiten, bei denen ein Hautkontakt mit keimbelasteten Materialien (z. B. Blut, Ausscheidungen, Sekrete) entstehen kann sowie für Reinigungs- und Desinfektionsarbeiten
- **Mund-Nasen-Schutz.** Für Arbeiten, bei denen die Gefahr der Keimübertragung durch die Atemluft auf den Patienten gegeben ist oder zum Schutz des Pflegenden, wenn ein Spritzen von keimbelastetem Material zu erwarten ist (➤ Abb. 4.18)
- **Haarhaube.** In Bereichen mit erhöhten Anforderungen an die Hygiene, z. B. OP, Küche, Sterilbereiche (➤ Abb. 4.18)

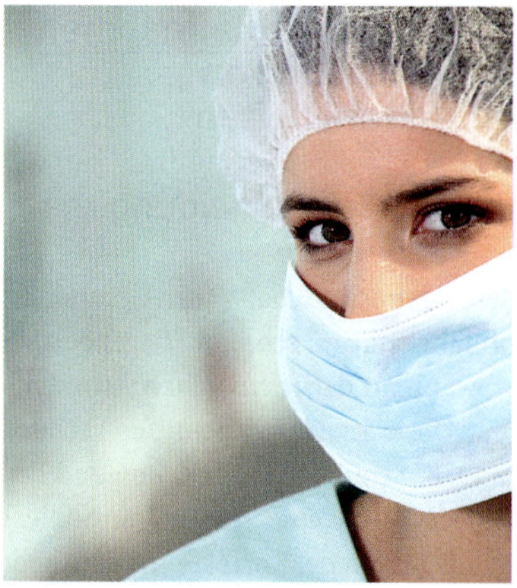

Abb. 4.18 OP-Schwester mit Kopfhaube und Mund-Nasen-Schutz. [J787]

- **Schutzbrille.** Für Arbeiten bei denen keimbelastetes oder anderes gesundheitsschädigendes Material verspritzen könnte
- **Wasserfeste Schuhe** (z. B. Gummistiefel, Plastiküberschuhe). Für Arbeiten in Nassbereichen.

Arbeits- und Schutzkleidung sind in stationären Einrichtungen in angemessener Form, Umfang und Stückzahl vom Arbeitgeber zur Verfügung zu stellen. Er ist auch verpflichtet, für eine sachgemäße Reinigung Sorge zu tragen.

Isolierungsmaßnahmen

Isolierungsmaßnahmen sind geeignet, die Verbreitung von Krankheitserregern zu verhindern. Die schützende Funktion geht in zwei Richtungen. Wird ein keimbesiedelter Patient isoliert, verhindert die Maßnahme, dass sich die Erreger in die Umgebung verbreiten. Es ist auch möglich, den Weg der Keime aus der Umgebung zum Patienten zu unterbrechen. Diese Form heißt Schutz- oder Umkehrisolation. Sie ist vor allem bei abwehrgeschwächten Patienten angezeigt.

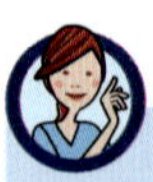

BEACHTE

Pflegende bedenken, dass Isolierung den Patienten stark in seiner Bewegungsfreiheit beschränkt und deshalb eine enorme psychische Belastung sein kann. Ein guter zwischenmenschlicher Kontakt und einfühlsames Verhalten der Pflegenden ist in dieser Zeit besonders wichtig. Besuche von Angehörigen und Freunden sollten so weit wie möglich gestattet sein.

Der Gesetzgeber schreibt verschiedene Stufen der Isolierung für Infektionserkrankungen vor, die sich nach der Art der Erregerübertragung richten.

Standardisolierung

Die **Standardisolierung** ist laut Gesetz bei meldepflichtigen Krankheiten erforderlich, die ausschließlich durch direkten Kontakt mit dem Erkrankten oder den direkten Kontakt mit Sekreten und Ausscheidungen übertragen werden. Dazu gehören z. B. Salmonelleninfektion sowie Hepatitis A und B.

Maßnahmen

- Unterbringung in einem Einzelzimmer nicht zwingend, sodass auch mehrere Patienten, die mit demselben Erreger infiziert sind, gemeinsam in einem Raum wohnen können
- Patienten dürfen das Zimmer verlassen, sind aber verpflichtet, Körperkontakt mit anderen Menschen zu unterlassen
- Pflegende sind verpflichtet, vor Tätigkeiten, bei denen sie direkten Kontakt zum Patienten, seinen Sekreten oder Ausscheidungen haben, Schutzkittel und Handschuhe anzuziehen
- Um Wäsche zu sparen, Kittel mehrfach (jedoch maximal einen Tag lang) verwenden. Sie sind mit der Außenseite nach außen im Patientenzimmer aufzuhängen
- Pflegende desinfizieren ihre Hände vor dem Verlassen des Zimmers
- Nach der Verlegung des Patienten: Zimmer und alle Einrichtungsgegenstände sorgfältig desinfizieren
- Patienten und Besucher über die Infektionswege der jeweiligen Erkrankung aufklären, Verhaltensregeln klären. Besucher müssen keine Schutzkittel tragen, sollen aber die Kontakt zu Körpersekreten oder Ausscheidungen des Erkrankten meiden.

Die Standardisolierung kann auch bei nicht meldepflichtigen Erkrankungen, z. B. bei Wundinfektionen, notwendig sein.

Strikte Isolierung

Die **strikte Isolierung** ist laut Gesetz bei meldepflichtigen Krankheiten erforderlich, die hoch ansteckend sind und deren Erreger sowohl durch direkten Kontakt mit Körper, Sekreten und Ausscheidungen, als auch über die Luft *(aerogen)* und andere Gegenstände übertragbar sind. Beispiele: MRSA-Infektion, einige Formen der Hirnhautentzündung, Tuberkulose, Scharlach, Kinderlähmung *(Poliomyelitis)*.

Maßnahmen

- Unterbringung in einem Einzelzimmer notwendig
- Besuche auf die engsten Familienangehörigen beschränken
- Patienten sollten das Zimmer nicht verlassen. Wenn es unumgänglich ist, tragen sie einen Mund-Nasen-Schutz
- Pflegende legen die komplette Schutzkleidung an und organisieren ihre Arbeit so, dass sie so selten wie möglich das Zimmer betreten
- Zimmer regelmäßig während der Behandlungszeit sowie nach der Entlassung des Patienten mit geeigneten Präparaten desinfizieren
- Wäsche (einschließlich Schutzkleidung) in doppelwandigen Säcken mit Markierung entsorgen
- Sämtlichen Müll, der in dem Zimmer entsteht, verbrennen oder vor der Lagerung auf der Mülldeponie desinfizieren
- Besucher über die Verhaltensregeln aufklären. Sie legen vor dem Betreten des Zimmers Mund-Nasen-Schutz, Haube, Handschuhe und Kittel an, verwerfen die Schutzkleidung nach dem Benutzen und desinfizieren sich anschließend die Hände.

Schutzisolierung

Die **Schutzisolierung** dient dazu, abwehrgeschwächte Patienten vor Keimen aus der Umgebung zu bewahren und deshalb sind hier alle Maßnahmen im Vergleich zu den beiden anderen Isolierungsformen mit entgegengesetztem Ziel vorzunehmen. Alle Gegenstände, die zum Patienten gelangen, sollten keimarm oder sogar keimfrei sein und alle Gegenstände, die aus dem Zimmer kommen, können ohne weitere Vorsichtsmaßnahmen in die Aufbereitung oder Entsorgung gehen.

Maßnahmen

- Unterbringung im Einzelzimmer zwingend. Raum vor der Belegung gründlich desinfizieren
- Besuche auf ein Minimum reduzieren. Besucher legen vor Betreten des Zimmers Kittel, Haube sowie Mund-Nasen-Schutz an und desinfizieren ihre Hände. Nach Verlassen des Zimmers Einmalmaterial verwerfen, Kittel mit der Innenseite nach außen außerhalb des Zimmers aufhängen
- Pflegende legen die komplette Schutzkleidung an und organisieren ihre Arbeit so, dass sie so selten wie möglich das Zimmer betreten, Schutzkittel sind einmal täglich auszuwechseln
- Alle Gegenstände, die ins Zimmer gelangen, desinfizieren oder sterilisieren
- Rohe Lebensmittel (z. B. Gemüse, Fleisch, Eier) sind wegen des Infektionsrisikos ungeeignet.

Für Patienten, deren Abwehrsystem vollständig ausgefallen ist (z. B. im Zuge einer Knochenmarktransplantation) verfügen die Behandlungszentren über Sterileinheiten *(Life islands)*, in denen die Isolationsregeln sehr viel strenger zu handhaben sind.

Infektionsschutzgesetz

Das **Infektionsschutzgesetz** *(IfSG)* trat am 1. Januar 2001 in Kraft und löste zahlreiche Vorschriften ab, die zuvor diesen Bereich der öffentlichen Gesundheit regelten (u. a. Bundesseuchengesetz, Gesetz zur Bekämpfung von Geschlechtskrankheiten). Vor allem aber bietet es eine einheitliche Basis für den Umgang mit Infektionskrankheiten.

Das Gesetz enthält Listen, in denen die Krankheiten aufgeführt sind, die bei Feststellung, im Verdachtsfall, nach Ausbruch oder im Todesfall an die Gesundheitsämter zu melden sind. Bei einigen Erkrankungen genügt die anonyme Meldung (z. B. bei Syphilis, HIV), bei anderen ist es notwendig, Namen und andere persönliche Daten des Erkrankten mitzuteilen (z. B. bei Cholera, Diphterie, Masern, Pest, Tollwut, Typhus).

Das Gesetz verpflichtet die Träger von stationären Einrichtungen (z. B. Krankenhaus, Pflegeheim), Hygienepläne zu entwickeln und umzusetzen. Dabei sind die Empfehlungen des Robert Koch-Instituts zu berücksichtigen.

4.2 Hygiene in der häuslichen Pflege

Grundsätzlich verfolgt **Hygiene in der häuslichen Krankenpflege** dasselbe Ziel wie die in stationären Einrichtungen. Sie schützt Patienten und Pflegende vor Krankheitserregern und unterbricht Infektionswege. Zwei Aspekte nehmen entscheidenden Einfluss auf die Regeln:

- In der häuslichen Umgebung ist die Zahl der krankheitserregenden Keime niedriger als im stationären Umfeld
- In der häuslichen Pflege sind die Pflegenden allein für die Umsetzung hygienischer Maßnahmen verantwortlich, während in stationären Einrichtungen mehrere geschulte Berufsgruppen damit befasst sind.

BEACHTE

Die **Händedesinfektion** (➤ Kap. 4.1.3) ist auch in der häuslichen Krankenpflege die zentrale hygienische Maßnahme. Für sie gelten dieselben Regeln wie im stationären Bereich.

In der häuslichen Versorgung von Patienten befinden Pflegende sich in der Rolle eines Gastes. Durch ihre Assistenz ermöglichen sie es Menschen mit eingeschränkten körperlichen Fähigkeiten, ein selbstständiges Leben in Würde zu führen. Das bedeutet auch, dass der Patient in seinem Heim die Regeln aufstellt, Gewohnheiten entwickelt hat und bestimmte Ansichten vertritt, die von allgemein gültigen Auffassungen abweichen können. Pflegende respektieren die Lebensführung des Patienten uneingeschränkt. Sollte sich daraus eine Bedrohung für die Gesundheit ergeben, versuchen Pflegende, ihren Einfluss geltend zu machen. Dabei bewahren sie ihre akzeptierende Grundhaltung. Veränderungen lassen sich nicht gegen den Willen des Patienten erreichen. Deshalb ist es ratsam, auf ein Einsehen hinzuwirken.

Im häuslichen Umfeld bieten Pflegedienste nicht selten auch **hauswirtschaftliche Versorgung** an, die nicht immer von ausgebildeten Hauswirtschafterinnen, sondern von Pflegenden geleistet wird. Deshalb können sich die Aufgaben auf Bereiche ausdehnen, mit denen Pflegende in stationären Einrichtungen nicht konfrontiert sind.

Lebensmittel

Viele hochbetagte Menschen haben in ihrer Kindheit und Jugend den Krieg und die Nachkriegszeit erlebt. Aus diesen Erinnerungen speist sich häufig ein besonders sparsamer Umgang mit Lebensmitteln.

Pflegende richten ihre Arbeitsweise darauf ein, achten aber, sofern sie die Verantwortung für die Ernährung und Nahrungsmittelzubereitung übertragen bekommen, auf einen sachgerechten Umgang mit den Produkten:

- Waren mit abgelaufenem Mindesthaltbarkeitsdatum nicht verwenden
- Vor der Zubereitung und dem Kontakt mit Lebensmitteln Hände waschen oder desinfizieren
- Lebensmittel an geeigneten Orten lagern (z. B. Kühlschrank, Gefriertruhe ➤ Abb. 4.19)
- Regelmäßige Kontrolle gelagerter Lebensmittel auf Verderbnis. Sofern ein Patient von mehreren Pflegenden versorgt wird, ist es ratsam, das Datum, an dem ein Lebensmittel geöffnet wurde, auf der Packung zu vermerken. So lässt sich leichter abschätzen, ob es noch essbar ist
- Beim Einkauf auf angemessene Mengen achten, keine übermäßige Lagerhaltung verderblicher Waren; vor allem ältere Menschen haben nur wenig Appetit
- Verdorbene Lebensmittel und Küchenabfälle sofort entsorgen
- Beim Kochen ausreichende Garzeiten und Temperaturen erzielen
- Nach der Speisezubereitung Kücheneinrichtung sorgfältig säubern, alle benutzten Gerätschaften abwaschen und trocknen

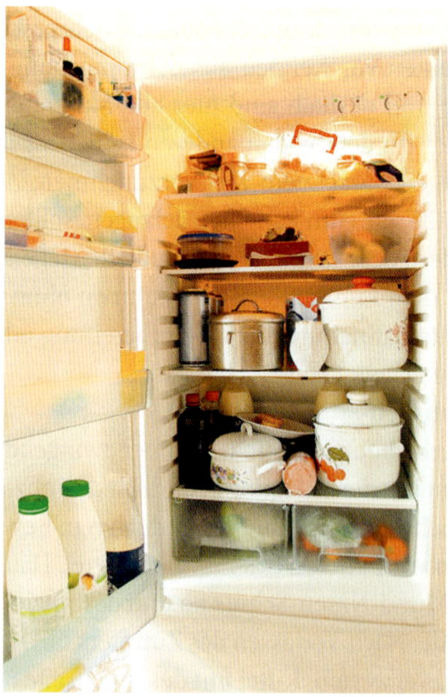

Abb. 4.19 Blick in den Kühlschrank. [J787]

- Küchenhandtücher und Abwaschlappen zweimal pro Woche in die Wäsche (bei mindestens 60 °C) geben, Schwämme eignen sich nicht für die Küchenarbeit, weil sie nicht aufzubereiten sind und sich Keime darin leicht ansiedeln.

Abfall

Grundsätzlich ist auch der **Abfall,** der durch Pflegeverrichtungen anfällt, über den normalen **Hausmüll** zu entsorgen. In den meisten Orten ist die **Mülltrennung** eingeführt, und Pflegende sind im Sinne des Umweltschutzes und der Kostenersparnis aufgerufen, den Abfall zu sortieren. Üblicherweise stehen Behältnisse für Glas, Papier, Kunststoff, Metall, Bio- und Restmüll zur Verfügung. Sollten sie nicht am Haus vorhanden sein, organisieren Pflegeteams den regelmäßigen Transport zur nächstgelegenen **Wertstoffinsel,** z. B. einmal pro Woche. In diesem Fall ist es notwendig, Flaschen und Metalldosen auszuspülen, um eine Geruchsbelästigung und die Ansiedlung von Schädlingen im Haushalt zu vermeiden.

Pflegende füllen Materialien, die mit Ausscheidungen oder Sekreten verschmutzt sind, in dichte Plastiktüten. Sie sind zugeknotet täglich in die Restmülltonne zu entsorgen.

BEACHTE

Scharfe und spitze Gegenstände (z. B. Kanülen, Ampullen) sind in einem stichfesten, sicher verschließbaren Behälter zu sammeln. Er kann in die Restmülltonne entsorgt werden.

Hausreinigung

Eine regelmäßige **Desinfektion** der Räume und Einrichtungsgegenstände ist in der häuslichen Umgebung nicht erforderlich. Die Bewohner eines Hauses sind an die hier vorkommenden Keime gewöhnt, sodass auch bei immungeschwächten Menschen die übliche Reinigung ausreicht. Pflegende berücksichtigen die Gewohnheiten der Patienten.

Da Teppiche schwer zu säubern sind und Flüssigkeiten leicht aufsaugen, ist bei Krankenzimmern, in denen inkontinente Menschen leben, zu erwägen, den Fußboden z. B. mit unempfindlicher Kunststoffauslegware zu bedecken.

Einige Regeln für die **Hausreinigung:**

- Staubwischen einmal wöchentlich, am besten mit einem leicht feuchten Tuch, um Staubverwirbelungen zu vermeiden
- Staubsaugen einmal wöchentlich
- Küche und Badezimmer zweimal wöchentlich (bei sichtbarer Verschmutzung sofort) wischen, die Lappen für den Sanitärbereich nicht an anderer Stelle verwenden und regelmäßig bei mindestens 60 °C waschen.

Eine Desinfektion von Flächen und Gegenständen ist nur bei Patienten mit Infektionskrankheiten oder einer Schwächung des Abwehrsystems erforderlich und bleibt in der Regel auf Bereiche beschränkt, mit denen der Patient häufig in engen Kontakt kommt. Pflegehilfsmittel und Medizinprodukte, die von mehreren Patienten benutzt werden, sind nach jedem Gebrauch desinfizierend zu reinigen.

BEACHTE

Bestehen **Unsicherheiten** über den korrekten hygienischen Umgang mit der häuslichen Umgebung eines Patienten, befragen Krankenpflegehelfer unverzüglich die für Hygiene zuständigen Pflegenden der Einrichtung, in der sie angestellt sind, oder den behandelnden Arzt.

Pflege von Textilien

Pflegende können in der ambulanten Versorgung von Patienten die gewohnte Form der **Pflege von Textilien** beibehalten (➤ Abb. 4.20). Ist ihnen dieser Teil der hauswirtschaftlichen Versorgung übertragen, be-

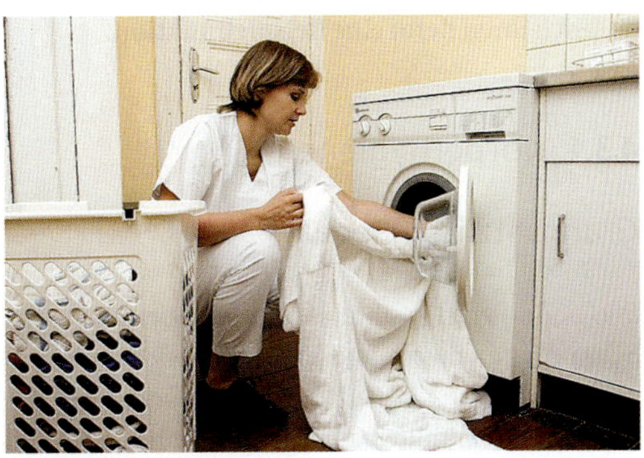

Abb. 4.20 Pflege von Textilien. [K115]

achten sie, dass Stoffe mit verschiedenen Temperaturen und Waschprogrammen zu behandeln sind. Wolle muss z. B. von Hand in lauwarmem Wasser gewaschen werden und verträgt das Schleudern nicht, während ungefärbte Baumwollstoffe und viele Mischgewebe kochfest sind.

Einige Regeln für die Textilpflege:

- Pflegende tragen Handschuhe, wenn sie mit Wäsche hantieren, die mit Stuhlgang verschmutzt ist oder von Patienten mit Infektionserregern stammt
- Nach dem Kontakt mit Schmutzwäsche desinfizieren Pflegende ihre Hände. Sie organisieren ihren Arbeitsablauf so, dass diese Tätigkeiten am Ende der Schicht oder des Besuchs beim Patienten anfallen
- Vor dem Einräumen der Wäsche in einen Schrank stellen Pflegende sicher, dass die Textilien vollständig getrocknet sind, um die Bildung von Schimmelpilzen zu vermeiden
- Sofern die Patienten keine andere Auffassung vertreten, verzichten Pflegende auf Weichspüler. Das schont die Umwelt und außerdem entfaltet z. B. das Abtrocknen der Haut mit einem rauen Handtuch einen guten Massageeffekt.

4.3 Persönliche Hygiene

Die **persönliche Hygiene** der Pflegenden wirkt sich entscheidend auf die Beziehung zum Patienten aus. Sauberkeit und der sorgfältige Umgang mit dem eigenen Körper fördern das Wohlbefinden und verringern das Risiko zum Zwischenträger für Krankheitserreger zu werden. Außerdem übernehmen Pflegende durch ihren Beruf eine **Beispielfunktion.**

4.3.1 Körperhygiene

Grundsätzliche Regeln

Pflegende legen während der Arbeitszeit jeden **Schmuck** an Fingern und Händen ab. Der Spalt zwischen Ringen und Haut ist für ein Desinfektionsmittel nicht unmittelbar zugänglich und kann ein Keimreservoir bilden. Dasselbe gilt für Ketten am Handgelenk. Diese beiden Schmuckformen können außerdem Verletzungen verursachen, z. B. beim Hochziehen im Bett, da es hierbei notwendig ist, die Hände unter den Körper des Patienten zu schieben. Dabei würden die Kanten der Ringe an der Haut des Patienten entlang kratzen.

Halsketten, die beim Vorbeugen weit pendeln, sind ebenfalls vor dem Dienstbeginn abzulegen. Am besten ist es, ganz auf Halsschmuck zu verzichten.

TIPPS & TRICKS

Piercings, die unter der Kleidung getragen werden und nicht infiziert sind, stellen aus hygienischer Sicht in Bezug auf den Patienten kein Problem dar.

Die **Fingernägel** tragen Pflegende während der Arbeitszeit kurz geschnitten und ohne Lack. Lange Fingernägel können zu Verletzungen führen und behindern die Greiffunktion der Hand. Außerdem siedeln sich dahinter Keime an, die der Händedesinfektion entzogen sind. Fingernagellack bildet haarfeine Risse, in denen sich ebenfalls Keime einnisten können.

BEACHTE

Nach dem Besuch der Toilette waschen und desinfizieren Pflegende grundsätzlich ihre Hände.

Haare

Pflegende binden während der Arbeitszeit lange **Haare** zu einem Zopf oder stecken sie auf. Damit verhindern sie, dass ausgefallene Haare auf Wunden fallen oder dass die Haare verschmutzen und so möglicherweise zu einem Keimreservoir werden.

In einigen Bereichen des Krankenhauses (z. B. Op-Abteilung, Küche) ist eine Haube, die das Kopfhaar vollständig bedeckt, zwingend vorgeschrieben.

Haut

Im Sinne der Gesundheitsvorsorge reinigen Pflegende ihren Körper regelmäßig. Die Tätigkeiten in der Krankenpflege bringen einen engen Kontakt zu Patienten mit sich und unangenehme **Körpergerüche** würden als störend empfunden. Ein tägliches Duschbad ist empfohlen.

BEACHTE
Die Pflege der Hände ist eine berufliche Pflicht.

Hände sind im Berufsalltag oft der Feuchtigkeit ausgesetzt und die **Haut** neigt daher zu Schäden. Auch oberflächliche Wunden, Risse oder Schrunden bieten Keimen einen idealen Aufenthaltsort. Daraus können Erkrankungen entstehen und die Gefahr der Keimübertragung steigt. Deshalb halten Pflegende die sehr beanspruchten Hautpartien mit rückfettenden Präparaten geschmeidig (➤ Abb. 4.21). Sie cremen die Hände zum Beginn von Arbeitspausen und nach dem Dienstende sorgfältig ein.

TIPPS & TRICKS
Kleinere Verletzungen sind mit Pflastern abzudecken. Bis zur Abheilung verwenden Pflegende für alle Arbeiten am Patienten und mit Wasser konsequent Handschuhe.

Mund

Obwohl in den meisten stationären Einrichtungen Rauchverbot eingeführt wurde, nutzen Pflegende Arbeitspausen häufig dazu, außerhalb des Gebäudes zu rauchen. Es ist ein Gebot der Höflichkeit den nicht rauchenden Patienten gegenüber, den intensiven Zigarettengeruch durch Zähneputzen oder ein Kaugummi zu vertreiben.

Die **regelmäßige Zahnpflege** gehört ebenfalls zu den Hygieneregeln, die Pflegende einhalten sollten, weil auch Mundgeruch beim Kontakt mit dem Patienten störend wirkt.

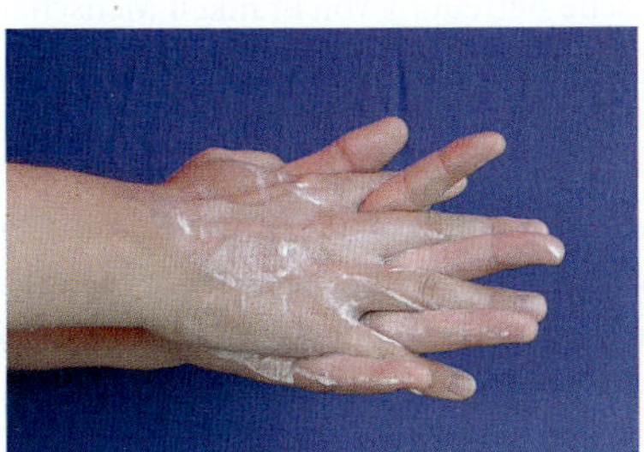

Abb. 4.21 Regelmäßige Handpflege mit rückfettenden Cremes hält die Haut geschmeidig und vermeidet Mikroverletzungen. [M294]

Rücken

In der Pflege ist es häufig notwendig, erhebliche Lasten zu bewegen. Dazu gehört die Unterstützung der Patienten bei der Mobilisierung, die vor allem erschwert ist, wenn diese Personen adipös (fettleibig) sind – eine Tendenz, die sich seit Jahren verstärkt.

Pflegende sollten Strategien entwickeln, ihren eigenen Bewegungsapparat zu schonen und ihn langfristig gesund und leistungsfähig zu halten. Besonders geeignet sind spezielle, von Physiotherapeuten geleitete Kurse (Rückenschule), in denen entsprechende Techniken vermittelt werden. Darüber hinaus ist es unbedingt notwendig, dass der Arbeitgeber Hilfsmittel zur Bewältigung der belastenden Situationen zur Verfügung stellt. Dazu gehören Lifter, Arbeitsflächen, die sich in der Höhe verstellen lassen, Mobilisationshilfen wie Rehabilitationsstühle (mit hydraulisch verstellbaren Ebenen), Rollbretter oder Duschliegen.

Auch die Pflegenden selbst können durch achtsamen Umgang mit den Ressourcen ihres eigenen Körpers zur Gesunderhaltung ihrer Wirbelsäule, der Rückenmuskulatur sowie der anderen Teile ihres Bewegungsapparats beitragen:

- Grundsätzlich: Tätigkeiten im Sitzen nur mit geradem Rücken ausführen, Füße flach auf den Boden stemmen, Becken aktiv ausbalancieren (auf korrekte Höhe der Sitzfläche achten)
- Alle Arbeitsflächen, auch Patientenbetten, auf eine Höhe einstellen, die der Körperhöhe angemessen ist; wenn Pflegende unterschiedlicher Körpergröße zusammenarbeiten, ist die Körperlänge der kleineren Person als Maßstab anzunehmen
- Wenn sich Arbeitsflächen nicht anpassen lassen und zu niedrig sind, ist es sinnvoll, im Sitzen zu arbeiten, dazu z. B. spezielle Techniken zur Unterstützung des Patiententransfers aus sitzender Position anwenden (hilfreich sind Techniken der Kinästhetik®, die in Kursen vermittelt werden; sie sind auch darauf ausgerichtet, die Ressourcen der Patienten optimal zu nutzen)
- Vor dem Heben größerer Lasten sicheren Stand mit leicht gegrätschten Beinen einnehmen, Füße ruhen vollständig auf dem Boden (Schuhe mit flachen Sohlen und Fersenschutz tragen), Kraft aus den Beinen entwickeln, Rücken aufrecht halten und nicht rotieren (in der Längsachse drehen),

weil daraus eine unverhältnismäßig hohe Belastung entsteht
- Gewichte, die sich nicht problemlos bewältigen lassen, ausschließlich mit Hilfsmitteln bewegen
- Bücken: Rücken nicht nach vorn beugen, sondern die Bewegungen Richtung Boden aus den Beinen steuern; es ist z. B. sinnvoll, sich zum Aufheben von Gegenständen oder anderen Hantierungen am Boden hinzuknien und dabei einen Ellenbogen auf einem Knie abzustützen
- Ruckartige Bewegungen vermeiden; bei erheblicher Anstrengung langsam ausatmen, um einen überhöhten Druck auf den Beckenboden zu vermeiden
- Vor dem Beginn von Arbeitsabläufen stets für eine ausreichend große, freie Arbeitsfläche sorgen, z. B. aus dem Bad alle herumstehenden und nicht benötigten Hilfsmittel entfernen, damit genug Raum für freie Bewegung entsteht
- Im Laufe des Tages regelmäßig entspannende Haltungen einnehmen, z. B.:
  - Für eine kurze Zeit bei aufgerichtetem Körper den Rücken vom Becken bis zu den Schultern gegen eine Wand lehnen, dabei die Füße flach und etwa schulterbreit voneinander entfernt auf dem Boden ruhen lassen
  - Regelmäßig Schultern von vorn nach hinten (oder andersherum) kreisen lassen bzw. Schulterblätter im Wechsel nach hinten zur Wirbelsäule ziehen und dann in Ruheposition bringen
  - Bei längeren Tätigkeiten im Stehen das Körpergewicht regelmäßig von einem Bein auf das andere verlagern
  - Bei Tätigkeiten am Schreibtisch den Oberkörper zwischendurch auf beiden Unterarmen abstützen, das Verhältnis von Sitzfläche zur Tischplatte soll so eingestellt sein, dass der Ellenbogen einen 90°-Winkel einnimmt
- Sportliche Aktivitäten in der Freizeit helfen, den Körper leistungsfähig zu halten; es ist geraten, besonders auf ein ausgeglichenes Training aller Teile der Muskulatur zu achten und Überlastungen zu vermeiden; Schwimmen, Gymnastik und angeleiteter Kraftsport (in Fitnessräumen) sind besonders gut geeignet

INTERNET

Aktion Gesunder Rücken e.V. zu diesem Thema: www.agr-ev.de/de/rueckenschmerzen/rueckenuebungen
Auf dieser Seite finden sich Vorschläge für zahlreiche Übungen, die der Kräftigung der Rückenmuskulatur dienen und sich leicht in den Alltag einfügen lassen. Die Übungen sind bebildert, sodass sie sich leicht nachvollziehen lassen.

4.3.2 Psychohygiene

Neben den hygienischen Maßnahmen, die verhindern, dass sich Krankheiten durch pflegerisches Handeln verbreiten, gehört auch die Sorge um seelisches und geistiges Wohlbefinden zu den grundlegenden Aufgaben der Pflegenden. Sie richtet sich nicht nur auf die Patienten, sondern auch auf die Pflegenden selbst. Nur wenn sie die Spannungen bewältigen können, die sich durch die vielfältigen Belastungen im Alltag ergeben, bleiben sie dauerhaft in der Lage, ihren Beruf engagiert und mit Zufriedenheit auszuüben. Dieser Bereich wird mit dem Begriff **Psychohygiene** bezeichnet. Sie umfasst ein Bündel von Maßnahmen, Techniken und Regeln, mit deren Hilfe sich die **Beziehungen** zwischen den Personengruppen und Einzelpersonen, die an der Betreuung von Patienten beteiligt sind, regulieren lassen. Außerdem gehört die Bewahrung der **inneren Balance** eines Menschen zur Psychohygiene.

Patientenbetreuung als Beziehungsarbeit

Die Pflege sowie die medizinische und sonstige therapeutische Betreuung von kranken Menschen ist eine **Beziehungsarbeit.** Aus den Beziehungen ergeben sich Reibungspunkte, denn nur selten stimmen die Auffassungen, Meinungen und Ziele der beteiligten Personen vollständig überein. Die Zusammenarbeit kann nur gelingen, wenn alle in der Lage sind, Abstriche von ihren Überzeugungen zu machen, also **Kompromisse** zuzulassen. Ist dies nicht möglich, können die daraus entstehenden Probleme das Ende der Beziehung herbeiführen.

BEACHTE

Dauerhafte Störungen in den Beziehungen zu Arbeitskollegen oder Patienten bedeuten eine psychische Belastung für die Beteiligten und können ein Auslöser für Erkrankungen sein.

Beziehung zu den Patienten

Im Mittelpunkt steht hier zunächst die Beziehung der Mitglieder der beteiligten Berufsgruppen zum Patienten selbst. Sie ist geprägt von unterschiedlichen Anforderungen. Die professionellen Helfer erwarten vom Patienten unter anderem:

- Willen zur Mitarbeit *(Adhärenz, früher: Compliance)*
- Verständnis für Sachzwänge (z. B. Dienstzeiten und die Strukturen der Gesundheitseinrichtungen)
- Einordnung in bestehende Strukturen (z. B. Klinik, stationäre Pflegeeinrichtung)
- Anerkennung der geleisteten Arbeit
- Höfliche Umgangsformen.

Die Patienten erwarten neben der berufstypischen Leistung von den professionellen Helfern z. B.:

- Berücksichtigung und Erfüllung individueller Wünsche
- Mitgefühl *(Empathie)* und Aufmunterung *(Motivation)*
- Engagierte Ausübung der beruflichen Aufgaben
- Höfliche Umgangsformen.

Beziehung zwischen Berufsgruppen

Eine umfassende Versorgung der Patienten ist nur durch die Zusammenarbeit verschiedener Berufsgruppen zu gewährleisten. Sie nehmen unterschiedliche Aufgaben wahr, die teilweise ineinandergreifen und sich ergänzen. Um die gemeinsamen Ziele erreichen zu können, pflegen sie eine intensive Kommunikation. Aus der engen Kooperation ergeben sich ebenfalls Beziehungen, die z. B. von folgenden Erwartungen bestimmt sind:

- Zuverlässige Erfüllung der beruflichen Aufgaben
- Fähigkeit, Anregungen und Informationen aufzunehmen und zu berücksichtigen
- Anerkennung der jeweiligen beruflichen Kompetenzen
- Offenheit und Höflichkeit im Umgang.

Beziehung zwischen Pflegenden

Die Pflegenden bilden Teams, unter deren Mitgliedern sich z. T. jahrelang währende und weit über die beruflichen Belange hinausgehende Beziehungen entwickeln. In der Berufsgruppe der Pflegenden lassen sich zwei strukturell bedingte Beziehungsformen unterscheiden:

- Zwischen Vorgesetzten und Mitarbeitern
- Zwischen den Mitgliedern der Teams.

Die **Beziehungen zwischen Vorgesetzten und Mitarbeitern** sind stark von dienstlichen Erfordernissen bestimmt. Traditionell unterscheiden Pflegende deutlich zwischen Personen, deren Arbeit unmittelbar „am Bett" der Patienten stattfindet und solchen, die hauptsächlich mit administrativen Aufgaben betraut sind. Erschwerend kommt hinzu, dass eine berufliche Karriere Pflegende stets von der unmittelbaren Betreuung der Patienten wegführt. Daraus kann ein untergründiger Vorbehalt jenen Kollegen gegenüber entstehen, die Leitungsfunktionen wahrnehmen. Mitglieder der Pflegeteams sind geneigt, ihren Vorgesetzten die Fähigkeit zur Einsicht in die Bedingungen des Arbeitsalltags abzusprechen. Vor allem, wenn es um Anweisungen geht, liegt hierin ein Konfliktpotenzial, das geeignet ist, die Zusammenarbeit zu bedrohen oder die Atmosphäre in einer Einrichtung zu stören.

Die **Beziehungen der Teammitglieder untereinander** sind zumindest in stationären Einrichtungen geprägt von der großen zwischenmenschlichen Nähe, in der ein überwiegender Teil der Arbeiten zu verrichten ist. Es handelt sich bei vielen Tätigkeiten (z. B. Positionierung oder Mobilisation von Patienten) auch um direkte, sich häufig wiederholende Körperkontakte zwischen Kollegen. Allein dies birgt erhebliches Konfliktpotenzial (➤ Abb. 4.22).

Belastungsspitzen im Arbeitsalltag verursachen zusätzlichen Stress.

Das Problem der Abgrenzung

Als unbefriedigend empfinden Pflegende oft die **mangelhafte Abgrenzung** ihrer Aufgaben gegenüber den anderen Berufsgruppen.

Pflegende sehen sich, verglichen mit anderen Berufsgruppen, häufig in der Funktion von **Lückenbüßern.** Wenn die Küche bereits geschlossen hat, kochen sie schon mal eine Suppe oder bereiten einen

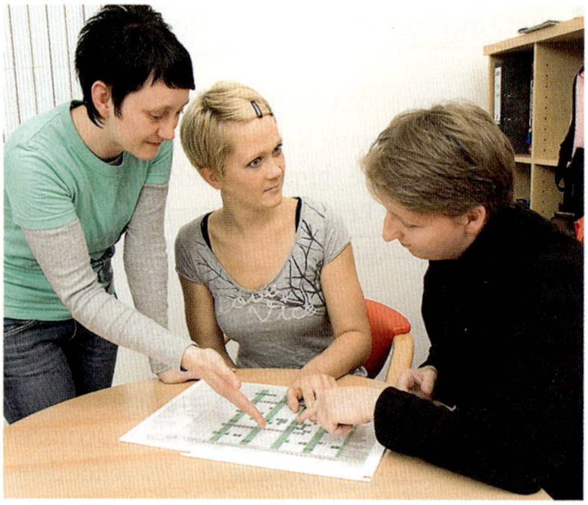

Abb. 4.22 Defizite in der Kommunikation eines Teams können zu Intrigen und dem Ausschluss eines Teammitglieds führen. [K115]

Tee zu. Sie beseitigen Verschmutzungen, die außerhalb der Dienstzeit des Reinigungspersonals auftreten. Am Wochenende, wenn die Physiotherapeuten frei haben, unterstützen Pflegende die Patienten bei den Bewegungsübungen.

TIPPS & TRICKS

Die Vielfalt der Tätigkeiten, die Pflegende ausführen, trägt einerseits zur Zufriedenheit im Beruf bei, weil sie Eintönigkeit nicht zulässt. Andrerseits erschwert sie die Identifikation mit den eigentlichen Pflegeaufgaben und verhindert eine Professionalisierung des Berufsbildes nach dem Motto: „Wer alles tun kann, macht nichts richtig".

Die unklare Begrenzung der Tätigkeiten, die zu pflegerischen Berufen gehören, hat ihre Wurzeln vor allem in der christlichen Tradition, in der die Krankenpflege mehr unter dem Blickwinkel der „Aufopferung" und ständigen Verfügbarkeit gesehen wurde als unter dem Gesichtspunkt der themenbezogenen Kompetenz, die einen angemessenen Lohn verdient.

Inzwischen besteht auch in Deutschland der Trend, den Pflegeberuf zu professionalisieren. Der eingeschlagene Weg führt über die Akademisierung. Viele Universitäten bieten pflegeorientierte Studiengänge an. Bislang ist jedoch festzustellen, dass diese Anstrengungen die Basis kaum erreichen. Sie haben vor allem dazu geführt, dass sich die Spitzen der Hierarchien weiter vom Alltagsgeschäft der Pflegenden entfernten.

Die nahezu unüberbrückbare Kluft zwischen dem theoretischen Anspruch und der praktischen Wirklichkeit bildet einen wesentlichen Grund für die hohe Rate an Pflegenden, die früh und frustriert aus dem Beruf aussteigen.

Innere Balance der Pflegenden

Dem Anspruch an die Pflegenden, jederzeit zugewandt, verständnisvoll und kooperativ zu sein, steht eine Realität gegenüber, die von Stimmungsschwankungen, unterschiedlicher Tagesform und individueller Belastungsfähigkeit gekennzeichnet ist.

Vielen Pflegenden fällt es nicht leicht, sich einzugestehen, dass sie nur über eine begrenzte Kraft verfügen. Diese Tatsache erleben Berufsanfänger besonders gravierend. Sie verlassen die Schule mit hoher Motivation und einem umfangreichen theoretischen Wissen.

Relativ schnell sehen sie sich einem Berufsalltag ausgesetzt, der von Sachzwängen bestimmt ist und in vielen Bereichen dem Idealbild nicht entspricht.

Enge Zeitvorgaben erschweren besonders in der ambulanten Krankenpflege die psychosoziale Betreuung der Patienten. Die Gespräche während der täglichen Pflege kommen meist über kurze Fragen zum aktuellen Befinden nicht hinaus.

Um Wirklichkeit und Anspruch verbinden zu können, ist die Fähigkeit zu Kompromissen gefordert. Es ist hilfreich, die Situationen, in denen Pflegende den Zwiespalt empfinden, im Team zu besprechen, um Lösungen erarbeiten zu können.

Stress

DEFINITION

Stress: Reaktion von Geist und Körper auf intensive Reize, die ein Lebewesen (zumindest kurzzeitig) in die Lage versetzen, außergewöhnliche Leistungen zu erbringen. Andererseits bezeichnet das Wort die Belastung (des Menschen), die durch diese Reize entsteht.

Wenn Menschen dauerhaftem Stress ausgesetzt sind, tragen sie ein erhöhtes Risiko, krank zu werden (➤ Kap. 3.13.1). Man diskutiert insbesondere, dass die Belastung zu einer Anfälligkeit für Erkältungskrankheiten, Herzerkrankungen, Beeinträchtigungen der Sehfähigkeit sowie Übergewicht (mit allen Folgen) führen kann.

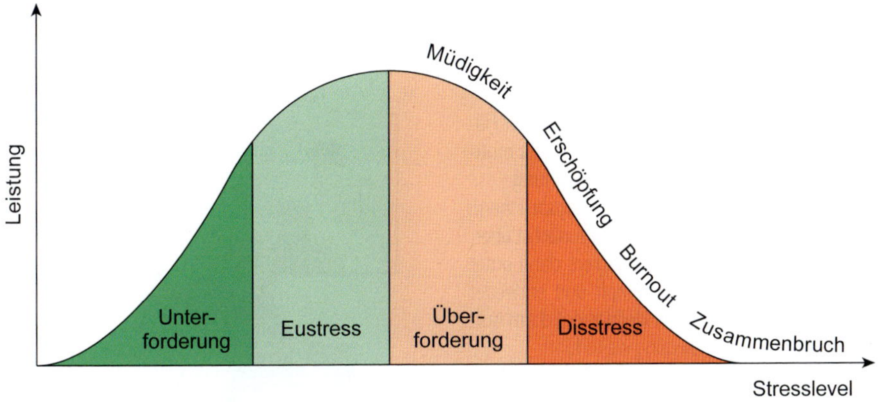

Abb. 4.23 Stresskurve, die den Unterschied zwischen Motivation zu größeren Leistungen und einer Hemmung körperlicher und geistiger Fähigkeiten markiert. [L231]

Stress hat zwei Seiten. Bis zu einem gewissen Maß wirkt er als Motivator. Er spornt zu großen Leistungen an *(Eustress)*. Sobald die Stresskurve allerdings ihren Scheitelpunkt überschreitet (➤ Abb. 4.23), kehrt sich die Wirkung um und die negativen Einflüsse überwiegen *(Disstress)*.

In welcher Weise Stressoren auf den Menschen wirken, hängt vor allem von dessen Widerstandskraft ab, von seiner persönlichen Einstellung zu diesen Faktoren sowie den Aufgaben, die sich aus ihnen ergeben. Nach der Auffassung vieler Stressforscher spielt die Dauer der Wirkung des Stresses dabei eine wesentliche Rolle. Selbst bei jemand, der einen aus äußeren Bedingungen stammenden Druck (z. B. hohe Belastung während der Arbeitszeit) zunächst als angenehme Herausforderung betrachtet und ihr mit gesteigerter Konzentration und Leistungsbereitschaft begegnet, wird bei fortdauernder Stresswirkung die Fähigkeit abnehmen, unter ihrem Einfluss handlungsfähig zu bleiben.

Der Pflegeberuf bringt häufig Situationen mit sich, die als Stressoren wirken. Sowohl in Krankenhäusern als auch in stationären Pflegeeinrichtungen lässt sich die tägliche Arbeitsbelastung nicht zuverlässig voraussagen. Patienten und pflegebedürftige Menschen erfordern pflegerische Leistungen, die sich von Tag zu Tag erheblich unterscheiden können und jeweils auf eine durch den Dienstplan bereits lange zuvor festgelegte Zahl von Mitarbeitern treffen.

Deshalb lässt sich Stress im Pflegeberuf mithilfe organisatorischer Maßnahmen nur schwer beeinflussen. Umso wichtiger ist es, Möglichkeiten der psychischen Gesundheitspflege zu schaffen. Die Leitungsebene sollte darauf achten, dass die Pflegenden Wertschätzung erfahren, dass es regelmäßige Gesprächsrunden zur Konfliktbearbeitung gibt (z.B. Supervision) und dass kostenlose Programme für Sport und Entspannung zur Verfügung stehen.

Selbstpflege und Stressbewältigung

Um den Belastungen des beruflichen Alltags gewachsen zu sein, sollten Pflegende ihren eigenen Bedürfnissen gegenüber sensibel bleiben. Jeder Mensch benötigt Pausen, in denen er Kräfte sammeln kann sowie ein erfüllendes Privatleben, das ein Gegengewicht zum Beruf bildet. Obwohl das Schichtsystem soziale Kontakte erschweren, sind sie ein unverzichtbarer Bestandteil der gesunden Persönlichkeitsentfaltung. Deshalb achten Pflegende darauf, ihre Familie und den Freundeskreis über den beruflichen Verpflichtungen nicht zu vernachlässigen.

Vor allem Sport ist ein gutes Mittel, um Stress abzuarbeiten (vegetatives Nervensystem ➤ Kap. 2.4.1). Daneben eignen sich auch gezielte Entspannungsmethoden gut, wie sie von Volkshochschulen, Krankenkassen oder Therapeuten vermittelt werden. Einige Arbeitgeber bieten ihren Belegschaften kostenfreie Kurse an. Gut geeignet sind:

- Yoga
- Shiatsu
- Autogenes Training
- Übungen nach Feldenkrais.

Folgen mangelnder Psychohygiene

DEFINITION

Helfer-Syndrom: Innerer Drang, sich in der Hilfeleistung an anderen ohne Grenze aufzuopfern. Ist motiviert durch die verzweifelte Suche nach Anerkennung.
Burnout-Syndrom *(englisch burnout = ausbrennen):* Mehrstufiger Prozess, in dem sich eine Person zunächst übermäßig für ihre beruflichen Aufgaben engagiert, dann unter dem Druck einbricht, schließlich abstumpft und entweder aus dem Beruf aussteigt oder ihn mit kleinstmöglichem Aufwand und ohne emotionale Beteiligung weiterführt.
Mobbing *(englisch mob = anpöbeln):* Geplantes Ausgrenzen und Schikanieren einzelner Mitglieder eines Teams durch eine Gruppe von Kollegen.

Helfer-Syndrom

Der Begriff des **Helfer-Syndroms** *(Helfer-Persönlichkeit)* wurde von dem Münchner Psychoanalytiker **Wolfgang Schmidbauer** *(*1941)* in den 1970er-Jahren geprägt. Er unternahm den Versuch, darzustellen, dass Angehörige sozialer Berufe (z. B. Pflegende, Ärzte, Sozialarbeiter) die Motivation für eine **übermäßig** aufopfernde Berufsauffassung häufig aus einem mangelnden Selbstbewusstsein schöpfen. Schmidbauer versuchte nachzuweisen, dass vor allem Menschen, die sich als Kinder ungeliebt fühlten oder den Erwartungen ihrer Eltern nicht entsprachen, in der Rolle eines Helfers Selbstbestätigung und Anerkennung suchen (➤ Abb. 4.24).

Das Helfer-Syndrom ist von der menschlichen Qualität „Hilfsbereitschaft" oder der Identifikation mit einem sozialen Beruf zu unterscheiden. Es beschreibt vielmehr die Gefahr, dass Angehörige helfender Berufe ihre starke Position gegenüber den Klienten oder Patienten zur Überdeckung eigener Schwächen missbrauchen.

Nach Schmidbauer ist für das „Helfen als Kompensation" typisch, dass die betroffenen Personen:

- Einen übergroßen **Wunsch nach Bestätigung** haben. Um diesen Wunsch zu befriedigen, sind sie bereit, weit mehr zu leisten, als selbst in Zeiten hoher Arbeitsbelastung von ihnen zu verlangen wäre
- **Hilfen nicht annehmen können.** Damit sind ihnen ausgewogene Beziehungen zu anderen selbstständigen Menschen verschlossen, die durch einen Wechsel von Geben und Nehmen charakterisiert sind. In einer gesunden Beziehung ist jeder Partner zeitweilig in der stärkeren und dann wieder in der schwächeren Position
- **Mit ihrer Wut nicht umgehen können.** Mit dem überhöhten Bild des Helfers verträgt es sich nicht, dass sie für ihre eigenen Rechte eintreten oder eine direkte Auseinandersetzung eröffnen. Die betroffenen Menschen suchen Auswege, indem sie ihre Aggressionen im Kampf für andere ausleben oder auf eine Situation warten, in der von anderen eine Ungerechtigkeit ausgeht, auf die sie dann mit dem „Recht des Verteidigers" reagieren
- **Starre Wertsysteme vertreten.** Die Unfähigkeit, von eigenen Vorstellungen abzurücken und Kompromisse zu schließen, verschafft den Betroffenen, die im Grunde zutiefst verunsichert sind, jederzeit klare Handlungsrichtlinien. Sie begeben sich niemals in die Gefahr, eigene Entscheidungen fällen zu müssen.

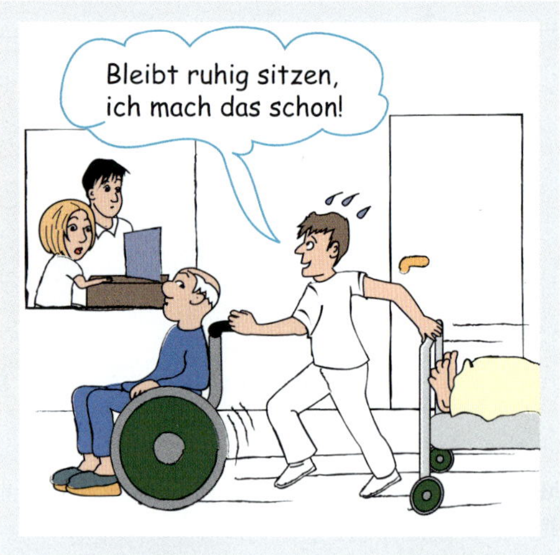

Abb. 4.24 Pflegende, die an einem Helfer-Syndrom leiden, beziehen Selbstbestätigung aus übermäßiger Leistungsbereitschaft. Häufig gehen sie dabei über ihre Leistungsgrenzen und arbeiten an den Bedürfnissen der Patienten vorbei. [L138]

LITERATUR

Schmidbauer, Wolfgang: Hilflose Helfer. Rowohlt Verlag, Reinbek bei Hamburg, 1997.

Menschen, die den übermäßigen Zwang zum Helfen verinnerlicht haben, nehmen häufig die Bedürfnisse der von ihnen abhängigen Menschen nicht wahr. Das Helfen verkommt zum Selbstzweck und entmündigt die Empfänger der Dienstleistung. Langfristig entstehen daraus nicht nur seelische Probleme der Betroffenen, sondern auch massive Unstimmigkeiten im Kreis der Kollegen. Die Folge kann ein **Burnout-Syndrom** sein.

Burnout-Syndrom

Das **Burnout-Syndrom** ist von mehreren Autoren eingehend beschrieben worden. Nicht selten zwingt es die Betroffenen zur Aufgabe des Berufes oder gar zur Frühberentung.

In der Literatur ist die Entwicklung der Erkrankung uneinheitlich beschrieben. Zusammenfassend lassen sich folgende Phasen unterscheiden:

- **Großes Engagement.** Die Betroffenen gehen vollständig in ihren beruflichen Pflichten auf und vernachlässigen darüber die notwendigen Ruhephasen. Oft fühlen sie sich weniger leistungsbereiten Kollegen überlegen
- **Verlust der Perspektive.** Ein Teil des Arbeitsaufwands richtet sich stets gegen das System und gegen die eigene Unzulänglichkeit. Je größer der Eifer ist, die Umstände zu beeinflussen, die dem individuellen Zugriff entzogen sind, desto größer ist die Enttäuschung, wenn sich das Ziel trotz Anstrengung nicht erreichen lässt. In dieser Phase nimmt die Einsatzfreude deutlich ab
- **Enttäuschung.** Die Betroffenen haben den Misserfolg ihrer Bemühungen verinnerlicht. Sie sind nicht in der Lage, einzusehen, dass die anfängliche Begeisterung ebenso überzogen war wie die momentane Frustration. Kennzeichnend ist die Unfähigkeit, die Situation angemessen einzuschätzen
- **Entfremdung.** Die Enttäuschung vertieft sich und führt zu einem Rückzug aus allen beruflichen Verpflichtungen. Die Betroffenen reagieren in vielen Situationen gleichgültig. Typisch sind ein häufiger Ausfall wegen psychischer oder körperlicher Erkrankungen sowie die Entwicklung einer Medikamenten- oder Genussmittelabhängigkeit. Auch das Privatleben ist beeinträchtigt.

INTERNET

Burnout-Selbsttest:
www.burnout-fachberatung.de
Der Anbieter hat einen Test ins Internet gestellt, mit dessen Hilfe jeder Besucher ohne Anmeldung und anonym sein eigenes Burnout-Risiko bestimmen kann.

BEACHTE

Im Gegensatz zum Burnout steht das **Coolout-Phänomen.** Darunter wird die Gleichgültigkeit von Menschen verstanden, die in einem komplexen beruflichen Umfeld widersprüchlichen Anforderungen ausgesetzt sind. Besonders Mitarbeiter in Einrichtungen der Pflege und in Krankenhäusern sehen sich im Alltag mit einer großen Zahl von gleichzeitig auftretenden Pflichten konfrontiert, die sie auch unter größter Anstrengung nicht sämtlich auf dem gleichen Qualitätsniveau erledigen können. Daraus kann sich einerseits das Burnout (siehe oben) entwickeln – meist als Folge einer Phase der Überanstrengung. Nach Ansicht der Wissenschaftler, die das Coolout-Phänomen beobachteten, ist es aber viel häufiger, dass die Betroffenen den Problemen gegenüber „kalt" werden, um Konflikte zu vermeiden. Dieser Prozess entsteht schleichend und ist den Beteiligten meist nicht bewusst. Sie halten ihre Reaktion für eine praxisorientierte Strategie, mit den Problemen umzugehen. In Wirklichkeit aber verhindert das Coolout die Umsetzung berufspolitischer Ziele und damit die Entwicklung des Berufsstandes, weil die Pflegenden sich mit dieser Haltung den bestehenden Bedingungen anpassen, nach dem Motto: „Daran lässt sich sowieso nichts ändern".

Mobbing

Mobbing bezeichnet überwiegend einen Gruppenprozess, in dessen Folge mehrere Personen einen Einzelnen systematisch terrorisieren oder psychisch vernichten. Die Ursachen und die „Wahl" des Opfers sind von den Umständen abhängig. Auch das Maß der Schikanen kann sehr unterschiedlich sein. Es reicht von abschätzigen Kommentaren und boshaften Bemerkungen über kontinuierliche Behinderungen bei der Arbeit bis zur Androhung oder Ausübung körperlicher Gewalt.

INTERNET

Konflikt-Lösungs-Initiative Mobbing-Anlaufstelle KLIMA e.V.: www.mobbing-abwehr.de
Die Homepage enthält Informationen zum Thema Mobbing, Fallbeispiele und Lösungsvorschläge.

Maßnahmen zur Vorsorge

Weil die Arbeit der Pflegenden im ständigen Kontakt zu Menschen stattfindet, ist **Kommunikation** das wichtigste Werkzeug. Sie gestaltet die Beziehungen zu den Patienten und zwischen den Mitgliedern eines

Teams und nimmt Einfluss auf das Befinden aller Personen, die an diesen Beziehungen beteiligt sind.

Im Gegensatz zu der Kommunikation zwischen einzelnen Personen lassen sich für Gruppen – vor allem, wenn sie durch klar beschriebene Aufgaben verbunden sind – relativ leicht Regeln aufstellen. Diese Chance sollten Pflegende nutzen, um der Gefahr unkontrollierter Auswüchse (z. B. Helfer- oder Burnout-Syndrom und Mobbing) zu entgehen. Einige Strategien:

- Sorgfältige Einarbeitung neuer Kollegen
- Regelmäßige, problemorientierte Teambesprechungen
- Klare Aufteilung von Aufgaben und Kompetenzen im Team
- Transparente Hierarchien
- Regelmäßige Schulungen zur Gesprächsführung und Konfliktbewältigung
- Supervisionen.

Teambesprechungen

Die erste (und unabhängig vom Arbeitgeber zu realisierende) Maßnahme ist eine regelmäßige **Teambesprechung,** in der neben organisatorischen und patientenbezogenen Fragen auch die Aussprache unter den Kollegen einen festen Platz haben sollte.

Um diese Gespräche zielorientiert führen zu können, ist es günstig, einen Gesprächsleiter zu benennen, der vor dem Treffen die zu behandelnden Themen festlegt. Während der Besprechung sorgt er dafür, dass sich die Gesprächspartner nicht verzetteln, indem er z. B. Redezeiten festlegt, zu lange dauernde Diskussionen unterbricht und auf handfeste Ergebnisse drängt.

Die Teammitglieder können sich auf die Treffen vorbereiten, indem sie z. B. jeweils ein Arbeitstagebuch führen, das positive und negative Beobachtungen nach folgenden Gesichtspunkten festhält:

- Wie sind meine Kollegen heute mit mir umgegangen? (und warum?)
- Wie bin ich heute mit meinen Kollegen umgegangen? (und warum?)
- Was genau hat mich an meinen Kollegen heute gestört (oder gefreut)?
- Welches zu klärende Thema ist mir heute aufgefallen?
- Welcher Verbesserungsvorschlag ist mir heute eingefallen?

In der Diskussion ist darauf zu achten, dass nicht nur negative Aspekte zur Sprache kommen und dass nicht eine Person ausschließlich in der Kritik steht. Ein ausgewogen und offen geführtes Gespräch gewährleistet am ehesten die Lösung drängender Probleme.

Supervision

> **DEFINITION**
> **Supervision:** Bearbeitung von betriebsinternen Konflikten mit Unterstützung durch eine geschulte Gesprächsleitung. Der Gesprächsleiter ist nicht Angehöriger des Betriebs oder der Einrichtung und deshalb in der Lage, Unstimmigkeiten mit Distanz zu betrachten. Ist auch als Einzelgespräch zwischen Mitarbeiter und Supervisor möglich.

Inzwischen haben viele Arbeitgeber erkannt, dass die gesteuerte Bearbeitung von Problemen, die sich aus der Zusammenarbeit in Teams ergeben, zu finanziellen Vorteilen führt. Die krankheitsbedingten Fehlzeiten nehmen ab, die Effektivität der Arbeit erhöht sich. Der Nutzen steigt noch einmal, wenn die **Supervision** nicht nur zum Krisenmanagement eingesetzt wird, sondern den Berufsalltag als feste Einrichtung begleitet.

Supervisions-Sitzungen geben einen äußeren Rahmen, in dem unter geschützten Bedingungen Probleme bearbeitet werden können. Die Teilnahme ist freiwillig.

4.4 Umwelthygiene

> **DEFINITION**
> **Umwelthygiene:** Einflüsse des Menschen auf die belebte und unbelebte Umgebung sowie Maßnahmen, die sich auf diese Bedingungen auswirken.

Menschen können stärker in die Umwelt eingreifen als alle anderen Lebewesen. Daraus entsteht ihre **Verpflichtung,** schonend mit den **natürlichen Ressourcen** umzugehen und das Maß der Verschmutzung einzudämmen. Auf der anderen Seite beschäftigen Umwelthygieniker sich auch mit den Auswirkungen von stofflichen und anderen Reizen auf die Lebewesen. Das Fachgebiet ist in mehrere Schwerpunkte unterteilt, die nicht alle im selben Maße für die Krankenpflege von Bedeutung sind. Deshalb beschränkt sich dieses Lehrbuch auf die Aspekte, auf die Pflegende wirken können.

Lufthygiene

Der Sauerstoffgehalt der Atmosphäre ermöglicht das Leben auf der Erde. Die Luft enthält zwischen der Höhe des Meeresspiegels und ungefähr 2 500 Höhenmetern etwa 21 % Sauerstoff. In höheren Lagen nimmt sein Anteil kontinuierlich ab und beträgt bei 8 000–9 000 Höhenmetern nur etwa 8 %.

Im Zuge der Entwicklung **menschlicher Zivilisation** hat sich die Qualität der Luft entscheidend gewandelt. Vor allem Verbrennungsprozesse organischer Materialien (z. B. Erdöl) verunreinigen die Luft.

Eine akute Gefahr geht vom **Smog** *(englisches Kunstwort aus smoke: Rauch und fog: Nebel)* aus, der sich bei ungünstigen Wetterlagen vor allem über Großstädten zeigt (➤ Abb. 4.25). Die Schadstoffe, die in dicht besiedelten Gebieten an die Luft abgegeben werden, bleiben wie eine Glocke darüber liegen, wenn sich die üblichen Temperaturschichten vertauschen. Gewöhnlicherweise ist die Luft in der Nähe des Bodens wärmer. Sie kann zu den kälteren Luftschichten aufsteigen und sorgt so für eine beständige Verdünnung der Schadstoffe (v. a. Schwefeldioxid und Feinstaub als Produkte der Verbrennung). Bei **Inversionswetterlagen** überlagern jedoch warme Luftmassen einen kalten Luftsee und halten ihn über dem Boden zusammen. Darin sammeln sich die Schadstoffe und können eine Konzentration erreichen, die zu einer ernsthaften Gefahr für Lebewesen wird. Hauptbeschwerden bei Smog sind Atemwegserkrankungen. Auch Erbrechen kann sich einstellen. Menschen mit Herz-Kreislauf-Leiden tragen in Zeiten erhöhter Belastung der Luft mit Schadstoffen ein höheres Risiko, zu sterben.

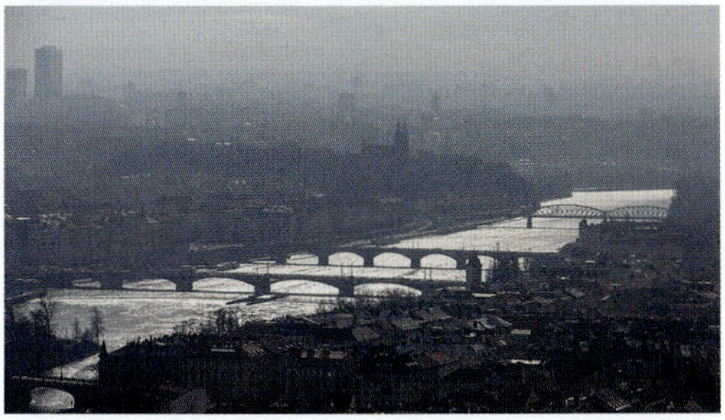

Abb. 4.25 Smog. [O910]

Raumluft

In Gebäuden stellt sich das Problem des mangelnden Luftaustauschs. Die einfachste Methode, ihn zu verbessern, besteht darin, die Fenster zu öffnen. Das **Lüften von Patientenzimmern** gehört zu den Aufgaben der Pflegenden. Manche alte Menschen sehen dies als Verschwendung von Heizenergie an. Pflegende versuchen, die Patienten vom Nutzen der Frischluft zu überzeugen. Als **Faustregel** gilt: Einmal täglich für fünf bis zehn Min. die Fenster weit öffnen, auch im Winter.

Wasserhygiene

Die Versorgung mit frischem, kaltem und sauberem Trinkwasser ist eine zentrale Aufgabe des Gemeinwesens. Weil jede Verunreinigung sofort viele Menschen betreffen würde, sind in der **Trinkwasserverordnung** *(TrinkWV)* die Qualitätsnormen festgelegt. Die Richtlinie hat Gesetzesrang. In ihrem § 2 ist ausdrücklich festgelegt, dass sie nicht für Mineralwasser, Heilwasser sowie Wasser gilt, das nicht zum menschlichen Gebrauch bestimmt ist.

In Deutschland wird Trinkwasser über Brunnen aus dem Grundwasser oder aus oberflächlichen Gewässern gewonnen. Wegen der Filterfunktion des Bodens erfüllt Grundwasser überwiegend ohne zusätzliche Aufbereitung die Normen für das Trinkwasser. Bei der Nutzung von Oberflächenwasser kann eine Behandlung (z. B. Filtration, Zusatz von Chlor) notwendig sein.

Trinkwasser kommt zum Einsatz:

- Als Getränk für Menschen
- Bei der Vor- und Zubereitung von Nahrungsmitteln für Menschen
- Bei der Körperreinigung von Menschen
- Bei der Reinigung von Gegenständen, die in engem Kontakt zum Menschen stehen.

BEACHTE
Laut Gesetz muss Trinkwasser nicht keimfrei sein. Allerdings dürfen Krankheitserreger und Schadstoffe nicht in einer Konzentration vorkommen, die eine Gesundheitsgefährdung möglich macht. Für verschiedene Erregerstämme und Chemikalien gelten unterschiedliche Grenzwerte.

Wasserversorgung im Krankenhaus

So wie private Haushalte sind in Deutschland auch Krankenhäuser an die **allgemeine Trinkwasserversorgung** angeschlossen. Zwar können Krankheitserreger im gesamten Leitungsnetz vorkommen, doch seine Enden, also die **Armaturen,** an denen man das Wasser entnimmt, stellen die Bereiche dar, von denen die meisten Probleme ausgehen (➤ Abb. 4.26). Von hier aus können die Erreger ins System eindringen. Das gilt besonders für Warmwasserleitungen, aus denen nur gelegentlich Wasser entnommen wird.

Warmes Wasser ist ein besonders guter Lebensraum für zahlreiche Keime. Pflegende verringern die Infektionsgefahr, wenn sie das Wasser zunächst eine Weile laufen lassen und dabei ein Spritzen vermeiden. Der Wasserstrahl schwemmt die Keime in die Kanalisation. Die Verwendung von Filtern ist sehr teuer und nur für besonders sensible Bereiche (z. B. Sterileinheiten) geeignet.

In Krankenhäusern und anderen stationären Einrichtungen ist es üblich, die Wasserleitungen ein- bis zweimal jährlich auf Keime zu untersuchen.

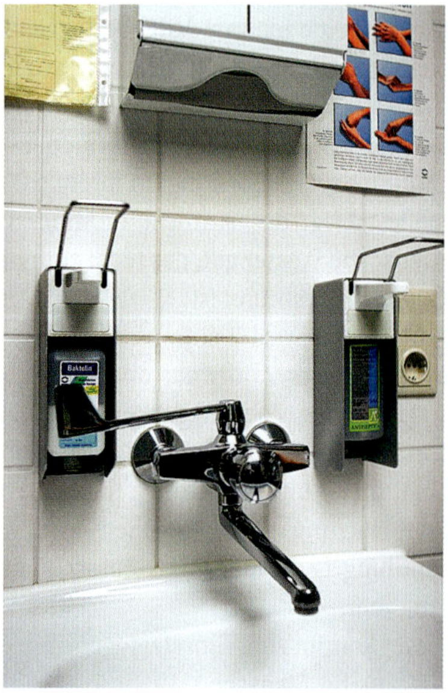

Abb. 4.26 Wasserhähne sind ebenso wie andere Endstücke von Wasserleitungen stets der Gefahr ausgesetzt, von Keimen besiedelt zu werden. Im Bild ein vorschriftsmäßiger Waschplatz mit Desinfektions- und Waschmittelspendern (allerdings ohne endständigen Wasserfilter). Die Armatur ist per Ellenbogen zu bedienen. [K157]

BEACHTE
Das klare Aussehen und der unauffällige Geschmack von Leitungswasser lässt keine Aussage über seine **Reinheit** zu. Bis zu einem gewissen Belastungsgrad machen sich weder Krankheitserreger noch Schadstoffe für das menschliche Auge *(makroskopisch)* bemerkbar.

Abwasser

Benutztes Wasser gelangt in Deutschland über Rohre mit relativ großem Durchmesser in das unterirdische Kanalisationssystem, wo es zusammen mit festen und halbfesten Beimengungen (z. B. Ausscheidungen) sowie dem Wasser der Niederschläge zu Kläranlagen fließt (➤ Abb. 4.27). Neben Krankheitserregern enthält das **Abwasser** eine große Menge organischer Substanzen.

Die Aufbereitung in den Kläranlagen vollzieht sich in drei Schritten:

- **Mechanische Klärung.** Rechen entfernen grobe Bestandteile des Abwassers (z. B. Hygieneartikel, Fäkalien). Im Sandfang setzen sich feinere Schwebstoffe (z. B. Sand, Glassplitter) am Boden ab, er kann auch mit einem Fettabscheider kombiniert sein, der das Fett von der Oberfläche des Wassers entfernt
- **Biologische Klärung.** Zugesetzte spezielle Bakterienstämme spalten organische Bestandteile des

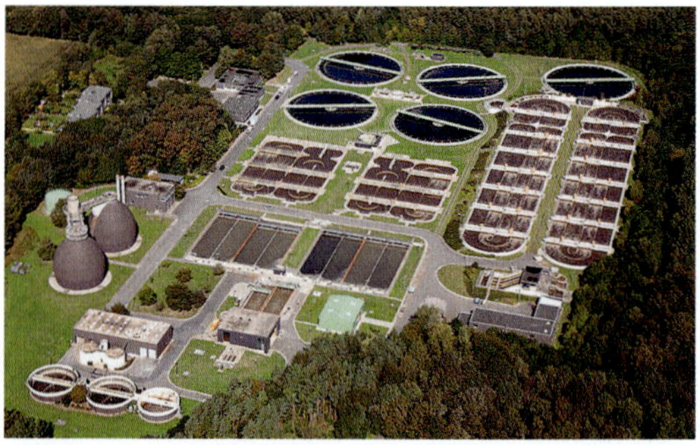

Abb. 4.27 Kläranlage. [X227]

Wassers. Der entstehende Schlamm wird in Faultürmen zur Produktion von Biogas *(Methan)* eingesetzt
- **Chemisch-physikalische Klärung.** Durch die Zugabe von Eisen- oder Aluminiumsalzen flockt weiterer Schlamm aus. Spezielle Kläranlagen verfügen in dieser Stufe auch über Becken, in denen das Wasser mit Ozon oder UV-Strahlung desinfiziert wird.

Eine **vollständige Reinigung** des Wassers ist nicht möglich. Deshalb enthält das Wasser, das eine Kläranlage verlässt, immer noch ein gewisses Maß an Schadstoffen. In der Regel wird es in Flüsse *(Vorfluter)* eingeleitet und dort verdünnt. Die Gewässer tolerieren eine gewisse Belastung. Trotzdem sind sie in einigen Regionen inzwischen stark in Mitleidenschaft gezogen. Vor allem in den Meeren, die letztlich die Endstation der Abwässer bilden, steigt die Konzentration von Giften (und vor allem den sehr schädlichen Mikro-Plastikpartikeln, also sehr kleinen Kunststoffteilen) kontinuierlich. Sie gelangen von dort über die Nahrungskette zum Menschen zurück (➤ Abb. 4.28).

Aus stationären Einrichtungen dürfen sämtliche Abwässer in der Regel ohne vorherige Desinfektion in die Kanalisation entsorgt werden, die wenigen Ausnahmen beschränken sich auf seltene, meldepflichtige Infektionskrankheiten (z. B. Cholera) oder Epidemien.

Abfallhygiene

Durch **Wiederverwertung** *(Recycling)* und einen bewussten Umgang mit Einwegmaterial und Verpackungen helfen Pflegende in ihrem Arbeitsalltag, Müll zu reduzieren. Wie für Privathaushalte stehen auch in stationären Einrichtungen Systeme zur Mülltrennung zur Verfügung, mit deren Hilfe Wertstoffe aus dem Müll ausgesondert und dem Warenkreislauf erneut zugeführt werden:
- Papier, z. B. Verpackungsmaterial, Zeitungen
- Glas (in den Farben klar, grün und braun), z. B. Einweggetränkeflaschen, Medikamentenflaschen
- Metalle, z. B. Konservendosen, Aluminiumfolien, Stanniol
- Kunststoffe, z. B. Verpackungsmaterial, Plastiktüten, Verbundstoffe
- Biomüll, z. B. Küchenabfälle (kein Fleisch), anderes organisches Material.

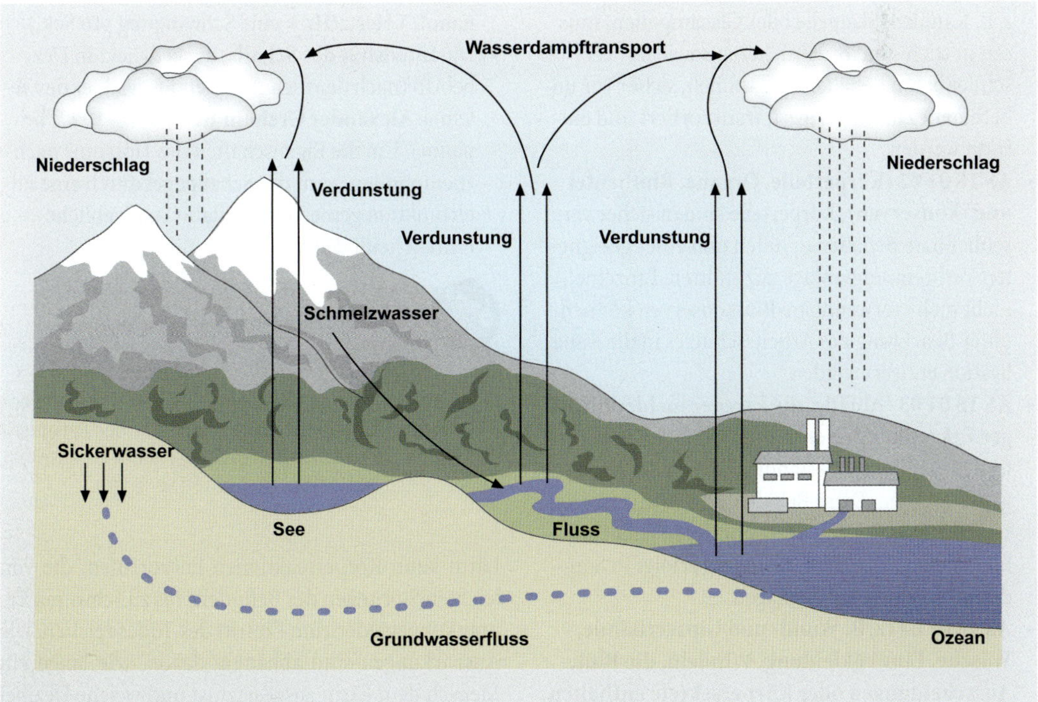

Abb. 4.28 Wasserkreislauf. [L157]

Abfall, der weder zu den genannten Kategorien gehört noch als Sondermüll (z. B. Schadstoffe, infektiöses Material) zu betrachten ist, heißt **Restmüll.** Er wird in Verbrennungsanlagen oder auf Deponien entsorgt.

> **BEACHTE**
> Seit dem Jahr 2005 muss Müll, der auf Deponien gelagert werden soll, zunächst zerkleinert und einer **kontrollierten Vergärung** unterzogen werden, um das Risiko späterer Schadstoffbelastung zu verringern.

Krankenhausabfall

Im stationären Bereich, vor allem aber in Krankenhäusern entsteht durch die hohe Dichte an Krankheitserregern, die Verwendung von aggressiven und gefährlichen Stoffen sowie Eingriffe in den menschlichen Körper ein hoher Anteil an **Sondermüll,** den die „Vollzugshilfe zur Entsorgung von Abfällen aus Einrichtungen des Gesundheitsdienstes" vom Januar 2015 näher bezeichnet und in mehrere Klassen einteilt *(Abfallschlüssel, AS).* Dazu gehören unter anderem (hier sind nur Beispiele aufgeführt, die üblicherweise für Krankenpflegehelfer von Bedeutung sind):

- **AS 18 01 01 (spitze oder scharfe Gegenstände),** z. B. Kanülen, Skalpelle oder Glasampullen, müssen in stich- und bruchsicheren sowie fest verschließbaren Behältern gesammelt, sicher vor unbefugtem Zugriff gelagert, transportiert und entsorgt werden
- **AS 18 01 02 (Körperteile, Organe, Blutbeutel und -konserven),** Körperteile sind in sicher verschließbare Behälter zu füllen und einer geeigneten Verbrennungsanlage zuzuführen. Einzelne, nicht mehr verwendbare Blutkonserven können unter Beachtung des Arbeitsschutzes in die Kanalisation entleert werden
- **AS 18 01 03 (Abfälle, die Erreger meldepflichtiger Erkrankungen enthalten),** müssen in bruchfeste, feuchtigkeitsbeständige und dichte Behälter gefüllt werden. Diese Behälter dürfen nur so groß sein, dass sie von den Transporteuren leicht zu handhaben sind. Die Entsorgung erfolgt in Sondermüllverbrennungsanlagen
- **AS 18 01 04 (z. B. Wund- und Gipsverbände, Wäsche, Einwegkleidung, Windeln, die Blut, Ausscheidungen oder Körpersekrete enthalten, aber keine Erreger meldepflichtiger Erkrankungen),** müssen in bruchfeste, feuchtigkeitsbeständige und dichte Behälter gefüllt werden. Diese Behälter dürfen nur so groß sein, dass sie von den Transporteuren leicht zu handhaben sind. Die Entsorgung erfolgt in Müllverbrennungsanlagen (oder, solange es noch zulässig ist, auf Deponien).

Die Entsorgung von **Arzneimitteln** ist in stationären Einrichtungen meistens zentral geregelt. Pflegende, die in der ambulanten Krankenpflege eingesetzt sind, geben nicht mehr verwendbare Medikamente in der Apotheke ab. Für einige Krebsmedikamente *(Zytostatika)* gelten Sondervorschriften.

Lärm

Obwohl der Begriff **Lärm** negativ bewertet ist, bezeichnet er zunächst alle Geräusche, die auf den Menschen treffen, unabhängig davon, ob er sie als angenehm oder unangenehm empfindet (➤ Tab. 4.8). Sie setzen sich als Schallwellen in der Luft und auch durch feste Materialien fort. Physikalisch unterscheidet man:

- Die **Zahl der Schwingungen** pro Sek., gemessen in der Einheit Hertz (nach dem deutschen Physiker **Heinrich Rudolf Hertz** [1857–1894] benannt, 1 Hertz/Hz = eine Schwingung pro Sek.)
- Die **Intensität des Schalls,** ausgedrückt in Dezibel/dB (nach dem schottischen Entwickler des Telefons **Alexander Graham Bell** [1847–1922] benannt). Um die Eigenschaften des Hörsinns nachzuempfinden, wird der Schallpegel durch eine Filterfunktion gemessen, die dafür maßgebliche Einheit heißt dB(A).

> **TIPPS & TRICKS**
> **Lärm** kann krank machen und **Ruhe** gilt als günstige Voraussetzung für den Gesundungsprozess. Pflegende richten vor allem in stationären Einrichtungen ihre Arbeitsplanung auf die Ruhephasen der Patienten ein. Es ist nicht sinnvoll, Tätigkeiten, die mit Geräuschen einhergehen, auf die Nachtschicht zu verlagern.

Lärm kann Körperreaktionen hervorrufen, die von leichten Störungen des Befindens bis zu schweren Erkrankungen oder zum Eintritt des Todes reichen. Die Auswirkungen sind abhängig davon, wie lange ein Mensch dem Lärm ausgesetzt ist und welche Dezibel auf ihn wirken.

Tab. 4.8 Verschiedene Schallpegel und ihre Wirkungen auf den menschlichen Organismus.

Schallpegel	Verursacher/Beispiel	Auswirkungen
20 dB(A)	Kommt in größeren Kommunen nicht mehr vor	–
< 30 dB(A)	Ein ruhiges Zimmer, entspricht dem Flüstern	–
< 40 dB(A)	Höchster Wert für die Nachtruhe im Krankenhaus	–
50 dB(A)	Normale Unterhaltung	• Kann die Nachtruhe unterbrechen • Führt als andauernde Belastung u. U. zu Konzentrationsstörungen und Unwohlsein
60 dB(A)	Lautes Sprechen	• Schlaf- und Kommunikationsstörungen • Vermehrte Hormonausschüttung der Nebennierenrinde
70–80 dB(A)	Pkw im Stadtverkehr	• Veränderungen von Herz- und Atemtätigkeit • Verdauungsprobleme • Risiko der Entwicklung eines Magengeschwürs • Erhöhung der Rate von Herzinfarkten • (An Straßen, die einen höheren Schallpegel als 70 dB(A) entwickeln, sind Schallschutzbauten erforderlich)
80–90 dB(A)	Eisenbahnen, Lkw im Straßenverkehr, leisere Flugzeugtypen	• Wird als sehr laut empfunden • Kann das Hörvermögen kurzfristig beeinträchtigen
100 dB(A)	Diskotheken, Presslufthammer	• Längerfristige Beeinträchtigung des Hörvermögens
120 dB(A) und mehr	Düsenflugzeug im Tiefflug	• Wird als sehr schmerzhaft empfunden • Dauerhafte Hörschäden • Direkte Wirkung auf die Nerven, u. U. mit Lähmungen und Todesfolge

Wiederholungsfragen

1. Beschreiben Sie eine problematische Entwicklung bei den Krankheitserregern, die durch die breite Anwendung von Antibiotika ausgelöst worden ist. (➢ Kap. 4.1)
2. Definieren Sie Asepsis und Antisepsis. (➢ Kap. 4.1)
3. Erläutern sie eine äußere Form, in der Bakterien vorkommen. (➢ Kap. 4.1.1)
4. Woran ist ein Befall mit Flöhen gut zu erkennen? (➢ Kap. 4.1.1)
5. Nennen Sie die zwei häufigsten Erkrankungen, die von Zecken übertragen werden. (➢ Kap. 4.1.1)
6. Welche Art der Reinigung ist für Fußböden in stationären Einrichtungen empfohlen? Warum? (➢ Kap. 4.1.2)
7. Nennen Sie zwei Wirkstoffe für die chemische Desinfektion. (➢ Kap. 4.1.3)
8. Beschreiben Sie die korrekte Verwendung einer Kittelflasche zur Händedesinfektion. (➢ Kap. 4.1.3)
9. Welches physikalische Sterilisationsverfahren hat für die Pflege die größte Bedeutung und wie funktioniert es? (➢ Kap. 4.1.4)
10. Zählen Sie mindestens drei Kleidungsstücke auf, die zur persönlichen Schutzausrüstung gehören und nennen Sie deren Materialeigenschaften. (➢ Kap. 4.1.6)
11. Nennen Sie die Besonderheiten der Schutzisolierung und erklären Sie deren Wirkung. (➢ Kap. 4.1.6)
12. Nennen Sie vier grundsätzliche Hygieneregeln für die Küchenarbeit im häuslichen Umfeld. (➢ Kap. 4.2)
13. Beschreiben Sie die klassischen Stadien des Burnout-Syndroms. (➢ Kap. 4.3.2)
14. Was ist die „biologische Klärung“ bei der Abwasseraufbereitung? (➢ Kap. 4.4)

KAPITEL

5 Arzneimittellehre

DEFINITION

Arzneimittel *(Medikament):* Stoffe oder Stoffverbindungen, die geeignet sind, im Körper eine Wirkung zu entfalten, die der Behandlung oder Verhütung von Erkrankungen dient.

Bereits in der menschlichen Frühzeit verwendeten Heilkundige **Arzneimittel** zur Behandlung von Krankheiten. Damals stammten sie aus der unmittelbaren Umgebung, waren also pflanzlicher, mineralischer oder tierischer Herkunft. Von dem Schweizer Arzt **Paracelsus** *(eigentlich Theophrast von Hohenheim; 1493–1541)* ist der Satz überliefert: „Alle Dinge sind Gift und nichts ist ohne Gift. Allein die Dosis macht, dass ein Ding kein Gift ist.“ Diese These gilt unverändert.

Heute werden viele Arzneimittel künstlich hergestellt. Darunter befinden sich auch Wirkstoffe, die in der Natur vorkommen, aber dort nicht in ausreichender Menge oder in der notwendigen Konzentration zu gewinnen sind.

5.1 Grundlagen der Arzneimittellehre

5.1.1 Arzneimittelgesetz

Betäubungsmittelgesetz ➤ Kap. 5.2.2

Die Herstellung, Zulassung und der Vertrieb von Arzneimitteln ist in den meisten Ländern staatlich geregelt. In Deutschland liefert das **Arzneimittelgesetz** *(AMG)* die notwendigen Richtlinien.

Bevor ein neues Arzneimittel beim Menschen angewendet werden darf, muss es eine aufwändige Erprobungsphase durchlaufen. Häufig dauert es mehrere Jahre, bis die Testreihen beendet sind und das Präparat zum klinischen Einsatz bereitsteht. Trotz der erheblichen Anforderungen an die Sicherheit kommt es gelegentlich dazu, dass ein Arzneimittel zugelassen wird und sich erst im Anschluss seine schädliche Wirkung herausstellt.

Das AMG beschränkt die **Verfügbarkeit der genehmigten Arzneimittel** und unterscheidet sie in drei Gruppen:

- **Frei verkäufliche Präparate.** Meist Arzneimittel pflanzlicher oder mineralischer Herkunft, die im Einzelhandel ohne weitere Kontrolle vertrieben und gekauft werden dürfen. Dazu zählen Tees, Vitaminpräparate, Mineralstoffe und andere Nahrungsergänzungsmittel
- **Apothekenpflichtige Präparate.** Der Verkauf ist auf Apotheken beschränkt, ansonsten findet keine Kontrolle statt. Patienten nehmen diese Medikamente häufig nach eigenem Ermessen und gehen dabei das Risiko ein, unerwünschte Wirkungen hervorzurufen. Zu dieser Gruppe zählen Schmerzmittel wie Acetylsalicylsäure (z. B. Aspirin®), Paracetamol (z. B. ben-u-ron®), Abführmittel und viele pflanzliche Arzneimittel
- **Verschreibungspflichtige Präparate.** Der Verkauf ist auf Apotheken beschränkt und erfolgt ausschließlich gegen ein vom Arzt unterschriebenes Rezept. Zu diesen Arzneimitteln gehören alle Wirkstoffe, die bei unsachgemäßer Einnahme schwere unerwünschte Wirkungen verursachen können. Eine Sondergruppe der verschreibungspflichtigen Medikamente bilden die **Betäubungsmittel** (➤ Kap. 5.2.2). Der Verkauf ist auf Apotheken beschränkt und erfolgt nur gegen ein vom Arzt unterschriebenes Betäubungsmittelrezept. Die Menge des Präparats, die auf einmal an den Patienten abgegeben werden darf, ist beschränkt. Zu den Betäubungsmitteln zählen Wirkstoffe, die bei unsachgemäßer Anwendung zur Sucht führen können, z. B. Morphium und andere Schmerzmittel auf der Grundlage von Opiaten.

Packungsbeilage

Der Hersteller ist nach dem Arzneimittelgesetz (AMG) § 11 verpflichtet, jeder Verkaufspackung eines Arzneimittels eine **Packungsbeilage,** auch Beipack- oder Waschzettel genannt, beizufügen (➤ Abb. 5.1).

Unter der Überschrift „Gebrauchsinformation“ muss die Packungsbeilage folgende Angaben enthalten:

- Bezeichnung des Arzneimittels
- Bezeichnung seiner Stoffgruppe, des Behandlungsziels *(Indikation)* oder seiner Wirkung
- Anwendungsgebiete

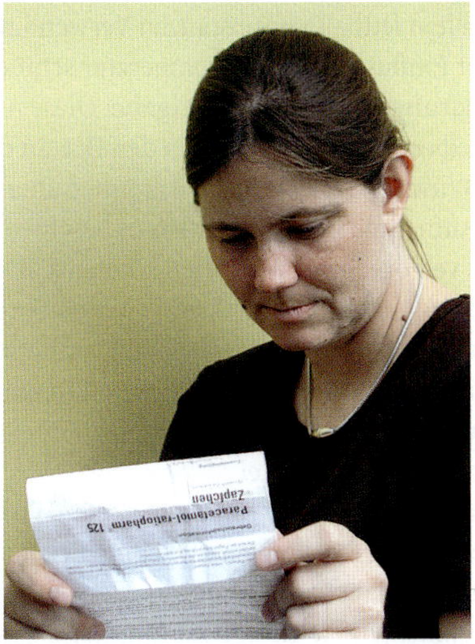

Abb. 5.1 Vor der Verabreichung eines Arzneimittels informieren Pflegende sich gewissenhaft über seine Wirkungen. Sie finden sämtliche Angaben im Beipackzettel. Bestehen nach dem Lesen Unsicherheiten, holen sie Rat bei weisungsbefugten Pflegenden oder einem Arzt ein. [M294]

- Informationen, die der Patient vor der Einnahme wissen und beachten soll, z. B.:
  - Gegenanzeigen
  - Eventuell zu ergreifende Vorsichtsmaßnahmen
  - Wechselwirkung mit anderen Medikamenten
  - Warnhinweise (z. B. Beeinträchtigung der Verkehrstüchtigkeit nach Einnahme des Präparats)
- Informationen und Anleitung zur ordnungsgemäßen Einnahme, z. B.:
  - Dosierung
  - Art der Anwendung
  - Häufigkeit der Anwendung, ggf. auch der genaue Zeitpunkt der Einnahme
  - Evtl. Höchstdauer der Behandlung
  - Evtl. Hinweise für den Fall einer Überdosierung
  - Evtl. Hinweise für den Fall des nicht sachgemäßen Absetzens
- Informationen über unerwünschte Wirkungen
- Evtl. Hinweise auf besondere Vorsichtsmaßnahmen bei der Aufbewahrung (z. B. Lagerung im Kühlschrank)
- Hinweis auf das Verfallsdatum und eine Warnung, das Medikament nach Ablauf des Verfallsdatums zu verwenden, ggf. Hinweis, wie lange ein Präparat, das der Anwender selbst mischt (z. B. Antibiotikasäfte für Kinder), im gebrauchsfertigen Zustand haltbar ist
- Auflistung aller Wirkstoffe mit exakter Mengenangabe, Auflistung aller sonstigen Bestandteile des Arzneimittels ohne Mengenangabe
- Darreichungsform und Inhalt nach Gewicht, Rauminhalt oder Stückzahl
- Name und Anschrift des Pharmaunternehmens
- Ausdrücklicher Hinweis, bei Fragen Expertenrat einzuholen: „Zu Risiken und Nebenwirkungen befragen Sie Ihren Arzt oder Apotheker."
- Datum der aktuellen Überarbeitung der Packungsbeilage.

5.1.2 Arzneimittelnamen

Allein in Deutschland sind mehr als 100 000 Arzneimittel erhältlich. Die Fülle der Präparate verwirrt zunächst. Bei näherem Hinsehen ist jedoch zu erkennen, dass die Namensgebung einem System unterliegt. Es erleichtert die Orientierung. Fast alle Arzneimittel haben drei Namen, von denen vor allem der **internationale Freiname** Pflegenden hilft, den Überblick zu behalten. Am Beispiel des Schmerzmittels Ibuprofen lässt sich das Schema der Benennung von Medikamenten gut nachvollziehen:

- **Handelsname.** Unter diesem Namen bringt der Hersteller das Arzneimittel auf den Markt. Er ist bei seiner Auswahl nicht an Vorgaben gebunden und entscheidet sich häufig für einen werbewirksamen Namen. Der Arzneimittelkonzern Stada hat sein Ibuprofenpräparat „Ibudolor®" genannt. Das Wort setzt sich aus den Anfangsbuchstaben von Ibuprofen und dem lateinischen Wort für Schmerz *(dolor)* zusammen. Andere Handelsnamen für Ibuprofen sind z. B. Kontagripp® Mono, Optalidon®, Gyno Neuralgin®, Aktren®. Häufig sind auf der Arzneimittelpackung zusätzliche Bezeichnungen vermerkt, die zum Handelsnamen gehören und weiteren Aufschluss über die Art des Präparats geben. Auch diese Benennungen sind nicht geregelt und daher nicht in jedem Fall verlässlich:
  - **Zahlen** (z. B. Ibu Eu Rho® 200) geben meist die Menge des Wirkstoffs an, die in einer Darreichungseinheit (z. B. Tablette, Kapsel, Ampulle) enthalten ist. In diesem Fall sind es 200 mg Ibuprofen pro Filmtablette
  - **Mono** (z. B. Kontagripp® Mono), bedeutet, dass in der Tablette nur ein Wirkstoff enthalten ist

- **Comp/Compositum** oder **Plus** zeigen, dass in dem Arzneimittel mindestens zwei Wirkstoffe gemischt sind
- **Retard** (z. B. Jenaprofen® retard) oder **Depot** bedeutet, dass die Wirkung der Substanz verzögert eintritt oder länger anhält. Das Wort **Akut** (z. B. Ibuprofen Sandoz® Akut) steht für schnellen Wirkungseintritt
- **Forte** (z. B. Dolo Puren® forte) bedeutet, dass in einer Darreichungseinheit mehr als die übliche Menge Wirkstoff enthalten ist. Da mit steigender Wirkstoffmenge auch die Gefahr unerwünschter Wirkungen zunimmt, sind die meisten Forte-Präparate rezeptpflichtig, auch wenn der Wirkstoff als solcher in Apotheken frei verkäuflich ist. Die Worte **Mite** und **Minor** geben eine geringere Wirkstoffmenge an

- **Internationaler Freiname** *(generischer Name).* Meist eine Kurzform des chemischen Wirkstoffnamens. Dieser Name wird weltweit verwandt und erleichtert die Kommunikation über Sprachgrenzen hinweg. Freinamen vergibt die Weltgesundheitsorganisation. Sie sind Allgemeingut, das heißt, Pharmafirmen können sie nicht zur ausschließlichen Verwendung schützen lassen. Im gewählten Beispiel lautet der Freiname Ibuprofen
- **Chemischer Name.** Entspricht der chemischen Bezeichnung des Wirkstoffs und ist für die Krankenpflege von untergeordneter Bedeutung. Ibuprofen heißt eigentlich 2-(4-Isobutyl-phenyl)-propionsäure. Die ersten beiden Silben des Freinamens sind vom **Isobu**tyl abgeleitet. Die Endsilben **-profen** bezeichnen nach den Regeln der WHO eine entzündungshemmende Substanz.

5.1.3 Zusammensetzung

Hilfsstoffe

Arzneimittel bestehen fast nie ausschließlich aus ihrem Wirkstoff. Hilfsstoffe übernehmen drei wesentliche Funktionen:

- **Trägersubstanz oder Lösungsmittel.** Gestattet dem Wirkstoff, an seinen Bestimmungsort zu gelangen. Bei Injektionslösungen ist häufig steriles Wasser das Lösungsmittel. Bei Zäpfchen finden vor allem fetthaltige Substanzen Verwendung, die unter Einfluss der Körpertemperatur schmelzen
- **Steuerung der Wirkstofffreigabe.** Diese Arzneimittelbestandteile bestimmen den Ort, an dem der Wirkstoff freigesetzt wird, können aber auch die Aufnahme in den Organismus beschleunigen oder verzögern. Filmtabletten können z. B. eine Hülle haben, die den Wirkstoff vor den Verdauungssäften des Magens schützt, sich erst im Darm auflöst und dort den Wirkstoff freigibt
- **Konservierung.** Verlängert die Haltbarkeit verderblicher Arzneimittel.

Da manche Hilfsstoffe unerwünschte Wirkungen verursachen (z. B. Allergien oder Blutzuckerschwankungen bei Diabetikern) sind die Hersteller gesetzlich verpflichtet, sie in der Zusammensetzungsliste der Arzneimittel aufzuführen. Eine genaue Mengenangabe ist nicht immer notwendig.

5.1.4 Unerwünschte Wirkungen

Jedes Arzneimittel kann **unerwünschte Wirkungen** hervorrufen. Oft werden sie als **Nebenwirkungen** bezeichnet, doch dieser Begriff ist nicht korrekt, weil sich viele Wirkstoffe für unterschiedliche therapeutische Ziele einsetzen lassen, die dann Wirkungen jenseits der eigentlichen Bestimmung, also Nebenwirkungen sind. Unerwünschte Wirkungen dagegen bezeichnen Effekte, die keinen therapeutischen Nutzen erfüllen.

Beispiel: Acetylsalicylsäure/ASS (z. B. Aspirin®) stillt Schmerzen, senkt Fieber und hemmt die Gerinnungsfähigkeit des Blutes. Wird das Mittel gegen Schmerz eingenommen, ist die Nebenwirkung „Fiebersenkung" oft erwünscht. Eine unerwünschte Wirkung von ASS besteht darin, dass es Magenblutungen und Asthmaanfälle hervorrufen kann.

BEACHTE

Nebenwirkungen sind weitere therapeutische Effekte eines Wirkstoffs. **Unerwünschte Wirkungen** sind Effekte ohne therapeutischen Nutzen.

Die Bandbreite unerwünschter Wirkungen der Arzneimittel reicht von Befindensstörungen bis zu schweren Organschäden. Grundsätzlich bestimmen die Erkrankungen der Patienten darüber, welches Maß an unerwünschten Wirkungen sie zu ertragen bereit sind.

Ein Medikament gegen leichte Schmerzen oder eine Bagatellinfektion sollte im Idealfall keine unerwünschten Wirkungen hervorrufen. Für die Hoffnung auf die erfolgreiche medikamentöse Behandlung eines Krebsleidens (z. B. durch Zytostase) nehmen Patienten auch ein schweres Krankheitsgefühl (z. B. heftiges Erbrechen) oder eine starke Veränderung ihres Aussehens (z. B. Haarausfall, Hautveränderungen) in Kauf, das bzw. die durch das Arzneimittel selbst entsteht.

BEACHTE

Pflegende haben die Aufgabe, ihre Patienten sorgfältig auf Arzneimittelunverträglichkeiten zu beobachten. Sie dokumentieren alle Reaktionen und informieren den behandelnden Arzt umgehend.

Allergie

Grundsätzlich kann jedes Arzneimittel **Allergien** hervorrufen. Nicht nur der Wirkstoff, sondern auch alle anderen Bestandteile des Medikaments sind in der Lage, diese Reaktion auszulösen.

Häufig zeigt sich die Allergie lediglich durch eine Hautrötung oder einen Juckreiz (➤ Abb. 5.2). Sie kann aber auch zu einem lebensbedrohlichen Zustand *(anaphylaktischer Schock)* führen, der eine sofortige Notfallbehandlung erforderlich macht (➤ Kap. 6.4.1). Diese schwere Form der allergischen Reaktion kommt hauptsächlich nach Arzneimittelverabreichungen per Injektion oder Infusion vor. Meist sind Antibiotika die Auslöser.

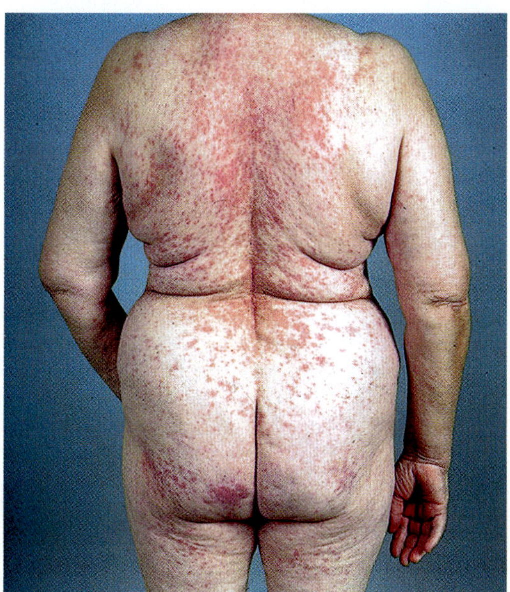

Abb. 5.2 Als allergische Reaktionen auf Arzneimittel können stark juckende Hautausschläge auftreten, die sich über den gesamten Körper verbreiten. [M123]

BEACHTE

Patienten, bei denen bereits häufiger eine Allergie gegen ein Medikament aufgetreten ist, besitzen oft einen Allergiepass, in dem bekannte Empfindlichkeiten (z. B. gegen Penicillin) vermerkt sind. Pflegende fragen beim Aufnahmegespräch grundsätzlich nach bekannten Allergien und notieren die Informationen an einer auffälligen Stelle in der Dokumentation.

5.2 Darreichungsformen

Arzneimittel liegen in verschiedenen **Darreichungsformen** vor (➤ Tab. 5.1). In welcher Form sie in den Körper gelangen, hängt von mehreren Faktoren ab. Die Eigenschaften des Wirkstoffs sind in diesem Zusammenhang wesentlich. Eiweiße (z. B. Insulin, das Hormon der Bauchspeicheldrüse, das bei Diabetikern angewandt wird), können nicht über den Mund *(oral)* gegeben werden, weil sie von den Verdauungssäften im Magen-Darm-Trakt zerstört würden, bevor die Schleimhautzellen sie aufnehmen können.

Tab. 5.1 Arzneimittel liegen in gasförmiger, flüssiger, halbfester oder fester Form vor. [Fotos: K115, K155, K183]

Arzneimittel- und Darreichungsformen	
Gasförmige Arzneimittel	
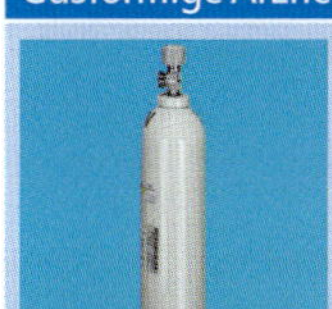	**Medizinische Gase** höchster Reinheit Verabreichung: über die Atemwege **Beispiele:** Narkosegase, Sauerstoff bei Atemstörungen
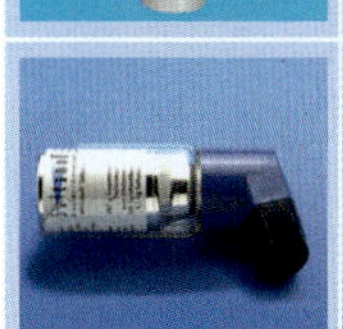	**Aerosole:** „Schwebende" feste oder flüssige (Wirkstoff-)Teilchen in einem Gas Verabreichung: über die Atemwege **Beispiele:** Dosieraerosole, Pulverinhalate

Tab. 5.1 Arzneimittel liegen in gasförmiger, flüssiger, halbfester oder fester Form vor. [Fotos: K115, K155, K183] *(Forts.)*

Arzneimittel- und Darreichungsformen	
Flüssige Arzneimittel	
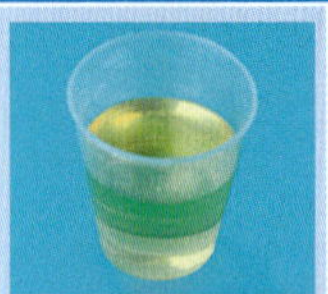	**Lösung:** Fester Wirkstoff, vollständig gelöst in einem Lösungsmittel (z. B. Wasser, Alkohol). Auch zur Herstellung von Inhalaten Verabreichung: über Haut, Mund, Blutgefäße oder ins Gewebe
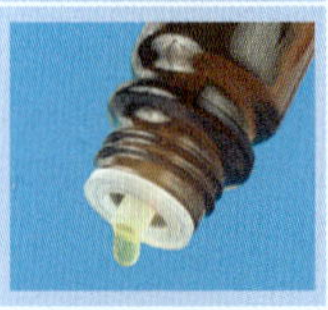	**Tinktur:** Alkoholischer Auszug aus pflanzlichen oder tierischen Stoffen Verabreichung: über Haut oder Mund
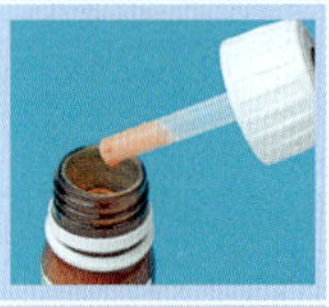	**Suspension:** Aufschwemmung eines festen Wirkstoffs in Flüssigkeit. Auch zur Herstellung von Inhalaten. (Vor Gebrauch schütteln!) Verabreichung: über Haut oder Mund
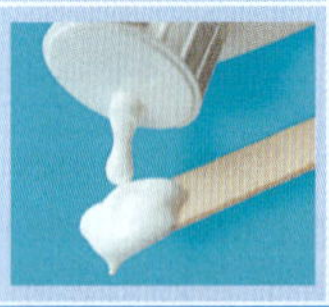	**Emulsion:** Mischung zweier nicht ineinander löslicher Flüssigkeiten, z. B. Öl-in-Wasser- und Wasser-in-Öl-Emulsion Verabreichung: über die Haut
Halbfeste Arzneimittel	
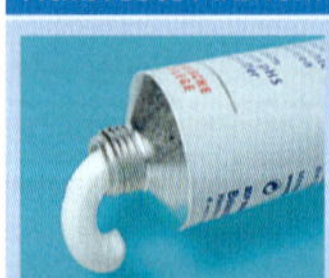	**Salbe:** Wirkstoff eingebettet in streichfähige Grundmasse, meist auf Fettbasis Verabreichung: über die Haut
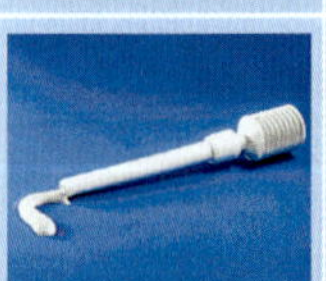	**Creme:** Weiche „Salbe" mit hohem Wassergehalt Verabreichung: über Haut oder Schleimhaut (z. B. Scheide)
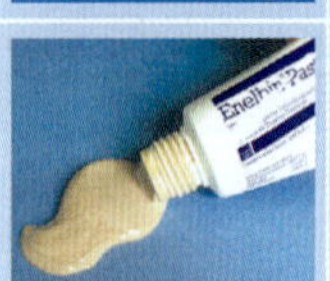	**Paste:** Relativ feste „Salbe" mit hohem Pulveranteil Verabreichung: über die Haut
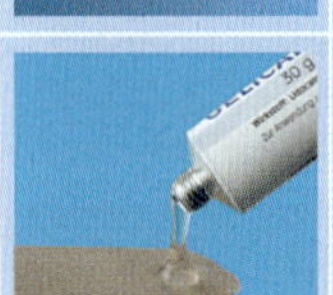	**Gel:** Wirkstoff eingebettet in wasserlösliche Grundmasse. Trocknet auf der Haut, wirkt kühlend Verabreichung: über Haut oder Schleimhaut

Tab. 5.1 Arzneimittel liegen in gasförmiger, flüssiger, halbfester oder fester Form vor. [Fotos: K115, K155, K183] *(Forts.)*

Arzneimittel- und Darreichungsformen	
Feste Arzneimittel	
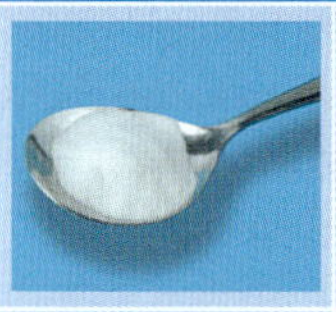	**Pulver:** Sehr fein zerkleinerte, feste Substanzen. Eingeschränkte Haltbarkeit, Dosierung oft ungenau Verabreichung: Meist über die Haut, selten über den Mund
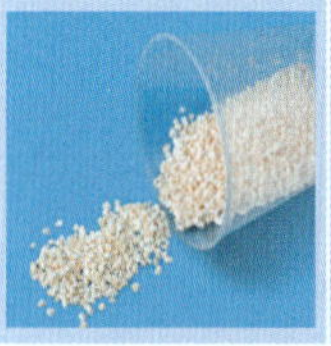	**Granulat:** Grobkörnig zerkleinerte, feste Substanzen. Dosierung oft ungenau Verabreichung: über den Mund
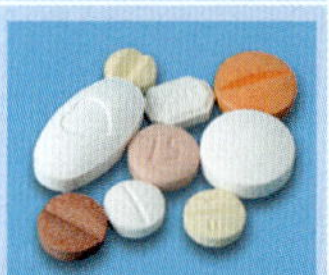	**Tablette:** Fest gepresstes Pulver in meist runder Form. Genaue Dosierung, oft teilbar, oft schlecht zu schlucken Verabreichung: über den Mund
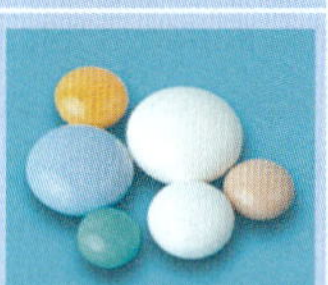	**Dragee** (Lacktablette): Tablette mit zusätzlichem Überzug (meist Zuckerguss). Genaue Dosierung, gut zu schlucken, geschmacksneutral, meist nicht teilbar Verabreichung: über den Mund
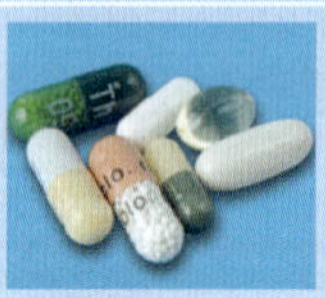	**Kapsel:** Feste oder flüssige Arzneisubstanz in einer im Magen-Darm-Kanal löslichen Hülle. Nicht teilbar, Öffnen oft möglich. Pulverhaltige Kapseln auch zur Herstellung von Inhalaten Verabreichung: über den Mund
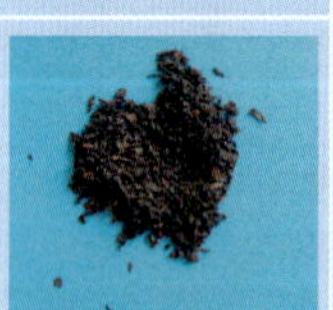	**Tee:** Getrocknete Pflanzenteile Verabreichung: über den Mund, gelegentlich auch über Haut und Schleimhäute
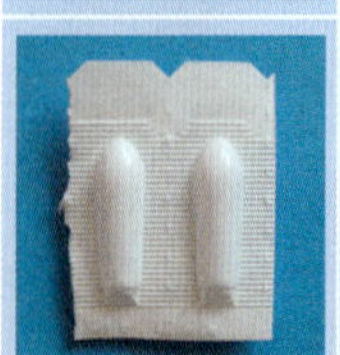	**Zäpfchen:** Einbettung des Wirkstoffs in eine Fett-Grundlage, die bei Körpertemperatur schmilzt Verabreichung: über Enddarm oder Scheide

Auch der gewünschte Anwendungsort und die Geschwindigkeit, mit der die Wirkung eintreten soll, spielen eine Rolle. Salben, Cremes und Tinkturen eignen sich sehr gut für die Anwendung auf der Haut oder den Schleimhäuten. Wirkstoffe, die unter Umgehung des Magen-Darm-Trakts *(parenteral)* in den Körper eintreten, wirken in der Regel sehr schnell.

Ebenso sind der gesundheitliche Zustand oder die Wünsche des Patienten bei der Wahl der Darreichung zu berücksichtigen. Für Menschen, die sich sehr vor Spritzen fürchten, wird der Arzt, sofern irgend möglich, auf Tabletten oder Zäpfchen ausweichen.

BEACHTE

Da Medikamente, die über den Magen-Darm-Trakt aufgenommen werden, im Allgemeinen weniger Risiken bergen und für den Patienten leichter zu handhaben sind, stellen Ärzte die Patienten vor der Entlassung aus dem Krankenhaus so weit wie möglich auf die entsprechenden Darreichungsformen um.

5.2.1 Verabreichung über den Mund

Da der Mund als Eintrittspforte in den Magen-Darm-Trakt bereits von der Natur dazu angelegt ist, Stoffe in den Körper aufzunehmen, bietet er sich für die Arzneimittelgabe an. Für die Verabreichung über den Mund *(orale Applikation)* eignen sich Medikamente in fester, halbfester und flüssiger Form.

Auch wenn die Arzneimittelgabe über den Mund im Vergleich zu den anderen Wegen relativ unaufwendig ist, können Probleme entstehen:

- Patient lehnt den Geschmack des Arzneimittels ab. Kommt vor allem bei Kindern und verwirrten, älteren Menschen vor. Je nach Eigenschaften des Wirkstoffes ist es möglich, das Präparat unter Lebensmittel zu mischen, um seinen Geschmack zu überdecken
- Patient ist nicht in der Lage, das Medikament zu schlucken. Kommt vor allem bei relativ großen Tabletten oder Kapseln vor. In diesen Fällen können Pflegende die Kapsel öffnen und den Inhalt lose verabreichen oder die Tablette in einem Mörser zerkleinern und mit Flüssigkeit vermischen. Pflegende beachten, dass einige Wirkstoffe von den Verdauungssäften des Magens zersetzt werden. In diesen Fällen dürfen Tabletten nicht zerkleinert oder ohne Kapsel gegeben werden. Bei Unsicherheiten fragen sie den behandelnden Arzt.

Ein grundsätzlicher Nachteil der Arzneimittelverabreichung über den Mund ergibt sich aus dem Aufbau des Magen-Darm-Trakts. Alle Stoffe, die von den Zellen des Darms aus dem Speisebrei aufgenommen werden, gelangen über den Blutstrom zunächst in die Leber. Die Leberzellen bauen stets einen gewissen Teil der Substanzen ab, sodass nicht die gesamte Dosis an ihren Bestimmungsort gelangt.

Pulver/Granulat

Als **Pulver** bezeichnet man ein festes, fein zerkleinertes Arzneimittel. In gröberer Körnung heißt es **Granulat.** Arzneimittel in dieser Form erhält der Patient in der Regel in einer Verpackung, die mehrere Einzeldosen enthält. Er muss sie selbst portionieren. Die Angaben dazu sind meist relativ ungenau (z. B. ein gehäufter Teelöffel), sodass die Arzneimittelmenge bei jeder Einnahme schwankt. Deshalb kommen lediglich solche Wirkstoffe als Pulver oder Granulat in den Verkehr, bei denen keine exakte Dosierung einzuhalten ist. Für die Einnahme sind diese Arzneimittelformen meist mit Wasser oder Lebensmitteln zu mischen.

Tablette

Die **Tablette** *(lateinisch tabuletta: Täfelchen)* ist ein Arzneimittel, das in fester Form vorliegt und industriell unter hohem Druck hergestellt wird. Sie ist relativ unaufwendig in großer Stückzahl und gleich bleibender Qualität herzustellen, lässt sich gut verpacken und auch über längere Zeit ohne Qualitätsverluste lagern. Meist enthält eine Tablette eine Einzeldosis des Wirkstoffs. Mithilfe vorgeformter Rillen lassen sich manche Tabletten brechen und bieten so die Möglichkeit, die Dosis zu halbieren, zu dritteln oder zu vierteln.

Obwohl Tabletten vorwiegend eine rundliche Form haben, sind sie oft nicht leicht zu schlucken. Gerade größere Exemplare bereiten dem Patienten häufig Schwierigkeiten. Die gemeinsame Einnahme mit Wasser oder Tee kann helfen.

Lacktabletten *(Dragees)* nennt man Tabletten, die mit einem Überzug versehen sind. Er erleichtert das Schlucken oder schützt den Wirkstoff gegen Verdauungssäfte. Diese Tabletten sind meist nicht teilbar.

Kapsel

In einer **Kapsel** befindet sich in der Regel eine Einzeldosis eines Arzneimittels, das als Pulver, Granulat oder Flüssigkeit vorliegt. Die Industrie verwendet meist Kapseln aus Gelatine.

Patienten fällt es wegen der Größe der Kapseln oft schwer, sie zu schlucken, ein wenig Wasser oder Tee erleichtert die Einnahme.

Kapseln sind auch zur Verabreichung über Schleimhäute (z. B. Scheide ➤ Kap. 5.1.2) geeignet.

Lösung/Tinktur/Suspension/Tee

Flüssige Arzneimittel sind, abhängig von den Eigenschaften des Wirkstoffes, in verschiedenen Formen erhältlich:

- **Lösung.** Ein fester Wirkstoff, der vollständig in einer Trägerflüssigkeit (z. B. Wasser, Alkohol) gelöst ist. Eignet sich auch zur Verabreichung über Haut und Schleimhäute (➤ Kap. 5.1.2) sowie als Injektion oder Infusion (➤ Kap. 5.1.3). Fein zerstäubte Lösungen erreichen fast einen gasförmigen Zustand und lassen sich als **Aerosole** leicht einatmen *(Inhalation)*
- **Tinktur.** Auszug aus pflanzlichen, tierischen oder anderen Grundstoffen. Sie ist meist auf der Basis von Alkohol, Wasser, Äther oder Azeton hergestellt. Eignet sich auch für die Verabreichung über Haut und Schleimhäute (➤ Kap. 5.1.2)
- **Suspension.** Mischung aus einer Flüssigkeit und einer pulverförmigen, nicht löslichen Substanz. Ist vor Gebrauch zu schütteln, damit die festen Bestandteile sich gleichmäßig in der Suspension verteilen. Eignet sich auch für die Verabreichung über Haut und Schleimhäute (➤ Kap. 5.1.2)
- **Tee.** Heißes (kochendes) Wasser löst Wirkstoffe aus Pflanzen und Pflanzenteilen. Eignet sich auch für die Verabreichung über Haut und Schleimhäute (➤ Kap. 5.1.2).

Flüssigkeiten lassen sich gut dosieren und werden in Milliliter (z. B. mithilfe einer Spritze) gemessen. Bei vielen flüssigen Arzneimitteln, die über den Mund zu verabreichen sind, ordnet der Arzt eine Tropfenzahl als Einzeldosis an.

TIPPS & TRICKS

Faustregel: 20 Tropfen entsprechen einem Milliliter. Da die Größe der Tropfen stark von der Oberflächenspannung der Flüssigkeit abhängt, ist diese Maßeinheit jedoch recht ungenau.

5.2.2 Verabreichung über die Haut und Schleimhäute

Haut und Schleimhäute bestehen aus Zellen, die in der Lage sind, Arzneimittel ins Körperinnere zu transportieren.

Die Eindringtiefe für Medikamente, die auf die **Haut** gebracht werden, ist allerdings überwiegend auf wenige Millimeter beschränkt (Ausnahmen sind z. B. Hormonpflaster zur Verhütung, Pflaster mit Schmerzmittel oder Nikotinpflaster). Deshalb verwendet man direkt auf der Haut zumeist Präparate, die genau an der Stelle wirken sollen, an der sie aufgetragen wurden.

Schleimhäute nehmen Wirkstoffe sehr schnell auf. Von hier verteilen sie sich rasch im Körper. Deshalb sind folgende Regionen auch für die Verabreichung von Notfall-Medikamenten geeignet:

- Mundschleimhaut, z. B. Medikamente zur Senkung des Blutdrucks, zur Behandlung von verengten Herzkranzgefäßen, zur Schmerzbehandlung
- Darmschleimhaut (Enddarm), z. B. Medikamente zur Behandlung von Krampfanfällen
- Schleimhaut der oberen Atemwege, z. B. Medikamente zur Behandlung von akuter Herzschwäche.

Weitere Schleimhautregionen, über die Medikamente verabreicht werden können:

- Bindehautsack, z. B. Medikamente zur Behandlung von Augenkrankheiten
- Scheide, z. B. Medikamente zur Behandlung von Infektionen, Verhütungsmittel.

Salbe

In **Salben** ist der jeweilige Wirkstoff mit einer meist fetthaltigen Grundsubstanz vermischt. Sie ermöglicht eine gute Haftung des Arzneimittels und kann sich günstig auf die Feuchtigkeit und Elastizität der Haut auswirken. Als **Cremes** werden Salben bezeichnet, die einen höheren Wassergehalt besitzen. Sie sind besser zur Anwendung auf Schleimhäuten geeignet. **Pasten** sind im Vergleich fester, weil sie einen höheren Pulveranteil haben.

Eine genaue Dosierung dieser halbfesten Arzneimittel ist schwierig.

Gel

Bei einem **Gel** ist der Wirkstoff mit einer stark wasserhaltigen Grundsubstanz vermischt. Es trocknet auf der Haut und erzielt durch die Verdunstungskälte einen kühlenden Effekt.

Zäpfchen

Zäpfchen *(Suppositorien, Einzahl: Suppositorium)* sind eine Arzneimittelzubereitung, bei der der Wirkstoff in eine fetthaltige Masse eingebettet ist, die unter dem Einfluss der Körpertemperatur schmilzt. Um sie leicht in den Enddarm oder die Scheide einführen zu können, haben sie eine kegelige Form. Gegenüber Arzneimitteln, die über den Mund eingenommen werden, besitzen Zäpfchen mehrere Vorteile. Sie ermöglichen die Behandlung von Erkrankungen in einem begrenzten Körperteil (z. B. Infektionen der Scheide, Hämorrhoiden), und sind darüber hinaus eine Erleichterung für Patienten, die beim Schlucken eingeschränkt sind. Auch Kleinkinder tolerieren Zäpfchen häufig besser als eine Tablette. Da die Darmschleimhaut sehr gut aufnahmefähig ist, gelangen rektal verabreichte Wirkstoffe rasch in den Blutstrom (z. B. fiebersenkende oder krampflösende Arzneimittel).

5.2.3 Parenterale Verabreichung

DEFINITION

Parenterale Verabreichung: Verabreichung eines Medikaments unter Umgehung des Magen-Darm-Trakts als Injektion oder Infusion, z. B. in ein Blutgefäß, einen Muskel, unter oder in die Haut.

Injektion *(Einspritzung):* Verabreichung eines Arzneimittels mittels Spritze und geschliffener Hohlnadel innerhalb von Sekunden bis Minuten.

Infusion *(lateinisch infusio: Aufguss):* Dosierte Verabreichung größerer Flüssigkeitsmengen, kann ggf. ununterbrochen über Monate fortgesetzt werden.

Ausschließlich flüssige Arzneimittel gelangen als **Injektion** oder **Infusion** in den Körper. Pflegende beachten beim Umgang mit diesen Lösungen streng die Regeln der Asepsis, denn sie müssen absolut steril gehalten werden (➤ Kap. 5.2).

Vorteile von Injektionen und Infusionen:

- **Individuelle Dosierung.** Anders als bei Tabletten oder Kapseln lassen sich von Injektionslösungen auch beliebig kleine Teile der Wirkstoffmenge in einer Ampulle verabreichen (➤ Abb. 5.3). Deshalb eignen sie sich besonders gut für die Behandlung von Kindern, die meist viel weniger Wirkstoff benötigen als Erwachsene
- **Kontrollierbarer Wirkungseintritt.** Je nach Art der Verabreichung wirkt das Arzneimittel innerhalb von Minuten *(z. B. bei der Injektion in das Unterhautfettgewebe = subkutane Injektion)* oder Sekunden *(z. B. bei der Injektion in ein Blutgefäß = intravenöse oder intraarterielle Injektion)*
- **Kein Wirkstoffverlust.** Die gesamte verabreichte Dosis gelangt in den Körper, der Umweg über den Magen-Darm-Trakt, in dem die Aufnahmeleistung der Zellen und der Einfluss der Verdauungssäfte unkalkulierbar schwanken, ist ausgeschlossen

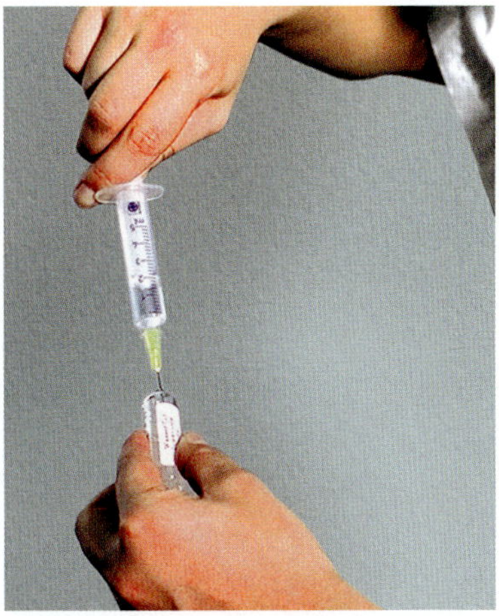

Abb. 5.3 Aus Ampullen können Pflegende genau bemessene Teilmengen eines Arzneimittels entnehmen. [K183]

- **Unabhängigkeit von Einschränkungen des Patienten.** Wirkstoff kann per Spritze auch bei Bewusstlosigkeit, Schluckstörung oder psychischen Auffälligkeiten verabreicht werden.

Formen der Injektion

BEACHTE

Jede **Injektion** bedeutet einen Eingriff in den Körper des Patienten. Deshalb ist das Einverständnis des Patienten eine Voraussetzung für diese Form der Arzneimittelgabe.

Je nach der Art des Arzneimittels und der beabsichtigten Wirkweise unterscheiden sich die Körperteile, in die ein Arzneimittel injiziert wird. Laut Gesetz ist jede Injektion eine ärztliche Aufgabe. Die Durchführung einiger Injektionsformen kann an Pflegende übertragen werden. Sie müssen zuvor jedoch nachweisen, dass sie über das notwendige theoretische und praktische Wissen verfügen.

Folgende Injektionsformen sind in der medizinischen Behandlung üblich (➤ Abb. 5.4):

- **Subkutane Injektion** *(Verabreichung von Medikamenten in das Unterhautfettgewebe, s. c.-Injektion).* Eine der häufigsten Injektionsarten, sehr risikoarm, vom Patienten leicht zu erlernen (z. B. Diabetiker), kann vom Arzt an Pflegende delegiert werden (Durchführung einer subkutanen Injektion ➤ Tab. 5.7)

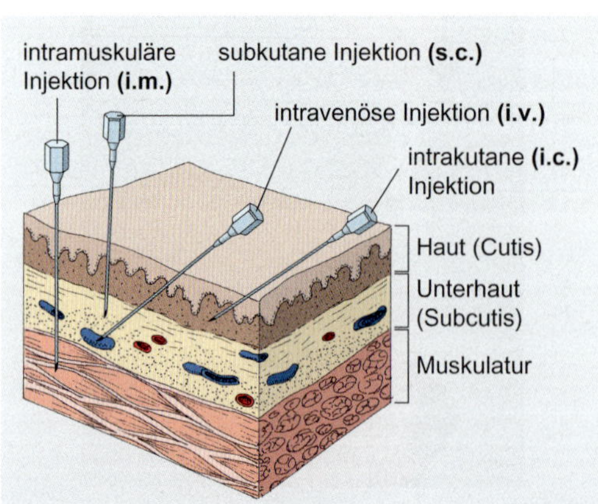

Abb. 5.4 Die häufigsten Injektionsarten. [L190]

- **Intramuskuläre Injektion** *(Verabreichung von Medikamenten in einen Muskel, i. m.-Injektion).* Nicht risikolos, erfordert umfangreiches Wissen, kann vom Arzt an Pflegende delegiert werden
- **Intrakutane Injektion** *(Verabreichung von Medikamenten in die oberen Hautschichten, i. c.-Injektion).* Meist zur örtlichen Betäubung, in der Regel eine ärztliche Aufgabe
- **Intravenöse Injektion** *(Verabreichung von Medikamenten in eine Vene, i. v.-Injektion).* Ermöglicht einen sehr raschen Wirkungseintritt und ist deshalb auch für Notfälle geeignet, ärztliche Aufgabe, kann auch an speziell ausgebildete Pflegende, z. B. auf Intensivstationen oder in anderen Funktionseinheiten, delegiert werden und erfolgt dann meist über Verweilkanülen. Für intravenöse Infusionen gelten gesonderte Vorschriften (➤ Kap. 5.2)
- **Intraarterielle Injektion** *(Verabreichung von Medikamenten in eine Arterie, i. a.-Injektion).* Findet vor allem zu diagnostischen Zwecken Verwendung, ist wegen des hohen Risikos unerwünschter Wirkungen ausschließlich eine ärztliche Maßnahme
- **Intrakardiale Injektion** *(Verabreichung von Medikamenten ins Herz).* Ist lebensbedrohlichen Notfallsituationen vorbehalten und wegen des extrem hohen Risikos ausschließlich eine ärztliche Maßnahme
- **Intraartikuläre Injektion** *(Verabreichung von Medikamenten in einen Gelenkspalt).* Kommt vor allem bei der lokalen Therapie von Gelenkerkrankungen zum Einsatz. Ist wegen des hohen Infektionsrisikos ausschließlich eine ärztliche Maßnahme
- **Intrathekale Injektion** *(Verabreichung von Medikamenten unter die Hirnhäute in den Liquorraum).* Kommt vor allem bei der Rückenmarksnarkose zum Einsatz. Ist wegen des Risikos, den Patienten dauerhaft zu schädigen, ausschließlich eine ärztliche Maßnahme.

Formen der Infusion

Pflegerische Aufgaben im Zusammenhang mit intravenösen und subkutanen Infusionen ➤ Kap. 5.2

Unter Infusion versteht man die Verabreichung von mehr als 50 Milliliter Flüssigkeit.

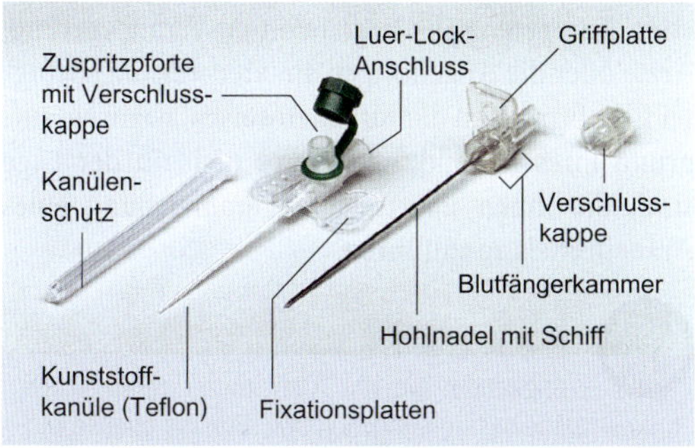

Abb. 5.5 Bestandteile einer Venenverweilkanüle (hier am Beispiel einer Braunüle®), mit deren Hilfe Infusionen auch in eine weit vom Körperzentrum entfernt liegende Vene geleitet werden. [K183]

Intravenöse Infusion

Im Krankenhaus ist die intravenöse Infusion die häufigste Variante. Hier unterscheidet man zwei Formen:

- Infusion in eine Vene, die weit vom Körperzentrum entfernt liegt *(peripher);* meist über eine Venenverweilkanüle (flexible Plastikkanüle), die über einen längeren Zeitraum im Gefäß liegen bleibt
- Infusion in eine große Vene in Herznähe *(zentral);* meist über einen Katheter, der über einen längeren Zeitraum im Gefäß liegen bleibt.

Die Platzierung einer Verweilkanüle (➤ Abb. 5.5) in eine Vene des Patienten ist grundsätzlich eine ärztliche Tätigkeit. Pflegende legen diese Kanülen nur in Ausnahmefällen und benötigen dafür eine spezielle Ausbildung, z. B. die Fachweiterbildung zur Anästhesie- und Intensivpflege.

Die Überwachung und Fortsetzung einer durch den Arzt eingeleiteten Infusionstherapie hingegen ist eine pflegerische Aufgabe.

Eine Infusionstherapie kann unterschiedliche Ziele verfolgen. **Kurzinfusionen** kommen zum Einsatz, um besonders aggressive Medikamente (z. B. Antibiotika) schonend und kontrolliert zu verabreichen. Hierbei ist der Wirkstoff in der angeordneten Menge Lösungsmittel (meist 50–100 Milliliter) verteilt und tropft innerhalb einer vorgegebenen Zeit in das Blutgefäß.

BEACHTE

Die Delegierbarkeit von Infusionen unterliegt einigen Einschränkungen. Pflegende dürfen selbstständig weder Medikamente zur Krebsbehandlung *(Zytostatika)* noch Blut oder Blutprodukte infundieren.

Größere Mengen Infusionsflüssigkeit dienen meist dazu, den Wasserhaushalt im Körper günstig zu beeinflussen. Neben Medikamenten sind Lösungen zur peripheren Infusion geeignet, deren **Osmolarität** *(Maß für die in der Flüssigkeit gelösten Teilchen)* ungefähr der des Blutes entspricht *(isoton).* Dazu gehören:

- Isotone Elektrolytlösungen (z. B. Kochsalz/NaCl 0,9 %, Vollelektrolyte). Enthalten in Wasser gelöste Salze und dienen vor allem dem Ausgleich des Wasserhaushalts und als Träger für Arzneimittel
- Niederprozentige Zuckerlösungen (z. B. Glukose 5 %). Dienen ebenfalls dem Ausgleich des Wasserhaushalts und als Träger für Arzneimittel.

Infusionslösungen, deren Osmolarität stark von der des Blutes abweicht, heißen **hypoton** (wenn sie weniger Teilchen enthalten) oder **hyperton** (wenn sie mehr Teilchen enthalten). Die Flüssigkeit aus hypotonen Lösungen kann in Blutkörperchen und die Zellen der Gefäßwände wandern und sie zum Platzen bringen. Hypertone Lösungen hingegen entziehen den Körperzellen Wasser und bringen sie zum Schrumpfen. Deshalb eignen sich diese Flüssigkeiten ausschließlich zur Infusion in große Venen am Körperzentrum (➤ Abb. 5.6). Dort fließt viel Blut und mischt sich so schnell mit der eintropfenden Infusionslösung, dass keine Schäden entstehen. Beispiele für zentral zu verabreichende Lösungen:

- Hochprozentige Zuckerlösungen (Glukose 10 % und mehr)
- Hypotone Elektrolytlösungen (z. B. NaCl 0,45 %)

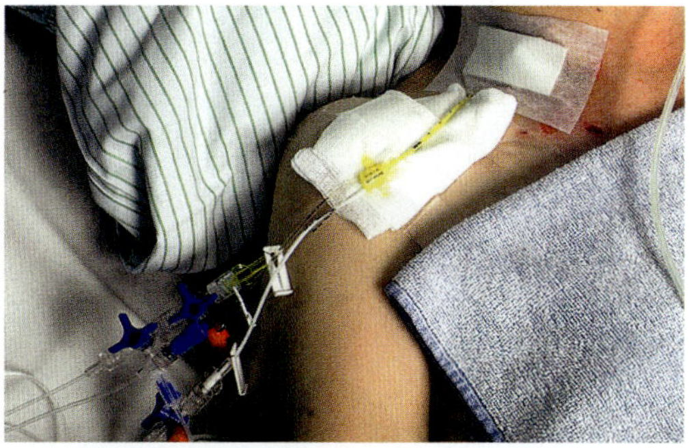

Abb. 5.6 Der zentrale Venenkatheter (im Bild ist ein Katheter in der V. jugularis dargestellt) verbleibt über längere Zeit an Ort und Stelle. Er bildet den Zugang zu einer großen Vene in Herznähe. Pflegende verbinden ihn regelmäßig unter sterilen Bedingungen. [K183]

5

- Vollständige parenterale Ernährung. Besteht aus hochprozentiger Zuckerlösung, Aminosäuren und Fetten sowie einem Vitaminmix
- Verschiedene konzentrierte Infusionslösungen für Therapie oder Diagnostik (z. B. Mannitol). Kommen meist nur bei intensivmedizinisch betreuten Patienten zum Einsatz.

Subkutane Infusion

Vor allem in stationären Einrichtungen, in denen nicht andauernd ein Arzt anwesend ist sowie in der häuslichen Pflege besteht auch die Möglichkeit, Patienten größere Flüssigkeitsmengen in das **Unterhautfettgewebe** *(subkutan)* zu verabreichen (➤ Abb. 5.7). Diese Methode eignet sich vor allem für alte Patienten mit reduziertem Allgemeinzustand und eingeschränkter Schluckfähigkeit oder mit einer Abneigung gegen das Trinken. Sie hilft, eine Austrocknung zu verhindern.

5.3 Umgang mit Arzneimitteln

Da Arzneimittel bei unsachgemäßer Anwendung körperliche Schäden verursachen können, die im ungünstigsten Fall einen tödlichen Ausgang nehmen, gehen Pflegende sorgfältig und gewissenhaft mit ihnen um. Sie verabreichen Arzneimittel ausschließlich in Übereinstimmung mit den ärztlichen Verordnungen und beachten dabei die Grenzen ihrer beruflichen Kompetenz. Es liegt in ihrer Verantwortung, Ärzte oder die Angehörigen anderer weisungsbefugter Berufsgruppen darauf hinzuweisen, wenn sie aufgrund ihres Ausbildungsstandes nicht in der Lage sind, die ihnen übertragene Verabreichung eines Arzneimittels auszuführen.

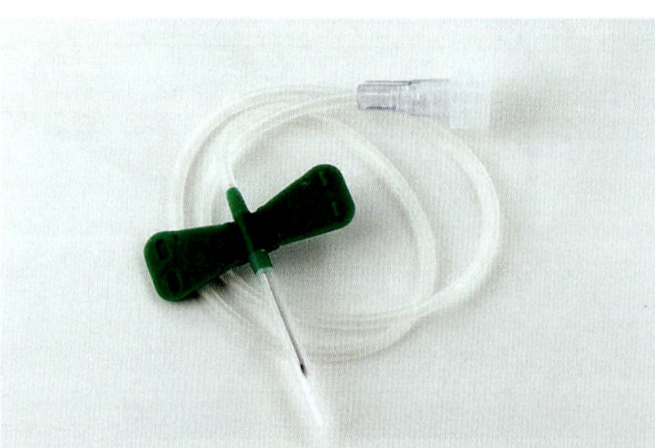

Abb. 5.7 Für die Verabreichung von subkutanen Infusionen verwenden Pflegende Butterfly-Kanülen. Sie haben ihren Namen erhalten, weil ihre Form einem Schmetterling ähnelt *(englisch butterfly).* [K115]

> **BEACHTE**
> Pflegende, die ein Arzneimittel verabreichen, müssen seine bestimmungsgemäße Wirkung ebenso kennen wie mögliche unerwünschte Wirkungen und die Maßnahmen, die im Fall einer Unverträglichkeitsreaktion einzuleiten sind.

Krankenpflegehilfe und Injektionen

Grundsätzlich sind Krankenpflegehelfer nicht dazu ausgebildet, Patienten Arzneimittel intravenös oder intramuskulär zu verabreichen. Obwohl die einschlägigen Gesetzestexte hierzu keine eindeutige Aussage treffen und sich die Aufgaben an den Einsatzorten stark unterscheiden, sind Krankenpflegehelfer gut beraten, wenn sie diese Injektionen nicht durchführen.

Die subkutane Injektion kann ebenfalls zu Problemen führen, wenn sie unsachgemäß ausgeführt wird. In der Praxis hat es sich jedoch durchgesetzt, dass sie nach entsprechender Anleitung auch an Krankenpflegehelfer delegiert wird (➤ Kap. 5.2).

5.3.1 Beschaffung

In Krankenhäusern ist die **Beschaffung von Arzneimitteln** meist zentral geregelt. Jede Pflegeeinheit hat einen spezifischen Bedarf, der durch die medizinische Fachrichtung (z. B. Schmerzmittel in einer chirurgischen Station) vorgegeben ist. Meist liegt die Aufgabe, für einen ausreichenden Vorrat geeigneter Arzneimittel zu sorgen, bei der pflegerischen Leitung der Station. Sie kontrolliert in regelmäßigem Rhythmus die Bestände und kann anhand der Bettenbelegung gut abschätzen, wie der Medikamentenverbrauch sich bis zur nächsten Bestellung entwickelt.

Die Bestellung ist von einem autorisierten Arzt abzuzeichnen und geht dann in die Krankenhausapotheke. Dort stellen die Mitarbeiter die angeforderten Arzneimittel zusammen. Beim Transport auf die Station ist dafür zu sorgen, dass die Medikamente vor dem Zugriff Unbefugter geschützt sind.

Stationäre Pflegeeinrichtungen verfügen üblicherweise nicht über einen eigenen Arzneimittelvorrat. Die Hausärzte der Bewohner kommen zu Visiten und verordnen dann die notwendigen Medikamente. Abhängig von der körperlichen Verfassung der Bewohner organisieren die Pflegenden die Besorgungsgänge zur Apotheke. Dasselbe System gilt für die häusliche Krankenpflege.

TIPPS & TRICKS
Manche Apotheken unterhalten einen Lieferdienst als Service für ihre Kunden.

5.3.2 Aufbewahrung

In stationären Einrichtungen lagern Arzneimittel in diebstahlsicheren Schränken, die meist in der Nähe oder direkt in den Diensträumen des Pflegeteams stehen. Pflegende schließen sie ab, solange sie sich nicht vor Ort aufhalten und mit Arbeiten an den Arzneimitteln beschäftigt sind. Den Schlüssel verwahrt die jeweilige Schichtleitung bzw. die Stationsleitung. Für den Fall, dass der Schlüssel verloren geht, muss ein Ersatz an sicherer Stelle so deponiert sein, dass die Pflegenden ihn jederzeit erreichen können (z. B. im Safe der Pförtnerloge).

Die Arzneimittel sollen trocken, staubarm und bei möglichst konstanten Temperaturen gelagert sein (➤ Abb. 5.8). Es ist notwendig, den Arzneimittelschrank regelmäßig auszuwischen.

Je nach der Menge der zu verwahrenden Arzneimittel bietet es sich an, die Präparate in mehreren Schränken unterzubringen, z. B. die Injektionslösungen getrennt von Tabletten, Kapseln und Zäpfchen.

Die alphabetische Ordnung der Präparate gewährleistet die Übersicht in den Schränken. Die Pflegenden legen fest, welchen Namen (z. B. Freinamen) sie zugrunde legen.

Die Pflegenden kontrollieren mindestens einmal im Monat die Verfallsdaten auf den Packungen. Sind von einem Präparat mehrere Schachteln vorhanden, stehen die älteren vorn und die länger haltbaren dahinter. Arzneimittel, deren Verfallsdatum fast erreicht ist, gehen zur Entsorgung an die Apotheke zurück. Im Krankenhaus überprüft ein Apotheker die

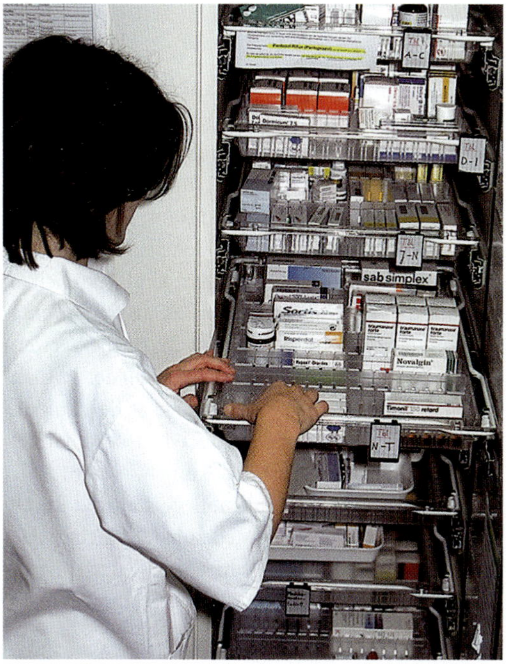

Abb. 5.8 Der Arzneimittelschrank ist übersichtlich gegliedert und abschließbar. [K115]

Schränke mindestens einmal pro Halbjahr. In anderen stationären Einrichtungen sollte diese Kontrolle z. B. durch Hygienebeauftragte erfolgen.

TIPPS & TRICKS
Es empfiehlt sich, angebrochene Packungen mit einer deutlichen Markierung zu versehen, sodass alle Pflegenden beim Herrichten der Arzneimittel zur selben Schachtel greifen und sie zunächst vollständig leeren, bevor sie eine neue öffnen. Außerdem vermerken Pflegende das Anbruchdatum auf der Packung.

Besondere Lagerungsbedingungen

Einige Arzneimittel benötigen **besondere Lagerungsbedingungen.** Die Beipackzettel der Hersteller geben Aufschluss über die Empfindlichkeit der Präparate:

- Aufbewahrung im Kühlschrank (z. B. Insulin, Impfseren, einige Vitamine)
- Lichtgeschützte Aufbewahrung (z. B. Adalat®-Lösung)
- Tiefkühlung (z. B. einige Blutprodukte).

Betäubungsmittel

Betäubungsmittel lagern in stationären Einrichtungen idealerweise in einem Safe, zumindest aber einem einbruchssicheren Metallschrank. Der Betäubungsmittelschrank ist ausschließlich für die Entnahme eines Arzneimittels zu öffnen und sofort danach sicher zu verschließen. Stationen, in denen diese Medikamente zur Anwendung kommen, sind verpflichtet, eine lückenlose Dokumentation zu führen *(Betäubungsmittelbuch oder -formulare)*, in der die Verwendung jeder Einzeldosis unmittelbar nach der Entnahme mit dem Namen des Empfängers, des Entnehmers, des anordnenden Arztes sowie des Entnahmedatums (ggf. mit Uhrzeit) zu dokumentieren ist.

In der häuslichen Krankenpflege sind die Regeln nicht so streng. Pflegende stellen jedoch sicher, dass die Betäubungsmittel auch hier dem Zugriff Unbefugter (z. B. Minderjähriger) entzogen sind.

Betäubungsmittelgesetz

DEFINITION

Betäubungsmittelgesetz *(BtMG):* Regelt den Umgang mit Stoffen, die eine Abhängigkeit hervorrufen können und für die deshalb Einschränkungen bezüglich des Handels, Besitzes sowie Konsums gelten.

Das **Betäubungsmittelgesetz** bezieht sich auf Substanzen, die ein Suchtpotenzial erzeugen, sowie auf Stoffe, aus denen eine Substanz mit Suchtpotenzial hergestellt werden kann. In drei Anlagen zum Gesetz sind alle Stoffe genannt, die unter die Bestimmung fallen. Das Bundesgesundheitsministerium ist nach dem BtMG ausdrücklich berechtigt, weitere Stoffe auf die Verbotsliste zu setzen oder dort verzeichnete Stoffe zu streichen, sofern stichhaltige Gründe dafür sprechen.

BEACHTE

Die **Genussmittel** Alkohol, Nikotin, Koffein besitzen ein unterschiedlich hohes suchterzeugendes Potenzial. Sie gehören in Deutschland jedoch zu den legalen Drogen und unterliegen nicht dem Betäubungsmittelgesetz.

Die im BtMG aufgelisteten Stoffe sind in drei Kategorien eingeteilt: den **nicht verkehrsfähigen,** den **verkehrsfähigen aber nicht verschreibungsfähigen** sowie den **verkehrsfähigen und verschreibungsfähigen** Betäubungsmitteln. Für den Berufsbereich der Pflege ist nur die letzte Kategorie von Bedeutung.

Das Gesetz regelt sehr genau, welche Sicherungsmaßnahmen im Umgang mit Betäubungsmitteln einzuhalten sind, u. a.:

- Sie dürfen nur von Ärzten verschrieben werden und nur dann, wenn sie einer Behandlung dienen, deren Ziel nicht anders zu erreichen ist (§ 13)
- Sie dürfen nur von einer Apotheke und ausschließlich gegen ein korrekt ausgefülltes Betäubungsmittelrezept abgegeben werden (§ 13)
- Sie müssen getrennt aufbewahrt werden und gegen den Zugriff Unbefugter gesichert sein (§ 15)
- Institutionen und Personen, die berechtigt sind, Betäubungsmittel aufzubewahren und abzugeben, sind zu einer lückenlosen Dokumentation (➤ Abb. 5.9) verpflichtet
- Die Aufsicht über den Verkehr mit Betäubungsmitteln führt das Bundesinstitut für Arzneimittel und Medizinprodukte (§ 19).

Die Vorschriften, die im Einzelnen für die Verordnung von Arzneimitteln gelten, die dem Betäubungsmittelgesetz unterliegen, sind in der **Betäubungsmittel-Verschreibungsverordnung** *(BtMVV)* geregelt.

5.3.3 Verabreichung

In den Stationen der Krankenhäuser ist ein zentrales System der Arzneimittelverteilung eingeführt. Anhand der Patientendokumentationen richten Pflegende die täglichen Portionen in **Dispenser** (➤ Abb. 5.10). Sie haben vier Fächer für die regulären Einnahmezeiten morgens, mittags, abends und nachts.

Dabei ist zu beachten, dass einige Arzneimittel z. B. zwingend vor dem Frühstück auf nüchternen Magen, andere hingegen während des Essens oder anschließend einzunehmen sind. Nimmt der Patient seine Medikamente selbstständig, erklären Pflegende, wie mit den einzelnen Präparaten umzugehen ist. Für Patienten, die bei der Einnahme Unterstützung benötigen, achten Pflegende stellvertretend auf die korrekten Zeiten.

BEACHTE

Jede Arzneimittelgabe durch Pflegende bedarf einer schriftlichen ärztlichen Anordnung, die aus dem Namen des Präparats, der Dosierung, dem Verabreichungszeitpunkt, ggf. auch der Art der Verabreichung sowie dem Handzeichen des Arztes besteht.

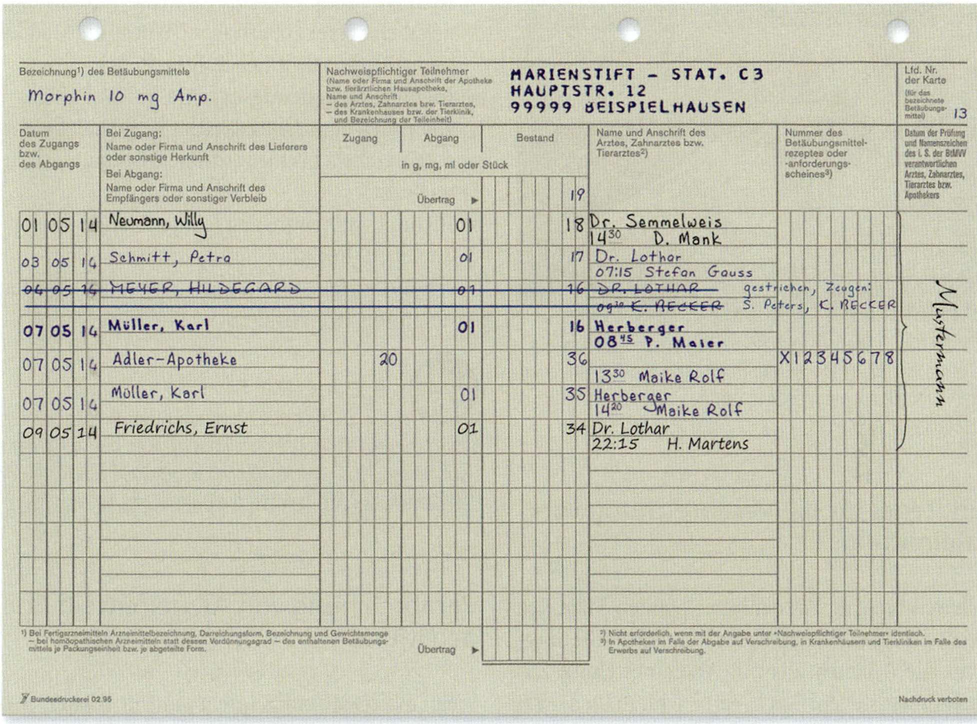

Bezeichnung¹) des Betäubungsmittels: Morphin 10 mg Amp.

Nachweispflichtiger Teilnehmer (Name oder Firma und Anschrift der Apotheke bzw. tierärztlichen Hausapotheke, Name und Anschrift – des Arztes, Zahnarztes bzw. Tierarztes, – des Krankenhauses bzw. der Tierklinik, und Bezeichnung der Teileinheit): MARIENSTIFT – STAT. C3, HAUPTSTR. 12, 99999 BEISPIELHAUSEN

Lfd. Nr. der Karte (für das bezeichnete Betäubungsmittel): 13

Datum des Zugangs bzw. des Abgangs	Bei Zugang: Name oder Firma und Anschrift des Lieferers oder sonstige Herkunft. Bei Abgang: Name oder Firma und Anschrift des Empfängers oder sonstiger Verbleib	Zugang (in g, mg, ml oder Stück)	Abgang (in g, mg, ml oder Stück)	Bestand (in g, mg, ml oder Stück)	Name und Anschrift des Arztes, Zahnarztes bzw. Tierarztes²)	Nummer des Betäubungsmittelrezeptes oder -anforderungsscheines³)	Datum der Prüfung und Namenszeichen des i. S. der BtMVV verantwortlichen Arztes, Zahnarztes, Tierarztes bzw. Apothekers
			Übertrag ▸	19			
01 05 14	Neumann, Willy		01	18	Dr. Semmelweis 14:30 D. Mank		Mustermann
03 05 14	Schmitt, Petra		01	17	Dr. Lothar 07:15 Stefan Gauss		
~~06 05 14~~	~~MEYER, HILDEGARD~~		~~01~~	~~16~~	~~DR. LOTHAR~~ ~~09:10 E. RECKER~~	gestrichen, Zeugen: S. Peters, K. RECKER	
07 05 14	Müller, Karl		01	16	Herberger 08:45 P. Maier		
07 05 14	Adler-Apotheke	20		36	13:30 Maike Rolf	X12345678	
07 05 14	Möller, Karl		01	35	Herberger 14:20 Maike Rolf		
09 05 14	Friedrichs, Ernst		01	34	Dr. Lothar 22:15 H. Martens		
			Übertrag ▸				

¹) Bei Fertigarzneimitteln Arzneimittelbezeichnung, Darreichungsform, Bezeichnung und Gewichtsmenge – bei homöopathischen Arzneimitteln statt dessen Verdünnungsgrad – des enthaltenen Betäubungsmittels je Packungseinheit bzw. je abgeteilte Form.

²) Nicht erforderlich, wenn mit der Angabe unter »Nachweispflichtiger Teilnehmer« identisch.

³) In Apotheken im Falle der Abgabe auf Verschreibung, in Krankenhäusern und Tierkliniken im Falle des Erwerbs auf Verschreibung.

Bundesdruckerei 02.95

Nachdruck verboten

Abb. 5.9 Die Seiten eines Betäubungsmittelbuchs für stationäre Einrichtungen müssen fortlaufend nummeriert sein und Angaben enthalten, mit deren Hilfe sich der Verbleib der Medikamente lückenlos nachvollziehen lässt. [K115]

Herrichten von Arzneimitteln

Es ist nicht empfehlenswert, Arzneimittel für mehr als zwei Tage im Voraus zu portionieren. Die Angaben zur Haltbarkeit (das betrifft auch feste Arzneimittel wie Tabletten oder Kapseln) beziehen sich stets auf original verpackte Präparate. Flüssige Arzneimittel sind aus hygienischen Gründen erst unmittelbar vor der Verabreichung zuzubereiten.

Einige Regeln für das Herrichten von Arzneimitteln:

- Vor jedem Kontakt mit Arzneimitteln desinfizieren Pflegende ihre Hände
- Das Herrichten von Arzneimitteln für eine Patientengruppe erfordert Konzentration. Pflegende achten deshalb auf eine ungestörte Atmosphäre. Während des Nachtdienstes ist die Konzentrationsfähigkeit allgemein vermindert und da Pflegende nachts überwiegend allein arbeiten, sind Unterbrechungen durch Patientenrufe zu erwarten. Aus diesen Gründen findet das Herrichten der Arzneimittel tagsüber statt
- Pflegende beenden die Arbeit an Arzneimitteln, bevor sie sich anderen Aufgaben zuwenden
- Dreimalige Kontrolle der Präparate: Beim Herausnehmen aus dem Schrank, beim Ablegen in den Dispenser, beim Zurückstellen in den Schrank
- Angebrochene Packungen sowie solche mit der kürzesten Haltbarkeit zuerst aufbrauchen. Beipackzettel bis zur letzten Dosis in der Verpackung belassen, damit die Gebrauchshinweise stets bei der Hand sind
- Alle Medikamente auf einwandfreies Aussehen überprüfen (z. B. Farbveränderungen)
- Flaschen von flüssigen Arzneimitteln außen reinigen, sofern beim Portionieren etwas daneben getropft ist
- Tablett mit portionierten Arzneimitteln im Schrank verschließen und erst unmittelbar vor der Verteilung herausnehmen.

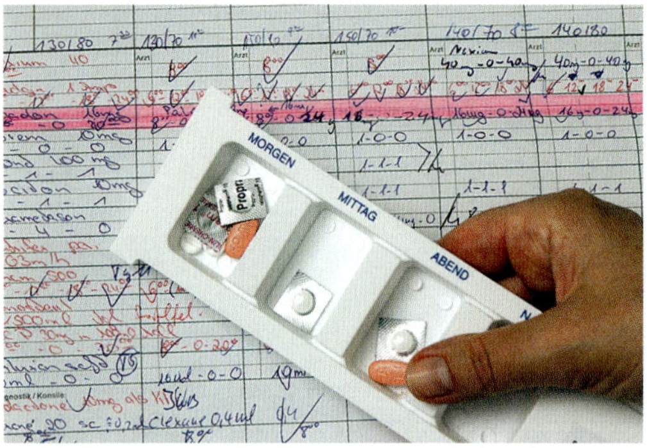

Abb. 5.10 Der Dispenser enthält die Tagesration der Arzneimittel eines Patienten. Die Beschriftung über den Fächern zeigt an, ob die Medikamente morgens, mittags, abends oder nachts einzunehmen sind. [K115]

Grundregel für die Verabreichung von Arzneimitteln

Falsch verabreichte Arzneimittel können Patienten schwer schädigen. Pflegende verwenden größte Sorgfalt auf alle Arbeiten, die mit Arzneimitteln in Zusammenhang stehen. Nach einer fehlerhaften Arzneimittelgabe informieren sie umgehend den zuständigen Arzt, um abzuklären, ob Maßnahmen zum Schutz des Patienten erforderlich sind.

Pflegende vermeiden Flüchtigkeitsfehler, wenn sie bei jedem Herrichten, jeder Verabreichung sowie allen anderen Aufgaben im Zusammenhang mit Arzneimitteln die Fakten im Sinne der **„R-Regeln"** sorgfältig überprüfen und die daraus entstehenden Handlungsanleitungen einhalten:

- **R**ichtiger Patient (vor allem bei häufig vorkommenden Nachnamen ist es wichtig, auch den Vornamen und ggf. das Geburtsdatum zu überprüfen, um Verwechselungen zu vermeiden)
- **R**ichtiges Arzneimittel (besondere Vorsicht bei ähnlich lautenden Namen)
- **R**ichtige Dosierung und Konzentration (besondere Vorsicht bei Arzneimitteln die in unterschiedlichen Dosierungen verfügbar sind oder deren Konzentration vor der Verabreichung anzupassen ist)
- **R**ichtige Verabreichungsart (z. B. nicht versehentlich als Tablette geben, wenn ein Zäpfchen angeordnet ist)
- **R**ichtiger Verabreichungszeitpunkt (z. B. Schlafmedikation nicht in der zweiten Nachthälfte verabreichen)
- **R**ichtige Dokumentation (Sind die Verordnungsangaben korrekt übertragen? Wurde die Medikamentengabe schriftlich festgehalten?)
- **R**ichtige Anwendungsdauer (z. B. Antibiotika auch nach dem Abklingen der Krankheitszeichen verabreichen, bis die verordnete Gesamtdosis erreicht ist)
- **R**ichtige Aufbewahrung (einige Arzneimittel, z. B. Zäpfchen, Injektionslösungen sind im Kühlschrank zu lagern und verlieren bei höheren Temperaturen ihre Wirkkraft).

BEACHTE

Für die sichere Zuordnung aller Details der ärztlichen Verordnung ist es notwendig, dass die meist handschriftliche Notiz gut lesbar ist. Im Zweifel fragen Pflegende beim Arzt nach, anstatt die Bedeutung zu erraten.

Verabreichung von Arzneimitteln über den Mund

Viele Tabletten und Kapseln sind in **Blister** eingeschweißt, die auf der einen Seite aus Kunststoff und

Tab. 5.2 Checkliste „Verabreichung von Arzneimitteln über den Mund".

Benötigtes Material	• Händedesinfektionsmittel • Schriftliche Anordnung des Arztes • Angeordnetes Arzneimittel
Vorbereitung	• Hände desinfizieren • „R-Regel" überprüfen und Arzneimittel entsprechend herrichten
Durchführung	• Patienten über die verordnete Arzneimittelgabe informieren • Wasser oder Tee bereitstellen (Menge richtet sich nach dem zu verabreichenden Arzneimittel) • Gegebenenfalls Unterstützung bei der Einnahme (sofern nötig und möglich: Tabletten oder Kapseln zerkleinern)
Nachbereitung	• Arzneimittelgabe dokumentieren • Gegebenenfalls Reaktion des Patienten kontrollieren (z. B. Patienten nach Schmerzmittelgabe über die Wirkung befragen, eine halbe Stunde nach der Verabreichung blutdrucksenkender Medikamente Blutdruckkontrolle vornehmen)

Tab. 5.3 Checkliste „Verabreichung von Arzneimitteln über die Haut".

Benötigtes Material	• 1 Paar unsterile Handschuhe • 1 Einmal-Holzspatel (evtl. für das Auftragen von Pasten) • Für Tinkturen: Einmalkompressen zum Auftupfen der Flüssigkeit auf die Haut • Verordnetes Arzneimittel in ausreichender Menge • Bei färbenden oder stark fettenden Arzneimitteln: Tuch oder Kompressen zum Abdecken sowie Binden und Pflaster zur Befestigung der Abdeckung • Bei Arzneimitteln, die nicht vollständig in die Haut einziehen: Waschlappen, Waschschüssel mit warmem Wasser, Handtuch und ein weiteres Paar unsteriler Handschuhe zur Entfernung der Reste von der Haut • Mülleimer für das Einmalmaterial • Gegebenenfalls Händedesinfektionsmittel
Vorbereitung	• Patienten über die beabsichtigte Maßnahme informieren und nach seinem Befinden fragen • Gegebenenfalls Hände desinfizieren • Sofern möglich und nötig: fremde Personen aus dem Krankenzimmer bitten (oder Sichtschutz aufstellen) • Für ausreichende Beleuchtung sorgen • Zu behandelnden Körperteil entkleiden (lassen) • Patienten (sofern nötig) in eine bequeme Lage bringen
Durchführung	• Eingehende Kontrolle des betroffenen Hautbezirkes (evtl. Entfernung der Arzneimittelreste mit dem Waschlappen, danach Hautareal trocken tupfen und Handschuhe wechseln) • Arzneimittel auftragen, dabei darauf achten, dass die Tube oder das Gefäß nicht mit der erkrankten Haut oder den Handschuhfingern in Kontakt kommt, die die Haut bereits berührt haben • Warten, bis das Arzneimittel eingezogen ist oder Hautareal abdecken • Unterstützung beim Ankleiden, ggf. Patienten in die ursprüngliche Position bringen und nach dem Befinden befragen
Nachbereitung	• Benutztes Einmalmaterial verwerfen • Sonstiges Material aufräumen • Gegebenenfalls Hände desinfizieren • Maßnahme und Beobachtungen sorgfältig dokumentieren

auf der anderen Seite aus einer Metallfolie bestehen. Sie lassen sich in einen Medikamentenbecher drücken, ohne sie mit der Hand zu berühren. Bei Arzneimitteln, die in einem Glas oder einer Plastikdose verpackt sind, lässt sich der direkte Hautkontakt nicht vermeiden. Pflegende desinfizieren vor allen Arbeiten mit Arzneimitteln ihre Hände (➤ Kap. 4.1.3, ➤ Tab. 5.2) und ziehen ggf. Schutzhandschuhe an.

Verabreichung von Arzneimitteln über die Haut

In stationären Einrichtungen verwenden Pflegende Salben, Gele oder Cremes meist für mehrere Patienten (➤ Tab. 5.3). Deshalb bringen sie die Tubenöffnungen niemals in Kontakt mit Haut, sondern entnehmen die verordnete Menge mit einem Handschuh oder einem hölzernen Einmalspatel. Reste des Arzneimittels, die aus der Öffnung quellen, wischen Pflegende mit einer unsterilen Kompresse oder einem Papiertuch ab, damit sie sich nicht in den Spalt zwischen Tube und Verschluss setzen. Wegen ihrer Feuchtigkeit wären sie dort ein idealer Brutplatz für Krankheitserreger. Pflegende führen grundsätzlich vor allen Arbeiten mit Arzneimitteln eine hygienische Händedesinfektion (➤ Kap. 4.1.3) durch und tragen Salben, Gele oder Cremes mit Handschuhen auf.

Eine Ausnahme bilden hautpflegende Präparate, die im Sinne der Basalen Stimulation® ohne Handschuhe einzumassieren sind (➤ Kap. 3.10.4).

Verabreichung von Injektionen oder Infusionen

Aus haftungsrechtlichen Gründen ist das Aufgabenspektrum bei **Injektionen** und **Infusionen** für Krankenpflegehelfer stark eingeschränkt. Eigenständig führen Krankenpflegehelfer nach entsprechender praktischer Anleitung subkutane Injektionen durch.

5

Tab. 5.4 Checkliste „Herrichten einer Infusion".

Benötigtes Material	• Händedesinfektionsmittel • Flächendesinfektionsmittel • Einmalhandschuhe • Abfalleimer (ggf. getrennt für Papier und Plastik) • Abwurf für spitze Gegenstände • Infusionsständer • Für Glasflaschen: Flaschenhalterung • Schriftliche Anordnung des Arztes • Angeordnetes Arzneimittel/Infusionslösung • Infusionssystem (ggf. mit Dreiwegehahn, Bakterienfilter, Leitungsverlängerung ➤ Abb. 5.11) • **Für pulverförmige Arzneimittel:** entsprechendes Lösungsmittel, Überleitungskanüle • **Für Zumischung von Arzneimitteln:** angeordnetes Medikament, Einmalspritze in passender Größe, Aufziehkanüle, wasserfester Filzschreiber
Vorbereitung	• „R-Regel" überprüfen • Handschuhe anziehen und Arbeitsfläche desinfizieren • Handschuhe verwerfen und Hände desinfizieren
Durchführung	• Notwendiges Material und Infusionsflaschen auf der Arbeitsfläche ablegen • Bei Glasflaschen: Stopfen mit einem Sprühstoß eines alkoholischen Desinfektionsmittels benetzen (Einwirkzeit 30 Sek.). Diese Stopfen sind (anders als bei Plastikflaschen) nicht keimdicht verpackt Sofern der Lösung ein Arzneimittel zugemischt werden soll: • Medikament in eine Spritze passender Größe aufziehen • Kanüle durch den Stopfen stechen und Medikament **langsam** einspritzen. Sollen mehr als 10 Milliliter Arzneimittel in eine Glasflasche gemischt werden, kann in ihr ein Überdruck entstehen. In diesem Fall: Einspritzen unterbrechen, Luft mit der Spritze aus der Flasche ziehen und einen weiteren Teil des Medikaments einspritzen. Vorgang wiederholen, bis sich die gesamte Arzneimittelmenge in der Flasche befindet • Lösung auf Verfärbung, Ausflockung oder sonstige Veränderungen kontrollieren. Treten Veränderungen auf, darf die Lösung nicht verwendet werden Sofern ein Medikamentenpulver aufgelöst werden soll: • Überlaufkanüle aus Peelpackung entnehmen, Schutzkappe von einem Dorn entfernen und in den Stopfen der stehenden Arzneimittelflasche stechen • Zweite Schutzkappe entfernen und in den Stopfen der Lösungsmittelflasche stechen, die jetzt auf dem Kopf steht • Lösungsmittel komplett einlaufen lassen, Überlaufkanüle entfernen und entsorgen • Arzneimittelflasche sanft schwenken, damit das Lösungsmittel alle Pulverspuren im Inneren der Flasche erreicht • Mit den weiteren Arbeitsschritten warten, bis das Arzneimittel komplett gelöst ist Anschließend: • Infusionsbesteck und alle weiteren Bestandteile des Systems auspacken und in der korrekten Reihenfolge zusammenstecken. Dabei auf feste Verbindungen achten und Endstücke der Leitungen keinesfalls mit den Händen berühren. Verpackungsmaterial **sofort** entsorgen • Rollklemme am Infusionsbesteck schließen • Schutzkappe vom Dorn entfernen und zügig in den Stopfen einstechen (mit dem Dorn keinesfalls irgend einen anderen Gegenstand berühren) • Infusionsflasche mit dem Boden nach oben an den Haken des Infusionsständers hängen. Plastikflaschen und Infusionsbeutel verfügen über eine eingearbeitete Lasche, bei Glasflaschen verwenden Pflegende eine Flaschenhalterung aus Metall. Die vom Hersteller meist mitgelieferte Plastikhalterung ist bereits vor der Desinfektion des Stopfens um den Flaschenhals zu legen • Darauf achten, dass das Infusionssystem den Fußboden nicht berührt • Durch mehrfachen Druck auf die Tropfkammer Spiegel herstellen (Tropfkammer etwa ⅓ bis ½ füllen) • Rollklemme langsam öffnen und System luftfrei machen. Dabei Blasenbildung vermeiden und Infusionslösung nicht über den Endstopfen hinaustreten lassen • System so aufhängen, dass es nicht auf dem Boden schleift

5

Tab. 5.4 Checkliste „Herrichten einer Infusion". *(Forts.)*	
Nachbereitung	• **Bei zugemischten Arzneimitteln:** Medikamentennamen und Dosis auf der Infusionsflasche vermerken (wasserfesten Filzschreiber oder Klebeetiketten verwenden)
Bemerkungen	• Das Einstechen von **Belüftungskanülen** in Plastikflaschen oder -beuteln stellt ein Kontaminationsrisiko dar und ist deshalb untersagt (Die Infusionssysteme verfügen am oberen Ende der Tropfkammer über ein Belüftungsventil, das mit einem Filter ausgestattet ist)

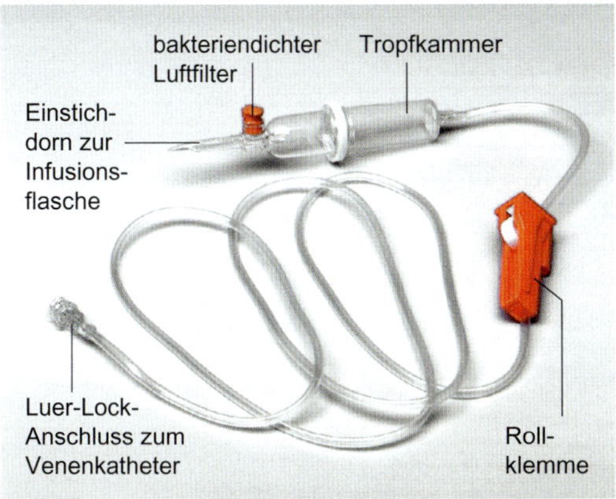

Abb. 5.11 Das hier gezeigte Infusionsbesteck eignet sich zur Verabreichung von Flüssigkeit mittels Schwerkraft. An Infusionspumpen lässt es sich nicht anschließen. [K183]

Herrichten einer Infusion

Da alle Gegenstände und Arzneimittel, die unter Umgehung des Magen-Darm-Trakts in den Körper gelangen, steril sein müssen, beachten Pflegende bei dem Umgang mit diesen Materialien streng die Regeln der Asepsis (➤ Kap. 4.1). Das **Herrichten von Infusionen** (➤ Tab. 5.4) findet in einem reinen Arbeitsraum statt. Vor Beginn der Tätigkeit desinfizieren Pflegende ihre Hände.

Die Industrie bietet Infusionslösungen in verschiedenen Behältnissen an, z. B. Plastik-, Glasflaschen oder Beutel. Vor allem Antibiotika liegen häufig als Pulver vor und sind gemäß den Herstellerangaben mit einem Lösungsmittel (z. B. steriles Wasser, Kochsalzlösung) zu versetzen. Da Pflegende beim Herrichten einer Infusion die Verpackung des Arzneimittels öffnen, besteht grundsätzlich das Risiko, Keime in die Lösung zu verschleppen. Damit sie sich nicht vermehren können, sind die Infusionen erst unmittelbar vor der Verabreichung herzurichten. Ob eine Infusion über einen zentralen Venenkatheter oder eine peripher liegende Kanüle laufen soll, macht für die Regeln des Herrichtens keinen Unterschied.

BEACHTE

Einmalmaterial für Infusionen und Injektionen wird von der Industrie überwiegend steril und einzeln in Peelpackungen *(englisch peel: schälen)* geliefert. Die im klinischen Alltag häufig zu sehende Unsitte, z. B. Spritzen oder Kanülen durch die Papierseite der Verpackung zu drücken, entspricht **nicht** dem hygienischen Standard. Die Verpackungen besitzen markierte Bereiche, an denen sich Plastik- und Papierseite auseinander ziehen lassen. Verantwortungsbewusste Pflegende benutzen diese Technik.

Herrichten einer Injektion

Die Vorbereitung einer Injektion erfordert stets dieselben Arbeitsschritte, unabhängig von der Körperstelle, in die sie verabreicht wird (➤ Tab. 5.5). Wesentlich ist die strikte Einhaltung der aseptischen Regeln. Das Medikament und alle Gegenstände, die

Tab. 5.5 Checkliste „Herrichten einer Injektion".	
Benötigtes Material	• Händedesinfektionsmittel • Flächendesinfektionsmittel • Einmalhandschuhe • Abfalleimer (ggf. getrennt für Papier und Plastik) • Abwurf für spitze Gegenstände • Schriftliche Anordnung des Arztes • Angeordnetes Arzneimittel • Einmalspritze in passender Größe, Aufziehkanüle • Injektionskanüle passender Größe (➤ Tab. 5.8) • Wasserfester Filzschreiber

Tab. 5.5 Checkliste „Herrichten einer Injektion". *(Forts.)*

Benötigtes Material	• Für ein Spritzentablett: – Desinfiziertes Tablett – Hautdesinfektionsmittel – Tupfer – Hautpflaster – Abwurfgefäß für spitzen Abfall – **Für i. v.-Injektionen:** Stauschlauch, unsterile Einmalhandschuhe
Vorbereitung	• „R-Regel" überprüfen • Handschuhe anziehen und Arbeitsfläche desinfizieren • Handschuhe verwerfen und Hände desinfizieren
Durchführung	• Notwendiges Material auf der Arbeitsfläche ablegen • Einmalspritze (➤ Abb. 5.12) und Aufziehkanüle (➤ Abb. 5.13) auspacken und zusammenstecken, Kanülenschutz zunächst belassen. **Wichtig:** Spritzenkonus und Kanülenende keinesfalls mit den Händen berühren! Bei Glasampullen: • Arzneimittel aus dem Kopf der Ampulle durch Schnipsen mit der Fingerspitze oder leichtes Schütteln entfernen • Ampullenhals mit einem Tupfer umfassen und in die der Sollbruchstelle gegenüberliegende Richtung ruckartig abknicken • Kanülenschutz entfernen und Kanüle in Ampulle einführen, ohne dabei die Außenseite der Ampulle zu berühren • Ampulle leicht schräg halten und Spritzenstempel langsam zurückziehen • Kanüle am Ampullenboden hin und her bewegen, sodass die Arzneimittellösung komplett aufgesaugt wird • Aufziehkanüle verwerfen (darf nicht zur Injektion verwendet werden) • Konus der Spritze deckenwärts richten und Luft komplett aus der Spritze entfernen • Injektionskanüle auspacken und auf Spritzenkonus stecken, Kanülenschutz bleibt an Ort und Stelle Bei Stechampullen: • Ampullenstopfen mit einem Sprühstoß eines alkoholischen Desinfektionsmittels benetzen (Einwirkzeit 30 Sek.) • Einmalspritze und Aufziehkanüle auspacken und zusammenstecken, Kanülenschutz zunächst belassen. **Wichtig:** Spritzenkonus und Kanülenende keinesfalls mit den Händen berühren! • Falls das gesamte Arzneimittel aus der Ampulle zu entnehmen ist, zunächst dieselbe Milliliterzahl Luft in die Spritze aufziehen. Dazu muss der Kanülenschutz nicht entfernt werden • Kanüle einstechen, Arzneimittel komplett in die Spritze saugen, bei größeren Mengen: zunächst Luft aus der Spritze in die Ampulle drücken, dann ein wenig Flüssigkeit aufziehen, Vorgang wiederholen bis sich die gewünschte Arzneimittelmenge in der Spritze befindet • Aufziehkanüle verwerfen (darf nicht zur Injektion verwendet werden) • Konus der Spritze deckenwärts richten und Luft komplett aus der Spritze entfernen • Injektionskanüle auspacken und auf Spritzenkonus stecken, Kanülenschutz bleibt an Ort und Stelle • Stechampulle mit Datum und Uhrzeit der ersten Entnahme beschriften und im Kühlschrank deponieren (Haltbarkeit beträgt 24 Stunden, wenn vom Hersteller nicht anders angegeben) Bei Verwendung einer Belüftungskanüle: • Ampullenstopfen mit einem Sprühstoß eines alkoholischen Desinfektionsmittels benetzen (Einwirkzeit 30 Sek.). Ist nur bei der Erstentnahme notwendig • Belüftungskanüle auspacken und in den Stopfen der Ampulle einstechen • Arzneimittel wie unter „Stechampulle", aber ohne Aufziehkanüle in die Spritze aufsaugen • Belüftungskanüle verschließen und im Stopfen belassen • Stechampulle mit Datum und Uhrzeit der ersten Entnahme beschriften und im Kühlschrank deponieren (Haltbarkeit beträgt 24 Stunden, wenn vom Hersteller nicht anders angegeben)
Nachbereitung	• Spritze mit Namen und Dosis des Arzneimittels beschriften

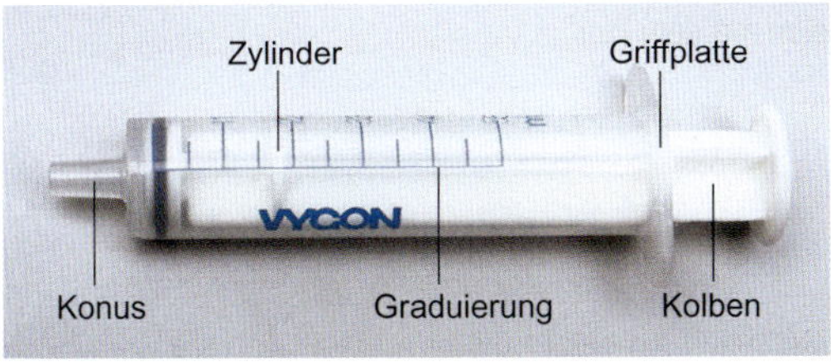

Abb. 5.12 Einwegspritze aus Plastik. [K183]

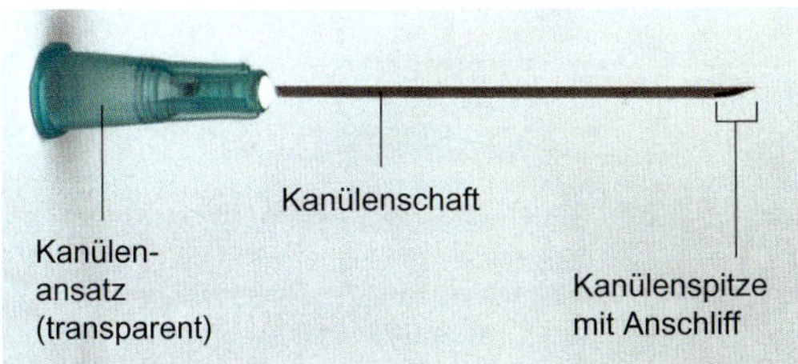

Abb. 5.13 Injektionskanüle zur einmaligen Verwendung. [K183]

mit ihm oder dem Körperinneren in Berührung kommen, müssen steril sein.

Verabreichen einer subkutanen Injektion

Die Industrie hat für subkutane Injektionen technische Hilfen entwickelt. Viele Patienten benötigen mehrmals täglich eine Injektion und verabreichen sie sich vor allem im häuslichen Bereich selbst. Dabei kommen **Pens** zur Anwendung. Besonders häufig nutzen Diabetiker diese Injektionshilfen. Aber neben dem Insulin lassen sich auch andere injizierbare Arzneimittel per Pen leicht und sicher verabreichen (➤ Tab. 5.6).

Das etwa füllfederhaltergroße Gerät erlaubt eine exakte Einstellung der Arzneimittel-Dosis. Der Aufbau der auf dem Markt befindlichen Pen-Typen ist sehr ähnlich. Die aufwändiger gefertigten Modelle lassen einen Wechsel der Insulin-Ampulle zu. Es gibt aber auch Einmal-Pens, die zu entsorgen sind, sobald ihr Inhalt verbraucht ist (Fertigpens; preloaded Pens).

BEACHTE

Bei der subkutanen Verabreichung von Arzneimitteln durch professionell Pflegende ist nach jeder Injektion die Kanüle zu wechseln – unabhängig von den sonstigen Gewohnheiten des Patienten. Das Robert Koch-Institut sagt, dass es keine Rolle spielt, ob die Injektion im stationären oder ambulanten Umfeld erfolgt bzw. ob eine Einmalspritze oder ein Pen zur Anwendung kommt. Wenn Patienten die Injektion selbstständig ausführen, können sie die Kanülen mehrfach verwenden.

Einige Arzneimittel werden von der Industrie als Fertigspritzen angeboten (z. B. Antithrombosemedikamente wie Fragmin®). Sie sind einzeln und steril verpackt. Hier entfallen alle Arbeitsschritte zum Herrichten der Injektionslösung. Die Spritzen enthalten

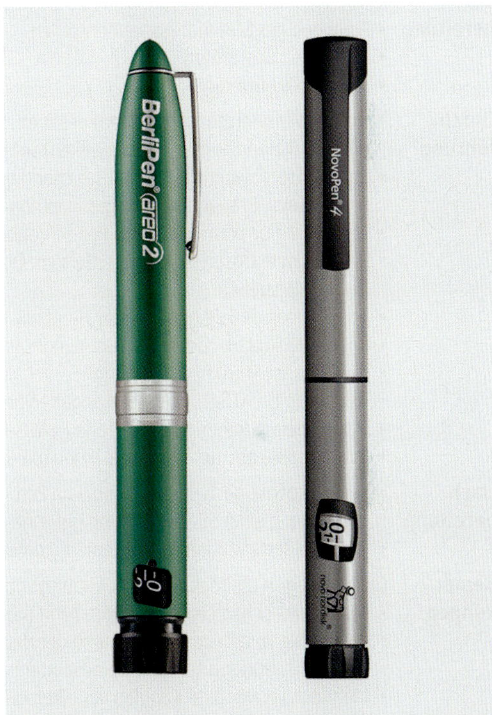

Abb. 5.14 Verschiedene Insulin-Pens: Berli-Pen areo® (links), NovoPen® junior (rechts). [U241, U107]

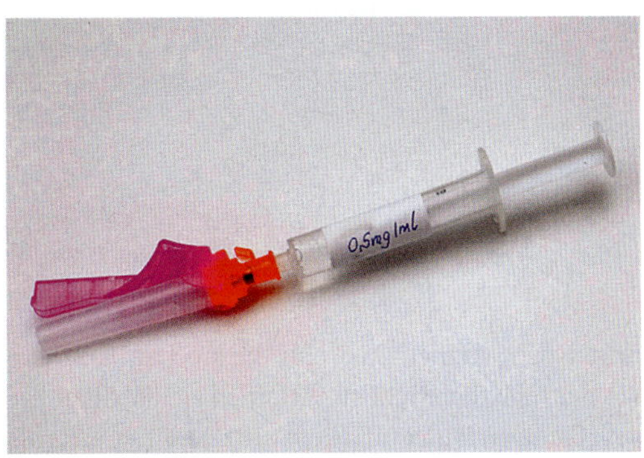

Abb. 5.15 Vorbereitete Spritze mit Kanüle. [K115]

Tab. 5.6 **Checkliste „Verabreichung einer subkutanen Injektion mit dem Pen".**

Benötigtes Material	• Händedesinfektionsmittel • Schriftliche Anordnung des Arztes • Angeordnetes Arzneimittel im Pen (➤ Abb. 5.14) • Frische Pen-Kanüle • Für ein Spritzentablett: – Desinfiziertes Tablett – Hautdesinfektionsmittel – Tupfer – Hautpflaster – Abwurfgefäß für spitzen Abfall
Vorbereitung	• Vor der Verabreichung von Insulin: Blutzuckerschnelltest durchführen (➤ Tab. 2.16, ➤ Abb. 2.163) • Notwendiges Material zusammenstellen • „R-Regel" überprüfen • Hände desinfizieren
Durchführung	• Vor der Verabreichung von Mischinsulinen: Suspension durch vorsichtiges Rollen des Pens zwischen den Händen (bzw. vorsichtiges Schwenken) sorgfältig mischen • Injektionsort bestimmen und ausreichend große Hautstelle (ca. 4 × 4 Zentimeter) desinfizieren; (Einwirkzeit 30 Sek.), Präparat soll vor der Injektion getrocknet sein • Neue Injektionskanüle auf den Pen schrauben • Angeordnete Dosis des Arzneimittels am Dosierknopf (Handhabung herstellerabhängig, meist durch Drehen) einstellen • Mit Daumen und Zeigefinger der Hand, die den Pen nicht führt, eine Hautfalte bilden • Kanüle senkrecht, zügig und über die gesamte Länge einstechen • Injektion am Startknopf auslösen • Kanüle für 6–10 Sek. (Herstellerangaben beachten) in der Haut belassen • Kanüle herausziehen und Hautfalte loslassen • Einstichstelle ggf. für einige Sekunden mit einem Tupfer komprimieren, ggf. Pflaster aufkleben
Nachbereitung	• Kanüle **sofort** nach der Injektion vom Pen entfernen und in einen geeigneten Behälter entsorgen (zur Vermeidung einer Stichverletzung ggf. eine Klemme für das Abschrauben der Kanüle benutzen) • Durchgeführte Maßnahme zeitnah dokumentieren
Bemerkungen	Gründe **gegen** die Mehrfachverwendung von Pen-Kanülen: • Die Kanüle ist nach einer Injektion nicht mehr steril • Die Kanüle wird beim Durchdringen der Haut stumpf, die Spitze verbiegt sich zu einem Haken; bei mehrfacher Verwendung können Metallsplitter in der Haut zurückbleiben • Mehrfach verwendete Kanülen verletzen das Gewebe stärker und führen zu Fettgewebswucherungen *(Lipohypertrophien)*, in denen die Aufnahme der Arzneimittel nach späteren Injektionen vermindert ist • Die Einstiche werden schmerzhafter • Nach der Injektion bleibt Injektionslösung in der Kanüle, sie kann kristallisieren und den Pen funktionsuntüchtig machen • Bei Lagerung des Pens mit aufgesetzter Kanüle kann Injektionslösung austreten (Verschmutzung der Schutzkappe) oder Luft in kann in die Patrone gelangen (Gefahr der Falschdosierung steigt) • Die Wiederverwendung von Kanülen macht ein Aufstecken der Schutzkappe nötig und stellt deshalb ein hohes Verletzungsrisiko dar • Die professionelle Anwendung von Medizinprodukten erfordert die Beachtung der Bedienungshinweise der Hersteller. Kanülen sind stets als Einwegmaterial ausgewiesen. Ein Verstoß dagegen kann zu haftungsrechtlichen Problemen führen und lässt die Gewährleistung des Herstellers erlöschen.

neben dem Arzneimittel eine kleine Luftblase, die vor der Injektion **nicht** zu entfernen ist. Sie dient der vollständigen Entleerung der Spritze, weil sie stets bis zum Ende der Injektion im Spritzenkörper verbleibt und so die gesamte Arzneimitteldosis aus der Kanüle befördert.

Bei der subkutanen Injektion ist es notwendig, dass die Spitze der in die Haut eingestochenen Kanü-

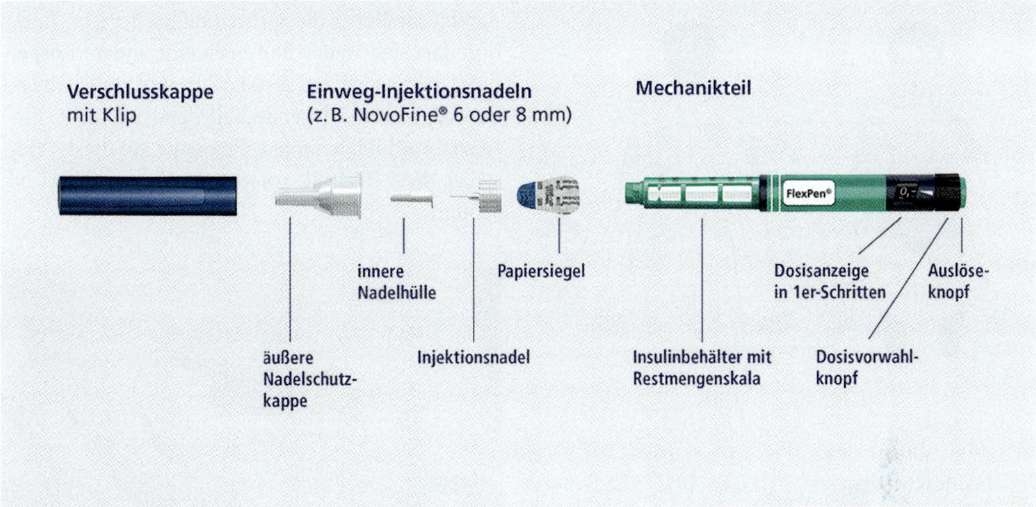

Abb. 5.16 Zerlegter Insulinpen. Viele Diabetiker verwenden solche Injektionshilfen, mit denen sich das Insulin sehr genau dosieren lässt. [U107]

Tab. 5.7 Checkliste „Verabreichen einer subkutanen Injektion".

Benötigtes Material	• Händedesinfektionsmittel • Tupfer • Hautdesinfektionsmittel • Vorbereitete Spritze mit Kanüle in geeigneter Größe (bzw. Fertigspritze) oder Pen • Abfalleimer • Abwurf für spitze Gegenstände
Vorbereitung	• „R-Regel" überprüfen • Gegebenenfalls Intimsphäre sichern, z. B. fremde Personen aus dem Zimmer bitten und Patienten über die geplante Maßnahme informieren • Patienten bitten, sich ins Bett zu legen bzw. ihn beim Einnehmen einer geeigneten Lagerung unterstützen • Hände desinfizieren
Durchführung	• Haut im Injektionsbereich mit Hautdesinfektionsmittel besprühen (Einwirkzeit 30 Sek.), Präparat soll vor der Injektion getrocknet sein • Schutzkappe von der Kanüle ziehen (Kanüle keinesfalls mit der Hand oder anderen Gegenständen berühren) • Zwischen Daumen und Zeigefinger der nicht spritzenführenden Hand eine Hautfalte bilden (➤ Abb. 5.18) • Kanüle zügig senkrecht (bei normalgewichtigen oder schwereren Pat.) oder im spitzen Winkel (bei dünnen Pat.) bis zum Ende einstechen • Arzneimittel langsam injizieren, Hautfalte bis zum Ende der Injektion halten • Kanüle aus der Haut ziehen • Tupfer einige Sekunden lang sanft auf Einstichstelle drücken • Kanüle (ohne Spritzenkörper) oder Fertigspritze **sofort** in den Abwurf für spitze Gegenstände entsorgen
Nachbereitung	• Patienten nach seinem Befinden fragen • Arbeitsmaterial aufräumen • Injektion dokumentieren

le sicher im Unterhautfettgewebe liegt (➤ Tab. 5.7). Die oberen Hautschichten sind bei allen Menschen etwa gleich dick. Die Dicke des Unterhautfettgewebes hängt jedoch von der Körperform ab und kann zwischen weniger als einem und mehreren Zentimetern betragen. Daran orientiert sich auch die Technik der Injektion. Bei sehr schlanken (oder gar kachektischen) Menschen stechen Pflegende in einem spitzen

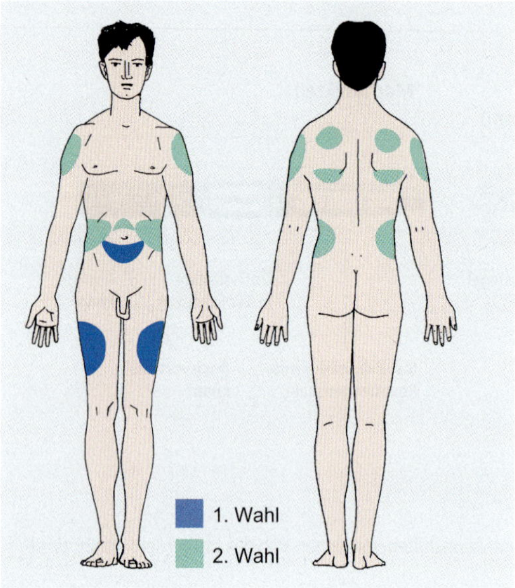

Abb. 5.17 Hautstellen, in die Pflegende subkutan injizieren (1. und 2. Wahl). [L157]

5

Winkel zur Haut ein. Sie vermeiden damit, in den Muskel einzudringen. Bei Normal- und Übergewichtigen stechen Pflegende die Kanüle im rechten Winkel zur Hautoberfläche ein. Sie verwenden dazu eine Kanüle Nr. 20 oder 18 (➤ Tab. 5.8).

Zur subkutanen Injektion bilden Pflegende eine Hautfalte zwischen Daumen und Zeigefinger und achten sorgfältig darauf, die Muskulatur nicht mit anzuheben (➤ Abb. 5.19). Muskelgewebe ist fester als Haut und lässt sich daher durch Tasten recht gut abgrenzen.

Grundsätzlich eignen sich viele Hautareale am Körperstamm zur subkutanen Injektion, Bauch und Oberschenkel sind zu bevorzugen (➤ Abb. 5.17).

BEACHTE

Pflegende injizieren ausschließlich in gesunde Hautbezirke. Sind solche nicht vorhanden, weicht der Arzt auf andere Verabreichungsformen aus.

Für viele Formen der Injektion ist es notwendig, nach dem Einstechen der Kanüle den Stempel der Spritze zunächst ein wenig hinauszuziehen. Durch diesen Vorgang *(Aspiration, lateinisch anhauchen)* lässt sich kontrollieren, ob die Spitze der Kanüle am gewünschten Ort liegt. Bei der i. v.-Injektion tritt während der Aspiration Blut in die Spritze und bei der i. m.-Injektion darf sich weder Blut noch eine andere Körperflüssigkeit aspirieren lassen. Zur subkutanen Injektion aspirieren Pflegende üblicherweise nicht. Eine Ausnahme bilden nur jene Präparate, für die der Hersteller diese Technik vorschreibt (Beipackzettel beachten).

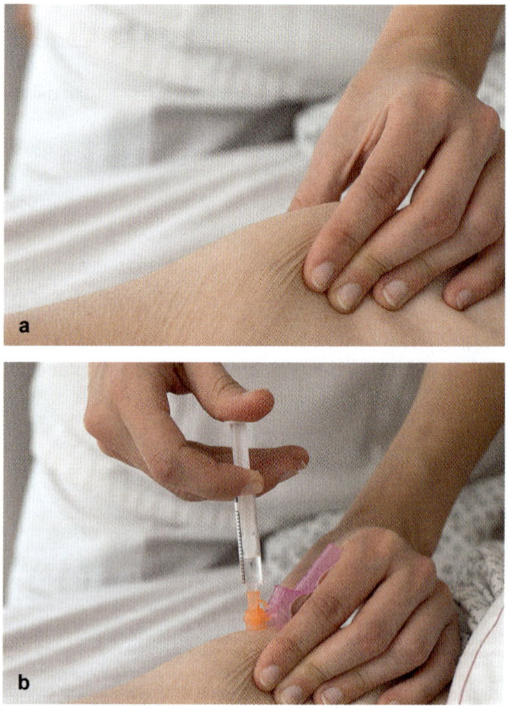

Abb. 5.18 Handhaltung während der subkutanen Injektion. Das Bild zeigt einen senkrechten Einstich, der bei normalgewichtigen Patienten angezeigt ist. [K115]

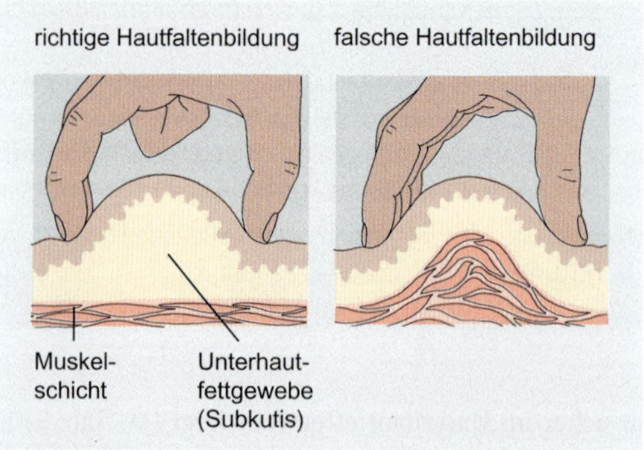

Abb. 5.19 Bei der Bildung einer Hautfalte vermeiden Pflegende, das unter der Haut liegende Muskelgewebe mit anzuheben. [L157]

Tab. 5.8 Es gibt Einmalkanülen in unterschiedlichen Größen. Sie sind farblich markiert und finden bei unterschiedlichen Injektionsformen Anwendung. Gauge ist eine Maßeinheit für den Außendurchmesser einer Kanüle. Sie entspricht der Zahl der Kanülen, die auf einem cm^2 Platz haben. D. h., je größer die Gauge-Zahl, desto geringer ist der Durchmesser der Kanüle.

Farbkodierung von Einmalkanülen													
Größe (nach Pravaz)	20	–	18	–	17	16	14	12	2	–	1	–	–
Gauge (spezielles Eichmaß, siehe Tabellen-Legende)	27		26		24	23	23	22	21		20		19
Farbe													
Außendurchmesser (mm)	0,40	0,40–0,42	0,45		0,55	0,66	0,60–0,65	0,70	0,80		0,90		1,10
Länge (mm)	20	12–16	25	12	25	25	30–32	30–32	40	50–60	40	70	30
Verwendung	Insulin, s. c.		Insulin, s. c.		s. c.	s. c.	s. c., i. m.[1]	s. c., i. m.[1]	i. v., i. m.[2]	i. m.[3]	i. v., i. m.[4]	tief i. m.	[5]

[1] Oberschenkel bei mindestens normalgewichtigen Erwachsenen
[2] Oberschenkel und Gesäß bei untergewichtigen Erwachsenen und großen Kindern
[3] Gesäß bei normal- bis übergewichtigen Erwachsenen
[4] Für dickflüssige Lösungen
[5] Aufziehkanüle, Blutentnahme

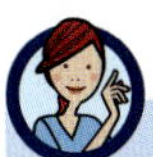

BEACHTE

Verletzungen mit gebrauchten Kanülen und anderen scharfen Instrumenten gehören zu den häufigsten Arbeitsunfällen der Pflegenden. Um dieses Risiko zu vermeiden, stecken Pflegende **niemals** eine Kanüle nach der Verwendung in die Schutzhülle zurück *(Recapping)*, sondern entsorgen sie umgehend in einen Abwurf für spitze Gegenstände. Die von der Industrie gelieferten Behälter besitzen an ihrer Öffnung Einkerbungen, die das Abstreifen der Kanüle ermöglichen, ohne dass eine Berührung mit der Hand notwendig wäre. Die Spritzen sind im Restmüll zu entsorgen, sofern das jeweilige Arzneimittel keine besonderen Vorsichtsmaßnahmen verlangt.

5.4 Spezielle Arzneimittellehre

Substanzen, die eine vergleichbare Wirkung aufweisen, auf dieselben Körperstrukturen wirken oder sich für die Behandlung derselben Erkrankung eignen, lassen sich zu **Arzneimittelgruppen** zusammenfassen. Diese Systematik erleichtert die Übersicht, weil sie eine schnelle Einordnung von Substanzen gestattet.

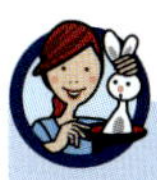

TIPPS & TRICKS

Die Verordnung eines Arzneimittels sowie die Festlegung der erforderlichen Dosierung obliegen ausschließlich dem Arzt. Pflegende verletzen die Grenzen ihrer Kompetenz erheblich, wenn sie ihren Patienten auf eigene Faust Arzneimittel verabreichen. Die einzige Ausnahme besteht in der „Bedarfsmedikation", häufig bei Präparaten, die nicht einem festen Einnahmeschema unterliegen. Typischerweise handelt es sich dabei um Schmerz- oder Schlafmittel sowie Arzneimittel, die sich gegen anfallsweise auftretende Erkrankungen richten (z. B. Asthma, Krampfanfälle, Angina pectoris).

5.4.1 Herz-Kreislauf-Mittel

DEFINITION

Herz-Kreislauf-Mittel *(Kardiaka):* Sammelbegriff für Arzneimittel, die zur Behandlung von Herz- bzw. Kreislaufkrankheiten eingesetzt werden und sehr unterschiedliche Wirkungen entfalten.

Weil Erkrankungen des Herzens schwerwiegende Folgen haben können und zu den häufigsten Erkrankungen überhaupt zählen, sind **Herz-Kreislauf-Mittel** eine der wichtigsten Medikamentengruppen.

Arzneimittel zur Regulierung des Herzrhythmus

DEFINITION
Mittel zur Regulierung des Herzrhythmus *(Antiarrhythmika):* Wirken überwiegend dämpfend bzw. regulierend auf die Häufigkeit der Muskelanspannungen am Herzen *(Herzfrequenz).*

Die **Mittel zur Regulierung des Herzrhythmus** wirken hauptsächlich, indem sie die Passage von Mineralstoffen *(Elektrolyte)* durch die Wände der Herzzellen beeinflussen.

Unerwünschte Wirkungen

Beispiele:
- Beschwerden im Magen-Darm-Trakt
- Kopfschmerzen
- Ohrensausen
- Sehstörungen (z. B. Doppelbilder)
- Kurzzeitiger Bewusstseinsverlust *(Synkope)*
- Schwindel
- Verringerung der Herzkraft
- Herzrhythmusstörungen (!).

TIPPS & TRICKS
Patienten, die Mittel zur Regulierung des Herzrhythmus einnehmen, benötigen eine regelmäßige Überprüfung von Puls, Blutdruck und die Beobachtung der allgemeinen Leistungsfähigkeit. Sie sind nur eingeschränkt in der Lage, am Straßenverkehr teilzunehmen.

Mittel zur Stärkung der Herzkraft

DEFINITION
Mittel zur Stärkung der Herzkraft *(Herzglykoside):* Substanzen, die die Muskelkraft des Herzens steigern und eine Verringerung der Schlaghäufigkeit bewirken.

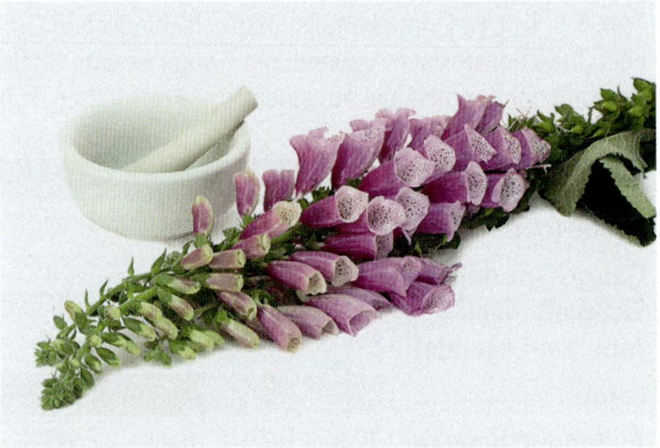

Abb. 5.20 Der rote Fingerhut lieferte viele Jahrhunderte lang Wirkstoffe zur Stärkung der Herzkraft *(Glykoside).* [J787]

Diese Arzneimittel werden bei verminderter Herzleistung unterschiedlicher Ursache eingesetzt. Einige der Wirkstoffe kommen natürlicherweise in Pflanzen, z. B. dem Fingerhut, vor (➤ Abb. 5.20). Ihre Wirksamkeit ist seit Jahrhunderten bekannt. Die heute verwendeten Präparate sind künstlich hergestellt. Zu unterscheiden sind u. a.:
- **Digoxin** (z. B. Lanicor®)
- **Digitoxin** (z. B. Digimerck®).

Unerwünschte Wirkungen

Das größte Risiko einer Behandlung mit Herzglykosiden besteht in der Überdosierung, die relativ schnell eintreten kann. Dann leiden die Patienten an:
- Sehstörungen (Farbensehen, vor allem grün und gelb)
- Übelkeit, Erbrechen
- Allergischen Hautausschlägen
- Verwirrtheit
- Kopfschmerzen
- Schlafstörungen
- Herzrhythmusstörungen.

TIPPS & TRICKS
Die Patienten benötigen mindestens einmal täglich eine Kontrolle von Blutdruck und Puls. Außerdem wird der Arzt regelmäßige Laborkontrollen des Blutes anordnen. Die Konzentration des Arzneimittels im Blut *(Blutspiegel)* darf nicht zu weit steigen. Pflegende achten insbesondere auf Zeichen einer Überdosierung.

Mittel zur Erweiterung der Blutgefäße

DEFINITION

Mittel zur Erweiterung der Blutgefäße *(Nitrate):* Kommen vorzugsweise bei der koronaren Herzkrankheit (➤ Kap. 2.5.4) und hier vor allem im akuten Anfall der Brustenge *(Angina pectoris)* zum Einsatz.

Die Brustenge, eine Vorstufe des Herzinfarkts (➤ Kap. 2.5.4), ist von einer mangelnden Durchblutung der Herzmuskulatur verursacht. Substanzen aus der Gruppe der Nitrate erweitern die kleinen Gefäße und unterstützen damit den geschwächten Herzmuskel.

Weil die Arzneimittel auch in Form von Zerbeißkapseln oder als Spray (zur Einatmung) zur Verfügung stehen, nimmt der Körper sie rasch auf (Wirkungseintritt innerhalb von 1–5 Min.). Sie sind die idealen Notfallmedikamente. Hauptsächlich verwendet wird **Glyzeroltrinitrat** (*Nitroglyzerin,* z. B. Nitrolingual®). Seine Wirkung hält etwa 30 Min. an.

Als längerfristig wirksame Mittel kommen **Isosorbidmononitrat** (z. B. Ismo®, Mono-Mack®) und **Isosorbiddinitrat** (z. B. Isoket®, Iso-Mack®) zum Einsatz. Sie eignen sich vor allem zur Vorbeugung von Anfällen der Brustenge und stehen auch als Tabletten zur Verfügung.

Unerwünschte Wirkungen

Besonders kritisch ist die Erhöhung der Schlagfrequenz des Herzens, die nach der Gabe von Nitraten eintreten kann. Dadurch benötigt der Herzmuskel sofort mehr Sauerstoff, den die verengten Gefäße jedoch nicht liefern können. Deshalb können sich die Symptome des Anfalls verstärken. Außerdem treten auf:

- Kopfschmerzen
- Schwindel
- Starker Abfall des Blutdrucks.

TIPPS & TRICKS

Während des akuten Anfalls der Brustenge lassen Pflegende den Patienten nicht allein. Sie informieren den Arzt, kontrollieren Puls und Blutdruck im Abstand von wenigen Minuten, bis sich die Beschwerden bessern. Patienten, die dauerhaft mit Nitro-Präparaten eingestellt sind, benötigen mindestens einmal täglich eine Kontrolle von Puls und Blutdruck.

Blutdrucksenkende Mittel

DEFINITION

Blutdrucksenkende Mittel *(Antihypertensiva, Antihypertonika):* Gruppe von Arzneimitteln, die den Blutdruck senken.

Zu der Gruppe dieser Arzneimittel gehören Wirkstoffe, die die Ausscheidung von Flüssigkeit aus dem Körper steigern (Diuretika ➤ Kap. 5.4.4). Außerdem gibt es Substanzen, die einen direkten Einfluss auf das Herz und die Gefäße nehmen.

Unerwünschte Wirkungen

Die verschiedenen Stoffgruppen können unterschiedliche unerwünschte Wirkungen auslösen. Neben leichteren Störungen des Befindens (z. B. Mundtrockenheit, Unruhe) gehören dazu auch Funktionsstörungen des Herzens (z. B. Verlangsamung des Pulses), die ernsthafte Folgen haben können. Einige Präparate können auch Stuhlverstopfung, Potenzstörungen und Atembeschwerden hervorrufen. Einige unerwünschte Wirkungen gelten für alle blutdrucksenkenden Arzneimittel gleichermaßen, z. B.:

- Verwirrtheit und Müdigkeit durch eine zu schnelle Senkung des Blutdrucks
- Schwindel und Kopfschmerzen
- Magen-Darm-Beschwerden.

TIPPS & TRICKS

Bei Patienten, die blutdrucksenkende Medikamente einnehmen, messen Pflegende mindestens einmal täglich Puls und Blutdruck. Weichen die Ergebnisse deutlich von den gewohnten Werten ab, informieren sie den Arzt. Außerdem befragen Pflegende die Patienten regelmäßig nach ihrem Allgemeinbefinden, um weitere unerwünschte Wirkungen aufdecken zu können.

5.4.2 Mittel zur Behandlung des Diabetes

Diabetes mellitus ➤ Kap. 2.10.3

DEFINITION

Mittel zur Behandlung des Diabetes *(Antidiabetika):* Substanzen, die entweder die Insulinproduktion der Bauchspeicheldrüse anregen, die Aufnahme von Zucker in die Blutbahn beeinflussen oder auf den Zuckerstoffwechsel wirken.

Der Diabetes Typ 2 ist eine chronische Erkrankung, die sich über Jahrzehnte hinzieht und unter ungünstigen Umständen verstärkt. Die Betroffenen können häufig zunächst durch eine Umstellung des Speiseplans, Abnahme des Körpergewichts sowie ein Programm zur angemessenen körperlichen Bewegung ausreichend behandelt werden. Bleiben die Blutzuckerwerte unter dem Einfluss dieser Behandlung nicht in einem angemessenen Bereich, besteht die Möglichkeit, Mittel zur Behandlung von Diabetes einzusetzen. Die Voraussetzung ist, dass die Bauchspeicheldrüse die Insulinproduktion noch nicht eingestellt hat.

TIPPS & TRICKS

Die Mittel zur Behandlung von Diabetes sind stets mit einem angepassten Speiseplan und einem angemessenen Bewegungsprogramm zu kombinieren.

Insulin

DEFINITION

Insulin: Hormon der Bauchspeicheldrüse, das den Zuckerstoffwechsel *(Glukose)* des Körpers regelt. Wird Diabetikern in Form von Injektionen ins Unterhautfettgewebe verabreicht. Die derzeit verwendeten Präparate stammen aus gentechnischer Herstellung.

Alle Typ-1-Diabetiker (➤ Kap. 2.10.3) und ein Teil der Typ-2-Diabetiker benötigen zur Regulierung ihres Zuckerstoffwechsels die künstliche Zufuhr von Insulin.

BEACHTE

Da Insulin Eiweiße enthält, ist es wärmeempfindlich und im Kühlschrank bei etwa 2–8 °C zu lagern. Es ist aber auch kälteempfindlich. Sobald Insulin einmal gefroren war, ist es unbrauchbar.

Es stehen Insuline mit unterschiedlichen Wirkweisen zur Verfügung, die häufig kombiniert zum Einsatz kommen:

- **Kurz wirksame Insuline** *(Normalinsulin).* Die Wirkung beginnt etwa 15–30 Min. nach Verabreichung und hält höchstens sechs Stunden an. Zu den kurz wirksamen Insulinen gehören Actrapid® und Huminsulin®
- **Verzögerungsinsuline** *(Depotinsulin).*
  - **Intermediärinsuline.** Die Wirkung setzt etwa 30–90 Min. nach der Verabreichung ein und hält bis zu 24 Stunden an. Zu dieser Insulingruppe gehören Protaphane® oder Insuman® basal
  - **Langzeitinsuline.** Die Wirkung setzt etwa drei bis vier Stunden nach der Verabreichung ein und hält bis zu 28 Stunden an. Zu dieser Insulingruppe gehört z. B. Lantus®
  - **Mischinsuline.** Diese Präparate bestehen aus einer Mischung von schnell und verzögert wirksamen Insulinen. Die Wirkung setzt bereits nach etwa 30 Min. ein. Die Dauer der Wirkung ist vom Mischungsverhältnis abhängig. Zu diesen Insulinen gehören Humalog Mix® oder Actraphane® 30/50.

BEACHTE

Das Maß für Insuline ist grundsätzlich die „Internationale Einheit" (IE). Insuline die zur Injektion aus einer Spritze gedacht sind, enthalten 40 IE pro Milliliter. Das Insulin für Injektionshilfen (z. B. Pen ➤ Abb. 5.16) enthält 100 IE pro Milliliter. Pflegende kontrollieren die Aufschrift auf den Ampullen vor jeder Injektion sorgfältig. Eine versehentliche Überdosierung kann zu einer schwerwiegenden Unterzuckerung des Patienten und sogar zum Tod führen.

Unerwünschte Wirkungen

Die schwerwiegendste unerwünschte Wirkung besteht in einer übermäßigen Senkung des Blutzuckerspiegels (*Hypoglykämie* ➤ Kap. 2.10.3). Sie tritt vor allem dann auf, wenn ein Patient nicht die Menge an Nahrung zuführt, die der Insulindosis angemessen wäre. Außerdem kann die Insulintherapie zur Gewichtszunahme führen oder allergische Reaktionen am Ort der Verabreichung hervorrufen.

5.4.3 Mittel zur Behandlung von Atemwegserkrankungen

Hustendämpfende Mittel

DEFINITION

Hustendämpfende Mittel *(Antitussiva):* Arzneimittel, die auf dem Weg über das zentrale Nervensystem den Hustenreiz lindern.

Die **hustendämpfenden Mittel** kommen vor allem bei Reizhusten *(ohne Förderung von Lungensekret)* zum Einsatz. Bei Hustenerkrankungen, die Sekret aus der Lunge nach außen fördern *(produktiver Husten)*, gibt man sie allenfalls am Abend, damit die Patienten eine möglichst ungestörte Nachtruhe haben.

BEACHTE

Die **Kombination** von Hustendämpfern und sekretlösenden Arzneimitteln ist nicht sinnvoll und kann sogar gefährlich sein, weil die Patienten unter dem Einfluss der Präparate den Schleim nicht aus der Lunge befördern können und schlimmstenfalls Sauerstoffmangel eintritt.

Die meisten Hustendämpfer sind Opiate. Zu dieser Wirkstoffgruppe gehören das **Codein** und Substanzen, die nah mit ihm verwandt sind, z. B. Tryasol®, Bronchicum®, Tussoret®.

Als schwerwiegendste unerwünschte Wirkung kann sich bei langzeitiger Anwendung opiatbasierter Hustenmittel eine Abhängigkeit entwickeln. Außerdem können auftreten: Kopfschmerzen, Übelkeit und Erbrechen sowie Verstopfung.

Hustendämpfer, die nicht zur Familie der Opiate gehören sind **Noscapin** (Capval®) und **Clobutinol** (z. B. Rofatuss®, Silomat®). Beide haben nahezu keine unerwünschten Wirkungen.

Sekretfördernde Mittel

DEFINITION

Sekretfördernde Mittel *(Expektoranzien):* Wirken durch eine Verflüssigung des Schleims *(Sekretolytika)* in den Atemwegen oder die Unterstützung des Sekrettransports *(Sekretomotorika)* nach außen.

Sekretfördernde Mittel sind in Form von Sirup, Lösung (auch zur Inhalation und Injektion), Brausetabletten, Granulat sowie Tabletten und Kapseln erhältlich.

Folgende Wirkstoffe gehören zu den Arzneimitteln, die den **Schleim verflüssigen:**

- **Acetylcystein,** z. B. ACC®, Acemuc®, Fluimucil®
- **Carbocistein,** z. B. Transbronchin®
- **Bromhexin,** z. B. Bisolvon®, Aparsonin®
- **Ambroxol,** z. B. AmbroHexal®, Mucosolvan®.

Als unerwünschte Wirkungen können Übelkeit und Erbrechen auftreten.

TIPPS & TRICKS

Die Verflüssigung des Sekrets in der Lunge gelingt nur, wenn der Patient täglich mindestens 1,5–3 Liter Flüssigkeit trinkt.

5.4.4 Mittel zur Ausschwemmung von Flüssigkeit

DEFINITION

Mittel zur Ausschwemmung von Flüssigkeit *(Diuretika):* Unterstützen die Nieren bei der Ausscheidung von Wasser.

Arzneimittel, die die **Ausschwemmung von Flüssigkeit** aus dem Körper fördern, kommen u. a. bei Erkrankungen des Herzens, der Leber, der Nieren sowie bei Störungen der Hirnfunktion zum Einsatz.

TIPPS & TRICKS

Patienten, die mit harntreibenden Arzneimitteln behandelt werden, benötigen mindestens einmal täglich eine Puls- und Blutdruckkontrolle. Pflegende überwachen die Ausscheidung und achten vor allem auf Zeichen einer

Austrocknung. Um eine nächtliche Störung der Patienten durch Harndrang zu vermeiden, sollten die Medikamente nicht abends verabreicht werden.

5.4.5 Magen-Darm-Mittel

Mittel zur Verhinderung und Behandlung von Magengeschwüren

DEFINITION

H_2-Blocker: Hemmen die Magensäureproduktion.
Protonenpumpenblocker: Hemmt die Magensäureproduktion zu fast 100 %.
Magensäurepuffer *(Antazida):* Arzneimittel, mit denen sich der pH-Wert im Magen senken lässt.
Schutzfilmbildner: Überziehen die Innenwand des Magens nach der Einnahme mit einem Film, der sie gegen die aggressive Magensäure abschirmt.
Anticholinergika: Behindern den Zugriff des Nervus vagus auf die säureproduzierenden Zellen der Magenschleimhaut

- Die **Histamin-2-Rezeptorenblocker** *(H_2-Blocker)* stellen eine Wirkstoffgruppe dar, die über die Hemmung der Wirksamkeit von **Histamin** *(Hormon mit Aufgaben in verschiedenen Organsystemen)* die Bildung von Magensäure herabsetzt. Unerwünschte Wirkungen können Brustwachstum und Minderung des Geschlechtstriebs bei Männern, Durchfall, Kopfschmerzen und Müdigkeit sein. Wichtige Vertreter dieser Substanzen:
  - **Ranitidin** (z. B. Zantic®, Sostril®)
  - **Cimetidin** (z. B. Cimebeta®, Azucimet®)
- **Protonenpumpenblocker:** Hemmen die Magensäureproduktion zu nahezu 100 %. Sie werden in Kombination mit zwei verschiedenen Antibiotika zur Therapie des Magen- und Zwölffingerdarmgeschwürs eingesetzt. Wirkstoffe sind z. B. Pantoprazol (Pantozol®), Esomeprazol (Nexium®)
- Ein sehr häufig verwendeter Wirkstoff der **Magensäurepuffer** heißt **Magaldrat** und ist eine Mischung aus Magnesium- und Aluminiumsalzen (z. B. Riopan®, Gastripan®). Etwa eine bis zwei Stunden nach dem Essen eingenommen, bindet das Arzneimittel die von der Magenschleimhaut gebildete Magensäure und verhindert auf diese Weise Beschwerden sowie Geschwüre. Als unerwünschte Wirkung kann es zu breiigem Stuhlgang kommen. Da die Magensäurepuffer die Aufnahme von Wirkstoffen aus anderen Arzneimitteln vermindern können, ist es geraten sie in einem mindestens einstündigen Abstand einzunehmen
- Der Wirkstoff **Sucralfat** (z. B. Sucrabest®, Ulcogant®) bildet einen **Schutzfilm über der Magenschleimhaut.** Das Mittel sollte etwa eine Stunde vor dem Essen eingenommen werden, damit es genügend Zeit hat, sich zu verteilen. Als unerwünschte Wirkungen können Übelkeit und Verstopfung auftreten
- Meist in Kombination mit anderen Arzneimitteln kommen **Anticholinergika** wie **Pirenzepin** (z. B. Gastrozepin®) zum Einsatz. Sie hemmen die Funktion des Parasympathikus. Daraus erklären sich auch die unerwünschten Wirkungen, die vor allem bei Überdosierung auftreten können: Seh-, Bewusstseins- und Herz-Rhythmus-Störungen.

Abführmittel

DEFINITION

Abführmittel *(Laxanzien):* Arzneimittel, die die Ausscheidungsfunktion des Darms verbessern.

Abführmittel sind eine sehr uneinheitliche Gruppe von Wirkstoffen, die auf ganz unterschiedliche Weise die Passage des Nahrungsbreies im Darm verkürzen. Zu ihnen gehören:

- **Ballaststoffe.** Die überwiegend aus unverdaulichen Pflanzenfasern bestehenden Substanzen gehören zu einer ausgewogenen Ernährung. Es kann jedoch notwendig sein, sie zusätzlich in größerer Menge zuzuführen. Geeignet sind **Leinsamen** (z. B. Linusit®) oder **Weizenkleie** (z. B. Weizenkleie Granolax®), die nicht unbedingt in der Apotheke gekauft werden müssen, sondern auch im Lebensmittelhandel erhältlich sind. Sie quellen im Darm auf und regen die Stuhlausscheidung an. Bei der Anwendung von Ballaststoffen ist es notwendig, dass Patienten mindestens 1,5–2 Liter täglich trinken. Ohne ausreichende Flüssigkeitszufuhr kann sich der Effekt umkehren und eine massive Verstopfung entstehen

- **Osmotisch wirksame Abführmittel.** Es handelt sich um Lösungen, die einen höheren osmotischen Druck besitzen als der Körper und deshalb Flüssigkeit in den Darm hineinziehen und so den Stuhl weicher machen. Sie enthalten entweder Salze (z. B. Natriumsulfat, Natriumhydrogenphosphat) oder nicht resorbierbare Zucker bzw. Zuckeralkohole (z. B. Mannitol, Sorbitol, Lactose). Über den Mund werden die Flüssigkeiten oft vor Operationen oder diagnostischen Maßnahmen am Darm verabreicht (z. B. Koloskopielösung). Als Pulver ist Glaubersalz *(Natriumsulfat)* erhältlich, es wird mit Wasser zu einer Trinklösung vermischt. Osmotisch wirksame Abführmittel sind auch in Form von Klysmen zur Verabreichung über den After gebräuchlich (z. B. Klean-Prep®).

5.4.6 Schmerzmittel

Betäubungsmittelgesetz ➤ Kap. 5.2.2

DEFINITION

Schmerzmittel *(Analgetika):* Arzneimittel, die in zwei große Kategorien einzuteilen sind:
- **Abkömmlinge von Opiaten** *(opioide Analgetika),* die am zentralen Nervensystem wirken
- **Peripher wirkende Schmerzmittel** *(nicht opioide Analgetika),* die ihren Angriffsort nicht am ZNS, sondern am peripheren Nervensystem haben.

Peripher wirkende Schmerzmittel

Die Gruppe der **peripher wirkenden Schmerzmittel** umfasst sehr verschiedene Substanzen, die sich durch unterschiedliche Wirkweisen und Eigenschaften auszeichnen. Sie zählen zu den am meisten verkauften Arzneimitteln, unter anderem, weil viele von ihnen nicht verschreibungspflichtig sind. Wichtige Wirkstoffe sind:

- **Nichtsteroidale Entzündungshemmer** *(Antiphlogistika).* Dieser Begriff bezeichnet eine Gruppe von Wirkstoffen, die schmerzstillend und fiebersenkend, aber auch gut gegen entzündliche Prozesse wirkt (ähnlich wie das Steroidhormon Kortison). Diese Arzneimittel können Magen-Darm-Geschwüre, Kopfschmerzen und Übelkeit mit Erbrechen hervorrufen. Beispiele sind:
  - **Ibuprofen** (z. B. Imbun®, Optalidon®)
  - **Diclofenac** (z. B. Voltaren®)
  - **Acetylsalicylsäure** (z. B. ASS ratiopharm®, Aspirin®)
- **Paracetamol** (z. B. ben-u-ron®). Wirkt schmerzlindernd und fiebersenkend. Unerwünschte Wirkungen können Nierenfunktionsstörungen sein. Problematisch ist, dass Paracetamol bei längerem Gebrauch die Leber schwer schädigen kann. Die tödliche Dosis des Medikaments liegt bei etwa zehn Gramm
- **Metamizol** (z. B. Novalgin®). Wirkt gegen mittelschwere bis starke Schmerzen und krampflösend. Kann, v. a. wenn es als Injektion verabreicht wird, massive allergische Reaktionen auslösen.

Abkömmlinge von Opiaten

DEFINITION

Abkömmlinge von Opiaten *(Opioide):* Substanzen, die mit den Wirkstoffen des Schlafmohns *(Opium)* abstammen oder nahe mit ihnen verwandt sind. Der Umgang mit diesen Stoffen ist gesetzlich streng geregelt (➤ Kap. 5.2.2).

Die **Abkömmlinge von Opiaten** sind die wirksamsten Schmerzmittel (➤ Abb. 5.21). Sie kommen deshalb bei starken bis stärksten Schmerzen zum Einsatz – häufig in Kombination mit einem peripher wirksamen Präparat. Durch die zweigleisige Therapie lässt sich der Bedarf an Opioiden verringern. Da alle

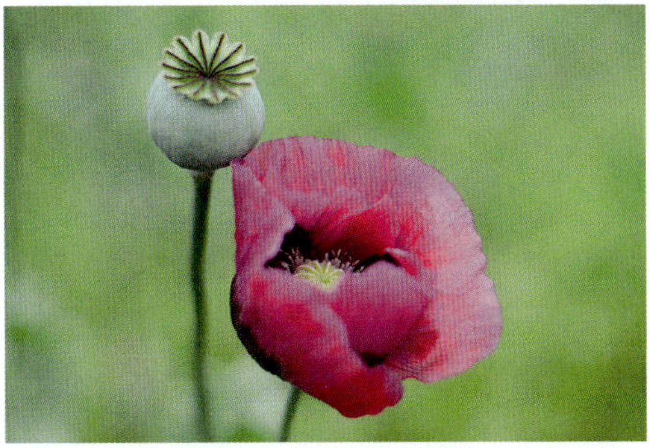

Abb. 5.21 Der Saft des Schlafmohns enthält neben anderen stark wirksamen Substanzen auch Morphin. [J787]

5

Arzneimittel dieser Gruppe ein Suchtpotenzial besitzen, wurden sie lange nur zurückhaltend eingesetzt. Inzwischen ist bekannt, dass dieses Risiko bei sachgemäßer Verwendung und bedarfsgerechter Dosierung kein Hinderungsgrund gegen die Verordnung sein sollte. Da sie Einfluss auf das zentrale Nervensystem nehmen, zeigt sich häufig eine (durchaus nicht immer unerwünschte) Stimmungsaufhellung.

Als unerwünschte Wirkungen können bei allen Opioiden folgende Erscheinungen vorkommen: Dämpfung der Atmung und Darmtätigkeit (mit Verstopfung), Übelkeit, Schwindel, Benommenheit.

Schwache Opioide, z. B.:
- **Tilidin/Naloxon** (z. B. Tilidura®, Valoron®)
- **Tramadol** (z. B. Tramundin®, Tramal®).

Starke Opioide, z. B.:
- **Morphium** (z. B. Morphin Merck®)
- **Buprenorphin** (z. B. Temgesic®)
- **Piritramid** (z. B. Dipidolor®).

TIPPS & TRICKS

Patienten, die Opioide gegen Schmerzen einnehmen, bedürfen der genauen Beobachtung. Um die Therapie maximal wirksam zu gestalten, ist es notwendig, die verordneten Medikamente in der richtigen Dosierung und nach einem festen Zeitschema einzunehmen – jeweils bevor der Schmerz erneut auftritt. Pflegende beobachten die Patienten sorgfältig auf etwaige unerwünschte Wirkungen.

5.4.7 Schlafmittel

DEFINITION

Schlafmittel *(Antiinsomnika, Hypnotika)*: Medikamente, die gegen Einschlaf- und Durchschlafstörungen wirken.

Wirkstoffe, die als **Schlafmittel** eingesetzt werden, beeinflussen häufig auch psychische Funktionen, z. B. dämpfen sie das Bewusstsein, lösen Angstgefühle und beruhigen allgemein. Damit greifen sie tief in das Erleben des Menschen ein. Ausgenommen sind hierbei pflanzliche Präparate, die jedoch den Nachteil haben, nur sehr schwach oder überhaupt nicht zu wirken. Diese Einschränkung gilt nicht für Abkömmlinge aus den Inhaltsstoffen des Schlafmohns (Opiate ➤ Kap. 5.4.6) die hoch wirksam sind und dem Betäubungsmittelgesetz unterliegen.

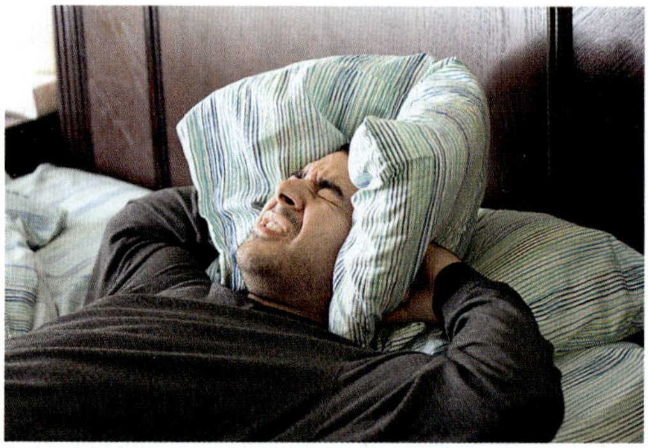

Abb. 5.22 Schlafmittel kommen bei schweren Schlafstörungen zum Einsatz. Die Arzneimittel eignen sich jedoch nicht zum dauerhaften Gebrauch, weil sie Abhängigkeit hervorrufen können. [J787]

Früher kamen häufig Substanzen aus der Gruppe der **Barbiturate** zur Anwendung. Wegen ihrer schweren unerwünschten Wirkungen und dem hohen Risiko, schon nach kurzer Zeit abhängig zu machen (➤ Abb. 5.22), sind sie in Deutschland als Schlafmittel nicht mehr zugelassen. **Phenobarbital** (z. B. Luminal®) wird noch zur Behandlung von Krampfanfällen *(Epilepsie)* verordnet.

Die meisten Schlafmittel, die aktuell verwendet werden, gehören zur Gruppe der Benzodiazepine. Sie haben ein breites Anwendungsspektrum und wirken angstlösend, gegen Krämpfe, muskelentspannend, beruhigend und schlaffördernd. Es besteht bei allen Substanzen ein Risiko, körperlich und seelisch abhängig zu werden. Einige der Stoffe unterliegen dem Betäubungsmittelgesetz (➤ Kap. 5.2.2). Beispiele für Benzodiazepine:
- **Diazepam** (z. B. Valium®), ist das bekannteste Benzodiazepin und findet als Schlafmittel, Narkosemittel für Kinder sowie Notfallmedikament bei Krampfanfällen (als Mini-Klistier/Rektiole) Verwendung
- **Lorazepam** (z. B. Tavor®), gegen Angst, Schlaflosigkeit und zur Durchbrechung von Krampfanfällen
- **Oxazepam** (z. B. Adumbran®, Noctazepam®), gegen Angst, Unruhe und Durchschlafstörungen
- **Bromazepam** (z. B. Lexotanil®, Normoc®), gegen Angst, Unruhe und als Schlafmittel
- **Flurazepam** (z. B. Dalmadorm®, Staurodorm®), als Schlafmittel

- **Lormetazepam** (z. B. Ergocalm®, Noctamid®), gegen Ein- und Durchschlafstörungen
- **Nitrazepam** (Dormalon®, Mogadan®), Schlafmittel für Erwachsene, bei Kindern wirksam gegen Krampfanfälle.

Die unerwünschten Wirkungen dieser Stoffe unterscheiden sich geringfügig. Grundsätzlich besteht die Gefahr, dass sie den Atemantrieb vermindern. Die Verringerung der Muskelspannung kann zu Stürzen führen. Das größte Risiko ist die Entwicklung einer Sucht.

BEACHTE

Der Einsatz von Schlafmitteln sollte wegen der unerwünschten Wirkungen stets zurückhaltend erfolgen. Pflegende versuchen zunächst, Schlafstörungen mit anderen Maßnahmen zu begegnen. Ein warmes Bad mit beruhigenden Zusätzen (z. B. Melisse) am Abend, ein Glas warme Milch mit Honig, die Beachtung von Einschlafritualen sowie die Vermeidung von Lärm und Licht in der Nacht können sich günstig auf die Schlafqualität auswirken. Pflegende beobachten Patienten, die dauerhaft Schlafmittel einnehmen, genau auf Zeichen unerwünschter Wirkungen.

5.4.8 Mittel gegen Infektionen

DEFINITION

Mittel gegen Infektionen *(Antiinfektiva)*: Wirkstoffe, die sich gegen Krankheitserreger richten, die sich im oder am Körper befinden.

Die drei wichtigsten Gruppen der **Mittel gegen Infektionen** sind: **Antibiotika** (wirken gegen Bakterien), **Virostatika** (wirken gegen Viren) und **Antimykotika** (wirken gegen Pilze).

Antibiotika

Bis zur Entdeckung des Penicillins in den 1920er-Jahren durch den Schotten **Alexander Fleming,** verfügte die Medizin nicht über wirksame Arzneimittel zur Bekämpfung von bakteriell bedingten Infektionskrankheiten. Flemings Beobachtung, dass die Gifte eines Pilzes Bakterien töten, ohne gleichzeitig den menschlichen Organismus zu schädigen, bildete den Startpunkt für die Entwicklung einer Vielzahl von **Antibiotika.** Die zunächst sehr unkritische Verabreichung der Wirkstoffe führte jedoch zur Entstehung von widerstandsfähigen Bakterienstämmen, von denen einige inzwischen durch praktisch kein Antibiotikum mehr zu beeinflussen sind.

BEACHTE

Allergien sind gefürchtete unerwünschte Wirkungen von Antibiotika. Besonders groß ist das Risiko bei den Penicillinen. Pflegende achten auf entsprechende Zeichen (z. B. Hautausschlag, Juckreiz) und informieren umgehend den Arzt, sobald sie auftreten.
Noch häufiger kommt es während der Therapie jedoch zu Durchfällen. Antibiotika, die als Tablette eingenommen oder per Injektion/Infusion verabreicht werden, wirken im gesamten Körper antibakteriell und stören so die normale Besiedelung des Darms. Oft kommt es auch zu Pilzinfektionen (bei Frauen v. a. in der Scheide), weil sie auch dort die angestammte Bakterienflora vernichten oder beeinträchtigen.
Patienten, die sich einer antibiotischen Behandlung unterziehen, müssen das Arzneimittel zuverlässig einnehmen – und zwar über die gesamte verordnete Zeit auch nach dem Abklingen der Krankheitszeichen. Ein zu frühes Absetzen des Antibiotikums erhöht das Risiko der Resistenzbildung bei Bakterien.

Virostatika

Die Schwierigkeit der Behandlung von viral bedingten Infektionen liegt in der Eigenschaft der Erreger begründet, in die Zellen des Organismus einzudringen. Es ist sehr schwer, die Viren zu hemmen, ohne gleichzeitig einen Schaden am Körpergewebe zu verursachen. Bisher wurden nur verhältnismäßig wenige **Virostatika** *(Virustatika)* entwickelt.

Unerwünschte Wirkungen von Virostatika sind Übelkeit, Erbrechen, Mundtrockenheit, Atembeschwerden sowie Leber- und Nierenschädigungen. Azidothymidin kann außerdem zu schweren Veränderungen des Blutbildes führen.

Antimykotika

Antimykotika, Arzneimittel zur Behandlung von Pilzinfektionen, sind gut verträglich, solange sie lediglich an begrenzten Bereichen von Haut und Schleimhaut angewendet werden. Dort wirken sie meist schnell und zuverlässig. Liegt jedoch eine Allgemeininfektionen mit Pilzen vor, ist es notwendig, die Antimykotika über den Mund oder in die Blutbahn zu verabreichen. In diesen Fällen können sie nicht selten Leber- und Nierenschäden, Übelkeit, Erbrechen und Durchfall hervorrufen.

5.4.9 Blutverdünnungsmittel

DEFINITION

Blutverdünnungsmittel *(Antikoagulanzien):* Wirkstoffe, die einer Bildung von Blutgerinnseln entgegenwirken.

Die Entstehung von Blutgerinnseln ist eine gefürchtete Komplikation in der Folge von Operationen. Vorbeugend verordnen Ärzte ihren Patienten **Blutverdünnungsmittel,** die als Injektionen zu verabreichen sind *(Heparine).* Auch Patienten nach Schlaganfällen, Herzinfarkten oder Gefäßerkrankungen benötigen meist eine Hemmung der Blutgerinnungsfähigkeit. Die dauerhafte Verringerung der Gerinnungsfähigkeit des Blutes ist am besten mit Wirkstoffen möglich, die über den Mund eingenommen werden und zur Gruppe der **Cumarine** (z. B. Marcumar®) gehören. Alternativ verordnen Ärzte die neueren Wirkstoffe Dabigatran, Rivaroxaban und Apixaban.

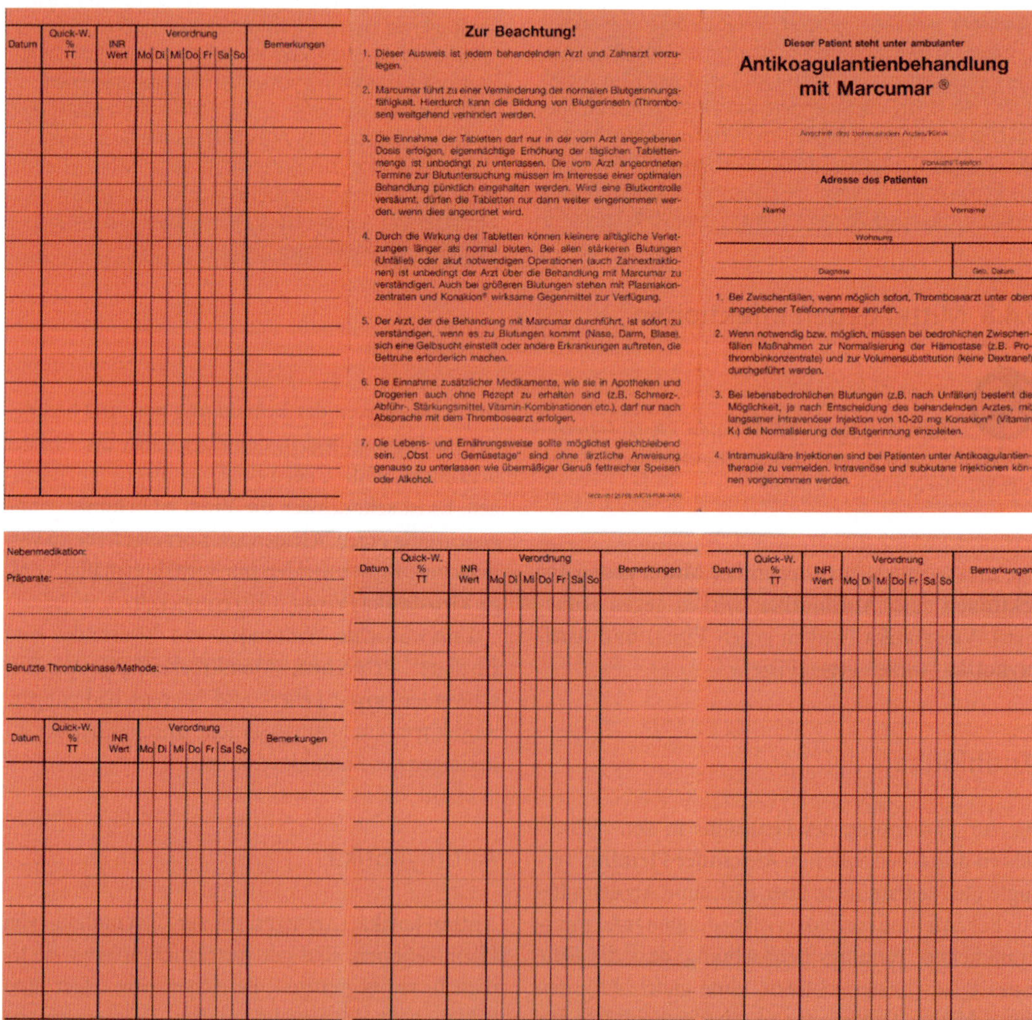

Abb. 5.23 In den Marcumar-Pass trägt der Arzt die aktuellen Blutwerte sowie die Menge des gerinnungshemmenden Arzneimittels ein, die der Patient einnehmen soll. Dieses Dokument tragen die Patienten stets bei sich. [M294]

Als Langzeitmedikament wird weiterhin oft Acetylsalicylsäure (z. B. Aspirin®) in geringer Dosierung (100 mg/Tag) eingesetzt. Dieser Wirkstoff ist in der Lage, die Bindungsneigung der Blutplättchen *(Thrombozytenaggregation)* zu hemmen. Auch die Wirkstoffe Clopidogrel, Prasugrel und Ticagrelor kommen zum Einsatz.

Heparine

Heparine kommen vor allem bei Patienten zum Einsatz, deren Thrombosegefährdung aus einer Einschränkung der Bewegung resultiert. Da es sich um langkettige Zucker handelt, die der Darm nicht aufnehmen kann, werden sie in das Unterhautfettgewebe injiziert. Zur Vorbeugung genügt eine niedrig dosierte Heparinisierung *(low dose)*. Sie wird vorwiegend mit Fertigspritzen durchgeführt, die ein- bis dreimal täglich zu verabreichen sind.

Hochdosierte Heparingaben *(high dose, Vollheparinisierung)* sind bei der Behandlung von Lungenembolien, Herzinfarkten oder während einer Blutwäsche *(Dialyse)* notwendig. Sie erfolgen intravenös.

Niedrig dosiert haben Heparine kaum unerwünschte Wirkungen. In höheren Dosen können Blutungen oder ein Mangel an Blutplättchen *(Thrombozyten)* auftreten.

Cumarine

BEACHTE

Patienten, die eine **Cumarin-Behandlung** erhalten, tragen einen Notfallausweis bei sich, in dem u. a. ihre aktuellen Blutwerte verzeichnet sind (➤ Abb. 5.23). Gelegentlich sind sie auch mit einer Ampulle **Vitamin K** ausgestattet. Nach einer Injektion dieses Medikaments erreichen sie innerhalb von einigen Stunden normale Gerinnungswerte. Das ist z. B. vor Notfall-Operationen wichtig. Pflegende achten darauf, dass die Patienten sich im Alltag möglichst keinem Verletzungsrisiko aussetzen, denn Wunden können zu einer heftigen Blutung führen. Deshalb sollen Patienten sich z. B. von Nass- auf Trockenrasur umstellen und für einen weichen Stuhlgang sorgen (➤ Kap. 5.4.5). Die eigenständige Einnahme von Arzneimitteln (z. B. Acetylsalicylsäure) kann gefährlich sein, weil sie die Blutungsneigung verstärkt.

Die **Cumarine** sind Gegenspieler des Vitamin K und für die langzeitige Hemmung der Blutgerinnung geeignet. Für die Therapie ist eine zuverlässige Einnahme der Tabletten und eine regelmäßige Kontrolle eines Gerinnungswertes *(Quick, INR)* unverzichtbar. Der **Quick** liegt normalerweise bei 100 % und wird durch die Cumarine auf einen Wert gesenkt, der individuell unterschiedlich sein kann. Da dieser Wert nicht ganz zuverlässig zu erheben ist, geht man inzwischen dazu über, den Erfolg der Behandlung mit der **INR** *(international normalized ratio)* zu messen. Deren Normalwert liegt bei 1,0 und erhöht sich durch die Wirkung des Medikaments auf 2,0–4,0.

Der am häufigsten verwendete Wirkstoff aus der Cumarin-Gruppe heißt **Phenprocoumon** (z. B. Marcumar®).

Als unerwünschte Wirkungen können u. a. Blutungen (auch im Magen), Leberentzündung und Haarausfall auftreten.

Wiederholungsfragen

1. Erläutern Sie, was ein apothekenpflichtiges Arzneimittel ist. (➤ Kap. 5.1.1)
2. Nennen Sie sechs Angaben, die auf der Packungsbeilage eines Arzneimittels aufgeführt sein müssen. (➤ Kap. 5.1.1)
3. Was verstehen Sie unter den unerwünschten Wirkungen von Arzneimitteln? (➤ Kap. 5.1.4)
4. Nennen Sie zwei Probleme, die bei der Verabreichung von Arzneimitteln über den Mund auftreten können. (➤ Kap. 5.2.1)
5. Unter welchen Bedingungen sind Arzneimittel in stationären Einrichtungen zu lagern? (➤ Kap. 5.3.2)
6. Nennen Sie vier gesetzlich vorgeschriebene Regeln zum Umgang mit Betäubungsmitteln. (➤ Kap. 5.3.2)

7. Beschreiben Sie den Aufbau und die Funktion der Injektionshilfe Pen. (➤ Kap. 5.3.3)
8. Was unterscheidet ein kurz wirksames von einem Verzögerungsinsulin? (➤ Kap. 5.4.2)
9. Nennen Sie die zwei großen Gruppen von Schmerzmitteln und deren Eigenschaften. (➤ Kap. 5.4.6)
10. Welches ist das größte Risiko bei der Einnahme von Schlafmitteln? Wie können Pflegende helfen, es zu vermeiden? (➤ Kap. 5.4.7)
11. Nennen Sie zwei pflegerische Aufgaben zum Schutz von Patienten, die Blutverdünnungsmittel erhalten. (➤ Kap. 5.4.9)

KAPITEL

6 Pflege bei Notfällen

DEFINITION

Notfall: Situation, in der Lebensgefahr besteht. Die Lebensfunktionen des betroffenen Menschen sind schwer beeinträchtigt oder unmittelbar bedroht.

Notfälle erfordern rasches Handeln. Der häufig sehr bedrohlich wirkende Zustand des Betroffenen setzt die Helfer unter großen psychischen Druck. Das gilt nicht nur für Laien, die z. B. im Straßenverkehr an einen Unfallort kommen, sondern auch für professionell Pflegende und alle anderen Berufsgruppen im Gesundheitswesen. Krankenpflegehelfer sind an der Betreuung von Patienten beteiligt und haben deshalb die Pflicht, Erste Hilfe zu leisten und Notfallmaßnahmen einzuleiten. Deshalb ist es notwendig, sich mit den Regeln der **Pflege bei Notfällen** vertraut zu machen.

BEACHTE

Das rasche und zielgerichtete Handeln in Notfällen setzt die **Kenntnis der medizinisch notwendigen Maßnahmen** sowie aller zur Verfügung stehenden **Geräte** voraus.

Notrufsystem

Weil in Krankenhäusern und anderen stationären Einrichtungen Notfälle gehäuft auftreten, verfügen sie über ein **Notrufsystem.** Mithilfe dieser Anlage, die mit der allgemeinen Rufanlage gekoppelt ist und sich an mehreren Stellen der Patientenzimmer befindet (z. B. in Türnähe und am Patientenbett), lässt sich ein Team alarmieren, das meist aus einem Arzt und entsprechend geschulten Pflegenden besteht. Dieses Team bringt üblicherweise einen **Notfallrucksack** mit, in dem sich die wichtigsten Arzneimittel und entsprechende Medizinprodukte befinden.

Im **häuslichen Bereich** benutzen Pflegende den regulären Notruf per Telefon. Das System ist flächendeckend so eingerichtet, dass innerhalb weniger Minuten ein Rettungsteam zur Stelle ist. Die zentrale Notrufnummer lautet bundesweit **112.** Sie ist gebührenfrei und lässt sich vom Handy aus auch ohne SIM-Karte oder PIN-Nummer wählen.

In Deutschland ist es ebenfalls möglich, über den Notruf der Polizei **(110)** Hilfe anzufordern. Hierbei kann es zu Verzögerungen kommen, da die Polizei in manchen Orten zunächst an die Rettungsleitstelle weiterverbinden muss.

Über die genannten Telefonnummern erreicht man eine **Einsatzzentrale.** Ihre Mitarbeiter benötigen einige grundlegende Informationen, um die geeignete Hilfe auf den Weg bringen zu können. Sie sind in der **5-W-Regel** zusammengefasst:

- **Wo** geschah es? (Möglichst genaue Beschreibung des Standortes, z. B. Name von Ort, Straße, Hausnummer, ggf. auch Etage)
- **Was** geschah? (Möglichst genaue Beschreibung der vorgefundenen Situation)
- **Wie** viele Menschen sind betroffen?
- **Welche** Art der Notlage liegt vor? (z. B. Verletzung, Kreislaufversagen)
- **Warten** auf Rückfragen. (Häufig benötigt die Rettungsleitstelle Angaben zum Anrufer. Eine Rückrufnummer ist z. B. erforderlich, wenn das Rettungsteam die angegebene Adresse nicht sofort findet).

BEACHTE

Für lebensbedrohliche Notfälle gilt der Grundsatz: „Phone first!" – **Ruf zuerst an und beginne anschließend mit der Ersten Hilfe!** Das trifft auch zu, wenn lediglich eine Pflegekraft vor Ort ist und deshalb den Patienten kurz allein lassen muss. Es hat sich als günstig erwiesen, den Zeitraum bis zum Eintreffen einer voll ausgerüsteten Rettungsmannschaft so kurz wie möglich zu halten. Nach dem Notruf beginnen Pflegende sofort mit der Wiederbelebung (➤ Kap. 6.3).

Notfallausrüstung in stationären Einrichtungen

Unter allen stationären Einrichtungen sind die Krankenhäuser am besten auf Notfälle vorbereitet. Hier arbeiten spezialisierte Pflegekräfte und Ärzte, die innerhalb weniger Minuten alle lebenserhaltenden Maßnahmen einleiten können.

Die Einweisung in das Notfallsystem und sämtliche Gerätschaften gehört zur Einarbeitung neuer Mitarbeiter. Alle Pflegenden eines Teams müssen darüber informiert sein, wo sich die **Notfallausrüstung** befindet und welche Arbeitsschritte während eines Notfalls erforderlich sind. Alle Teile dieser Ausrüstung müssen an einer zentralen Stelle untergebracht, jederzeit problemlos erreichbar und stets einsatzbereit sein. Gleichzeitig ist zu verhindern, dass Unbefugte Zugang zu den Arzneimitteln haben, die sich z. B. in einem Notfallkoffer befinden. Zu einer vollständigen Notfallausrüstung gehören:

- **Reanimationsbrett.** Das mindestens 45 × 60 Zentimeter große Brett dient dazu, den Oberkörper eines im Bett liegenden Patienten für die Thoraxkompression (Herzdruckmassage) zu stabilisieren. Die Matratze allein würde dem Druck nachgeben und die Wirkung der Kompression mindern. Bretter aus Kunststoff sind leicht zu reinigen. Sofern kein Brett verfügbar ist, kann der Patient auch auf den Boden gelegt werden
- **Notfallkoffer oder -wagen.** Enthält die wichtigsten Notfallmedikamente, Spritzen und Kanülen zu ihrer Verabreichung, Venenverweilkanülen, Infusionslösungen sowie Gerätschaften *(z. B. Masken, Tuben)* die zur Einleitung einer künstlichen Beatmung notwendig sind. Um sicherzustellen, dass im Regelbetrieb keine Medikamente aus dem Koffer oder Wagen entnommen werden, ist er verplombt. Der Inhalt ist regelmäßig auf Vollständigkeit, Haltbarkeit der Arzneimittel und Funktionstüchtigkeit aller Geräte zu kontrollieren. Es empfiehlt sich, darüber eine Dokumentation zu führen
- **Defibrillator.** Gerät zur dosierten Elektrostimulation des Herzmuskels. Verfügt über zwei Kontaktflächen *(Pads).* Eine von ihnen legt man unterhalb des rechten Schlüsselbeins neben das Brustbein auf, die andere unterhalb der linken Brustwarze (➤ Abb. 6.1). Der auf Knopfdruck ausgelöste Strom fließt entlang der Herzachse und kann die Erregungsleitung des Herzens in einen normalen Rhythmus zurückversetzen. **Vorsicht:** Während der Defibrillation müssen alle an der Wiederbelebung beteiligten Helfer vom Patienten zurücktreten, um keinen Schaden zu erleiden. Der Defibrillator ist kein Bestandteil des Notfallkoffers und auch nicht auf jedem Notfallwagen vorhanden. In Krankenhäusern muss das Gerät jedoch stets leicht erreichbar sein
- **Handbeatmungsbeutel.** (z. B. Ambu® oder Laerdal®) Dieser Beutel dient der Verabreichung von Atemluft per Hand (➤ Abb. 6.2). Er ist an beiden Enden mit Ventilen ausgestattet, die den Gasfluss nur in die Richtung zum Patienten gestatten. Zusätzlich verfügt er über einen Anschluss, über den Sauerstoff zugeleitet werden kann. Dieser Beutel ist staubgeschützt und trocken aufzubewahren, am besten in einer verschlossenen Plastiktüte. Für die effektive Beatmung mit einem Beatmungsbeutel gibt es Masken, die in unterschiedlichen Größen zur Verfügung stehen und stets so zu wählen sind, dass sie Mund und Nase dicht und vollständig umschließen
- **Allgemeine Notfallausrüstung.** Gemäß den feuerpolizeilichen Bestimmungen müssen die Abteilungen von Krankenhäusern und stationären Pflegeeinrichtungen mit Feuerlöschern und anderen Hilfsmitteln für den **Brandfall** (z. B. Sprinkleranlagen, Wasserschläuche, Decken) ausgerüstet sein. Die Ausstattung richtet sich nach den architektonischen Bedingungen und ist von der Einrichtungsleitung zur Verfügung zu stellen. Pflegende müssen wissen, wo sie diese Geräte finden und wie sie bei Ausbruch eines Feuers zu reagieren haben.

In anderen stationären Einrichtungen (z. B. Pflegeheimen, betreuten Wohneinheiten) umfasst die Notfallausrüstung gemäß Heimgesetz keine Arzneimittel, sondern besteht lediglich in einem **Verbandkas-**

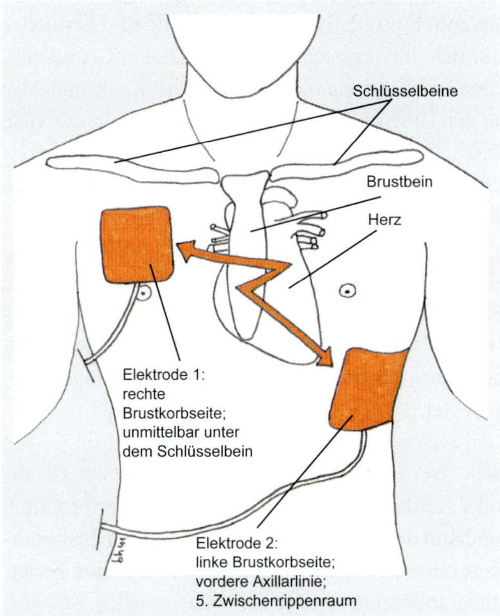

Abb. 6.1 Platzierung der Kontaktflächen eines Defibrillators am Brustkorb eines Patienten. [M294]

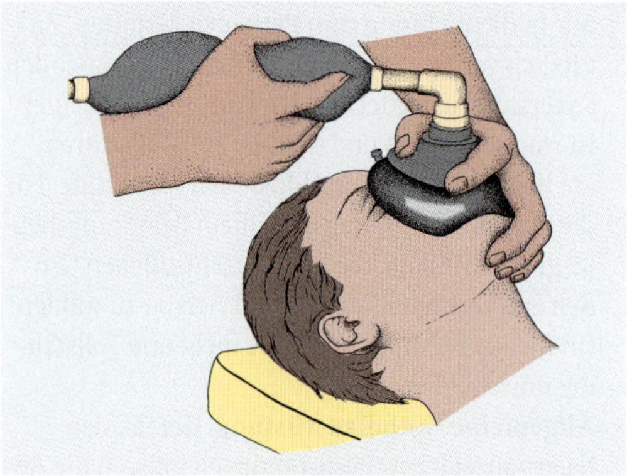

Abb. 6.2 Handbeatmungsbeutel im Einsatz. Der Helfer fixiert das Kinn des Betroffenen mit dem C-Griff. Maskenbeatmung ist geübten Pflegenden und Ärzten vorbehalten. [L190]

ten, der etwas umfangreicher bestückt ist als die für Pkw vorgeschriebene Ausgabe. Pflegende machen sich mit seinem Inhalt vertraut und kontrollieren regelmäßig die Haltbarkeitsdaten der Verbandmittel. Bei medizinischen Notfällen wählen Mitarbeiter dieser Einrichtungen die öffentliche Notrufnummer **112.**

Pflicht zur Hilfeleistung

Bis zum Eintreffen der Rettungskräfte sind Ersthelfer auf sich allein gestellt. Obwohl aus dem Grundkurs, der zur Führerscheinprüfung gehört, Kenntnisse der Ersten Hilfe weit verbreitet sein müssten, lassen viele Menschen in dieser Situation unnütz Zeit verstreichen und schaden damit dem Betroffenen. Ursache dafür ist auch die Furcht, etwas Falsches zu tun.

Von Krankenpflegehelfern ist zielgerichtetes Handeln zu erwarten. Sie erwerben in ihrer Ausbildung Kenntnisse über die Funktion und den Aufbau des menschlichen Körpers und sind deshalb in besonderer Weise durch das Gesetz zu Hilfeleistungen verpflichtet.

Das **Strafgesetzbuch** *(StGB)* legt dazu im § 323c fest: „Wer bei Unglücksfällen oder gemeiner Gefahr oder Not nicht Hilfe leistet, obwohl dies erforderlich und ihm den Umständen nach zuzumuten, insbesondere ohne erhebliche eigene Gefahr und ohne Verletzung anderer wichtiger Pflichten möglich ist, wird mit Freiheitsstrafe bis zu einem Jahr oder mit Geldstrafe bestraft."

6.1 Beobachtung des Patienten

Das Ziel pflegerischer Maßnahmen ist es, Notfälle zu verhindern. Häufig deuten körperliche Zeichen und Beschwerden eines Patienten bereits Stunden vorher eine drohende kritische Situation an. Deshalb kommt der sorgfältigen **Beobachtung der Patienten** durch die Pflegenden erhebliche Bedeutung zu. Vor einem Herzinfarkt spüren viele Patienten z. B. schon längere Zeit eine Unruhe, möglicherweise auch Schmerzen im Brustbereich oder Angst. Solange sie diese Empfindungen ausdrücken können, ist es relativ leicht, entsprechende Maßnahmen (z. B. Benachrichtigung des Arztes, Notruf) einzuleiten. Schwieriger wird es, wenn Patienten durch Demenz oder andere Beeinträchtigungen nicht in der Lage sind, sich mitzuteilen.

Grundregeln für die Beobachtung der Patienten

- Pflegende sind stets gut über das momentane Befinden der Patienten, die sie betreuen, informiert. Sie befragen die Patienten mindestens einmal täglich nach Auffälligkeiten. Eine detaillierte Dienstübergabe ist hilfreich, da sie auch akute Erkrankungen (z. B. Erkältungen, Fieber, Schwindelgefühle) berücksichtigt
- Pflegende nehmen die Äußerungen der Patienten ernst und stellen sie in einen Zusammenhang mit der Grunderkrankung. Bei Unsicherheiten informieren sie unverzüglich die verantwortlichen Pflegenden oder den Arzt
- Pflegende ordnen eigene Beobachtungen den Informationen zu, die sie über die Patienten besitzen. So können sie Zeichen einer kritischen Situation erkennen, auch wenn der Betroffene selbst keine Beschwerden äußert.

Einschränkung des Bewusstseins

Der Ausfall lebenswichtiger Organe oder eine starke Minderung ihrer Leistung führt nach einiger Zeit auch zu einer **Einschränkung des Bewusstseins.** Wie ausgeprägt diese ist, hängt davon ab, wie lange der Patient der mangelhaften Organfunktion ausgesetzt war. Es ist möglich, dass die Störungen des Bewusstseins innerhalb weniger Minuten massiv zunehmen. Pflegende registrieren jede Veränderung und teilen die Beobachtungen dem durch Notruf alarmierten Arzt mit. Anhand des Verlaufs lassen sich möglicherweise Aussagen zur Ursache des Notfalls treffen.

Die Kontrolle des Bewusstseins erfolgt zunächst über die direkte Ansprache, z. B.: „Wie geht es Ihnen?"

TIPPS & TRICKS

Pflegende bedenken, dass auch **Schwerhörigkeit** zu einer mangelhaften Reaktion führen kann.

Im zweiten Schritt fassen sie den Patienten z. B. an der Schulter an, um sich bemerkbar zu machen. Ist der Patient bewusstlos, lösen Pflegende sofort den Notruf aus.

Zur genaueren Einschätzung der Bewusstseinslage hat sich die Verwendung der **Glasgow-Koma-Skala** (➤ Tab. 6.1) durchgesetzt. Je geringer die Punktzahl, die der Patient erreicht, desto tiefer seine Bewusstlosigkeit. Bei einer Punktzahl von 8 und weniger benötigt der Patient in der Regel eine künstliche Beatmung.

Tab. 6.1 Gemessen an der Glasgow-Koma-Skala erreicht der Patient je nach seinen Fähigkeiten zwischen 15 (vollständig wach und orientiert) und 3 Punkten (keine Antwort in allen Bewusstseinsfunktionen).

Funktion des Bewusstseins	(Beste) Antwort des Patienten	Bewertung in Punkten
Augen öffnen	• Spontan • Auf Ansprache • Auf Schmerzreiz • Kein Öffnen	4 3 2 1
Sprechen	• Orientiert • Verwirrt, desorientiert • Unzusammenhängende Worte • Unverständliche Laute • Keine sprachliche Reaktion	5 4 3 2 1
Bewegen (Bewegen auf Schmerzreiz)	• Befolgen von Aufforderungen • Gezielte Schmerzabwehr • Ungezielte Schmerzabwehr • Beugebewegung (Beugehaltung) • Streckbewegung (Streckhaltung) • Keine motorische Reaktion	6 5 4 3 2 1

Einschränkung der Atmung

Atmungssystem ➤ Kap. 2.6

Eine **Abweichung vom normalen Atemmuster** kann sich durch Beschleunigung, Verflachung, Änderung des Rhythmus oder Geräusche zeigen. Für die Einschätzung der Situation ist es wichtig, die typische Atmung des Betroffenen zu kennen. Ein Patient, der an Asthma oder einer anderen chronischen Lungenerkrankung leidet, kann auch unter normalen Umständen Geräusche bei der Atmung produzieren.

Eine länger bestehende **Einschränkung der Atmung** verursacht häufig eine Blaufärbung der Lippen und Fingernägel *(Zyanose)*.

Unmittelbar lebensbedrohlich ist ein **Atemstillstand,** denn der Sauerstoffmangel schädigt innerhalb weniger Minuten das Gehirn unwiderruflich und führt bei längerer Dauer sicher zum Tod. Ein Atemstillstand ist am leichtesten mit einem Stethoskop festzustellen. Pflegende legen den Schallkopf seitlich neben das Brustbein auf die Rippenbögen des Patienten. Hören sie kein Atemgeräusch, lösen sie sofort den Notruf aus.

Einschränkung der Herzfunktion

Herz- und Gefäßsystem ➤ Kap. 2.5

Eine massive **Einschränkung der Herzfunktion** (z. B. Herzinfarkt) ist häufig der Auslöser für einen lebensbedrohlichen Notfall. In ihrer Folge kann auch die Atmung versagen. Der Patient wird bewusstlos.

Von außen und ohne Hilfe elektronischer Überwachungsgeräte, wie sie auf Intensivstationen gebräuchlich sind, lässt sich die Herzfunktion am besten durch das Tasten des Pulses kontrollieren. Pflegende halten sich nicht damit auf, die Pulswelle am Handgelenk zu suchen. Bei stark verminderter Herzleistung kommt sie möglicherweise in den Randbezirken des Körpers nicht mehr an. Effektiver ist es, den Puls an der Halsschlagader *(Arteria carotis)*, seitlich neben dem Kehl-

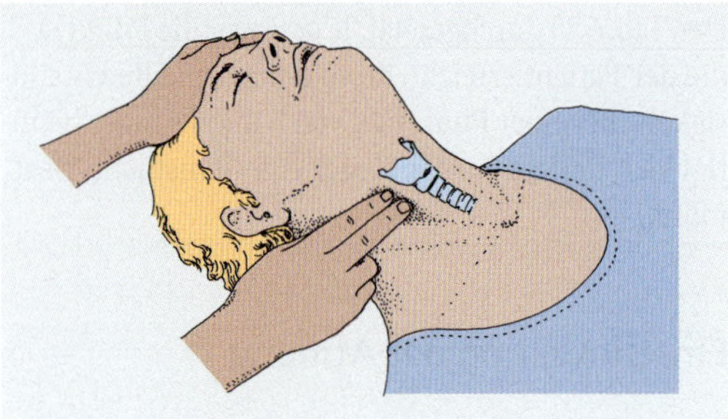

Abb. 6.3 Selbst bei schwacher Herzleistung lässt sich der Puls häufig noch an der Halsseite über der Halsschlagader *(A. carotis)* tasten. [L190]

kopf, oder in der Leiste *(Arteria femoralis)* zu tasten (➤ Abb. 6.3). Es ist auch möglich, den Herzschlag mit dem Stethoskop über der Brust abzuhören.

BEACHTE
Finden Pflegende einen bewusstlosen Menschen, der keine ausreichende Atemtätigkeit zeigt, verlieren sie keine Zeit damit, den Herzschlag durch das Tasten der Pulse zu kontrollieren. Sie beginnen unverzüglich mit der Wiederbelebung (➤ Kap. 6.3).

Sofern der Puls sich tasten lässt, der Patient atmet und nicht bewusstlos ist, kontrollieren Pflegende den Blutdruck (➤ Kap. 3.3) bevor sie Notfallmaßnahmen ergreifen.

6.2 Sicherung des Patienten

Bevor Pflegende mit den Maßnahmen zur Wiederbelebung beginnen, kann es notwendig sein, den Betroffenen aus einem Gefahrenbereich zu entfernen. Dies gilt insbesondere für:

- Ertrinkungsunfälle
- Unfälle mit elektrischem Strom (➤ Kap. 6.4.3)
- Brände (➤ Kap. 6.4.4)
- Unfälle mit Insekten, z. B. in der Nähe von Bienenstöcken
- Verkehrsunfälle.

BEACHTE
Immer wieder entflammt eine Diskussion darüber, ob Ersthelfer Motorradfahrern, die in einen Unfall verwickelt wurden, den Helm vom Kopf streifen sollen. Durch die Manipulation besteht das Risiko, dass sie bei einem bestehenden Bruch der Halswirbelsäule das Rückenmark zusätzlich schädigen und eine hohe Querschnittslähmung verursachen. Viel größer ist jedoch die Gefahr, dass der Verunfallte erbricht und an den Fremdkörpern erstickt. Deshalb gilt bei bewusstlosen Unfallopfern: **Helm stets entfernen,** dabei möglichst zu zweit arbeiten und den Hals stabilisieren. Überdies ist eine effektive Atemspende nur ohne Helm möglich.

Körperpositionen bei Notfällen

Zur Sicherung der Patienten gehört es auch, sie in eine **Körperposition** zu bringen, die dem Zustand angemessen ist und weitere Schädigungen verhindert. Diese Maßnahme ist allerdings nur durchzuführen, wenn der Kreislauf des Betroffenen funktioniert. Pflegende kontrollieren den Zustand des Patienten bis zum Eintreffen des Rettungsteams fortlaufend, indem sie den Puls tasten, das Befinden erfragen und ständig Sichtkontakt halten.

BEACHTE
Betroffene ohne Kreislauffunktion sind flach auf den Rücken zu legen, weil nur diese Körperposition Wiederbelebungsmaßnahmen optimal gestattet. Bewusstlose Notfallopfer mit intakter Atmung und funktionierendem Kreislauf sind in die stabile Seitenlage zu bringen.

Folgende Körperpositionen sind für Notfälle geeignet:

- **Stabile Seitenlage** (➤ Abb. 6.4). Bei Bewusstlosigkeit, z. B. durch Alkoholvergiftung, aber erhaltenen Kreislauffunktionen. Vor der Positionierung kontrollieren, ob die Zunge nach hinten in den Rachen gefallen ist und dort die Atemwege versperrt. Bei Bedarf: Erbrochenes mit den Fingern aus der Mundhöhle räumen
- **Erhöhter Oberkörper.** Bei Atemnot (evtl. Arme unterlagern, Kutschersitz ➤ Kap. 3.2.3)
- **Rückenlage mit unterpolsterten Knien.** Bei Bauchverletzungen zur Entspannung der Bauchmuskulatur
- **Flache Rückenlage.** Für Wiederbelebungsmaßnahmen und bei Verdacht auf Wirbelsäulenverlet-

zungen (sofern der Patient bei Bewusstsein ist), hier gilt insbesondere: Patienten so wenig wie möglich bewegen, um eine zusätzliche Schädigung des Rückenmarks mit dem Risiko einer Querschnittslähmung zu vermeiden

- **Rückenlage mit angehobenen Beinen.** Bei starken Blutungen, Kreislaufschwäche und Schock. Die erhobenen Beine verbessern die Durchblutung des Körperzentrums und der lebenswichtigen Organe.

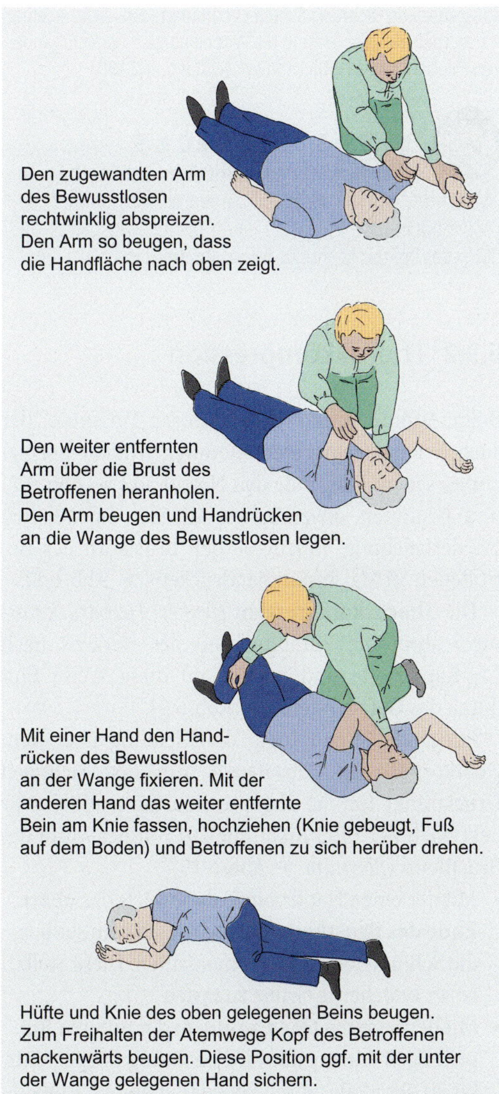

Abb. 6.4 Schrittweises Vorgehen zur Herstellung der stabilen Seitenlage. [L190]

TIPPS & TRICKS

Besonders außerhalb geschlossener Räume decken Pflegende den Betroffenen gut zu, sofern entsprechende Materialien vorhanden sind (z. B. Rettungsfolie aus dem Verbandkasten, Decken, Kleidungsstücke). So verhindern sie ein Auskühlen. Bei Verletzten ist es notwendig, regelmäßig unter die Decke zu schauen, um etwaige Blutungen rechtzeitig zu entdecken.

6.3 Wiederbelebung

DEFINITION

Wiederbelebung *(kardiopulmonale Reanimation, kurz: Rea):* Aufrechterhaltung von Kreislauf und Atmung durch Thoraxkompression (Herzdruckmassage) und Atemspende.

Sobald Pflegende feststellen, dass der Kreislauf und die Atmung eines Betroffenen ausgefallen sind, beginnen sie unverzüglich mit der **Wiederbelebung.** Dabei folgen sie einem festen Schema, das vom „Europäischen Rat für Erste Hilfe und Wiederbelebung" *(European Resuscitation Council)* aufgestellt worden ist. Diese **ERC-Richtlinie** umfasst auch die elektrische Stimulation des Herzmuskels *(Defibrillation)* sowie die Gabe von Arzneimitteln.

TIPPS & TRICKS

Sofern verfügbar, ziehen Pflegende vor Beginn der Wiederbelebungsmaßnahmen **Handschuhe** an, um sich vor dem Kontakt mit Körpersekreten und Ausscheidungen zu schützen. Handschuhe gehören verpflichtend in jeden Verbandkasten.

Für Krankenpflegehelfer ist vor allem der hier dargestellte Ablauf von Bedeutung, weil er das selbstständige Verhalten bis zum Eintreffen des Rettungsteams beschreibt. Die Verabreichung von Arzneimitteln setzt eine ärztliche Anordnung voraus oder ist Rettungsassistenten bzw. Notfallsanitätern vorbehalten.

Sämtliche Maßnahmen zur Wiederbelebung lassen sich allein durchführen. Es ist jedoch günstiger, wenn (mindestens) zwei Helfer anwesend sind.

6.3.1 Atemwege freimachen

Da eine **Atemspende** nur Erfolg bringen kann, wenn die Atemwege durchgängig sind, überstrecken Pflegende im ersten Schritt den Kopf des Patienten (➤ Abb. 6.5). Dazu fassen sie den Betroffenen von der Seite mit einer Hand flach am Scheitel und mit der anderen Hand unter dem Kinn, beugen den Hals vorsichtig nackenwärts und heben gleichzeitig das Kinn ein wenig an.

Selten sind medizinische Notfälle auch durch **Fremdkörper** verursacht, die in die Atemwege geraten und sie verschließen. Ob es möglich oder sinnvoll ist, die Fremdkörper zu entfernen, hängt von ihrer Beschaffenheit und dem Ort ab, an dem sie sich befinden. Es ist zu unterscheiden, ob die Atemwege vollständig oder nur teilweise verlegt sind.

Kann der Betroffene nach einer Fremdkörperentfernung zufriedenstellend atmen, lösen Pflegende trotzdem den Notruf aus. Sie warten beim Patienten auf den Arzt, der mithilfe einer Untersuchung klärt, ob weiterer Behandlungsbedarf besteht.

Haben Pflegende den Verdacht, der Betroffene könnte sich an der Halswirbelsäule verletzt haben, wenden sie zur Mundöffnung den **Esmarch-Griff** (➤ Abb. 6.6) an. Dazu nehmen sie eine Position am Kopfende des Patienten ein und umfassen mit beiden Händen seitlich den Unterkiefer, wobei die kleinen Finger zum Kiefergelenk weisen. Sie ziehen den Kopf vorsichtig zu sich heran und klappen mit den Daumen den Mund auf. Während der gesamten Zeit, in der sie die Mundhöhle untersuchen, bleibt der Zug am Kopf bestehen.

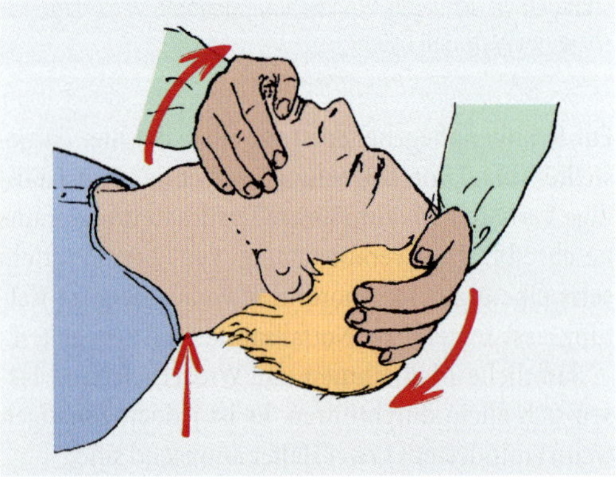

Abb. 6.5 Korrekte Handhaltung bei der Überstreckung des Kopfes zur Begutachtung der Mundhöhle auf Fremdkörper. [L190]

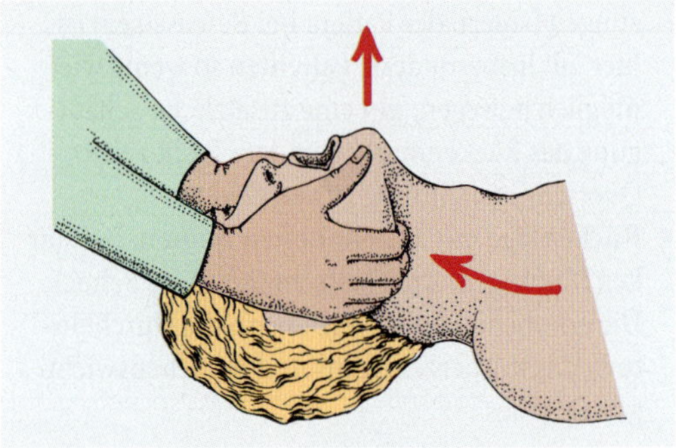

Abb. 6.6 Korrekte Handhaltung beim Esmarch-Handgriff. Der konstante Zug Richtung Scheitel verhindert, dass sich bei einer Halswirbelsäulenverletzung die Wirbelknochen gegeneinander verschieben und das Rückenmark schädigen. [L190]

TIPPS & TRICKS

Gut sitzende Zahnprothesen **verbleiben** im Mund des Notfallopfers. Sie dienen der Ausformung der Mundpartie und gestatten einen dichten Verschluss des Mundes bei der Mund-zu-Mund-Beatmung.

6.3.2 Thoraxkompression

Beim Auffinden eines bewusstlosen Patienten, der auch bei frei gemachten Atemwegen nicht normal atmet, setzen Pflegende den Notruf ab (➤ Abb. 6.7) und beginnen unverzüglich mit der eigentlichen Wiederbelebung, indem sie den Brustkorb des Betroffenen 30 Mal zusammendrücken (➤ Abb. 6.8).

Die **Thoraxkompression** *(früher: Herzdruckmassage)* ahmt die Pumpfunktion des Herzens nach (➤ Kap. 2.5.1) und bewegt auf diese Weise Blut durch das Gefäßsystem (➤ Abb. 6.9).

Pflegende öffnen zügig die Kleidung über dem Oberkörper des Betroffenen, um den richtigen Druckpunkt für die Kompression zu ermitteln. Er liegt nach der ERC-Richtlinie 2015 in der Mitte des Brustbeins (*Sternum* ➤ Abb. 6.10):

- Mit der einen Hand vom Hals abwärts das **obere Ende des Brustbeins** aufsuchen, an dem seitlich die Schlüsselbeine zusammenlaufen. Diese Stelle ist als knöcherne Grube zu tasten
- Mit der anderen Hand an einem der unteren Rippenbögen entlang aufwärts Richtung Körpermitte bis zu der Stelle fahren, an der der andere Rippenbogen beginnt. Hier befindet sich das **untere Ende des Brustbeins**

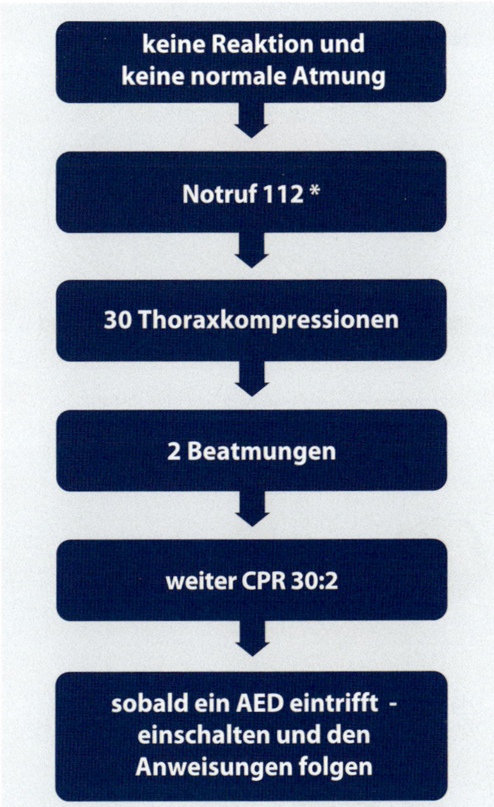

Abb. 6.7 Die ERC-Richtlinie 2015 zeigt die Abfolge der Herz-Lungen-Wiederbelebung (CPR) durch Laien und Pflegende bis zum Eintreffen eines professionellen Rettungsteams (AED = Defibrillator). © German Resuscitation Council (GRC) und Austrian Resuscitation Council (ARC) 2015. [F781-003]

- Ballen einer Hand genau in die Mitte zwischen die getasteten Punkte legen
- Anderen Handballen darüber legen und Finger verschränken
- Beide Ellenbogen durchstrecken
- 30 Mal etwa fünf bis sechs Zentimeter tief drücken (➤ Abb. 6.9). Die angepeilte Frequenz beträgt 100–120/Min. Wegen der Pausen, die bei der Atemspende entstehen, ergibt sich eine effektive Massagehäufigkeit von etwa 80/Min. Pflegende finden den richtigen Takt leichter, wenn sie sich selbst leise den Rhythmus vorsprechen, etwa: „Eins, eins, eins …“.

TIPPS & TRICKS

Da die Thoraxkompression sehr anstrengend ist und unter Umständen über eine längere Zeit aufrechterhalten werden muss, teilen Pflegende ihre Kraft ein. Sie arbeiten mit gestrecktem Rücken, entwickeln die Bewegung aus der Hüfte und setzen das Gewicht ihres Oberkörpers bei der Massage ein.

Um mit der Thoraxkompression eine optimale Wirkung zu erzielen, ist es unerlässlich, den Oberkörper des Patienten auf eine harte Unterlage zu legen, die dem Druck nicht ausweicht. Befindet sich der Betroffene im Bett, ist es günstig, ihn auf ein **Reanimationsbrett** zu legen.

TIPPS & TRICKS

Bei manchen Krankenbetten lassen sich die Bretter vom Kopf- oder Fußende aus dem Rahmen lösen. Sie eignen sich ebenfalls gut als Unterlage für die Thoraxkompression.

BEACHTE

Besonders bei älteren Patienten, deren Knochen nicht mehr sehr biegsam sind, kann die Thoraxkompression zu Rippenbrüchen führen. Es ist wichtig, dass die Maßnahme unter allen Umständen fortgesetzt wird. Pflegende lassen sich auch nicht von den Geräuschen beirren, die durch eventuelle Brüche hervorgerufen werden.

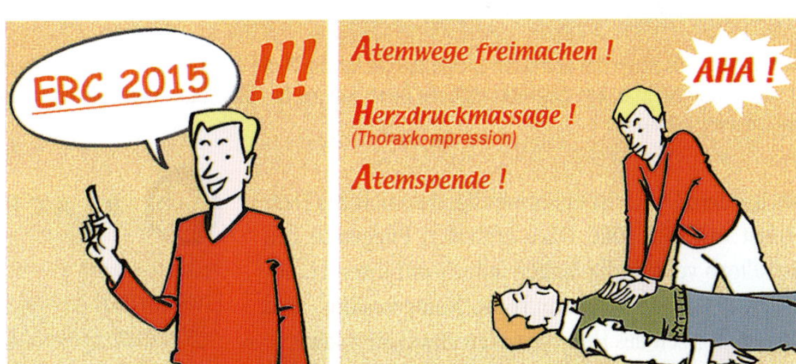

Abb. 6.8 Nach der ERC-Richtlinie 2015 erfolgt die Wiederbelebung in den Schritten „**A**temwege freimachen“, „**H**erzdruckmassage (Thoraxkompression)“ und erst dann „**A**temspende“. [M294, M297]

6

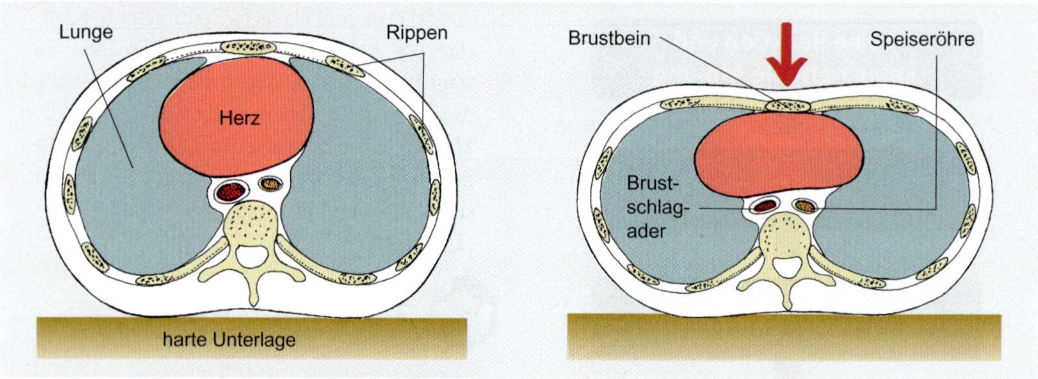

Abb. 6.9 Diese Querschnittsdarstellung zeigt, wie das Herz bei der Thoraxkompression zusammengedrückt wird. [L190]

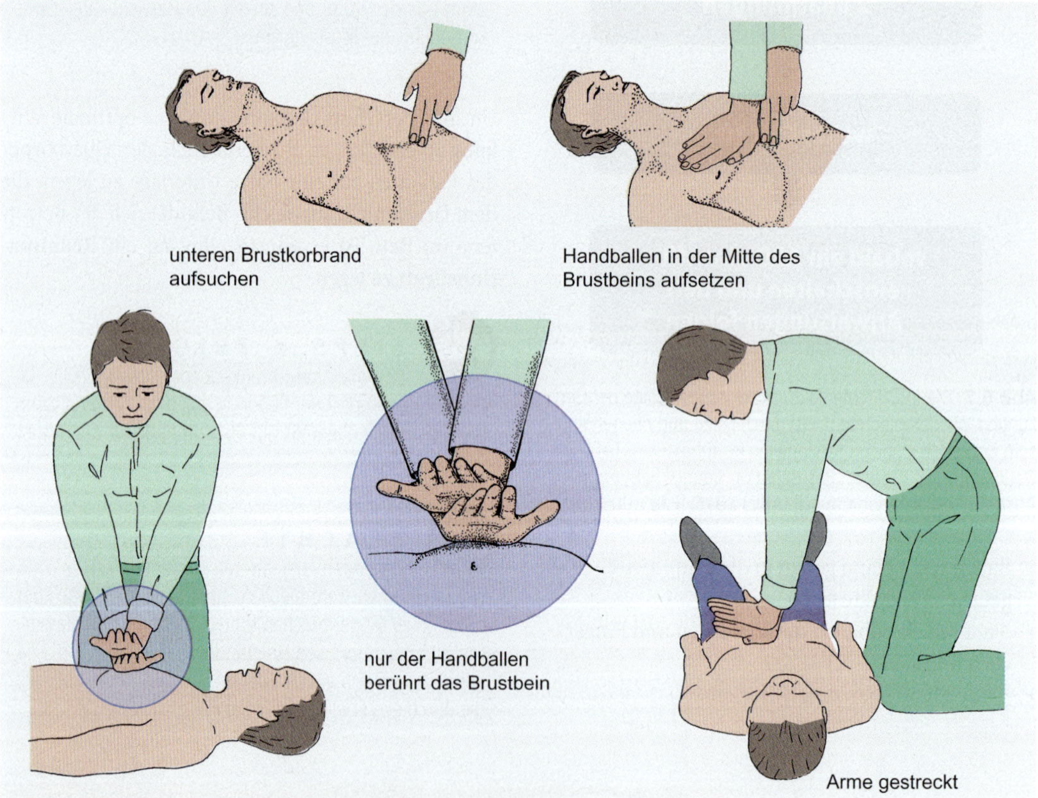

Abb. 6.10 Aufsuchen des korrekten Druckpunktes für die Thoraxkompression über dem Brustbein. Der Ersthelfer spart Kraft, wenn er seine Arme zur Massage gestreckt hält, die Bewegungen aus der Hüfte entwickelt und dabei das Gewicht seines Oberkörpers voll einsetzt. [L190]

Nach jedem Druck ist es notwendig, dass sich das Herz erneut mit Blut füllt. Dazu entlasten Pflegende den Brustkorb vollständig, halten jedoch mit ihren Handballen den Hautkontakt aufrecht. Kompressions- und Entlastungszeit des Herzens sollen gleich lang sein.

BEACHTE

Die Maßnahmen sind so lange durchzuführen, bis der Patient eine stabile Atmung und Kreislauffunktion hat oder das Rettungsteam eintrifft. Über die Einstellung der Wiederbelebung entscheiden **ausschließlich** Ärzte.

Ein-Helfer-Methode

Befindet sich nur **ein Helfer** am Ort des Notfalls, muss er sowohl die Thoraxkompression als auch die Atemspende allein durchführen. Er hält einen Rhythmus von 30:2 ein. Dazu nimmt er eine Position seitlich vom Oberkörper des Patienten ein, aus der er sowohl die Beatmung als auch die Kompressionen leisten kann. Während der Kompressionen sollte er vernehmlich um Hilfe rufen. Die Wiederbelebung nach der **Ein-Helfer-Methode** ist sehr kräfteraubend.

Zwei-Helfer-Methode

Sind **zwei Helfer** beim Betroffenen, teilen sie sich die Aufgaben. Ein Helfer ist für die Atemspende zuständig, der andere führt die Thoraxkompression durch. Sofern die Wiederbelebung über einen längeren Zeitraum notwendig ist, wechseln die Helfer ihre Position etwa alle 2 Min., um einer Ermüdung vorzubeugen.

BEACHTE
Die Positionswechsel der Helfer während einer Wiederbelebung dürfen nicht zu einer Unterbrechung der Maßnahmen führen.

6.3.3 Atemspende

Da die menschliche Lunge während eines Atemzugs nur einen geringen Teil des Sauerstoffs aus der eingeatmeten Luft entzieht, eignet sie sich im Notfall zur **Atemspende.** Sobald die Pflegenden den Brustkorb 30-mal komprimiert haben, überstrecken sie den Hals des Betroffenen erneut, um die Atemwege durchgängig (➤ Kap. 6.3.1) zu machen und geben zwei Atemspenden. Bewusstlose oder an einem Herz-Kreislauf-Stillstand leidende Menschen haben statistisch betrachtet selten Fremdkörper in den Atemwegen. Deshalb ist eine routinemäßige Kontrolle des Mundraums nicht empfohlen.
Drei Methoden der Beatmung sind möglich:

- **Mund-zu-Mund-Beatmung** (vorzugsweise anzuwenden). Seitlich neben dem Kopf knien oder stehen; Lippen dicht an die geöffneten Lippen des Betroffenen legen; mit Daumen und Zeigefinger der Hand, die die Stirn hält, die Nasenlöcher verschließen, damit keine Luft entweichen kann (➤ Abb. 6.11); eignet sich vor allem, wenn die Nase verletzt oder nicht durchgängig ist (entspricht außerdem der Empfehlung des ERC).
- **Mund-zu-Nase-Beatmung.** Ist für viele Ersthelfer angenehmer, da sie dabei z. B. nicht unmittelbar mit Erbrochenem in Kontakt kommen; seitlich neben dem Kopf knien oder stehen; Lippen dicht um beide Nasenlöcher legen; mit der Hand, die das Kinn stützt, Mund des Betroffenen verschlossen halten

BEACHTE
Während der gesamten Zeit der Beatmung halten Helfer den Kopf des Betroffenen überstreckt oder fixieren ihn bei Verdacht auf eine Halswirbelsäulenverletzung mit dem Esmarch-Handgriff (➤ Abb. 6.6).

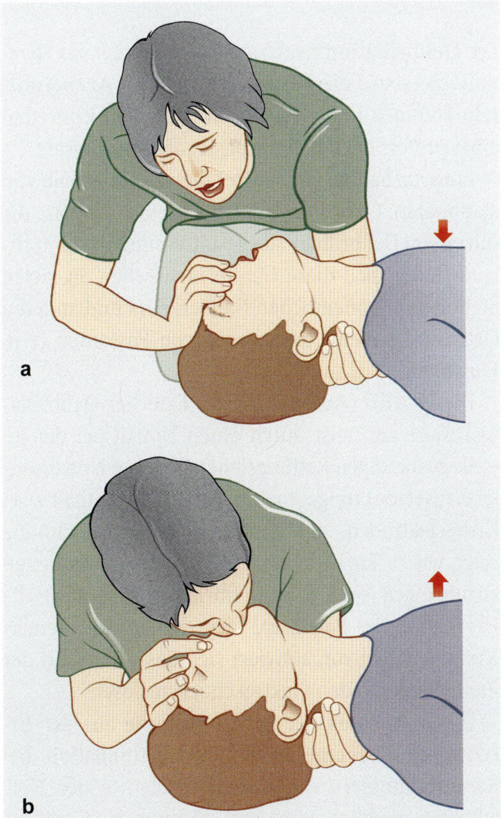

Abb. 6.11 Korrektes Vorgehen des Helfers bei der Mund-zu-Mund-Beatmung. [L126]

Pflegende blasen die Luft innerhalb von **1 Sek.** ein. Das entspricht etwa der Zeitspanne, die notwendig ist, um das Wort „einundzwanzig“ auszusprechen. Der dosierte Einstrom verhindert, dass allzu viel Luft über die Speiseröhre in den Magen gelangt. Vor allem bei längerer Beatmung kann ein aufgeblähter Magen zur Verschlechterung des Blutrückflusses zum Herzen sowie zum Erbrechen führen.

TIPPS & TRICKS

Falls **Atemhindernisse** bestehen und eine Beatmung nicht möglich ist, entfernen Pflegende Fremdkörper, die sie von außen sehen und problemlos erreichen können. In allen Fällen wenden sie konsequent die Wiederbelebungsmaßnahmen an (Thoraxkompression und Atemspende im Verhältnis 30:2).

6.3.4 Defibrillation/Arzneimittel verabreichen

Die **Defibrillation** *(elektrische Stimulation des Herzmuskels)* sowie die **Verabreichung von Arzneimitteln** kommen in der Regel erst nach dem Eintreffen eines professionellen Rettungsteams zum Einsatz.

Eine Ausnahme bilden Notfälle, die außerhalb von stationären Einrichtungen an Orten eintreten, die mit einem Defibrillator ausgestattet sind. In Deutschland finden sich diese Geräte inzwischen an vielen Stationen des öffentlichen Nahverkehrs und anderen Orten mit hohem Aufkommen von Passanten (z. B. Flughäfen).

Dieser **AED** (**A**utomatisierter **E**xterner **D**efibrillator) muss zunächst durch einen Notruf bei der jeweils zuständigen Rettungsleitstelle (über Notrufsäule abzusetzen) freigeschaltet werden. Er enthält zwei Klebeelektroden, auf denen eine Strichzeichnung zeigt, wie sie korrekt am Oberkörper des Betroffenen anzubringen sind. Der Defibrillator analysiert die Herzaktion des Patienten. Liegt ein entsprechendes Krankheitsbild vor, aktiviert sich das Gerät und der Ersthelfer kann den Elektroschock auslösen.

Die Aufstellung der AED resultierte aus der Erkenntnis, dass eine frühe Elektrostimulation bei Kammerflimmern die Überlebenschance der Notfallopfer erheblich verbessert. Kommt das Gerät innerhalb der ersten Minute nach dem Eintreten des Notfalls zum Einsatz, erzielt es in 90 % der Fälle einen Erfolg. Mit jeder weiteren Minute sinkt die Überlebenschance um etwa 10 %.

Die Behandlung mit einem Defibrillator ist die wirksamste Methode, ein **Kammerflimmern** zu beheben. Diese Herzrhythmusstörung tritt bei 90 % aller Herz-Kreislauf-Stillstände auf.

6.4 Häufige Notfallsituationen

Erstmaßnahmen nach Aspiration ➤ Kap. 3.2.3

6.4.1 Schock

Hypo- und hyperglykämischer Schock ➤ Kap. 2.10.3

DEFINITION

Schock: Ein umfassendes Herz-Kreislauf-Versagen unterschiedlicher Ursache, in dessen Verlauf das Herz die lebenswichtigen Organe nicht mehr ausreichend mit Blut versorgen kann.

Der **Schock** im medizinischen Sinne hat nichts mit der Erfahrung heftiger Gefühle zu tun, die man im Volksmund ebenfalls „Schock“ nennt. Ein Satz wie „Sie stand unter Schock“ bedeutet in diesem Sinn, dass die betreffende Person aufgrund eines erlebten Schreckens für eine Zeit handlungsunfähig war.

Der medizinische Schock ist ein sehr bedrohliches Krankheitsgeschehen, das unbehandelt schnell zum Tod führen kann. Treffen Pflegende einen Patienten mit Schockzeichen an, setzen sie unverzüglich einen **Notruf** ab.

BEACHTE

Durch eine einfache Rechnung lässt sich der **Schock-Index** ermitteln. Er gibt Aufschluss über den Grad der Kreislaufentgleisung:

Schock-Index = Pulsschläge pro Min.: Oberer *(systolischer)* Blutdruckwert

Bei einem gesunden Menschen beträgt die Index-Zahl etwa 0,5. Das bedeutet, der obere Blutdruckwert liegt ungefähr doppelt so hoch wie die Zahl der Pulsschläge pro Min. Während eines Schocks kann die Zahl auf 1 oder noch höher steigen.

Vorsicht: Der Schock-Index lässt eine sichere Beurteilung nicht zu, sondern liefert allenfalls einen Hinweise auf die massive Beeinträchtigung der Kreislauffunktion.

Folgende Zeichen deuten auf einen Schock hin:
- Bewusstseinseinschränkung, Angst, Unruhe
- Veränderte Herzaktivität, z. B. rascher (> 100 pro Min.) und schwacher oder nicht tastbarer Puls, extrem niedriger Blutdruck, der obere Wert liegt < 90 mmHg
- Hautblässe, blaue Lippen und Fingernägel
- Schweiß steht in kleinen Perlen auf der Stirn
- Patient klagt über Frieren
- Atembeschwerden, Atemnot, rasche Atmung.

Pflegerische Erstmaßnahmen

Die **pflegerischen Erstmaßnahmen** beim Schock entsprechen der Pflege in Notfällen und sind nach der ERC-Richtlinie 2015 (➤ Kap. 6.3) durchzuführen. Weist der Patient weder Atmung noch Herztätigkeit auf, beginnen Pflegende nach Absetzen des Notrufs mit der Wiederbelebung. Sofern die Lebenszeichen noch vorhanden sind und es sich nicht um einen kardiogenen Schock handelt, bringen Pflegende den Betroffenen in Schocklage (Oberkörper flach, Beine hoch). Bewusstlose mit bestehender Atmung sind in stabiler Seitenlage (➤ Abb. 6.4) zu lagern und ggf. zuzudecken.

Kardiogener Schock

DEFINITION

Kardiogener Schock *(kardiogen: durch das Herz ausgelöst):* Kreislaufversagen, das durch eine akut eingetretene Pumpstörung des Herzens hervorgerufen wird.

Der kardiogene Schock entsteht, wenn die Pumpleistung des Herzens stark sinkt. Die Zeichen für diesen Schock sind abhängig von dem Krankheitsbild, das ihn auslöst. Mögliche Auslöser sind:
- **Lungenembolie.** Der Verschluss einer Lungenarterie durch ein Blutgerinnsel führt dazu, dass das Herz gegen das Hindernis anpumpt. Von dort staut sich das Blut zurück und die Halsvenen treten prall hervor
- **Herzinfarkt.** Es kommt zu einer Pumpschwäche aufgrund des Untergangs von Herzgewebe
- **Herzrhythmusstörungen,** z. B. Kammerflimmern *(funktioneller Herzstillstand),* Asystolie.

Pflegerische Erstmaßnahmen

Das Ziel der **pflegerischen Erstmaßnahmen** ist es, das Herz so weit wie möglich zu entlasten. Sofern der obere Blutdruckwert über 100 mmHg liegt und der Patient bei Bewusstsein ist, positionieren Pflegende ihn mit erhöhtem Oberkörper und gesenkten Beinen. Diese Körperhaltung kann durch Kissen unter den Armen ergänzt werden, um dem Patienten das Atmen zu erleichtern.

Fallen Kreislauffunktionen und Atmung aus, kommen die Regeln der Wiederbelebung (➤ Kap. 6.3) zur Anwendung und der Patient ist flach zu positionieren.

Volumenmangelschock

DEFINITION

Volumenmangelschock: Reaktion des Körpers auf einen erheblichen Flüssigkeitsverlust.

Der Flüssigkeitsverlust, der zu einem **Volumenmangelschock** führt, kann durch verschiedene Ursachen ausgelöst sein:
- Blutung nach außen, z. B. durch Verletzung eines großen Blutgefäßes mit Verbindung zur Körperoberfläche. Bietet meist ein sehr dramatisches und eindeutiges Bild
- Blutung nach innen, z. B. durch Riss (Ruptur) eines großen Blutgefäßes ohne Verbindung zur Körperoberfläche, Blutung eines Gefäßes im Magen-Darm-Trakt
- Großflächige Verbrennung, führt zum Aussickern von Körperflüssigkeit (➤ Kap. 6.4.4)
- Heftiges Erbrechen und Durchfälle.

Die Schutzreaktion des Körpers besteht in einer Ausschüttung von Hormonen, die die Gefäße in den Außenbezirken des Körpers zusammenziehen, um so das noch vorhandene Blut im Körperstamm zu konzentrieren. Deshalb sind die Patienten häufig fleckig blass, kaltschweißig und klagen über Frieren.

Pflegerische Erstmaßnahmen

BEACHTE

Der Notruf hat beim Volumenmangelschock (wie bei allen anderen lebensbedrohlichen Notfällen) oberste Priorität, denn alle weiteren Maßnahmen können nur durch ein professionelles Rettungsteam durchgeführt werden.

Ziel der **pflegerischen Erstmaßnahmen** ist es, die Blutversorgung der lebenswichtigen Organe zu sichern. Sofern der Patient nicht schwer am Kopf verletzt ist oder an einer inneren Blutung im Oberkörper (z. B. Lunge, Magen-Darm-Trakt) leidet, positionieren die Pflegenden ihn mit erhöhten Beinen und flachem Oberkörper *(Schocklage)*. Sie stillen Blutungen nach außen mit einem Druckverband. Falls das entsprechende Material nicht vorhanden ist, können sie die Wunde auch mit den Händen zusammendrücken.

Anaphylaktischer Schock

DEFINITION

Anaphylaktischer Schock: Schwerste Form einer allergischen Reaktion.

Ein **anaphylaktischer Schock** kann auftreten, wenn ein Patient mit einer allergieauslösenden Substanz in Kontakt kommt, z. B.:

- Nahrungsmittel bzw. deren Bestandteile, z. B. Nüsse, Äpfel, Erdbeeren, Milcheiweiß
- Arzneimittel, z. B. Antibiotika, Lokalanästhetika, Röntgenkontrastmittel, Stärke- und Eiweiß-Lösungen zur Infusion
- Insektengifte, z. B. nach Bienen- und Wespenstichen
- Schlangengifte (in Europa äußerst selten).

In der Reaktion auf die Substanz setzt der Körper schlagartig einen Stoff *(Histamin)* aus den Zellen frei, der die Blutgefäße in den Randbezirken weit stellt. Das Blut „versackt" dort. Außerdem öffnen sich die Poren in den Wänden der Haargefäße und lassen Flüssigkeit ins Gewebe austreten. Dadurch verringert sich das verfügbare Blutvolumen zusätzlich. Die kleinen Luftwege in der Lunge werden eng und die Herzkraft nimmt ab.

Der anaphylaktische Schock beginnt Sekunden bis Minuten nach der Zufuhr der auslösenden Substanz mit Unruhe, Juckreiz, Niesen, Schwindel und Angstgefühlen. Später können schwere Schockzeichen hinzutreten:

- Fieber
- Schüttelfrost
- Übelkeit mit Erbrechen und Durchfall
- Atemnot
- Blutdruckabfall und Pulsanstieg (Schock-Index)
- Bewusstlosigkeit
- Herz-Kreislauf-Stillstand.

Pflegerische Erstmaßnahmen

Die **pflegerischen Erstmaßnahmen** sind zunächst darauf gerichtet, den Kontakt mit der auslösenden Substanz – sofern möglich – zu beenden. Sollten die Schockzeichen während einer Arzneimittelinfusion auftreten, ist diese sofort abzustellen. Dann setzen Pflegende einen Notruf ab und bringen den Patienten in Schocklage. Sie überwachen die Atmung und die Herzaktivität bis zum Eintreffen des Rettungsteams engmaschig und leiten bei Ausfall dieser Vitalfunktionen unverzüglich die Wiederbelebung ein.

Septischer Schock

DEFINITION

Septischer Schock: Lebensbedrohliche Reaktion des Körpers auf eine Infektion mit Krankheitserregern.

Der **septische Schock** kann durch Infektionen der Harnwege, Gallengänge, Lunge, Bauchfell sowie Keimbesiedelungen von künstlichen Zugängen in den Körper (z. B. Gefäßkatheter, Trachealkanülen) hervorgerufen werden. Besonders gefährdet sind Patienten, die durch Diabetes, bösartige Krebserkrankungen, großflächige Verbrennungen oder einen reduzierten Allgemeinzustand in ihrer Abwehrfunktion eingeschränkt sind.

Ähnlich wie beim anaphylaktischen Schock „versackt" das Blut in den Randbereichen des Körpers. Die Auslöser sind hier jedoch Gifte aus dem Stoffwechsel der Krankheitserreger.

Das Krankheitsbild entwickelt folgende Zeichen:

- Hohes Fieber (> 40 °C) mit Schüttelfrost
- Bewusstseinstrübung
- Anstieg der Atemfrequenz.

BEACHTE
Typisch für den septischen Schock ist eine zunächst rosige, gut durchblutete Haut, die den Ernst der Situation verschleiert. Bei Fortschreiten des Krankheitsbildes wird sie blass. Es zeigen sich **punktförmige Einblutungen** *(Petechien)*, die als stecknadelkopfgroße rote Flecken an der Haut zu sehen sind.

Pflegerische Erstmaßnahmen

Da der septische Schock überwiegend in Krankenhäusern auftritt, beschränken sich die **pflegerischen Erstmaßnahmen** auf eine genaue Beobachtung von Patienten mit entsprechenden Risikofaktoren. Pflegende benachrichtigen den behandelnden Arzt, sobald sich eine Veränderung des ursprünglichen Krankheitsbildes oder gar Zeichen des drohenden Schocks zeigen. Die Behandlung findet auf der Intensivstation statt.

6.4.2 Knochenbrüche

Ältere oder körperlich schwache Patienten verletzen sich häufig durch Stürze. Dabei kommt es nicht selten zu **Knochenbrüchen** (➤ Kap. 2.3.4), sodass Pflegende – vor allem in der ambulanten Pflege – zunächst allein auf eine solche Verletzung reagieren müssen.
Sichere Zeichen für Knochenbrüche:

- Abnorme Stellung eines Knochens (z. B. an Arm oder Bein)
- Beweglichkeit an Stellen, an denen es kein Gelenk gibt
- Wunde mit sichtbaren Knochensplittern
- Knirschen (Krepitation) an der Bruchstelle.

BEACHTE
Schmerzen (auch sehr starke), Bewegungseinschränkungen sowie eine Schwellung der betroffenen Körperregion sind nicht als sichere Hinweise auf einen Knochenbruch zu werten.

Folgende Erstmaßnahmen leiten Pflegende ein:

- Betroffenes Körperteil (möglichst) nicht bewegen; Fehlstellung belassen
- Falls nötig: Betroffenen aus dem Gefahrenbereich entfernen
- Notruf absetzen (Telefon 112 bzw. Hausnotruf)
- Gegebenenfalls Unterstützung beim Einnehmen einer schmerzlindernden Körperposition leisten (betroffenen Körperteil bequem und ruhig lagern, z. B. Arm mit einem Dreieckstuch oder einem anderen Tuch am Oberkörper fixieren)
- Gegebenenfalls offene Wunden mit sterilem Verbandmaterial abdecken (Manipulation so gering wie möglich halten)
- Bei starken Blutungen Druckverband anlegen
- Betroffenen nicht allein lassen; Befinden überwachen
- Betroffenen warm zudecken (v. a. wenn sich der Unfall unter freiem Himmel ereignet hat).

BEACHTE
Bei Patienten mit Knochenverletzungen denken Pflegende stets daran, dass weitere Verletzungen (z. B. der Wirbelsäule) vorliegen können. Sie vermeiden deshalb unnötige Bewegungen des Betroffenen. Falls sie zwingend notwendig sind, ist die Wirbelsäule (z. B. durch Umlagerung mit mehreren Helfern) so gut wie möglich zu stabilisieren.

6.4.3 Unfall mit elektrischem Strom

BEACHTE
Bei **Unfällen mit elektrischem Strom** müssen Ersthelfer bezüglich ihrer eigenen Sicherheit besondere Vorsicht walten lassen. Geraten sie versehentlich in den Stromkreis, besteht für sie selbst Lebensgefahr.

Unfälle mit elektrischem Strom kommen im häuslichen Bereich, aber auch in der Nähe von Leitungen unter freiem Himmel vor. Die Auswirkungen hängen von der jeweiligen Stromstärke, Stromspannung, Einwirkdauer und seinem Eintrittsweg in den Körper ab:

- **Muskelkrämpfe.** Bestehen so lange, wie der Strom durch den Körper fließt und machen es dem Betroffenen unmöglich, sich selbst aus dem Gefahrenbereich fortzubewegen
- **Herzrhythmusstörungen** bis zum Kammerflimmern. Herzfunktionsstörungen drohen noch Stunden nach dem Unfall
- **Verbrennungen.** Treten an der Ein- und Austrittstelle des Stroms auf
- **Atemstillstand.**

Pflegerische Erstmaßnahmen

Die **pflegerischen Erstmaßnahmen** zielen zunächst darauf, den Betroffenen aus dem Gefahrenbereich zu entfernen. Steht er in direktem Kontakt mit der Stromquelle, schalten Ersthelfer – sofern möglich – die Sicherung ab, betätigen einen Not-Aus-Schalter, um die Stromzufuhr zu unterbrechen oder ziehen den Netzstecker. Bei Unfällen mit Hochspannung, z. B. bei herabhängenden Überlandleitungen, ist ein Sicherheitsabstand von mehreren Metern einzuhalten. Ersthelfer setzen in diesen Fällen einen Notruf ab und die Rettungsleitstelle benachrichtigt den zuständigen Stromversorger, der dann die Zufuhr unterbricht.

BEACHTE
Ersthelfer nähern sich Hochspannungsleitungen niemals auf eigene Faust. Sie warten stets, bis die professionellen Rettungsmannschaften eingetroffen sind.

Ist es möglich, den Stromkreis zu unterbrechen, versorgen Ersthelfer die entstandenen Brandwunden mit sterilem Verbandmaterial. Falls die Atmung und Herzaktivität des Betroffenen ausgefallen ist, beginnen sie unverzüglich mit der Wiederbelebung nach der ERC-Richtlinie 2015 (➤ Kap. 6.3).

6.4.4 Verbrennung und Erfrierung

DEFINITION
Verbrennung und **Erfrierung:** Schäden am Körper, die durch extreme Temperaturen verursacht sind.

Verbrennung

Die **Verbrennung** bezeichnet einen Körperschaden, der durch die Einwirkung von Hitze oder einer Chemikalie entsteht. Die **Verbrühung** ist eine Sonderform. Sie wird durch heiße Flüssigkeiten hervorgerufen.

Der Schweregrad der Verletzung und ihre Folgen sind abhängig von:

- **Fläche.** Über die zerstörte Haut geht Körperflüssigkeit verloren. Beim Erwachsenen gilt, dass eine Verbrennung von mehr als 10 % der Körperoberfläche kritisch ist. Für Kinder und Kleinkinder sind wegen des ungünstigen Verhältnisses zwischen Körperinhalt und Körperoberfläche wesentlich geringere Zahlen anzunehmen. Verbrennungen, die mehr als 50 % der Körperoberfläche betreffen, enden meist tödlich. Zur Berechnung der Körperoberfläche hat sich die **„Neunerregel"** bewährt. Für Kinder wurde sie angepasst (➤ Abb. 6.12)
- **Tiefe.** Je weiter die Hitze in den Körper eindringt, desto schwerwiegender sind die Folgen der Verbrennung. Zur Klassifizierung werden vier Grade unterschieden
  - **Grad 1.** Umschriebene Hautschwellung und -rötung mit mäßigen Schmerzen, wie sie z. B. nach einem Sonnenbrand vorkommen. Die Schädigung ist auf die oberste Hautschicht begrenzt und heilt folgenlos ab
  - **Grad 2.** Auf der Haut bilden sich Blasen. Starke Schmerzen. Tiefere Hautschichten können betroffen sein. Narbenbildung
  - **Grad 3.** Die Verbrennung betrifft alle Hautschichten und kann nicht von allein heilen, Schmerzen fehlen
  - **Grad 4** *(Verkohlung)*. Muskeln, Sehnen und Knochen sind betroffen
- **Alter und Allgemeinzustand** des Betroffenen. Ein erwachsener Mensch besitzt ein günstiges

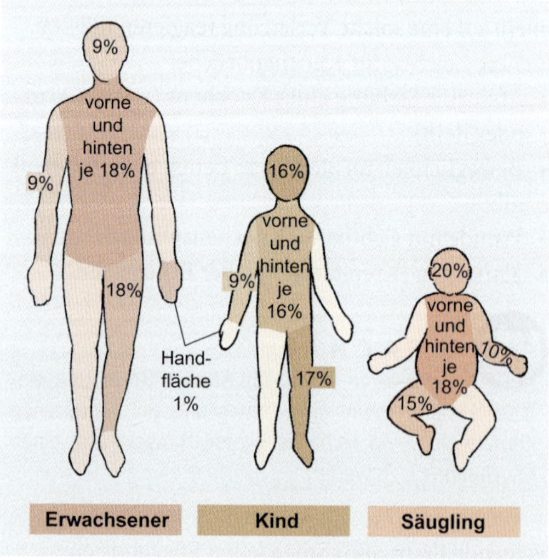

Abb. 6.12 Die „Neunerregel" ist vom Körper eines Erwachsenen abgeleitet. Arm und Kopf machen jeweils etwa 9 % seiner Körperoberfläche aus. Die Handfläche und die Genitalregion entsprechen nach der „Ein-Prozent-Regel" je einem Prozent der Körperoberfläche. Für Kinder, Kleinkinder und Säuglinge gelten, wie hier gezeigt, andere Zahlen. [A300]

Verhältnis von Körperinhalt zu -oberfläche. Deshalb wirken sich Verbrennungen für ihn weniger dramatisch aus als für ein Kleinkind oder einen Säugling. Die körperliche Widerstandsfähigkeit eines jüngeren Menschen ist größer als die eines Älteren. Insofern spielt das Lebensalter eine entscheidende Rolle bei der Bewältigung einer Verbrennung.

Pflegerische Erstmaßnahmen

Die **pflegerischen Erstmaßnahmen** zielen zunächst darauf, das Verbrennungsopfer aus der Gefahrensituation zu entfernen. Pflegende beachten dabei vor allem ihre eigene Sicherheit. Da bei größeren Bränden fast immer verschiedene Materialien brennen, entwickeln sich möglicherweise giftige Gase. Eingeatmeter Rauch stellt stets eine erhebliche Bedrohung für die Lunge dar.

BEACHTE

Das Betreten eines brennenden Gebäudes ohne entsprechende Erfahrung und Atemschutzgeräte ist unverantwortlicher Leichtsinn. Die Bergung von Menschen aus diesen Situationen ist Feuerwehren vorbehalten.

Zur Bergung gehört auch das Löschen kleinerer Brände. In öffentlichen Gebäuden und Anlagen stehen dafür stets Feuerlöscher zur Verfügung, deren Aufbewahrungsort deutlich markiert ist. Pflegende löschen Kleiderbrände, indem sie den Betroffenen mit reichlich Wasser übergießen oder mit dem Feuerlöscher besprühen. Ist beides nicht verfügbar, hilft es, das Opfer in Textilien (keine Kunstfasern verwenden) einzuwickeln oder auf den Boden zu bringen und dort zu rollen, um das Feuer zu ersticken.

Verbrennungen wirken direkt nach ihrer Entstehung häufig undramatischer, als sie tatsächlich sind, weil die Hautveränderungen verzögert eintreten. Grundsätzlich gilt: Erwachsene, bei denen mehr als 10 % (5 % bei Kindern) der Hautoberfläche betroffen sind, bedürfen ausnahmslos einer Krankenhausbehandlung. Es ist sinnvoll, auch unterhalb dieser Grenze eine stationäre Aufnahme einzuleiten.

Erstmaßnahmen zur Behandlung von Verbrennungswunden:

- Kühlung der betroffenen Körperpartien mit sauberem, nicht zu kühlem Wasser bis etwa eine Stunde nach dem Ereignis; dient v. a. der Schmerzbekämpfung
- Abdeckung der Wunde mit sterilem Verbandtuch; wenn nicht vorhanden, bleibt die Wunde unbedeckt. Keinesfalls eingebrannte Materialien aus der Wunde entfernen oder Brandblasen eröffnen. Niemals Salben oder Puder auf die Wunden geben.

Alle weiteren Schritte der Wundbehandlung sind Ärzten vorbehalten.

Sofern der Betroffene Zeichen für einen Schock zeigt, bringen Pflegende ihn in Schocklage. Bei Ausfall der Atmung und Herzfunktion beginnen sie die Wiederbelebung nach der ERC-Richtlinie 2015 (➤ Kap. 6.3).

Erfrierung

Der Einfluss von Kälte auf den menschlichen Körper kann zu **Erfrierungen** oder zur **Unterkühlung** führen. In den meisten Fällen sind diese beiden Erscheinungen kombiniert.

Die **Erfrierung** betrifft überwiegend Körperpartien, die sehr weit vom Zentrum entfernt liegen, z. B. Zehen, Finger oder Ohrmuschel. Man unterscheidet vier Schweregrade, die denen der Verbrennung sehr ähneln:

- **Grad 1.** Gefäßkrampf, Haut bläulich-weiß marmoriert, gefühllos
- **Grad 2.** Hautschwellung und Blasenbildung mit erheblichen Schmerzen, Haut tiefrot bis violett
- **Grad 3.** Hautbezirke zunächst fahl, später schwarze Verfärbung *(Nekrosen)*, Schmerzen in diesen Bereichen aufgehoben
- **Grad 4** *(Vereisung)*. Gewebe zunächst gefroren und fahl, später schwarze Verfärbung, keine Schmerzen.

BEACHTE

In Deutschland sind oft obdachlose Menschen von Erfrierungen und Unterkühlungen betroffen. Häufig liegt als Risikofaktor ein Alkoholmissbrauch vor. Alkohol vermindert das Kälteempfinden. Es stellt außerdem die Gefäße in den Randbereichen des Körpers weit und begünstigt so die Auskühlung.

Die **Unterkühlung** bezeichnet ein Absinken der Körpertemperatur unter 35 °C. Zwischen 34 und 30 °C wirkt der Betroffene häufig schläfrig, seine Reaktionen sind verlangsamt, Puls und Blutdruck sind erniedrigt. Unter 30 °C besteht Lebensgefahr, häufig sind Atmung und Herzfunktion ausgefallen.

Pflegerische Erstmaßnahmen

Die **pflegerischen Erstmaßnahmen** richten sich auf die **langsame** Erwärmung des Körpers. Sofern nötig, entfernen Pflegende zunächst feuchte Kleidungsstücke, hüllen den Betroffenen in trockene Decken, bringen ihn in einen geheizten Raum und geben ihm (nur bei erhaltenem Bewusstsein) warme Getränke (keinen Alkohol).

Sind Atmung und Herzfunktionen des Betroffenen ausgefallen, beginnen Pflegende mit der Wiederbelebung nach der ERC-Richtlinie 2015 (➤ Kap. 6.3).

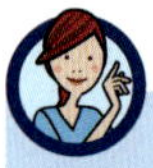

BEACHTE
Eine aktive Erwärmung, z. B. durch Wärmflaschen, die an die großen Gefäße in Achseln oder Leisten gelegt werden, ist nur bei leichter Unterkühlung erlaubt und sollte stets unter ärztlicher Aufsicht stattfinden.

6.4.5 Vergiftung

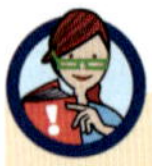

DEFINITION
Vergiftung *(Intoxikation):* Aufnahme von Substanzen, die geeignet sind, körperliche Funktionen zu beeinträchtigen oder die Organe zu schädigen.

Vergiftungen entstehen, nachdem Menschen giftige Substanzen in den Körper aufgenommen haben. Dies kann **unabsichtlich** (z. B. Trinken giftiger oder schädlicher Flüssigkeiten, Essen von giftigen Pflanzen wie Pilze, Unfälle im Zusammenhang mit Schadstoffen) oder **absichtlich** (z. B. zur Selbsttötung, beim Missbrauch von Drogen wie Alkohol, Cannabis, Opiatabkömmlingen) geschehen (➤ Abb. 6.13).

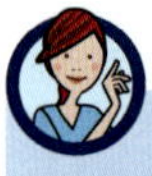

BEACHTE
Vor dem **Anruf bei der Giftinformationszentrale** versuchen Pflegende, so schnell wie möglich folgende Informationen zu sammeln:
- Alter des Betroffenen
- Art der Substanz, die zu dem Notfall geführt hat (z. B. Verpackung von Medikamenten oder Chemikalien suchen, Bestandteile von Pflanzen beschreiben)
- Menge der eingenommenen Substanz
- Zeitpunkt der Einnahme
- Welche Vergiftungszeichen sind zu beobachten?
- Welche Erstmaßnahmen wurden ausgeführt?
- Allgemeine Angaben zum Betroffenen (z. B. körperlicher Zustand, Erkrankungen).

Wenn sich diese Angaben nicht innerhalb weniger Minuten erheben lassen, rufen Pflegende die Zentrale trotzdem an und behelfen sich zur Not mit Schätzungen. Auch der Notruf **(Telefon 112)** duldet bei erheblichen Vergiftungserscheinungen oder zu erwartenden Schäden keinen Aufschub.

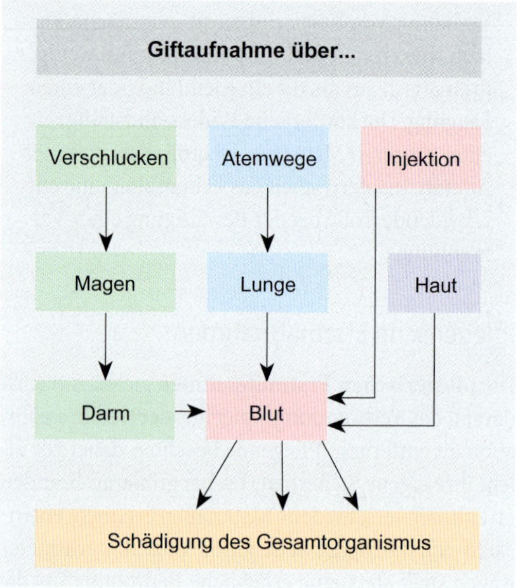

Abb. 6.13 Wege der Aufnahme giftiger oder schädlicher Stoffe in den Körper. [A400]

Die Auswirkungen und der Schweregrad einer Vergiftung lassen sich unmittelbar nach der Aufnahme der jeweiligen Substanz nicht zuverlässig einschätzen. Viele Stoffe entfalten ihre Wirkung erst nach einiger Zeit. Deshalb ist in allen Fällen eine durchgängige Überwachung des Betroffenen sicherzustellen.

Pflegende zögern nicht, fachlichen Rat einzuholen, wenn sie sich nicht sicher sind, ob der Stoff, den ein Betroffener eingenommen hat, überhaupt schädlich wirkt. Zu diesem Zweck wurde ein bundesweites Netz von Giftnotrufzentralen eingerichtet (➤ Tab. 6.2). Sie bieten telefonische Beratung an und halten z. T. in ihren Internetauftritten Infobroschüren bereit.

Tab. 6.2 Standorte der Giftinformationszentralen in Deutschland.

Ort	Telefon	Internet
Berlin	030/1 92 40	giftnotruf.charite.de
Bonn	02 28/1 92 40	–
Erfurt	03 61/73 07 30	www.ggiz-erfurt.de/home.html
Freiburg	07 61/1 92 40	www.uniklinik-freiburg.de/giftberatung.html
Göttingen	05 51/1 92 40	www.giz-nord.de
Homburg	0 68 41/1 92 40	www.uniklinikum-saarland.de
Mainz	0 61 31/1 92 40	www.giftinfo.uni-mainz.de
München	089/1 92 40	www.toxinfo.med.tum.de

Vorbeugung

Der **Vorbeugung** von Vergiftungen kommt ein wesentlicher Stellenwert zu. Krankenpflegehelfer können einen Beitrag leisten, indem sie Medikamente und Chemikalien (z. B. Desinfektionsmittel) stets in den Originalbehältnissen fest verschlossen aufbewahren und vor dem Zugriff durch Unbefugte oder Minderjährige schützen.

Pflegerische Erstmaßnahmen

Die **pflegerischen Erstmaßnahmen** richten sich nach der Art des schädlichen Stoffes und der Situation, in der der Betroffene sich befindet. Grundsätzlich gilt:

- Betroffenen falls notwendig aus dem Gefahrenbereich bergen. Dabei hat die Sicherheit des Ersthelfers Priorität. Sofern es sich um unbekannte Dämpfe oder Situationen handelt, die ohne entsprechende Ausrüstung (z. B. Atemschutz, Schutzanzug) nicht zu bewältigen sind, beschränken sich die Maßnahmen auf die Alarmierung der Feuerwehr
- Anruf bei der zuständigen Giftinformationszentrale veranlassen. Vorher die dazu notwendigen Informationen sammeln (siehe Beachte-Kasten).

Die weitere Therapie ist im Krankenhaus durchzuführen.

Sofern der Betroffene bewusstlos ist und keine ausreichende Atmung und Herzfunktion aufweist, beginnen Pflegende unverzüglich mit den Wiederbelebungsmaßnahmen nach der ERC-Richtlinie 2015 (➤ Kap. 6.3).

Maßnahmen bei Verätzung

Hat ein **Kontakt der Haut** mit ätzender Flüssigkeit stattgefunden, entfernen Pflegende zunächst die Kleidung und entfernen sie aus geschlossenen Räumen. Sie achten dabei auf ihren Selbstschutz, z. B. indem sie Handschuhe anlegen. Dann waschen sie das betroffene Hautareal mit reichlich Wasser und Seife.

Hat ein **Kontakt der Augen** mit ätzender Flüssigkeit stattgefunden, besteht die wichtigste Maßnahme der Ersten Hilfe darin, das betroffene, geöffnete Auge mit klarem Wasser über mindestens 20 Min. (bzw. bis zum Eintreffen des Rettungsteams) zu spülen. Die Augenöffnung ist mit zwei Fingern sicherzustellen. Die Spülung erfolgt stets von der Nase zur Seite, damit die ätzende Substanz nicht in das andere Auge gerät. Während des Spülens soll der Betroffene das Auge in alle Richtungen bewegen.

Hat der Betroffene die ätzende Flüssigkeit **getrunken,** ist der Mund mit viel Wasser zu spülen. Bewusstseinsklare Betroffene können schluckweise Tee, Wasser oder Saft trinken. Wichtig: Erbrechen vermeiden, denn ein erneuter Kontakt der oberen Verdauungswege mit der ätzenden Substanz kann zusätzlichen Schaden verursachen. Die Verabreichung der alten Hausmittel Milch oder Salzwasser schadet und ist daher zu unterlassen. In jedem Fall erfolgt ein Notruf.

Maßnahmen bei Vergiftung mit Pflanzen oder nicht ätzenden Substanzen

Pflegende setzen sofort einen Notruf ab. Sie sichern alle Reste der aufgenommenen Stoffe oder Pflanzen-

6

teile sowie ggf. Verpackungen der Medikamente oder Chemikalien. Bis zum Eintreffen des Rettungsteams überwachen sie das Befinden des Betroffenen fortlaufend und lassen ihn nicht unbeobachtet.

Wiederholungsfragen

1. Nennen Sie die 5-W-Regel für die telefonische Meldung von Notfällen. (➤ Kap. 6)
2. Erläutern Sie die Glasgow-Koma-Skala und ihr Bewertungsschema. (➤ Tab. 6.1)
3. Welche zwei Möglichkeiten stehen Pflegenden zur Verfügung, um die Herzaktivität eines Patienten im Notfall zu überprüfen? Beschreiben Sie das korrekte Vorgehen. (➤ Kap. 6.1)
4. Wie finden Sie den richtigen Druckpunkt zur Thoraxkompression über dem Brustbein? (➤ Abb. 6.10)
5. Wie funktioniert die Mund-zu-Nase-Beatmung? (➤ Kap. 6.3.3)
6. Erklären Sie den Schock-Index. (➤ Kap. 6.4.1)
7. Welche pflegerischen Erstmaßnahmen leiten Sie bei einem Menschen ein, der unterkühlt ist? Welche Maßnahmen sind nicht gestattet? (➤ Kap. 6.4.4)

KAPITEL

7 Rechtlicher Rahmen und Geschichte der Pflegeberufe

7.1 Geschichte der Pflege

Frühzeit

Grabfunde zeigen, dass bereits mehr als 6 000 Jahre v. Chr. Menschen chirurgisch behandelt wurden. Archäologen fanden Schädelknochen in Amerika, Europa und Afrika, an denen deutliche Spuren von Gehirnoperationen zu sehen sind. Einige dieser Menschen hatten die Eingriffe überlebt. Es ist unklar, ob die Öffnung der Schädelknochen magischen Ritualen oder der Behandlung von Beschwerden diente.

In der **ägyptischen Hochkultur** spezialisieren sich die Mediziner und befolgen bei ihren Behandlungen feste Regeln. Vor allem ihre Kunstfertigkeit bei der Mumifizierung Verstorbener beweist, dass genaue Kenntnisse über den menschlichen Körper vorlagen.

Antike

Das Zentrum der medizinischen Entwicklung in der Antike liegt in Griechenland. Der Arzt **Hippokrates** *(460–375 v. Chr.)* begründet die Medizin als Wissenschaft, die sich aus Erfahrungen speist. Von seinen Kollegen fordert er, sich vom Geisterglauben abzuwenden und die Kranken nach sorgfältiger Abwägung aller Fakten zu behandeln. Die Einführung ethischer Regeln (Eid des Hippokrates) setzt sich auch im römischen Reich durch und wird für Jahrhunderte zur Basis der Medizin im gesamten europäisch geprägten Raum.

Mittelalter

Die christliche Tradition der Krankenpflege wurzelt in der Einrichtung von Krankenstationen durch Benediktiner. Ordensgründer **Benedikt von Nursia** *(480–547)* schreibt im Kapitel 36 seiner Ordensregeln: „Die Sorge für die Kranken muss vor und über allem stehen: Man soll ihnen so dienen, als wären sie wirklich Christus … Die kranken Brüder sollen einen eigenen Raum haben und einen Pfleger, der Gott fürchtet und ihnen sorgfältig und eifrig dient.“ Die Ordensleute legen in ihren Klöstern Gärten für Heilpflanzen an und arbeiten nach hippokratischen Prinzipien.

Die griechische Heillehre beeinflusst auch die Medizin im Orient. In Arabien und Persien wird sie weiter entwickelt und durch eigene Erkenntnisse ergänzt. Der persische Arzt **Avicenna** *(auch Abu Ali ibn Sina, 980–1037)* fasst in seinem Lehrbuch „Kanon“ das gesamte medizinische Wissen seiner Zeit zusammen.

Im 11. und 12. Jahrhundert wenden sich mehrere Orden den Aufgaben in der Krankenpflege zu. Sie gründen Krankenhäuser und betreuen vor allem Menschen, die an den damals häufig auftretenden Infektionskrankheiten (z. B. Lepra, Cholera, Pest) leiden.

Wichtige Impulse für die mittelalterliche Lehre von Gesundheit und Krankheit kommen aus einem Kloster der Benediktinerinnen am Rhein. Die Äbtissin **Hildegard von Bingen** *(1098–1179)* bezieht sich in ihren medizinischen Schriften zwar auf die bis dahin bekannten therapeutischen Methoden, sie stellt jedoch eine gesunde Lebensführung in den Mittelpunkt ihrer Lehre (➤ Abb. 7.1).

In der Folge konzentrieren sich vor allem Ordensschwestern auf die Krankenpflege. Zu ihnen gehören die **Elisabethinen**, die sich auf die Landgräfin **Elisabeth von Thüringen** *(1207–1231)* berufen. Die Adelige erbaut nach dem Tod ihres Mannes ein Armenhospital in Marburg an der Lahn und betreut als Nonne im Gewand der Tertiarierinnen Arme und Kranke.

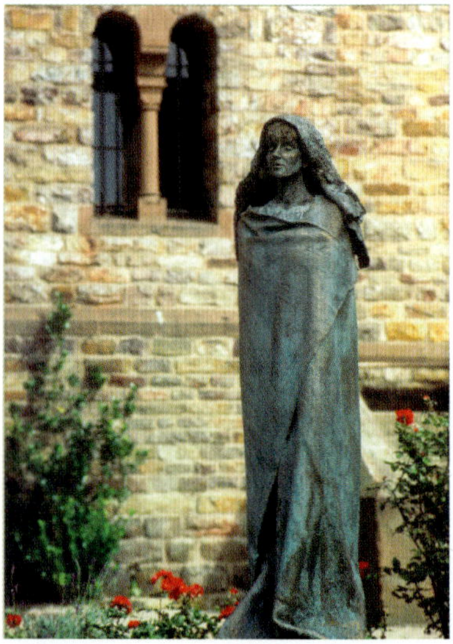

Abb. 7.1 Hildegard von Bingen. [X224]

Etwa um das Jahr 1150 schließen sich Frauen zu einer Gemeinschaft zusammen, die später unter dem Namen **Beginen** bekannt wird und sich im 13. Jahrhundert über Westeuropa verbreitet. Sie leben nicht als Nonnen und legen keine lebenslangen Gelübde ab, sondern bilden selbstständige Wohngemeinschaften *(Beginenhöfe)* und gehorchen christlichen Regeln. Zu ihren Aufgaben gehört auch die Kranken- und Familienpflege.

Neuzeit

Obwohl die Medizin in Europa wegen des Verbots der Kirche, Leicheneröffnungen durchzuführen, noch nicht über das Niveau des Griechen Hippokrates hinausgekommen ist, beginnen Ärzte, sich Gedanken über die Ausbildung von Krankenpflegerinnen zu machen. Der Arzt **Jacob Oetheus** *(vermutlich 1530–1586)* veröffentlicht im Jahre 1574 das erste Lehrbuch für den Berufsstand: „Gründtlicher Bericht, Lehr unnd Instruction von rechtem und nutzlichem brauch der Arzney den Gesunden, Krancken und Kranckenpflegern".

Die erste Krankenpflegeschule Deutschlands eröffnet 1782 auf Initiative des in Heidelberg arbeitenden Professors für Geburtshilfe **Franz Anton Mai** *(1742–1814)*. Er sagt: „... nicht die Arznei, sondern eine gute Pflege stellt die Gesundheit wieder her". Die Ausbildung dauert drei Monate. Wegen Kompetenzstreitigkeiten zwischen den Ärzten der Universität schließt die Schule im Jahre 1806.

Um die menschenunwürdigen Bedingungen zu verbessern, unter denen die kranken Menschen seiner Zeit leben, sammelt der evangelische Pastor **Theodor Fliedner** *(1800–1864)* Geld und richtet gemeinsam mit seiner Frau **Friederike** in Kaiserswerth (bei Düsseldorf, ➤ Abb. 7.2) im Jahr 1836 den „Rheinisch-Westfälischen Diakonissenverein" ein, zu dem unter anderem die erste evangelische Krankenpflegeschule Deutschlands gehört. Die Ausbildung ist in praktische und theoretische Teile gegliedert und schließt mit einem Examen ab.

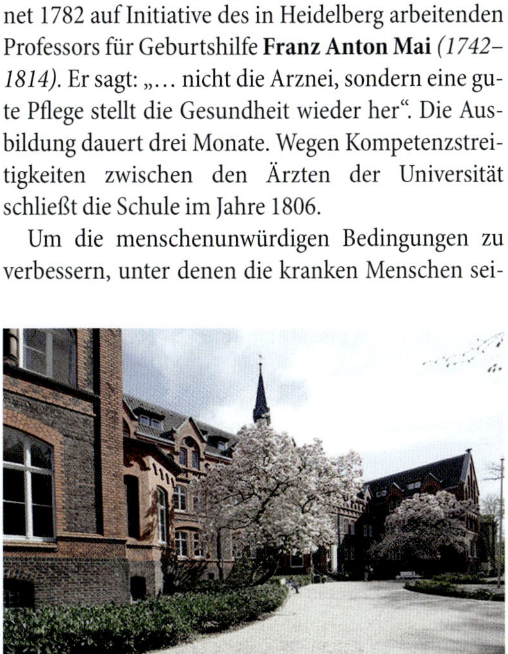

Abb. 7.2 In Kaiserswerth am Niederrhein entstand die erste evangelische Krankenpflegeschule. [X229]

DBfK
Deutscher Berufsverband für Pflegeberufe e. V.

Deutscher Berufsverband für Pflegeberufe (DBfK)
Bundesverband e.V.
Alt-Moabit 91
10559 Berlin
Tel.: 0 30/ 219157-0
Fax: 0 30/ 219157-77
E-Mail: dbfk@dbfk.de

Abb. 7.3 Logo und Adresse des Berufsverbands für Pflegeberufe (DBfK). [W267]

Die niedersächsische Krankenschwester **Agnes Karll** *(1868–1927)* ist wesentlich an der Gründung der „Berufsorganisation der Krankenpflegerinnen Deutschlands sowie der Säuglings- und Wohlfahrtspflegerinnen", dem Vorläufer des **Berufsverbands für Pflegeberufe** *(DBfK)* beteiligt (➤ Abb. 7.3). Sie versucht, auf politischem Weg eine verpflichtende dreijährige Ausbildung zu erreichen. 1909 wählt der **Weltbund der Krankenpflegerinnen** *(ICN)* Agnes Karll zur Präsidentin.

Im 20. Jahrhundert gewinnt der Berufsstand der Pflegenden deutlich an Gewicht. Dazu tragen vor allem gesetzliche Regelungen bei. Am 15. Juli 1957 wird in der Bundesrepublik Deutschland erstmalig ein einheitliches Krankenpflegegesetz verabschiedet.

7.2 Gesetze und Verordnungen

Betäubungsmittelgesetz ➤ Kap. 5.2.2
Arzneimittelgesetz ➤ Kap. 5.1
Die Berufsfelder der Pflege sind in der Bundesrepublik Deutschland per Gesetz und Verordnungen geregelt.

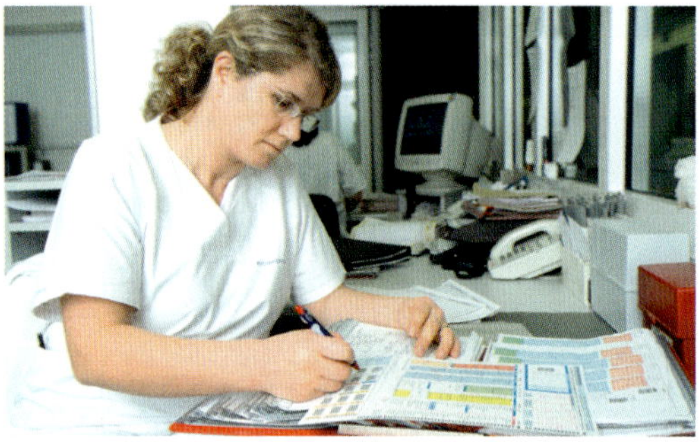

Abb. 7.4 Für die Pflegedokumentation sind Pflegende selbstständig verantwortlich. [K115]

Pflegeberufegesetz

Das **Pflegeberufegesetz** (PflBG) vom 17. Juli 2017 ordnet mit Wirkung zum 1. Januar 2020 zahlreiche Bedingungen professioneller Pflege neu. Dazu gehört auch eine veränderte Berufsbezeichnung. Künftig wird man von „Pflegefachleuten" sprechen, wie es in der Schweiz bereits seit Jahren üblich ist. Die weibliche Berufsbezeichnung lautet dann „Pflegefachfrau" und die männliche „Pflegefachmann".

Mit dem Gesetz hofft die Bundesregierung den Mangel an professionellen Pflegenden zu mindern, indem es die Attraktivität der Berufe erhöht – nicht zuletzt dadurch, dass alle Auszubildenden eine Vergütung erhalten.

BEACHTE

Eine wichtige Chance zur nachhaltigen Entwicklung pflegerischer Berufe, nämlich die Festlegung eines fest umrissenen Kanons selbstständiger Tätigkeitsfelder, die zu einer wirklichen Professionalisierung hätte beitragen können, wurde durch das PflBG nicht genutzt. Auch nach diesem Gesetz bleiben die Aufgaben Pflegender unscharf beschrieben, und vor allem weist keine Formulierung auf eine berufliche Kompetenz hin, die unabhängig von anderen Berufen im Gesundheitswesen, v. a. den Ärzten, bestehen könnte. Kritiker des Gesetzes sagen, dass damit ein wesentliches Ziel der Reform verfehlt worden ist.

Außerdem ist im PflBG die generalistische Ausbildung vorgesehen. Darunter ist die Verschränkung der Ausbildungen verschiedener pflegerischer Fachrichtungen zu verstehen. Während der ersten zwei Jahre besuchen Schüler der Altenpflege, Krankenpflege und Kinderkrankenpflege dieselben Unterrichtseinheiten. Im letzten Jahr können sie sich auf eines der Fachgebiete spezialisieren.

Für Pflegeassistenten ist das Gesetz interessant, weil es klare Zugangsregeln für den Zugang zur Ausbildung als Pflegefachfrau und -mann festlegt:

- Mittlerer (oder gleichwertiger) Schulabschluss
- Abschluss der Mittelschule mit Abschluss einer mindestens zweijährigen Berufsausbildung
- Bestandene staatliche (oder staatlich anerkannte) Prüfung zu einem Assistenzberuf in der Pflege nach mindestens einjähriger Ausbildungsdauer (bezieht sich auch auf die Altenpflegehilfe). Diese Ausbildungszeit wird auf die Ausbildung zu Pflegefachleuten angerechnet.
- Vorlage einer Erlaubnis, den Beruf einer Krankenpflegehelferin oder -helfers ausüben zu dürfen.

7.2.1 Gesetzeslage für die Altenpflegehilfe

Die **Altenpflegehilfe** unterliegt in Deutschland dem Landesrecht. Daraus hat sich eine Vielfalt von Ausbildungsinhalten und -umfängen entwickelt. Grundsätzlich befähigt die Ausbildung die Schüler zur Unterstützung der Altenpflegekräfte bei allen Tätigkeiten, die im Zusammenhang mit der Betreuung alter Menschen stehen.

Da das Landesrecht – bezogen auf den Beruf der Altenpflegehelfer – recht unterschiedlich angelegt ist, existieren bundesweit nebeneinander verschiedene Lehrpläne. Die darin formulierten Unterrichtsziele sind überwiegend vage gehalten und lassen allerlei Spielraum für die Stellenbeschreibungen durch die Träger der Einrichtungen, in denen die Absolventen schließlich zum Einsatz kommen.

Altenpflegehelfer arbeiten in Altenpflegeheimen, Behinderteneinrichtungen, geriatrischen Abteilungen von Krankenhäusern sowie in der ambulanten Pflege.

Dauer und Struktur der Ausbildung

Überwiegend dauert die Altenpflegehilfe-Ausbildung ein Jahr. In Hamburg hat sich eine zweijährige Ausbildungszeit durchgesetzt. Dort erwerben die Schüler die Berufsbezeichnung **Gesundheits- und Pflegeassistent.**

Tab. 7.1 Stundentafel für die Ausbildung zur Altenpflegehilfe in Rheinland-Pfalz.

Lernmodule	Unterrichtsstunden
A. Pflichtmodule (hierfür stehen 320 Teilungsstunden zur Verfügung, über deren Verteilung die Schulen entscheiden)	
Fachrichtungsbezogener Bereich	
• In den Beruf Altenpflege eintreten	120
• (Fachpraxis) Alte Menschen personen- und situationsbezogen pflegen *	160
• Dementiell erkrankte und gerontopsychiatrisch veränderte alte Menschen pflegen	120
• Anleiten, beraten, Gespräche führen	40
• Alte Menschen bei der Lebensgestaltung unterstützen	120
• Pflege alter Menschen planen, durchführen, dokumentieren und evaluieren	60
• (Fachpraxis) Bei der medizinischen Diagnostik und Therapie mitwirken *	60
• Anthropologisch-soziale Aspekte altenpflegerischen Handelns in religiöser Perspektive erschließen	80
B. Wahlpflichtmodule	
• Regionalspezifisches Lernmodul	40
C. Praktische Ausbildung (ist blockweise in der unterrichtsfreien Zeit zu planen)	
• Stunden im Praxiseinsatz	850
Gesamtstundenzahl	**1 650**

* Der Fachpraxisanteil umfasst 160 Stunden und ist in den oben genannten 320 Teilungsstunden enthalten.

In den meisten Bundesländern machen die Schüler ihren Abschluss an einer Berufsfachschule oder einem Kolleg. Es ist aber auch möglich, eine andere Schule zu besuchen, die sowohl den Unterricht als auch die Prüfung nach eigenen Kriterien ordnet.

In Rheinland-Pfalz (➤ Tab. 7.1) gilt z. B. eine Verordnung für die einjährige Ausbildung zur Altenpflegehilfe, die mit dem ersten Jahr der Altenpflegeausbildung identisch ist.

7.2.2 Gesetzeslage für die Krankenpflegehilfe

Seit Ablauf des Jahres 2003 sind die Bundesländer (➤ Kap. 7.6.2) für die **Regelung der Krankenpflegehilfe** zuständig. Deshalb ist diese Ausbildung, bundesweit gesehen, ebenso uneinheitlich wie die Altenpflegehilfe aufgebaut. In einigen Ländern gibt es bereits verbindliche Richtlinien, in anderen sind die Regierungen damit beschäftigt, solche Ausbildungsverordnungen zu entwickeln.

Die Unterschiede zeigen sich schon im Namen des Berufs. Während sich die meisten Länder entschieden haben, bei dem klassischen Namen „Krankenpflegehelfer(in)" zu bleiben, heißen in Brandenburg und Baden-Württemberg die dort ausgebildeten Pflegenden „Gesundheits- und Krankenpflegehelfer(innen)".

Im Gegensatz zu anderen Ländern schreiben Bayern und Nordrhein-Westfalen vor, dass die Bewerber für die Ausbildung mindestens 17 Jahre alt sein müssen. In Niedersachsen wurde die klassische Trennung zwischen Altenpflege- und Krankenpflegehilfe verlassen und die Auszubildenden erwerben innerhalb von 2 Jahren die Berufsbezeichnung „Pflegeassistent".

Ausbildung und Ausbildungsverordnungen

Da die Bundesländer nicht verpflichtet sind, sich bei der Ausarbeitung von Gesetzen und Richtlinien untereinander abzustimmen, reagieren sie auf regional begrenzte Bedürfnisse und befragen Experten, die aus unterschiedlichen Blickwinkeln auf die Probleme eingehen. In der Folge ist jetzt zu sehen, dass die Schwerpunkte und Ausbildungsumfänge von Bundesland zu Bundesland deutlich voneinander abweichen. Die Ausbildungsdauer ist ebenfalls nicht bundeseinheitlich festgelegt. Überwiegend beträgt sie ein Jahr, in Mecklenburg-Vorpommern wurde sie z. B. auf anderthalb Jahre ausgedehnt.

Ausbildungsinhalte

Die Abgrenzung der Berufe in der Krankenpflege gegenüber anderen Berufsfeldern im Gesundheitswesen ist traditionell nicht leicht (➤ Abb. 7.4). Die Gesetzestexte umreißen auch die Aufgaben von Krankenpflegehelfern nur unscharf. Deshalb liegt es in der Hand des jeweiligen Arbeitgebers, die Kompetenzen der Krankenpflegehelfer durch Dienstanweisungen festzulegen. Diese **Dienstanweisungen** müssen sich im Rahmen der aktuellen Gesetze bewegen.

Tab. 7.2 Stundentafel für die Ausbildung zur Krankenpflegehilfe in Bayern.

Pflichtfächer	Unterrichtsstunden
Theoretischer und fachpraktischer Unterricht	
• Berufskunde, Rechtskunde, Sozialkunde	120
• Deutsch und Kommunikation	80
• Grundlagen der Pflege	160
• Pflege und Betreuung	240
Praktische Ausbildung	
• Stunden im Praxiseinsatz	1 000 (davon mindestens 120 in der Altenpflege)
Gesamtstundenzahl	**1 600**

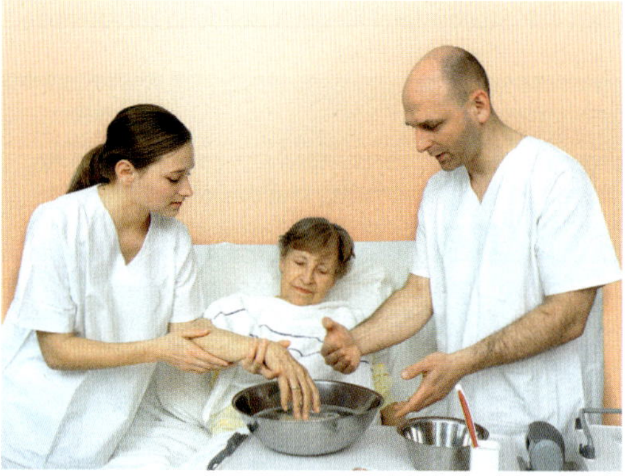

Abb. 7.5 Auszubildende und Berufsanfänger erhalten praktische Unterweisungen durch erfahrene Praxisanleiter. [K115]

Gleichwohl treffen die Regelungen in den Bundesländern Aussagen zu den Zielen der Ausbildung. In den **Stundentafeln** sind die **Ausbildungsinhalte** zusammengefasst (➤ Tab. 7.2, ➤ Tab. 7.3). Weitergehende Richtlinien ergeben sich aus den Lehrplänen, die jedoch noch nicht für alle Bundesländer vorliegen (➤ Abb. 7.5).

7.2.3 Weitere rechtliche Grundlagen

Betäubungsmittelgesetz ➤ Kap. 5.2.2
Pflicht zur Hilfeleistung ➤ Kap. 6
Infektionsschutzgesetz ➤ Kap. 4.1.6

Mutterschutzgesetz

Das **Mutterschutzgesetz** *(MuSchG)* trat in seiner derzeitig gültigen Form im Mai 2017 in Kraft. Es regelt die Beschäftigungsverbote von Schwangeren und Wöchnerinnen.

Werdende Mütter haben ein Recht auf die Freistellung von beruflichen Pflichten, wenn durch die Tätigkeit ihre eigene Gesundheit sowie Gesundheit und Leben des ungeborenen Kindes bedroht sind. Zum Nachweis der Gefährdung ist eine ärztliche Bescheinigung notwendig.

In den sechs Wochen vor dem errechneten Geburtstermin dürfen werdende Mütter von ihrem Arbeitgeber nur beschäftigt werden, wenn sie sich freiwillig zur Arbeit bereit erklären. Diese Einwilligung können sie jederzeit widerrufen.

Nach der Geburt besteht ein Beschäftigungsverbot für acht Wochen. Bei Früh- und Mehrlingsgeburten ist die Schutzfrist auf zwölf Wochen ausgedehnt.

Über das Mutterschaftsgeld und die **Lohnfortzahlung** des Arbeitgebers wird das Einkommen der Mutter während der gesamten Schutzfrist (vor und nach der Geburt) gesichert.

Tab. 7.3 Beispielhafte Gegenüberstellung der Stundenzahlen für die Ausbildung von Krankenpflegehelfern in verschiedenen Bundesländern.

Bundesland	Stundenzahl des theoretischen Unterrichts	Stundenzahl des praktischen Unterrichts	Gesamtstundenzahl der Ausbildung
Baden-Württemberg	700	900	1 600
Bayern	500	1 100	1 600
Brandenburg	600	1 000	1 600
Hessen	700	900	1 600
Niedersachsen	600	1 000	1 600
Nordrhein-Westfalen	500	1 100	1 600

7

Einer besonderen Einschränkung unterliegen die Tageszeiten, in denen werdende und stillende Mütter arbeiten dürfen. Grundsätzlich gilt, dass der Arbeitgeber sie in der Zeit zwischen 20–6 Uhr sowie an Sonn- und Feiertagen nicht beschäftigen darf. Unter anderem für den Bereich der Krankenpflege sieht das Gesetz jedoch eine Ausnahme vor: Hier sind Dienstzeiten an Sonn- und Feiertagen erlaubt, sofern die Frauen einmal pro Woche eine mindestens 24-stündige Ruhepause im Anschluss an die Nachtruhe einhalten können.

BEACHTE
Während der gesamten Schwangerschaft und weitere vier Monate nach der Geburt genießen Frauen **Kündigungsschutz** (➤ Abb.7.6). Das schließt jedoch eine Kündigung von ihrer Seite nicht aus.

Schwangere und Stillende dürfen außerdem nicht zu Überstunden verpflichtet werden, wobei als Grenze für Frauen unter 18 Jahren eine Arbeitszeit von acht Stunden täglich (oder 80 Stunden innerhalb von 14 Tagen) und bei älteren Frauen eine tägliche Arbeitszeit von 8,5 Stunden (oder 90 Stunden innerhalb von 14 Tagen) festgelegt ist.

Stillende Mütter haben außerdem ein Recht, ihre Arbeit für das **Stillen** zu unterbrechen. Das Gesetz verpflichtet die Arbeitgeber, den Frauen dafür täglich mindestens zweimal eine halbe Stunde oder einmal täglich eine Stunde Pause zu gewähren. Beträgt die tägliche Arbeitszeit mehr als acht Stunden, sind die Pausen länger. Diese Stillzeit darf nicht zu einem Verdienstausfall führen. Die Frauen dürfen nicht verpflichtet werden, diese Pausen nachzuarbeiten. Außerdem sind sie zusätzlich zu den normalen Pausen zu gewähren.

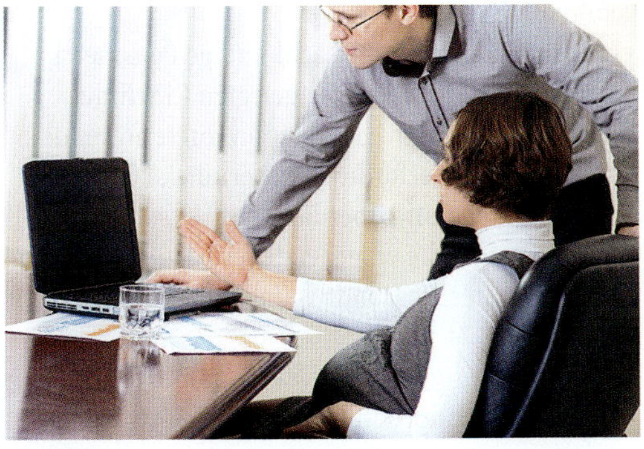

Abb.7.6 Schwangere Frauen genießen als Arbeitnehmerinnen besonderen Schutz – auch vor Kündigungen. [J787]

Gesetz zum Schutz der arbeitenden Jugend

Das **Gesetz zum Schutz der arbeitenden Jugend,** auch Jugendarbeitsschutzgesetz *(JarbSchG)* genannt, trat im Mai 1976 in Kraft (zuletzt geändert im Januar 2018). Es bezieht sich auf die bezahlte Beschäftigung von Personen, die noch nicht 18 Jahre alt sind. Das Gesetz legt fest, dass Personen im Alter zwischen 15–18 Jahren als Jugendliche gelten. Personen unter 15 Jahren sind als Kinder zu betrachten. Die Beschäftigung von Kindern ist weitgehend verboten. Ausnahmen sind z.B. Ferienarbeit, Betriebspraktika während der Schulzeit oder andere leichte Tätigkeiten, die das Kind nicht an seinen schulischen Verpflichtungen hindern. Die tägliche Beschäftigungszeit darf drei Stunden nicht überschreiten und nicht zwischen 18–8 Uhr liegen.

Für jugendliche Arbeitnehmer begrenzt das Gesetz die Arbeitszeit auf höchstens 40 Stunden wöchentlich und höchstens acht Stunden täglich. Während eines achtstündigen Arbeitstags besteht Anspruch auf mindestens eine Stunde Pause, wobei jede Pause mindestens 15 Min. lang sein muss. Grundsätzlich dürfen (von wenigen Ausnahmen abgesehen) Jugendliche nur zwischen 6–20 Uhr arbeiten. Für Jugendliche ab 16 bzw. ab 17 Jahren gelten unter Umständen erweiterte Zeiten.

Das grundsätzliche Verbot von Samstags- und Sonntagsarbeit bezieht sich nicht auf Pflegende. Nach dem Gesetz sollen im Bereich der Pflege zwei Samstage arbeitsfrei bleiben; zwei Sonntage müssen arbeitsfrei sein.

Der Arbeitgeber ist verpflichtet, den Jugendlichen für den Besuch der Berufsschule freizustellen.

Vorschriften zur Unfallverhütung

Die Berufsgenossenschaften sind die Träger der gesetzlichen Unfallversicherung und gemäß Sozialgesetzbuch VII § 15 damit beauftragt, **Unfallverhütungsvorschriften** zu erlassen, die Gesetzesrang haben. Sie regeln darin z.B.:

- Die Einrichtungen, Anordnungen und Maßnahmen, die der Arbeitgeber zur Verhütung von Arbeitsunfällen, Berufskrankheiten und arbeitsbedingten Gesundheitsgefahren zu treffen haben
- Wie Arbeitnehmer sich zu verhalten haben, um Arbeitsunfälle, Berufskrankheiten und arbeitsbedingte Gesundheitsgefahren zu vermeiden
- Die Sicherstellung eines wirksamen Systems der Ersten Hilfe durch den Arbeitgeber.

Früher waren die unterschiedlichen zu regelnden Bereiche durch eine Vielzahl einzelner Unfallverhütungsvorschriften abgedeckt. Am 1. Januar 2004 jedoch traten die **Berufsgenossenschaftlichen Vorschriften für Sicherheit und Gesundheit bei der Arbeit** in Kraft und ersetzten viele der früher gültigen Regelungen. Als wichtigste Vorschrift gilt die BGV A1 mit dem Titel „Grundsätze der Prävention".

Die Vorschriften sind nicht für alle Branchen einheitlich zu gestalten, weil sich die beruflichen Tätigkeiten sowie die damit verbundenen Gefahren z. T. erheblich voneinander unterscheiden. Deshalb formulierte jede Berufsgenossenschaft für sich die auf den jeweiligen Bereich zutreffenden Regeln. Für Arbeitnehmer und Arbeitgeber, die im Bereich der nichtstaatlich getragenen Krankenpflege tätig sind, ist die Berufsgenossenschaft für Gesundheitsdienst und Wohlfahrtspflege zuständig.

INTERNET

Berufsgenossenschaft für Gesundheitsdienst und Wohlfahrtspflege (BGW):
www.bgw-online.de

Medizinproduktegesetz

Geräte und Hilfsmittel, die bei der Behandlung und Pflege von Patienten zum Einsatz kommen, unterliegen in Deutschland dem **Medizinproduktegesetz** *(MPG).* Es löste im Jahr 2002 die bis dahin geltenden Richtlinien ab und setzte europäisches Recht auch für Deutschland in Kraft.

Das Gesetz unterscheidet Medizinprodukte danach, wie gefährlich ihre Anwendung für den Patienten sein kann und verweist dazu auf die Europäische Richtlinie 93/42/EWG. Dort sind im Anhang die Klassen I, IIa, IIb und III genannt. Von Produkten der Klasse I geht das geringste Risiko für Patienten aus. Ab der Klasse IIa spricht man von einem erhöhten Gefährdungspotenzial.

Wegen der Vielfalt der auf dem Markt befindlichen Produkte enthält die Richtlinie viele Ausnahmen und Einzelregeln. Grundsätzlich unterscheidet das Gesetz jedoch in Produkte, die mit dem Inneren des Körpers in Kontakt kommen *(invasiv)* von solchen, die nicht mit dem Körperinneren in Kontakt kommen *(nicht invasiv).* Außerdem trennt es **aktive** Produkte, also solche, die mit elektrischer Energie betrieben werden, von Produkten, bei deren Verwendung keine Energiequelle nötig ist.

Medizinprodukte-Betreiberverordnung

Der professionelle Umgang mit Medizinprodukten ist in der **Medizinprodukte-Betreiberverordnung** *(MPBetreibV)* geregelt. Davon sind ausdrücklich alle Geräte und Hilfsmittel ausgenommen, die nicht von Arbeitnehmern im Rahmen ihrer beruflichen Pflichten verwendet werden. Medizinprodukte, die nach dem Gesetz zugelassen sind, tragen die Kennzeichnung CE (Abkürzung für *Communauté Européenne,* frz. für „Europäische Gemeinschaft"). Mit der CE-Kennzeichnung bestätigt der Hersteller, dass sein Produkt den geltenden EG-Richtlinien und den darin festgelegten wesentlichen Anforderungen entspricht. Verantwortlich für die Kennzeichnung ist der Hersteller des Produkts.

Die Verordnung beschreibt sehr detailliert die Anforderungen, die ein Arbeitgeber (z. B. Klinik oder andere stationäre Einrichtung) erfüllen muss, wenn er seinen Beschäftigten Medizinprodukte zur Anwendung bei Patienten zur Verfügung stellt. Dazu gehören z. B.:

- Instandhaltung durch sachkundige Personen in einem vom Hersteller festgelegten Rhythmus
- Personal, das aktive Medizinprodukte anwendet, muss über die erforderliche berufliche Qualifikation verfügen und überdies vom Hersteller (oder einer Person, die vom Hersteller beauftragt ist) in die sachgerechte Handhabung eingewiesen sein (➤ Abb. 7.7)
- Umfassende und lückenlose Dokumentation über aktive Medizinprodukte.

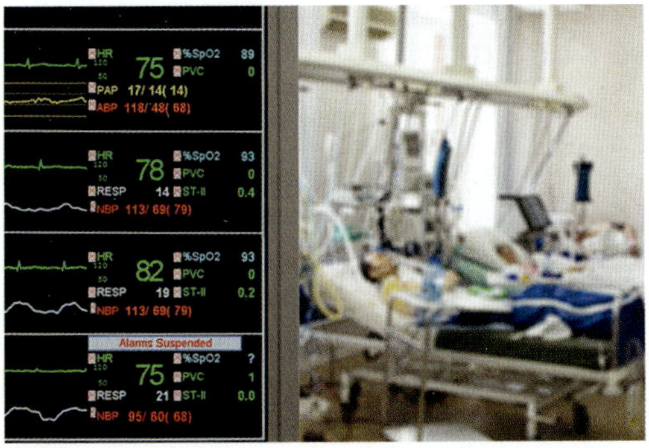

Abb. 7.7 Auf einer Intensivpflegestation arbeiten Pflegende mit besonders vielen Medizinprodukten (im Bild Bettenplätze und ein Zentralmonitor). Aber auch in anderen Bereichen ist es notwendig, die Medizintechnik zu beherrschen. Für viele der Geräte ist eine fachgerechte Einweisung verpflichtend vorgeschrieben. [M161]

Darüber hinaus weist die Verordnung ausdrücklich darauf hin, dass Medizinprodukte nur so eingesetzt werden dürfen, wie es ihrem Zweck entspricht.

Grundlagen zur Ausgestaltung von Arbeits- und Ausbildungsverträgen

Arbeitsvertrag

Das Verhältnis von Arbeitgebern und Arbeitnehmern ist in der Regel in einem **Arbeitsvertrag** festgelegt (➤ Abb. 7.8). Dieser Vertrag muss bei seinem Abschluss zwar nicht unbedingt in schriftlicher Form vorliegen, doch ist es ratsam, ein solches Dokument einzufordern, weil sich im Falle eines Streits die gegenseitigen Pflichten damit besser belegen lassen. Spätestens nach einem Monat fordert das **Nachweisgesetz** aber eine schriftliche Niederlegung der wesentlichen Bestandteile des Arbeitsvertrags und eine Aushändigung des Dokuments an den Arbeitnehmer.

Grundsätzlich übernehmen **Arbeitnehmer** im Rahmen einer Anstellung u. a. folgende Verpflichtungen:

- Die übertragenen Arbeit zuverlässig und sorgfältig auszuführen
- In einem vertretbaren Rahmen zusätzliche Belastungen hinzunehmen (z. B. Überstunden zu leisten)
- Ihre Arbeitsleistung für den Arbeitgeber nach besten Kräften zu erbringen (Nebentätigkeiten, die eine Konkurrenz für den Arbeitgeber bedeuten, sind ebenso verboten wie Nebentätigkeiten, die zu einer Beeinträchtigung der Arbeitsleistung – etwa durch mangelnden Schlaf – führen. Im Übrigen müssen Nebentätigkeiten dem Arbeitgeber grundsätzlich angezeigt und vielfach von ihm auch genehmigt werden.)
- Die Arbeit im Einklang mit den Gesetzen zu verrichten (z. B. nicht bestechlich zu sein)
- Verschwiegenheit über Belange des Arbeitgebers sowie des Dienstverhältnisses zu wahren.

Im Gegenzug sind **Arbeitgeber** u. a. verpflichtet:

- Den angemessenen, vertraglich vereinbarten Lohn pünktlich zu zahlen
- Sich gemäß den gesetzlichen Vorgaben an den Beiträgen zu den Sozialversicherungen zu beteiligen
- Die Arbeitnehmer wie vereinbart zu beschäftigen
- Urlaub im gesetzlich festgelegten bzw. darüber hinaus vertraglich festgelegten Umfang zu gewähren und für diese Zeit den Lohn fortzuzahlen
- Arbeitnehmer gleich zu behandeln
- Auf Verlangen Einblick in die Personalakte zu gestatten
- Die Arbeitnehmer angemessen und umfassend über betriebliche Belange zu informieren
- Nach Beendigung des Arbeitsverhältnisses ein Zeugnis auszustellen, aus dem der Umfang der geleisteten Arbeit hervorgeht und das den Arbeitnehmer nicht abwertet.

BEACHTE

Üblicherweise verwenden Arbeitgeber standardisierte Arbeitsverträge. Sollten darin Bestimmungen oder Forderungen auftauchen, die dem Arbeitnehmer nicht einsichtig sind oder die offensichtlich gegen geltendes Recht verstoßen (z. B. extrem kurze Kündigungszeiten), ist es geraten, den Vertrag **vor** der Unterzeichnung von einem Arbeitsrechtler oder einem Berater (z. B. einer Gewerkschaft, eines Berufsverbands) begutachten zu lassen.

Ausbildungsvertrag

Der **Ausbildungsvertrag** stellt eine Sonderform des Arbeitsvertrags dar. Darin ist geregelt, wie die Ausbildung zu gestalten ist und welche Pflichten die beiden Vertragspartner einander zusichern. Ein Arbeitsvertrag ist nur in schriftlicher Form gültig. Auszubildende, die jünger als 18 Jahre und damit nicht uneingeschränkt geschäftsfähig sind, benötigen die Zustimmung ihrer Erziehungsberechtigten. Die De-

Arbeitsvertrag

zwischen

XXX, ...

- nachfolgend „XXX" genannt -

und

Herrn/Frau .... *Adresse einsetzen* ....

- nachfolgend „Mitarbeiter" genannt -

1. Inhalt und Beginn des Arbeitsverhältnisses

(1) Herr/Frau ...... wird mit Wirkung vom ..... *Einstellungsdatum einsetzen* ..... als .... *Tätigkeitsbezeichnung einsetzen* .... im Betrieb ...... *Standort einsetzen* ...... eingestellt. Im Einzelnen werden Herrn/Frau........ die Aufgaben vom jeweiligen Vorgesetzten *(genaue Bezeichnung eintragen)* und der Firmenleitung zugewiesen. XXX ist berechtigt, Herrn/Frau .... auch andere Tätigkeiten zu übertragen, die ihm/ihr nach seinen/ihren Befähigung, Ausbildung und Eignung entsprechen.

(2) Für das Arbeitsverhältnis gelten der zwischen XXX und der Dienstleistungsgewerkschaft ver.di abgeschlossene Firmentarifvertrag (FirmenTV) und Vergütungstarifvertrag (VergütungsTV) in ihrer jeweils gültigen Fassung sowie die für das Unternehmen mit dem Gesamtbetriebsrat abgeschlossenen Gesamtbetriebsvereinbarungen (GBV) und mit dem Betriebsrat für den Standort .... abgeschlossenen Betriebsvereinbarungen (BV) in ihrer jeweils gültigen Fassung.

2. Arbeitszeit

(1) Die regelmäßige Arbeitszeit von Herrn/Frau .... beträgt ...... Std./Woche beruhend auf einer Wochenstundenzahl von ..... entsprechend den Richtlinien des FirmentTV bzw. der GBV Arbeitszeit.

3. Vergütung

(1) Herr/Frau wird in Vergütungsgruppe ...... entsprechend dem XXX VergütungsTV eingruppiert. Das monatliche Gehalt beträgt € .... Brutto und setzt sich wie folgt zusammen:
Gehalt gemäß Tarifgruppe €
Außertarifliche Zulage €

(2) Herr/Frau .... erhält Urlaubsgeld und Weihnachtsgeld nach Maßgabe von § 8 des geltenden FirmenTV.

(3) Vermögenswirksame Leistungen können nach der Probezeit entsprechend den Maßgaben der § 2 der GBV freiwillige Sonderleistungen in Anspruch genommen werden.

(4) Die Vergütung gemäß Absatz 1 ist jeweils am Monatsende fällig.

4. Urlaub

(1) Der Mitarbeiter hat Anspruch auf einen bezahlten Urlaub von 30 Arbeitstagen/Jahr. Der volle Urlaubsanspruch wird erstmals nach 6-monatigem Bestehen des Arbeitsverhältnisses erworben. Für die Berechnung wird die 5-Tage-Woche zugrunde gelegt.

Abb. 7.8 Erste Seite eines Musterarbeitsvertrags.

tails der Berufsausbildung sind im **Berufsbildungsgesetz** *(BBiG)* vom März 2005 geregelt.

Die Auszubildenden verpflichten sich u. a.:

- Sich zu bemühen, das Ausbildungsziel zu erreichen und dazu regelmäßig an den theoretischen und praktischen Teilen der Ausbildung teilzunehmen
- Die ihnen übertragenen Aufgaben sorgfältig auszuführen
- Die geltenden Regeln des Ausbildungsbetriebs zu beachten
- Den Weisungen der Ausbilder Folge zu leisten
- Verschwiegenheit über Belange des Ausbildungsbetriebs zu wahren.

Die Ausbilder sind u. a. verpflichtet:

- Den Auszubildenden eine angemessene bzw. in den Tarifverträgen festgelegte monatliche Vergütung zu zahlen
- Angemessenen bzw. gesetzlich vorgeschriebenen Urlaub zu gewähren
- Den Auszubildenden die notwendige berufliche Handlungsfähigkeit zu vermitteln
- Die Berufsausbildung so zu gestalten, dass das Ausbildungsziel in der vorgesehenen Ausbildungszeit erreicht werden kann
- Selbst auszubilden oder geeignete Personen mit dieser Aufgabe zu betrauen
- Auszubildende zum Besuch der Berufsschule sowie zum Führen von schriftlichen Ausbildungsnachweisen anzuhalten
- Dafür zu sorgen, dass Auszubildende charakterlich gefördert und weder sittlich noch körperlich gefährdet werden
- Auszubildenden nur solche Aufgaben zu übertragen, die dem Ausbildungszweck dienen und ihren körperlichen Kräften sowie dem Ausbildungsstand angemessen sind
- Nach dem Ende der Ausbildung ein Zeugnis auszustellen.

Zu Beginn der Ausbildungszeit ist eine Probezeit zu vereinbaren, die mindestens einen Monat und höchstens vier Monate beträgt. Während dieser Zeit kann das Vertragsverhältnis jederzeit fristlos gekündigt werden.

Nach Ablauf der Probezeit kann der Ausbilder den Vertrag nur aus einem wichtigen Grund fristlos kündigen. Der Auszubildende hat eine Kündigungsfrist von vier Wochen einzuhalten. Die Kündigung muss schriftlich und unter Angabe der Gründe erfolgen.

7.3 Das System der sozialen Sicherung

Die Bundesrepublik Deutschland ist ein **Sozialstaat.** Das bedeutet, der Gesetzgeber ist bestrebt, die Voraussetzungen dafür zu schaffen, dass die Existenz aller im Staatsgebiet lebenden Menschen gesichert ist.

In erster Linie ist aber nicht der Staat in der Pflicht, sondern jeder erwachsene Bürger. Er selbst muss sich bemühen, sein Leben abzusichern. Menschen mit einem geringeren Einkommen, dazu zählen die Mehrheit der Arbeitnehmer und Menschen, die aus unterschiedlichen Gründen keiner bezahlten Arbeit nachgehen können, sind jedoch nicht in der Lage, viele größere Risiken (Altersversorgung, Krankheit oder Unfall) aus eigener Kraft ausreichend abzusichern. Um diese Lücken zu schließen, wurden **Sozialversicherungen** eingeführt.

7.3.1 Sozialversicherungen

In den **Sozialversicherungen** besteht für Angestellte und Arbeiter bis zu einer festgesetzten Einkommensgrenze weitgehend Versicherungspflicht (➤ Abb. 7.9). Ihre Beiträge sind abhängig von der Höhe der Bruttolöhne. In den meisten Fällen teilen sich Arbeitnehmer und Arbeitgeber die Beiträge. Für Beamte existieren gesonderte Absicherungen. Selbstständige und Bürger mit einem sehr hohen Einkommen sichern sich meistens privat ab.

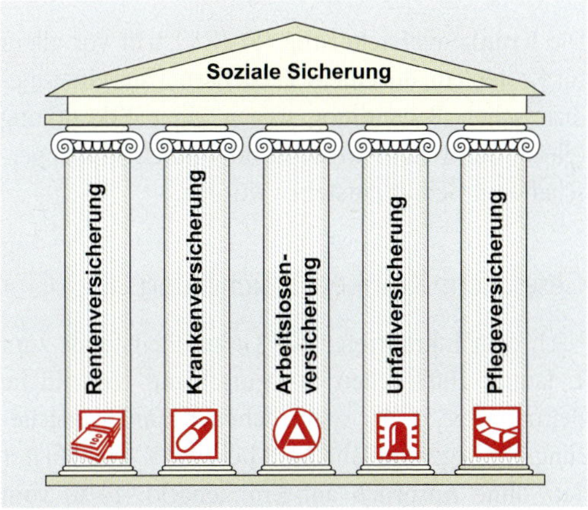

Abb. 7.9 Die Säulen der sozialen Sicherung.

7

Die Versicherungen sind nach folgenden Prinzipien aufgebaut:

- **Rechtsanspruch.** Mit ihren Beiträgen erwerben die Versicherten einen per Gesetz festgeschriebenen Anspruch auf die Leistungen
- **Leistungsprinzip.** Die Renten- und Arbeitslosenversicherung orientiert sich bei der Auszahlung an den Beiträgen (wer viel eingezahlt hat, bekommt mehr Geld)
- **Solidarprinzip.** Die gesetzlichen Kranken- und Pflegeversicherungen erbringen für alle Mitglieder dieselben Leistungen – unabhängig davon, wie hoch die Beiträge eines Mitglieds waren
- **Selbstverwaltung.** Die Versicherten und die Arbeitgeber bilden Gremien, mit deren Hilfe sie die Versicherungen innerhalb der gesetzlichen Bestimmungen selbst verwalten. Auf diese Weise nehmen die Versicherten unmittelbaren Einfluss auf die Versicherungen
- **Vielfalt.** Die Träger der Versicherungen sind voneinander nicht abhängig.

In Deutschland ist das System der sozialen Sicherung im **Sozialgesetzbuch** *(SGB)* festgeschrieben. Das SGB enthält Regelungen über die Zweige der Sozialversicherung, mit denen bedeutende Risiken abgedeckt werden (z. B. Krankheit, Unfall oder Arbeitslosigkeit) sowie über die **Sozialhilfe,** einem besonderen Instrument der Existenzsicherung. Das Sozialgesetzbuch gliedert sich in zwölf Bücher, die jeweils als eigenständige Gesetze gelten.

Krankenversicherung

Die **Krankenversicherung** (SGB V) tritt vor allem für Kosten ein, die einem Versicherten aus einer medizinischen Behandlung wegen einer Erkrankung (gleich, aus welcher Ursache) oder durch Schwangerschaft und Geburt entstehen würden.

Gesetzliche Krankenversicherung

Nach dem Inkrafttreten des Gesundheitsfonds zum 1. Januar 2009 gelten in Deutschland einheitliche Beitragssätze in der gesetzlichen Krankenversicherung. Sie liegen im Jahr 2018 bei 14,6 % (ermäßigter Satz ohne Anspruch auf Krankengeld: 14 %) vom Monatsbruttoentgelt. Davon entfallen 0,9 Prozentpunkte auf den zusätzlichen Beitrag für Zahnersatz. Diesen tragen die Arbeitnehmer allein. Den Rest teilen sich Arbeitnehmer und Arbeitgeber, sodass ein Arbeitnehmer höchstens 7,3 % Beitrag zur gesetzlichen Krankenversicherung leistet.

Da Arbeitnehmer einer Beitragsbemessungsgrenze (4 425 Euro Brutto-Entgelt pro Monat) unterliegen, zahlen sie nicht mehr als 323 Euro pro Monat in die Krankenversicherung ein. Die Einkünfte über dieser Grenze bleiben beitragsfrei.

Zusätzlich müssen Versicherte sich an vielen Leistungen der Krankenkassen mit einem Eigenanteil beteiligen. In sozialen Härtefällen können diese Eigenbeteiligungen auf Antrag von den Kassen übernommen werden.

Die Leistungen der gesetzlichen Krankenversicherung bestehen überwiegend aus Sachleistungen. Das bedeutet, der Pflichtversicherte erhält kein Geld, sondern kann die Dienste des Gesundheitssystems (z. B. Krankenhäuser, niedergelassene Ärzte) in Anspruch nehmen.

Eine Ausnahme von dieser Regel bilden das Kranken- und das Mutterschaftsgeld. Arbeitnehmer erhalten ab der siebten Woche nach dem Beginn ihrer Arbeitsunfähigkeit ein **Krankengeld,** das etwa 74 % des Nettolohnes beträgt. Abhängig vom Arbeitsvertrag zahlen die Arbeitgeber in den ersten sechs Wochen den Lohn weiter.

Sechs Wochen vor und höchstens zwölf Wochen (z. B. bei Mehrlingsgeburt, sonst acht Wochen) nach einer Geburt dürfen Frauen nicht beschäftigt werden. In dieser Zeit besteht für sie ein Anspruch auf **Mutterschaftsgeld,** sofern sie sich in einem versicherungspflichtigen Arbeitsverhältnis befinden. Es beträgt derzeit höchstens 13 Euro pro Kalendertag. Liegt der durchschnittliche Nettolohn der vergangenen drei Monate über diesem Betrag, gleicht der Arbeitgeber den Rest aus.

BEACHTE

Neben versicherungspflichtigen Personen können jene, deren Einkommen z. B. über der Einkommensgrenze liegt, der gesetzlichen Krankenversicherung freiwillig beitreten. Alle Menschen, die überwiegend in Deutschland leben, **müssen** gegen die Folgen von Krankheit abgesichert sein. Sie können wählen, ob sie dazu freiwillig in die gesetzliche Krankenversicherung eintreten, oder sich privat versichern möchten. Fehlt der Versicherungsschutz, kann zusätzlich zur Nachzahlung der Beiträge ein (möglicherweise sehr hoher) Säumniszuschlag fällig werden.

Private Krankenversicherung

Die **private Krankenversicherung** steht allen Selbstständigen offen, aber auch Arbeitnehmern, deren Einkommen über der allgemeinen **Versicherungspflichtgrenze** liegt. Sie war im Jahr 2018 auf ein Jahreseinkommen von 59 400 Euro festgelegt und wird vom Gesetzgeber jährlich neu berechnet. Angestellte, die mehr verdienen, können sich in der gesetzlichen Krankenversicherung freiwillig weiterversichern.

Die Beiträge liegen für junge Menschen meist deutlich unter denen einer gesetzlichen Kasse. Allerdings bezahlen Frauen, vor allem weil sie statistisch gesehen (bedingt durch Geburten) ein größeres Versicherungsrisiko darstellen, einen höheren Beitrag als Männer. Im Gegensatz zur gesetzlichen Krankenversicherung, bei der alle nicht arbeitenden Familienangehörigen beitragsfrei mitversichert sind, ist hier stets pro Kopf zu bezahlen. Außerdem reagieren die Privatversicherer auf das höhere Krankheitsrisiko bei steigendem Lebensalter, indem sie im Laufe der Zeit die Beiträge anheben.

Des Weiteren bieten private Krankenversicherungen auch Versicherungen für Leistungen an, die von den gesetzlichen Krankenkassen nicht oder nicht mehr vollständig übernommen werden, z. B. Zahnersatz.

BEACHTE

Ein Arbeitnehmer, der sich zum Ausstieg aus der gesetzlichen Versicherung entschieden hat, wird dort nur wieder aufgenommen, wenn sein Einkommen als Angestellter oder Arbeiter unter die Versicherungspflichtgrenze sinkt.

Pflegeversicherung

Die im Jahr 1995 eingeführte **Pflegeversicherung** *(SGB XI)* ist an die Krankenversicherungen angegliedert. Sie tritt für Pflegekosten ein, die im ambulanten und stationären Bereich entstehen. Zur Bemessung der Leistungen teilt die Versicherung die Leistungsempfänger in **Pflegestufen** ein. Zu diesem Zweck führen Mitarbeiter des **Medizinischen Dienstes der Krankenversicherungen** *(MDK)* Hausbesuche durch und fassen ihre Beobachtungen in einer Beurteilung zusammen, die dann den Ausschlag für die Einstufung gibt.

INTERNET

PflegeWelt GmbH: www.pflege-fibel.de

Die Internetseite enthält umfangreiche und leserfreundlich aufbereitete Informationen über das System der Pflegeversicherung.

Zusätzlich zu den in ➤ Tab. 7.4 aufgeführten Leistungen gewährt die Pflegeversicherung weitere Leistungen, z. B.:

- „Verhinderungspflege", etwa wenn ein pflegender Angehöriger in den Urlaub fährt oder anderweitig als Pflegeperson befristet ausfällt (bis zu 1 612 Euro jährlich)
- Beteiligung an Umbauten in einer Wohnung, die aufgrund einer Pflegebedürftigkeit notwendig werden (bis zu 4 000 Euro pro Maßnahme, Eigenanteil ist zu leisten)
- Beteiligung an Pflegehilfsmitteln, die zum Verbrauch bestimmt sind (bis zu 40 Euro monatlich).

BEACHTE

Anfang 2017 wurde durch die Pflegestärkungsgesetze eine neue Sicht auf das Thema **Pflegebedürftigkeit** festgelegt. Der wesentliche Unterschied zu den früheren Definitionen besteht darin, dass geistige oder psychische Veränderungen (z. B. durch demenzielle Erkrankungen) des Betroffenen ebenso zu berücksichtigen sind wie körperliche Einschränkungen. Diese Änderungen

Tab. 7.4 Monatliche Leistungen der Pflegeversicherung, gestaffelt nach Pflegegraden.

Leistungsbereich	Pflegegrad 2	Pflegegrad 3	Pflegegrad 4	Pflegegrad 5
Sachleistung (z. B. Übernahme der Kosten für einen Pflegedienst)	689 Euro	1 298 Euro	1 612 Euro	1 995 Euro
Pflegegeld (z. B. zur Entschädigung pflegender Angehöriger)	316 Euro	545 Euro	728 Euro	901 Euro
Teilstationäre Pflege (Kombination aus Pflegegeld, Sachleistung und teilstationärer Pflege)	689 Euro	1 298 Euro	1 612 Euro	1 995 Euro
Vollstationäre Pflege	770 Euro	1 262 Euro	1 775 Euro	2 005 Euro

finden ihren stärksten Ausdruck in dem Begutachtungsinstrument, das die Mitarbeiter des Medizinischen Dienstes der Krankenversicherungen (MDK) zur Bestimmung der Pflegegrade verwenden (➤ Kap. 1.1.4). Nach diesem Raster ist nicht mehr der Bedarf an pflegerischer Hilfe (der ehemals in Minuten pro Tag berechnet wurde) ausschlaggebend, sondern die Selbstständigkeit des Betroffenen. Damit stellt sich während der Beurteilung hauptsächlich die Frage, wie die Fähigkeiten des pflegebedürftigen Menschen so unterstützt werden können, dass er so viele Handlungen wie möglich selbstbestimmt ausführen kann. Daraus entsteht ein völlig neues Verständnis der pflegerischen Dienstleistung – sie hat sich von einer schematischen Einordnung krankheitsbedingter Defizite hin zu einer wesentlich individuelleren Abfrage der persönlichen Erfordernisse der Betroffenen bewegt.

TIPPS & TRICKS

Für Ehrenamtliche, die in der Pflege tätig sind, entrichtet die Pflegeversicherung Beiträge zu den gesetzlichen Renten- und Unfallversicherungen.

BEACHTE

Als Ersatz für die bis dahin gültigen Pflegestufen wurden mit dem zweiten Pflegestärkungsgesetz fünf Pflegegrade eingeführt. Die Einteilung erfolgt in Abhängigkeit von Kompetenzen, die pflegebedürftige Personen in festgelegten Kategorien aufweisen. Dabei handelt es sich um:

- **Mobilität.** Damit wird die Fähigkeit bezeichnet, sich in der eigenen Wohnung zu bewegen, zu sitzen und im Bett zu liegen (diese Kompetenz entspricht 10 % der Wertung zur Bestimmung des Pflegegrads)
- **Kognitive und kommunikative Fähigkeiten.** Damit ist die Fähigkeit gemeint, sich zeitlich oder örtlich zu orientieren, sich an Vergangenes zu erinnern, das Verhalten zu steuern sowie mit anderen Menschen eine sinnvolle Verbindung aufzubauen (diese Kompetenz entspricht 15 % der Wertung zur Bestimmung des Pflegegrads; allerdings zählt sie nur, wenn hier eine erheblichere Beeinträchtigung vorliegt als bei den Verhaltensweisen und psychischen Problemlagen)
- **Verhaltensweisen und psychische Problemlagen.** Damit ist die Fähigkeit gemeint, sich gezielt und gesteuert zu bewegen, den Tag-Nacht-Rhythmus einzuhalten, anderen Menschen in vernünftiger Weise zu begegnen und bestehende Erkrankungen zu erkennen bzw. in geeigneter Weise auf Erkrankungen einzugehen (diese Kompetenz entspricht 15 % der Wertung zur Bestimmung des Pflegegrads; allerdings zählt sie nur, wenn hier eine erheblichere Beeinträchtigung vorliegt als bei den kognitiven und kommunikativen Fähigkeiten)
- **Selbstversorgung.** Damit ist die Fähigkeit gemeint, sich selbst zu pflegen, sich zu kleiden, zu essen und zu trinken sowie die Ausscheidungen zu steuern (diese Kompetenz entspricht 40 % der Wertung zur Bestimmung des Pflegegrads)
- **Bewältigung krankheitsbedingter Anforderungen.** Damit ist die Fähigkeit gemeint, Medikamente selbstständig einzunehmen und sich um andere Erfordernisse zu kümmern, die aus einer Erkrankung entstehen, z. B. Verbandwechsel, die Einhaltung von Ernährungsvorschriften, Arztbesuche (diese Kompetenz entspricht 20 % der Wertung zur Bestimmung des Pflegegrads)
- **Gestaltung des Alltagslebens.** Damit ist die Fähigkeit gemeint, dem Tag eine Struktur zu geben sowie soziale Kontakte aufrecht zu erhalten (diese Kompetenz entspricht 15 % der Wertung zur Bestimmung des Pflegegrads).

BEACHTE

Für den Pflegegrad 1 gibt es von der Pflegeversicherung im Prinzip keine Leistungen, weil mit ihm keine nennenswerten pflegerischen Erfordernisse verbunden sind. Eine Ausnahme sind 125 Euro monatlich, sofern die Person in einer stationären Einrichtung lebt, sowie für Beratungen, die auch bei diesem Pflegegrad notwendig sein können und dann ersetzt werden. Deshalb sind in ➤ Tab. 7.4 lediglich die Pflegegrade 2–5 aufgeführt; für sie gelten definierte Leistungen der Pflegeversicherung.

Arbeitslosenversicherung

Die **Arbeitslosenversicherung** *(SGB II und III)* liegt in den Händen der Bundesagentur für Arbeit. Sie speist sich aus Beiträgen, die zur Hälfte von Arbeitgebern und Arbeitnehmern stammen. Seit dem Jahr 2011 beträgt der Beitragssatz 3 % des Bruttolohns. Ab einem Einkommen von 6 500 Euro (in den neuen Bundesländern 5 800 Euro) pro Monat steigt der Beitrag nicht weiter (Stand 2018), beträgt also maximal 195 Euro.

Die Versicherung tritt ein, wenn ein Arbeitnehmer:

- Seine bezahlte Beschäftigung verliert
- Sich persönlich bei der Agentur für Arbeit arbeitslos meldet
- Die entsprechenden Anwartschaftszeiten erfüllt
- Das 65. Lebensjahr (Rentenalter) zum Monatsbeginn noch nicht beendet hat

- Sich kein versicherungswidriges Verhalten zuschulden kommen ließ, das eine Sperrzeit nach sich zieht.

Die Versicherung soll den Verdienstausfall während der Zeit der Arbeitssuche ausgleichen. Außerdem kommt sie für Fördermaßnahmen auf. Nach Änderungen in den gesetzlichen Vorschriften ist die Dauer des Bezugs von Arbeitslosengeld I zeitlich gestaffelt. Sie hängt einerseits davon ab, wie lange der Arbeitnehmer versicherungspflichtig beschäftigt war und andrerseits von seinem Alter. Arbeitnehmer ohne bezahlte Beschäftigung, die ihr 58. Lebensjahr vollendet und zuvor mindestens 48 Monate versicherungspflichtig gearbeitet haben, erhalten z. B. die Leistung für maximal 24 Monate.

Die Höhe des **Arbeitslosengeldes I** errechnet sich aus dem durchschnittlichen Bruttoentgelt, das der Arbeitnehmer in dem Jahr vor dem Ende des bezahlten Beschäftigungsverhältnisses erhalten hat. Von diesem – auf einen Kalendertag herunter gerechneten – **Bemessungsentgelt** sind eine Sozialversicherungspauschale (21 %), Lohnsteuer und Solidaritätszuschlag abzuziehen. Diese Rechnung ergibt das **tägliche Leistungsentgelt.** Es wird bei Kinderlosen mit dem Faktor 0,6 und bei Arbeitslosen mit Kindern mit dem Faktor 0,67 multipliziert. So entsteht der **tägliche Leistungssatz.** Auf den Monat bezogen erhalten Menschen ohne Beschäftigung das 30-fache dieses täglichen Leistungssatzes als Arbeitslosengeld I.

Mit dem **Arbeitslosengeld II** (häufig kurz *Hartz IV* genannt) wurde die Unterscheidung zwischen Sozialhilfe- und Arbeitslosenhilfeempfängern aufgehoben. Ab dem 1. Januar 2018 beträgt es bundeseinheitlich 416 Euro im Monat für einzelne Anspruchsberechtigte. In anderen Fällen gelten niedrigere Sätze. Leben z. B. zwei volljährige Empfänger dieser Leistung in einem gemeinsamen Haushalt, erhalten sie jeweils 374 Euro im Monat.

Für Kinder und andere abhängige Personen, die mit dem Leistungsempfänger in häuslicher Gemeinschaft leben sowie für Wohn- und Heizkosten bestehen Ansprüche in anderer Höhe bzw. existieren Mehrbedarfsregelungen. Empfänger des Arbeitslosengeldes II sind Arbeitslose, die keinen Anspruch auf Arbeitslosengeld I mehr haben oder diesen Anspruch gar nicht erst erworben haben.

Träger dieser Leistungen sind die Bundesagentur für Arbeit und die Kommunen.

INTERNET

Tacheles e. V.: www.tacheles-sozialhilfe.de
Der Sozialhilfeverein in Wuppertal führt eine aktuelle Info-Seite zu den Themen Hartz IV und Sozialhilfe, in der sich Interessierte über die sehr komplizierten Regelungen kundig machen können.

Rentenversicherung

Träger der gesetzlichen **Rentenversicherung** *(SGB VI)* sind die „Deutsche Rentenversicherung Bund", regionale Träger, die „Deutsche Rentenversicherung Knappschaft-Bahn-See" sowie die landwirtschaftlichen Alterskassen. Die Rentenversicherung finanziert sich aus Beiträgen der Arbeitnehmer und Arbeitgeber, die meist jeweils die Hälfte zahlen. In den Knappschaftsversicherungen tragen die Arbeitgeber zwei Drittel der Beiträge. Der Beitragssatz zur allgemeinen Rentenversicherung beträgt für Arbeitnehmer 18,6 % vom Bruttoeinkommen (seit 2018).

Die Rentenversicherung tritt ein, wenn ein Versicherter aus Altersgründen oder wegen Krankheit dauerhaft arbeitsunfähig wird oder stirbt. Außerdem deckt sie die Kosten für medizinische Behandlungen, die der Wiederherstellung der Arbeitsfähigkeit dienen.

Grundsätzlich sind alle Arbeitnehmer versicherungspflichtig. Darüber hinaus umfasst die Pflicht weitere Personenkreise, zu denen unter anderem Wehr- oder Zivildienstleistende, Arbeitslose, einige selbstständige Berufsgruppen und pflegende Angehörige gehören. Es besteht allerdings eine Beitragsbemessungsgrenze, die den Höchstwert des Bruttoeinkommens angibt, bis zu dem Beiträge abzuführen sind; diese Grenze liegt in Westdeutschland bei 6 200 Euro monatlich, in Ostdeutschland bei 5 400 Euro monatlich (Stand 2016). Für die knappschaftlichen Versicherungen gelten jeweils höhere Sätze. Einige Berufsgruppen zahlen in berufsständische Rentenversicherungen ein, z. B. Ärzte.

Die volle gesetzliche **Altersrente** erhalten Arbeitnehmer, wenn sie mit 65 Jahren aus dem Berufsleben ausscheiden (➤ Abb. 7.10). Nehmen sie die Rente vorzeitig in Anspruch, vermindern sich die monatlichen Zahlungen. Nach einer Entscheidung der Bundesregierung ist das reguläre Renteneintrittsalter ab 2012 schrittweise auf 67 Jahre gehoben worden.

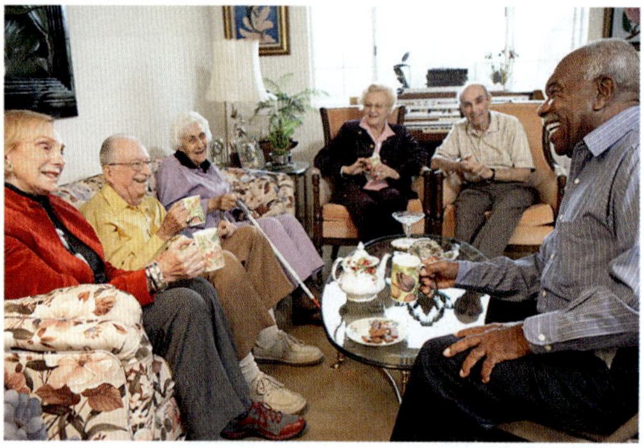

Abb. 7.10 Menschen, die während ihres Arbeitslebens über einen bestimmten Zeitraum Beiträge zur gesetzlichen Rentenversicherung geleistet haben, besitzen nach dem Ausscheiden aus dem Beruf ein Anrecht auf monatliche Rentenzahlung. Sie soll ihnen ein sorgenfreies Leben ermöglichen. [J787]

Da in der gesetzlichen Rentenversicherung die Renten direkt aus den Beiträgen der Pflichtversicherten bezahlt werden, steht und fällt das System mit dem zahlenmäßigen Verhältnis der Generationen. So lange die Zahl der versicherungspflichtig beschäftigten Menschen deutlich größer ist als die der Leistungsempfänger, ist die Finanzierung der Renten gesichert. In Deutschland sind jedoch **Probleme** entstanden, die sich nach den Prognosen von Wissenschaftlern in Zukunft deutlich verschärfen werden. Einerseits ist die **Lebenserwartung** in den vergangenen Jahrzehnten stark gestiegen. Das bedeutet, heutige Rentner erhalten über einen sehr langen Zeitraum Bezüge aus der Versicherung. Gleichzeitig hat die Zahl junger, arbeitsfähiger Menschen stark abgenommen. Bereits heute hat das Verhältnis von Beitragszahlern zu Beitragsempfängern einen kritischen Wert erreicht.

Die Sicherung des Lebens im Alter ist politisch heiß diskutiert. Inzwischen wurden verschiedene Konzepte entwickelt, die das System stützen sollen. Eines von ihnen sieht eine **private Zusatzversicherung** vor. Als Anreiz wurden die Beiträge zur privaten Vorsorge steuerbegünstigt.

Unfallversicherung

Für die gesetzliche **Unfallversicherung** *(SGB VII)* tragen die Berufsgenossenschaften und Unfallkassen von Bund, Ländern und Gemeinden die Verantwortung. Die Beiträge stammen ausschließlich von Arbeitgebern und aus Steuern. Selbstständige können sich freiwillig versichern.

Die Pflichtversicherung umfasst neben den abhängig Beschäftigten einen großen Personenkreis und gilt ohne Rücksicht auf Alter, Staatsangehörigkeit oder Einkommen für:

- Kinder, die Kindergärten oder Tagesstätten besuchen oder von einer qualifizierten Tagesmutter betreut werden
- Schüler und Studenten
- Landwirte und Mitarbeiter in der Landwirtschaft
- Arbeitslose in bestimmten Situationen
- Ersthelfer am Unfallort, Katastrophenhelfer, Mitarbeiter von Hilfsorganisationen
- Blut- und Organspender
- Bestimmte ehrenamtlich Tätige (z. B. Schöffen, Zeugen vor Gericht)
- Pflegepersonen.

BEACHTE

Die Versicherten müssen sich bei der Unfallversicherung zunächst um nichts kümmern. Sie müssen insbesondere keine eigenen Beiträge zahlen oder sich in irgendeiner Form anmelden. Kommt es aber zu einem versicherten Schaden, müssen sie ihre Ansprüche anmelden.

Durch die Unfallversicherung sind abgedeckt:

- Arbeitsunfälle, zu ihnen zählen Unfälle bei der Ausübung einer der versicherten Tätigkeiten (oben) und Unfälle, die sich auf dem Weg zur Arbeit und von der Arbeit nach Hause ereignen (gilt entsprechend für Kinder, Schüler und Studenten auf dem Weg zur Betreuung, Schule oder Hochschule und von dort nach Hause ➤ Abb. 7.11)
- Berufskrankheiten.

Die Leistungen der Unfallversicherung richten sich nach dem entstandenen Schaden. Sie umfassen u. a. die Kosten für die medizinische Behandlung und Rehabilitation, Kosten für Umschulungen bei Berufsunfähigkeit, Lohnersatz (z. B. bei zeitlich begrenzter Arbeitsunfähigkeit oder als Rente) sowie im Falle eines Todes die Hinterbliebenenrenten.

7.3.2 Sozialhilfe

Menschen, die nicht arbeitsfähig oder über 65 Jahre alt sind und nicht über Einkünfte verfügen, die ihren

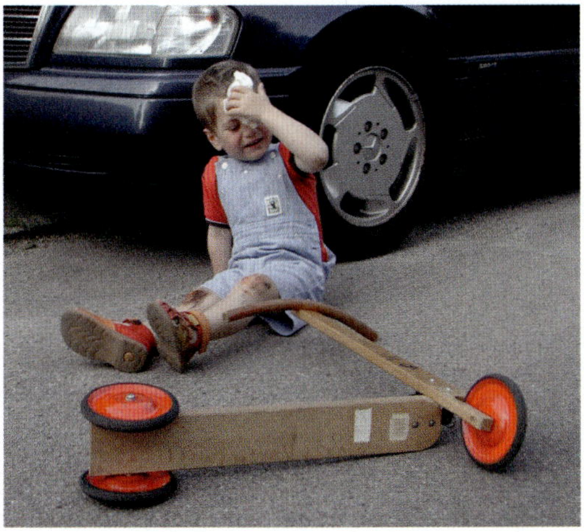

Abb. 7.11 Die gesetzliche Unfallversicherung tritt auch ein, wenn Kindern auf dem Weg zum Kindergarten oder Tagesbetreuung bzw. von dort nach Hause etwas zustößt. [M294]

Lebensunterhalt sichern, haben Anspruch auf **Sozialhilfe** (SGB XII). Arbeitsfähigen Menschen unter 65 Jahren steht das **Arbeitslosengeld II** (➤ Kap. 7.3.1) zu, das der „Hilfe zum Lebensunterhalt" entspricht.

Das Recht auf Sozialhilfe besteht für alle Menschen, die in der Bundesrepublik Deutschland wohnen. Es ist nicht abhängig von der Staatsbürgerschaft. Ausländer, die sich aufgrund des Asylbewerbergesetzes in Deutschland aufhalten oder nur über eine Duldung verfügen, erhalten eine Hilfe auf anderer gesetzlicher Basis. Hat ein Empfänger von Sozialhilfe seine Notlage missbräuchlich herbeigeführt oder verhält er sich unwirtschaftlich, können die Leistungen bis auf das unerlässliche Mindestmaß gekürzt werden. Davon abgesehen besteht der Anspruch auf Sozialhilfe unabhängig davon, ob die Notlage selbst verursacht worden ist oder nicht.

Bei der Bemessung rechnen die Sozialämter persönliches Vermögen und Einkünfte an.

BEACHTE

Sozialhilfe soll den Empfängern ein menschenwürdiges Leben ermöglichen und sie in die Lage versetzen, so bald wie möglich wieder für sich selbst zu sorgen.

Bereiche der Sozialhilfe

Mit der Übernahme der Gesetze zur Sozialhilfe in das Sozialgesetzbuch (SGB XII) wurde die bis dahin geltende Aufteilung in „Hilfe zum Lebensunterhalt" und „Hilfe in besonderen Lebenslagen" ab dem Jahr 2005 durch sieben Bereiche ersetzt, in denen die Ziele genauer umrissen sind:

- **Hilfe zum Lebensunterhalt** (§§ 27–40 SGB XII). Menschen, die in Privathaushalten wohnen, erhalten einen monatlichen Geldbetrag, der laut Sozialgesetzbuch für Ernährung, Unterkunft, Kleidung, Körperpflege, Hausrat, Heizung und persönliche Bedürfnisse gedacht ist. Darüber hinaus soll er die Teilnahme am gesellschaftlichen Leben ermöglichen, ist also mehr als das bloße Existenzminimum. Der bundeseinheitlich festgelegte Regelsatz beträgt 416 Euro (Stand 2018). Diese Beträge stehen dem jeweiligen Haushaltsvorstand zu, andere volljährige Angehörige des Haushalts erhalten 374 Euro. Für weitere Personen gelten gestaffelte Beträge, mindestens jedoch 240 Euro (für Kinder < 6 Jahre).
- **Grundsicherung im Alter und bei Erwerbsminderung** (§§ 41–46 SGB XII). Menschen, die arbeitsunfähig oder älter als 65 Jahre sind, haben Anspruch auf die Grundsicherung, deren Umfang der „Hilfe zum Lebensunterhalt" entspricht
- **Hilfen zur Gesundheit** (§§ 47–52 SGB XII). Auch nicht krankenversicherte Sozialhilfeempfänger werden wie Mitglieder einer gesetzlichen Krankenkasse behandelt
- **Eingliederungshilfe für behinderte Menschen** (§§ 53–60 SGB XII). Richtet sich an Menschen, die dauerhaft körperlich, geistig oder seelisch behindert oder von einer solchen Behinderung bedroht sind
- **Hilfe zur Pflege** (§§ 61–66 SGB XII). Übernahme der Kosten für ambulante oder stationäre Pflege
- **Hilfe zur Überwindung besonderer sozialer Schwierigkeiten** (§§ 67–69 SGB XII). Richtet sich besonders an Obdachlose oder Menschen, die von Obdachlosigkeit bedroht sind
- **Hilfe in anderen Lebenslagen** (§§ 70–74 SGB XII). Umfasst z. B. Hilfen zur Weiterführung des Haushalts, Alten- und Blindenhilfe sowie Bestattungskosten.

Angesichts zunehmender Finanzierungsprobleme beschäftigen sich Regierungen und Parlamente seit mehreren Jahren unter dem Schlagwort **„Umbau des Sozialstaates"** mit verschiedenen Konzepten, die helfen sollen, die Ausgaben zu verringern.

7.4 Gesundheitssystem

Das **Gesundheitssystem** der Bundesrepublik Deutschland wird im Wesentlichen von den gesetzlichen und privaten Krankenversicherungen (➤ Kap. 7.3) finanziert. Der Staat ist laut Grundgesetz (Art. 20 Abs. 1) verpflichtet, seinen Bürgern eine **angemessene Lebensführung** zu ermöglichen. Daraus ergibt sich ein Auftrag bezüglich der Gesundheitsförderung sowie der Heilung oder Linderung von Leiden, den der Staat auch an private Träger von Gesundheitseinrichtungen delegieren kann.

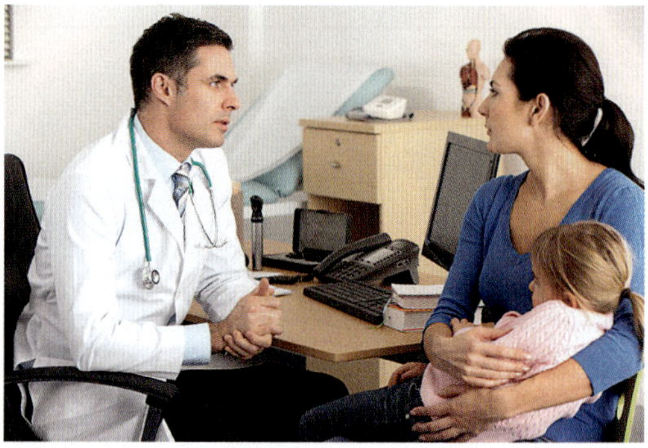

Abb. 7.12 Das Gesundheitssystem ermöglicht allen Bürgern rund um die Uhr den freien Zugang zu medizinischer Behandlung. [J787]

7.4.1 Medizinische Versorgung

Die **medizinische Versorgung** der Bevölkerung ist in ambulante, stationäre und öffentliche Bereiche gegliedert. Über die Krankenversicherung erhalten die Bürger Zugang zu einer qualifizierten Behandlung (➤ Abb. 7.12). Sie können im Rahmen der versicherungsrechtlichen Bestimmungen frei aus dem Angebot wählen.

Ambulanter Bereich

Der **ambulante Bereich** der Gesundheitsversorgung besteht aus niedergelassenen Ärzten, Pflegediensten, niedergelassenen Therapeuten verschiedener Richtungen sowie den Apotheken. Die zentrale Stellung der Ärzte drückt sich vor allem in ihrem alleinigen Recht aus, Behandlungen und Pflege zu verordnen.

Zwar können auch gesetzlich Versicherte jederzeit alle Dienste in Anspruch nehmen, die das System anbietet, doch die Krankenkasse bezahlt in den meisten Fällen nur Leistungen, die ein Arzt verordnet hat.

Alle Ärzte sind zur Mitgliedschaft in einer **Ärztekammer** verpflichtet. Diese Berufsorganisationen sind auf Länderebene in Landesärztekammern gegliedert. Darüber hinaus müssen niedergelassene Ärzte, die von den gesetzlichen Krankenkassen zugelassen sind, also Kassenpatienten behandeln dürfen, Mitglieder der **Kassenärztlichen Vereinigung** sein. Diese Vereinigung vertritt die Positionen der Ärzte auf politischer Ebene und hat per Gesetz die Aufgabe, die flächendeckende Versorgung sicherzustellen.

Notdienste sichern die ärztliche Versorgung der Patienten rund um die Uhr.

Der Gesetzgeber hat für die **Pflege** den Grundsatz „ambulant vor stationär" eingeführt. Im Fünften Sozialgesetzbuch § 37 Abs. 1 heißt es (hier in Kurzversion): „Versicherte erhalten in ihrem Haushalt oder ihrer Familie neben der ärztlichen Behandlung häusliche Krankenpflege durch geeignete Pflegekräfte, wenn Krankenhausbehandlung geboten, aber nicht ausführbar ist, oder wenn sie durch die häusliche Krankenpflege vermieden oder verkürzt wird. Die häusliche Krankenpflege umfasst die im Einzelfall erforderliche Grund- und Behandlungspflege sowie hauswirtschaftliche Versorgung. Der Anspruch besteht bis zu vier Wochen je Krankheitsfall. In begründeten Ausnahmefällen kann die Krankenkasse die häusliche Krankenpflege für einen längeren Zeitraum bewilligen …".

Dieser Anspruch besteht jedoch nur, wenn der Patient nicht von einer anderen, im gleichen Haushalt lebenden Person so gepflegt werden kann, wie es seine Situation erfordert.

Stationärer Bereich

Zum **stationären Bereich** des Gesundheitswesens gehören Krankenhäuser und stationäre Pflegeeinrichtungen (➤ Abb. 7.13). Auch die Rettungs- und Transportdienste sind in dieser Kategorie angesiedelt.

Die Versorgung der Bevölkerung mit stationären Einrichtungen ist grundsätzlich eine staatliche Aufgabe. Der Staat hat sie jedoch in weiten Teilen an ge-

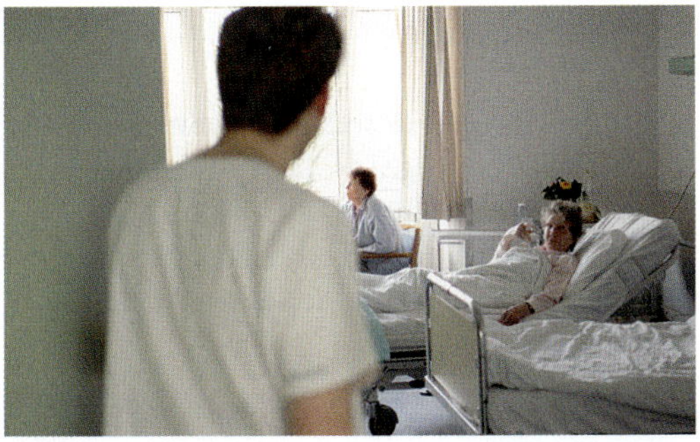

Abb. 7.13 Erkrankungen, die eine kontinuierliche Behandlung und Überwachung notwendig machen, erfordern häufig den stationären Aufenthalt des Patienten in einer Klinik. [K115]

meinnützige oder private Träger übergeben. Traditionell sind die Kirchen in diesem Bereich sehr aktiv. Die konfessionell gebundenen Häuser wünschen von ihren Mitarbeitern häufig, dass sie sich mit den jeweiligen religiösen Grundsätzen identifizieren.

Öffentlicher Bereich

Die Gesundheitsämter sind kommunal (z. B. Landkreise, kreisfreie Städte) und z. T. auch auf Landesebene organisiert. Sie bilden das Rückgrat des **öffentlichen Gesundheitsdienstes.** Sein Anteil am Gesundheitswesen hat sich in den vergangenen Jahren stark verringert. Zu den Aufgaben gehören:

- **Gesundheitsvorsorge.** Umfasst gesundheitliche Aufklärung, Gesundheitsberatung und -erziehung
- **Gesundheitsfürsorge.** Umfasst u. a. den schulärztlichen Dienst (z. B. Reihenuntersuchungen), sozialpsychiatrische Dienste und Behindertenbetreuung
- **Gesundheitsschutz.** Umfasst z. B. Impfprogramme, Lebensmittelüberwachung und gesundheitlichen Umweltschutz.

In Ländern, die über Regierungsbezirke verfügen, haben diese die Aufsicht über die Gesundheitsämter. Ansonsten sind die Ämter direkt den Landesgesundheitsministerien zugeordnet.

Auf Bundesebene gehören verschiedene Institutionen zum öffentlichen Gesundheitsdienst, z. B.:

- Bundesministerium für Gesundheit *(BMG)* als oberste Gesundheitsbehörde
- Bundesinstitut für Arzneimittel und Medizinprodukte *(BfArM)* in Bonn
- Bundesinstitut für Risikobewertung *(BfR)* in Berlin
- Bundesamt für Verbraucherschutz und Lebensmittelsicherheit *(BLV)* in Bonn, Berlin und Braunschweig
- Deutsches Institut für medizinische Dokumentation und Information *(DIMDI)* in Köln
- Robert Koch-Institut *(RKI)* in Berlin (➤ Kap. 4)
- Paul-Ehrlich-Institut *(PEI)* in Langen.

Die Experten dieser Institute beraten den Gesetzgeber und erstellen Richtlinien für ihre jeweiligen Aufgabengebiete. So sind z. B. die Hygienerichtlinien des Robert Koch-Instituts verpflichtend für die Träger von Einrichtungen des Gesundheitswesens.

INTERNET

Bundeszentrale für gesundheitliche Aufklärung *(BZgA)*: www.bzga.de

Diese Behörde ist ebenfalls der Bundesregierung angegliedert. Sie gibt (überwiegend kostenloses) Informationsmaterial zu vielen Gesundheitsthemen heraus und führt Studien, Kampagnen und Ausstellungen durch.

7.4.2 Freie Wohlfahrtspflege

Die **gemeinnützigen** Träger von sozialen Einrichtungen, zu denen Krankenhäuser, Altenheime, Suchthilfeeinrichtungen, Kindergärten sowie viele andere ambulante und stationäre Angebote gehören, lassen sich unter dem Begriff der **„freien Wohlfahrtspflege“** zusammenfassen. Gemeinnützig bedeutet, dass die Vereinigungen ihre Arbeit nicht in erster Linie am Gewinn ausrichten.

Diese Träger sind überwiegend in den „Spitzenverbänden der freien Wohlfahrtspflege“ organisiert, die sich ihrerseits in der „Bundesarbeitsgemeinschaft der Freien Wohlfahrtspflege“ zusammengeschlossen haben. Die Arbeitsgemeinschaft ist die gemeinsame Stimme der sechs Spitzenverbände der freien Wohlfahrtspflege. Sie entwickelt neue Ziele der gemeinsamen Arbeit, wirkt bei der Gesetzgebung mit und sucht den Kontakt zu Mandatsträgern in der Politik.

INTERNET

Bundesarbeitsgemeinschaft der Freien Wohlfahrtspflege *(BAGFW)*: www.bagfw.de

Mehr als die Hälfte aller sozialen Einrichtungen in Deutschland sind unter dem Dach der freien Wohlfahrtspflege vereinigt. Darin arbeiten mehr als 1,4 Millionen hauptamtlich Beschäftigte und 2–3 Millionen Ehrenamtliche.

Spitzenverbände

In Deutschland gibt es sechs **Spitzenverbände** der freien Wohlfahrtspflege (➤ Tab. 7.5). Sie sind an religiösen, weltanschaulichen oder politischen Prinzipien ausgerichtet. In ihrem Aufbau zeichnen sie überwiegend die föderalen Strukturen der Bundesrepublik Deutschland (➤ Kap. 7.6) nach.

Tab. 7.5 Embleme und Anschriften der freien Wohlfahrtsverbände in Deutschland. [W809, W810, W811, W792, W322, W813]

Wohlfahrtsverband	Adresse
Arbeiterwohlfahrt (AWO)	Arbeiterwohlfahrt Bundesverband e. V. Heinrich-Albertz-Haus Blücherstraße 62/63 10961 Berlin Tel.: 0 30/26 30 90 Fax: 0 30/26 30 93 25 99 www.awo.org
Deutscher Paritätischer Wohlfahrtsverband (Der Paritätische, DPWV)	Deutscher Paritätischer Wohlfahrtsverband Gesamtverband e. V. Oranienburger Straße 13–14 10178 Berlin Tel.: 0 30/24 63 60 Fax: 0 30/24 63 61 10 www.paritaet.org
Deutscher Caritasverband (DCV)	Deutscher Caritasverband e. V. Lorenz-Werthmann-Haus Karlstraße 40 79104 Freiburg Tel.: 07 61/20 00 www.caritas.de
Deutsches Rotes Kreuz (DRK)	Deutsches Rotes Kreuz e. V. Generalsekretariat Carstennstraße 58 12205 Berlin Tel.: 0 30/85 40 40 Fax: 0 30/85 40 44 50 www.drk.de
Diakonisches Werk der evangelischen Kirche in Deutschland (DW)	Diakonie Deutschland Evangelisches Werk für Diakonie und Entwicklung e. V. Caroline-Michaelis-Straße 1 10115 Berlin Tel.: 030/65 21 10 Fax: 030/652 11 33 33 www.diakonie.de
Zentralwohlfahrtsstelle der Juden in Deutschland	Zentralwohlfahrtsstelle der Juden in Deutschland e. V. Hebelstraße 6 60318 Frankfurt Tel.: 0 69/9 44 37 10 Fax: 0 69/49 48 17 www.zwst.org

Arbeiterwohlfahrt

Die **Arbeiterwohlfahrt** *(AWO)* ist ein politischer Interessenverband und ein gemeinnütziges Dienstleistungsunternehmen (➤ Tab. 7.5). Sie beschäftigt etwa 210 000 Mitarbeiter in über 13 000 Einrichtungen.

Der Verband hat etwa 362 000 Mitglieder und 66 000 ehrenamtliche Helfer.

Die AWO wurde am 13. Dezember 1919 gegründet. Die SPD-Politikerin und Frauenrechtlerin **Marie Juchacz** *(1879–1956)* war daran wesentlich beteiligt.

Deutscher Caritasverband

Der **Deutsche Caritasverband** *(DCV)* ist der Wohlfahrtverband der katholischen Kirche in Deutschland (➤ Tab. 7.5). Er beschäftigt etwa 615 000 Mitarbeiter in mehr als 25 000 Einrichtungen.

Der Verband verfügt nach eigenen Angaben über fast 500 000 ehrenamtliche Helfer.

Der DCV wurde am 9. November 1897 gegründet und erhielt den Namen „Charitasverband für das katholische Deutschland". Der Geistliche **Lorenz Werthmann** *(1858–1921)* war daran wesentlich beteiligt.

Deutscher Paritätischer Wohlfahrtsverband

Der **Deutsche Paritätische Wohlfahrtsverband** *(Der PARITÄTISCHE)* ist ein Zusammenschluss von fast 10 000 eigenständigen Organisationen, Einrichtungen und Gruppierungen in der sozialen Arbeit (➤ Tab. 7.5). Er beschäftigt etwa 545 000 angestellte Mitarbeiter und rund eine Million Ehrenamtliche.

Der PARITÄTISCHE wurde am 3. Februar 1920 gegründet und erhielt den Namen „Vereinigung der freien privaten gemeinnützigen Kranken- und Pflegeanstalten Deutschlands". Die Mediziner **Wilhelm Polligkeit** *(1876–1960)* und **Leo Langstein** *(1876–1933)* waren daran wesentlich beteiligt.

Deutsches Rotes Kreuz

Das **Deutsche Rote Kreuz** *(DRK)* gehört zur internationalen Rotkreuz- und Rothalbmond-Bewegung, die in mehr als 170 Ländern aktiv ist (➤ Tab. 7.5). Das DRK beschäftigt 140 000 hauptberufliche Mitarbeiter und verfügt über mehr als 400 000 ehrenamtliche Helfer.

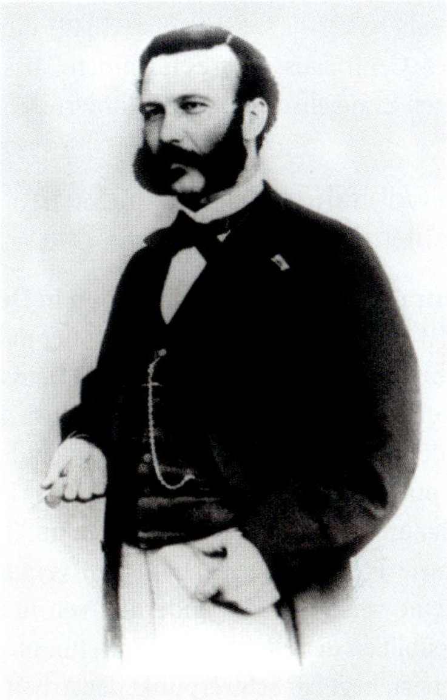

Abb. 7.14 Jean Henry Dunant *(1828–1910)*, Gründer des Roten Kreuzes. [W263]

Die Geschichte des Roten Kreuzes geht auf den Schweizer Kaufmann **Jean-Henry Dunant** (*1828–1910*, ➤ Abb. 7.14) zurück, der am 24. Juni 1859 Zeuge der unzureichenden Versorgung der verwundeten Soldaten nach der Schlacht von Solferino wurde und sich mit vier Gleichgesinnten am 17. Februar 1862 zur ersten Versammlung des „Internationalen Komitees für die Versorgung der Verwundeten in Kriegszeiten" traf. Dieses Datum gilt als der Gründungstag des Roten Kreuzes. Am 12. November desselben Jahres gründet sich ein Sanitätsverein in Württemberg, die erste nationale Rotkreuzgesellschaft.

Diakonisches Werk der Evangelischen Kirche in Deutschland

Im **Diakonischen Werk der Evangelischen Kirche in Deutschland** *(DW der EKD)* sind die diakonischen Werke der evangelischen, unierten, reformierten und lutherischen Landeskirchen, Freikirchen sowie weitere Fachverbände vereinigt (➤ Tab. 7.5). Der Verband beschäftigt mehr als 525 700 hauptamtliche Mitarbeiter in 31 500 Einrichtungen und verfügt über etwa 700 000 ehrenamtliche Helfer.

Die Entstehung der Diakonie ist verbunden mit dem Namen des evangelischen Pfarrers **Johann Hinrich Wichern** *(1808–1881)*, der auf dem Kirchentag in Wittenberg (21.–23. September 1848) die Gründung des „Centralausschusses für Innere Mission der Deutschen Evangelischen Kirche“ forderte.

Zentralwohlfahrtsstelle der Juden in Deutschland

Die **Zentralwohlfahrtsstelle der Juden in Deutschland** *(ZWST)* ist die Dachorganisation der jüdischen Wohlfahrtseinrichtungen in Deutschland (➤ Tab. 7.5). Sie ist zuständig für die etwa 108 000 Mitglieder der ca. 100 jüdischen Gemeinden. Die ZWST unterhält Altenheime, organisiert Freizeit- und Erholungsprogramme für Senioren und Jugendliche sowie Fortbildungen. Da in den vergangenen Jahren eine verstärkte Zuwanderung von Juden aus den Republiken der ehemaligen Sowjetunion zu verzeichnen ist, liegt ein Schwerpunkt der Arbeit auf Integrationsmaßnahmen.

Die ZWST wurde am 9. September 1917 gegründet. Wesentlichen Anteil daran hatten die Sozialarbeiterin **Bertha Pappenheim** *(1859–1936)* und die Politikerin **Sidonie Werner** *(1860–1932).*

7.5 Patientenrechte

Medizinische und pflegerische Maßnahmen bergen das Risiko, die **Persönlichkeitsrechte der Patienten** zu verletzen. So enthält fast jeder ärztliche Eingriff auch einen Aspekt der Körperverletzung. Dieser ist juristisch nicht relevant, so lange ein geschäftsfähiger Patient seine Einwilligung dazu gegeben hat. In der Regel liegt sie für kleine Eingriffe in die körperliche Unversehrtheit, z. B. Injektionen, bereits durch den Behandlungs- oder Betreuungsvertrag vor, den die Patienten beim Eintritt in eine stationäre Einrichtung unterzeichnen. Für Operationen oder andere umfangreiche medizinische Maßnahmen genügt diese allgemeine Zustimmung zur Behandlung nicht. Patienten haben ein Recht darauf, von einem Arzt in einem Gespräch über die geplante Maßnahme sowie die daraus entstehenden Risiken umfassend und verständlich informiert zu werden.

Fehlt es daran, ist auch eine **Einwilligung,** die ein Patient unterschreibt, nicht wirksam. Nur dann, wenn der Patient ausreichend aufgeklärt worden ist oder wenn er auf eine solche Aufklärung verzichtet hat, beseitigt seine Einwilligung die Strafbarkeit des ärztlichen Eingriffs. Um die Einwilligung des Patienten nachweisen zu können, ist immer darauf zu achten, dass die entsprechende Erklärung **schriftlich** abgegeben wird.

Vor einer Operation, bei der eine Anästhesie erforderlich ist, muss ein Anästhesist in einem getrennten Aufklärungsgespräch das geplante Verfahren (z. B. Intubationsnarkose, Regionalanästhesie) erklären und dazu ebenfalls eine schriftliche Einwilligung erhalten.

BEACHTE

Krankenpflegehelfer führen ihre Arbeit in der Regel nach der näheren Anweisung ihrer Vorgesetzten durch. Solange sie keine Anhaltspunkte für das Gegenteil haben, dürfen sie darauf vertrauen, dass von dort die notwendigen Einwilligungen der Patienten eingeholt worden sind.
Widerspricht allerdings ein Patient einer Maßnahme ausdrücklich, sollte der Krankenpflegehelfer durch Rücksprache abklären, ob er sie durchführen darf oder nicht. Dieser Grundsatz gilt auch für den Umgang mit verwirrten Menschen.

7.5.1 Freiheitsbeschränkungen

Freiheitsbeschränkungen in der Pflege sind ein sehr schwieriges und seit vielen Jahren heftig diskutiertes Thema. Grundsätzlich sind alle Vorrichtungen und Maßnahmen, die den Patienten in seiner Bewegungsfreiheit beeinträchtigen, sehr genau abzuwägen. Sie dürfen nur unter den gesetzlich bestimmten Bedingungen und mit äußerster Zurückhaltung eingesetzt werden.

Freiheitsberaubung

Das Strafgesetzbuch (StGB) spricht in diesem Zusammenhang von **Freiheitsberaubung.** Im § 239 heißt es: „Wer einen Menschen einsperrt oder auf andere Weise der Freiheit beraubt, wird mit Freiheitsstrafe bis zu fünf Jahren oder mit Geldstrafe bestraft.“ Bereits der Versuch der Freiheitsberaubung ist strafbar. Außerdem sagt das Gesetz: „Verursacht der Täter durch die Tat oder eine während der Tat begangene

Handlung den Tod des Opfers, so ist die Strafe Freiheitsstrafe nicht unter drei Jahren."

BEACHTE
Es existieren **freiheitsentziehende Maßnahmen** in unterschiedlicher Ausprägung. Bereits Sensoren, die in manchen Einrichtungen an der Kleidung verwirrter Menschen angebracht werden und beim Durchschreiten einer Tür Alarm auslösen, gehören dazu.

Ausnahmen

Die gesundheitliche Situation eines Patienten (z. B. Verwirrtheit oder Demenz) oder sein akuter Zustand können Maßnahmen notwendig machen, die den Tatbestand der Freiheitsberaubung erfüllen.

Solche Maßnahmen müssen dann vorab durch eine Anordnung des zuständigen Vormundschaftsgerichts zugelassen worden sein. Diese Anordnung kann z. B. die Berechtigung sein, einen geistig verwirrten Patienten in einer geschlossenen Abteilung unterzubringen.

Durch die gerichtliche Anordnung ist die Strafbarkeit des für die Pflegemaßnahmen verantwortlichen Arztes wegen Freiheitsberaubung aufgehoben. Gleichzeitig sind natürlich auch die Pflegenden nicht strafbar, die die entsprechend gebilligten ärztlichen Anordnungen umsetzen.

Es gibt aber immer wieder Situationen, in denen eine gerichtliche Anordnung (zunächst) nicht rechtzeitig eingeholt werden kann. Das schließt es trotzdem nicht aus, Maßnahmen vorzunehmen, die eine Freiheitsberaubung darstellen. Denn sie sind durch das Vorliegen eines **Rechtfertigungsgrundes** gedeckt:

- **Notwehr.** Dazu sagt § 32 StGB: „Wer eine Tat begeht, die durch Notwehr geboten ist, handelt nicht rechtswidrig." Notwehr ist laut Gesetz das Mittel der Verteidigung, das notwendig ist, um einen Angriff auf sich oder andere zu unterbinden. So kann es durch Notwehr gedeckt sein, einen Patienten, der plötzlich andere Patienten angreift, in ein leeres Zimmer einzusperren
- **Notstand.** § 34 StGB sagt, dass keine rechtswidrige Tat vorliegt, wenn der Ausführende durch die Maßnahme eine Gefahr für sich oder andere abwenden kann, die höherwertige Rechtsgüter betrifft. Mit Hilfe dieser Vorschrift kann etwa bei einer plötzlich auftretenden Fremd- oder Selbstgefährdung eines Patienten eine Fixierung gerechtfertigt sein (Einschränkung der Freiheit zum Schutz von Leben und Gesundheit). Allerdings ist bei einer freiheitsentziehenden Maßnahme darauf zu achten, dass es keine weniger einschneidenden Maßnahmen geben darf, um die Situation zu entschärfen. Auch darf die getroffene Maßnahme nicht unangemessen sein.

Keiner gerichtlichen Entscheidung bedarf es, wenn ein Patient geschäftsfähig ist und er für eine bestimmte Zeit zum Selbstschutz eine freiheitsentziehende Maßnahme wünscht (z. B. die Anbringung eines Bettgitters über Nacht, um ein Herausfallen zu verhindern).

Diese Maßnahme ist durch die wirksame Einwilligung des Patienten gedeckt. Pflegende dürfen sie ohne weitere Formalien durchführen. Die Maßnahme ist in der Pflegedokumentation zu vermerken.

Fixierung

Die **Fixierung,** also Fesselung eines Patienten im Bett mit Bauch-, Arm- und Beingurten, stellt die unmittelbarste Freiheitsbeschränkung dar, die in der deutschen Pflege zur Anwendung kommt (➤ Abb. 7.15).

Wie alle anderen freiheitsentziehenden Maßnahmen ist auch hierfür die vorherige ärztliche Anordnung notwendig.

Für die Fixierung stehen Gurtsysteme zur Verfügung, die so konstruiert sind, dass dem Patienten bei

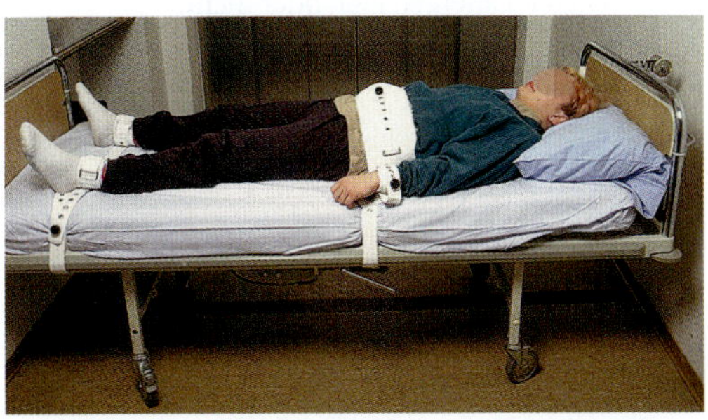

Abb. 7.15 In manchen Situationen ist es notwendig, einen Patienten im Bett zu fixieren. Im Foto ist eine sachgerechte 5-Punkt-Fixierung mit Bauch-, Arm- und Beingurten dargestellt. Sie verhindert, dass sich der Patient verletzt. Pflegende beachten, dass fixierte Patienten kontinuierlich beobachtet werden müssen. [K183]

ordnungsgemäßer Verwendung kein körperlicher Schaden entstehen kann. Außerdem ist es zwingend notwendig, dass der fixierte Patient unter ständiger Überwachung steht, um Verletzungen zu vermeiden. Pflegende gehen offen und kommunikativ mit dem betroffenen Patienten um. Eine freundliche Atmosphäre trägt meist dazu bei, dass eine Fixierung zur Vermeidung von Selbst- oder Fremdgefährdung nach kurzer Zeit aufgehoben werden kann. Auch das Lösen der Fixierung bedarf der ausdrücklichen ärztlichen Anordnung.

BEACHTE

Pflegende dürfen eine freiheitsentziehende Maßnahme nur dann ohne ausdrückliche und schriftliche ärztliche Anordnung anwenden, wenn die Situation eine schnelle Reaktion verlangt und die vorherige Informierung des Arztes zu viel Zeit kosten würde. Sie sind verpflichtet, anschließend umgehend eine Anordnung einzuholen.

7.5.2 Patientenverfügung

In einer **Patientenverfügung** können Menschen festlegen, wie sie in einer Situation ärztlich und pflegerisch behandelt werden wollen, in der sie ihren Willen nicht mehr ausdrücken können. In den vergangenen Jahren hat die Zahl der Patienten zugenommen, die eine solche Willensbekundung niedergelegt haben. Sie ist für Ärzte und Pflegende bindend, denn eine Therapie gegen den Willen eines Patienten ist eine strafbare Körperverletzung. Die Gültigkeit der Verfügung besteht unabhängig davon, ob es einen Vertreter des jeweiligen Patienten gibt, oder nicht.

BEACHTE

In der Öffentlichkeit wird das Thema „Patientenverfügung" oft mit der Ablehnung von medizinischer Therapie gleichgesetzt. Dies entspricht jedoch nicht den Tatsachen. Es ist durchaus möglich, in einer Verfügung festzulegen, dass der behandelnde Arzt alle Möglichkeiten der medizinischen Behandlung ausschöpfen soll.

Es ist empfehlenswert, diese Willensäußerung schriftlich zu formulieren. Das Bundesjustizministerium rät dringend, dafür die Hilfe eines Notars in Anspruch zu nehmen. Im Idealfall ist die Patientenverfügung eigenhändig oder von dem Notar unterzeichnet.

Durch die schriftliche Abfassung dieses Willens bindet sich jedoch niemand für immer an die einmal getroffene Entscheidung. Stattdessen kann der Wille jederzeit formlos geändert werden. Dafür ist nicht zwingend die Schriftform nötig, denn wie bei der Verfügung insgesamt gilt, dass auch eine mündliche Willensäußerung zu beachten ist. So ist es leicht denkbar, dass ein vor Jahren geäußerter Wille sich auf veraltete medizinische Möglichkeiten bezog, der Verfügende in der Zwischenzeit weitere Kenntnisse über bestimmte Erkrankungen oder deren Therapien erlangt hat oder sich sein Weltbild und damit seine Lebensziele änderten.

Deshalb sollte die Patientenverfügung in regelmäßigen Abständen (z. B. einmal im Jahr) überprüft und ggf. aktualisiert werden. Dies gibt nicht nur dem Verfügenden selbst die Gewissheit, dass der niedergelegte Wille nach wie vor seinen Absichten entspricht, sondern zeigt auch in einer Situation, in der diese Verfügung zum Einsatz kommen soll, allen Beteiligten sehr deutlich, dass die geäußerten Erklärungen aus einem Prozess der Reflexion entstanden sind und deshalb unzweifelhafte Gültigkeit besitzen.

Obwohl eine Patientenverfügung auch wirksam sein kann, wenn sie lediglich mündlich geäußert wurde und in der fraglichen Situation von einem vertrauenswürdigen Zeugen vorgetragen wird, kann dieses Vorgehen zu Unsicherheiten führen. Der behandelnde Arzt ist dann verpflichtet, gemäß den Regeln seines Berufsstandes zu handeln. Das bedeutet, er muss eine Therapie einleiten, die möglicherweise dem Wunsch des Patienten nicht entspricht.

BEACHTE

Bestehen Zweifel darüber, auf welche Situationen und Behandlungen die Willenserklärung (schriftlich oder mündlich) bezogen ist, haben Angehörige oder Lebenspartner **keine automatische Entscheidungsbefugnis.** Stattdessen setzt das Vormundschaftsgericht einen „Amtsbetreuer" ein. Da dieser den Patienten meist nicht kennt, besteht das Risiko, dass er nicht im Einklang mit dem Willen des Patienten entscheidet. Diese Schwierigkeit lässt sich durch eine **Vorsorgevollmacht** umgehen, mit deren Hilfe Patienten einen Menschen ihres Vertrauens damit beauftragen können, ihren Willen stellvertretend durchzusetzen.

Nach der seit 2009 geltenden Regelung des **Bürgerlichen Gesetzbuchs** *(BGB)* in § 1901 ist eine Patientenverfügung für den behandelnden Arzt verbindlich. Ein Verstoß gegen den darin niedergelegten Willen kann als Körperverletzung strafbar sein. Dies gilt auch für den jeweiligen Vertreter des Patienten (Bevollmächtigter oder Betreuer). Dieser darf auf keinen Fall seine eigenen Ansichten verfolgen, sondern muss unbedingt den Aussagen in der Verfügung Gehör und Geltung verschaffen, sofern sie auf die zur Diskussion stehenden Situation des Betroffenen anwendbar sind. Folgende Bedingungen müssen in der Verfügung erfüllt sein, damit der festgelegte Wille in der jeweiligen Situation Anwendung finden kann:

- Der Betroffene hat sich in der Verfügung auf die Situation bezogen, in der er sich nunmehr befindet
- Die Verfügung fordert keine Handlungen, die gesetzlich verboten sind (z. B. Herbeiführung des Todes auf Verlangen)
- Die Verfügung ist aus freiem Willen, ohne Irrtum oder aufgrund des ungerechtfertigten Einflusses Dritter zustande gekommen und wurde in der Zwischenzeit nicht widerrufen
- Der in der Verfügung ausgedrückte Wille entspricht mutmaßlich der Einstellung, die der Betroffene auch in der aktuellen Situation vertreten würde.

Außerdem ist es geraten, sich bei der Abfassung der Patientenverfügung nicht nur von einem Anwalt oder Notar, sondern auch von einem Arzt helfen zu lassen. Die Juristen können den Patienten über die Tragweite seiner Entscheidung beraten und der Arzt kann deren medizinische Bedeutung erläutern.

Inzwischen wurden zahlreiche Vorlagen für Patientenverfügungen erarbeitet, wie sie z. B. das Bundesjustizministerium zur Verfügung stellt (siehe Internetkasten). Formulare, in denen aus verschiedenen Möglichkeiten durch Ankreuzen zu wählen ist, sind in der Regel nicht geeignet.

Merkmale einer eindeutigen Patientenverfügung:

- Klare Formulierungen
- Eingangsformel
- Beschreibung der Situationen, für die die Verfügung gelten soll, z. B. Endstadium einer unheilbaren, tödlich verlaufenden Krankheit; unabwendbarer Sterbeprozess; Verlust der Fähigkeit, Nahrung und Flüssigkeit auf natürlichem Wege zu sich zu nehmen; Fälle der Gehirnschädigung (z. B. nach Wiederbelebung, Lungenversagen)
- Einleitung, Umfang oder Beendigung bestimmter ärztlicher Maßnahmen, z. B. lebenserhaltende Maßnahmen; Schmerz- und Symptombehandlung; künstliche Ernährung; künstliche Flüssigkeitszufuhr; künstliche Beatmung; Dialyse; Antibiotika; Blut/Blutbestandteile
- Hinweis auf mögliche Betreuung/Vorsorgevollmacht
- Hinweis, dass die Verfügung nach ärztlicher und juristischer Beratung erstellt wurde
- Gegebenenfalls Beschreibung der persönlichen Wertvorstellungen, z. B. in Form eines Lebenslaufs mit der Schilderung der eigenen Einschätzung markanter Stationen
- Hinweis auf regelmäßige Aktualisierung (mit Unterschrift zu bestätigen)
- Unterschrift.

BEACHTE

Die Festlegung auf einzelne Krankheitsbilder kann zur Unwirksamkeit der Verfügung führen. Bezieht der Patient sich ausschließlich auf einen Gehirnschaden, der durch einen Schlaganfall ausgelöst ist, gilt die Verfügung nicht im Falle eines unumkehrbaren Bewusstseinsverlusts, der z. B. aufgrund einer fehlgeschlagenen Wiederbelebung entsteht.

Wenn der Patient nicht mehr in der Lage ist, die Verfügung eigenhändig zu schreiben, besteht die Möglichkeit, einen Notar damit zu beauftragen. In diesem Fall ist es ratsam, möglichst schnell ein ärztliches Attest über die Urteilsfähigkeit des Patienten einzuholen. Damit lassen sich Spekulationen über die Wirksamkeit der Verfügung verhindern.

TIPPS & TRICKS

Damit die Erklärung im Notfall zur Verfügung steht, empfiehlt es sich, mit einer Notiz in der Geldbörse oder bei den persönlichen Papieren darauf hinzuweisen, dass es eine Patientenverfügung gibt und wo sie zu finden ist. Das Original sollte an einem sicheren Ort verwahrt sein. Eine Kopie, die bei Angehörigen oder Freunden liegt, erhöht die Sicherheit.

INTERNET

Bundesministerium der Justiz und für Verbraucherschutz: www.bmjv.de
Auf der Internetseite stehen Textbausteine für die Patientenverfügung sowie eine umfangreiche Informationsbroschüre zur Verfügung.

Das Problem der Sterbehilfe

Das Thema **Sterbehilfe** ist in Deutschland durch die Vergangenheit belastet. Während der Zeit des Nationalsozialismus waren Pflegende und Ärzte verantwortlich für den Tod von mehr als 100 000 behinderten Menschen. Der dafür verwendete Begriff der Euthanasie *(griechisch schöner Tod)* verharmloste den Rechtsbruch.

Der Fortschritt in der Medizin hat Behandlungsformen möglich gemacht, die das Sterben verzögern können.

Nach wie vor ist nicht endgültig geklärt, wie das Thema Sterbehilfe zu bewerten ist. In jedem Einzelfall sind zahlreiche Umstände zu bedenken. Der Grat zwischen dem erlaubten Schutz des Willens des Patienten und der unerlaubten aktiven Sterbehilfe ist sehr schmal.

BEACHTE

Das Sterben ist ein individuelles Geschehen, das grundsätzlich der Selbstbestimmung des Einzelnen nicht entzogen werden kann. Zugleich aber sind vielfältige ethische Verbindlichkeiten, rechtliche Auflagen und religiöse Erwartungen berührt, die eine eingehende Erörterung und eine viele Aspekte berücksichtigende Bewertung erfordern (Deutscher Ethikrat, Juli 2006).

Es sind auf Anregung des Deutschen Ethikrats folgende Kategorien zu unterscheiden:

- **Sterbebegleitung.** Darunter ist eine pflegerische und ärztliche Behandlung zu verstehen, die auf die Minderung von Durst, Hunger, Angst, Schmerz und Übelkeit gerichtet ist und außerdem die seelische und körperliche Betreuung des Patienten und seiner Angehörigen sicherstellt (➤ Abb. 7.16)
- **Therapien am Lebensende.** Dazu gehören Maßnahmen, die das Leben verlängern und Leiden mindern. Sie umfassen auch Behandlungen, die den Sterbeprozess verkürzen – z. B. während eines Zustands, in dem eine hoch dosierte Schmerzmitteltherapie notwendig ist. Allerdings darf der Tod nicht das Ziel der Behandlung sein, sondern die Linderung der Leiden
- **Sterbenlassen.** Bezeichnet ein Behandlungsschema, bei dem Maßnahmen, die vermutlich das Leben verlängern würden, nicht eingesetzt oder beendet werden
- **Beihilfe zur Selbsttötung.** Beschaffung oder Unterstützung bei der Einnahme einer Substanz, die aller Voraussicht nach den Tod bringt
- **Tötung auf Verlangen.** Verabreichung einer Substanz, die den Tod herbeiführt, auf Wunsch des Betroffenen. Im Unterschied zur „Beihilfe zur Selbsttötung" führt nicht der Patient selbst die zum Tode führenden Handlungen aus. Sie sollte nach der Auffassung des Deutschen Ethikrats grundsätzlich strafbar bleiben (§ 216 StGB).

BEACHTE

Wird ein Patient getötet und gibt es keine Zeichen dafür, dass er sterben wollte, so handelt es sich um Totschlag (§ 212 StGB) oder Mord (§ 211 StGB, etwa bei Vorliegen von Habgier oder niedrigen Beweggründen). Ein Tötungsdelikt ist auch dann gegeben, wenn der Täter das Motiv hatte, dem Opfer Leid zu ersparen. Auch die Mitleidstötung oder die Tötung, weil der Täter selbst die Situation nicht mehr ertragen konnte, ist nach den genannten Vorschriften strafbewehrt (Deutscher Ethikrat, Juli 2006).

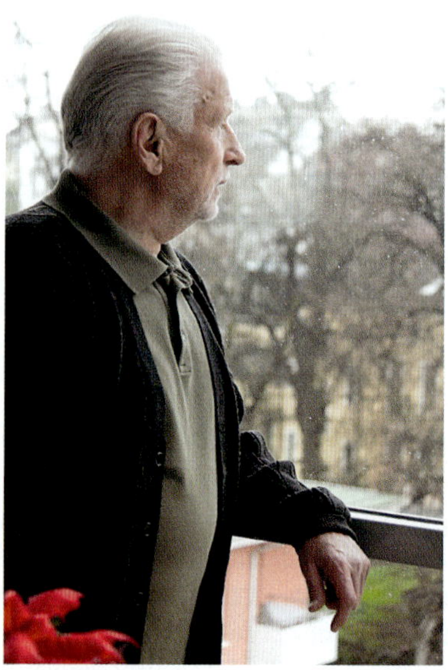

Abb. 7.16 Nach dem Abschiednehmen vom Partner, an dessen Seite man vielleicht 50 Jahre seines Lebens verbracht hat, entsteht oft eine Leere, die ein Mensch nur schwer füllen kann. [J787]

7.5.3 Schweigepflicht

Pflegende erhalten in der Ausübung ihres Berufes Kenntnis von sehr privaten Tatsachen und Geheimnissen der Patienten. Deshalb unterliegen sie der **Schweigepflicht.** Sie bezieht sich auf alle Umstände, die ihnen im Zusammenhang mit den Patienten bekannt werden (z. B. Diagnose, Krankheitsverlauf sowie persönliche Daten und Gewohnheiten), aber auch auf interne Abläufe der Einrichtungen, in denen sie tätig sind.

Eine Verletzung der Schweigepflicht liegt vor, wenn Pflegende solche Tatsachen gegenüber Dritten bekannt machen. Dazu zählen das Ausplaudern von Geheimnissen, aber auch der sorglose Umgang mit Akten und Dokumentationen, durch den Unbefugte Einblick in schützenswerte Daten nehmen können. Unbefugt sind alle Personen, die nicht zum Kreis des behandelnden Teams gehören. Unter Umständen ist die Grenze noch enger zu ziehen, z. B. wenn ein Patient einem einzelnen Pflegenden im Vertrauen auf dessen Verschwiegenheit ganz persönliche Dinge erzählt hat. In diesem Fall darf der Pflegende niemandem gegenüber Mitteilung davon machen.

Grundsätzlich gilt die Schweigepflicht auch gegenüber Familienangehörigen. Meistens sind die Patienten aber damit einverstanden, dass ihre nächsten Angehörigen über ihre Situation informiert werden. Soweit es möglich ist, sollte dies durch eine entsprechende Nachfrage abgeklärt werden.

Bei Minderjährigen dürfen die Eltern grundsätzlich informiert werden. Einschränkungen gibt es aber bei Jugendlichen, die den Sinn der Schweigepflicht sowie die Art ihrer Therapie schon selbst begreifen. Sie müssen damit einverstanden sein, dass ihre Eltern informiert werden.

Rechtsgrundlagen

Die Schweigepflicht bildet für Patienten die Vertrauensbasis im Verhältnis zu Pflegenden, Ärzten und Therapeuten (➤ Abb. 7.17). Sie ist ein zentrales **Menschenrecht** und wird mit dem Begriff „Recht auf informationelle Selbstbestimmung" bezeichnet, das aus den Artikeln 1 und 2 des Grundgesetzes abzuleiten ist.

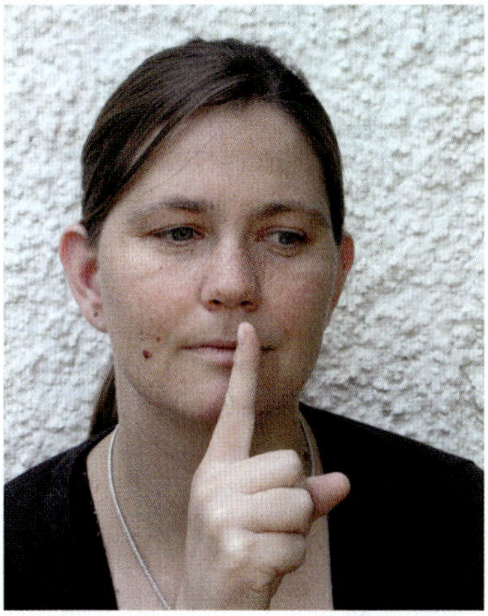

Abb. 7.17 Pflegende unterliegen der Schweigepflicht. [M294]

Darüber hinaus existieren verschiedene gesetzliche Bestimmungen, z. B.:

- **§ 203 Strafgesetzbuch** *(StGB).* Verpflichtet insbesondere Heilberufe zur Verschwiegenheit bezüglich persönlicher Geheimnisse. Bei einem Verstoß droht das Gesetz ein Jahr Haft oder Geldstrafe an
- **§ 242 Bürgerliches Gesetzbuch** *(BGB).* Das Gesetz bezieht sich auf das Prinzip „Leistung nach Treu und Glauben". Von ihm lässt sich die Pflicht eines Arbeitnehmers zur Verschwiegenheit über innerbetriebliche Abläufe ableiten. Sie ist darüber hinaus in den meisten Arbeitsverträgen ausdrücklich genannt. Bei einem Verstoß drohen neben strafrechtlichen auch arbeitsrechtliche Konsequenzen, bis hin zur fristlosen Kündigung.

Ausnahmen

Da die Schweigepflicht sehr weit gefasst ist, war es notwendig, **Ausnahmen** zuzulassen. In folgenden Fällen sind Pflegende zumindest teilweise von der Verschwiegenheit entbunden:

- **Ausdrückliche Einwilligung** des Patienten liegt vor. Er bittet z. B. den Arzt, seine Frau über eine Erkrankung zu informieren
- **Mutmaßliche (oder stillschweigende) Einwilligung** des Patienten. Kann sich ein Patient (z. B. weil er nach einem Unfall bewusstlos in das Krankenhaus eingeliefert wird) nicht selbst äußern, so darf so verfahren werden, wie es seinen mutmaß-

7

lichen Interessen entspricht. Der Arzt kann hier also Angehörige anrufen und über die Einlieferung in das Krankenhaus informieren

- **Fortführung der Behandlung.** Schon erwähnt wurde, dass innerhalb eines Pflegeteams Informationen über einen Patienten grundsätzlich weitergegeben werden dürfen. Wird ein Patient in eine andere Abteilung oder in eine andere Einrichtung verlegt (etwa von stationärer Behandlung in ambulante Pflege), so dürfen die Informationen über ihn ebenfalls weitergegeben werden, z. B. in Form eines pflegerischen Verlegungsberichts
- **Gesetzliche Auskunftspflicht.** Bezieht sich auf meldepflichtige Infektionserkrankungen sowie die Meldung patientenbezogener Daten an die Krankenkasse und gehört überwiegend zum ärztlichen Aufgabenbereich. Stärker betroffen können Pflegende sein, wenn sie bei einer Begutachtung durch den Medizinischen Dienst der Krankenversicherungen (MDK) anwesend sind und einen Beitrag zur Einschätzung der Situation leisten
- **Schutz anderer Rechtsgüter** (z. B. zur Verhinderung oder Beendung einer Straftat). Erfahren Pflegende im ambulanten Dienst, dass ein Patient von seinen Angehörigen schwer vernachlässigt oder gar misshandelt wird, dürfen (und müssen) sie die entsprechenden Behörden informieren.

7.6 Aufbau der Bundesrepublik Deutschland

Die **Bundesrepublik Deutschland** liegt im Zentrum Mitteleuropas und grenzt an die Länder Dänemark, Niederlande, Belgien, Luxemburg, Frankreich, Schweiz, Österreich, Tschechische Republik und Polen. Im Jahr 1990 löste Berlin, das bis zum Ende des zweiten Weltkriegs Hauptstadt des Deutschen Reiches gewesen war, Bonn als Bundeshauptstadt ab.

Im Sinne des Grundgesetzes (➤ Kap. 7.6.1) ist die Bundesrepublik ein demokratischer, sozialer und föderal aufgebauter Rechtsstaat. Der **Föderalismus** kommt in der Stellung der 16 Bundesländer zum Ausdruck (➤ Kap. 7.6.2, ➤ Abb. 7.18). Sie sind keine abhängigen Provinzen, sondern eigenständige Staaten. Deshalb haben sie eigene Verfassungen, die in ihrer Aussage jedoch dem Grundgesetz nicht widersprechen dürfen. Außerdem verfügen die Bundesländer über eine gesetzgebende Gewalt.

INTERNET

Bundeszentrale für politische Bildung: www.bpb.de
Die Internetseite bietet kostenlos zahlreiche Informationen sowie Schulungsmaterial zu allen relevanten politischen Themen.

Ein wichtiger Grundsatz im Rahmen des föderalistischen Staatsaufbaus ist auch die **Subsidiarität.** Sie besagt, dass eine höhere Ebene immer nur diejenigen Fragen regeln soll, die auf der niedrigeren Ebene nicht zufriedenstellend zu lösen sind.

Soweit das Recht zur Gesetzgebung als „konkurrierende Gesetzgebung" ausgestaltet ist – danach dürfen für einen bestimmten Bereich wie etwa das Beamtenrecht sowohl der Bund als auch die Länder Gesetze erlassen – bewirkt der Grundsatz der Subsidiarität also, dass der Bund das Recht zur Gesetzgebung nicht ohne weiteres an sich ziehen kann.

Nach rechtsstaatlichem Verständnis gilt das Prinzip der Subsidiarität aber nicht nur für das Verhältnis zwischen Bund und Ländern. Vielmehr beginnt diese Kette beim einzelnen Bürger – er ist grundsätzlich für sich selbst verantwortlich – und setzt sich über die Familie, die Nachbarschaft, die Kommunen (z. B. Dorf, Gemeinde oder Stadt) und die Bezirke fort. Es gilt aber auch für zwischenstaatliche Organisationen, Gemeinschaften und Bündnisse.

Verhältnis zu anderen Staaten

Neben den Aufgaben in Bezug auf ihre Bürger übernimmt die Bundesrepublik Deutschland auch Pflichten im **Verhältnis zu anderen Staaten.** Dazu zählen vor allem die Sicherung des Friedens und die Stabilisierung der wirtschaftlichen Verhältnisse. Zu diesem Zweck ist Deutschland eng in die Gemeinschaft der Staaten eingebunden und Partner eines Verteidigungsbündnisses, der NATO.

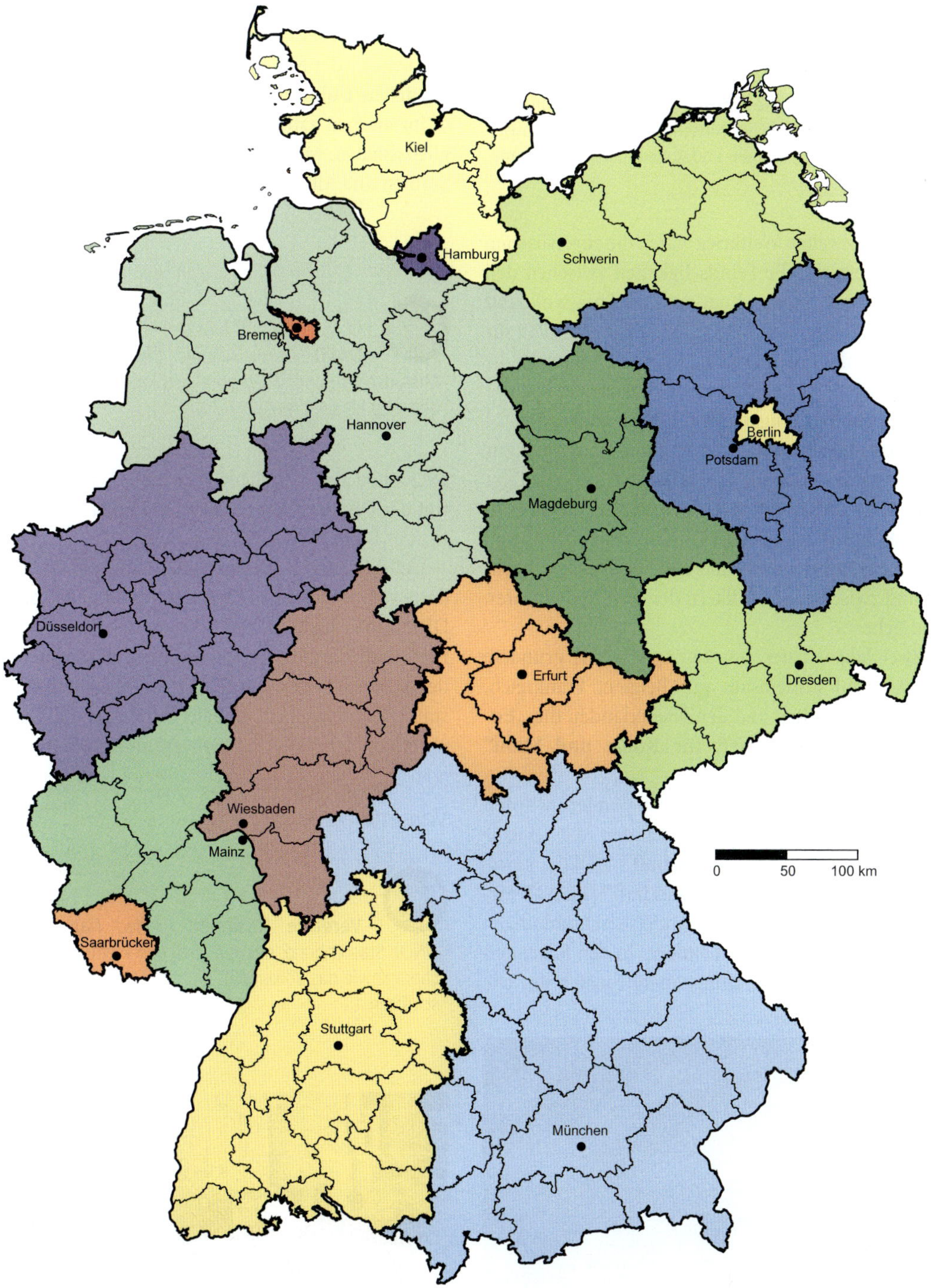

Abb. 7.18 Landkarte Deutschlands mit Ländergrenzen, Bundeshauptstadt und Landeshauptstädten.

Europäische Union

DEFINITION

Europäische Union: Verbund vieler europäischer Länder, in der sie auf wirtschaftlichem Gebiet sowie in der gemeinsamen Innen- und Außenpolitik eng zusammenarbeiten.

Nach dem Zweiten Weltkrieg waren die europäischen Staaten bestrebt, die Feindseligkeiten zwischen den Nationen auf diesem Kontinent wirkungsvoll und endgültig zu beenden. Dies führte am 9. Mai 1949 zur Gründung des **Europarates.** Die enge Bindung an die Gemeinschaft der europäischen Staaten fand in der Bundesrepublik Eingang in die Verfassung. Art. 24 des **Grundgesetzes** sagt: „Der Bund kann sich zur Wahrung des Friedens einem System gegenseitiger kollektiver Sicherheit einordnen; er wird hierbei in die Beschränkung seiner Hoheitsrechte einwilligen, die eine friedliche und dauerhafte Ordnung in Europa und zwischen den Völkern der Welt herbeiführen und sichern."

Zwei Jahre später, am 18. April 1951, gründete Deutschland gemeinsam mit Belgien, Frankreich, Italien, Luxemburg und den Niederlanden die **„Europäische Gemeinschaft für Kohle und Stahl"** *(EGKS)*.

Die Verbindungen zwischen den Ländern wurden immer vielschichtiger, es entstanden die **„Europäische Wirtschaftsgemeinschaft"** *(EWG)* sowie die **„Europäische Atomgemeinschaft"** *(EURATOM)* und bald fielen auch die Handelsbeschränkungen zwischen den beteiligten Ländern. In den folgenden Jahren schlossen sich immer mehr Staaten an. Die verschiedenen Organe wurden 1967 zu den **„Europäischen Gemeinschaften"** *(EG)* vereinigt. Im Jahre 1993 wurde der Name des Staatenbündnisses in **„Europäische Union"** *(EU)* geändert (➤ Abb. 7.19).

Inzwischen zählt die Europäische Union 28 Mitgliedsstaaten. Mit weiteren Beitrittskandidaten, z. B. Serbien und Albanien, laufen Verhandlungen.

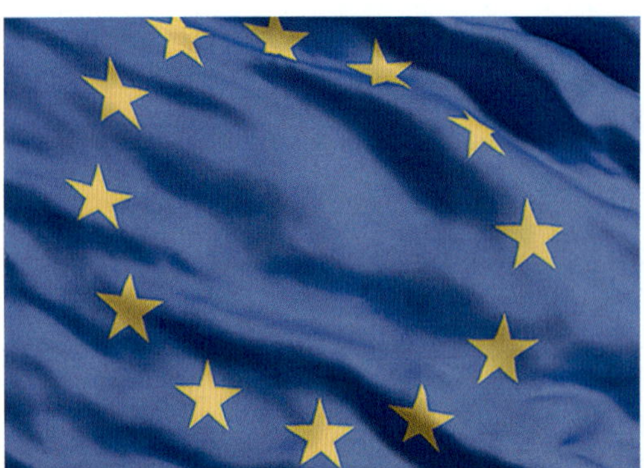

Abb. 7.19 Die Fahne der Europäischen Union. [J787]

NATO

DEFINITION

NATO *(North Atlantic Treaty Organization):* Militärisches Bündnis der nordamerikanischen und europäischen Länder (➤ Abb. 7.20).

28 Staaten sind Mitglieder der **NATO.** Deutschland trat der Organisation im Jahre 1955 bei. Der Hauptsitz des Bündnisses ist Brüssel.

Deutschlands Rolle innerhalb der NATO veränderte sich vor allem im Zuge der Vereinigung mit der DDR. Zuvor hatte die Bundeswehr den Charakter einer Bündnisarmee. Im Falle eines Krieges hätten die deutschen Soldaten den NATO-Befehlshabern unterstanden. Inzwischen hat die Bundesrepublik auch innerhalb der NATO ihre Souveränität erlangt.

Vereinte Nationen

DEFINITION

Vereinte Nationen *(United Nations, UN, UNO):* Staatenbund, mit dem Ziel, den Weltfrieden zu sichern sowie das Völkerrecht und die Menschenwürde zu schützen.

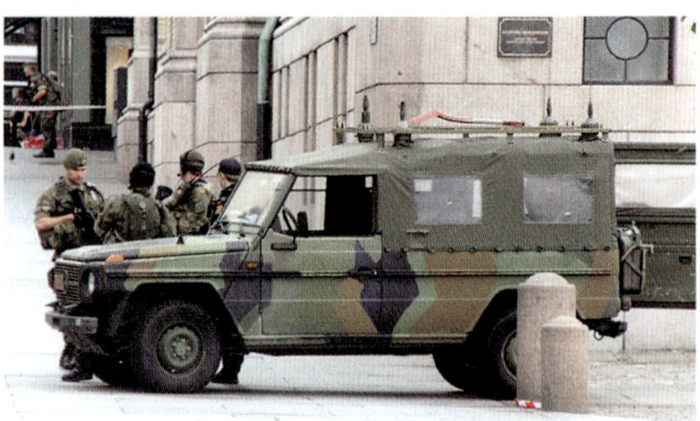

Abb. 7.20 NATO-Soldaten aus Schweden. [J787]

7

Die **Vereinten Nationen** wurden auf Betreiben der USA gegründet, um die gescheiterte Vorläuferorganisation „Völkerbund" zu ersetzen. In San Francisco unterzeichneten am 26. Juni 1945 Vertreter der 51 Gründungsstaaten die Charta, in deren Präambel es unter anderem heißt: „Wir, die Völker der vereinten Nationen – fest entschlossen, künftige Geschlechter vor der Geißel des Krieges zu bewahren, die zweimal zu unseren Lebzeiten unsagbares Leid über die Menschheit gebracht hat, unseren Glauben an die Grundrechte des Menschen, an Würde und Wert der menschlichen Persönlichkeit, an die Gleichberechtigung von Mann und Frau sowie von allen Nationen, ob groß oder klein, erneut zu bekräftigen, ..."

Inzwischen zählt die Organisation 193 Staaten als Mitglieder. Die Bundesrepublik Deutschland und die DDR traten im Jahre 1973 bei.

Der Hauptsitz der Vereinten Nationen befindet sich in New York. Nebensitze sind in Genf, Wien und Nairobi. Der **Internationale Gerichtshof** tagt in Den Haag.

Unter dem Dach des weltweiten Staatenbundes arbeiten verschiedene Organisationen mit eindeutig umschriebenen Zielen. Zu ihnen gehören das Kinderhilfswerk **UNICEF,** das Flüchtlingskommissariat **UNHCR** oder die Weltsiedlungskonferenz **HABITAT.** Außerdem halten andere übernationale Institutionen, z. B. Weltgesundheitsorganisation **(WHO),** Welthandelsorganisation **(WTO)** oder Internationale Atomenergiebehörde **(IAEA),** engen Kontakt zur UNO.

7.6.1 Grundgesetz

Deutschland gab sich am 23. Mai 1949 ein **Grundgesetz** *(GG),* das den Rang einer **Verfassung** einnimmt.

Geprägt von den Erfahrungen in der Zeit des **Nationalsozialismus** und der untergegangenen **Weimarer Republik** schuf der Parlamentarischen Rat damit das Regelwerk für einen demokratisch geordneten Staat der sich gegen totalitäre Bestrebungen zur Wehr setzen kann. In der „Ewigkeitsklausel" (Art. 79 Abs. 3 GG) legte er fest, dass wesentliche Teile des Grundgesetzes, z. B. die Menschen- und Bürgerrechte sowie die Gliederung des Bundes in Länder unter keinen Umständen geändert werden können.

Bundesverfassungsgericht

Das **Bundesverfassungsgericht** wacht über die Einhaltung des Grundgesetzes (➤ Abb. 7.21). Es hat seinen Sitz in Karlsruhe und besteht aus zwei Senaten mit jeweils acht Richtern, die gemäß der Geschäftsordnung Kammern bilden können. Den Vorsitz der Senate haben stets die Präsidenten bzw. Vizepräsidenten des Gerichts inne.

Die Beschlüsse dieses Gerichtes definieren die Aussagen des Grundgesetzes und haben Gesetzesrang.

Jeder Bürger, der glaubt, seine Grundrechte seien durch staatliches Handeln beeinträchtigt, kann beim Bundesverfassungsgericht eine **Verfassungsbeschwerde** einreichen.

Inhalt des Grundgesetzes

Das Grundgesetz der Bundesrepublik Deutschland ist in 14 Abschnitte, die Artikel 1 bis 146 sowie die Eingangsformel, die Präambel und einen Anhang gegliedert.

Grundrechte

Die Artikel 1 bis 19 befassen sich mit den **Grundrechten** der im Gebiet der Bundesrepublik lebenden Menschen und definieren so auch das Verhältnis der Bürger zum Staat.
Die wesentlichen Grundrechte lauten:
- Unantastbarkeit der Würde des Menschen (Art. 1)
- Freie Entfaltung der Persönlichkeit (Art. 2)

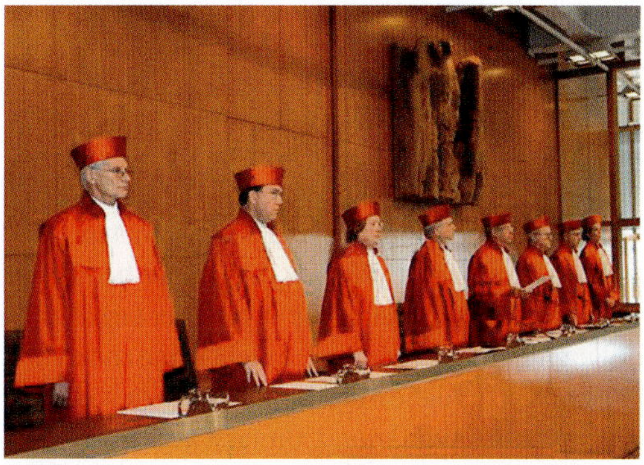

Abb. 7.21 Das Bundesverfassungsgericht wacht über die Einhaltung der Grundrechte. [W197]

7

- Recht auf Leben und unbedingter Schutz der körperlichen Unversehrtheit (Art. 2)
- Gleichheit aller Menschen vor dem Gesetz, unabhängig von Geschlecht, Abstammung, Rasse, Herkunft, Glauben, politischen Überzeugungen, Behinderung (Art. 3)
- Freiheit des Glaubens und Recht auf Kriegsdienstverweigerung (Art. 4)
- Meinungsfreiheit, Pressefreiheit, Freiheit der Kunst, Wissenschaft, Forschung und Lehre (Art. 5)
- Schutz von Ehe und Familie sowie der Erziehungsaufgaben der Eltern (Art. 6)
- Versammlungsfreiheit (Art. 8)
- Brief-, Post- und Fernmeldegeheimnis (Art. 10)
- Freiheit bei der Wahl des Aufenthaltsorts (Art. 11)
- Freiheit bei der Berufswahl und -ausübung (Art. 12)
- Unverletzlichkeit der Wohnung (Art. 13)
- Recht auf Eigentum (Art. 14)
- Asylrecht für politisch Verfolgte (Art. 16a).

In diesen Artikeln sind nicht nur die **Rechte,** sondern auch die **Pflichten** des Einzelnen gegenüber dem Gemeinwesen aufgeführt. Die freie Entfaltung der Persönlichkeit (Art. 2) findet ihre Grenze, wo Mitmenschen beeinträchtigt werden. Die Freiheit der politischen Überzeugung oder die Pressefreiheit sind begrenzt durch die Treue zur Verfassung. Wer gegen die Prinzipien des Grundgesetzes verstößt, stellt sich außerhalb der rechtsstaatlichen Ordnung und kann im äußersten Fall seine Grundrechte verwirken (Art. 18 GG).

Gewaltenteilung

Die **Gewaltenteilung** dient der Kontrolle der Staatsmacht und ist ein zentraler Bestandteil der Demokratie. Sie garantiert, dass die Staatsorgane voneinander unabhängig arbeiten, sich gegenseitig kontrollieren und dass die Bürger nicht in unzulässiger Weise in ihren Rechten beschnitten werden. Die **horizontale** Gewaltenteilung trennt die drei Staatsgewalten:

- **Legislative** *(Gesetzgebung).* Die Gesetze bedürfen der Abstimmung durch die Organe der Legislative, Bundestag und Bundesrat. Es gibt keine anderen Gremien, die diese Aufgabe übernehmen können
- **Exekutive** *(Ausführung).* Umfasst alle Organe des Staats, die sich mit dem Vollzug der Gesetze befassen. Auf Bundesebene steht die Bundesregierung an der Spitze der Exekutive. Den jeweiligen Ministerien sind Bundesbehörden nachgeordnet. In den Bundesländern stehen die Landesregierungen an der Spitze der Exekutive. Den dortigen Ministerien sind die jeweiligen Landesbehörden nachgeordnet. Viele Bundesgesetze werden durch die Exekutive der Länder ausgeführt. Alle Organe der Exekutive sind an Recht und Gesetz gebunden
- **Judikative** *(Rechtsprechung).* Obliegt den Gerichten.

Die **vertikale** Gewaltenteilung kommt z. B. im föderalen Aufbau des Staates zum Ausdruck. Die verschiedenen Ebenen (z. B. Kommune, Land, Bund) üben gegenseitige Kontrolle aus.

Eine weitere wichtige Kontrollfunktion nimmt die **Presse** ein. Laut Grundgesetz arbeitet sie unabhängig von staatlichem Einfluss und frei von Zensur. Die Presse informiert das Volk – manchmal gegen das Interesse staatlicher Instanzen – über die Verhältnisse im Land und kann auf diese Weise massiven politischen Druck ausüben. Aufgrund ihrer Machtposition nennt man sie häufig **„Vierte Gewalt"** im Staat.

7.6.2 Bund und Länder

Gemäß der Verfassung gliedert sich die Bundesrepublik Deutschland in Organe, die dem **Bund** zugeordnet sind und weitere Organe, die der Autorität der **Bundesländer** unterliegen. Seit der Vereinigung mit der DDR hat die Bundesrepublik 16 Bundesländer (➤ Tab. 7.6).

Bundespräsident

> **DEFINITION**
> **Bundespräsident:** Staatsoberhaupt und Repräsentant der Bundesrepublik Deutschland nach außen.

Die innenpolitischen Aufgaben des **Bundespräsidenten** beschränken sich im Wesentlichen auf Formalitäten. Dazu gehören:

- Unterzeichnung der Bundesgesetze. (Kann der Bundespräsident verweigern, wenn er der Überzeugung ist, ihr Inhalt widerspreche dem Grundgesetz oder sie seien gegen dessen Regeln zustande gekommen)

Tab. 7.6 Die deutschen Bundesländer in alphabetischer Reihenfolge. Der Name „Freistaat", den sich Bayern, Thüringen und Sachsen gegeben haben, bedeutet keine besonderen Rechte gegenüber der Bundesrepublik. Er soll lediglich verdeutlichen, dass diese Länder sich als eigenständig betrachten. Außerdem verweist er auf eine Tradition als Staat, die länger zurückreicht als bei den anderen Ländern.

Bundesland	Hauptstadt
Baden-Württemberg	Stuttgart
Bayern (Freistaat)	München
Berlin (Stadtstaat)	Berlin
Brandenburg	Potsdam
Bremen (Stadtstaat)	Bremen
Hamburg (Stadtstaat)	Hamburg
Hessen	Wiesbaden
Mecklenburg-Vorpommern	Schwerin
Niedersachsen	Hannover
Nordrhein-Westfalen	Düsseldorf
Rheinland-Pfalz	Mainz
Saarland	Saarbrücken
Sachsen (Freistaat)	Dresden
Sachsen-Anhalt	Magdeburg
Schleswig-Holstein	Kiel
Thüringen (Freistaat)	Erfurt

- Ernennung und Entlassung der Regierung. (Der Bundespräsident schlägt dem Bundestag den Kandidaten der in der Wahl siegreichen Partei als Bundeskanzler vor. Bei der Ernennung und Entlassung der Minister besteht für ihn kein Widerspruchsrecht gegen die Entscheidung des Bundeskanzlers)
- Auflösung des Bundestags. (Innerhalb sehr enger Grenzen, die durch das Grundgesetz genau geregelt sind)
- Ernennung und Entlassung der Bundesrichter, der Bundesbeamten, der Offiziere und Unteroffiziere
- Verleihung von Orden, z. B. Bundesverdienstkreuz.

Die Wahl der Bundespräsidenten findet alle fünf Jahre statt. Die Amtszeit ist auf zwei aufeinander folgende Wahlperioden beschränkt.

Bestimmend ist stets parteipolitisches Kalkül, bei der sich die Partei durchsetzt, die eine Mehrheit in der **Bundesversammlung** hält. Dieses Gremium tritt ausschließlich für die Wahl des Bundespräsidenten

Tab. 7.7 Die Bundespräsidenten in der Geschichte der Bundesrepublik.

Bundespräsident/Partei	Amtszeit
Theodor Heuss (FDP)	1949–1959
Heinrich Lübke (CDU)	1959–1969
Gustav Heinemann (SPD)	1969–1974
Walter Scheel (FDP)	1974–1979
Karl Carstens (CDU)	1979–1984
Richard von Weizsäcker (CDU)	1984–1994
Roman Herzog (CDU)	1994–1999
Johannes Rau (SPD)	1999–2004
Horst Köhler (CDU)	2004–2010
Christian Wulff (CDU)	2010–2012
Joachim Gauck (parteilos)	2012–2017
Frank-Walter Steinmeier (SPD)	Seit 2017

zusammen. Es besteht aus den Abgeordneten des Bundestags und derselben Zahl Wahlfrauen und -männer, die von den Landesparlamenten gewählt werden. Diese Vertreter müssen weder Politiker sein noch ein Mandat bekleiden. Häufig entsenden die Länder Personen des öffentlichen Lebens, um sie dadurch zu ehren (➤ Tab. 7.7).

Bundesregierung

DEFINITION

Bundesregierung *(Kabinett):* Besteht aus dem Bundeskanzler (oder der Bundeskanzlerin) und den Bundesministern. Gemeinsam leiten sie die politischen Geschäfte des Staates.

Bundeskanzler

DEFINITION

Bundeskanzler: Bestimmt als Chef der Regierung die Richtlinien der Politik.

Der **Bundeskanzler** (➤ Tab. 7.8) hat, obwohl laut Protokoll nach dem Bundespräsidenten und Bundestagspräsidenten nur an dritthöchster Stelle der Staatshierarchie angesiedelt, die größten politischen Machtbefugnisse aller deutschen Mandatsträger. Dazu gehören neben der Gestaltung der Politik vor al-

Tab. 7.8 Die Bundeskanzler in der Geschichte der Bundesrepublik.

Bundeskanzler/Partei	Amtszeit
Konrad Adenauer (CDU)	1949–1963
Ludwig Erhard (CDU)	1963–1966
Kurt Georg Kiesinger (CDU)	1966–1969
Willy Brandt (SPD)	1969–1974
Helmut Schmidt (SPD)	1974–1982
Helmut Kohl (CDU)	1982–1998
Gerhard Schröder (SPD)	1998–2005
Angela Merkel (CDU)	Seit 2005

lem das Recht, die Mitglieder des Kabinetts auszuwählen und ihre Geschäftsbereiche festzulegen.

Einschränkungen erfahren diese Rechte vor allem durch die Ergebnisse der Wahlen und die daraufhin meist notwendigen Koalitionsverhandlungen. Sofern keine Partei die **absolute Mehrheit** bei der Bundestagswahl erringt, ist es für die Konstituierung einer handlungsfähigen Regierung notwendig, dass sich mindestens zwei Parteien in einer Koalition *(Bündnis das zunächst für die Dauer einer Legislaturperiode ausgelegt ist)* zusammenfinden. Die Bündnispartner sind daran interessiert, entsprechend ihrem Wahlergebnis oder ihrer Bedeutung für die Regierungsfähigkeit im Kabinett repräsentiert zu sein.

Auf der Grundlage dieser Verhandlungen schlägt der Bundeskanzler dem Bundespräsidenten die Minister vor, der sie in einem formalen Akt ernennt.

Der Bundeskanzler gehört üblicherweise der Partei an, die bei der Wahl die meisten Stimmen auf sich vereinigen konnte und deshalb die größte Fraktion im Bundestag stellt. Es ist auch denkbar, dass der Bundeskanzler aus einer kleineren Fraktion stammt. Zwingend ist jedoch, dass der Kandidat mehr als die Hälfte der Stimmen *(absolute Mehrheit)* der Abgeordneten des Bundestages erhält.

Das Gremium wählt den Kandidaten nach dem Vorschlag des Bundespräsidenten für einen Zeitraum von vier Jahren.

Bundesminister

DEFINITION

Bundesminister: Mitglieder der Bundesregierung.

Die **Bundesminister** leiten ihre Ministerien eigenständig. Sie dürfen sich dabei jedoch nicht über die vom Bundeskanzler vorgegebenen Richtlinien hinwegsetzen. Die Zahl und Fachgebiete der Ministerien haben sich im Laufe der bundesdeutschen Geschichte häufig verändert, denn die Regierung passt sich jeweils den aktuellen Erfordernissen der Politik an.

Das Grundgesetz schreibt drei Kernressorts zwingend vor. Jede bundesdeutsche Regierung muss über Minister mit den Fachbereichen **Verteidigung, Justiz** und **Finanzen** verfügen.

Wie Bundeskanzler und Bundespräsident leisten auch Bundesminister einen Amtseid. Darüber hinaus ist es ihnen ebenfalls verboten, andere bezahlte Tätigkeiten auszuüben. Diese Vorschrift soll eine fremde Einflussnahme auf die Amtsführung verhindern.

Bundestag

DEFINITION

Bundestag *(Parlament):* Gremium der gewählten Volksvertreter *(Abgeordnete).*

Der **Bundestag** (➤ Abb. 7.22) ist auf Bundesebene das einzige direkt gewählte Verfassungsorgan und repräsentiert damit unmittelbar den Willen des Volkes, der in der Wahl zum Ausdruck gekommen ist. Aufgrund dieser Tatsache besitzt das Gremium eine besondere Legitimation, man nennt seine Mitglieder auch „Volksvertreter".

Die Abgeordneten sind laut Grundgesetz nicht an Aufträge durch Dritte gebunden und ausschließlich

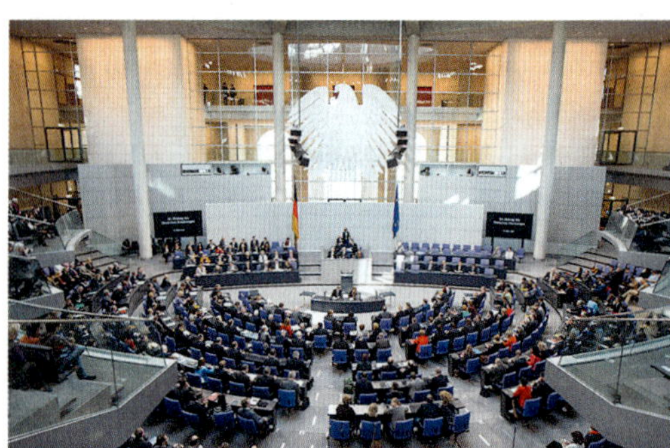

Abb. 7.22 Das Parlament tritt im Plenarsaal des Reichstagsgebäudes in Berlin zusammen. [W214]

ihrem Gewissen verpflichtet. In der Realität handeln sie jedoch häufig unter dem Einfluss von Parteipolitik sowie Interessengruppen *(Lobbyismus)*.

Sobald die Zahl der Abgeordneten einer Partei mehr als 5 % aller Mitglieder des Bundestags beträgt, schließen sie sich zu einer Fraktion zusammen. Unterhalb dieser Größe (ab fünf Abgeordneten) bilden sie eine Gruppe. Sind es noch weniger, werden die Abgeordneten „fraktionslos“ genannt.

Die Bundestagsabgeordneten sind jeweils für vier Jahre gewählt. Als Kandidat kommt jeder deutsche Staatsbürger ab einem Alter von 18 Jahren in Frage.

Bundesrat

DEFINITION

Bundesrat: Zweite Kammer des Parlaments, durch die die Bundesländer die Gesetzgebung des Bundes mitgestalten.

Abhängig von ihrer Einwohnerzahl entsenden die Bundesländer drei bis sechs Mitglieder ihrer Regierungen in den **Bundesrat.** Obwohl er aus Landespolitikern besteht, ist er ein Verfassungsorgan des Bundes.

Mit ihm nehmen die Länder direkten Einfluss auf die **Gesetzgebung des Bundes.** Grundsätzlich sind Gesetze, die der Zustimmung durch den Bundesrat bedürfen, von solchen zu unterscheiden, die ohne die Mitwirkung der Ländervertreter verabschiedet werden können. Zustimmungspflichtig sind vor allem jene Vorschriften, die in irgendeiner Weise die Belange der Länder berühren (z. B. Verwaltung oder Finanzen). Findet ein solches Gesetz nicht die Mehrheit der Stimmen im Bundesrat, ist es gescheitert.

7.6.3 Politische Beteiligung der Bürger

Die Bürger der Bundesrepublik Deutschland nehmen hauptsächlich durch **Wahlen** Einfluss auf die Politik. Daneben gibt es auch die Möglichkeit, in einer **Partei** aktiv zu werden oder seine Forderungen im Rahmen der freien Meinungsäußerung bei **Demonstrationen** oder in der **Presse** öffentlich zu machen (➤ Abb. 7.23). Außerdem steht es jedem Bürger frei, einer **Interessengemeinschaft** (z. B. Verein) beizutreten oder selbst eine zu gründen, um auf diese Weise einer Überzeugung Aufmerksamkeit zu verschaffen.

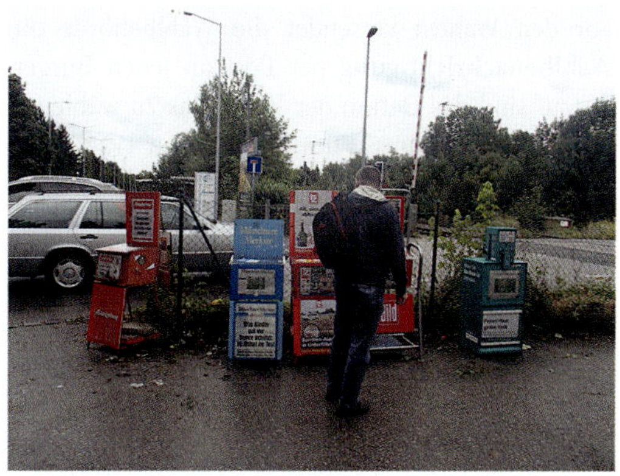

Abb. 7.23 Die Presse kontrolliert den Staat. [M294]

Wahlen

In Deutschland besteht ein **Wahlrecht,** aber keine Wahlpflicht. Zusätzlich zu den hier genannten Gremien und Parlamenten wählen deutsche Staatsbürger auch das Europaparlament nach denselben Prinzipien, die in Deutschland gelten.

Das Grundgesetz schreibt die Prinzipien der Wahlen vor:

- **Allgemein.** Jeder deutsche Bürger, der sein 18. Lebensjahr vollendet hat (volljährig ist), darf wählen. Es ist nicht zulässig, jemanden aufgrund seines Geschlechts, seiner Religion, seiner Herkunft oder politischen Überzeugung von der Wahl auszuschließen. An Kommunalwahlen dürfen auch EU-Bürger anderer Nationalität teilnehmen
- **Unmittelbar.** Die Bürger wählen die Abgeordneten oder Parteien direkt und bestimmen so unmittelbar die Zusammensetzung der Parlamente und Gremien. Einen indirekten Einfluss nehmen sie z. B. auf die Wahl des Bundespräsidenten (➤ Kap. 7.6.2)
- **Frei.** Kein Bürger darf durch Druck oder Zwang in seiner Stimmabgabe beeinflusst werden
- **Gleich.** Alle Bürger haben gleich viele Stimmen, die gleich viel zählen
- **Geheim.** Die Wahlbehörde muss sicherstellen, dass jeder Bürger seine Stimme abgeben kann, ohne dass ein anderer erfährt, auf wen sie gefallen ist.

Vor den Wahlen versendet die Wahlbehörde die **Wahlbenachrichtigung** per Post an jeden Bürger. Darauf sind das Datum der Wahl, das zu wählende Gremium, die Adresse des zuständigen Wahllokals und seine Öffnungszeiten vermerkt.

Die Bürger können auch mit der Wahlbenachrichtigung Briefwahlunterlagen anfordern und ihre Stimme per Post abgeben.

Bundestagswahl

Alle vier Jahre sind die Bürger zur **Bundestagswahl** aufgerufen. Dabei hat jeder Bürger zwei Stimmen (➤ Abb. 7.24):

- **Erststimme.** Bezieht sich auf die Person, die den Wahlkreis im Bundestag vertreten soll
- **Zweitstimme.** Bezieht sich auf die Partei, die in den Bundestag einziehen soll. Der Anteil an Zweitstimmen entscheidet darüber, wie viele Abgeordnete eine Partei entsenden darf.

Landtagswahl

Für die **Landtagswahlen** gelten ebenfalls die Fünfprozentklausel sowie die Grundprinzipien der Bundestagswahl. Allerdings haben einige Länder eigene Regeln entwickelt. Die Bürger in Baden-Württemberg, Nordrhein-Westfalen, Bremen, Hamburg und dem Saarland haben nur eine Stimme. Auch die Berechnungssysteme für die Mandate unterscheiden sich deutlich.

In manchen Ländern beträgt die **Wahlperiode** *(Abstand zwischen zwei Wahlen, Legislaturperiode)* vier, in anderen hingegen fünf Jahre.

Kommunalwahl

Zu den **Kommunalwahlen** zählen die Wahlen für den Gemeinde- und Stadtrat, den Kreisrat sowie die Bürgermeister und Landräte.

Der deutlichste Unterschied zu den anderen Wahlen besteht darin, dass hier Bürger eines anderen EU-Staates als Wähler und Kandidaten teilnehmen dürfen. Darüber hinaus treten neben den Parteien auch freie Wählergemeinschaften und „Rathausparteien" an.

Einige Bundesländer haben das Wahlalter für Kommunalwahlen auf 16 Jahre herabgesetzt. Bundesweit gesehen werden die kommunalen Gremien

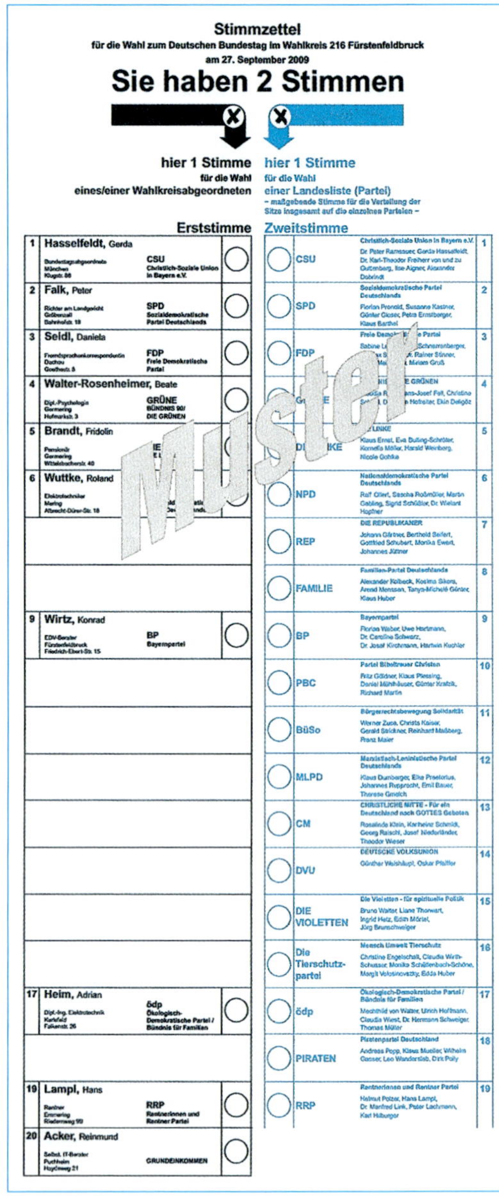

Abb. 7.24 Stimmzettel. [W838]

für fünf bis sechs Jahre, Bürgermeister und Landräte jedoch für fünf bis acht Jahre gewählt.

Wahl des Europaparlaments

Die besondere Schwierigkeit bei der **Wahl des Europaparlaments** liegt darin, dass die Wahlsysteme in den Mitgliedsländern nicht einheitlich geregelt sind. In manchen Ländern (z. B. Belgien, Griechenland) besteht Wahlpflicht. Auch die Altersgrenzen für das aktive *(Wähler)* und passive *(Kandidat)* Wahlrecht unterscheiden sich. In Deutschland liegen beide bei 18 Jahren, auf Zypern dürfen 18-Jährige zwar wählen, Kandidaten müssen jedoch mindestens 25 Jahre alt sein.

EU-Bürger sind wahlberechtigt und als Kandidaten zugelassen, auch wenn sie in einem Land wohnen, dessen Staatsbürgerschaft sie nicht besitzen. In diesem Fall gelten für sie die Vorschriften ihres Wohnlandes.

In Deutschland sind alle fünf Jahre 99 Europaabgeordnete zu wählen. Jeder Bürger hat dafür eine Stimme, die an eine Partei oder Wählervereinigung geht.

Wiederholungsfragen

1. Beschreiben Sie die Ausbildung in den Berufen der Pflegeassistenz aus dem bundesweiten Blickwinkel. (➤ Kap. 7.2.1, ➤ Kap. 7.2.2)
2. Wie lange besteht ein Beschäftigungsverbot nach dem Mutterschutzgesetz und ab welchem Zeitpunkt gilt es? (➤ Kap. 7.2.3)
3. Unter welchen Bedingungen dürfen Kinder von einem Arbeitgeber beschäftigt werden? (➤ Kap. 7.2.3)
4. Was versteht man unter aktiven Medizinprodukten? (➤ Kap. 7.2.3)
5. Was ist das in den Sozialversicherungen geltende Solidarprinzip? (➤ Kap. 7.3.1)
6. Nennen Sie drei Bedingungen, die zu erfüllen sind, damit ein Anspruch auf Arbeitslosengeld entsteht. (➤ Kap. 7.3.1)
7. Welche Personen sind von der gesetzlichen Unfallversicherung abgesichert? Nennen Sie vier Beispiele. (➤ Kap. 7.3.1)
8. Nennen Sie zwei Aufgaben des öffentlichen Gesundheitsdiensts und dazu passend jeweils zwei Beispiele. (➤ Kap. 7.4.1)
9. Welche zwei Rechtfertigungsgründe lassen freiheitsbeschränkende Maßnahmen vorläufig auch ohne Zustimmung eines Gerichts zu? (➤ Kap. 7.5.1)
10. Wie ist die „Tötung auf Verlangen“ nach Ansicht des Deutschen Ethikrats zu beurteilen und worin besteht sie? (➤ Kap. 7.5.2)
11. Erläutern Sie zwei Ausnahmen von der umfassenden Schweigepflicht, der Pflegende unterliegen. (➤ Kap. 7.5.3)
12. Wer kann das Bundesverfassungsgericht anrufen – und in welchen Fällen? (➤ Kap. 7.6.1)

Register

I

J

K

Q

R

Glossar

Dieses Glossar erleichtert die Benutzung des Lehrbuchs. Er erklärt überwiegend Fachbegriffe, die im Text nicht durch eine Definition oder eine unmittelbare Übersetzung erklärt sind.

Administration Verwaltung
Aerosol Gemisch aus Luft (bzw. anderen Gasen) und feinen festen bzw. flüssigen Schwebstoffen (z. B. zur Inhalation)
Aktivität Lateinisch für Wirksamkeit, in der Pflege meist auf Tätigkeiten (Handlungen) des Menschen bezogen
akut Meist: plötzlich auftretend
Akzeptanz Annahme oder Billigung (z. B. eines Vorschlags oder einer gegebenen Tatsache)
ambulant In der Pflege meist für eine Betreuung oder Behandlung, während der ein Patient/Bewohner sich nur kurzfristig in einer Einrichtung befindet, jedoch stets zuhause übernachtet (es gibt die Möglichkeit der ambulanten Behandlung während der Nacht, die jedoch dann auf diese Nachtstunden begrenzt ist)
Anatomie Lehre von der Beschaffenheit des (menschlichen) Körpers
Angina Enge; z. B. Angina pectoris für Brustenge oder Angina tonsillaris für Enge infolge einer Gaumenmandelentzündung
Assessment In der Pflege meist für ein Werkzeug, mit dessen Hilfe sich Maßnahmen oder Erkrankungen (bzw. Krankheitsgefahren) bewerten lassen
Assoziation In der Pflege meist für Verbindung von Gedanken
Aszites Ansammlung von Flüssigkeit in der Bauchhöhle
Atrophie Schwund; Rückbildung normal entwickelter Organe, Gewebe oder Zellen
Authentizität Der Wirklichkeit oder Wahrhaftigkeit entsprechend, original sein
Basis Grundlage
Bilanz In der Pflege meist für die Gegenüberstellung der Ein- und Ausfuhr von Flüssigkeit, bezogen auf den Körper
Charta Allgemein für bedeutende Urkunde, häufig sind darin Leitsätze einer ethischen Selbstverpflichtung im Sinne grundlegender Gesetze zusammengefasst (z. B. die Charta zur Betreuung schwerstkranker und sterbender Menschen in Deutschland)
chronisch Meist: lang dauernd bzw. bestehen bleibend (im Sinne von unheilbar)
Cluster Englisch für Bündel (z. B. von zusammenhängenden Begriffen)
Definition Eindeutige und umfassende Festlegung der Bedeutung eines Begriffs
Defizit Mangel
delegieren Aufgaben an jemand anderen übertragen (auch über Berufsgrenzen hinweg)
Diskretion Achtung vor der Privatsphäre, auch Verschwiegenheit
Dokumentation In der Pflege meist die schriftliche (auch elektronische) Niederlegung von sachgerechten Informationen über den Pflegeprozess und den Patienten, um sie langfristig nachvollziehbar zu machen
Dosierung In der Medizin meist für die Bestimmung einer geeigneten Menge von Wirkstoff (etwa Arzneimittel)
effektiv wirksam
Element Einzelteil, in der Chemie für Grundstoff
Embryo Beim Menschen für das ungeborene Kind zwischen der vierten und achten Woche der Schwangerschaft
Enzym Allgemein: Stoffe, die eine chemische Reaktion beeinflussen; in der Pflege meist für Stoffe, die im Darm an der Verdauung beteiligt sind
Erektion Versteifung des Penis
ergonomisch In der Pflege meist für Hilfsmittel, die an die Bedürfnisse und Eigenheiten des menschlichen Körpers angepasst sind
Ethik Zweig der Philosophie, der sich mit der Beurteilung des sittlichen Handelns beschäftigt
Evaluation In der Pflege meist für eine zurückschauende, fachliche Bewertung des Pflegeprozesses
Evolution Langsam fortschreitende Entwicklung (z. B. der Lebewesen im Zuge ihrer ständig verbesserten Anpassung an Umweltbedingungen)
Experte Fachfrau oder -mann, in der Pflege meist auf qualifiziert ausgebildete (oft mit Hochschulabschluss versehene) Berufsangehörige bezogen
Exsikkose Flüssigkeitsmangel, Austrocknung
extern Von außen kommend oder außerhalb befindlich
Fetus, Fötus Beim Menschen für das ungeborene Kind ab der neunten Woche der Schwangerschaft
flexibel biegsam
Flora Allgemein: Bestand aller Pflanzen; in der Pflege meist für die Gesamtheit der Besiedelung des menschlichen Körpers mit Bakterien und Pilzen
Foetor Übler Geruch (z. B. aus dem Mund)
Fragment Teilstück einer größeren Struktur
Gangrän Gewebeuntergang mit bräunlich-schwarzer Verfärbung
Hämatom Bluterguss; Blutansammlung im Gewebe, z. B. nach Verletzung
Hormon Substanz zur Steuerung von Körperfunktionen, die über den Blutstrom zu den Zielzellen gelangen
Ikterus Gelbfärbung der Haut, Bindehäute der Augen und Schleimhäute durch Ablagerung von Bilirubin im Gewebe, Bilirubin im Serum > 2 mg/dl
Inappetenz Appetitlosigkeit, kein Wunsch nach Nahrungsaufnahme vorhanden
Infektion Eindringen und Vermehren von Krankheitserregern in den Körper

Isolation Absonderung, in der Pflege meist für die Trennung infektiöser bzw. infektionsgefährdeter Patienten von anderen Menschen
Instrument Werkzeug, kann auch nicht gegenständlich sein, z. B. in Form einer Verfahrensvorschrift
intern Von innen kommend oder im Inneren befindlich
Insuffizienz Schwäche, Unfähigkeit zu angemessener Leistung
Kampagne Groß angelegte Aktion (z. B. einer Organisation), die auf ein Ziel (z. B. Aufklärung) ausgerichtet ist
Katheter Künstlich angelegter Zu- oder Ausgang am (menschlichen) Körper
Koma Bewusstlosigkeit von längerer Dauer
Kombination Zusammenstellung aus verschiedenen Bestandteilen
Kommunikation Gesamtheit des Austauschs von Informationen (besonders häufig zwischen Menschen); kann über Sprache oder Körpersprache (Gestik, Mimik) erfolgen
Kompetenz In der Pflege meist Fähigkeit, etwas richtig zu tun
Komplikation Schwierigkeit (die z. B. im Zuge einer Erkrankung oder einer Behandlung auftreten kann)
Kompression Ausübung von Druck
Konflikt Auseinandersetzung
Konservierung Techniken zur Haltbarmachung von Stoffen
Konsequenz Ergebnis einer Handlung, zielorientierte Beibehaltung von Maßnahmen
Konzept In der Pflege meist für Entwurf eines umfangreichen Zusammenhangs
Konzentration Wirkstoffgehalt (z. B eines Arzneimittels), auch: Ausrichtung von Gedanken auf ein Ziel
Korrektur Richtigstellung
Krise In der Pflege meist für einen Zeitraum, in dem massive gesundheitliche oder psychische Probleme auftreten
Kritik Allgemein: (sachlich gerechtfertigte) Beurteilung, die nicht unbedingt nachteilig ausfallen muss
Libido Geschlechtstrieb, sexuelle Erlebnisfähigkeit
Literatur Schriftlich verfasste Informationen, in der Pflege meist für fachgebundene Informationen, z. B, in Form von Lehrbüchern oder Ergebnissen aus Pflegewissenschaft und -forschung
Management Geordnete Organisation von Abläufen, oft auch für Personen, die Organisationsverantwortung tragen
maximal Höchstens
minimal Mindestens
Mobilisation In der Pflege meist für (unterstützte) Bewegung des Patienten
Modul (Organisatorische) Einheit, die gleichzeitig Teil eines übergeordneten Systems ist
Motivation Beweggründe für Handlungen oder Überzeugungen
Needle-sharing Englisch für die Verwendung einer Injektionskanüle durch mehrere Menschen (kommt in der Drogenszene vor)
Nekrose Gewebsuntergang (Schäden sind unumkehrbar)
Norm Den durchschnittlichen Eigenschaften entsprechend, nach einheitlichen Regeln beschaffen
objektiv Sachlich, möglichst nicht von persönlicher Meinung oder Anschauung beeinflusst
Ödem Flüssigkeitsansammlung im Gewebe, sichtbar durch Schwellung
Opiat Schmerzmittel, die ursprünglich aus dem Saft der Mohnpflanze gewonnen wurden und dem Betäubungsmittelrecht unterliegen
Optik Allgemein für „Lehre vom Licht", in der Pflege meist für Instrumente, durch die ein Untersucher z. B. in den Körper hineinsehen kann
Organ Abgegrenzter Gewebeverband, der eine (oder mehrere) gemeinsame Aufgaben im Körper erfüllt
Organelle Winziges Organ, in der Körperzelle z. B. Strukturen, die eine Funktionseinheit bilden
Parästhesie Missempfindung, z. B. Kribbeln, Brennen
Paraparese Unvollständige Lähmung zweier gleicher Extremitäten, z. B. beider Beine
Parese Unvollständige Lähmung/Schwäche
Perforation Durchbruch; z. B. Magenperforation (Magendurchbruch) in die freie Bauchhöhle; Durchstoßung, z. B. der Darmwand mit einem Endoskop
peripher Am Rand gelegen
Phase (Zeitlicher) Abschnitt oder Bereich
physiologisch In der Pflege meist für der Normalfunktion des Körpers entsprechend
Plegie Lähmung von Gliedmaßen oder ihrer Abschnitte, auch als Wortbestandteil benutzt, z. B. Hemiplegie (vollständige Halbseitenlähmung)
Positionierung In der Pflege für Lagerung
Prävention Lateinisch für vorsorgen, in der Pflege meist Vorbeugung
Prinzip Gesetzmäßigkeit, nach der Handlungen, Auffassungen oder Strukturen (gleich welcher Art) geordnet sind
primär Erstrangig
professionell Nach den Maßgaben fachlich richtiger Regeln (bzw. den aktuellen Erkenntnissen der Wissenschaft) gestaltet, auch: berufsmäßig
Projektion Lateinisch für Abbildung, in der Pflege auch Übertragung (von z. B. Gefühlen) auf eine unbeteiligte Person
Prophylaxe In der Pflege meist als Überbegriff für alle Maßnahmen, mit denen sich eine Verstärkung krankheitsbedingter Folgen bzw. die Entstehung weiterer Erkrankungen verhindern oder mildern lassen
Prozess In der Pflege meist für den Ablauf von miteinander verbundenen Handlungen
psychodynamisch Psyche bedeutet Seele, Dynamik bedeutet Bewegung; also: die Bewegung des seelischen Befindens betreffend

Qualität Übergeordnete Definition: alle Eigenschaften von Gegenständen, Organisationen und Handlungsabläufen; kann von gering (bzw. nicht erreichter Anspruch) bis optimal reichen
Reflex Unwillkürliche Antwort von Nerven auf einen Reiz
regulieren regeln
Religiosität Gefühl der Zugehörigkeit zu einer Glaubensgemeinschaft
reproduzieren Wiederholen, vermehren
Ressource Französisch für Quelle, in der Pflege meist: Fähigkeit eines Menschen, Handlungen auszuführen oder Ziele zu erreichen
Rezeptor Nerven-Abschnitt, der zur Wahrnehmung dient
Ritual Gewohnheit (auch mit großer persönlicher Bedeutung)
Risiko Gefahr
Schema In der Pflege meist für die vereinfachende Darstellung eines umfangreichen Sachverhalts
Sekret In der Pflege meist für Körperflüssigkeiten
Sektor Bereich, Abschnitt
sekundär Zweitrangig
Sensibilität Empfindungsfähigkeit
Shunt Verbindung zwischen zwei Hohlorganen, z. B. Blutgefäßen; kann auch künstlich hergestellt oder durch Krankheit verursacht sein
Skelett Gesamtheit aller Knochen des (menschlichen) Körpers
somatisch Den Körper betreffend, z. B. somatische Erkrankung im Gegensatz zu psychischer Erkrankung
Somnolenz Schläfrigkeit, Form einer Bewusstseinsstörung; Patient ist durch äußere Reize erweckbar, z. B. durch Ansprache
Spastik Krankhaft erhöhte Muskelspannung, z. B. nach Schlaganfällen auftretend
spontan Aus eigenem Antrieb
stabil Belastungsfähig
stationär In der Pflege meist für eine Betreuung oder Behandlung, während der ein Patient/Bewohner (längerfristig oder für die gesamte künftige Lebenszeit) in einer Einrichtung übernachtet
Stenose Verengung, z. B. eines Blutgefäßes
Stimulation Reizung (auch positiv möglich)
Strategie Geplantes Vorgehen
Struktur Innerer Aufbau von Gegenständen, Lebewesen, Organisationen, Handlungen oder Gedanken(gebäuden)
Substanz Stoff, aus dem Dinge bestehen
Suspension In der Pflege meist für (dick)flüssige Arzneimittel, die aus einer flüssigen Trägersubstanz sowie darin schwebenden festen, pulverisierten Wirkstoffen bestehen (heterogene = uneinheitliche Mischung)
Tendenz Neigung (z. B. zu einer Meinung oder zu einer Entwicklung)
Tradition Aus der Vergangenheit übernommene Gewohnheiten oder Überzeugungen, allgemein auch Überlieferung
Tumor Lateinisch für jede Gewebeschwellung oder umschriebene Volumenzunahme (z. B. Ödem, Entzündung), im engeren Sinne eine Geschwulst, Zellvermehrung bzw. Zellneubildung
Ulkus Geschwür; Entzündung der Haut oder Schleimhaut mit einem Gewebeschaden
Visite Lateinisch für Besuch, in der Pflege meist die geplante und regelmäßige Begutachtung des Patienten bezüglich seines Befindens durch Ärzte oder Pflegende
zentral Nahe des Mittelpunkts gelegen
Zyklus In der Pflege meist für einen Zeitraum, in dem sich dieselben Phänomene wiederholen, z. B. bei der weiblichen Monatsblutung

Taschenwissen für die Pflege: Schnell – sicher – praxisnah

Praxisnahes Wissen schnell zur Hand, um auch unter Zeitdruck das Richtige zu tun. Dabei helfen Ihnen die Bücher aus der Reihe *Taschenwissen*: passend für die Kitteltasche, aus robustem Material und durch die Spiralbindung finden Sie schnell die Seite mit der gesuchten Information.

Sie erhalten punktgenau das benötigte Wissen, z.B. zu Handlungsabläufen, häufigen Krankheitsbildern, Patientenbeobachtung, Wirkung und Nebenwirkung von Medikamenten uvm.

- Auf das Wesentliche reduziert
- Von A bis Z geordnet
- Übersichtlich mit Spiegelpunkten, Tabellen und Schemata.

Nachschlagewerk speziell für Auszubildende, examinierte Pflegefachpersonen

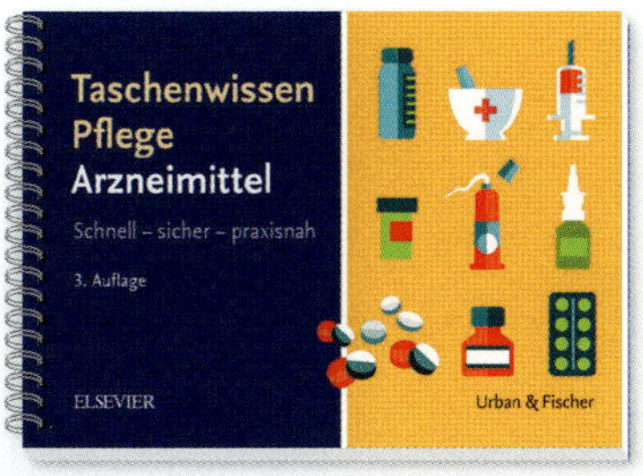

Taschenwissen Pflege Arzneimittellehre
3. Aufl. 2018
86 S., 31 farb. Tab., Spiralbindung
ISBN 978-3-437-25333-1

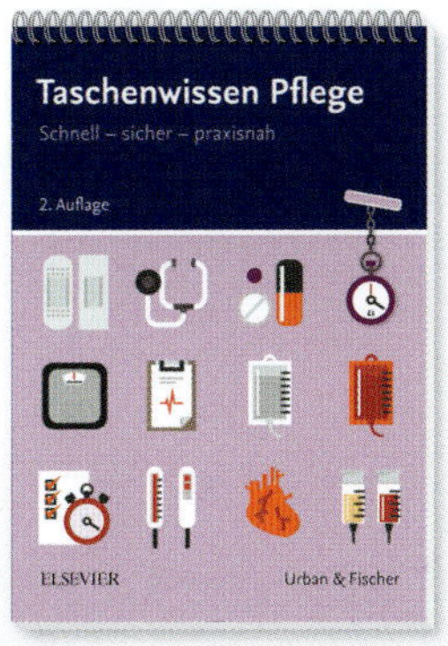

Taschenwissen Pflege
2. Aufl. 2017
86 S., 29 farb. Abb.,
37 farb. Tab.,
Spiralbindung
ISBN 978-3-437-25092-7

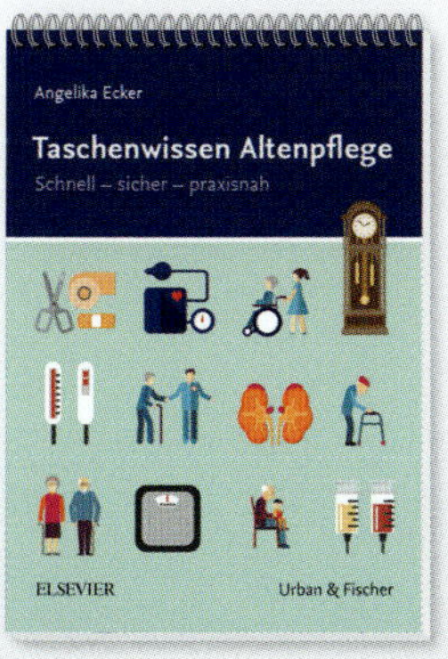

Taschenwissen Altenpflege
Herausgegeben von
Angelika Ecker
1. Aufl. 2018
86 S., 15 farb. Abb.,
Spiralbindung
ISBN 978-3-437-27645-3

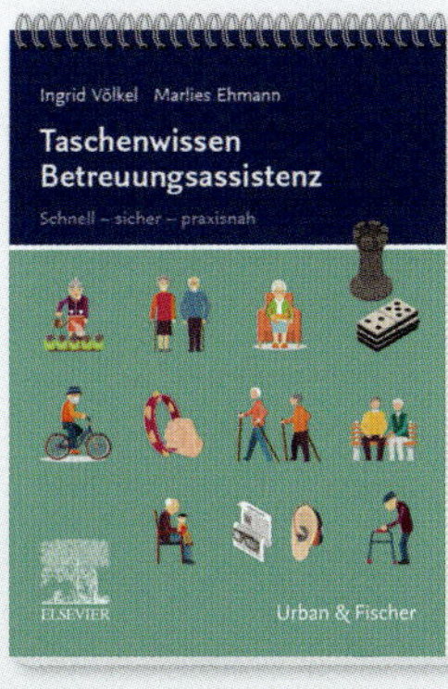

Taschenwissen Betreuungsassistenz
Herausgegeben von
Ingrid Völkel und
Marlies Ehmann
1. Aufl. 2019
86 S., 40 farb. Abb.,
Spiralbindung
ISBN 978-3-437-25321-8

Für Auszubildende, Pflegende und Wiedereinsteiger: Mini Karten – maxi Wissen!

ELSEVIER

Diese und viele weitere Titel wie auch die aktuellen Preise finden Sie in Ihrer Buchhandlung vor Ort und unter **shop.elsevier.de**

Pflegefachwissen im Checklistenformat

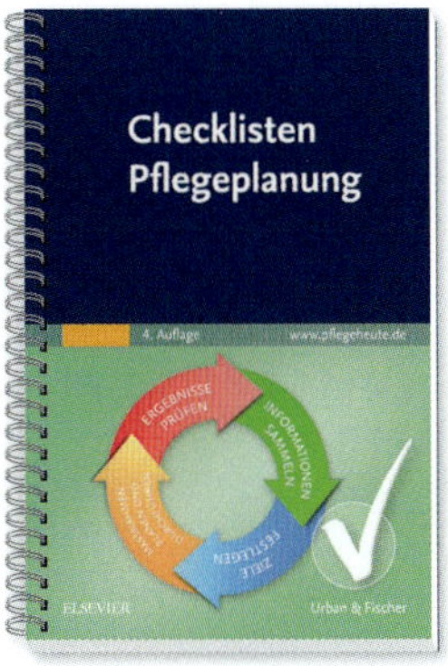

Checklisten Pflegeplanung

4. Aufl. 2015. 284 S., Spiralbindung
ISBN 978-3-437-27474-9

Damit Sie im Pflegeprozess und bei der Pflegeplanung von der Informationssammlung über die Ergebniskontrolle bis zur Dokumentation auch unter Zeitdruck nichts vergessen, gibt es die Checklisten Pflegeplanung jetzt in der 4. Auflage. Stichpunktartig und damit übersichtlich wie kein anderes Buch zur Pflegeplanung können Sie auf einen Blick sehen und abhaken, ob Sie alles berücksichtigt haben, um den Patienten sicher zu pflegen.

Die Checklisten richten sich an Stationen aller Fachrichtungen und berücksichtigen allgemeine Pflegeprobleme.

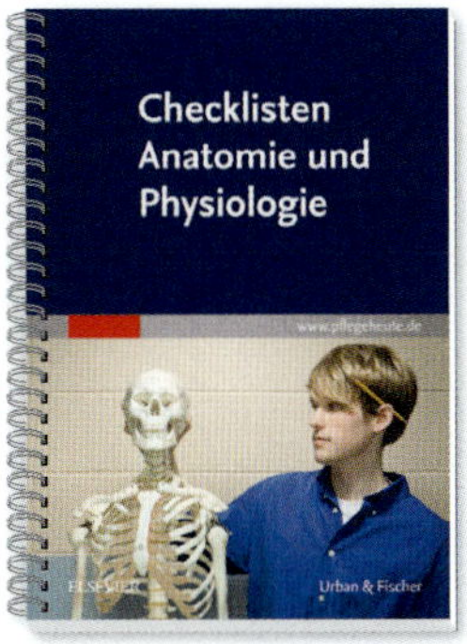

Checklisten Anatomie und Physiologie

1. Aufl. 2017. 304 S., 46 farb. Abb., Spiralbindung
ISBN 978-3-437-28561-5

In alphabetischer Reihenfolge behandeln die Checklisten die wichtigsten Fakten zu anatomischen Strukturen und physiologischen Vorgängen. Zu jedem Thema – von Arterie bis Zunge, von Atmung bis Verdauung – finden Sie prägnante, stichpunktartige Informationen zu:

- Definition
- Bau der beteiligten Organen
- Funktion oder Funktionsmechanismen
- Häufigen Krankheiten
- Besonderen Informationen für Gesundheitsvorsorge und Pflege

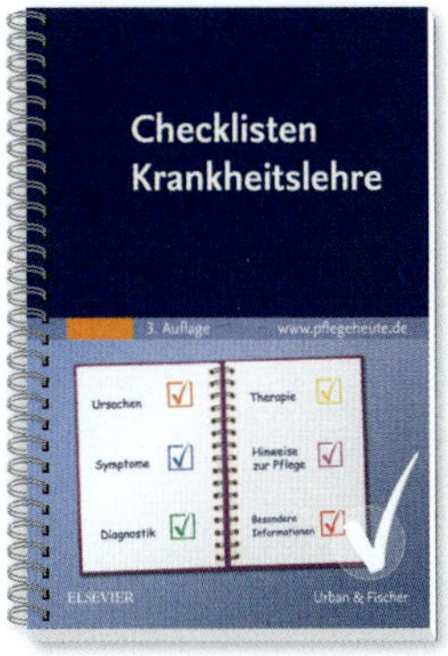

Checklisten Krankheitslehre

3. Aufl. 2015. 334 S., Spiralbindung
ISBN 978-3-437-28283-6

Die Checklisten Krankheitslehre beschreiben die gängigsten Krankheitsbilder und richten sich an Pflegende und Auszubildende aller Fachrichtungen. Sie helfen mit Stichworten und ihrer übersichtlichen Gliederung auf die Sprünge: Von Abszess über Malignes Melanom bis Zystenniere. Zu jedem Krankheitsbild finden Sie Informationen zu: Definition des Krankheitsbildes, Ursachen, Symptomen, Diagnostik und Therapie.

Neu in der 3. Auflage:
Schock, Schädelhirntrauma, Demenz, COPD, akutes Abdomen, Adipositas, Alkoholkrankheit.

Irrtümer vorbehalten. Alle Preise inkl. MwSt., Stand 4/2018

Bestellen Sie in Ihrer Buchhandlung oder unter
shop.elsevier.de bzw. bestellung@elsevier.de

Weitere Informationen und Preise finden Sie unter **shop.elsevier.de**

www.elsevier.de

ELSEVIER